中国医学发展系列研究报告

病理学进展

【2020】

中　　华　　医　　学　　会　编著
卞修武　主审
步　宏　梁智勇　高　鹏　主编

中華醫學電子音像出版社
CHINESE MEDICAL MULTIMEDIA PRESS
北　京

图书在版编目（**CIP**）数据

病理学进展．2020 / 步宏，梁智勇，高鹏主编．—北京：中华医学电子音像出版社，2021.9
（中国医学发展系列研究报告）
ISBN 978-7-83005-308-6

Ⅰ．①病…　Ⅱ．①步…　②梁…　③高…　Ⅲ．①病理学—研究　Ⅳ．① R36

中国版本图书馆 CIP 数据核字（2020）第 188035 号

病理学进展（2020）
BINGLIXUE JINZHAN（2020）

主　　编：步　宏　梁智勇　高　鹏
策划编辑：史仲静　崔竹青青
责任编辑：崔竹青青
校　　对：张　娟
责任印刷：李振坤
出版发行：中华医学电子音像出版社
通信地址：北京市西城区东河沿街 69 号中华医学会 610 室
邮　　编：100052
E - mail：cma-cmc@cma.org.cn
购书热线：010-51322677
经　　销：新华书店
印　　刷：廊坊祥丰印刷有限公司
开　　本：889 mm×1194 mm 1/16
印　　张：31.75
字　　数：800 千字
版　　次：2021 年 9 月第 1 版　　2021 年 9 月第 1 次印刷
定　　价：200.00 元

内容简介

本书为“中国医学发展系列研究报告”丛书之一，旨在系统回顾并总结中华医学会病理学分会第十二届委员会期间中华医学会病理学分会的现状（主要数据收集时间节点为2016—2018年），包括组织结构与工作情况，以及中国病理学者在此期间的研究进展与学科贡献，以进一步促进我国病理学科的良性发展。本书尽可能反映了这一时期我国病理学者在学术交流、医师培养、基金项目及学术研究领域的一系列成果，并对健康扶贫、爱心医疗及病理学科普等多个热点话题予以阐述。全书由国内临床、科研一线的中青年病理学专家撰稿，采取“三年回顾”“精选文摘”及“资深专家评述”相结合的方式，对这几年内中国病理学者在国外期刊及中文核心学术期刊发表的2400余篇论著进行总结，可作为病理学及相关专业从业者的临床和科研借鉴，也可供卫生管理人员参考。

中国医学发展系列研究报告

病理学进展【2020】

编委会

主　　审　卞修武

主　　编　步　宏　梁智勇　高　鹏

副 主 编　张祥宏　刘冬戈　朱虹光　戚基萍

常务编委（以姓氏汉语拼音为序）

方伟岗　韩安家　李文才　卢德宏　孟　刚　邱雪杉　石怀银

滕晓东　王国平　王　哲　于士柱　郑建明　周晓军

编　　委（以姓氏汉语拼音为序）

陈云昭　成志强　冯振博　高洪文　黄爱民　贾永峰　金木兰

孔令非　李玉军　梁　莉　林冬梅　刘　斌　刘红刚　卢朝辉

罗俊铭　吕　宁　梅金红　潘国庆　石毓君　唐　峰　陶仪声

田素芳　王立峰　王晋芬　王文勇　王娅兰　翁　阳　吴焕文

徐　钢　徐如君　阎晓初　杨清绪　杨文秀　杨向红　张　波

张冠军　张建中　张　声　张廷国　张　巍　张智弘　周建华

周　韧

参编人员（以姓氏汉语拼音为序）

白辰光　曹文枫　陈　罡　陈　杰　陈　铌　崔文丽　冯振中

宫惠琳　郭凌川　韩静绮　贺慧颖　胡忠良　季天海　李传应

李建莎　李　君　李庆昌　李晟磊　李　昱　刘爱军　刘凤磊

刘淑霞　刘艳洁　刘月平　卢韶华　马爱玲　牛海艳　庞丽娟

饶　秋　石慧娟　孙　璐　滕梁红　吴　鹤　王恩华　王　丽

王力夫　王　坚　王漱阳　辛　颖　徐恩伟　徐芳英　徐洪涛

徐　姗　杨重庆　杨文涛　杨志惠　姚小红　叶　菁　应建明

袁静萍　张丹芳　张俊毅　张淑君　赵　红　赵　亮　周炜洵

序

习近平总书记指出："没有全民健康，就没有全面小康。"医疗卫生事业关系着亿万人民的健康，关系着千家万户的幸福。随着经济社会快速发展和人民生活水平的提高，我国城乡居民的健康需求明显增加，加快医药卫生体制改革、推进健康中国建设已成为国家战略。中华医学会作为党和政府联系广大医学科技工作者的桥梁和纽带，秉承"爱国为民、崇尚学术、弘扬医德、竭诚服务"的百年魂和价值理念，在新的百年将增强使命感和责任感，当好"医改"主力军、健康中国建设的推动者，发挥专业技术优势，紧紧抓住国家实施创新驱动发展战略的重大契机，促进医学科技领域创新发展，为医药卫生事业发展提供有力的科技支撑。

服务于政府、服务于社会、服务于会员是中华医学会的责任所在。我们从加强自身能力建设入手，努力把学会打造成为国家医学科技的高端智库和重要决策咨询机构；实施"品牌学术会议""精品期刊和图书""优秀科技成果评选与推广"三大精品战略，成为医学科技创新和交流的重要平台，推动医学科技创新发展；发挥专科分会的作用，形成相互协同的研究网络，推动医学整合和转化，促进医疗行业协调发展；积极开展医学科普和健康促进活动，扩大科普宣传和医学教育覆盖面，服务于社会大众，惠及人民群众。为了更好地发挥三个服务功能，我们在总结经验的基础上，策划了记录中国医学创新发展和学科建设的系列丛书《中国医学发展系列研究报告》。丛书将充分发挥中华医学会88个专科分会专家们的聪明才智、创新精神，科学归纳、系统总结、定期或不定期出版各个学科的重要科研成果、学术研究进展、临床实践经验、学术交流动态、专科组织建设、医学人才培养、医学科学普及等，以期对医学各专业后续发展起到良好的指导和推动作用，促进整个医学科技和卫生事业发展。学会要求相关专科分会以高度的责任感、使命感和饱满的热情认真组织、积极配合、有计划地完成丛书的编写工作。

本着"把论文写在祖国大地上，把科技成果应用在实现现代化的伟大事业中"的崇高使命，《中国医学发展系列研究报告》丛书中的每一位作者，所列举的每一项研究，都是来自"祖国的大地"、来自他们的原创成果。该书及时、准确、全面地反映了中华医学会各专科分会的现状，系统回顾和梳理了各专科医务工作者在一定时间段内取得的工作业绩、学科发展的成绩与进步，内容丰富、资料翔实，是一套实用性强、信息密集的工具书。我相信，《中国医学发展系列研究报告》丛书的出版，让广大医务工作者既可以迅速把握我国医学各专业蓬勃发展的脉搏，又能在阅读学习过程中不断思考，产生新的观念与新的见解，启迪新的研究，收获新的成果。

《中国医学发展系列研究报告》丛书付梓之际，我谨代表中华医学会向全国医务工作者表示深深的敬意！也祝愿《中国医学发展系列研究报告》丛书成为一套医学同道交口称赞、口碑远播的经典丛书。

百年追梦，不忘初心，继续前行。中华医学会愿意与全国千百万医疗界同仁一道，为深化医疗卫生体制改革、推进健康中国建设共同努力！

中华医学会会长

2017年8月

前　言

病理学包括医疗、教学、科研三大板块，病理的医疗工作近年发展迅速，涵盖组织病理、细胞病理、分子病理、数字病理等多个专业领域及亚专科，其在为临床提供明确的疾病诊断和精准的疾病分类以及指导治疗上起着重要作用，病理科诊断水平决定了医院诊疗水平。病理学科在医学教育和科学研究领域的份量更是不言而喻。近几年，中国病理学者完成了大量的临床、教学与基础研究工作，客观记录并反映全国病理同道的工作，既展示我们所取得的成绩，又作为可溯源的实录资料，是一件有意义的事情。中华医学会倡导及组织做这件事情，成为我们编撰本书的初衷和动力。本书遵循学会要求及其他分会的写作风格，以实事求是为原则，对中华医学会病理学分会近几年的实际发展情况做了真实、客观的反映。

本书编委会由第十二届中华医学会病理学分会的委员和青年委员组成，主要由青年委员们执笔完成初稿，并请各学组组长对各亚专科国内外进展做了总结，再由分会的常委和委员们修改审定。在撰写过程中，病理学分会常委会多次研究了本书的编写工作，分会青委会还专门召开了编写工作会议，详细讨论并根据中华医学会的顶层设计确定了本书编写指导思想、组织构架、各章节内容与分工以及编写要求与进度等。

我国病理学者学术活跃度高，成绩斐然。有 2328 篇 Pubmed 收录论文、94 篇国内核心期刊论文被纳入本书编写范围，由于本书版面所限，这些题录都在书末以二维码形式呈现。本书第一章概述全国病理学科工作及发展现状，第二章就中华医学会病理学分会（第十二届）组织结构及常委分工进行阐述。第三章系统梳理了中华医学会病理学分会现状，通过七个方面的内容，着重就我国病理从业人员调查分析、学术交流情况、病理学人才培养、全国病理学者承担国家级科研课题情况、全国病理学者发表国际期刊论文情况、全国病理学者获得省级及以上学术奖励情况、全国病理学者参加病理科普、爱心医疗 / 帮扶医疗活动情况进行了全面、详细的回顾。

病理学研究的外延日渐扩大，涵盖临床病理学、分子病理学、病理学技术、细胞病理学、数字病理等多个领域。本书第四章则按各学组分类，系统精炼地反映了近几年我国病理学者在乳腺病理、淋巴造血病理、消化病理、呼吸病理、神经病理、泌尿病理、妇产科病理、头颈部病理、皮肤病理、心血管病理、骨和软组织病理、儿科病理、分子病理、数字病理、病理技术、细胞病理学十六个领域所完成的研究工作。该部分内容具有很强的系统回顾性，能帮助读者迅速把握我国病理学者当前的研究兴趣热点以及研究成就。

第一章 概　　述

随着人们生活水平的提高和医疗体系的完善，人们对于医疗服务水平的要求也越来越高。然而，作为医疗中十分重要的病理学科，我国各级病理机构的发展还很不平衡，学科建设和医疗服务上都还有很大的发展空间。我国病理从业人员更是严重缺乏、缺口巨大，多数病理从业人员工作明显为超负荷状态。病理医生作为“医生的医生”，须具备较高的诊断水平，并且病理医生培养周期长，对其诊断和技术水平要求高，以至从业人员缺口迟迟未能补上。病理医务人员在超负荷的工作状态下，努力创造和改善工作条件，不断改革创新，很好地完成了临床病理诊断、科研与教学工作，有力地促进了全国医疗事业发展。

据不完全统计，截至 2018 年 12 月，全国共有病理工作者 30 172 人，其中病理医生 16 972 人，病理技师为 13 200 人，病理技师更显不足。具有高级职称的病理医师 5102 人，其中正高级职称 1761 人，副高级职称 3341 人；具有高级职称的技师人数约为 556 人；另有专职从事病理教学和科研工作人员约 1612 人。如第三章表 3-1-39 所示，河南、山东及广东等省份具有较多病理从业人员，广东、江苏及浙江等省份则具有较多高级职称从业人员。大多数省份均以 35 岁以下和主治医师及以下职称的从业人员为主。如第三章表 3-1-37 所示，病理医生具有博士研究生学历人员 1903 人，具有硕士研究生学历人员 5689 人。在所有省份和直辖市中，北京市病理从业人员具有最高的研究生学历比例（78.1%）。同时，我们也应该看到，不同地区病理从业人员数量和职称构成比例差异巨大，反映出不同地区病理学发展的不均衡性。

从工作内容看，病理医师承担了细胞学、活检、冷冻以及会诊等标本的诊断工作。另有免疫组织化学、分子检测以及特殊染色等辅助诊断工作。从工作量分析，全国有 9 个省份年检标本量超过 200 万例（统计省内三级医院）。浙江、广东及江苏年检量更是稳居全国三甲，均超过 500 万例。就人均工作量而言，浙江居首，人均年检量约为 6797 例。大量病理诊断工作有力地支持了临床诊疗工作的进行，并极大地促进了全国医学科研和教学的快速发展。

随着网络信息的发展和交通条件的日益便利，病理学术交流也日益增多。据统计，2016—2018 年全国共举办国内病理会议约 860 场。同时，各省均积极承办和参加国际学术会议。会议内容涵盖了病理诊断、教学、科研、新技术、新仪器等病理学的各个方面，有力地促进了全国病理学的发展，并有助于一定程度上解决病理学发展不均衡的问题。通过学习和讨论交流，病理学发展也更加迅速和完善，特别是各个亚专科的发展日臻成熟。在相关亚专科专家的带领下，有望进一步对疾病的病理学特点做出更精准的阐释。

除了学术会议外，通过发表学术论文、阐述疾病发生、发展的规律和组织学特点是促进病理学发展的又一重要途径。各省的病理学专家均有在国内和国际病理学相关期刊担任编委或者审稿人，通过自己的专业知识发掘和推出病理学新观点和新知识，有力地促进了病理学发展。据统计，全国共有500余人次在病理学相关期刊担任编委或者审稿人。另外，病理专家们还通过设计和申请课题，研究和深入剖析疾病的致病机制和特点。2016—2018年，全国病理从业者共计有480人次获得国家级课题资助，发表大量病理相关的科研论文和论著，其中仅发表于国际期刊的论文就有2200余篇；累计培养博士后141人，博士研究生904人，硕士研究生3401人。

规范化培训工作是临床病理教学工作的一项重要内容，也是培养临床病理人才的一条重要途径。自规范化培训工作开展至今，全国共培训规陪学员5600余人，有力地支持了病理临床工作的未来发展。

综上所述，2016—2018年全国的病理工作者做出的巨大成绩，有力地推动了病理学的发展。但同时也应该看到病理学从业人员不足和发展的不均衡性。从学科全面发展的角度来看，进一步重视和加强病理学基础研究及病理学教学研究与实践仍是摆在我们面前的重要任务。相信在广大病理工作者的共同努力下，病理学发展一定会取得更大的进步！

（步　宏　梁智勇　高　鹏）

第二章　中华医学会病理学分会（第十二届）组织结构

一、主任委员、副主任委员、常务委员、委员、秘书情况

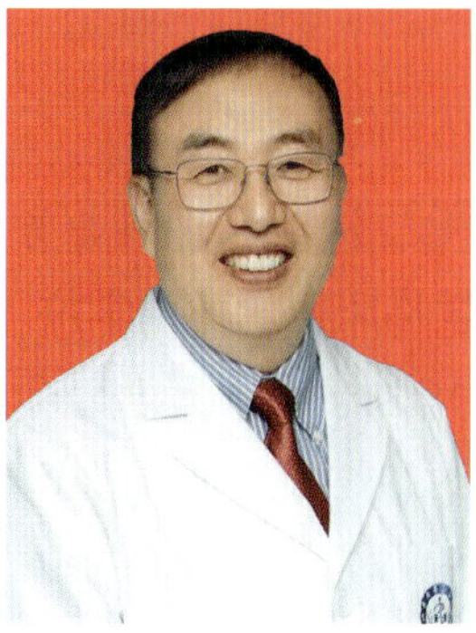

主任委员：步　宏

四川大学华西医院病理科教授、博士研究生导师、病理研究室主任。原四川大学副校长。1993 年毕业于原华西医科大学，获博士学位。中华医学会病理学分会主任委员，CSCO 肿瘤病理专家委员会主任委员，中国抗癌协会常务理事兼肿瘤病理专业委员会前任主任委员。国务院学位委员会学科评议组成员，国家自然科学基金委员会专家委员会委员。原卫生部全国病理质控中心专家委员会副主任委员，原卫生部全国肿瘤规范化诊疗专家委员会委员。《美国外科病理学杂志中文版》《中华病理学杂志》《临床与实验病理学杂志》《诊断病理学杂志》等期刊的主编、副主编。从事病理学临床诊断、教学和科研工作 30 余年，擅长乳腺病理及分子病理学诊断和研究。作为负责人和主研人员获科技部重点项目、国家自然科学基金重大项目、国家自然科学基金面上项目、教育部博士点基金等资助，以第一或通讯作者发表 SCI 收录论文 100 余篇。获国家教学成果特等奖、宝钢优秀教师特等奖和四川省科技进步一等奖等多个奖项。获全国百篇优秀博士论文指导教师奖、全国优秀科技工作者等荣誉称号。

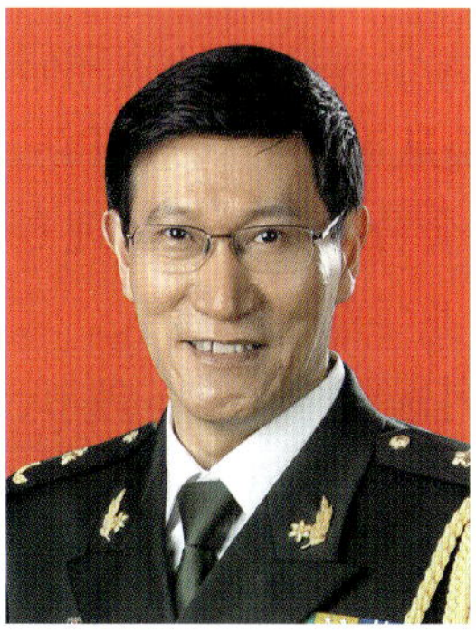

前任主任委员：卞修武

主任医师、教授，中国科学院院士，陆军军医大学第一附属医院（西南医院）病理科主任，全军临床病理学研究所所长，教育部“长江学者奖励计划”特聘教授。1995 年毕业于第三军医大学，获博士学位，2002 年曾在美国国家健康研究院（NIH）做访问学者。中华医学会病理学分会前任主任委员，中国医师协会病理科医师分会会长，中国抗癌协会肿瘤转移专委会主任委员，国际病理学会（IAP）中国区分会主席，国际肿瘤转移研究学会（MRS）常务理事。主持国家“973”“863”计划、国家自然科学基金杰出青年基金项目和重点项目等。在 *Nature*、*Cell Stem Cell*、*Nature Immunology*、*Science Translational Medicine* 等期刊发表 SCI 论文 210 篇，获国家科技进步奖一等奖（第一完成人）、“何梁何利基金科学与技术进步奖”和首届全国创新争先奖。擅长神经（肿瘤）病理诊断。

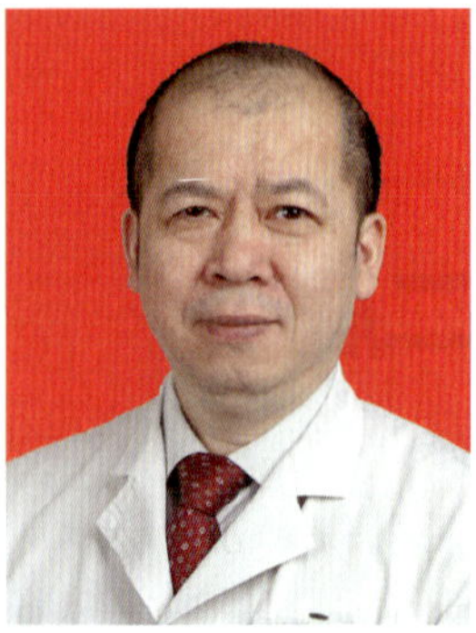

候任主任委员：梁智勇

主任医师，教授，博士研究生导师，北京协和医院病理科主任。2001 年毕业于第三军医大学，获博士学位。中华医学会病理学分会候任主任委员，中国医疗保健国际交流促进会常务理事 / 病理专业委员会主任委员，中国医师协会病理科医师分会副会长，中华医学会病理学分会及国家病理质控中心分子病理组组长。《诊断病理学杂志》总编，《中华病理学杂志》副总编，《临床与实验病理学杂志》、*Endocrine Pathology*、*Chronic Diseases and Translational Medicine* 编委。从事临床病理诊断、教学及科研工作 30 年，主要从事肿瘤病理、数字病理及分子病理的相关研究工作，以第一作者或通讯作者发表文章 80 余篇，其中 SCI 文章 50 余篇，承担多项国家自然基金、科技部重点专项、北京市科学技术委员会重大专项等课题。

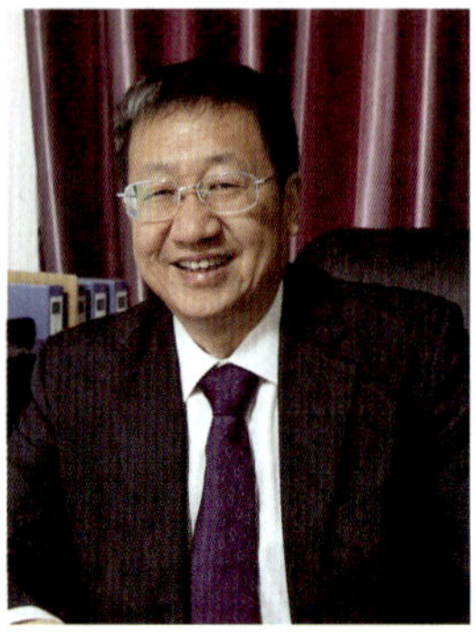

副主任委员：张祥宏

主任医师，教授，博士研究生导师，河北医科大学第二医院病理科业务主任。1979 年毕业于河北医学院，2005 年获河北医科大学临床医学博士学位。1987—1988 年曾在美国国立癌症研究所做访问学者。中华医学会病理学分会副主任委员，中国抗癌协会病理专业委员会副主任委员，《中华病理学杂志》和《中华肿瘤学杂志》副总编辑。先后主持国家自然科学基金 5 项，“973”前期研究专项 1 项，发表学术论文 300 多篇，其中 SCI 论文近百篇。擅长消化亚专科病理诊断。

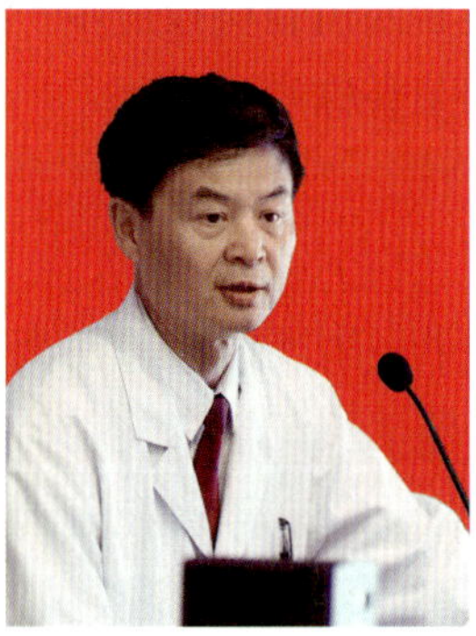

副主任委员：刘东戈

主任医师，教授，卫生部北京医院病理科主任，中央保健委员会会诊专家。1983 年毕业于白求恩医科大学医学系，1991 年协和医科大学病理学系硕士研究生毕业，1996 年 1 月至 1997 年 1 月在香港中文大学进行神经病理研究，2001 年 1 月至 2003 年 1 月在美国阿肯色大学医学院从事神经病理研究。中华医学会病理学分会副主任委员，中国研究型医院协会分子与超微病理专委会执行主任委员，中华医学会病理学分会细胞病理专业学组前任组长，北京医学会病理学分会候任主任委员，北京医师协会病理科医师分会常务理事，北京市病理质量控制与改进中心副主任，《中华病理学杂志》编委，《诊断病理学杂志》常务编委等。发表学术论文 100 余篇，其中 SCI 论文 10 余篇；主编或参编专著 9 部；承担省部级以上科研课题 6 项；获省部级科技进步奖 2 项。擅长神经病理、细胞病理等临床病理诊断。

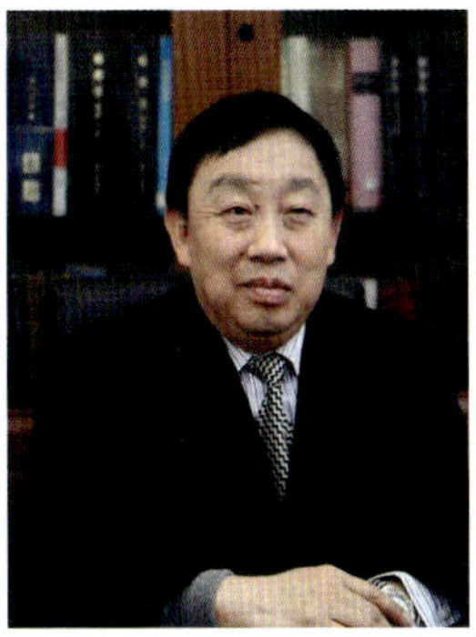

副主任委员：朱虹光

教授，博士生导师，复旦大学上海医学院病理学系主任，华山医院病理科教授。1990年获博士学位。中华医学会病理学分会副主任委员，上海市医学会病理专科分会主任委员，《中华病理学杂志》副主编，中国医师协会病理科医师分会常务委员，中国病理工作者委员会副主任委员，国际病理学会（IAP）中国区副主席。1994年起，历任上海医科大学基础医学院病理学教研室副教授、教授、硕士生导师、教研室副主任。1999赴美国Robert Wood Johnson Medical School，University of Medicine and Dentistry做高级访问学者。

主要从事肝病病理、肿瘤标志物、肿瘤分子病理方面的科研工作，并负责复旦大学附属华山医院外科病理的诊断工作。主讲“病理学”“基础病理学理论与实践”“现代组织化学”“分子病理学”“肿瘤病理学”等课程。在肝炎、肝癌，肿瘤免疫，肿瘤分子病理方面发表论文116篇，其中94篇被SCI收录，影响因子大于5的SCI论文27篇，大于10的7篇。获得8项国家发明授权专利。主持国家自然科学基金2项，上海市重点项目1项。获上海市科技进步奖二等奖1项，全国第五届青年科技论坛三等奖1项。擅长胃肠道、肝病、乳腺、甲状腺、胰腺等专科的病理诊断。

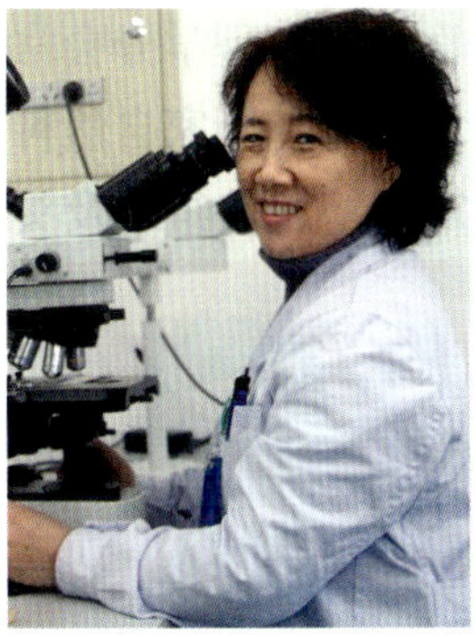

副主任委员：戚基萍

主任医师，教授，博士研究生导师，哈尔滨医科大学附属第一医院病理科主任。2001年毕业于哈尔滨医科大学，获博士学位，1993—1994年曾在日本东京大学做访问学者。中华医学会病理学分会副主任委员，中国医师协会病理科医师分会常务委员，黑龙江省医学会病理学分会主任委员，黑龙江省病理质量控制中心主任。主持国家自然科学基金4项，发表研究论文200余篇，其中SCI论文20篇。擅长神经系统、淋巴造血系统、乳腺疾病等亚专科的病理诊断。

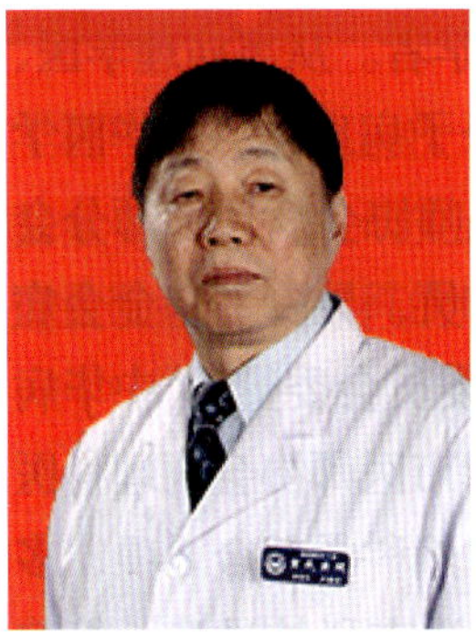

常务委员、秘书长：卢德宏

主任医师，教授，博士研究生导师；首都医科大学宣武医院病理科首席专家。1979年毕业于首都医科大学。中华医学会病理学分会常务委员兼秘书长，中国抗癌协会神经肿瘤专委会常务委员，北京市医学会病理学分会副主任委员。主持省部级科研课题2项，获得多项省部级科学进步奖。发表论文193篇，其中SCI收录论文27篇。

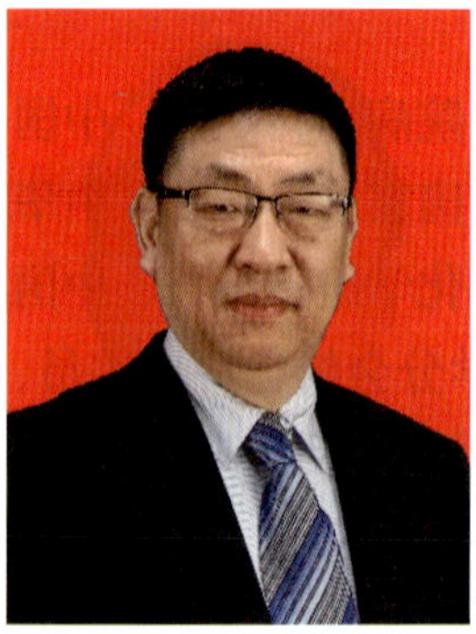

常务委员：滕晓东

主任医师，浙江大学医学院附属第一医院病理科负责人，1987 年毕业于南通医学院，获医学学士，1998—2000 年苏州大学医学院获医学硕士。中华医学会病理学分会常务委员，中华医学会病理学分会泌尿男性生殖病理学组组长，吴阶平医学基金会病理学部副主任委员。曾参与“十三五”国家重点研发计划，主持浙江省重点研发计划。发表研究论文 150 多篇，其中 SCI 论文 50 多篇（第一或通讯作者 10 余篇）。擅长泌尿男性生殖及肝胆胰等亚专科的病理诊断。

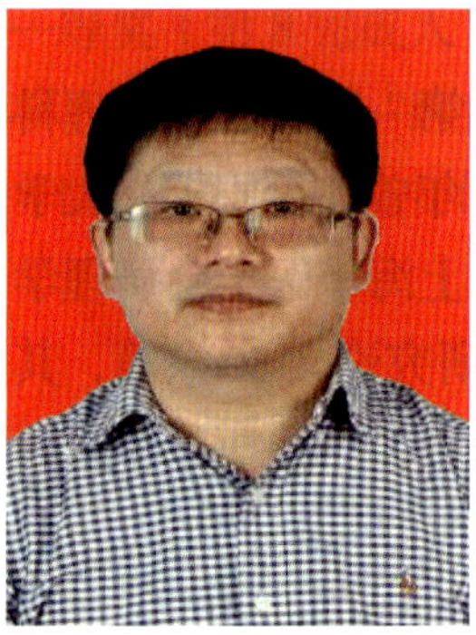

常务委员：孟　刚

教授，硕士研究生导师，安徽医科大学病理学教研室主任，安徽医科大学第四附属医院临床病理中心主任。1985 年毕业于安徽医科大学，获病理学硕士、法学硕士、药理学博士。中华医学会病理学分会常务委员，中国抗癌学会病理专业委员会常务委员，中国医疗器械协会病理专业委员会常务副主任委员，安徽省医学会病理学分会主任委员，安徽省病理质控中心主任，《临床与实验病理学杂志》主编。主持多项国家自然科学基金，发表研究论文数十篇。擅长乳腺、软组织、淋巴造血肿瘤亚专科的病理诊断。

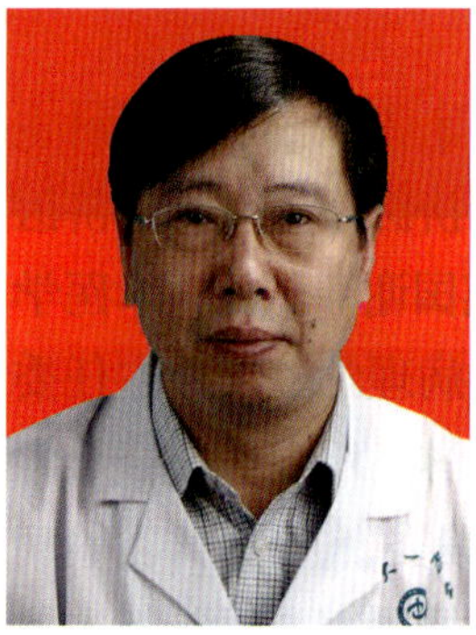

常务委员：李文才

主任医师，教授，硕士研究生导师，郑州大学医学院病理学系主任、郑州大学第一附属医院病理科主任及医技医学部副主任。2000 年于复旦大学上海医学院获博士学位。中华医学会病理学分会常务委员，中华医学会病理学分会淋巴造血系统疾病学组副组长及皮肤病理学组组长，中国医师协会病理科医师分会常务委员，河南省医学会病理学分会主任委员。发表研究论文 92 篇，其中 SCI 论文 25 篇。擅长淋巴瘤及皮肤肿瘤亚专科的病理诊断。

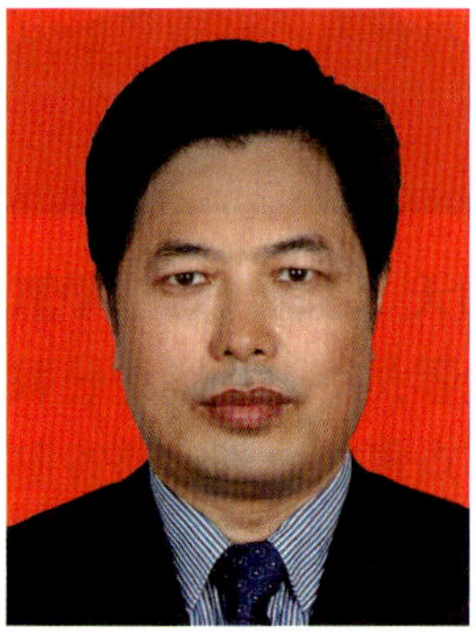

常务委员：王国平

教授，博士研究生导师，华中科技大学同济医学院附属同济医院病理研究所所长兼病理科主任，同济医学院病理学系主任。大学毕业后从医 30 余年，一直从事病理学的临床病理诊断、教学和科研工作，在心脏、血管及软组织疾病病理学和临床病理诊断方面具有深入的认识和见解。中华医学会病理学分会常务委员、中国研究型医院学会病理专业委员会副主任委员，先后主持国家自然科学基金 6 项，国家教育委员会人才项目 2 项，发表研究论文 40 余篇，其中 SCI 论文 30 余篇。擅长心脏及软组织亚专科的病理诊断。

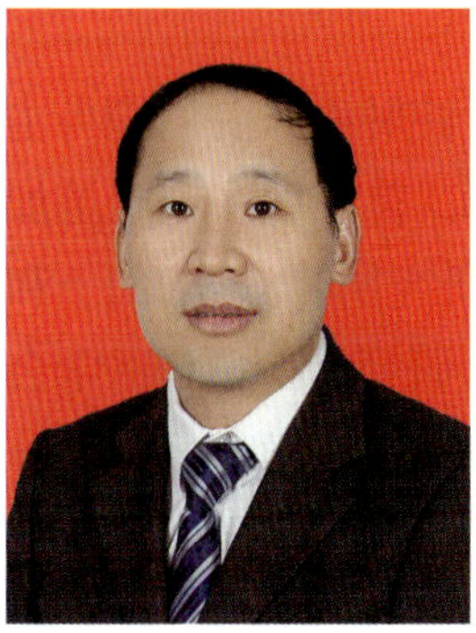

常务委员：韩安家

主任医师，教授，博士研究生导师，中山大学附属第一医院病理科主任、病理学院院长。2002年毕业于中山大学，获医学博士学位，2004—2007年曾在美国匹兹堡大学医学中心、爱因斯坦医学院、伊利诺州大学芝加哥分校病理系做访问学者。中华医学会病理学分会常务委员、广东省医学会病理学分会主任委员、广东省粤港澳合作促进会医药大健康委员会病理联盟主任委员。主持国家自然科学基金3项，发表研究论文80篇，其中SCI论文60篇。擅长软组织和呼吸系统亚专科的病理诊断。

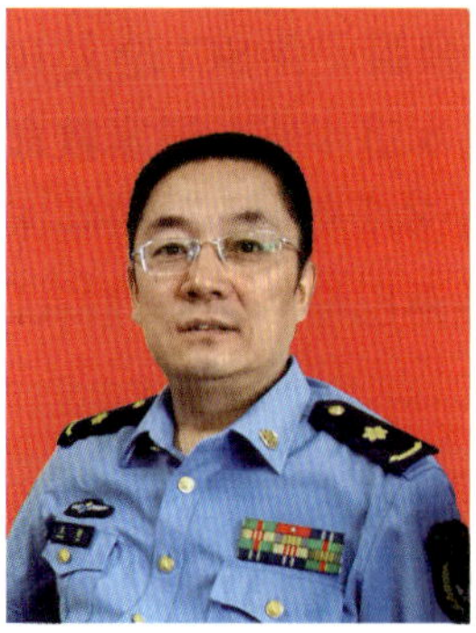

常务委员：王　哲

主任医师，教授，博士研究生导师，第四军医大学西京医院病理科主任。2000年毕业于第四军医大学，获博士学位，2005—2007年曾在美国明尼苏达大学Hormel研究所做访问学者。中华医学会病理学分会常务委员，中华医学会病理学分会淋巴造血系统病理学组组长，中国医师协会病理科医师分会副会长。主持国家自然科学基金6项，发表研究论文80篇，其中SCI论文60余篇。擅长淋巴造血系统和软组织亚专科的病理诊断。

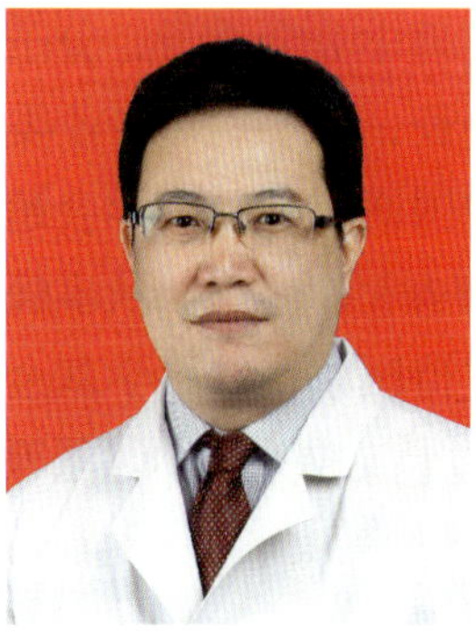

委员：卢朝辉

主任医师，硕士研究生导师，北京协和医院病理科副主任。2002年毕业于协和医科大学，获博士学位，2012年11月—2013年4月曾在美国M.D. Anderson癌症中心做访问学者。中华医学会病理学分会委员、中华医学会病理学分会儿科学组组长。曾获教育部科技进步奖二等奖2项，发表研究论文60余篇，其中SCI论文10篇。擅长妇产、淋巴瘤亚专科的病理诊断。

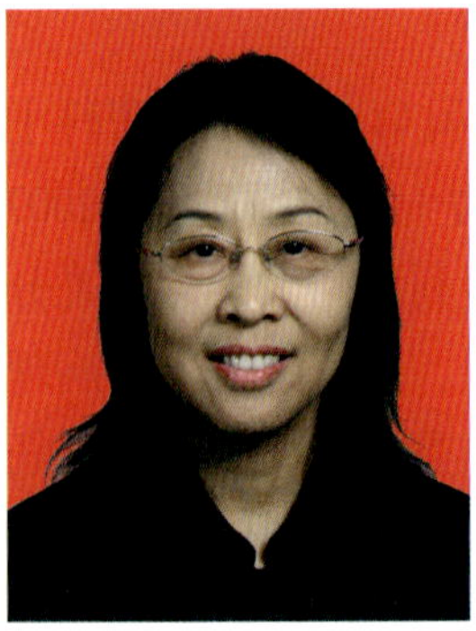

委员：吕 宁

主任医师，教授，博士研究生导师，中国医学科学院肿瘤医院病理科主任。1978 年毕业于北京大学医学部（原北京医科大学），曾先后在瑞士圣加细胞病理诊断及癌症研究室、美国马里兰州国家癌症研究所（NCI/NIH）和美国加州大学 UCLA 医学中心病理科做访问学者和客座研究员。中华医学会病理学分会委员，中国医师协会病理科医师分会委员，北京医学会病理学分会副主任委员，中国临床肿瘤学会（CSCO）肿瘤病理专家委员会副主任委员，北京肿瘤学会病理专业委员会名誉主任委员，中央保健委员会会诊专家，中国合格评定国家认可委员会（CNAS）评审专家，北京市病理质控中心副主任委员，原卫生部和北京市病理诊断质量评估中心专家。《中华病理学杂志》编委、《诊断病理学杂志》常务编委。主持国家自然科学基金 4 项，近 5 年以通讯作者发表论文共 40 余篇（含 SCI 论文 10 余篇）。主译和主编专著各 1 部。参与的食管癌研究项目曾获得包括国家科学技术进步奖、国家教育部科学技术进步奖、中华医学科技奖、国家“八五”科技攻关重大科技成就奖等多项奖项。从事临床肿瘤诊断病理专业三十余年，擅长食管鳞癌及癌前病变早期检测预警，结外恶性淋巴瘤临床病理特征及诊治。

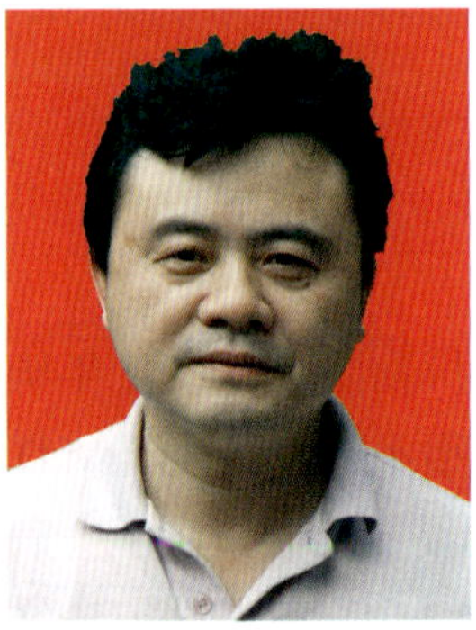

委员：张 波

北京大学医学部病理学系（北京大学第三医院病理科）教授、主任医师、博士研究生导师。1982 年毕业于华西医科大学医疗系，1991 年获日本冈山大学医学院肿瘤分子生物学博士学位。中华医学会病理学分会委员，分子病理专业组副组长，中国医师协会病理科医师分会副会长，分子病理专业委员会主任委员，北京医学会病理学分会副主任委员，中国研究型医院学会超微与分子病理学专业委员会副主任委员，《诊断病理学杂志》副主编。从事病理临床诊断、分子病理学以及肿瘤分子生物学研究。主持国家自然科学基金项目，教育部、原卫生部、北京市科委重点项目，北京市自然科学基金，国家“十五攻关”子课题等多项基金。发表研究论文 60 余篇。

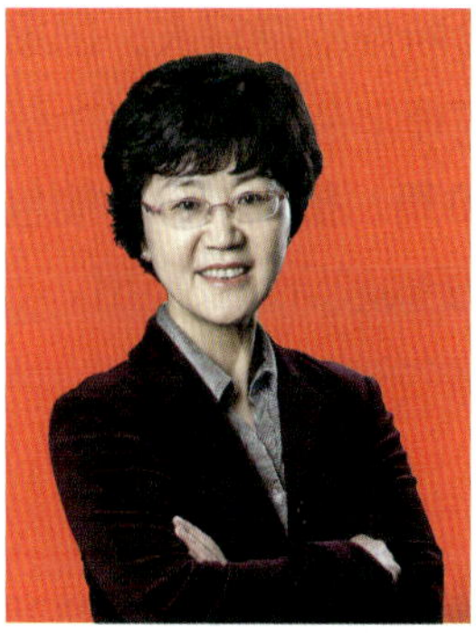

委员：金木兰

主任医师，教授，博士研究生导师，首都医科大学附属北京朝阳医院病理科主任，2001年毕业于日本北海道大学医学院，获博士学位，2001—2004年任日本北海道大学医学院病理学系日本文部省学术振兴会特别研究员。中华医学会病理学分会委员及细胞学组组长，北京市医学会病理学分会副主任委员，中国研究型医院学会精准医学与肿瘤MDT专业委员会副主任委员，中国医疗器械行业协会病理专业委员会副主任委员，中华医学会消化内镜学会病理学组副组长，中国研究型医院学会超微病理学专业委员会常委及消化系统疾病学组组长，中国医师协会病理科医师分会委员，中国研究型医院学会分子诊断医学专业委员会常务委员，中国老年医学学会病理学分会常务委员，中国医师协会呼吸医师分会呼吸病理工作委员会委员，国家远程医疗与互联网医学中心病理学专家委员会常务委员。担任《中华病理学杂志》《临床与实验病理学杂志》编委和《诊断病理学杂志》常务编委。主持国家自然科学基金1项，近3年以第一作者及通讯作者发表研究论文26篇，其中SCI论文16篇。擅长消化系统疾病和呼吸系统疾病的病理学诊断。

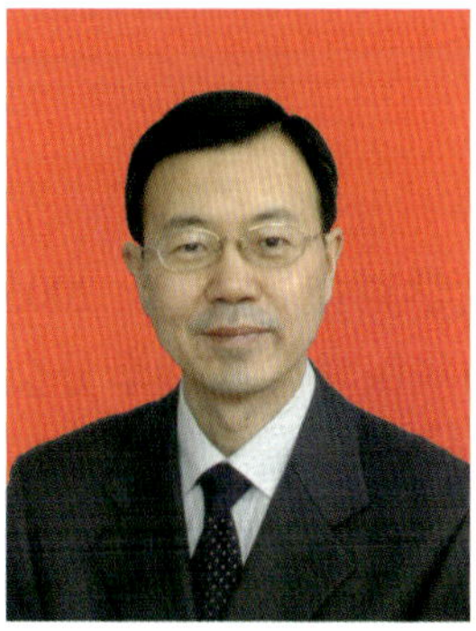

委员：刘红刚

主任医师，教授，博士研究生导师，首都医科大学附属北京同仁医院病理科主任，头颈部分子病理诊断北京市重点实验室主任及首都医科大学临床病理学系常务副主任。1993年毕业于北京医科大学，获博士学位，2000年4月—2001年3月及2004年4月—2005年3月曾在日本信州大学医学部做访问学者。中华医学会病理学分会委员，头颈疾病学组组长，中国医疗保健国际交流促进会病理学分会副主任委员，中促会甲状腺疾病分会副主任委员，中国研究型医院学会超微与分子病理专委会副主任委员及中国医师协会病理科医师分会常务委员。主持国家自然科学基金等多项课题，发表研究论文180余篇，其中SCI论文40篇，主编及主译病理学专著各4部。擅长头颈部疾病的病理诊断。

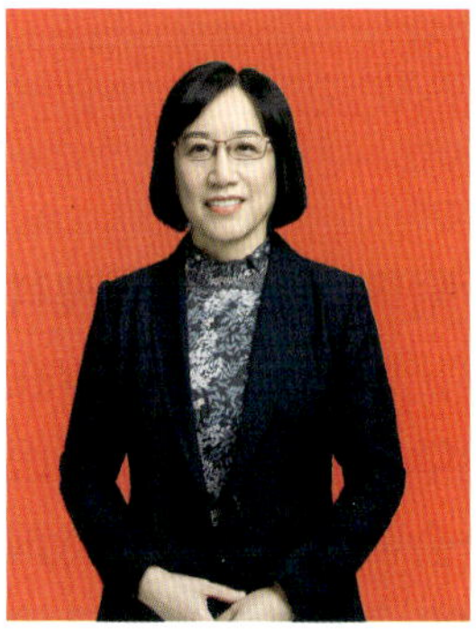

委员：林冬梅

主任医师，教授，博士研究生导师。北京大学肿瘤医院病理科主任。2006年毕业于北京协和医学院，获博士学位。2008年1—5月在伦敦大学Center of Medical Oncology，Cancer Institute，Barts and The London，Queen Mary’s School of Medicine and Dentistry、2018年9—10月在美国霍普金斯大学医学院病理系做短期访问学者。中华医学会病理学分会委员，国际肺癌研究协会（IASLC）病理委员会委员，中国抗癌协会肿瘤病理专业委员会常务委员及肺癌学组组长，中国肿瘤学会肿瘤病理专业委员会常务委员，CSCO肺癌诊治指南专家组成员，亚太肺癌NCCN指南专家组成员，国家卫生与计划生育委员会肿瘤病理诊断标准肺癌部分规范撰写执笔人，原发性肺癌诊治规范专家组成员，肺癌病理诊断规范撰写人，国家食品药品监督管理局医疗器械技术准入评审咨询专家，《中华肿瘤杂志》《中华病理学杂志》等多个核心期刊编委。主持4项国家自然科学基金；第一作者或通讯作者发表SCI文章近30篇。擅长胸部肿瘤包括肺癌、食管癌、胸腺瘤、间皮瘤等病理诊断，尤其是肺癌分子病理规范检测及分子病理研究及应用。

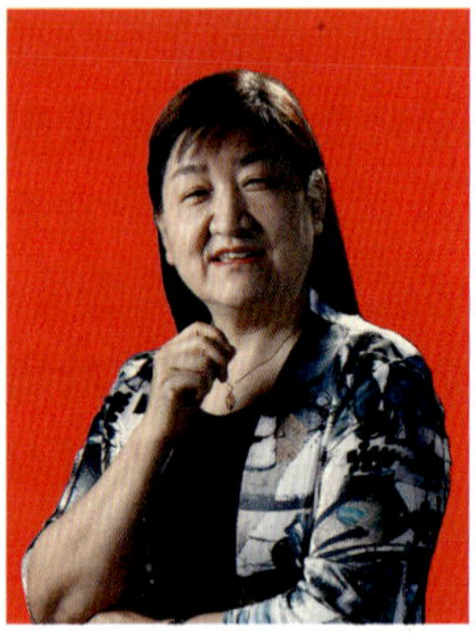

委员：王晋芬

主任医师，教授，硕士研究生导师。2007—2017年任山西省肿瘤医院肿瘤研究所副所长（副院长）。1983年毕业于山西医学院，获学士学位。1993年10月—1995年1月在英国做访问学者，1997年7—10月在香港中文大学进修，2002年1—9月及2004年11月—2015年3月在美国南加州大学做访问学者。中华医学会病理学分会委员，中国抗癌协会肿瘤病理专业委员会副主任委员，中国抗癌协会淋巴瘤专业委员会常务委员，山西省抗癌协会病理专业委员会主任委员，山西省抗癌协会副理事长及秘书长。发表研究论文76篇，其中SCI收录9篇，擅长淋巴瘤亚专科的病理诊断。

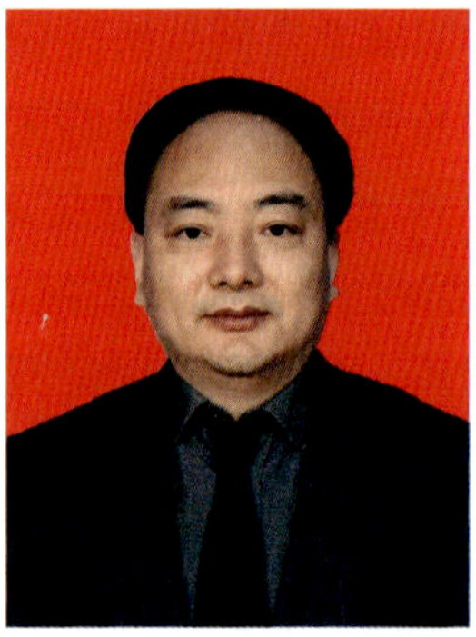

委员：贾永峰

主任医师，教授，硕士研究生导师，内蒙古医科大学科技处处长。2006年毕业于北京军事医学科学院，获病理学博士学位。中华医学会病理学分会委员，内蒙古医学会病理学分会主任委员，内蒙古分子诊断学学会理事长，中国抗癌协会肿瘤标志专业委员会常务委员，中国研究型医院学会超微与分子病理学专业委员会常务委员，内蒙古自治区医师协会病理科医师分会第一届委员会副会长兼秘书长。主持国家自然科学基金1项，内蒙古自然科学基金及省部级课题多项，发表学术论文30余篇，其中SCI论文多篇。编写“十二五”规划教材、全国高等医学院校教材及专著多部；获批国家实用新型专利2项，获内蒙古自治区“草原英才”等荣誉称号。主要研究方向为肿瘤病理诊断及肿瘤分子病理学，擅长皮肤、乳腺亚专科的病理诊断。

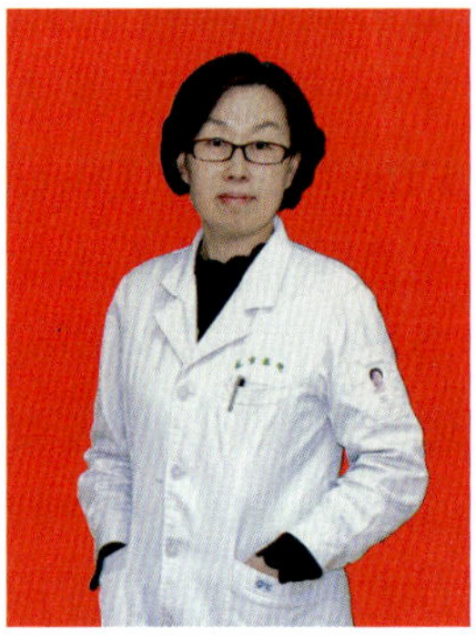

委员：杨向红

教授，主任医师，博士研究生导师，中国医科大学附属盛京医院病理科主任。1989年毕业于中国医科大学，获病理学博士学位，1991—1994年曾在日本滋贺医科大学学习并获博士学位。中华医学会病理学分会委员，中国医师协会病理科医师分会委员，中国老年医学会病理学分会常务委员。主持国家自然科学基金、省部级课题等多项。发表研究论文100余篇，其中SCI论文20余篇。擅长妇科、乳腺和淋巴造血等亚专科的病理诊断。

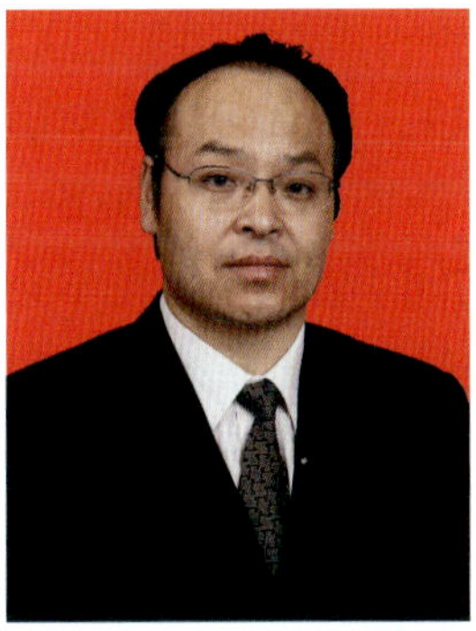

委员：高洪文

教授，主任医师，博士研究生导师，吉林大学第二医院病理科主任。2003 年在吉林大学获医学博士学位。自 2000 年起先后到日本宫城县癌中心病理部、日本东北大学病理部及日本国立仙台医疗中心病理部进修学习。曾获“吉林省卫生系统有突出贡献中青年专业技术人才”和“全国卫生系统先进工作者”等荣誉称号。中华医学会病理学分会委员，中华医学会病理学分会头颈疾病学组副组长，中国医师协会病理科医师分会常务委员，中华医学会妇产科学分会病理学组委员，吉林省医师协会病理科医师分会主任委员，吉林省医学会病理学分会副主任委员，长春市医学会病理专业委员会主任委员。《中华病理学杂志》《临床与实验病理学杂志》编委。曾主持“十二五”国家临床重点专科建设项目及吉林省肿瘤分子病理诊断重点实验室项目，发表学术论文 40 余篇。擅长女性生殖系统、头颈部等专科疾病的病理诊断。

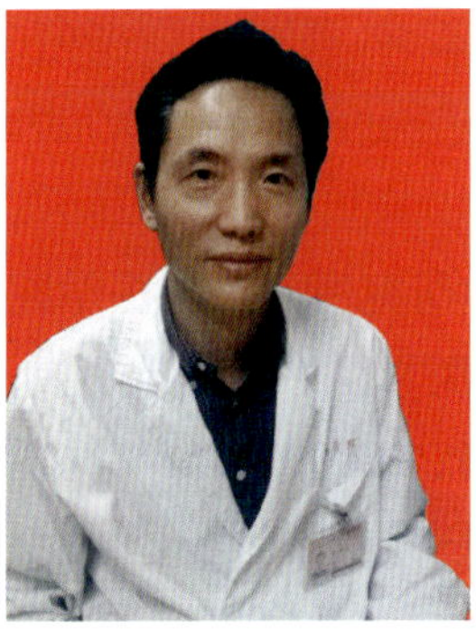

委员：唐　峰

博士，主任医师，复旦大学基础医学院双聘教授，硕士研究生导师。复旦大学附属华山医院病理科主任，上海市华山医院住院医师规范化培训基地主任，上海市静安区中心医院病理科主任。2006 年毕业于复旦大学，获博士学位，2007—2008 年曾在美国 MD Anderson Cancer Center 做访问学者。中华医学会病理学分会委员，中国医师协会病理科医师分会委员，中国医药教育协会疑难肿瘤专业委员会副主任委员，上海市医学会病理专科分会第十届委员会副主任委员。主持完成省部级、局级科研基金项目各 1 项，发表科研论文 32 篇，其中 SCI 论文 8 篇。擅长乳腺、淋巴造血系统、皮肤肿瘤及肝胆胰疾病的病理学诊断。

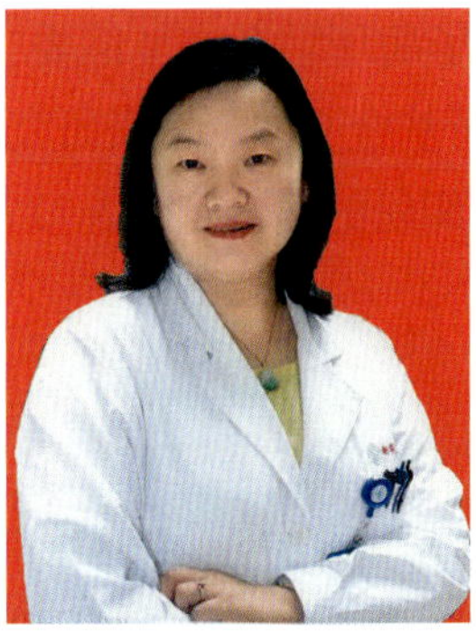

委员：王立峰

主任医师，教授，博士研究生导师。上海交通大学医学院附属新华医院病理科主任。2000 年毕业于哈尔滨医科大学，获博士学位，2009—2010 年曾在澳大利亚 MONASH 大学临床医学中心做访问学者。中华医学会病理学分会委员，骨与软组织疾病学组委员，分子病理学组委员，中国研究型医院学会超微与分子病理专业委员会常务委员，上海市医学会病理专科分会第十届委员会副主任委员，上海市临床病理质量控制中心分子病理工作组专家，胃肠道专科病理工作组专家，《中华病理学杂志》审稿专家、《临床与实验病理学杂志》编委。参加或承担国家自然科学基金项目，省、市、局级课题多项；获省级科技进步奖多项；与临床科室合作开展儿童实体肿瘤等多学科联合诊疗活动，获得宋庆龄儿科医学奖，中国抗癌协会科技奖三等奖，上海市医学科技奖三等奖等。发表论文数十篇，其中 SCI 论文 13 篇。擅长神经、淋巴造血组织、消化道、乳腺、儿科等专科的病理诊断。

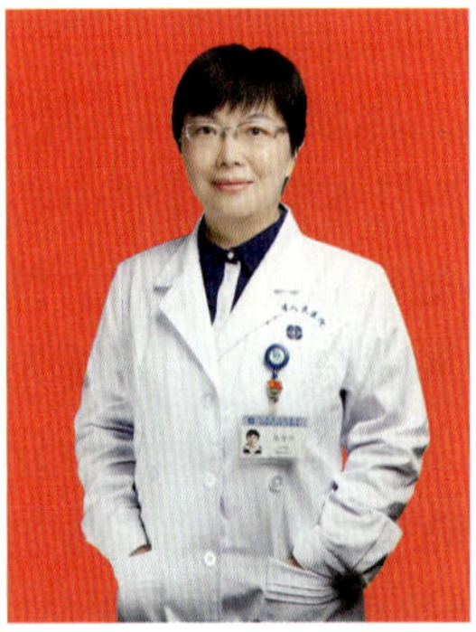

委员：张智弘

主任医师，教授，博士研究生导师，江苏省人民医院 / 南京医科大学第一附属医院病理科主任。2007 年毕业于南京医科大学，获博士学位。2005—2006 年美国德克萨斯州大学 M.D. Anderson 癌症中心做访问学者。中华医学会病理学分会委员，淋巴瘤学组委员，心血管疾病学组委员，中国抗癌协会病理专业委员会常务委员，中国医师协会病理科医师分会常务委员，CSCO 肿瘤病理专业委员会常务委员，中国医疗器械行业协会病理专业委员会副主任委员，中国抗癌协会乳腺癌专业委员会病理学组委员，中国女医师协会病理专家委员会副主任委员，中国抗癌协会肿瘤病理专业委员会第一届心脏肿瘤病理学组委员，CSCO 胰腺癌专家委员会常务委员，江苏省抗癌协会肿瘤病理专业委员会主任委员，江苏省医师协会病理科医师分会会长，江苏省病理质控中心主任，江苏省医学会病理学分会第九届主任委员。主持国家自然科学基金 2 项，发表研究论文 100 余篇，其中 SCI 收录 37 篇。擅长乳腺肿瘤、妇科肿瘤及淋巴造血系统肿瘤等亚专科的病理诊断。

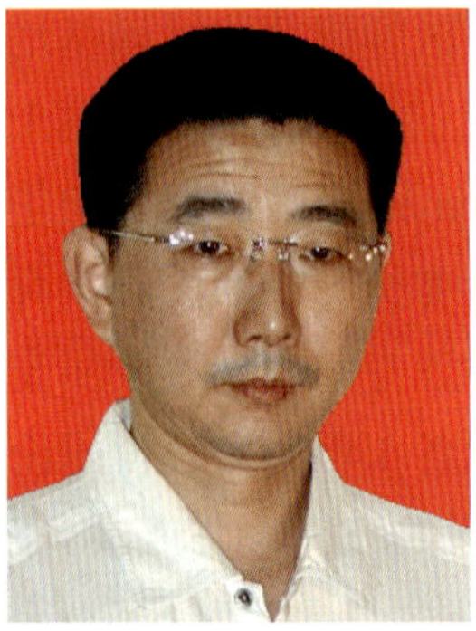

委员：周　韧

教授，博士研究生导师，浙江大学病理学与法医学研究所所长、医学院病理学与病理生理学系副主任，2004 年毕业于浙江大学医学院，获博士学位，1993—1994 年德国吕贝克医科大学病理研究所访问学者，1999—2000 年德国维尔茨堡大学病理研究所高级访问学者，2008 年 1—3 月美国加州大学落杉矶分校（UCLA）高级访问学者。中华医学会病理学分会委员，教育部高等教育指导委员会副主任委员，中国病理医师协会常务委员，浙江省医学会病理学分会副主任委员，浙江省医师协会病理科医师分会副会长，浙江省司法鉴定协会副会长，浙江省高等教育指导委员会副主任委员，中华医学会医疗事故鉴定委员会委员，全国高等学校法医学专业国家卫生与计划生育委员会规划教材编审委员会副主任委员。《中华病理学杂志》编委、*Journal of Forensic Science and Medicine* 编委。主持国家自然科学基金以及省部级科研基金 9 项，发表研究论文百余篇，其中 SCI 论文 20 余篇。擅长淋巴瘤亚专科、系统病理诊断以及医疗纠纷的病理鉴定。

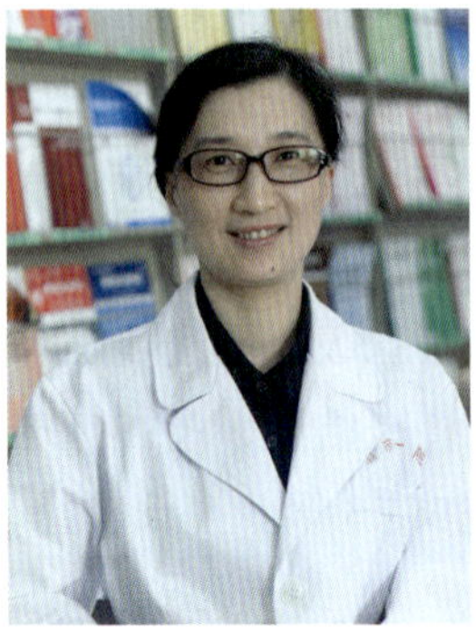

委员：徐如君

主任医师，硕士研究生导师，杭州市第一人民医院病理科主任，1983 年毕业于浙江大学医学院。中华医学会病理学分会委员，中国抗癌协会肿瘤病理专业委员会委员，浙江省医学会病理学分会副主任委员，杭州市医学会病理学分会主任委员。参与国家自然科学基金、省基金课题多项，获多个省、市级奖项。近 5 年在一级杂志发表论文 6 篇，中华系列 4 篇，参编多部专著及行业规范指南。临床诊断经验丰富，擅长乳腺、软组织肿瘤亚专科的病理诊断。

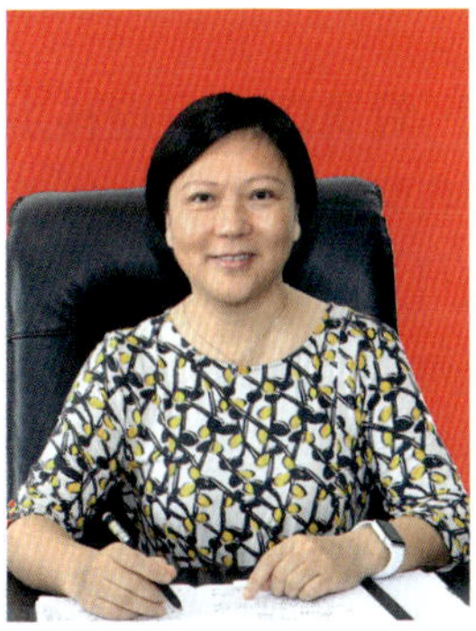

委员：陶仪声

主任医师，教授，博士研究生导师。1995 年毕业于中山医科大学，获肿瘤学硕士学位。安徽省卫生健康委员会主任。中华医学会病理学分会委员，安徽省医学会副会长，安徽省医学会病理学分会副主任委员。全国优秀教师。发表研究论文近百篇，其中 SCI 论文 20 余篇。获安徽省教学成果奖及科技进步奖多项。擅长肿瘤诊断、分子病理诊断及消化系统亚专科疾病诊断。

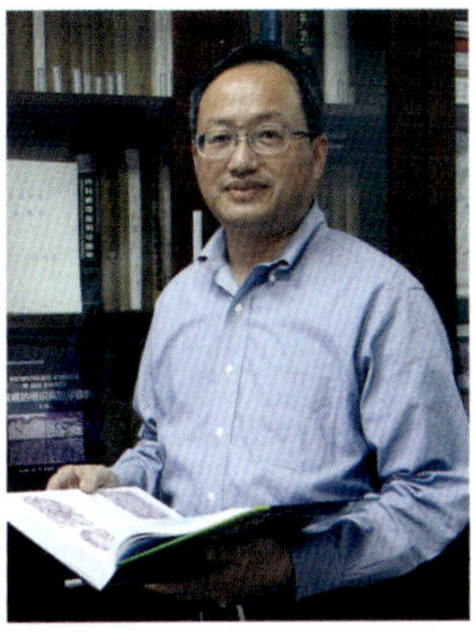

委员：张　声

主任医师，硕士研究生导师，福建医科大学附属第一医院病理科主任。1989 年 7 月毕业于武汉大学医学院（原湖北医学院），获硕士学位。中华医学会病理学分会委员，中华医学会病理学分会胸部病理学组副组长，中国医师协会第一、二、三届病理科医师分会常务委员，福建省医学会病理学分会第五届、第六届主任委员，中国医学装备协会病理装备分会副主任委员，常规部部长，中国病理主任联会常务委员，中国老年医学学会病理分会常务委员，中国研究型医院学会病理专委会常务委员，中国医药生物技术协会组织生物样本库分会委员，《中华病理学杂志》《临床与实验病理学杂志》《诊断病理杂志》编委，福州市大熊猫保护协会理事。主持和参加多项国家自然科学基金和省部级科研课题，发表论文 100 多篇，参编多部学术著作，获福建省科技进步奖 3 项，福建省医学科技奖 3 项。擅长胸肺疾病、脑神经、皮肤亚专科病理诊断。

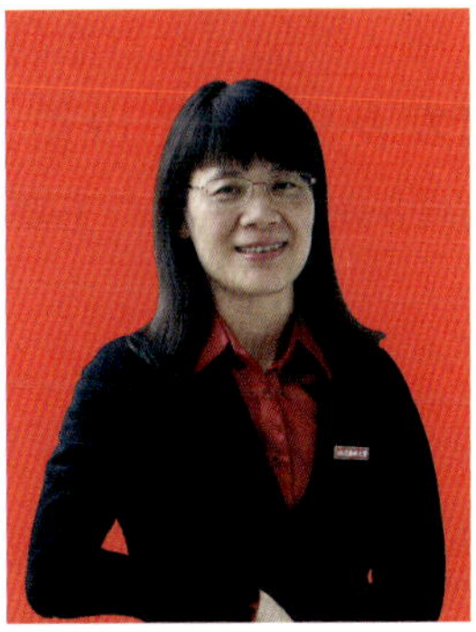

委员：黄爱民

教授，博士研究生导师。1989 年毕业于福建医科大学，获病理学与病理生理学硕士学位。1999 年 5 月—2000 年 8 月曾在美国 The University of Texas-Houston Health Science Center 访问研修。历任福建医科大学病理学系主任、基础医学院副院长、院长、副校长，现任福建医科大学党委副书记。享受国务院政府特殊津贴，福建省“百千万人才工程”人选，福建省高校教学名师。中华医学会病理学分会委员，中华医学会医学教育分会委员，教育部高等学校基础医学类专业教学指导委员会委员，福建省医学会病理学分会主任委员。长期从事病理学教学与科研工作，研究方向为肿瘤病理学，主要包括肝癌临床病理及侵袭转移机制的研究。先后主持教育部科学技术重点项目、卫计委卫生教育联合攻关、省科技厅重点、省自然科学基金等 16 项科研项目的研究。在国内外学术期刊发表学术论文 70 余篇，其中 SCI 收录论文 30 余篇，Medline 收录 20 余篇。主持省“十三五”教育科学规划教改重大项目，获福建省教学成果特等奖、福建省教学成果一等奖。出版译著 1 部，主编《基础医学概论》，副主编和参编规划教材 12 部。

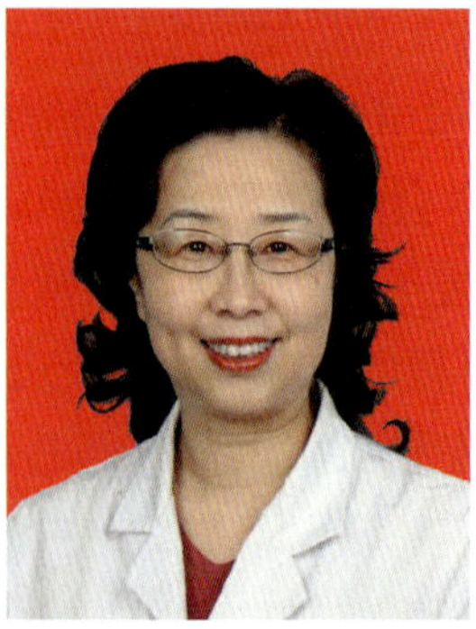

委员：梅金红

主任医师，教授，博士研究生导师，南昌大学第一附属医院病理科主任。1985 年毕业于南昌大学医学院（原江西医学院），获学士学位。中华医学会病理学分会委员，江西省医学会病理学分会主任委员，江西省医学会病理学分会青年委员会主任委员，中国医师协会病理科医师分会常务委员，江西省医师协会病理科医师分会主任委员，江西省抗癌协会肿瘤病理专业委员会副主任委员，中国抗癌协会肿瘤病理专业委员会心脏肿瘤病理学组副组长，中国老年医学学会病理分会常务委员，江西省免疫学会免疫病理分会主任委员，江西省免疫学会常务理事。主持国家自然科学基金项目 1 项，发表研究论文 40 余篇，其中 SCI 论文 7 篇。主编《临床医学试题库系列丛书》《肝病的诊断与治疗》等书籍。擅长中枢神经系统肿瘤、女性生殖系统肿瘤、消化系统肿瘤、软组织肿瘤等亚专科病理诊断，主要研究方向为中枢神经系统肿瘤的诊疗。

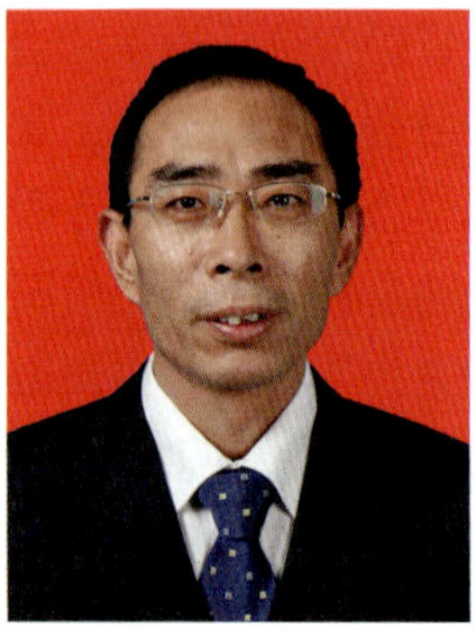

委员：张廷国

主任医师，博士研究生导师，国家临床重点专科项目主持人。曾任山东大学医学院病理学教研室主任、山东大学齐鲁医院病理科主任、山东大学第二医院病理科主任。2002—2004 年在哈佛大学医学院附属麻省总医院做博士后研究。中华医学会病理学分会委员，中华医学会病理学分会女性生殖学组副组长，中华医学会妇产科学分会妇科病理学组副组长，山东省医学会病理学分会主任委员，中国优生科学协会阴道镜和宫颈病理学会常务委员，国家远程医疗与互联网医学中心病理学专家委员会常务委员，山东省组织库工作组主任。《中华病理学杂志》《临床与实验病理学杂志》《山东大学学报（医学版）》编委。主持国家卫生与计划生育委员会重大项目 1 项，国家自然科学基金 1 项，省科技公关项目 3 项，参加国家自然科学基金、省级课题项目 10 余项。发表 SCI 论文 43 篇，其中第一作者或通讯作者发表 SCI 论文 19 篇，中文核心期刊论文 16 篇。在病理诊断领域具有较高的造诣，尤其是擅长妇科病理的疾病诊断，主要研究方向为妇科肿瘤的发病机制和诊断技术。

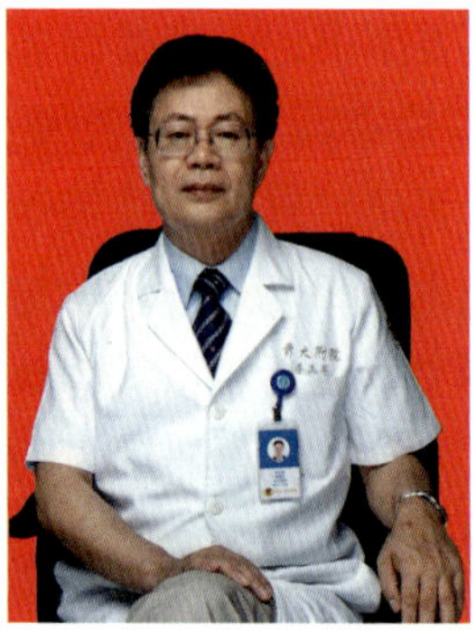

委员：李玉军

主任医师，教授，病理学及法医学硕士研究生导师。青岛大学附属医院病理科主任，山东省医药卫生肿瘤病理重点实验室主任。中华医学会病理学分会委员，泌尿男性生殖学组副组长，山东省医学会病理学会副主任委员，青岛市医学会病理学分会主任委员；中国医师协会病理科医师分会委员，山东省医师协会病理科医师分会副主任委员；中国抗癌协会肿瘤病理专业委员会委员，山东省抗癌协会肿瘤病理专业委员会候任主任委员兼青年委员会主任委员。承担国家、省部及市级课题 5 项，获省、市科技进步奖二、三等奖 3 项，发表论著近 100 篇，SCI 收录 15 篇。擅长泌尿、淋巴、消化及软组织等亚专科病理诊断。

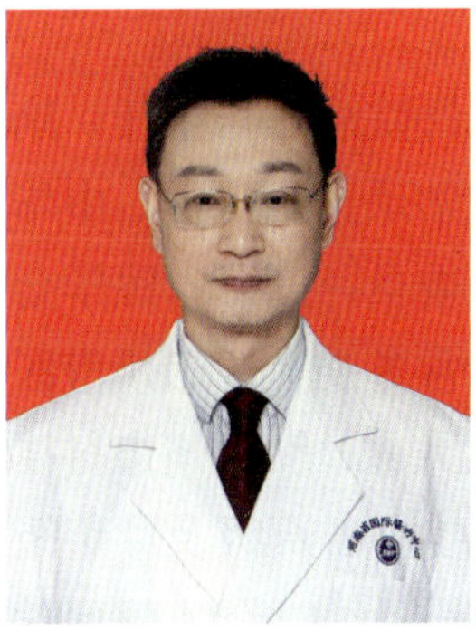

委员：孔令非

主任医师，硕士研究生导师。河南省人民医院病理科主任。2010 年在解放军第四军医大学获病理生理及病理学博士学位。1999 年 4—9 月在香港中文大学威尔士亲王医院病理学及病理解剖学系做访问学者。中华医学会病理学分会委员，中国医师协会病理科医师分会副会长，河南省医学会病理学分会第七、八届主任委员，河南省医师协会病理科医师分会会长。主持河南省重大科技专项 1 项，河南省自然科学基金 2 项，发表论文 90 余篇，其中 SCI 收录 10 篇，获省部级科技进步奖 4 项。在妇产科肿瘤、乳腺肿瘤及中枢神经系统肿瘤方面有一定的研究。

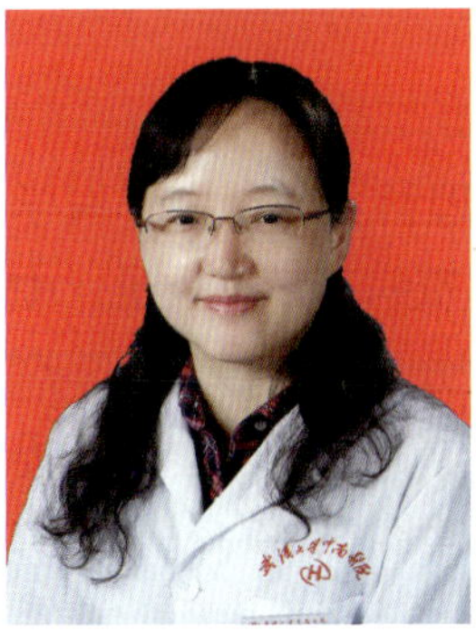

委员：田素芳

副主任医师，武汉大学病理中心常务副主任、武汉大学中南医院病理科副主任，2008 年获博士学位（2005—2008 年美国乔治亚医学院国际交换博士生），2015 年于北京友谊医院进修淋巴造血病理，2018 年 1 月—2019 年 1 月国家公派美国加州大学洛杉矶分校访问学者研修临床病理。中华医学会病理学分会委员，中华医学会病理学分会淋巴造血学组委员，国际病理学会中国区分会委员，中国研究型医院学会神经系统疾病多学科诊断专业组委员，吴阶平基金会中国炎症性肠病病理专业常务委员，湖北省病理专业委员会常务委员，中国抗癌协会肿瘤病理专业委员会淋巴瘤学组委员，中华医学会消化病学分会病理协作组委员，中国抗癌协会胶质瘤分会脑转移学组委员。发表研究论文 20 余篇，其中 SCI 论文 10 篇，参与多部书籍编写；擅长神经病理、淋巴造血病理、消化病理诊断。

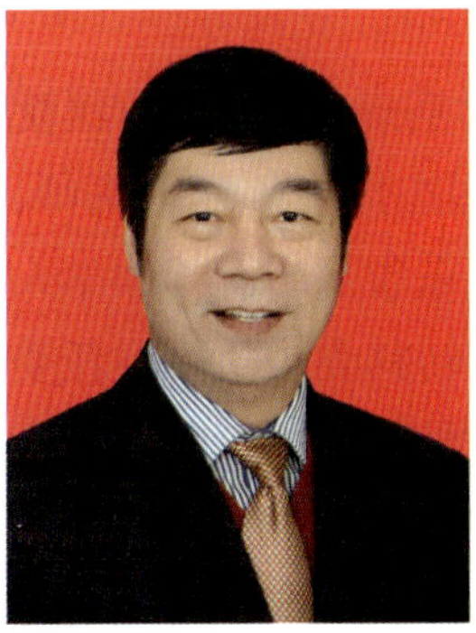

委员：周建华

教授，博士研究生导师，湘雅医学院病理学系（湘雅医院病理科）主任。2007 年毕业于中南大学，获病理学与病理生理学博士学位。中华医学会病理学分会委员，中国抗癌协会肿瘤病理专委会常务委员，中国老年医学学会病理专委会副主任委员，湖南省医学会病理学分会主任委员，湖南省临床病理质控中心副主任委员。主持国家及省级课题 5 项，发表论文 60 余篇，其中 SCI 论文 30 余篇。擅长淋巴瘤与呼吸亚专科病理诊断。

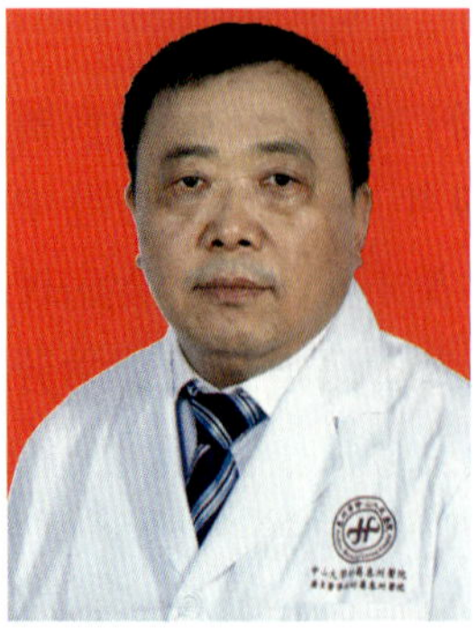

委员：杨清绪

主任医师，硕士研究生导师。历任惠州市中心人民医院病理科主任、副院长，惠州卫生职业技术学院院长。中山医科大学病理学硕士研究生。中华医学会病理学分会委员，全国病理学工作者委员会常务委员，广东省医学会病理分会副主任委员，广东省医师协会病理科医师分会常务委员，惠州市医学会病理学分会会长。惠州首批“东江学者”、惠州拔尖人才，获惠州市科技进步奖一等奖1项、二等奖1项、三等奖2项，主持和参与省部级及厅市级课题13项，发表论文27篇（其中SCI论文7篇），主编专著1部（《病理学技术与管理》）（人民卫生出版社出版），任副主编编写专著1部（《心脑血管急症学》）（人民军医出版社出版），任编委编写专著2部。

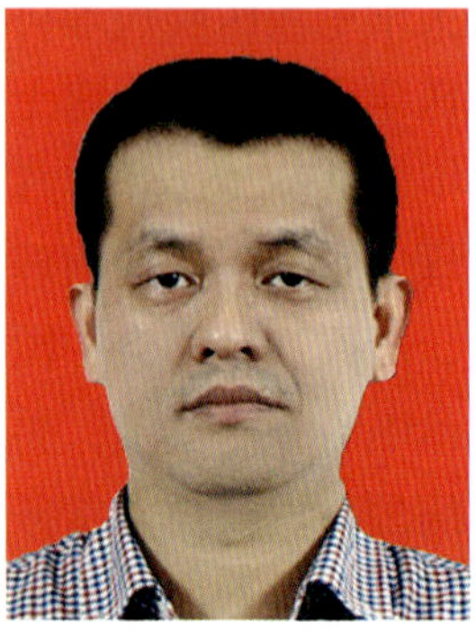

委员：成志强

主任医师，硕士研究生导师，深圳市人民医院病理科主任。中华医学会病理学分会委员，中华医学会病理学分会泌尿男性生殖病理学组委员，中国医师协会病理科医师分会委员，广东省医学会病理学分会副主任委员，广东省医师协会病理科医师分会常务委员，深圳市医学会病理学分会主任委员，深圳市医师协会病理科医师分会副会长。深圳市第四批援疆医疗队队长，2012年受中组部和深圳市卫计委指派远赴新疆喀什，为喀什市人民医院成功创建病理科，受到新疆自治区和喀什地委嘉奖。主持和参与国家自然科学基金、广东省自然科学基金及深圳市科创委科研立项12项，在核心刊物发表专业论著30余篇，其中SCI论文6篇。主要从事泌尿男性生殖病理和分子病理诊断工作。

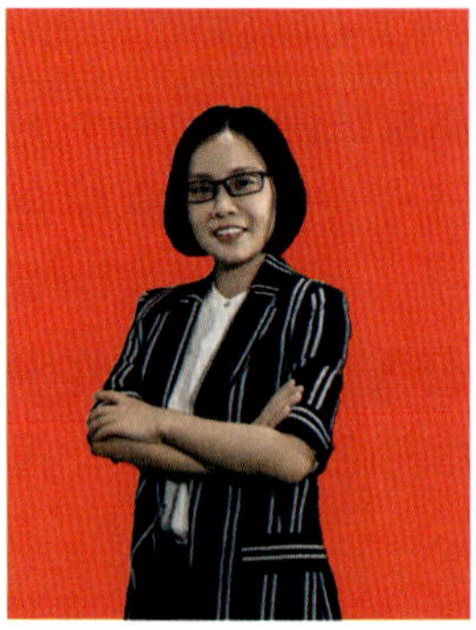

委员：梁　莉

主任医师，教授，博士研究生导师，南方医科大学病理学系/南方医院病理科主任。为国家“百千万人才工程”入选者，中国杰出青年病理医师，教育部新世纪优秀人才，广东省珠江学者特聘教授，广东省杰出青年医学人才等。中华医学会病理学分会委员，中国抗癌协会肿瘤转移委员会副主任委员，中国医疗保健国际交流促进会病理学分会副主任委员，中国医师协会病理科医师分会数字病理与人工智能病理学组组长，《诊断病理学杂志》副总编辑。以第一或通讯作者在*Gastroenterol*、*Nat Commun*等发表SCI论文38篇，主持国家重点研发计划、国家自然科学基金、广东省科技重大专项等22项，荣获广东省科技进步奖一等奖、中华医学科技奖二等奖2项。擅长分子、妇科病理亚专科的病理诊断。

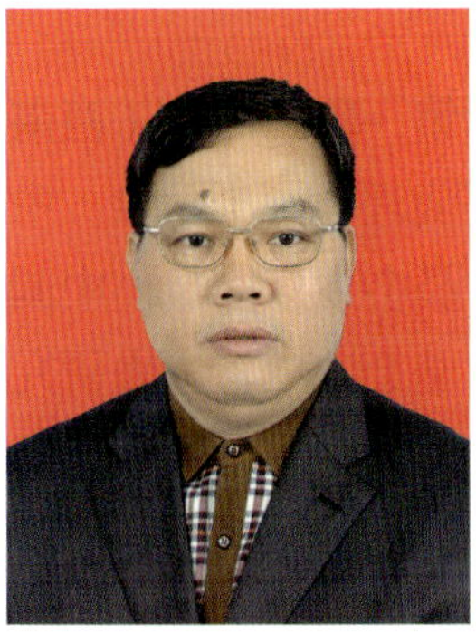

委员：冯振博

主任医师，教授，博士研究生导师，广西医科大学第一附属医院病理科主任。2005年于广西医科大学获博士学位，2009—2010年曾在美国MD.Anderson做访问学者。中华医学会病理学分会委员，中国病理工作者委员会副主任委员，广西医学会病理学分会主任委员，广西医师协会病理医师分会主任委员，主持国家自然科学基金2项，发表研究论文80多篇，其中SCI论文30多篇。擅长乳腺、淋巴及消化道亚专科的病理诊断。

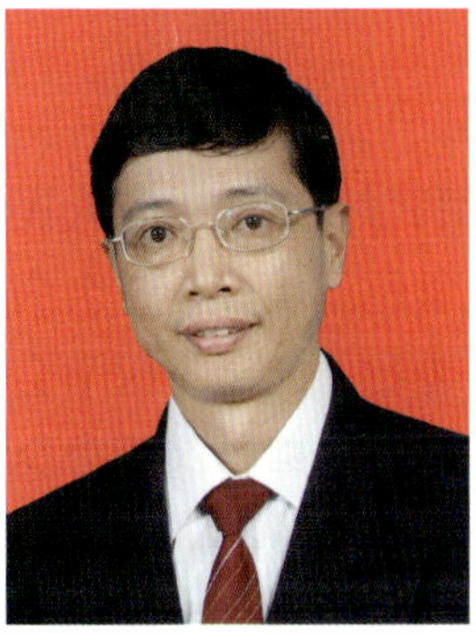

委员：翁　阳

教授，硕士研究生导师，海南医学院病理学教研室暨第一附属医院病理科主任。1984年毕业于海南医学院，2010—2011年曾在美国耶鲁大学医学院做访问学者。中华医学会病理学分会委员，中国研究型医院学会超微病理专业委员会常务委员，海南省抗癌协会肿瘤病理专业委员会主任委员。主持海南省自然科学基金项目3项，发表学术论文17篇，参研项目获海南省科技进步奖3项。

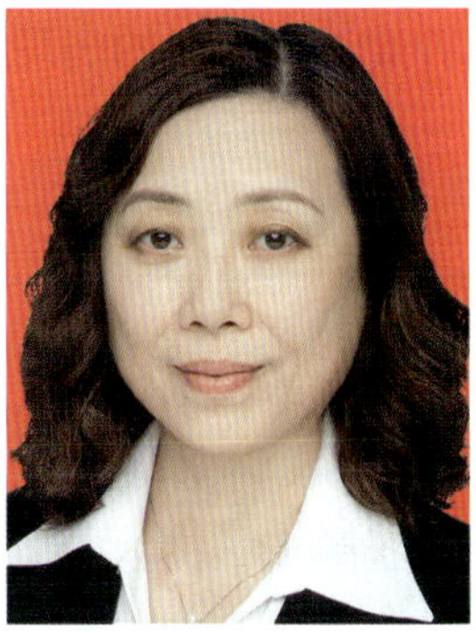

委员：王娅兰

教授，博士研究生导师，重庆医科大学附属第一医院病理科、重庆医科大学临床病理诊断中心主任。1984年毕业于重庆医科大学，2003—2004年曾在美国匹兹堡大学医学中心做访问学者。中华医学会病理学分会委员，中国女医师协会病理专委会副主任委员，中国抗癌协会肿瘤病理专业委员会委员，中国医师协会病理科医师分会委员，重庆市医学会病理学专业委员会副主任委员，《中华病理学杂志》编委。主持国家级及省部级等科研项目18项，发表研究论文70篇，其中SCI论文35篇，主编或副主编病理学及相关教材10部。擅长消化系统亚专科的病理诊断。

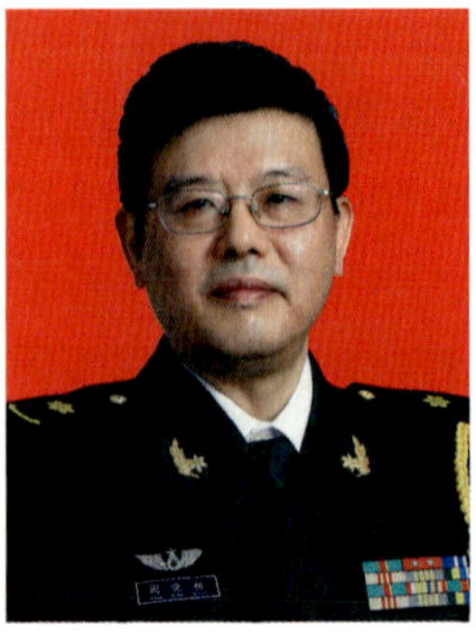

委员：阎晓初

主任医师，教授，硕士研究生导师，陆军军医大学第一附属医院（西南医院）病理科副主任。1998年毕业于第三军医大学，获病理学博士学位。中华医学会病理学分会委员，重庆市医学会病理学专业委员会主任委员，中国抗癌协会肿瘤病理专委会常务委员，主持国家自然科学基金1项，发表研究论文50余篇，其中SCI论文13篇。擅长骨软组织肿瘤、淋巴造血疾病和泌尿生殖系统亚专科的病理诊断。

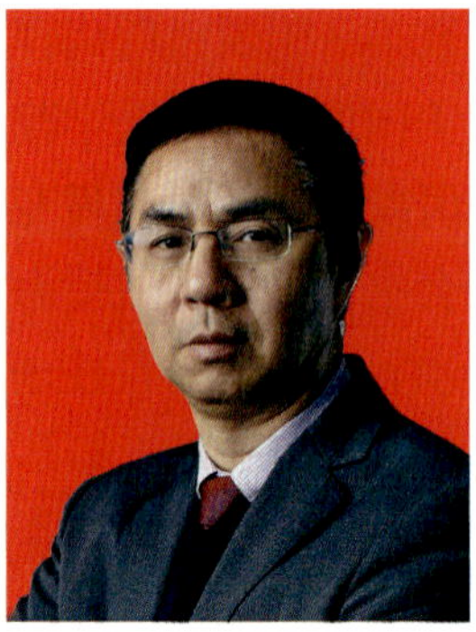

委员：徐　钢

主任医师，教授，硕士研究生导师，原四川省医学科学院·四川省人民医院病理科主任。1983年毕业于华西医科大学，获学士学位。中华医学会病理学分会委员，中华医学会病理学分会骨与软组织学组委员，四川省医学会病理学专业委员会第十一届委员会主任委员，中国医师协会病理科医师分会委员，成都医学会病理学专科分会副主任委员，四川省病理质控中心副主任，中国老年医学学会病理分会常务委员，中国医疗器械行业协会病理专业委员会常务委员，国际病理学会（IAP）中国区分会委员，《中华病理学杂志》特邀审稿专家，《美国外科病理学》（中文版）编委，《实用医院临床杂志》编委等多项学术任职。发表研究论文50余篇。擅长骨关节肿瘤及疾病、淋巴造血组织肿瘤及消化系统疾病和肿瘤等亚专科的病理诊断。

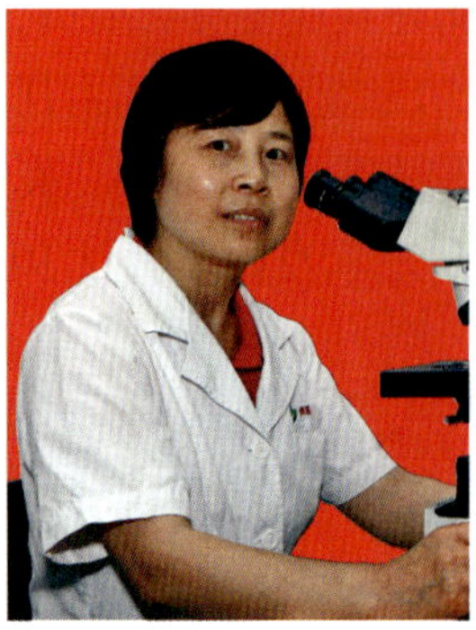

委员：杨文秀

主任医师，教授，硕士研究生导师，贵州医科大学附属医院病理科主任，贵州省病理质控中心主任。2004年毕业于四川大学，获博士学位。中华医学会病理学分会委员，中国老年医学学会病理学分会常务委员，中国医师协会病理科医师分会委员，中国抗癌协会肿瘤病理专业委员会委员，贵州省医学会病理学分会副主任委员，中国医学装备协会病理分会常务委员，中国医疗器械行业协会病理专业委员会常务委员。主持国家自然科学基金1项，发表研究论文70余篇，其中SCI论文5篇。擅长淋巴瘤亚专科的病理诊断。

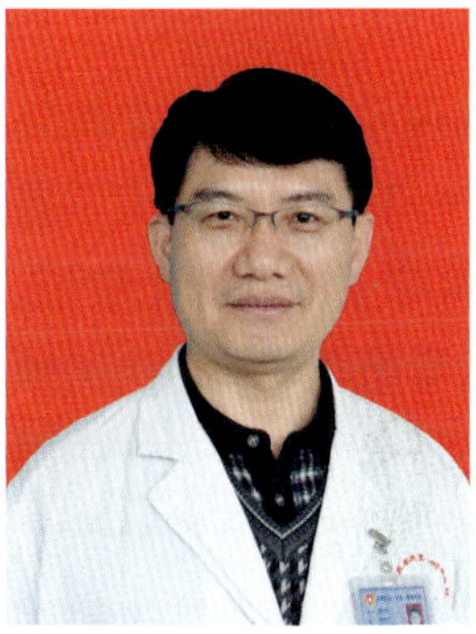

委员：潘国庆

主任医师，硕士研究生导师，昆明医科大学第一附属医院病理科主任。2010 年毕业于中南大学湘雅医学院，获医学博士学位，2016 年 4—10 月曾在意大利萨萨里大学做访问学者。中华医学会病理学分会委员，中华医学会病理学分会泌尿生殖组委员，云南省医学会病理学分会主任委员，云南省医师协会病理科医师分会副主任委员，云南省抗癌学会副主任委员。主持国家自然基金 1 项，发表 SCI 收录论文 17 篇，其中第一作者 7 篇。擅长淋巴瘤、软组织肿瘤及男性生殖肿瘤等亚专科的病理诊断。

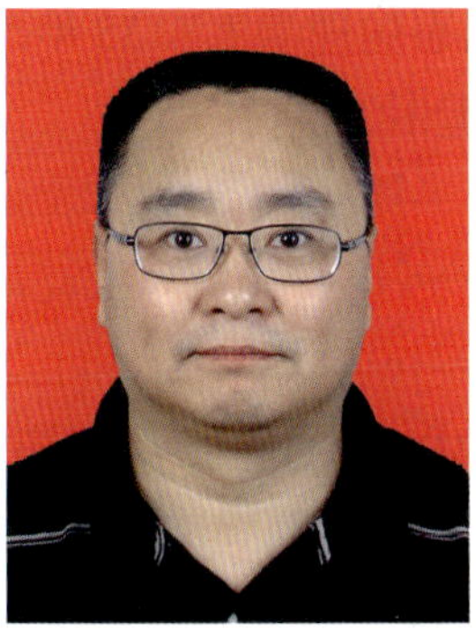

委员：张冠军

主任医师，教授，硕士研究生导师，西安交通大学第一附属医院病理科主任。1987 年毕业于原西安医科大学，获学士学位。中华医学会病理学分会委员，中华医学会病理学分会胸部疾病学组副组长，中国抗癌协会肿瘤病理专业委员会委员，中国医师协会病理科医师分会委员，陕西省医学会病理学分会主任委员，陕西省抗癌协会肿瘤病理专业委员会主任委员，主持参与国家及省级科研项目多项，发表研究论文 80 余篇，其中 SCI 论文 16 篇。擅长胸部、泌尿生殖、淋巴造血、软组织肿瘤等亚专科的病理诊断。

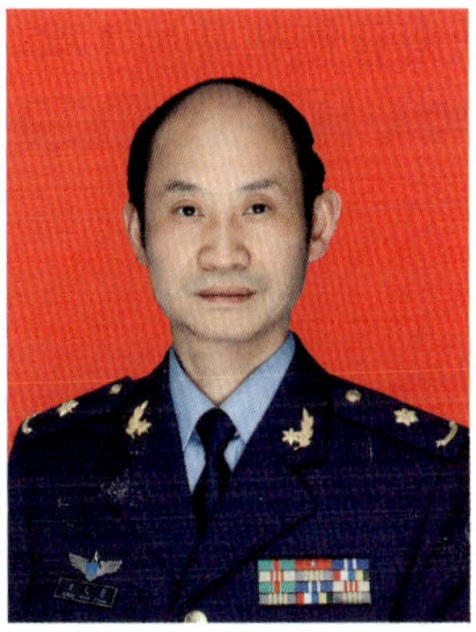

委员：王文勇

高级实验师，本科学历。第四军医大学病理学教研室 / 西京医院病理科从事病理技术工作。中华医学会病理学分会委员，中华医学会病理学分会技术学组负责人。参与国家自然科学基金 4 项，主持陕西省自然科学基金 1 项，发表研究论文 100 余篇，其中 SCI 论文 4 篇。获军队科技进步奖三等奖 1 项，获国家实用新型专利 5 项，主编专著 2 部，副主编专著 1 部，参编专著 3 部，2011 年荣获中华医学会病理学分会颁发的“中国优秀病理技术专家”奖。

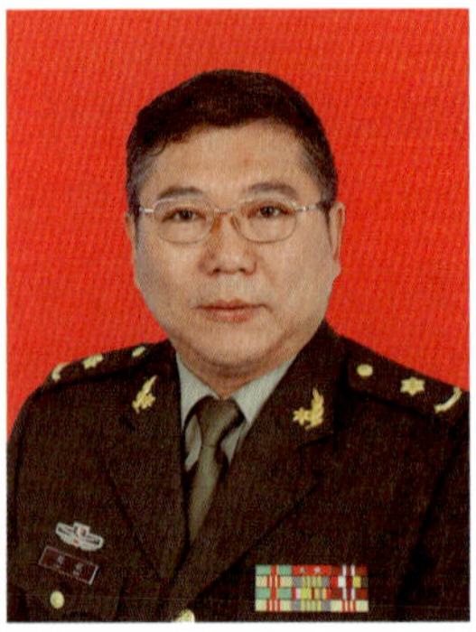

委员：刘　斌

主任医师，博士，解放军联勤保障部队第940医院病理科（原兰州总医院病理科暨兰州军区病理诊断中心）主任，兰州大学医学院、甘肃中医药大学兼职教授，硕士研究生导师。1998年毕业于第四军医大学医疗系，获博士学位。中华医学会病理学分会委员，淋巴瘤学组委员，病理技术学组委员，中国医师协会病理科医师分会委员，中国抗癌协会肿瘤病理专业委员会常务委员，中国老年医学学会病理学分会副会长，全军病理学专业委员会常务委员，诊断学组副组长，甘肃省医学会病理学专业委员会主任委员，甘肃省医师协会病理科医师分会候任主任委员。《中华病理学杂志》《临床与实验病理学杂志》《诊断病理学杂志》《美国外科病理学杂志（中文版）》《西北国防医学杂志》《兰州大学学报（医学版）》《甘肃医药》等核心期刊编委。以第一或通讯作者发表论文80余篇，获省部级三等奖以上科技成果奖8项。从事病理学工作35年，在临床病理诊断，特别是淋巴造血系统疾病、乳腺、骨软组织肿瘤病理诊断方面造诣深厚。

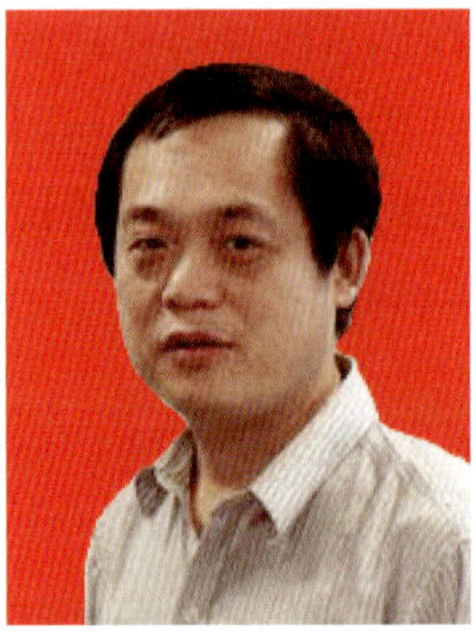

委员：罗俊铭

教授，硕士研究生导师。青海省人民医院分子病理中心主任，1992年毕业于中南大学湘雅医学院。1998—2012年美国宾州大学医学院细胞、分子生理学及骨科学与康复科学博士后，布朗大学研究员，堪萨斯大学资深科学家。青海省昆仑英才学者。中华医学会病理学分会委员，中华医学会病理学分会胸部疾病学组委员，中国实验医学生物产业病理专业常务委员。获国家自然科学基金（地区项目）2项，青海省自然基金1项，湖南省创新基金1项。发表研究论文49篇，其中SCI论文39篇。获得国家发明专利1项。擅长分子病理和呼吸系统亚专科的病理诊断。

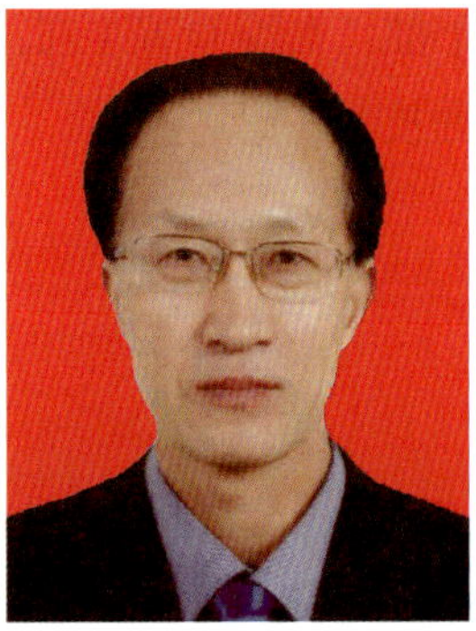

委员：张建中

教授，主任医师，博士研究生导师，宁夏医科大学总医院病理科首席专家。原宁夏医科大学副校长、学术委员会副主任。2006年获西安交通大学博士学位。中华医学会病理学分会委员，卫生部病理质控评价中心专家委员会委员，宁夏科技成果转化研究会理事长，国家自然科学基金同行评议专家，中华医学科技奖评委，国家高等学校基础医学类专业教学指导委员会委员，全国三育人先进个人，国家“百千万人才工程”第三层次入选者。《中华病理学杂志》《诊断病理学杂志》编委，《宁夏医科大学学报》执行主编，《宁夏医学杂志》编委会副主任。主持国家自然科学基金项目6项，发表论文120多篇，SCI收录论文22篇，获自治区科技进步奖8项。国家级教学团队负责人，自治区教学名师，获国家级教学成果二等奖2项，主编病理学教材3部。擅长消化系统亚专科病理诊断。

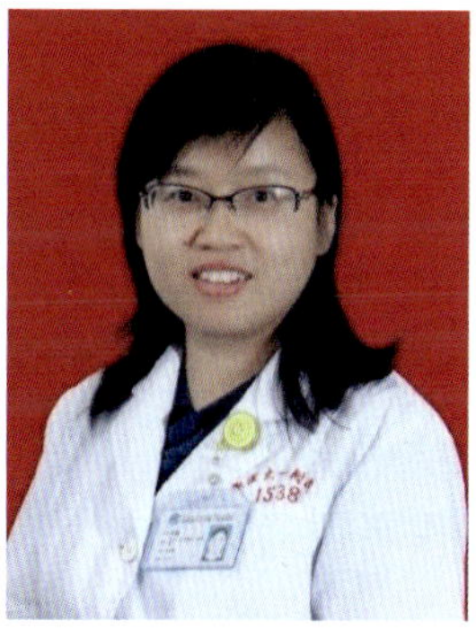

委员：张　巍

主任医师，教授，博士研究生导师。新疆医科大学第一附属医院病理科主任。中华医学会病理学分会委员，中华医学会病理学分会乳腺疾病学组委员，中国研究型医院学会病理学专业委员会副主任委员，全国卫生产业企业管理协会实验医学专家委员会病理专业委员会常务委员，中国抗癌协会肿瘤病理专业委员会委员，中国老年医学学会病理分会委员会委员，新疆医学会健康科学普及专业委员会委员，新疆医学会病理学分会副主任委员，新疆病理质控中心副主任。主持和参与国家及自治区科技项目 9 项，第一或通讯作者发表论文 50 余篇，SCI 收录 22 篇。以第一主持人获自治区科技进步奖三等奖 1 项。专业特长为神经病理及乳腺病理诊断。

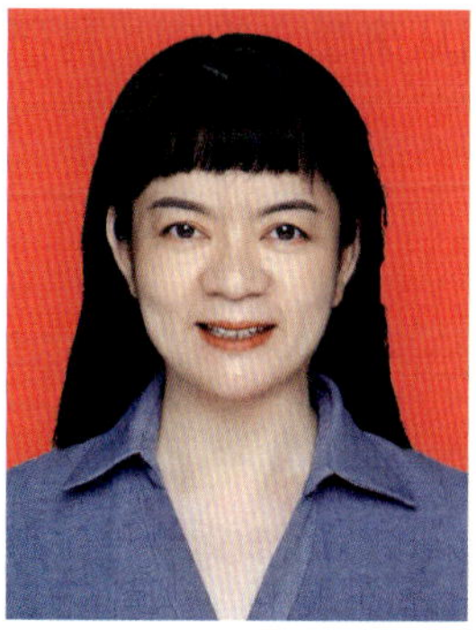

委员：陈云昭

主任医师，教授，硕士研究生导师，原就职于石河子大学医学院第一附属医院，现任上海新华医院苏州分院病理科主任。华中科技大学同济医学院肿瘤学博士，澳大利亚悉尼大学 ANZAC 研究所访问学者。中华医学会病理学分会委员，新疆病理学会常务委员，新疆兵团病理质控中心专家委员会委员，中国抗癌协会食管癌专业委员会委员，江苏省特聘医学专家，姑苏卫生人才 B 类人才，苏州高新区重点人才。主持国家自然科学基金 2 项，国家留学人员归国优选项目 1 项，参与国家科技支撑计划、国际科技合作与交流专项项目、“863”计划课题食管癌分子分型和个体化诊疗技术子课题、原卫生部国家医改重大专项 / 早诊早治与肿瘤登记项目（肿瘤登记项目负责人）课题项目，参与省级科技进步奖及授权专利各 3 项，主持及指导苏州市区级项目 9 项。近五年以第一或通讯作者发表 SCI 论文 27 篇。擅长淋巴造血系统肿瘤及女性生殖系统亚专科的病理诊断。

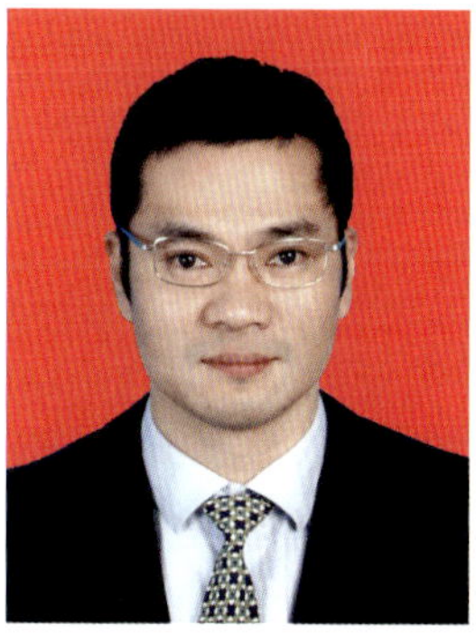

病理学分会秘书：石毓君

博士，博士研究生导师，四川大学华西医院病理研究室研究员。2004 年毕业于重庆医科大学，获博士学位。中华医学会病理学分会第十二届委员会秘书，中华医学会器官移植学分会移植病理学组委员，中国医师协会器官移植医师分会组织和细胞移植专业委员会委员，海峡两岸医药卫生交流协会肝胆胰外科专委会委员，四川省医学会器官移植专业委员会委员，四川省医学会病理学专业委员会委员，四川省肿瘤学会肝癌专业委员会常务委员。主持 5 项国家自然科学基金和多项省部级科研项目；以第一或通讯作者发表 SCI 论文 30 余篇。主要致力于肝脏病理、肝损伤修复的机制和干细胞治疗研究。

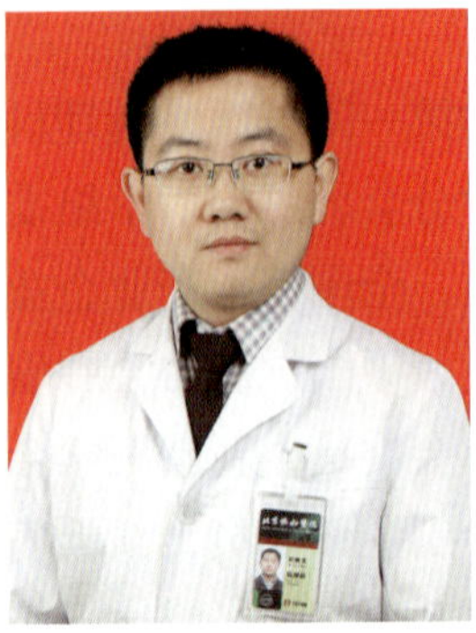

病理学分会秘书：吴焕文

博士，副主任医师，硕士研究生导师。北京协和医院病理科副主任。2009年毕业于北京协和医学院，获博士学位。中华医学会病理学分会第十二届委员会秘书、分子病理学组委员/秘书、女性生殖学组秘书，中国抗癌协会肿瘤病理专业委员会分子病理学组副组长，中国抗癌协会肿瘤病理专业委员会乳腺病理学组委员，北京市医学会病理学分会分子病理学组副组长。主持和参加国家自然科学基金及省部级科研项目多项。以第一作者或通讯作者发表SCI论文十余篇。专业方向为肿瘤病理及分子病理。

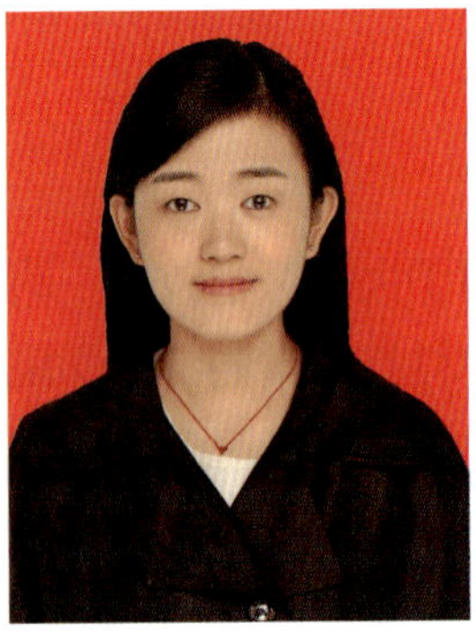

病理学分会秘书：董珊珊

管理学硕士，四川大学华西医院“双一流”建设办公室职员，从事医院学科建设管理工作。中华医学会病理学分会秘书。长期从事学会管理、科研项目管理等工作。

附：中华医学会病理学分会第十二届委员会成员名单（表2-0-1）

表2-0-1　中华医学会病理学分会第十二届委员会成员名单

分会职务	姓名	单位
主任委员	步　宏	四川大学华西医院
前任主任委员	卞修武	陆军军医大学第一附属医院（西南医院）
候任主任委员	梁智勇	中国医学科学院北京协和医院
副主任委员	张祥宏	河北医科大学第二医院
副主任委员	刘东戈	北京医院
副主任委员	朱虹光	复旦大学上海医学院
副主任委员	戚基萍	哈尔滨医科大学附属第一医院
常务委员、秘书长	卢德宏	首都医科大学宣武医院
常务委员	方伟岗	北京大学医学部
常务委员	石怀银	中国人民解放军总医院
常务委员	于士柱	天津医科大学总医院
常务委员	邱雪杉	中国医科大学附属第一医院

（待续）

（续表）

分会职务	姓名	单位
常务委员	郑建明	第二军医大学附属上海长海医院
常务委员	周晓军	南京军区南京总医院
常务委员	滕晓东	浙江大学医学院附属第一医院
常务委员	孟　刚	安徽医科大学第一附属医院
常务委员	李文才	郑州大学第一附属医院
常务委员	王国平	华中科技大学同济医学院附属同济医院
常务委员	韩安家	中山大学附属第一医院
常务委员	王　哲	第四军医大学西京医院
委员	卢朝辉	中国医学科学院北京协和医院
委员	吕　宁	中国医学科学院肿瘤医院
委员	张　波	北京大学医学部病理学系暨北京大学第三医院
委员	金木兰	北京朝阳医院
委员	刘红刚	首都医科大学附属北京同仁医院
委员	林冬梅	北京肿瘤医院
委员	王晋芬	山西省肿瘤医院山西省第三人民医院
委员	贾永峰	内蒙古医科大学附属医院
委员	杨向红	中国医科大学附属盛京医院
委员	高洪文	吉林大学白求恩第二医院
委员	唐　峰	复旦大学附属华山医院
委员	王立峰	上海交通大学医学院附属新华医院
委员	张智弘	南京医科大学第一附属医院
委员	周　韧	浙江大学医学院病理研究所
委员	徐如君	杭州市第一人民医院
委员	陶仪声	安徽省蚌埠医学院
委员	张　声	福建医科大学附属第一医院
委员	黄爱民	福建医科大学
委员	梅金红	南昌大学第一附属医院
委员	张廷国	山东大学齐鲁医院
委员	李玉军	青岛大学附属医院
委员	孔令非	河南省人民医院
委员	田素芳	武汉大学中南医院
委员	周建华	中南大学湘雅医院

（待续）

（续表）

分会职务	姓名	单位
委员	杨清绪	惠州市中心人民医院
委员	成志强	深圳市人民医院
委员	梁　莉	南方医科大学
委员	冯振博	广西医科大学第一附属医院
委员	翁　阳	海南医学院附属医院
委员	王娅兰	重庆医科大学
委员	阎晓初	陆军军医大学第一附属医院（西南医院）
委员	徐　钢	四川省人民医院
委员	杨文秀	贵州医科大学附属医院
委员	潘国庆	昆明医科大学第一附属医院
委员	张冠军	西安交通大学第一附属医院
委员	王文勇	第四军医大学西京医院
委员	刘　斌	兰州军区总医院
委员	罗俊铭	青海省人民医院
委员	张建中	宁夏医科大学总医院
委员	张　巍	新疆医科大学第一附属医院
委员	陈云昭	石河子市大学医学院第一附属医院
秘书	石毓君	四川大学华西医院
秘书	吴焕文	中国医学科学院北京协和医院
秘书	董珊珊	四川大学华西医院

二、青年委员会副主任委员、委员

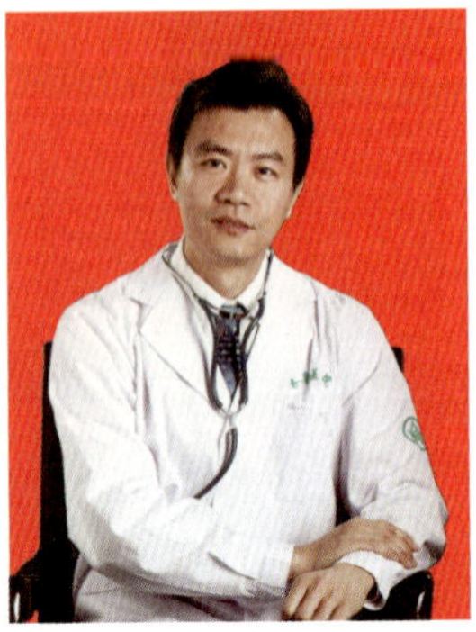

副主任委员：高　鹏

教授，博士研究生导师，医学博士。1995 年毕业于山东医科大学临床医学系；2009 年 3—10 月在香港大学医学院病理学系做研究学者。2009 年 12 月任山东大学教授。2012 年 12 月获评教育部新世纪优秀人才。2012 年 12 月起任山东大学医学院副院长。2013 年 1 月兼任齐鲁医院病理科主任及山东大学医学院病理学系主任。中华医学会病理学分会青年委员会副主任委员，中国医师协会病理科医师分会常务委员，中国抗癌协会肿瘤病理分会常务委员，山东省医学会病理学分会主任委员，首届中国杰出青年病理医生，泰山学者特聘教授。主持国家自然科学基金 6 项，在 *Journal of Hepatology*、*Cancer Research*、*Journal of Pathology*、*Oncogene* 等 SCI 期刊发表论文 50 余篇（合计影响因子 230 余分，其中 5 分以上 18 篇，单篇影响因子最高 14.9 分），获得省级以上学术奖励 9 项（首位 6 项）。担任国家自然科学基金一审专家和二审专家、长江学者特聘教授一审专家。擅长乳腺和消化亚专科的病理诊断。

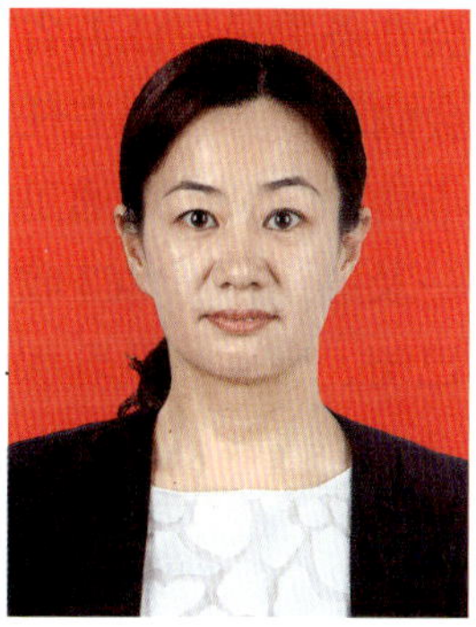

副主任委员：刘月平

主任医师，教授，博士研究生导师。河北医科大学第四医院/河北省肿瘤医院病理科及病理教研室主任，学术带头人。2007年毕业于河北医科大学，获博士学位。中华医学会病理学分会青年委员会副主任委员，中国医师协会病理科医师分会青年委员会副主任委员，中国抗癌协会肿瘤病理专业委员会乳腺学组及食管癌学组副组长，中国临床肿瘤学会（CSCO）肿瘤病理专家委员会常务委员，中国抗癌协会肿瘤标志专委会及肿瘤病理专委会常务委员，中国生物物理学会临床分子诊断专业委员会常务委员，河北省抗癌协会肿瘤标志专业委员会主任委员，河北省医学会病理学分会及河北省医师协会病理科医师分会候任主任委员。河北省科技创新人才；河北省高层次人才帮带对象；河北省“三三三人才工程”人选。主持完成国家自然科学基金项目等多项课题。近年来发表学术论文120余篇，其中SCI论文20余篇；获得河北省科学技术一等奖1项，二等奖1项，三等奖2项。擅长肿瘤病理及分子病理亚专科的病理诊断。

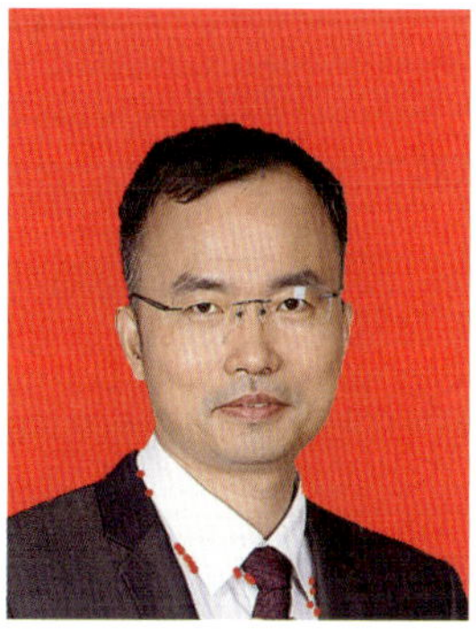

副主任委员：应建明

主任医师，教授，博士研究生导师。国家癌症中心/中国医学科学院肿瘤医院病理科副主任。1998年和2000年分别获得北京大学医学部医学学士和硕士学位，2007年获得香港中文大学医学博士学位。2003—2004年在美国约翰霍普金斯大学医学院新加坡研究中心做访问学者。中华医学会病理学分会青年委员会副主任委员，中华医学会病理学分会分子病理学组秘书长，中国抗癌协会肿瘤病理专业委员会副主任委员/青年委员会主任委员，中国医师协会病理科医师分会分子病理专业委员会副主任委员，中国研究型医院学会病理学委员会副主任委员/青年委员会主任委员，中国研究型医院学会超微与分子病理委员会副主任委员。承担及参与国家自然科学基金、“973”“863”“十二五”重大专项及院所科研基金项目10余项。已发表论文100余篇，其中SCI论文80余篇，第一或通讯作者50余篇。擅长乳腺癌、肺癌、淋巴瘤等肿瘤亚专科的病理诊断。

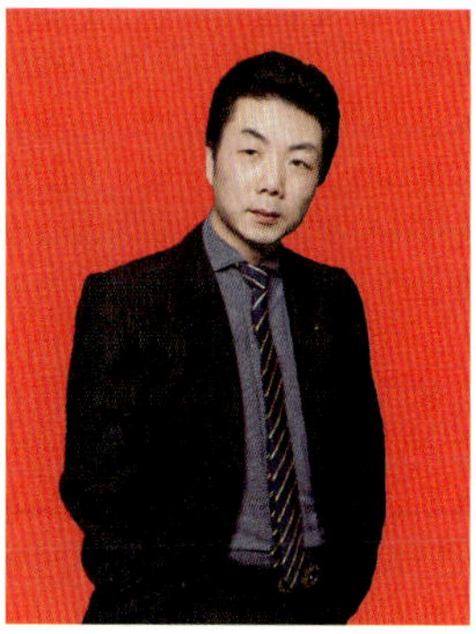

副主任委员：郭凌川

主任医师，副教授，博士研究生导师，苏州大学附属第一医院病理科主任，苏州大学第一临床医学院临床病理教研室主任，苏州大学附属一院临床病理医师规培基地主任，江苏省省级临床重点专科负责人。2017年毕业于苏州大学，获博士学位。中华医学会病理学分会青年委员会副主任委员，淋巴瘤专业学组委员，分子病理学组委员，江苏省医学会病理学分会候任主任委员，中国医疗保健国际交流促进会病理专业委员会常务委员，中国病理学工作者委员会常务委员，中国医学装备协会病理装备分会常务委员，中国医学装备协会病理诊断部副部长，中国研究型医院学会超微与分子病理学专业委员会常务委员，江苏省医师协会病理科医师分会副会长，江苏省病理质控中心副主任，江苏省抗癌协会病理学分会副主任委员，中国抗癌协会乳腺病理学组委员。《临床与实验病理学杂志》编委、《中华病理学杂志》通迅编委、《美国外科病理学杂志》（中文版）编委。发表学术论文30余篇，其中第一及通讯作者SCI收录20余篇，参与主持国家自然科学基金3项。擅长各种肿瘤病理诊断，精通淋巴瘤、骨肿瘤及乳腺疾病等病理诊断。

附：中华医学会病理学分会第十二届青年委员会成员名单（表2-0-2）

表2-0-2　中华医学会病理学分会第十二届青年委员会成员名单

青年委员会职务	姓名	单位
副主任委员	高　鹏	山东大学齐鲁医院
副主任委员	刘月平	河北医科大学第四医院河北省肿瘤医院
副主任委员	应建明	中国医学科学院肿瘤医院
副主任委员	郭凌川	苏州大学附属第一医院
委员	贺慧颖	北京大学医学部
委员	孙　璐	中国人民解放军总医院
委员	杨重庆	北京医院
委员	周炜洵	中国医学科学院北京协和医院
委员	滕梁红	首都医科大学宣武医院
委员	张丹芳	天津医科大学
委员	曹文枫	天津医科大学肿瘤医院
委员	刘淑霞	河北医科大学
委员	徐恩伟	山西省肿瘤医院
委员	张俊毅	赤峰学院附属医院
委员	李庆昌	中国医科大学
委员	徐洪涛	中国医科大学
委员	辛　颖	吉林大学基础医学院
委员	吴　鹤	哈尔滨医科大学附属第一医院
委员	张淑君	哈尔滨医科大学附属第四医院
委员	白辰光	第二军医大学附属上海长海医院
委员	卢韶华	复旦大学附属中山医院
委员	王漱阳	复旦大学
委员	饶　秋	南京军区南京总医院
委员	李　君	浙江大学医学院附属第一医院

（待续）

（续表）

青年委员会职务	姓名	单位
委员	徐芳英	浙江大学基础医学院
委员	冯振中	蚌埠医学院第一附属医院
委员	李传应	安徽省立医院
委员	季天海	解放军第 174 医院（厦门大学附属成功医院）
委员	徐　姗	南昌大学第一附属医院
委员	李晟磊	郑州大学第一附属医院
委员	王力夫	河南省人民医院
委员	袁静萍	武汉大学人民医院　湖北省人民医院
委员	李建莎	华中科技大学同济医学院附属同济医院
委员	胡忠良	中南大学湘雅医院
委员	石慧娟	中山大学附属第一医院
委员	赵　亮	南方医科大学
委员	陈　罡	广西医科大学第一附属医院
委员	牛海艳	海南医学院第一附属医院
委员	李　昱	重庆医科大学
委员	姚小红	陆军军医大学第一附属医院（西南医院）
委员	陈　铌	四川大学华西医院
委员	杨志惠	西南医科大学附属医院
委员	刘艳洁	贵州医科大学
委员	王　丽	解放军昆明总医院
委员	宫惠琳	西安交通大学第一附属医院
委员	叶　菁	第四军医大学西京医院
委员	刘凤磊	甘肃省人民医院
委员	马爱玲	宁夏医科大学总院
委员	韩静绮	青海大学附属医院
委员	崔文丽	新疆医科大学第一附属医院
委员	庞丽娟	石河子大学医学院第一附属医院

三、亚专科学组组长、成员情况

（一）细胞病理学组

组长：金木兰

成员：名单见表 2-0-3。

表 2-0-3　中华医学会病理学分会第十二届细胞病理学组成员名单

职务	姓名	单位
组长	金木兰	首都医科大学附属北京朝阳医院
副组长	平　波	上海复旦大学肿瘤医院
副组长	张智慧	中国医学科学院肿瘤医院
副组长	梅　平	广东省人民医院
副组长	徐海苗	浙江省肿瘤医院
委员	朱　翔	北京大学医学部
委员	任　力	中国人民解放军空军总医院
委员	朱慧庭	上海第一医院
委员	余　俐	中山大学附属第一医院
委员	苏学英	四川大学华西医院
委员	兰建云	江苏省盐城市医院
委员	丁永玲	江苏省扬州大学附属医院
委员	李　俊	安徽医科大学第一附属医院
委员	晋　雯	福建医科大学
委员	蒋　谊	湖南湘雅医科大学二院
委员	梅金红	南昌大学第一附属医院
委员	赵　月	中国医科大学附属第一医院
委员	倪劲松	吉林大学第一医院
委员	徐美林	天津市胸科医院
委员	郭德玉	解放军陆军军医大学第一附属医院
委员	张云香	山东省潍坊市人民医院
委员	刘月香	山西省肿瘤医院
委员	许晶晶	郑州大学第一附属医院
委员	杜　芸	河北省肿瘤医院
委员	张易青	青海大学附属医院
委员	王玉兰	新疆军区总医院
委员	吕庆杰	中国医科大学附属盛京医院
委员	胡俊波	湖北省妇幼保健医院
委员	吴　鹤	哈尔滨医科大学附属第一医院
委员	李　萍	广西医科大学
委员	赵　君	第四军医大学西京医院
委员	华　平	成都妇儿中心医院
委员	王　鹏	首都医科大学附属北京地坛医院
委员	李　杰	解放军总医院
委员	何洁华	广州中山大学附属肿瘤医院
委员	茹国庆	浙江省人民医院
委员	何秋香	浙江省温州医科大学附属第一医院
委员	戎　荣	江苏省人民医院
委员	许淑霞	福建省妇幼保健院
委员	胡爱侠	河南省人民医院
秘书	何淑蓉	北京医院
秘书	孟芝兰	北京协和医院
秘书	李　雪	首都医科大学附属北京朝阳医院

（二）儿科病理学组

组长：卢朝辉

成员：名单见表 2-0-4。

表 2-0-4　中华医学会病理学分会第十二届儿科病理学组成员名单

职务	姓名	单位
组长	卢朝辉	北京协和医院
副组长	何乐健	首都医科大学附属北京儿童医院
副组长	陈　莲	复旦大学附属儿科医院
副组长	郜红艺	广东省妇幼保健院
副组长	徐　曼	重庆医科大学附属儿童医院
委员兼秘书	陈卫坚	湖南省儿童医院
委员	汤宏峰	浙江大学医学院附属儿童医院
委员	胡晓丽	天津市儿童医院
委员	武海燕	南京市儿童医院
委员	王凤华	广州市妇女儿童医疗中心
委员	明　健	中国人民解放军第二〇二医院
委员	邹继珍	首都儿科研究所附属儿童医院
委员	李晓晗	中国医科大学附属盛京医院
委员	陈英准	哈尔滨医科大学附属第二医院
委员	杨文萍	江西省儿童医院
委员	陈广生	西安市儿童医院
委员	安会波	河北省儿童医院
委员	谢小志	温州医科大学附属育英儿童医院
委员	吴湘茹	上海新华医院
委员	朴正爱	大连市妇女儿童医疗中心
委员	赵文英	山西省儿童医院
委员	殷敏智	上海交通大学医学院附属上海儿童医学中心
委员	张　文	武汉市妇女儿童保健中心
委员	马志萍	新疆医科大学第一附属医院
委员	刘秀美	山东大学齐鲁儿童医院
委员	朱雪明	苏州大学附属儿童医院
委员	平轶芳	第三军医大学西南医院
委员	肖德胜	中南大学湘雅医院
委员	康德勇	福建医科大学附属协和医院
委员	王　华	北京大学医学部

（待续）

（续表）

职务	姓名	单位
委员	姜　杰	哈尔滨医科大学附属第一医院
委员	姜　勇	四川大学华西医院
委员	马怡晖	郑州大学第一附属医院
委员	崔晋峰	河北医科大学第二医院
委员	雷冬梅	郑州大学第三附属医院
委员	王湛博	中国人民解放军总医院
委员	冯晓莉	中国医学科学院肿瘤医院
委员	姜　虹	黑龙江省医院

（三）脑神经病理学组

组长：于士柱

成员：名单见表 2-0-5。

表 2-0-5　中华医学会病理学分会第十二届脑神经病理学组成员名单

职务	姓名	单位
组长	于士柱	天津医科大学总医院
副组长	卞修武	陆军军医大学第一附属医院（西南医院）
副组长	汪　寅	复旦大学附属华山医院
副组长	朴月善	首都医科大学宣武医院
副组长	柯昌庶	华中科技大学同济医学院附属同济医院
委员	孔令非	河南省人民医院
委员	戚基萍	哈尔滨医科大学附属第一医院
委员	张淑坤	威海市立医院
委员	刘东戈	卫生部北京医院
委员	王辅林	解放军总医院第一临床中心
委员	韩慧霞	南方医科大学附属南方医院
委员	季天海	解放军第 174 医院
委员	王银萍	吉林大学附属第一医院
委员	李　良	首都医科大学
委员	潘敏鸿	南京医科大学附属第一医院
委员	张红燕	郑州大学第一附属医院
委员	徐玉乔	空军军医大学西京医院
委员	常　青	北京大学医学部
委员	王行富	福建医科大学附属第一医院

（待续）

（续表）

职务	姓名	单位
委员	龚　静	四川大学华西医院
委员	李月红	河北医科大学第二附属医院
委员	于涓瀚	中国医科大学第一医院
委员	李俊芝	新疆医科大学第一附属医院
委员	姚小红	陆军军医大学第一附属医院（西南医院）
委员	孙翠云	天津医科大学总医院
委员	徐　姗	南昌大学第一附属医院
委员	刘　颖	复旦大学基础医学院
委员	赵　鹏	青岛大学附属医院
委员	祝　峙	海军军医大学第一附属医院
委员	屈重霄	山西省人民医院
委员	王丹丹	首都医科大学宣武医院
委员	王　舟	山东省人民医院
委员	霍　真	中国医学科学院北京协和医院
委员	朱海青	南京脑科医院
委员	胡忠良	中南大学湘雅医院
委员	廖　冰	中山大学附属第一医院
秘书	付永娟	首都医科大学宣武医院

（四）技术病理学组

负责人：王文勇

成员：名单见表 2-0-6。

表 2-0-6　中华医学会病理学分会第十二届技术病理学组成员名单

职务	姓名	单位
负责人	王文勇	第四军医大学西京医院
副组长	田玉旺	解放军总医院第七医学中心
副组长	何　金	上海市第一人民医院
副组长	赵秀兰	天津医科大学
副组长	陈　刚	福建省肿瘤医院
委员	李星奇	中国医学科学院北京协和医院
委员	杜　娟	北京大学医学部
委员	宋　欣	解放军总医院第一医学中心

（待续）

（续表）

职务	姓名	单位
委员	王　伟	北京安贞医院
委员	董　愉	中山大学附属第一医院
委员	骆新兰	广东省人民医院
委员	侯景辉	中山大学孙逸仙纪念医院
委员	冼志红	海军军医大学附属东方肝胆外科医院
委员	宿　洁	复旦大学附属中山医院
委员	陆珍凤	解放军东部战区总医院
委员	李红芬	江苏省人民医院
委员	丁　伟	浙江大学医学院附属第一医院
委员	危晓莉	浙江大学医学院
委员	苏宝山	西安交通大学附属二医院
委员	何志承	陆军军医大学西南医院病理学研究所
委员	黄　培	郑州大学第一附属医院
委员	孙廷谊	河南省人民医院
委员	杨会钗	河北医科大学附属第四医院
委员	熊正文	解放军陆军第八十一集团军医院
委员	许三鹏	华中科技大学同济医学院同济医院
委员	刘　斌	解放军联勤保障部队 940 医院
委员	朱　薇	中南大学湘雅医院
委员	陈森林	湖南省肿瘤医院
委员	鹿　伟	山东省济南市千佛山医院
委员	陈　芸	云南省肿瘤医院
委员	秦　璟	宁夏医科大学总医院
委员	马洪喜	吉林大学第一医院
委员	高凌云	福建医科大学
委员	雷　松	四川大学华西医院
委员	谢成耀	中国医科大学附属第一医院
委员	罗志飞	海南省人民医院
委员	周　敏	哈尔滨医科大学附属第一医院
委员	肖彦增	山西省肿瘤医院
委员	潘美华	安徽医科大学第一附属医院
委员	苗　娜	新疆医科大学第一附属医院
委员	刘　勇	江西省人民医院
秘书	吴建锋	空军军医大学西京医院

（五）消化系统病理学组

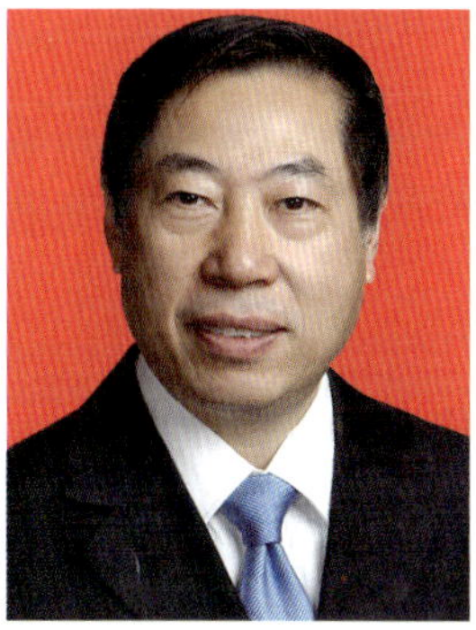

组长：陈　杰

博士研究生导师，教授、主任医师。曾任中华医学会病理学分会主任委员，名誉主任委员，北京协和医院副院长、党委副书记，病理科主任。现任中华医学会理事，教育部科技委生物与医学学部委员，国家病理质控中心主任及专家委员会主任委员，全国病理医师定考专家委员会主任委员，《中华病理学杂志》总编辑，中国医学装备协会病理装备分会会长，北京医学教育协会会长，北京协和医学院病理系主任，多次获国家自然科学基金，1996 年获国家杰出青年基金和国家教委跨世纪人才基金。主持国家“十一五”科技支撑课题和国家行业基金课题。已发表学术论文 300 余篇，SCI 收录论文 100 余篇。获国家科技进步奖二等奖 1 项，省部级一等奖 2 项、二等奖 4 项、三等奖 3 项。主编全国长学制统编病理学教材（第一、第二、第三版），第二版获北京市级教育部精品教材。主编全国住院医师规范化培训教材《临床病理学》。曾获国家教委霍英东基金会青年教师奖一等奖、国家四部委“青年科技之星”、国务院政府特殊津贴、卫生部有突出贡献专家、全国抗击非典型肺炎先进科技工作者、北京协和医学院教学名师等。

成员：名单见表 2-0-7。

表 2-0-7　中华医学会病理学分会第十二届消化系统病理学组成员名单

职务	姓名	单位
组长	陈　杰	北京协和医院
副组长	来茂德	中国药科大学
副组长	邱雪杉	中国医科大学附属第一医院
副组长	张祥宏	河北医科大学二院
委员兼秘书	周炜洵	北京协和医院
委员	陈光勇	首都医科大学附属北京友谊医院
委员	丛文铭	第二军医大学东方肝胆外科医院
委员	甘梅富	浙江省台州医院
委员	何　松	南通大学附属肿瘤医院
委员	侯英勇	复旦大学附属中山医院
委员	胡艳萍	北京潞河医院
委员	焦宇飞	哈尔滨医科大学附属第二医院
委员	李景和	中南大学湘雅医院
委员	李　君	浙江大学附属第一医院
委员	李珊珊	郑州大学第一附属医院
委员	李增山	第四军医大学西京医院
委员	李忠武	北京肿瘤医院

（待续）

（续表）

职务	姓名	单位
委员	吕京澴	苏州市立医院
委员	马秀梅	内蒙古医科大学附属医院
委员	孟宏学	哈尔滨医科大学附属肿瘤医院
委员	秦　蓉	安徽省医科大学
委员	桑　伟	新疆医科大学第一附属医院
委员	盛伟琪	复旦大学附属肿瘤医院
委员	石雪迎	北京大学医学部 / 北京大学第三医院
委员	史　炯	南京鼓楼医院
委员	苏　蔚	新乡医学院第一附属医院
委员	王鲁平	中国人民解放军陆军总医院
委员	王文军	安徽省芜湖市皖南医学院弋矶山医院
委员	王　曦	华中科技大学同济医学院附属同济医院
委员	王　晓	山东大学齐鲁医院
委员	王娅兰	重庆医科大学
委员	邢晓明	青岛大学附属医院
委员	薛丽燕	中国医学科学院肿瘤医院
委员	薛　玲	中山大学附属第一医院
委员	袁　静	中国人民解放军总医院
委员	战雪梅	山东省临沂市人民医院
委员	郑建明	第二军医大学附属长海医院
委员	郑丽端	武汉华中科技大学同济医学院附属协和医院

（六）女性生殖病理学组

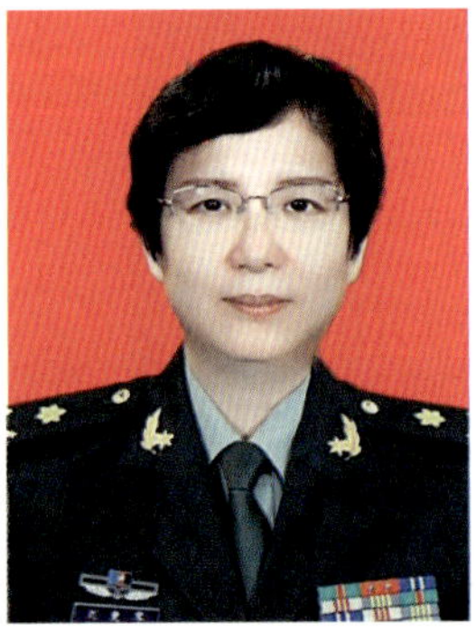

组长：刘爱军

主任医师，教授，硕士研究生导师，解放军总医院第七医学中心病理科主任，解放军医学院病理学教研室主任。1999—2000年在香港大学做访问学者，2002—2004年在美国USUHS/AFIP从事博士后研究，并获得第95届AACR优秀青年学者奖（Distinguished Scholar-in-Training Award）。中华医学会病理学分会女性生殖病理学组组长，中华医学会妇产科学分会病理学组副组长兼秘书，中国医师协会妇产科医师分会副主任委员，中国优生科学协会常务委员兼副秘书长，中国研究型医院学会分子诊断病理专委会常务委员及青年委员会主任委员，全军病理学会青年委员会副主任委员，《国际妇科病理学杂志》（中文版）主编、*Journal of Cancer* 和《中华病理学杂志》编委、《诊断病理学杂志》副主编。参与多项国家自然科学基金、卫生部重大专项分课题以及军队科研课题等。发表研究论文近百篇，SCI收录20余篇。获得解放军总医院科技进步奖一等奖1项、国家实用新型专利3项，荣立个人三等功2次。参与编写妇产科及病理学相关专著12部，包括《WHO classification of tumors of female genital organs》。

成员：名单见表 2-0-8。

表 2-0-8　中华医学会病理学分会第十二届女性生殖病理学组成员名单

职务	姓名	工作单位
组长	刘爱军	中国人民解放军总医院第七医学中心
副组长	沈丹华	北京大学人民医院
副组长	姜彦多	中国医科大学附属第一医院
副组长	张廷国	山东大学齐鲁医院
副组长	宁　燕	复旦大学附属妇产科医院
委员	柏青杨	齐齐哈尔医学院
委员	包　磊	浙江省绍兴市妇幼保健院
委员	毕学杰	石家庄市妇产医院
委员	曹晓哲	广东省中山市东凤人民医院
委员	陈奎生	郑州大学第一附属医院
委员	陈　莉	首都医科大学宣武医院
委员	陈秋月	解放军第 181 医院
委员	董　颖	北京大学第一医院
委员	付娟娟	新疆自治区人民医院
委员	郭晓静	深圳市人民医院
委员	何琼琼	中南大学湘雅医院
委员	胡　丹	福建省肿瘤医院
委员	胡余昌	湖北省宜昌市中心人民医院
委员	黄　恒	湖北省老河口市第一医院
委员	江庆萍	广州医科大学附属第三医院
委员	江　炜	四川大学华西第二医院
委员	蒋艳霞	青岛大学附属医院
委员	李　红	海口市人民医院
委员	李　惠	贵州省贵阳市妇幼保健院
委员	李　丽	山东大学齐鲁医院
委员	李素红	山西省妇幼保健院
委员	李艳春	湖南省人民医院
委员	梁　莉	南方医科大学
委员	林凡忠	山东济宁市第一人民医院
委员	刘从容	北京大学医学部

（待续）

（续表）

职务	姓名	工作单位
委员	刘 洋	中国医科大学附属第一医院
委员	刘易欣	天津市中心妇产科医院
委员	路喜安	山西医科大学第一医院
委员	马毓梅	河北医科大学第二医院
委员	孟 刚	陆军军医大学西南医院
委员	曲利娟	解放军福州总医院
委员	沈 勤	解放军南京总医院
委员	师晓华	北京协和医院
委员	施 全	广州市妇女儿童医疗中心
委员	粟占三	中南大学湘雅三医院
委员	陶 祥	复旦大学附属妇产科医院
委员	涂小予	复旦大学附属肿瘤医院
委员	王 彬	重庆市妇幼保健院
委员	王果元	哈尔滨医科大学附属第一医院
委员	王金穗	甘肃省人民医院
委员	文华清	昆明市妇幼保健院
委员	翁海燕	安徽省立医院
委员	徐 祎	江苏省妇幼保健院 / 江苏省人民医院妇幼分院
委员	杨向红	中国医科大学附属盛京医院
委员	于晓红	江西省妇幼保健院
委员	俞文英	宁波市临床病理诊断中心
委员	张 杰	聊城市人民医院
委员	张金库	保定市第一中心医院
委员	张 静	空军军医大学西京医院
委员	张 雷	河南省人民医院
委员	张丽华	东南大学附属中大医院
委员	赵海宝	山西省大同市第三人民医院
委员	郑 洪	遵义医学院附属医院
委员	钟艳平	吉林大学第一医院
秘书	吴焕文	北京协和医院
秘书	王 昀	中国人民解放军总医院

（七）分子病理学组

组长：梁智勇

成员：名单见表 2-0-9。

表 2-0-9　中华医学会病理学分会第十二届分子病理学组成员名单

职务	姓名	单位
组长	梁智勇	北京协和医院
副组长	刘卫平	四川大学华西医院
副组长	张　波	北京大学医学部
副组长	周晓燕	复旦大学附属肿瘤医院
副组长	邵建永	中山大学附属肿瘤医院
秘书长	应建明	中国医学科学院肿瘤医院
委员兼秘书	吴焕文	北京协和医院
委员	陈　刚	福建省肿瘤医院
委员	丁　伟	浙江大学医学院附属第一医院
委员	段亚琦	华中科技大学同济医学院
委员	侯英勇	复旦大学附属中山医院
委员	姜国忠	郑州大学第一附属医院
委员	梁　莉	南方医科大学
委员	刘艳辉	广东省人民医院
委员	马　杰	河南省肿瘤医院
委员	毛峥嵘	浙江大学医学院
委员	穆殿斌	山东省肿瘤医院
委员	邱雪杉	中国医科大学附属第一医院
委员	饶　秋	南京军区南京总医院
委员	石怀银	中国人民解放军总医院
委员	孙平丽	吉林大学第二医院
委员	孙文勇	浙江省肿瘤医院
委员	滕梁红	首都医科大学宣武医院
委员	王立峰	上海交通大学医学院附属新华医院
委员	王连唐	中山大学附属第一医院
委员	王　征	北京医院
委员	吴　鹤	哈尔滨医科大学附属第一医院
委员	武春燕	上海肺科医院
委员	郗彦凤	山西肿瘤医院
委员	肖华亮	重庆大坪医院
委员	许颂霄	浙江大学医学院附属邵逸夫医院
委员	阎晓初	陆军军医大学第一附属医院（西南医院）
委员	杨举伦	成都军区昆明总医院
委员	叶　丰	四川大学华西医院
委员	叶　菁	第四军医大学

（待续）

（续表）

职务	姓名	单位
委员	张丹芳	天津医科大学
委员	张冠军	西安交通大学附属第一医院
委员	张　杰	上海市胸科医院
委员	张智泓	江苏省人民医院
委员	章宜芬	江苏省中医院
委员	赵晨燕	复旦大学附属妇产科医院
委员	周建华	中南大学湘雅医院
委员	朱虹光	复旦大学医学院
委员	曾　瑄	北京协和医院
委员	刘　毅	解放军 307 医院
委员	王　亮	中国医科大学基础医学院
委员	徐紫光	河南省人民医院
委员	陈　罡	广西医科大学第一附属医院
委员	郑　晶	海南医学院第一附属医院
委员	崔文丽	新疆医科大学第一附属医院
委员	袁　勇	陕西省肿瘤医院
委员	孟宏学	哈尔滨医科大学附属肿瘤医院
委员	刘月平	河北医科大学第四医院 / 河北省肿瘤医院
委员	岳君秋	湖北省肿瘤医院
委员	路　军	首都医科大学附属北京朝阳医院
委员	段秀梅	吉林大学第一医院
委员	刘　慧	徐州医科大学附属医院
委员	唐　源	四川大学华西医院
委员	李月红	河北省医科大学第二医院
委员	郑建明	第二军医大学附属上海长海医院
委员	郭凌川	苏州大学附属第一医院
委员	郭　蕾	中国医学科学院肿瘤医院
委员	师　怡	福建省肿瘤医院
委员	张　燕	北京大学医学部 / 北京大学第三医院
委员	胡沛臻	西京医院
委员	姚茜岚	复旦大学附属肿瘤医院
委员	马将军	中山大学肿瘤防治中心
委员	董周寰	中国人民解放军总医院第一医学中心
委员	陈　敏	四川大学华西医院
委员	朱卫东	苏州大学附属第一医院
委员	李　霄	江苏省人民医院
委员	薛小磊	南方医科大学附属南方医院
委员	尹丹静	河北省医科大学第四医院
委员	武莎斐	北京协和医院

（八）皮肤病理学组

组长：李文才

成员：名单见表 2-0-10。

表 2-0-10　中华医学会病理学分会第十二届皮肤病理学组成员名单

职务	姓名	单位
组长	李文才	郑州大学第一附属医院
副组长	王　琳	四川大学华西医院
副组长	唐　峰	复旦大学附属华山医院
副组长	李　扬	中山大学附属第一医院
副组长	陈　浩	中国医学科学院皮肤病研究所
委员	任　力	空军总医院
委员	王文泽	北京协和医院
委员	武　迎	北京安贞医院
委员	陈　红	北京朝阳医院
委员	丁向东	广州金域医学检验中心
委员	吴铁强	南方医科大学皮肤病医院
委员	胡建功	天津中医药大学第二附属医院
委员	朱　江	陆军军医大学西南医院
委员	韩　阳	中国医科大学附属第一医院
委员	夏建新	吉林大学第二医院
委员	崔苗苗	哈尔滨医科大学附属第一医院
委员	刘惠民	河北工程大学附属医院
委员	徐晓艳	内蒙古医科大学附属医院
委员	杨宣琴	山西省肿瘤医院
委员	王鸿雁	西安交通大学第一附属医院
委员	潘明安	甘肃省定西市人民医院
委员	田海萍	宁夏医科大学总医院
委员	艾尼娃尔·巴巴依	新疆维吾尔自治区人民医院
委员	许　跃	郑州大学第一附属医院
委员	刘宇飞	宜昌市中心人民医院
委员	彭劲武	中南大学湘雅常德医院
委员	李祖云	广西医科大学第一附属医院
委员	刘富金	海南省人民医院
委员	郝春燕	山东大学齐鲁医院
委员	吴　松	安徽省桐城市人民医院

（待续）

（续表）

职务	姓名	单位
委员	李　海	江苏省人民医院
委员	王益华	南京鼓楼医院
委员	王教辰	浙江省台州医院
委员	王　诚	绍兴市人民医院
委员	熊一峰	南昌大学第一附属医院
委员	唐坚清	福建大学附属第一医院
委员	章　培	成都市第二人民医院
委员	项一宁	贵州医科大学附属医院
委员	邹勇莉	昆明医科大学第一附属医院
委员	米玛卓嘎	西藏自治区第二人民医院
委员	宋琳毅	苏州大学第一附属医院
委员	刘业强	上海市皮肤病医院
委员	郑　松	中国医科大学附属第一医院
委员	耿松梅	西安医科大学附属第二医院皮肤科
委员	杨希川	陆军军医大学西南医院皮肤科
委员	陈爱军	重庆医科大学附属医院皮肤科
委员	渠　涛	北京协和医院皮肤科
委员	陈连军	华山医院皮肤科
委员	马伟元	山东大学齐鲁医院皮肤科
委员	陈喜雪	北大一院皮肤科
委员	陈思远	华中科技大学附属协和医院皮肤科
委员	顾黎雄	南通大学附属医院皮肤科
委员	李春英	空军军医大学西京医院皮肤科
秘书	赵阳阳	郑州大学第一附属医院病理科
秘书	王婷婷	四川大学华西医院皮肤科

（九）头颈疾病病理学组

组长：刘红刚

成员：名单见表 2-0-11。

表 2-0-11　中华医学会病理学分会第十二届头颈疾病病理学组成员名单

职务	姓名	单位
组长	刘红刚	首都医科大学附属北京同仁医院
副组长	高　岩	北京大学口腔医院
副组长	王纾宜	复旦大学附属眼耳鼻喉科医院

（待续）

（续表）

职务	姓名	单位
副组长	李　智	中山大学附属第一医院
副组长	高洪文	吉林大学第二医院
委员	崔全才	中国医学科学院北京协和医院
委员	吕　宁	中国医学科学院肿瘤医院
委员	舒　红	中国医科大学盛京医院
委员	宋志刚	中国人民解放军总医院
委员	杨重庆	卫生部北京医院
委员	刘晓勇	首都医科大学附属北京口腔医院
委员	房居高	首都医科大学附属北京同仁医院
委员	罗　杰	中日友好医院
委员	崔文丽	新疆医科大学附属第一医院
委员	方　微	首都医科大学附属安贞医院
委员	赵　莎	四川大学华西医院
委员	赵　强	南华大学附属第一医院
委员	何向蕾	浙江省人民医院
委员	马　捷	南京军区南京总医院
委员	刘志艳	山东大学齐鲁医院
委员	毕丽荣	吉林大学第一医院
委员	朱　宏	哈尔滨医科大学附属第一医院
委员	曹文枫	天津医科大学肿瘤医院
委员	吴文新	河北医科大学第二医院
委员	刘宏侠	唐山市协和医院 / 唐山市口腔医院
委员	刘　爽	白求恩国际和平医院
委员	吕新全	郑州大学第一附属医院
委员	郗彦凤	山西省肿瘤医院
委员	高　勤	贵州医科大学附属医院
委员	施　琳	内蒙古医科大学附属医院
委员	金仁顺	延边大学附属医院
委员	杨文君	杭州师范大学附属医院
委员	李　江	上海市第九人民医院
委员	孙丽梅	中国医科大学附属第一医院
委员	唐应成	重庆市人民医院
委员	胡志勇	武汉市汉阳医院
委员	白冬雨	厦门大学附属第一医院
委员	陶雪勤	南昌大学第一附属医院
委员	赵海鸥	盐城市第一人民医院

（待续）

（续表）

职务	姓名	单位
委员	吕自力	广西医科大学第一附属医院
委员	李惠珍	华中科技大学同济医学院附属协和医院
委员	周　全	首都医科大学附属北京世纪坛医院
委员	刘　蔚	苏州大学附属第一医院
委员	王　林	中山大学孙逸仙纪念医院
委员	叶子茵	中山大学附属第一医院
委员	孙宏晨	吉林大学口腔医院
委员	宫惠琳	西安交通大学第一附属医院
委员	张淑君	哈尔滨医科大学附属第四医院
委员	戴　敏	安徽省芜湖市第二人民医院
委员	包　芸	复旦大学附属华山医院
委员	李　芬	成都市第二人民医院
委员	王　燕	昆明医科大学第二附属医院
委员	胡永斌	中南大学基础医学院
委员	吴淑华	滨州医学院附属医院
委员	赵冬梅	河南省肿瘤医院
委员	王芙蓉	兰州大学第二医院
委员	郑　珂	福建医科大学附属第一医院
委员	冯昌银	福建医科大学附属协和医院
委员	王　震	江苏省人民医院
秘书	张　红	首都医科大学附属北京同仁医院

（十）泌尿男性生殖学组

组长：滕晓东

成员：名单见表 2-0-12。

表 2-0-12　中华医学会病理学分会第十二届泌尿男性生殖学组成员名单

职务	姓名	单位
组长	滕晓东	浙江大学医学院附属第一医院
副组长	周　桥	四川大学华西医院
副组长	李玉军	青岛大学附属医院
副组长	饶　秋	中国人民解放军南京总医院
副组长	贺慧颖	北京大学医学部 / 北京大学第三医院
委员	陈　虹	福建医科大学附属第一医院
委员	吴春林	福建医科大学附属第二医院

（待续）

（续表）

职务	姓名	单位
委员	韩　博	山东大学齐鲁医院
委员	钟　山	厦门大学附属第一医院
委员	徐　晓	九江学院临床医学院附属医院
委员	肖　立	复旦大学附属华东医院
委员	刘　强	上海交通大学附属仁济医院
委员	苗　原	中国医科大学附属第一医院
委员	侯　君	复旦大学附属中山医院
委员	王慧萍	浙江大学医学院附属第一医院
委员	章宜芬	江苏省中医院
委员	潘国庆	昆明医科大学第一附属医院
委员	郭爱桃	中国人民解放军总医院
委员	成志强	深圳市人民医院
委员	张　伟	解放军第 401 医院
委员	滕梁红	首都医科大学宣武医院
委员	段光杰	陆军军医大学（第三军医大学）第一附属医院
委员	张志勇	河北省唐山市工人医院
委员	陈　铌	四川大学华西医院
委员	李巧新	新疆医科大学第一附属医院
委员	钟国平	浙江省宁波市鄞州人民医院
委员	叶新青	广西医科大学附属肿瘤医院
委员	田保玲	中国医科大学附属盛京医院
委员	万　婕	华中科技大学同济医学院附属同济医院
委员	曹　云	中山大学附属肿瘤医院
委员	岳君秋	湖北省肿瘤医院
委员	王娅南	河北大学附属医院
委员	赵焕芬	河北省人民医院
委员	李春辉	承德医学院附属医院
委员	肖　芹	江苏省苏北人民医院
委员	余永伟	第二军医大学长海医院
委员	尹　玉	安徽医科大学
委员	尹红玲	中南大学湘雅医院
委员	王　晨	山西医科大学第二医院
委员	崔晓宾	石河子大学第一附属医院
委员	许传杰	吉林大学第二医院
委员	王素英	宁波市临床病理诊断中心

（待续）

（续表）

职务	姓名	单位
委员	李　静	第四军医大学西京医院
委员	吴丽华	哈尔滨医科大学附属二院
委员	王爱香	天津医科大学第二医院 / 天津市泌尿外科研究所
委员	李　珀	贵阳医科大学附属医院
委员	徐海霞	海口市人民医院
委员	王功伟	北京大学人民医院
委员	涂露霞	南昌大学第一附属医院
委员	王冠男	郑州大学第一附属医院
委员	郭艳萍	河南省人民医院
委员	顾永耀	广西医科大学第一附属医院
委员	汪必成	武汉大学附属医院
委员	甘华磊	复旦大学附属肿瘤医院
委员	袁宏伟	内蒙古医科大学附属医院
委员	王英炜	哈尔滨医科大学附属第一医院
委员	肖　雨	北京协和医院
秘书	于文娟	青岛大学附属医院
秘书	夏秋媛	中国人民解放军南京总医院
秘书	赵　明	浙江省人民医院

（十一）胸部疾病学组

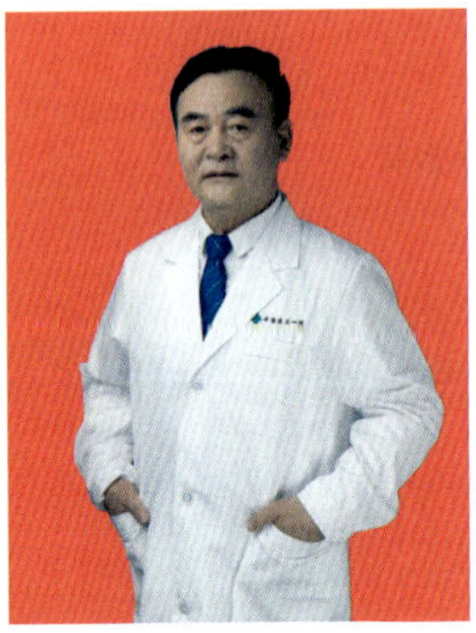

组长：王恩华

中国医科大学病理教研室 / 附属第一医院病理科主任医师，二级教授，博士研究生导师。1982 年 12 月毕业于中国医科大学临床医学专业，获学士学位，1987 年获病理学硕士学位，1996 年获博士学位。1988—1990 日本秋田大学医学部特别研究员，之后多次到美国、瑞典等国家学习和访问。国务院学科评议组委员，中华医学会病理学分会第 1～2 届胸部疾病学组组长和辽宁省病理学会第 5～9 届主任委员。曾任第 7～8 届中华医学会病理学分会副主任委员，中国医师协会病理科医师分会副会长，第 1～2 届辽宁省病理质控中心主任和《中国肺癌杂志》副主编。承担和完成国家自然科学基金 8 项，发表 SCI 论文 140 余篇，总影响因子大于 500 分。获省科技进步奖一等奖、高教自然科学奖二等奖等科技进步奖 7 项。主编教育部“十五”至“十二五”规划教材《病理学》，主编出版《气管、肺、胸膜及纵隔疾病临床病理诊断与鉴别诊断》，获辽宁省优秀教学成果一、二等奖。享受国务院政府特殊津贴、教育部优秀骨干教师、教育部全国模范教师、原卫生部有突出贡献的中青年专家、辽宁省高校名师、辽宁省“五一”劳动奖章、辽宁省首届名医、沈阳市劳动模范和沈阳市领军人才等称号。擅长胸部疾病和淋巴造血系统疾病亚专科的病理诊断。

成员：名单见表 2-0-13。

表 2-0-13　中华医学会病理学分会第十二届胸部疾病学组名单

职务	姓名	单位
组长	王恩华	中国医科大学附属第一医院
副组长	笪冀平	中日友好医院
副组长	张冠军	西安交通大学附属第一医院
副组长	张　杰	上海胸科医院
副组长兼秘书	张　声	福建医科大学附属第一医院
委员兼秘书	郜　峰	福建医科大学附属第一医院
委员	林冬梅	北京大学肿瘤医院
委员	孟宇宏	中国人民解放军海军总医院
委员	张海青	北京胸科医院
委员	易祥华	同济大学附属同济医院
委员	陈　岗	复旦大学附属中山医院
委员	王军臣	上海同济大学附属东方医院
委员	杨　景	陆军军医大学附属第一医院
委员	韩桂萍	哈尔滨医科大学附属第二医院
委员	郑锦花	桂林医学院附属医院
委员	徐洪涛	中国医科大学附属第一医院
委员	王小玲	河北医科大学第四医院（肿瘤医院）
委员	刘　标	苏州市立医院
委员	孟凡青	南京大学医学院附属鼓楼医院
委员	李晟磊	郑州大学附属第一医院
委员	李　丽	山西大医院
委员	任国平	浙江大学医学院附属第一医院
委员	胡孟钧	浙江省诸暨市人民医院
委员	蒋莉莉	四川大学华西医院
委员	闫庆国	空军军医大学西京医院
委员	李代强	中南大学湘雅二医院
委员	林　洁	南方医科大学南方医院
委员	罗东兰	广东省人民医院
委员	顾莹莹	广州医科大学附属第一医院
委员	韦　强	广西壮族自治区人民医院
委员	马遇庆	新疆医科大学第一附属医院
委员	张海萍	厦门大学附属第一医院
委员	潘　超	厦大大学附属中山医院
委员	张俊毅	内蒙古赤峰学院附属医院
委员	田　琳	哈尔滨医科大学附属第一医院
委员	赵　兰	首都医科大学宣武医院

（待续）

（续表）

职务	姓名	单位
委员	陈　柯	安徽省立医院
委员	刘　野	中山大学附属第五医院
委员	张　煦	兰州大学病理研究所
委员	王珊珊	南昌大学第一附属医院
委员	黄凌燕	宁夏医科大学总医院
委员	罗俊铭	青海省人民医院
委员	王　征	北京医院
委员	武春燕	上海肺科医院
委员	张　伟	空军军医大学唐都医院
委员	姚　宏	山西省人民医院
委员	应建明	中国医学科学院肿瘤医院
委员	张　勇	辽宁省肿瘤医院
委员	陈国荣	温州医科大学附属第一医院
委员	张丽芝	大连医科大学附属第一医院
委员	李　媛	复旦大学附属肿瘤医院
委员	韩昱晨	上海胸科医院
委员	孙平丽	吉林大学第二医院
委员	李　雪	首都医科大学附属北京朝阳医院
委员	吴晓娟	山东大学齐鲁医院
委员	李建莎	华中科技大学同济医学院附属同济医院
委员	李　燕	华中科技大学同济医学院附属协和医院
委员	冯瑞娥	北京协和医院
委员	许　斌	辽宁省抚顺市中心医院
委员	高　杰	中国人民解放军总医院 301 医院

（十二）骨与软组织疾病学组

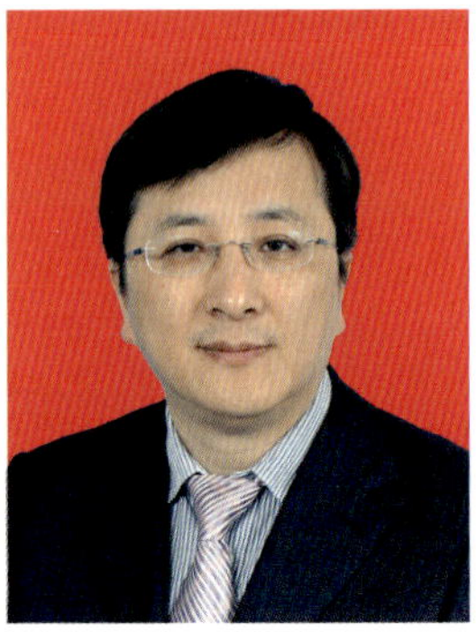

组长：王　坚

主任医师，博士研究生导师，复旦大学附属肿瘤医院病理科主任，1993 年毕业于上海医科大学，获硕士学位，2000 年获日本产业医科大学博士学位。中华医学会病理学分会骨与软组织病理学组组长，中国抗癌协会肉瘤专业委员会委员，中国抗癌协会肿瘤病理专业委员会骨和软组织病理学组组长。发表研究论文 100 多篇，其中 SCI 论文 40 多篇。擅长软组织肿瘤亚专科的病理诊断。

成员：名单见表 2-0-14。

表 2-0-14　中华医学会病理学分会第十二届骨与软组织疾病学组名单

职务	姓名	单位
组长	王　坚	上海复旦大学附属肿瘤医院
副组长	阎晓初	陆军军医大学第一附属医院（西南医院）
副组长	韩安家	广州中山大学附属第一医院
副组长	丁　宜	北京积水潭医院
副组长	张惠箴	上海交通大学附属第六人民医院
委员兼秘书	贡其星	南京医科大学第一附属医院
委员	陈丽荣	浙江大学附属第二医院
委员	陈小岩	福建省立医院
委员	程　虹	西安第四军医大学
委员	陈　军	广西医科大学附属肿瘤医院
委员	顾学文	江苏省苏北人民医院（杨州大学附属医院）
委员	李传应	安徽省立医院
委员	李道明	郑州大学附属第一医院
委员	李　锋	首都医科大学附属北京朝阳医院
委员	李　扬	广州中山大学附属第一医院
委员	刘保安	中南大学基础医学院
委员	陆竞艳	桂林医学院附属医院
委员	路名芝	江西省人民医院
委员	毛荣军	广东佛山市中医院
委员	梅开勇	广州医科大学附属第二医院
委员	庞宗国	四川大学华西医院
委员	石怀银	中国人民解放军总医院
委员	王朝夫	上海复旦大学附属肿瘤医院
委员	王国平	华中科技大学同济医学院
委员	王立峰	上海交通大学医学院附属新华医院
委员	吴勇军	湘潭市第一人民医院
委员	徐如君	杭州市第一人民医院
委员	杨桂芳	武汉大学中南医院
委员	印洪林	南京军区总医院
委员	张红英	四川大学华西医院
委员	张宏图	中国医学科学院肿瘤医院
委员	赵志华	郑州大学附属第一医院
委员	郑雄伟	福建省肿瘤医院
委员	钟定荣	北京协和医院
委员	朱振龙	河北医科大学第一医院
委员	林旭勇	中国医科大学基础医学院 / 附属第一医院

（待续）

（续表）

职务	姓名	单位
委员	郭冰沁	安徽蚌埠医学院
委员	黄　波	辽宁省肿瘤医院
委员	徐　瑾	天津市天津医院
委员	闫庆娜	天津医科大学附属肿瘤医院
委员	陈　骏	南京大学医学院附属鼓楼医院
委员	白辰光	上海长海医院
委员	喻　林	复旦大学附属肿瘤医院
委员	刘秋雨	河南省人民医院
委员	张仁亚	济宁医学院附属医院
委员	力　超	福建省肿瘤医院
委员	饶慧兰	中山大学肿瘤防治中心
委员	姜　杰	哈尔滨医科大学附属第一医院
委员	刘春霞	新疆石河子大学医学院 / 附属第一医院
委员	徐　钢	四川省人民医院
委员	丁　洋	河北医科大学第三医院
委员	孙昆昆	北京大学人民医院
委员	哈德提 - 别克米托夫	新疆医科大学第一附属医院
委员	段亚琦	华中科技大学同济医学院附属同济医院病理研究所
委员	张海芳	厦门大学附属第一医院
委员	俞宏宇	上海长征医院
委员	汤显斌	十堰市太和医院
委员	张真真	福建医科大学附属第一医院
委员	饶晓松	北京大学国际医院
委员	孙　柯	浙江大学医学院附属第一医院

（十三）淋巴造血疾病学组

组长：王　哲

成员：名单见表 2-0-15。

表 2-0-15　中华医学会病理学分会第十二届淋巴造血疾病学组成员名单

职务	姓名	单位
组长	王　哲	空军军医大学西京医院
副组长	李小秋	复旦大学附属肿瘤医院
副组长	陈　刚	福建省肿瘤医院

（待续）

（续表）

职务	姓名	单位
副组长	李文才	郑州大学第一附属医院
副组长	张文燕	四川大学华西医院
委员	王晋芬	山西省肿瘤医院
委员	尹为华	北京大学深圳医院
委员	孙　琦	中国医学科学院血液病医院
委员	樊祥山	南京鼓楼医院
委员	冯振博	广西医科大学附属第一医院
委员	师永红	内蒙古医学院附属医院
委员	刘　勇	江西省人民医院
委员	刘　斌	甘肃兰州军区总医院
委员	刘艳辉	广东省人民医院
委员	关宏伟	大连医科大学附属第一医院
委员	汝　昆	中国医学科学院血液病医院
委员	孙振柱	新疆自治区人民医院
委员	李新霞	新疆医科大学第一附属医院
委员	李文生	陕西省人民医院
委员	翟琼莉	天津市肿瘤医院
委员	孙　健	北京协和医院
委员	田素芳	武汉大学中南医院
委员	卢林明	安徽皖南医学院
委员	张翠娟	山东大学齐鲁医院
委员	李　昱	重庆医科大学临床病理诊断中心
委员	杨开颜	温州医科大学附属第一医院
委员	杨文秀	贵州医学院附属医院
委员	马　颖	中国医科大学附属盛京医院
委员	肖华亮	陆军军医大学大坪医院
委员	吴梅娟	浙江省肿瘤医院
委员	张智泓	南京医科大学附属第一医院
委员	周　韧	浙江大学医学院病理学与法医学研究所
委员	郑媛媛	北京友谊医院
委员	周建华	中南大学湘雅医学院附属医院
委员	敖启林	华中科技大学同济医学院附属同济医院病理研究所
委员	李庆昌	中国医科大学

（待续）

（续表）

职务	姓名	单位
委员	耿敬姝	哈尔滨医科大学肿瘤医院
委员	翁　阳	海南医学院第一附属医院
委员	郭新建	青海大学附属医院
委员	孙　璐	中国人民解放军总医院
委员	潘华雄	武汉协和医院
委员	彭挺生	中山大学附属第一医院
委员	刘　涛	云南省中医院
委员	邓　元	西安交通大学第一附属医院
委员	刘翠苓	北京大学医学部
委员	白　聪	山西省大同市第三医院
委员	曹立宇	安徽医科大学第一附属医院
委员	林素暇	中山大学附属肿瘤医院
委员	何妙侠	海军军医大学长海医院
委员	郭凌川	苏州大学第一附属医院
委员	陈琼荣	湖北省肿瘤医院
委员	石群立	南京军区总医院
委员	夏庆欣	河南省肿瘤医院
委员	杨　华	长春肿瘤医院
委员	王照明	浙江大学医学院附属第一医院
委员	唐　峰	复旦大学附属华山医院
委员	李丹阳	哈尔滨医科大学附属第一医院
秘书	马世荣	空军军医大学西京医院

（十四）乳腺疾病学组

组长：杨文涛

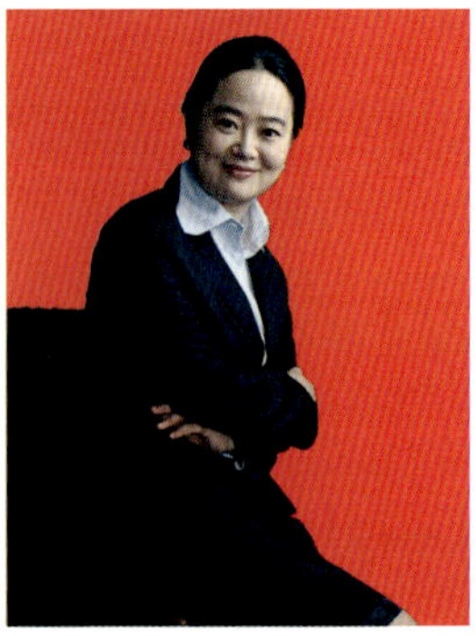

主任医师，博士研究生导师，复旦大学附属肿瘤医院病理科副主任。1999年毕业于上海医科大学肿瘤学系，获博士学位，2000—2002年曾在美国M. D. Anderson肿瘤中心进行博士后研究。中华医学会病理学分会乳腺疾病学组组长，中国抗癌协会乳腺癌专业委员会常务委员，中国临床肿瘤学会肿瘤病理专家委员会常务委员，《诊断病理学杂志》副主编，《中华病理学杂志》《临床与实验病理学杂志》编委，主持国家自然科学基金2项，发表研究论文60余篇，其中以第一作者或通讯作者发表SCI论文25篇。擅长乳腺和女性生殖道亚专科的病理诊断。

成员：名单见表2-0-16。

表 2-0-16 中华医学会病理学分会第十二届乳腺疾病学组成员名单

职务	姓名	单位
组长	杨文涛	复旦大学附属肿瘤医院
副组长	杨举伦	成都军区昆明总医院
副组长	薛卫成	北京大学肿瘤医院暨北京市肿瘤防治研究所
副组长	孟 刚	安徽医科大学
副组长	魏 兵	四川大学华西医院
委员兼秘书	水若鸿	复旦大学附属肿瘤医院
委员	高 鹏	山东大学齐鲁医院
委员	郑唯强	第二军医大学附属长海医院
委员	刘志红	湖南省肿瘤医院
委员	郭双平	第四军医大学西京医院
委员	李金范	浙江大学医学院附属第二医院
委员	李惠翔	郑州大学第一附属医院
委员	徐方平	广东省人民医院
委员	付 丽	天津医科大学肿瘤医院
委员	曾 瑄	北京协和医院
委员	刘 梅	中国人民解放军总医院
委员	邓永键	南方医科大学南方医院
委员	陈林莺	福建医科大学附属第一医院
委员	刘月平	河北医科大学附属第四医院
委员	王 妍	中国医科大学第一附属医院
委员	阮秋蓉	华中科技大学同济医学院附属同济医院病理研究所
委员	柳剑英	北京大学医学部 北京大学第三医院
委员	梁智勇	北京协和医院
委员	邓云特	湖北省肿瘤医院
委员	韩静绮	青海大学附属医院
委员	瞿 伟	江西南昌市第三医院
委员	徐 澍	贵州医科大学附属医院
委员	马 韵	广西医科大学附属肿瘤医院 / 广西肿瘤医院
委员	王明华	海南医学院附属医院
委员	张 巍	新疆医科大学附属第一医院
委员	聂 秀	华中科技大学同济医学院附属协和医院
委员	邵牧民	广州中医药大学深圳附属医院
委员	石慧娟	中山医科大学第一附属医院
委员	王 聪	江苏省人民医院
委员	王 超	复旦大学附属妇产医院
委员	郎志强	烟台毓璜顶医院

（待续）

（续表）

职务	姓名	单位
委员	陈定宝	北京大学人民医院
委员	张雨涛	四川省自贡市第一人民医院
委员	徐承平	陆军军医大学第一附属医院
委员	杨映红	福建医科大学附属协和医院
委员	曹友德	重庆市医科大学
委员	王宽松	中南大学湘雅医学院附属第一医院
委员	王丽霞	山西省肿瘤医院
委员	王成勤	青岛大学附属医院
委员	周　珏	宁波市临床病理中心
委员	孙兴旺	西南医科大学附属医院
委员	鲍　炜	解放军南京总医院
委员	李晓梅	哈尔滨医科大学附属肿瘤医院 / 黑龙江省肿瘤医院
委员	袁静萍	武汉大学人民医院
委员	白雪峰	包头市肿瘤医院
委员	贾　影	哈尔滨医科大学附属第一医院
委员	杨雯娟	大理大学病理学教研室
秘书	张　璋	四川大学华西医院

（十五）心血管疾病病理学组

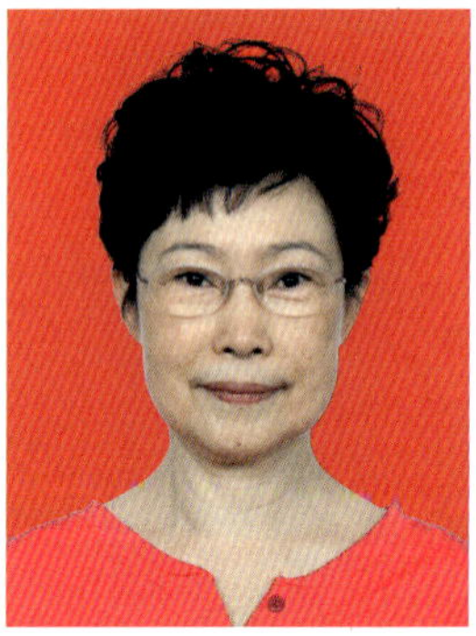

组长：赵　红

主任医师，教授，研究员，硕士研究生导师，中国医学科学院阜外医院病理科主任。1985 年毕业于解放军第四军医大学，获学士学位。2013—2015 年曾在美国哈佛大学医学院、耶鲁大学医学院短期访问交流。中华医学会病理学分会心血管疾病学组组长，中国抗癌协会肿瘤病理专业委员会肿瘤心脏病学组组长。主持国家自然科学基金课题 6 项，参加并分题主持国家"八五""九五""十五"攻关课题。发表研究论文百余篇，SCI 论文 6 篇，主编专著《原发性心肌病组织形态与超微结构图谱》，主译专著 1 部，参编专著 7 部。获国家科技进步奖三等奖、省部级奖及院校级奖各 1 项。擅长心血管疾病亚专科的病理诊断。主要研究方向为心肌病（炎）、动脉粥样硬化、心肌保护效应的病理生物学、肺血管病。

成员：名单见表 2-0-17。

表 2-0-17　中华医学会病理学分会第十二届心血管疾病病理学组成员名单

职务	姓名	单位
组长	赵　红	中国医学科学院阜外医院
副组长	郭乔楠	陆军军医大学第二附属医院
副组长	陈　东	首都医科大学附属北京安贞医院

（待续）

（续表）

职务	姓名	单位
副组长	张智弘	南京医科大学第一附属医院
副组长	周　洲	中国医学科学院阜外医院
委员	梅金红	南昌大学第一附属医院
委员	段亚琦	华中科技大学附属同济医院
委员	张建中	战略支援部队特色医学中心
委员	张真路	武汉亚洲心脏病医院、武汉大学临床心脏病医院
委员	罗　斌	中山大学中山医学院
委员	余　璐	空军军医大学西京医院
委员	刘晓红	海军军医大学第一附属医院
委员	李　杨	军事科学院军事医学研究院二所
委员	李　莉	中国医学科学院阜外医院云南分院
委员	张　伟	浙江大学医学院病理学与病理生理学系
委员	曹清华	中山大学附属第一医院
委员	商建峰	首都医科大学附属北京安贞医院
委员	唐　艳	成都市第三人民医院
委员	刘曙光	中山大学附属第八医院（深圳福田）
委员	金　华	中国人民解放军第二六三医院
委员	廉世萍	呼伦贝尔市中蒙医院
委员	肖　凤	井冈山大学附属医院
委员	李向龙	郑州市第七人民医院
委员	张志刚	沧州市人民医院
委员	周晓莉	常州市第二人民院
委员	孙　屏	无锡市第二人民医院
委员	王　菁	天津市胸科医院
委员	孙　影	华北理工大学病理学系
委员	李　朵	中南大学湘雅二医院
委员	冯俊明	重庆市璧山区人民医院
委员	景　丽	宁夏医科大学病理学系
委员	韩　伟	哈尔滨医科大学附属第一医院
委员	王继纲	青岛大学附属医院
委员	方　芳	北京医院
委员	李淑蓉	成都医学院病理与病理生理学教研室
委员	韩　冬	中国医科大学附属盛京医院
委员	陈雪芹	四川大学华西医院
委员	陈壬寅	郑州大学第一附属医院
委员	徐玫芳	福建医科大学附属协和医院

（待续）

（续表）

职务	姓名	单位
委员	张明辉	广东省人民医院
委员	王利群	中国人民解放军总医院
委员	吴海波	中国科学技术大学附属第一医院
委员	易红梅	湖南省人民医院
委员	魏　荣	山西医科大学第二医院
委员	王　哲	中国医科大学附属盛京医院
委员	韩　扬	同济大学东方医院
委员	卢韶华	复旦大学附属中山医院
委员	刘秀萍	复旦大学基础医学院病理学系
委员	梁　锐	天津医科大学第二医院
委员	戴莉萍	云南省大理州人民医院
秘书	赵大春	北京协和医院
秘书	孙　洋	中国医学科学院阜外医院
秘书	蒋　慧	海军军医大学第一附属医院

（十六）数字病理与人工智能学组

组长：步　宏

成员：名单见表 2-0-18。

表 2-0-18　中华医学会病理学分会第十二届数字病理与人工智能学组成员名单

职务	姓名	单位
组长	步　宏	四川大学华西医院
副组长	石怀银	中国人民解放军总医院
副组长	李文才	郑州大学第一附属医院
副组长	梁　莉	南方医科大学病理学系
副组长	孙振柱	新疆自治区人民医院
委员	肖　雨	北京协和医院
委员	金木兰	首都医科大学附属北京朝阳医院
委员	滕梁红	首都医科大学宣武医院
委员	王　坚	复旦大学附属肿瘤医院
委员	侯英勇	复旦大学附属中山医院
委员	韩安家	中山大学附属第一医院
委员	黄文亭	中国医学科学院肿瘤医院深圳医院
委员	刘月平	河北医科大学第四医院
委员	平轶芳	陆军军医大学（第三军医大学）第一附属医院
委员	李玉军	青岛大学医学院附属医院

（待续）

（续表）

职务	姓名	单位
委员	张智弘	江苏省人民医院
委员	郭凌川	苏州大学附属第一医院
委员	王　哲	空军军医大学（第四军医大学）西京医院
委员	郑　洪	遵义医学院附属医院
委员	王　巍	四川大学华西第二医院
委员	孔令非	河南省人民医院
委员	孟　刚	安徽医科大学第一附属医院
委员	周建华	中南大学湘雅医院
委员	李代强	中南大学湘雅二医院
委员	翁　阳	海南医学院附属医院
委员	滕晓东	浙江大学医学院附属第一医院
委员	孙文勇	浙江省肿瘤医院
委员	刘　斌	兰州军区兰州总医院
委员	陈　刚	福建省肿瘤医院
委员	张　声	福建医科大学附属第一医院
委员	刘　勇	江西省人民医院
委员	师永红	内蒙古医学院附属医院
委员	王国平	华中科技大学同济医学院附属同济医院
委员	石　岩	哈尔滨医科大学第二临床医学院
委员	董祥慧	哈尔滨医科大学附属第一医院
委员	孙平丽	吉林大学第二医院
委员	王　亮	中国医科大学附属第一医院
委员	姚建国	广州达安临床检测（云康）远程病理诊断中心
委员	汪　键	武汉兰丁医学高科技有限公司
特邀委员	徐　军	南京信息工程大学
特邀委员	许　燕	北京航空航天大学
秘书	包　骥	四川大学华西医院

（十七）国际交流与合作工作委员会

组长：韩安家

工作委员会名单见表 2-0-19。

表 2-0-19　中华医学会病理学分会（第十二届）国际交流与合作工作委员会名单

职务	姓名	单位
组长	韩安家	中山大学附属第一医院
副组长	杨文涛	复旦大学附属肿瘤医院

（待续）

（续表）

职务	姓名	单位
副组长	刘爱军	解放军总医院第七医学中心
副组长	纪　元	复旦大学附属中山医院
副组长	石慧娟	中山大学附属第一医院
委员	陈　罡	广西医科大学第一附属医院
委员	陈　俭	浙江大学医学院
委员	崔晋峰	河北医科大学第二医院
委员	陳建勇	澳门镜湖医院
委员	陈　岚	北京医院
委员	蔡　莉	安徽医科大学
委员	常　青	北京大学医学部
委员	陈燕坪	福建省肿瘤医院
委员	邓　欢	南昌大学第四附属医院
委员	杜家辉	香港中文大学
委员	段亚琦	华中科技大学同济医学院附属同济医院
委员	樊祥山	南京大学医学院附属鼓楼医院
委员	郭凌川	苏州大学附一院
委员	高　鹏	山东大学齐鲁医院
委员	郭晓静	天津医科大学肿瘤医院
委员	郭晓静	深圳市人民医院
委员	贺慧颖	北京大学医学部
委员	何妙侠	海军军医大学附属长海医院
委员	何琼琼	中南大学湘雅医院
委员	侯英勇	复旦大学附属中山医院
委员	刘芳芳	北京大学人民医院
委员	梁　莉	南方医科大学
委员	刘秋雨	河南省人民医院
委员	李　雪	首都医科大学附属北京朝阳医院
委员	刘新东	陆军军医大学第一附属医院
委员	刘晓莉	宁夏医科大学总医院
委员	李晓明	香港中文大学
委员	李小秋	复旦大学附属肿瘤医院
委员	李　昱	重庆大学附属肿瘤医院
委员	刘益飞	南通大学附属医院
委员	刘月平	河北医科大学第四医院
委员	李增山	空军军医大学基础医学院病理学教研室

（待续）

（续表）

职务	姓名	单位
委员	刘志艳	山东大学齐鲁医院
委员	梅　平	广东省人民医院
委员	聂　秀	华中科技大学同济医学院附属协和医院
委员	汝　昆	中国医学科学院血液病医院
委员	孙淼淼	郑州大学第一附属附院
委员	邵牧民	深圳市中医院
委员	申培红	河南省（郑大附属）肿瘤医院
委员	孙平丽	吉林大学第二医院
委员	饶　秋	东部战区总医院
委员	石毓君	四川大学华西医院
委员	田素芳	武汉大学
委员	王丹丹	首都医科大学宣武医院
委员	吴焕文	中国医学科学院北京协和医院
委员	王进京	遵义医科大学附属医院
委员	王　婷	南京大学医学院附属鼓楼医院
委员	王毅宏	浙江大学医学院附属邵逸夫医院
委员	王玥元	甘肃省妇幼保健院
委员	薛丽燕	中国医学科学院肿瘤医院
委员	谢文杰	病理解剖及细胞学系
委员	许仙花	海南省肿瘤医院
委员	肖秀丽	西南医科大学附属医院
委员	邢晓明	青岛大学附属医院
委员	郗彦凤	山西省肿瘤医院
委员	喻　芳	浙江大学附属第一医院
委员	应建明	中国医学科学院肿瘤医院
委员	叶丽娟	云南省肿瘤医院
委员	赵明	浙江省人民医院
委员	赵海鸥	盐城市第一人民医院
委员	张红英	四川大学华西医院
委员	张静	空军军医大学基础医学院病理学教研室暨西京医院病理科
委员	张庆玲	广东省人民医院
委员	赵月	中国医科大学
委员	张雅贤	香港大学

（十八）中青年病理科主任工作委员会

组长：石怀银

工作委员会名单见表 2-0-20。

表 2-0-20　中华医学会病理学分会（第十二届）中青年病理科主任工作委员会名单

职务	姓名	单位
组长	石怀银	解放军总医院第一医学中心
副组长	云径平	中山大学附属肿瘤医院
副组长	聂　秀	武汉协和医院
副组长	樊祥山	南京鼓楼医院
委员	任　力	空军特色医学中心
委员	丁　宜	北京积水潭医院
委员	陈　东	北京安贞医院
委员	孟宇宏	解放军总医院第六医学中心
委员	王　坚	复旦大学肿瘤医院
委员	侯英勇	上海中山医院
委员	王朝夫	上海瑞金医院
委员	李　智	广东省人民医院
委员	李月红	河北医科大学第二医院
委员	赵焕芬	河北省人民医院
委员	汝　昆	中国医学科学院血液病研究所
委员	孟　斌	天津市肿瘤医院
委员	耿敬姝	黑龙江省肿瘤医院
委员	王银萍	吉林大学附属第一医院
委员	王丽萍	吉林大学中日联谊医院
委员	景士兵	辽宁省人民医院
委员	张　勇	辽宁省肿瘤医院
委员	汪　峰	内蒙古自治区人民医院
委员	王金花	内蒙古自治区肿瘤医院
委员	孙　青	山东千佛山医院
委员	张云香	潍坊市人民医院
委员	覃业军	山东省立医院
委员	穆殿斌	山东省肿瘤医院
委员	郗彦凤	山西省肿瘤医院
委员	王　晨	山西医科大学附属二院

（待续）

（续表）

职务	姓名	单位
委员	夏庆欣	河南省肿瘤医院
委员	岳君秋	湖北省肿瘤医院
委员	李艳春	湖南省人民医院
委员	胡　骏	湖南省肿瘤医院
委员	王　巍	四川大学华西第二医院
委员	周　桥	四川大学华西医院
委员	郭乔楠	陆军军医大学新桥医院
委员	肖华亮	陆军军医大学大坪医院
委员	刘　慧	徐州医学院附属医院
委员	何向蕾	浙江省人民医院
委员	孙文勇	浙江省肿瘤医院
委员	陈　刚	福建省肿瘤医院
委员	陈小岩	福建省人民医院
委员	刘　勇	江西省人民医院
委员	韦海明	广西自治区人民医院
委员	郑　洪	遵义医学院附属医院
委员	张　伟	空军军医大学附属唐都医院
委员	王金穗	甘肃省人民医院
委员	韩恩善	宁夏医科大学附属医院
委员	卢林明	皖南医学院附属弋矶山医院

（十九）病理学教学工作委员会

组长：王国平

工作委员会名单见表 2-0-21。

表 2-0-21　中华医学会病理学分会（第十二届）病理学教学工作委员会名单

职务	姓名	单位
组长	王国平	华中科技大学同济医学院
副组长	田新霞	北京大学医学部
副组长	王漱阳	复旦大学基础医学院
副组长	蒋莉莉	四川大学华西医院
副组长	石慧娟	中山大学附属第一医院
执行委员	孙保存	天津医科大学

（待续）

（续表）

职务	姓名	单位
执行委员	姚小红	陆军军医大学第一附属医院（西南医院）
执行委员	刘淑霞	河北医科大学
执行委员	李灵敏	山西医科大学
执行委员	李庆昌	中国医科大学
执行委员	王医术	吉林大学基础医学院
执行委员	李晓波	哈尔滨医科大学
执行委员	陈平圣	东南大学
执行委员	周　韧	浙江大学医学院
执行委员	胡向阳	安徽医科大学
执行委员	张文敏	福建医科大学
执行委员	熊小亮	南昌大学医学院
执行委员	高　鹏	山东大学
执行委员	李珊珊	郑州大学
执行委员	李景和	中南大学湘雅医学院
执行委员	牛海艳	海南医学院
执行委员	成元华	贵州医科大学
执行委员	邹英鹰	昆明医科大学基础医学院
执行委员	雷　霆	西安交通大学医学部基础医学院
执行委员	李　敏	兰州大学基础医学院
执行委员	孙勤暖	内蒙古医科大学
执行委员	冯振博	广西医科大学第一临床医学院
执行委员	景　丽	宁夏医科大学
执行委员	阿仙姑·哈斯木	新疆医科大学基础医学院
执行委员	邹　泓	石河子大学医学院
执行委员	李菊英	青海大学医学院
委员	吴焕文	北京协和医学院
委员	李　良	首都医科大学
委员	裘　莹	清华大学医学院
委员	刘立新	首都医科大学燕京医学院
委员	王　谦	北京中医药大学
委员	谭小月	南开大学医学院
委员	郭茂娟	天津中医药大学
委员	谷彦军	武警后勤学院
委员	王朝夫	上海交通大学
委员	郑建明	海军军医大学长海医院

（待续）

（续表）

职务	姓名	单位
委员	张　悦	上海中医药大学基础医学院
委员	姜文霞	上海同济大学医学院
委员	徐　静	上海健康医学院
委员	王娅兰	重庆医科大学
委员	杨永滨	河北大学医学部
委员	孙　影	华北理工大学
委员	周晓红	河北中医学院
委员	齐洁敏	承德医学院
委员	金春亭	河北北方学院
委员	刘惠民	河北工程大学
委员	张朝霞	山西医科大学汾阳学院
委员	马丽莉	长治医学院
委员	杨秀兰	大同大学医学院
委员	孙　雷	大连医科大学
委员	杨春雨	锦州医科大学
委员	张　玲	沈阳医学院
委员	高　原	辽宁省中医药大学
委员	林贞花	延边大学医学院
委员	张泽兵	吉林大学口腔医学院
委员	郭军鹏	长春中医药大学
委员	杨宁江	吉林医药学院
委员	董志恒	北华大学
委员	董德武	牡丹江医学院
委员	刘东璞	佳木斯大学医学院
委员	于秀文	齐齐哈尔医学院
委员	杨　婧	黑龙江中医药大学
委员	苑光军	黑龙江中医药大学佳木斯学院
委员	苏东明	南京医科大学
委员	易　龙	南京大学
委员	王守立	苏州大学
委员	李国利	扬州大学
委员	季菊玲	南通大学
委员	刘　慧	徐州医科大学
委员	陈　淼	江苏大学
委员	顾春艳	南京中医药大学
委员	庞庆丰	江南大学

（待续）

（续表）

职务	姓名	单位
委员	韦登明	宁波大学医学院
委员	杨开颜	温州医科大学
委员	葛建荣	绍兴文理学院医学院
委员	仇　容	杭州医学院
委员	王颖佳	杭州师范大学医学院
委员	杜月光	浙江省中医药大学
委员	林雪平	嘉兴学院医学院
委员	郑景璋	浙江台州学院医学院
委员	平金良	湖州师范大学医学院
委员	卢林明	皖南医学院
委员	冯振中	蚌埠医学院
委员	胡建鹏	安徽省中医药大学
委员	郑海音	福建中医药大学
委员	伊　雪	厦门医学院
委员	邢惠琴	厦门大学医学院
委员	陈秀娇	莆田学院
委员	缪作华	赣南医学院
委员	傅小一	宜春学院医学院
委员	傅　珏	南昌大学抚州医学院
委员	郑美蓉	九江学院基础医学院
委员	王晓敏	江西中医药大学
委员	肖　凤	井冈山大学
委员	项锋钢	青岛大学
委员	吕世军	潍坊医学院
委员	孔灵玲	济宁医学院
委员	孙文平	泰山医学院
委员	刘鲁英	滨州医学院
委员	赵卫星	新乡医学院
委员	牛保华	河南大学医学院
委员	韩红波	河南科技大学医学院
委员	高爱社	河南中医药大学
委员	陈洪雷	武汉大学医学部
委员	赵伦华	湖北医药学院
委员	甘亚平	湖北科技学院
委员	苏　波	湖北省长江大学
委员	黄益玲	三峡大学医学院

（待续）

（续表）

职务	姓名	单位
委员	刘　丹	武汉科技大学
委员	陈显兵	湖北民族大学
委员	镇鸿燕	江汉大学
委员	熊　凡	湖北中医药大学
委员	曾　希	南华大学衡阳医学院
委员	厉　浩	湖南师范大学医学院
委员	杨　姣	长沙医学院
委员	唐　群	湖南中医药大学
委员	陈金华	吉首大学医学院
委员	周　君	湘南学院
委员	王化修	邵阳学院医学部
委员	舒　旭	湖南医药学院
委员	林　洁	南方医科大学
委员	李　平	暨南大学
委员	龙　捷	广州医科大学
委员	何彦丽	广州中医药大学
委员	杨　星	广东药科大学
委员	黄　剑	广东医科大学
委员	苏　敏	汕头大学医学院
委员	张小静	深圳大学医学院
委员	梁俊晖	韶关学院医学院
委员	曾茂森	嘉应学院医学院
委员	杨成万	西南医科大学附属医院
委员	刘　钧	川北医学院
委员	宋林红	电子科技大学医学院附属四川省人民医院
委员	陈　鲜	成都中医药大学
委员	李淑蓉	成都医学院
委员	王　婷	成都大学
委员	郑　洪	遵义医科大学
委员	陈昱江	贵阳中医药大学
委员	陈天星	昆明理工大学医学院
委员	杨雯娟	大理大学基础医学院
委员	保丽玲	昆明医科大学海源学院
委员	刘　涛	云南中医药大学第一附属医院
委员	李　静	空军军医大学
委员	郭丽萍	延安大学医学院

（待续）

（续表）

职务	姓名	单位
委员	应小平	陕西中医药大学
委员	张润岐	西安医学院
委员	李长天	甘肃中医药大学
委员	刘金英	西北民族大学
委员	强　欣	内蒙古民族大学
委员	居红格	包头医学院
委员	张景义	赤峰学院医学院
委员	张锡流	广西中医药大学
委员	曾思恩	桂林医学院
委员	龙喜带	右江民族医学院
委员	赵时梅	广西科技大学
秘书	王　曦	华中科技大学同济医学院
秘书	刘　颖	复旦大学基础医学院

（二十）尸体解剖工作委员会

组长：孟　刚

工作委员会名单见表 2-0-22。

表 2-0-22　中华医学会病理学分会（第十二届）尸体解剖工作委员会名单

职务	姓名	单位
组长	孟　刚	安徽医科大学第四附属医院
副组长	罗　斌	中山大学法医鉴定中心
副组长	刘秀萍	复旦大学基础医学院
顾问	步　宏	四川大学华西医院
顾问	卞修武	中国人民解放军陆军军医大学第一附属医院
顾问	朱虹光	复旦大学基础医学院
顾问	苏　敏	汕头大学医学院
顾问	周　韧	浙江大学
委员	陈　东	首都医科大学附属北京安贞医院
委员	潘红波	广西医科大学病理学教研室 / 第一附属医院病理科
委员	彭挺生	中山大学附属第一医院病理科
委员	杨永滨	河北大学
委员	武　欣	河北北方医院
委员	宋旭东	华北理工大学附属医院
委员	何方刚	武汉大学基础医学院

（待续）

（续表）

职务	姓名	单位
委员	张志伟	南华大学
委员	陈丽红	福建医科大学基础医学院病理学系
委员	曲利娟	解放军福州总医院病理科
委员	林茂华	福建医科大学附属闽东医院 / 宁德市闽东医院
委员	王　杰	贵州医科大学法医学院 / 法医司法鉴定鉴定中心
委员	郑　洪	遵义医学院附属医院
委员	方义湖	江西医学高等专科学校
委员	何　珏	赣南医学院病理学教研室 / 附属医院病理科
委员	王景美	南京鼓楼医院病理科
委员	齐晓微	江南大学附属医院
委员	李　敏	兰州大学基础医学院
委员	邱雪杉	中国医科大学附属第一医院病理科
委员	陈　鹤	哈尔滨医科大学病理教研室
委员	孙俊红	山西医科大学法医学院
委员	杨树东	无锡市人民医院
委员	徐美林	天津市胸科医院
委员	吴淑琴	齐齐哈尔医学院病理学院
委员	景　丽	宁夏医科大学病理学 / 法医司法鉴定中心
委员	吴茂旺	皖南医学院法医学院
委员	孙　青	山东省千佛山医院病理科
委员	耿少卿	青岛市中心医院病理诊断中心
委员	相　磊	山东大学齐鲁医院病理科 / 山东大学基础医学院病理学系
委员	瞿永强	昆明医科大学法医学院
委员	宋林红	四川省人民医院病理科
委员	刘新社	西安交通大学医学部
委员	张冠军	西安交通大学第一附属医院病理科
委员	徐承平	陆军军医大学附属西南医院病理科
委员	周亦武	华中科技大学同济医学院法医学系
委员	汤显斌	湖北医药学院附属太和医院
委员	郭亚东	中南大学基础医学院 / 湖南省湘雅司法鉴定中心
委员	宋志刚	解放军总院第一医学中心
委员	李丹阳	哈尔滨医科大学附属第一医院病理科
委员	徐　缓	四川大学华西医院
委员	李　霁	北京协和医院
委员	杨　磊	南方医科大学病理学系
委员	杜　江	中国医科大学基础医学院
委员	阿仙姑·哈斯木	新疆医科大学基础医学院病理解剖学教研室
委员	白臣光	中国医科大学基础医学院
秘书	王　源	安徽医科大学第四附属医院

第三章　中华医学会病理学分会现状

第一节　全国各省、市、自治区病理学会及从业人员概况

2016—2018 年，我国各省病理学分会主任委员、前任主任委员、候任主任委员、副主任委员简介名单见表 3-1-1。

表 3-1-1　全国病理学分会人员简介

地区	姓名	单位	职务
安徽省	孟　刚	安徽医科大学第四附属医院	主任委员
	李传应	安徽省立医院	副主任委员
	冯振中	蚌埠医学院附属医院	副主任委员
	卢林明	皖南医学院附属弋矶山医院	副主任委员
北京市	陈　杰	北京协和医院	主任委员
	刘东戈	国家卫健委北京医院	候任主任委员
	梁智勇	北京协和医院	副主任委员
	金木兰	首都医科大学附属北京朝阳医院	副主任委员
	刘红刚	首都医科大学附属北京同仁医院	副主任委员
	吕　宁	中国医学科学院肿瘤医院	副主任委员
	卢德宏	首都医科大学宣武医院	副主任委员
	石怀银	解放军总医院第一医学中心	副主任委员
	张　波	北京大学第三医院	副主任委员
重庆市	阎晓初	陆军军医大学第一附属医院	主任委员
	卞修武	陆军军医大学第一附属医院	前任主任委员
	王娅兰	重庆医科大学	副主任委员
	李　进	重庆市肿瘤医院	副主任委员
	肖华亮	陆军特色医疗中心	副主任委员
	郭乔楠	陆军军医大学第二附属医院	副主任委员
	唐应成	重庆市人民医院三院	副主任委员

（待续）

（续表）

地区	姓名	单位	职务
福建省	黄爱民	福建医科大学	主任委员
	陈　新	福建省立医院	副主任委员
	曲利娟	联勤保障部队第九〇〇医院	副主任委员
	杨映红	福建医科大学附属协和医院	副主任委员
	力　超	福建省肿瘤医院	副主任委员
	张海萍	厦门大学附属第一医院	副主任委员
	陈林莺	福建医科大学附属第一医院	副主任委员
甘肃省	刘　斌	解放军联勤保障部队第 940 医院	主任委员
	李　敏	兰州大学病理学研究所	副主任委员
	石清芳	甘肃省妇幼保健院	副主任委员
	张东生	兰州市第二人民医院	副主任委员
广东省	韩安家	中山大学附属第一医院	主任委员
	陈晓东	第二军医大学	副主任委员
	邵春奎	中山大学附属第三医院	副主任委员
	顾莹莹	广州医科大学附属第一医院	副主任委员
	李学农	南方医科大学	副主任委员
	胡维维	佛山市第一人民医院	副主任委员
	成志强	深圳市人民医院	副主任委员
广西壮族自治区	冯振博	广西医科大学第一附属医院	主任委员
	罗殿中	广西医科大学第一附属医院	副主任委员
	李祖云	广西医科大学第一附属医院	副主任委员
	马　韵	广西医科大学第一附属医院	副主任委员
	莫祥兰	广西医科大学第一附属医院	副主任委员
	张锡流	广西医科大学第一附属医院	副主任委员
	黄照权	桂林医学院	副主任委员
	曾思恩	桂林医学院	副主任委员
	卢运龙	右江民族医学院附属医院	副主任委员
	杨丹球	钦州市第一人民医院	副主任委员
	顾永耀	广西医科大学第一附属医院	副主任委员
贵州省	郑　洪	遵义医学院附属医院	主任委员
	于燕妮	贵州医科大学	前任主任委员
	杨文秀	贵州医科大学	副主任委员
	成元华	贵州医科大学	副主任委员
	易　韦	贵州省人民医院	副主任委员
	何　常	贵州医科大学附属医院	副主任委员

（待续）

（续表）

地区	姓名	单位	职务
海南省	谈　顺	海口市人民医院	主任委员
	翁　阳	海南医学院第一附属医院	前任主任委员
	黄幼生	海南医学院第一附属医院	候任主任委员
	李新年	海南省人民医院	副主任委员
	范长玲	海南省儋州市人民医院	副主任委员
河北省	李月红	河北医科大学第二医院	主任委员
	赵焕芬	河北省人民医院	副主任委员
	朱振龙	河北医科大学第一医院	副主任委员
	刘淑霞	河北医科大学	副主任委员
	熊正文	陆军第八十一集团军医院	副主任委员
河南省	李文才	郑州大学第一附属医院	主任委员
	李惠翔	郑州大学第一附属医院	副主任委员
	孔令非	河南省人民医院	副主任委员
	郭永军	河南省肿瘤医院	副主任委员
	祁敏宪	河南省胸科医院	副主任委员
	苏　蔚	新乡医学院第一附属医院	副主任委员
	范　瑞	南阳市第一人民医院	副主任委员
	米建强	河南科技大学第一附属医院	副主任委员
黑龙江省	戚基萍	哈尔滨医科大学附属第一医院	主任委员
	赵玉兰	哈尔滨医科大学附属肿瘤医院	前任主任委员
	耿敬姝	哈尔滨医科大学附属肿瘤医院	副主任委员
	焦宇飞	哈尔滨医科大学附属第二医院	副主任委员
	张淑君	哈尔滨医科大学附属第四医院	副主任委员
	姜　虹	黑龙江省医院	副主任委员
	李维娜	黑龙江中医药大学附属二院	副主任委员
	吴　鹤	哈尔滨医科大学附属第一医院	副主任委员
	李春旭	齐齐哈尔医学院病理学院	副主任委员
湖北省	肖书渊	武汉大学病理中心	主任委员
	黄利鸣	湖北省社会主义学院	副主任委员
	王国平	华中科技大学同济医学院附属同济医院	副主任委员
	聂　秀	华中科技大学同济医学院附属协和医院	副主任委员
	袁静萍	武汉大学人民医院	副主任委员
	岳君秋	湖北省肿瘤医院	副主任委员
湖南省	周建华	湘雅医院	主任委员
	贺修胜	南华大学医学院	副主任委员
	李代强	中南大学湘雅二医院	副主任委员
	李艳春	湖南省人民医院	副主任委员

（待续）

（续表）

地区	姓名	单位	职务
吉林省	李玉林	吉林大学基础医学院	主任委员
	高洪文	吉林大学第二医院	副主任委员
	王银萍	吉林大学第一医院	副主任委员
	王丽萍	吉林大学中日联谊医院	副主任委员
	李一雷	吉林大学基础医学院	副主任委员
	盖晓东	北华大学医学院	副主任委员
	陈　萍	吉林市中心医院	副主任委员
	孙　抒	延边大学医学院	副主任委员
	金仁顺	延边大学附属医院	副主任委员
江苏省	孟凡青	南京鼓楼医院	主任委员
	张智弘	江苏省人民医院 / 南京医科大学第一附属医院	前任主任委员
	郭凌川	苏州大学附属第一医院	候任主任委员
	石群立	中国人民解放军东部战区总医院	副主任委员
	张丽华	东南大学附属中大医院	副主任委员
	张炜明	江苏省人民医院	副主任委员
	丁永玲	扬州大学附属医院	副主任委员
江西省	梅金红	南昌大学第一附属医院	主任委员
	李里香	南昌大学第二附属医院	副主任委员
	蔡　勇	江西省肿瘤医院	副主任委员
	杨文萍	江西省儿童医院	副主任委员
	熊小亮	江西省南昌大学	副主任委员
辽宁省	王恩华	中国医科大学	主任委员
	邱雪杉	中国医科大学附属一院	候任主任委员
	杨向红	中国医科大学附属盛京医院	副主任委员
	关宏伟	大连医科大学附属第一医院	副主任委员
	姜彦多	中国人民解放军北部战区总医院	副主任委员
	李庆昌	中国医科大学附属一院	副主任委员
内蒙古自治区	贾永峰	内蒙古医科大学附属医院	主任委员
	师永红	内蒙古医科大学附属医院	前任主任委员
	张志坚	内蒙古包钢医院	副主任委员
	张景义	赤峰学院附属医院	副主任委员
	郭世炳	内蒙古医科大学第二附属医院	副主任委员
	王金花	内蒙古医科大学附属人民医院	副主任委员
	李宝慧	通辽市医院	副主任委员
	汪　锋	内蒙古自治区人民医院	副主任委员

（待续）

（续表）

地区	姓名	单位	职务
宁夏回族自治区	韩恩善	宁夏医科大学总医院	主任委员
	贺海燕	宁夏人民医院	副主任委员
	景　丽	宁夏医科大学	副主任委员
	秦　璟	宁夏医科大学总医院	副主任委员
青海省	张易青	青海大学附属医院	主任委员
	周世英	青海省人民医院	副主任委员
	张淑坤	青海省人民医院	副主任委员
	郭新建	青海大学附属医院	副主任委员
	逯金海	青海红十字医院	副主任委员
山东省	高　鹏	齐鲁医院	主任委员
	张廷国	齐鲁医院	前任主任委员
	耿　明	济南军区总医院	副主任委员
	姜慧峰	齐鲁医院（青岛）	副主任委员
	侯　刚	泰安市中心医院	副主任委员
	李玉军	青岛大学附属医院	副主任委员
	穆殿斌	山东省肿瘤医院	副主任委员
	覃业军	山东省立医院	副主任委员
	吴淑华	滨州医学院附属医院	副主任委员
	战雪梅	临沂市人民医院	副主任委员
	张仁亚	济宁医学院附属医院	副主任委员
山西省	郗彦凤	山西省肿瘤医院	主任委员
	李　丽	山西白求恩医院（原山西大医院）	副主任委员
	白　洵	山西医科大学第一医院	副主任委员
	王　晨	山西医科大学第二医院	副主任委员
	屈重霄	山西省人民医院	副主任委员
	李灵敏	山西医科大学病理教研室	副主任委员
	王金胜	长治医学院	副主任委员
陕西省	张冠军	西安交通大学医学院第一附属医院	主任委员
	李　青	第四军医大学病理学教研室暨西京医院	副主任委员
	惠起源	延安大学附属医院	副主任委员
	张　伟	第四军医大学唐都医院	副主任委员
	徐长福	西安交通大学医学部基础医学院	副主任委员
	王　茁	陕西省人民医院	副主任委员
上海市	朱虹光	复旦大学基础医学院	主任委员
	郑建明	长海医院	候任主任委员
	王立峰	新华医院	副主任委员
	易祥华	同济大学附属同济医院	副主任委员
	唐　峰	复旦大学附属华山医院	副主任委员

（待续）

（续表）

地区	姓名	单位	职务
四川省	徐　钢	四川省人民医院	主任委员
	张尚福	四川大学华西医院	前任主任委员
	张红英	四川大学华西医院	候任主任委员
	龙汉安	西南医科大学	副主任委员
	王　影	四川省肿瘤医院	副主任委员
	文　彬	川北医学院基础医学院	副主任委员
	吴　宁	德阳市人民医院	副主任委员
	章　培	成都市第二人民医院	副主任委员
天津市	汝　昆	中国医科院血液病医院	主任委员
	孙保存	天津医科大学病理教研室	前任主任委员
	刘易欣	天津市中心妇产科医院	副主任委员
	章明放	天津市第一中心医院	副主任委员
	于士柱	天津市神经病理研究室	副主任委员
	张传山	天津市第三中心医院	副主任委员
西藏自治区	罗含欢	西藏自治区人民医院	主任委员
	米玛卓嘎	西藏自治区第二人民医院	副主任委员
新疆维吾尔自治区	孙振柱	新疆维吾尔自治区人民医院	主任委员
	张　巍	新疆医科大学第一附属医院	副主任委员
	徐康宁	新疆乌鲁木齐市友谊医院	副主任委员
	房新志	新疆医科大学第三附属医院	副主任委员
云南省	潘国庆	昆明医科大学第一附属医院	主任委员
	杨举伦	成都军区昆明总医院	前任主任委员
	王丽琼	昆明市延安医院	副主任委员
	刘　涛	云南省中医院	副主任委员
	陈天星	云南省第一人民医院	副主任委员
	杨承纲	云南省肿瘤医院	副主任委员
	潘　云	大理大学第一附属医院	副主任委员
浙江省	滕晓东	浙江大学医学院附属第一医院	主任委员
	来茂德	浙江大学医学院	前任主任委员
	任国平	浙江大学医学院附属第一医院	副主任委员
	孙文勇	中国科学院大学附属肿瘤医院（浙江省肿瘤医院）	副主任委员
	陈丽荣	浙江大学医学院附属第二医院	副主任委员
	陈国荣	温州医科大学形态学系 / 附属第一医院	副主任委员
	周　韧	浙江大学医学院病理学与病理生理学系	副主任委员
	徐如君	杭州市第一人民医院	副主任委员

中华医学会病理学分会于2016—2019年对全国31个省、市、自治区（本次调查未包含香港特别行政区、澳门特别行政区及台湾省）医院病理科的现状进行了调查，我国病理从业人员分为医生、技术人员、专职教研人员三类，各省市自治区的病理从业人员职称、学历、年龄分布情况见表3-1-2～3-1-10。

表3-1-2　全国病理科医生职称情况

地区	总人数	病理科医生各职称人数（%）		
		正高	副高	中级及以下
安徽省	470	25（5.3）	53（11.3）	392（83.4）
北京市	713	115（16.1）	151（21.2）	447（62.7）
重庆市	235	30（12.8）	55（23.4）	150（63.8）
福建省	476	52（10.9）	94（19.7）	330（69.3）
甘肃省	361	21（5.8）	74（20.5）	266（73.7）
广东省	1290	171（13.3）	280（21.7）	839（65.0）
广西壮族自治区	430	29（6.7）	74（17.2）	327（76.0）
贵州省	310	17（5.5）	57（18.4）	236（76.1）
海南省	108	12（11.1）	17（15.7）	79（73.1）
河北省	720	47（6.5）	109（15.1）	564（78.3）
河南省	1465	70（4.8）	223（15.2）	1172（80.0）
黑龙江省	493	71（14.4）	127（25.8）	295（59.8）
湖北省	875	62（7.1）	202（23.1）	611（69.8）
湖南省	703	60（8.5）	142（20.2）	501（71.3）
吉林省	379	48（12.7）	95（25.1）	236（62.2）
江苏省	1164	139（11.9）	269（23.1）	756（65.0）
江西省	389	24（6.2）	56（14.4）	309（79.4）
辽宁省	753	143（19.0）	182（24.2）	428（56.8）
内蒙古自治区	315	47（14.9）	80（25.4）	188（59.7）
宁夏回族自治区	110	14（12.7）	26（23.6）	70（63.7）
青海省	119	10（8.4）	22（18.5）	87（73.1）
山东省	1353	75（5.5）	216（16）	1062（78.5）
山西省	387	30（7.8）	86（22.2）	271（70.0）
陕西省	525	54（10.3）	97（18.5）	374（71.2）
上海市	600	101（17.0）	140（23.0）	359（60.0）
四川省	923	61（6.6）	175（19.0）	687（74.4）
天津市	323	46（14.2）	67（20.7）	210（65.1）
西藏自治区	33	4（12.1）	10（30.3）	19（57.6）
新疆维吾尔自治区	165	26（15.7）	39（23.5）	100（60.8）
云南省	246	17（6.9）	41（16.7）	188（76.4）
浙江省	1100	134（12.2）	228（20.7）	738（67.1）

表 3-1-3　全国病理科技师职称情况

地区	总人数	病理科技师各职称人数（%）	
		高级	中级及以下
安徽省	326	6（1.8）	320（98.2）
北京市	617	12（1.9）	605（98.1）
重庆市	218	6（2.8）	212（97.2）
福建省	410	29（7.1）	381（92.9）
甘肃省	211	8（3.8）	203（96.2）
广东省	1125	80（7.1）	1045（92.9）
广西壮族自治区	287	13（4.5）	274（95.5）
贵州省	204	15（7.4）	189（92.6）
海南省	87	2（2.3）	85（97.7）
河北省	384	21（5.5）	363（94.5）
河南省	1363	21（1.5）	1342（98.5）
黑龙江省	371	26（7.3）	345（92.7）
湖北省	739	45（6.1）	694（93.9）
湖南省	464	26（5.6）	438（94.4）
吉林省	297	32（10.8）	265（89.2）
江苏省	884	53（6.0）	831（94.0）
江西省	280	9（3.2）	271（86.8）
辽宁省	594	18（3.0）	576（97.0）
内蒙古自治区	209	11（5.3）	198（94.7）
宁夏回族自治区	87	8（9.2）	78（90.8）
青海省	62	4（6.5）	58（93.5）
山东省	944	37（3.9）	907（96.1）
山西省	282	17（6.0）	265（94.0）
陕西省	415	26（6.3）	389（93.7）
上海市	592	6（1.0）	586（99.0）
四川省	665	16（2.4）	649（97.6）
天津市	237	12（5.1）	225（94.9）
西藏自治区	21	9（42.9）	12（57.1）
新疆维吾尔自治区	122	13（10.7）	109（89.3）
云南省	208	4（1.9）	204（98.1）
浙江省	987	44（4.5）	943（95.5）

表 3-1-4 全国病理学专职教研人员职称情况

地区	总人数	病理学专职教研人员各职称人数（%）	
		高级	中级及以下
安徽省	31	21（67.7）	10（32.3）
北京市	5	4（80.0）	1（20.0）
重庆市	59	26（44.1）	33（55.9）
福建省	80	49（61.2）	31（38.8）
甘肃省	28	13（46.4）	15（53.6）
广东省	150	74（49.3）	76（50.7）
广西壮族自治区	54	24（44.4）	30（55.6）
贵州省	41	25（60.9）	16（39.1）
海南省	11	6（54.5）	5（45.4）
河北省	49	32（65.3）	17（34.7）
河南省	143	51（35.7）	92（64.3）
黑龙江省	59	32（54.2）	27（45.8）
湖北省	32	15（46.8）	17（53.2）
湖南省	172	118（68.6）	54（31.4）
吉林省	72	57（79.2）	15（20.8）
江苏省	88	43（48.9）	45（51.1）
江西省	51	17（33.3）	34（66.7）
辽宁省	69	38（55.1）	31（44.9）
宁夏回族自治区	12	9（75.0）	3（25.0）
青海省	14	7（50.0）	7（50.0）
山东省	80	35（43.8）	45（56.2）
山西省	40	20（50.0）	20（50.0）
陕西省	67	64（95.5）	3（4.5）
上海市	44	21（48.0）	23（52.0）
四川省	32	15（46.9）	17（53.1）
天津市	13	8（61.5）	5（38.5）
西藏自治区	1	0	1（100.0）
新疆维吾尔自治区	45	22（48.9）	23（51.1）
云南省	20	6（30.0）	14（70.0）
浙江省	50	30（60.0）	20（40.0）

表 3-1-5　全国病理科医生学历情况

地区	总人数	病理科医生各学历人数（%）		
		博士	硕士	本科及以下
安徽省	470	50（10.6）	120（25.6）	300（63.8）
北京市	713	240（33.7）	317（44.5）	156（21.9）
重庆市	235	49（20.9）	71（30.2）	115（48.9）
福建省	476	42（8.8）	125（26.3）	309（64.9）
甘肃省	361	16（4.4）	73（20.2）	272（75.3）
广东省	1290	207（16.0）	547（42.4）	536（41.6）
广西壮族自治区	430	35（8.1）	110（25.6）	285（66.3）
贵州省	310	15（4.8）	90（29.0）	205（66.2）
海南省	108	9（8.3）	28（25.9）	71（65.7）
河北省	720	23（3.2）	157（21.8）	540（75.0）
河南省	1465	69（4.7）	441（30.1）	955（65.2）
黑龙江省	493	40（8.1）	122（24.8）	331（67.1）
湖北省	875	101（11.5）	329（37.6）	445（50.9）
湖南省	703	78（11.1）	181（25.7）	444（63.2）
吉林省	379	43（11.3）	127（33.5）	209（55.2）
江苏省	1150	83（7.2）	448（39.0）	619（53.8）
江西省	389	13（3.3）	123（31.6）	253（65.1）
辽宁省	753	124（16.5）	316（42.0）	313（42.5）
内蒙古自治区	315	16（5.1）	79（25.1）	220（69.8）
宁夏回族自治区	110	6（5.5）	25（22.7）	79（71.8）
青海省	119	2（1.7）	12（10.1）	105（88.2）
山东省	1349	114（8.5）	574（42.5）	661（49.0）
山西省	394	16（4.1）	130（33.0）	248（62.9）
陕西省	525	76（14.5）	179（34.1）	270（51.4）
上海市	600	153（26.0）	272（45.0）	175（29.0）
四川省	923	59（6.4）	237（25.7）	627（67.9）
天津市	323	90（27.9）	153（47.3）	80（24.8）
西藏自治区	33	0（0）	5（15.2）	28（84.9）
新疆维吾尔自治区	165	17（10.3）	47（28.5）	101（61.2）
云南省	246	16（6.5）	64（26.0）	166（67.5）
浙江省	1100	51（4.6）	369（33.6）	680（61.8）

表 3-1-6　全国病理科技师学历情况

地区	总人数	病理科技师各学历人数（%）		
		博士	硕士	本科及以下
安徽省	326	3（0.9）	50（15.4）	273（83.7）
北京市	617	3（0.5）	51（8.3）	563（91.2）
重庆市	218	3（1.4）	20（9.2）	195（89.4）
福建省	410	5（1.2）	32（7.8）	373（91.0）
甘肃省	211	0	12（5.7）	199（94.3）
广东省	1125	14（1.2）	95（8.4）	1016（90.3）
广西壮族自治区	288	1（0.3）	21（7.3）	266（92.4）
贵州省	204	5（2.5）	13（6.4）	186（91.2）
海南省	87	0	0	87（100.0）
河北省	384	0	21（5.5）	363（94.5）
河南省	1363	14（1.0）	79（58.0）	1270（93.2）
黑龙江省	371	1（0.3）	6（1.6）	364（98.1）
湖北省	739	13（1.8）	180（24.4）	546（73.8）
湖南省	464	13（2.8）	42（9.0）	409（88.2）
吉林省	297	3（1.0）	41（13.8）	253（85.2）
江苏省	867	13（1.5）	133（15.3）	721（83.2）
江西省	281	0	10（3.6）	271（96.4）
辽宁省	594	1（0.2）	24（4.0）	569（95.8）
内蒙古自治区	209	1（0.5）	16（7.5）	192（92.0）
宁夏回族自治区	87	0	10（11.5）	77（88.5）
青海省	62	0	5（8.1）	57（91.9）
山东省	937	11（1.2）	80（8.5）	846（90.3）
山西省	295	18（0.6）	22（7.4）	255（92.0）
陕西省	415	3（0.7）	39（9.4）	373（89.9）
上海市	592	18（3.0）	48（8.0）	526（89.0）
四川省	665	7（1.1）	44（6.6）	614（92.3）
天津市	237	1（0.4）	10（4.2）	226（94.9）
西藏自治区	28	0（0）	0（0）	28（100）
新疆维吾尔自治区	120	3（2.5）	11（9.2）	106（88.3）
云南省	208	4（1.9）	12（5.8）	192（92.3）
浙江省	987	3（0.3）	82（8.3）	902（91.4）

表 3-1-7　全国病理学专职教研人员学历情况

地区	总人数	病理学专职教研人员各学历人数（%）		
		博士	硕士	本科及以下
安徽省	30	10（33.3）	6（20.0）	14（46.7）
北京市	5	5（100.0）	0	0
重庆市	128	61（47.7）	47（36.7）	20（15.6）
福建省	80	24（30.0）	27（33.8）	29（36.2）
甘肃省	28	12（42.9）	13（46.4）	3（10.7）
广东省	150	75（50.0）	48（32.0）	27（18.0）
广西壮族自治区	54	6（11.1）	37（68.5）	11（20.4）
贵州省	41	5（12.2）	23（56.1）	13（31.7）
海南省	11	5（45.5）	6（54.5）	0
河北省	49	25（51.0）	23（46.9）	1（2.1）
河南省	143	21（14.7）	66（46.2）	56（39.2）
黑龙江省	59	25（42.4）	23（39.0）	11（18.6）
湖北省	28	17（60.7）	11（39.3）	0
湖南省	172	104（60.5）	41（23.8）	27（15.7）
吉林省	72	50（69.4）	19（26.4）	3（4.2）
江苏省	84	38（45.2）	32（38.1）	14（16.7）
江西省	51	12（23.5）	28（54.9）	11（21.6）
辽宁省	69	46（66.7）	18（26.1）	5（7.2）
内蒙古自治区	30	8（26.7）	16（53.3）	6（20.0）
宁夏回族自治区	12	5（41.7）	4（33.3）	3（25.0）
青海省	14	5（36.0）	4（28.0）	5（36.0）
山东省	80	30（37.5）	34（42.5）	16（20.0）
山西省	40	11（27.5）	25（62.5）	4（10.0）
陕西省	67	35（52.2）	29（34.3）	3（4.5）
上海市	44	30（68.0）	4（10.0）	10（22.0）
四川省	32	13（40.6）	8（25.0）	11（34.4）
天津市	13	7（53.8）	5（38.5）	1（7.7）
西藏自治区	1	0（0）	0（0）	1（100）
新疆维吾尔自治区	45	17（37.8）	21（46.7）	7（15.6）
云南省	20	11（55.0）	8（40.0）	1（5.0）
浙江省	50	28（56.0）	11（22.0）	11（22.0）

表 3-1-8　全国病理科医生年龄情况

地区	总数	病理科医生各年龄段人数（%）			
		≤35 岁	36～45 岁	46～60 岁	>60 岁
安徽省	470	180（38.3）	132（28.1）	138（29.4）	20（4.2）
北京市	713	137（19.2）	123（17.3）	95（13.3）	56（7.8）
重庆市	235	93（39.6）	86（36.6）	49（20.9）	7（2.9）
福建省	476	219（46.0）	148（31.1）	89（18.7）	20（4.2）
甘肃省	361	119（33.0）	124（34.3）	110（30.5）	8（2.2）
广东省	1290	545（42.2）	452（35.0）	246（19.1）	47（3.7）
广西壮族自治区	530/430	272（51.2）	126（23.8）	119（22.5）	13（2.5）
贵州省	310	146（47.1）	108（34.8）	51（16.5）	5（1.6）
海南省	109	50（45.9）	35（32.1）	18（16.5）	6（5.5）
河北省	720	281（39.0）	308（42.8）	113（15.7）	18（2.5）
河南省	1465	795（54.3）	452（30.9）	237（16.2）	19（1.3）
黑龙江省	493	166（33.7）	189（38.3）	128（25.8）	10（2.2）
湖北省	875	357（40.8）	380（43.5）	133（15.2）	5（0.5）
湖南省	703	275（39.1）	280（39.8）	126（17.9）	22（3.2）
吉林省	379	97（25.6）	145（38.3）	124（32.7）	13（3.4）
江苏省	1150	494（42.9）	384（33.4）	232（20.2）	40（3.5）
江西省	344	178（51.7）	103（29.9）	45（13.0）	15（4.4）
辽宁省	753	278（36.9）	323（42.9）	105（13.9）	45（6.0）
内蒙古自治区	315	113（35.9）	120（38.1）	69（21.9）	13（4.1）
宁夏回族自治区	110	41（37.3）	41（37.3）	26（23.6）	2（1.8）
青海省	119	56（47.1）	40（33.6）	20（16.8）	3（2.5）
山东省	1175	490（41.7）	438（37.3）	207（17.6）	40（3.4）
山西省	295	102（34.6）	156（52.9）	114（38.6）	22（7.5）
陕西省	525	204（38.9）	213（40.6）	90（17.1）	18（3.4）
上海市	600	176（29.0）	215（36.0）	159（27.0）	50（8.0）
四川省	923	402（43.6）	342（37.1）	139（15.1）	40（4.3）
天津市	323	64（19.8）	136（42.1）	80（24.8）	43（13.3）
西藏自治区	33	19（57.6）	8（24.2）	4（12.1）	2（6.1）
新疆维吾尔自治区	165	57（34.6）	63（38.2）	38（23.0）	7（4.2）
云南省	246	115（46.7）	84（34.1）	46（18.7）	1（0.5）
浙江省	1100	496（45.1）	382（34.7）	186（16.9）	36（3.3）

表 3-1-9　全国病理科技师年龄情况

地区	总数	病理科技师各年龄段人数（%）			
		≤35 岁	36～45 岁	46～60 岁	＞60 岁
安徽省	326	163（50.0）	116（35.6）	40（12.3）	7（2.1）
北京市	617	396（64.2）	134（21.7）	80（13.0）	7（1.1）
重庆市	218	153（70.2）	40（18.3）	20（9.2）	5（2.3）
福建省	410	236（57.6）	117（28.5）	55（13.4）	2（0.5）
甘肃省	211	147（69.7）	31（14.7）	32（15.1）	1（0.5）
广东省	1125	808（71.8）	214（19.0）	100（8.9）	3（0.3）
广西省	287	143（49.8）	87（30.3）	57（19.9）	0
贵州省	204	145（71.0）	44（21.6）	15（7.4）	0
海南省	90	66（73.3）	17（18.9）	7（7.8）	0
河北省	384	209（54.4）	112（29.2）	61（15.9）	2（0.5）
河南省	1363	463（34.0）	599（43.9）	301（22.1）	5（0.4）
黑龙江省	371	211（57.1）	83（22.2）	74（19.9）	3（0.8）
湖北省	739	467（63.2）	165（22.3）	107（14.5）	0
湖南省	703	275（39.1）	280（39.8）	126（17.9）	22（3.2）
吉林省	297	146（49.2）	70（23.6）	77（25.9）	4（1.3）
江苏省	875	633（72.3）	142（16.3）	93（10.6）	7（0.8）
江西省	257	177（68.9）	44（17.1）	34（13.2）	2（0.8）
辽宁省	594	249（41.9）	238（40.1）	77（13.0）	30（5.0）
内蒙古自治区	209	152（72.7）	38（18.2）	19（9.1）	0
宁夏回族自治区	87	54（62.1）	18（20.7）	15（17.2）	0
青海省	62	50（80.6）	8（12.9）	4（6.5）	0
山东省	878	572（65.1）	213（24.3）	90（10.3）	3（0.3）
山西省	295	122（41.4）	104（35.3）	69（23.4）	0
陕西省	415	280（67.5）	88（21.2）	47（11.3）	0
上海市	592	415（70.0）	106（18.0）	60（10.0）	11（2.0）
四川省	665	482（72.5）	108（16.2）	72（10.8）	3（0.5）
天津市	237	123（51.9）	49（20.7）	43（18.1）	22（9.3）
西藏自治区	28	21（75.0）	5（17.9）	2（7.1）	0（0%）
新疆维吾尔自治区	51	20（39.2）	21（41.2）	9（17.6）	1（2.0）
云南省	208	165（79.3）	29（13.9）	13（6.3）	1（0.5）
浙江省	987	608（61.6）	280（28.4）	94（9.5）	5（0.5）

表 3-1-10　全国病理学专职教研人员年龄情况

地区	总数	病理学专职教研人员各年龄段人数（%）			
		≤35 岁	36～45 岁	46～60 岁	>60 岁
安徽省	46	23（50.0）	18（39.1）	5（10.9）	0
北京市	5	0	1（20.0）	4（80.0）	0
重庆市	128	68（53.1）	38（29.7）	18（14.1）	4（3.1）
福建省	46	10（21.7）	23（50.0）	13（28.3）	0
甘肃省	28	5（17.9）	14（50.0）	9（32.1）	0
广东省	150	38（25.3）	67（44.7）	41（27.3）	4（2.7）
广西壮族自治区	54	28（51.9）	15（27.8）	9（16.7）	2（3.6）
贵州省	41	16（39.0）	11（26.8）	14（34.2）	0
海南省	11	0	8（72.7）	2（18.2）	1（9.1）
河北省	49	5（10.2）	35（71.4）	6（12.2）	3（6.2）
河南省	143	67（46.9）	41（28.7）	35（24.5）	0（0）
黑龙江省	59	7（11.9）	39（66.1）	12（20.8）	1（0.2）
湖北省	28	10（35.7）	11（39.3）	7（25.0）	0
湖南省	172	32（18.6）	90（52.3）	46（26.7）	4（2.4）
吉林省	72	12（16.7）	24（33.3）	34（47.2）	2（2.8）
江苏省	75	25（33.3）	28（37.4）	21（28.0）	1（1.3）
江西省	51	16（31.4）	20（39.2）	15（29.4）	0
辽宁省	69	18（26.0）	34（49.0）	15（22.0）	2（3.0）
宁夏回族自治区	12	2（16.7）	6（50.0）	4（33.3）	0
青海省	14	3（21.0）	4（29.0）	7（50.0）	0
山东省	80	18（22.5）	44（55.0）	18（22.5）	0
山西省	40	10（25.0）	21（52.5）	9（22.5）	0
陕西省	67	17（25.4）	32（47.8）	17（25.4）	1（1.4）
上海市	44	16（36.0）	15（34.0）	8（18.0）	5（12.0）
四川省	32	11（34.4）	14（43.8）	5（15.6）	2（6.2）
天津市	13	1（7.7）	6（46.2）	5（38.4）	1（7.7）
西藏自治区	1	0（0）	1（100.0）	0（0）	0（0）
新疆维吾尔自治区	27	7（25.9）	14（51.9）	3（11.1）	3（11.1）
云南省	20	6（30.0）	8（40.0）	6（30.0）	0（0）
浙江省	50	8（16.0）	28（56.0）	13（26.0）	1（2.0）

二、全国病理科工作量情况

全国各省、直辖市、自治区三级医院病理科工作量情况见表 3-1-11。

表 3-1-11　全国病理科工作量情况（例）

地区	细胞	常规大体	活检	冰冻	免疫组织化学	分子检测	会诊（含远程）	特染
安徽省	900634	270098	430673	70098	680091	30073	8619	13820
北京市	1141329	659499	800114	84623	2213498	356524	117784	198636
重庆市	381567	178568	173700	36430	400613	48571	18407	11212
福建省	673723	565492	422937	75492	513503	54640	12431	59212
甘肃省	290417	68500	205000	10223	177421	3200	4832	2378
广东省	2161390	2351864	634120	226178	1511373	354466	256510	143394
广西省	252000	233000	78000	45000	333000	8000	16000	367000
贵州省	435127	76	464134	33489	101478	54105	24654	9399
海南省	62375	32045	78300	8027	19463	1483	2275	1130
河北省	327798	399761	236206	56465	560836	20218	32069	39115
河南省	770958	1327754	31689	87935	3576193	284173	56839	22462
黑龙江省	355482	395395	192605	76135	233738	44101	19396	18489
湖北省	356862	302262	318448	50666	576865	44482	22414	29990
湖南省	689823	668008	285795	138607	513471	37124	38100	12231
吉林省	327372	359240	251268	71800	129963	42861	20098	5410
江苏省	2159207	2243145	758597	233851	587125	102509	47952	85533
江西省	729333	569637	180338	80598	252295	72225	45140	18239
辽宁省	670291	965790	290222	168729	661917	143530	45261	39216
内蒙古自治区	125688	195633	54614	20727	65977	22756	6866	2989
宁夏回族自治区	14596	17566	32635	5878	6839	181	1879	9536
青海省	105066	93534	48351	4364	54097	23341	2826	63100
山东省	781089	995839	520731	173441	765688	71097	57400	25210
山西省	269531	320104	135300	33376	306967	8059	14394	2653
陕西省	279783	166234	249352	33331	680395	23734	27793	47600
上海市	1716570	1120983	868523	218303	698395	631351	76227	293688
四川省	1617516	1390585	572560	106686	839670	178882	87392	45280
天津市	349052	761158	123915	31095	706020	20242	7200	9300
西藏自治区	17683	30935	8200	353	1424	124	1017	37
新疆维吾尔自治区	299079	238743	185643	24660	308333	26660	58333	20066
云南省	397116	571114	221567	54761	350176	51151	13719	84587
浙江省	2972146	2063598	1977189	292339	953100	148719	171599	388764

第二节 学术交流

一、各省、直辖市、自治区承办国内外各级病理学术会议情况

2016—2018 年各省、直辖市、自治区积极承办国内外各级病理学术会议，具体承办情况见表 3-2-1。

表 3-2-1 全国各省、市、自治区承办国内外学术交流会议情况

地区	承办会议次数	共计参与人次
安徽省	3	2330
北京市	11	4650
重庆市	21	4182
福建省	28	-
甘肃省	3	850
广东省	186	35891
广西壮族自治区	13	2410
贵州省	11	1722
河北省	76	11483
河南省	8	2670
黑龙江省	24	2572
湖北省	42	6901
湖南省	25	4882
吉林省	15	2645
江苏省	96	17067
江西省	17	2453
辽宁省	1	550
内蒙古自治区	2	660
宁夏回族自治区	3	450
青海省	1	400
山东省	52	8591
山西省	17	3500
陕西省	22	5169
上海市	87	15216
四川省	45	10832
天津市	18	5347
西藏自治区	6	299
新疆维吾尔自治区	4	347
云南省	32	4126
浙江省	58	7134

注："-" 表示未收集到福建省具体参会人数数据。

二、国际和国内（国家级）学术期刊任职情况

全国病理学专家在国内及国际学术期刊任职情况见表 3-2-2。

表 3-2-2　全国病理学专家在国内及国际学术期刊任职情况表

省份	姓名	期刊	任职
安徽省	孟　刚	临床与实验病理学杂志	主编
北京市	石怀银	诊断病理学杂志	总编
	刘爱军	诊断病理学杂志	副总编
	陈　杰	中华病理学杂志	主编
	梁智勇	诊断病理学杂志	总编
	梁智勇	中华病理学杂志	副主编
重庆市	卞修武	诊断病理学杂志	总编辑
	卞修武）	中华病理学杂志	副总编辑
	卞修武）	临床与实验病理学杂志	副主编
	卞修武	*International Journal of Experimental Pathology*	主编
	卞修武	美国 - 加拿大病理学会期刊 *Laboratory Investigation*	高级副主编
广东省	韩安家	Am J Surg Pathol（中文版）	副主编
	韩安家	临床与实验病理学杂志	副主编
	顾　江	AIMM（SCI）	主编
	罗伟仁	*Analytical Cellular Pathology*	领头客座编辑
	罗伟仁	*Translational Cancer Research*	责任编辑
	梁　莉	诊断病理学杂志	副总编
河北省	张祥宏	中华肿瘤杂志	副总编
	张祥宏	中华病理学杂志	副总编
	张祥宏	中国肿瘤临床与康复杂志	副总编
	杨　方	中国煤炭工业医学杂志	副主编
湖北省	袁静萍	中国组织化学与细胞化学杂志	副主编
湖南省	吴勇军	术中冰冻切片诊断误区	主编
	吴勇军	实用临床肿瘤诊疗技术	副主编
	贺修胜	《中南医学科学杂志》	副主编
江苏省	周晓军	临床与实验病理学杂志	副主编
	周晓军	诊断病理学杂志	主编
辽宁省	王恩华	中华病理学杂志	副主编
陕西省	王　哲	诊断病理学	副主编
上海市	马大烈	世界华人消化杂志	主编
	朱雄增	中华病理学杂志	副总编
	杜　祥	中国癌症杂志	副主编
	王　坚	美国外科病理学杂志中文版	副主编
	侯英勇	*BMCCancer*	副编辑
天津市	孙保存	中国肿瘤临床	常务副主编
	张乃鑫	中华病理学杂志	副总编
	刘易欣	国际妇科病理学杂志	执行主编
浙江省	来茂德	*Pathology-Research and Practice*	执行主编
	来茂德	诊断病理学杂志	主编
	来茂德	中华病理学杂志	副总编辑

第三节 全国病理学人才培养情况

一、全国病理医师规范化培训情况（各省提供）

2016—2018 年全国病理医师规范化培训情况见表 3-3-1。

表 3-3-1 全国病理医师规范化培训情况（2016—2018 年）

地区	承担规培工作单位数量	在读人数	毕业人数
安徽省	1	30	26
重庆市	20	69	24
福建省	25	243	97
甘肃省	3	14	6
广东省	106	545	110
广西壮族自治区	12	64	15
贵州省	9	84	22
海南省	5	42	10
河北省	46	172	26
河南省	20	74	49
黑龙江省	32	145	41
湖北省	34	188	21
湖南省	38	237	54
吉林省	26	91	32
江苏省	100	484	165
江西省	10	78	18
辽宁省	60	238	63
内蒙古自治区	10	20	0
宁夏回族自治区	7	25	4
青海省	3	14	3
山东省	40	297	79
山西省	3	11	10
陕西省	15	75	12
上海市	23	286	93
四川省	31	115	33
天津市	6	136	49
西藏自治区	3	2	1
新疆维吾尔自治区	6	106	19
云南省	21	59	16
浙江省	64	490	133

第四节　全国病理学者承担国家级科研课题情况

2016—2018 年全国病理学者承担国家级科研课题情况见表 3-4-1。

表 3-4-1　全国病理学者承担国家级科研课题情况

地区	课题类型	项目个数
北京市	国家重点研发计划	2
	国家科技部国际科技合作计划	1
	国家自然科学基金面上项目	9
	国家自然科学基金委青年基金	3
	教育部归国留学人员启动基金	1
	全军医学科技青年培育项目	1
	行业专项	2
重庆市	国家重点研发计划	5
	国家自然科学基金面上项目	6
	国家自然科学基金委青年基金	15
福建省	国家自然科学基金	4
广东省	国家重点研发计划	2
	国家自然科学基金面上项目	49
	国家自然科学基金委青年基金	36
	国家自然科学基金重大国际（地区）合作研究项目	1
	中组部千人计划	1
广西壮族自治区	国家自然科学基金	9
	省自然面上	1
贵州省	国家自然科学基金	5
	国家自然科学基金地区基金项目	1
海南省	国家自然科学基金面上项目	1
河北省	国家自然科学基金面上项目	8
	国家自然科学基金委青年基金	8
	政府资助专科能力建设和专科带头人培养	1
河南省	国家自然科学基金面上项目	3
	国家自然科学基金委青年基金	5
	国家自然科学基金联合项目	2
黑龙江省	国家自然科学基金	6
湖北省	国家自然科学基金面上项目	8
	国家自然科学基金委青年基金	10

（待续）

（续表）

地区	课题类型	项目个数
湖南省	国家自然科学基金面上项目	6
	国家自然科学基金委青年基金	8
	国家基金地区项目	1
	中国博士后基金面上项目	1
吉林省	科技部国家重点研发专项	4
	第十三批国家“千人计划”青年项目	1
	国家自然基金地区基金	6
	国家自然科学基金面上项目	10
	国家自然科学基金青年基金	3
江苏省	国家自然科学基金国际合作项目	1
	国家自然科学基金面上项目	8
	国家自然科学基金青年基金	15
	国家人类遗传资源共享服务平台专项	1
	江苏省高校自然科学研究面上项目	1
江西省	国家自然科学基金面上项目	1
	国家自然科学基金青年基金	1
	国家自然基金地区基金	4
辽宁省	国家自然科学基金面上项目	9
	国家自然科学基金青年基金	11
	国家自然基金地区基金	1
内蒙古自治区	国家自然基金	2
青海省	国家自然科学基金	2
山东省	国家重点研发计划	1
	国家自然科学基金面上项目	11
	国家自然科学基金委青年基金	13
	国家科技资源共享服务平台	1
	山东省重大科技创新工程项目	1
山西省	国家自然科学基金	2
陕西省	国家自然科学基金面上项目	9
	国家自然科学基金委青年基金	2
	973 课题子课题	1
上海市	国家重点研发计划重点专项	1
	国家自然科学基金面上项目	12
	国家自然科学基金委青年基金	26
	上海市自然科学基金	4

（待续）

（续表）

地区	课题类型	项目个数
四川省	国家重点研发计划重点专项	1
	国家自然科学基金重点项目	1
	国家自然科学基金面上项目	11
	国家自然科学基金委青年基金	4
	教育部 - 博士点基金	1
天津市	国家自然科学基金面上项目	8
	国家自然科学基金委青年基金	7
	国家基金地区项目	1
新疆维吾尔自治区	国家自然科学基金地区科学基金项目	12
云南省	国家重点研发计划重点专项	1
	国家自然科学基金委青年基金	4
	国家自然科学基金地区科学基金项目	7
	云南省重大科技专项	1
	云南省临床重点专科建设项目	3
	云南省应用基础研究项目	6
浙江省	国家重点研发计划重点专项	3
	国家自然科学基金重点项目	1
	国家自然科学基金面上项目	10
	国家自然科学基金委青年基金	10

第五节　全国病理学者发表学术论文情况

2016—2018 年全国病理学者在国内外专业期刊上发表学术论文情况见表 3-5-1。（具体可扫描书末二维码进行了解）

表 3-5-1　全国病理学者发表学术论文情况

地区	发表文章篇数	影响因子（IF）≥5
安徽省	2	0
北京市	150	13
重庆市	96	25
福建省	47	8
甘肃省	3	1
广东省	322	80
广西壮族自治区	49	0
贵州省	21	0
海南省	4	0

（待续）

（续表）

地区	发表文章篇数	影响因子（IF）≥5
河北省	72	5
河南省	16	4
黑龙江省	54	7
湖北省	15	11
湖南省	90	9
吉林省	146	18
江苏省	283	31
江西省	26	2
辽宁省	119	5
内蒙古自治区	6	0
宁夏回族自治区	4	0
山东省	123	10
山西省	15	3
陕西省	53	4
上海市	377	59
四川省	50	7
天津市	46	9
新疆维吾尔自治区	75	4
云南省	28	0
浙江省	130	19
合计	2422	334

第六节　全国病理学者获得省级及以上学术奖励情况

2016—2018 年全国病理学者获得省级及以上学术奖励情况见表 3-6-1。

表 3-6-1　全国病理学者获得省级及以上学术奖励情况

地区	授奖单位	奖励类型（等级）	完成人次
北京市	中华医学会	国家级	1
	中国医学创新联盟博鳌医学创新研究院	国家级	1
	中央军委科学技术委员会	国家级	1
福建省	福建省医学会	福建医学科技奖一等奖	1
	中华人民解放军军事科学委员会	军队科技进步二等奖	2
	福建省科技厅	福建省科技进步一等奖	2
	福建省教育厅	福建省教学成果奖一等奖	1

（待续）

（续表）

地区	授奖单位	奖励类型（等级）	完成人次
福建省	福建省人民政府	福建省科学技术奖三等奖	1
	中国电镜协会	中国电镜协会首届全国超薄切片大赛一等奖	1
	国家病理质控中心（PQCC）	分子病理检测规范化竞赛全国总决赛亚军	2
	福建省教育厅	福建省教学成果奖二等奖	1
广东省	中华医学会病理学分会	中国病理事业终身成就奖	1
	中国医师协会	中国医师奖	1
	广东省科技厅	“广东特支计划”科技创新青年拔尖人才	2
	中国医师协会、中国医师协会病理科医师分会	中国杰出青年病理医师奖	3
	中国抗癌协会肿瘤转移专业委员会	中国抗癌协会肿瘤转移研究青年英才奖	1
	广东省医学会病理学分会	2017 年广州金域杯病理诊断大赛第三名	1
	中共中央组织部	国家“千人计划”青年人才	1
	广东省卫生健康委员会	广东省杰出青年医学人才	6
	广东省教育厅	广东省青年珠江学者	1
	白求恩精神研究会、中国医师协会	全国首届白求恩式好医生提名奖	1
	中国病理医师协会	终身成就奖	1
	中国抗癌协会肿瘤病理专业委员会	全国乳腺病理优秀论文	1
	中国医师协会、中国医师协会病理科医师分会	中国病理人特别贡献奖	1
	广东省医师协会	广东医师奖	1
贵州省	贵州省政府	贵州省科技进步奖二等奖	1
	贵州省科学协会	贵州省科技奖二等奖	1
河北省	河北省人民政府	河北省科学技术进步奖三等奖	1
	河北省人民政府	河北省科学技术进步奖	1
	河北省人民政府	河北省科学技术进步奖二等奖	1
河南省	中国医师协会病理科医师分会	中国病理事业突出贡献专家	3
	中国医师协会病理科医师分会	全国杰出青年病理医师奖	1
	河南省科技厅	河南省杰出青年	1
黑龙江省	黑龙江省卫生计划生育委员会	黑龙江省医药卫生科学技术奖一等奖	2
	黑龙江省科技厅	自然科学类二等奖	2
	黑龙江省卫生厅	黑龙江省医疗卫生新技术应用奖	1
	黑龙江省卫生厅	黑中医科学技术奖二等奖	1
	黑龙江省卫计委	省级新技术应用奖	1
湖北省	湖北省科技厅	湖北省科技进步奖二等奖	1
湖南省	湖南省人民政府	湖南省科技进步二等奖	3
	博士后论坛组委会	湖南省博士后论坛优秀论文二等奖	1
	紫禁城国际药师论坛组委会	紫禁城论坛优秀论文奖	1

（待续）

（续表）

地区	授奖单位	奖励类型（等级）	完成人次
吉林省	中华人民共和国教育部	国家精品资源共享课	1
	中华口腔医学会	第一届口腔生物医学新锐奖（三等奖）	1
	中华口腔医学会	第一届口腔病理杰出青年（教学类）	1
	吉林省科学技术协会	吉林省青年科技奖	1
	吉林省高等教育学会	吉林省高等教育学会高教科研成果（三等奖）	1
	吉林省人民政府	吉林省第六批拔尖创新人才第三层次人选	1
	中华口腔医学会	科技创新人物	1
	中华口腔医学会	口腔医学青年科学家论坛最具潜力奖	1
	中华口腔医学会	第一届口腔病理杰出青年研究论坛（三等奖）	1
	吉林省学位委员会办公室	吉林省优秀博士学位论文	1
	吉林省科技厅	吉林省科技进步奖（三等奖）	2
	吉林省科技厅	吉林省自然科学学术成果奖（三等奖）	1
江苏省	南京鼓楼医院	南京鼓楼医院十佳新技术引进奖三等奖	1
	江苏省卫生健康委员会	江苏省卫计委医学新技术引进奖	5
	江苏省卫生健康委员会	江苏省卫计委医学新技术引进奖二等奖	1
	江苏省抗癌协会	江苏省医学科技科技二等奖	1
	中国医疗保健国际交流促进会	华夏科技奖三等奖	3
	中国医师协会病理科医师分会	中国杰出青年病理医师奖	1
	江苏省人民政府	江苏省科技进步二等奖	1
江西省	江西省人民政府	科技进步奖三等奖	1
内蒙古自治区	内蒙古自治区医学会	科学技术奖	2
	内蒙古自治区人民政府	自然科学二等奖	1
宁夏回族自治区	中华人民共和国司法部司法鉴定管理局	司法鉴定文书评选（三等奖）	1
	宁夏医学会	宁夏医学科技奖（三等奖）	1
	司法鉴定理论与实践研讨会	司法鉴定优秀论文	1
青海省	青海省卫生和计划生育委员会	科技成果二等奖	1
	青海省教育厅	省级青年教师教学大赛优秀奖	1
山东省	山东省教育厅	山东省高等学校科学技术成果奖（二等奖）	2
	中国医师协会病理科医师分会	中国杰出青年病理医师	1
	山东省教育厅	山东省高校科技进步奖（一等奖）	2
	山东医学科技奖奖励委员会	山东省医学科技奖	2
	山东省病理质量控制中心	一等奖	3
	山东省病理质量控制中心	三等奖	2
	山东省卫生和计划生育委员会、省中药管理局	山东省优秀医师	1
	中华医学会	中华医学奖（三等奖）	1

（待续）

（续表）

地区	授奖单位	奖励类型（等级）	完成人次
陕西省	陕西省人民政府	陕西省科技进步二等奖	1
上海市	上海市抗癌协会	上海市抗癌科技奖	4
	中华口腔医学会口腔病理专委会	全国口腔病理青年医师竞赛二等奖	1
天津市	中华医学会病理学分会	中国病理事业终身成就奖	1
	中华医学会病理学分会	中国病理技术特殊贡献奖	1
	中国医师协会病理科医师分会	全国杰出青年病理医师奖	1
	天津市政府	天津市科技进步三等奖	1
	中国科协《科学中国人》	科学中国人（2017）年度人物	1
	白求恩精神研究会、中国医师协会	全国首届白求恩式好医生提名奖	1
新疆维吾尔自治区	新疆维吾尔自治区	自治区科技进步奖（三等奖）	2
	新疆维吾尔自治区教育厅	自治区第十四届自然科学优秀学术论文	3
	新疆维吾尔自治区教育厅	自治区级优秀硕士学位论文	1
	新疆维吾尔自治区科技厅	第十五届自治区自然科学优秀论文奖	3
	新疆生产建设兵团科技局	兵团科技进步奖三等奖	1
云南省	中国实验动物学会	中国实验动物学会科学技术奖一等奖	1
	中央军委科学技术委员会	军队科技进步二等奖	1
	浙江大学	浙江大学教学成果奖二等奖	1
	浙江省卫生健康委员会 / 浙江省总工会	浙江省卫生系统职工病理职业技能竞赛	4
	浙江大学	浙江省研究生教育学会教育成果奖特等奖	1
	浙江人学	中国学位与研究生教育学会医药学研究生教育成果奖三等奖	1
	浙江省医学会	浙江省病理年会中青年优秀科技论文奖	1
	浙江大学	浙江大学优质教学二等奖	1
	中华人民共和国国务院	国家科学技术进步奖二等奖	1
	浙江大学	浙江大学永平教学贡献提名奖	1
	浙江省教育厅	浙江省高等学校微课教学比赛三等奖	1

第七节　全国病理学者参加病理科普、爱心医疗及帮扶医疗活动

2016—2018 年全国病理学者参加科普、爱心医疗及帮扶医疗活动情况见表 3-7-1。

表 3-7-1　全国病理学者参加病理科普、爱心医疗及帮扶医疗活动情况

地区	活动类型	活动次数
北京市	对口医院支援	5
	术中冰冻病理会诊	长期

（待续）

（续表）

地区	活动类型	活动次数
重庆市	接受下级医院技术人员进修与培训	2
	对口医院支援	4
	学习能力和科研兴趣学术讲座	1
	基层医院病理科现场技术帮带活动	1
	健康科普知识讲座	5
	爱心慰问活动	4
	术中冰冻病理会诊	长期
甘肃省	定点基层医疗帮扶	16
	义诊	2
	病理诊断与技术支持	2
广东省	基层医疗帮扶	34
	义诊	2
	病理诊断与技术支持	4
	科普讲座	5
贵州省	病理技术交流会及研讨班	2
	基层医疗帮扶	1
河北省	基层医疗帮扶	51
	义诊	1
	援疆（河北省卫生和计划生育委员会）	5
	病理诊断与技术支持	2
	基层病理培训	3
	科普讲座	1
湖北省	基层医疗帮扶	11
	义诊	5
	病理诊断与技术支持	3
	科普讲座	3
	基层病理培训	6
湖南省	基层医疗帮扶	3
吉林省	肿瘤普查	1
	科普讲座	1
江苏省	基层医疗帮扶	1
	义诊	2
	科普讲座	1
江西省	基层医疗帮扶	2
	基层病理培训	2

（待续）

（续表）

地区	活动类型	活动次数
辽宁省	基层医疗帮扶	14
	义诊	2
	科普讲座	1
青海省	基层医疗帮扶	2
山东省	基层医疗帮扶	4
	义诊	1
陕西省	基层医疗帮扶	5
	远程病理会诊和实地技术培训	1
	病理技术支持	1
上海市	基层医疗帮扶	11
	科普	2
	远程病理会诊和实地技术培训	3
	义诊	2
	联合培养西藏病理住院医生	3
四川省	基层医疗帮扶	10
	科普	2
	基层病理培训	3
天津市	基层医疗帮扶	1
	基层病理培训	8
	病理诊断与技术支持	2
新疆维吾尔自治区	远程病理指导	2
	义诊	2
	科普讲座	1
云南省	基层医疗帮扶	3
	义诊	1
	病理诊断与技术支持	1
浙江省	基层医疗帮扶	9
	义诊	2
	科普	1

第四章　病理学研究进展

第一节　科学研究进展概述

一、病理学基础研究与实验研究进展概述

随着肿瘤精准诊治需求的不断提高，我国分子病理诊断和基础研究工作也获得长足发展，将近年来我国学者的研究成果简要综述如下。

（一）分子病理研究和进展

基于分子靶点的肿瘤靶向治疗 / 个体化治疗在中晚期肿瘤的临床治疗中具有重要意义，近年来，我国分子病理诊断方面也获得了诸多成果，涉及呼吸系统肿瘤、消化系统肿瘤、乳腺肿瘤、脑胶质瘤和头颈部肿瘤的分子病理诊断、遗传性肿瘤筛查、分子病理新技术等方面。

中国临床肿瘤学会（CSCO）在 2016 年首次发布了《原发性肺癌诊疗指南》，2018 年完成了该指南的第二次更新。该指南推荐在早期术后 N1/N2 的非鳞非小细胞肺癌（NSCLC）患者中，行 *EGFR* 突变检测。NSCLC 推荐检测必检基因 *EGFR*、*ALK*、*ROS1* 和扩展基因 *BRAF*、*MET*、*HER2*、*KRAS*、*RET*。对肿瘤免疫治疗的患者可通过 PD-L1 免疫组织化学表达和肿瘤突变负荷（TMB）进行筛选。推荐对 EGFR-TKIs 耐药患者进行 *EGFR*T790M 突变检测，组织病理学检测作为金标准仍为首选，血液检测可作为补充。

结直肠癌是国内外研究的热点，近年来也取得了较大的进展。目前临床对于晚期或转移性结直肠癌患者治疗前行 *RAS* 及 *BRAF* 基因检测并评估 DNA 错配修复状态。肿瘤细胞比例低、肿瘤异质性和辅助治疗可能会影响结直肠癌的分子诊断，检测时应进行前瞻性质量评估。胃肠道间质瘤（GIST）作为分子靶向治疗实体肿瘤的典范，近年来其分子机制及靶向治疗都取得了重要的进展。

在乳腺癌方面，分子分型较明确对于乳腺癌的诊断、治疗及预后判断具有重要意义，尤其是某些驱动基因或蛋白的检测对靶向药物疗效的预测具有重要作用，从而实现对乳腺癌患者的个体化治疗，极大地改善了患者的预后。*HER2* 基因是乳腺癌的明星基因，对于 HER2 阳性的患者使用抗 HER2 药物治疗策略取得了极大的成功。HER2 的正确检测结果是针对 HER2 行靶向治疗的重要依据，并且对内分泌治疗、化学治疗方案的选择及预后评估都有一定的指导作用。近年来，国内外围绕 *HER2* 检测中的问题及判读标准进行了深入探讨，而各种指南也不断地被更新。除此之外，*BRCA1/2* 与 PD-1/PD-L1 等一系列乳腺癌分子分型及治疗新靶点的研究也逐渐被广泛关注。

高通量二代测序（next-generation sequencing，NGS）在过去3年中被广泛应用于肿瘤临床分子病理检测中，包括FFPE组织样本和ctDNA液体活检等，伴随着新一代测序，很多新的技术也孕育而生，比如数字PCR（digital PCR）。这些新技术运用于临床极大地推动了分子病理的发展，但是同时也带来许多新的问题，这都有待于未来研究及临床中不断地完善。

总之，我国的肿瘤分子病理临床诊断取得长足的进步，但是总体水平仍有待提高，并且原创性的临床研究及进展较少。未来的研究需要从战略角度顶层设计，针对中国高发肿瘤及发病机制，进行肿瘤分子病理的原创研究，在该领域发出来自中国的声音。

（二）数字病理与人工智能研究和进展

数字病理在中国的总体发展已经初步完成第一阶段，即基于全玻片数字扫描技术将传统玻片上的全部图像信息进行数字化，形成数字化切片。全国正在部署数字病理的第二阶段，即基于高通量与快速全视野的数字化切片/全切片数字化图像（whole slide image，简称WSI）技术结合互联网技术，建立区域性网络病理诊断平台，形成打破地域限制的“大病理科”或“云病理科”。发达地区正在探索第三阶段，即在全数字病理科的基础上，存档的数字化切片形成丰富的大数据，当这些大数据与人工智能（artificial intelligence，AI）等新兴的计算机算法和计算机强大的运算能力相结合，即有望实现计算机辅助诊断。

目前我国已有多所高校、医院及其他科研机构都建立起数字病理切片系统的可视化数据库。利用数字病理切片系统进行经典教学切片和疑难病例切片的扫描，建立起统一的形态学数字切片网络教学平台；国内许多大型医院的病理科和中心实验室也已经建成数字切片库，用于远程病理会诊，并尝试性地开展联合诊断。

目前，数字病理远程诊断主要应用于疑难病理会诊、冷冻快速会诊和细胞学会诊，针对不同的会诊类别，有不同的数据传输方式。国内已有很多研发系统建立了基于虚拟切片系统的数字病理远程会诊与数字切片交流平台。用户可将病理切片通过数字切片扫描系统，把整张病理切片快速扫描并将图像存储在计算机里，然后通过网络将数字切片与相关病史上传到会诊平台，专家根据需要选择合适的时间和地点登录此平台，随时随地进行会诊。

人工智能（AI）是研发用于模拟、延伸和扩展人类智慧的理论、方法、技术及应用体系的新计算机学科分支，近年来在图像识别、数字化处理和评价方面发展迅速。人工智能辅助病理图像的分析需要重点关注图像中的细胞和组织学结构。为了反映这些结构，研究者需要提取图像的特征。目前，病理图像的特征提取工作主要集中于物体层面特征、空间相关特征及多尺度特征3个方面。国内有多个团队在进行AI辅助诊断淋巴结转移、胃癌诊断、乳腺癌诊断、前列腺癌分级等的工作，优化的计算模型和大样本的数据集是实现人工智能诊断准确度的关键。

（三）病理学技术研究和进展

病理学科和病理学技术在我国已有近百年历史。近年来，随着科学技术的发展与进步，大部分医院病理科已经发展为具有常规病理学、细胞病理学、免疫病理学、分子病理学等多方面、多层次的现代化综合病理科。病理学技术也由原来单纯的苏木精-伊红（hematoxylin and eosin，HE）染色发展到现在以HE染色为基础，特殊酶化学染色、免疫组织化学染色、显色原位杂交/荧光原位杂交染色、PCR技术、测序技术等多种辅助手段并存的模式。本章将对一些常见的病理技术学组研究进展进行回顾。

（四）细胞病理学研究和进展

细胞病理学作为细胞学的亚专科，到20世纪50年代后才逐步建立完善。细胞病理学分为脱落细胞学和穿刺细胞学。

1. 妇科细胞学 妇科细胞学包括宫颈脱落细胞学和子宫内膜细胞学，其中宫颈脱落细胞学在宫颈癌早期发现与治疗中发挥了重要作用，是目前癌前筛查最成功的范例。我国主要采用液基细胞学（TCT），染色以巴氏染色占比最高，HPV检查已普遍开展，联合应用TCT检查和HPV检测可以明显降低宫颈癌的漏诊率。此外，一些新方法，如p16/ Ki-67双染色、E6/E7 mRNA scope原位定量检测及E6/E7蛋白检测等均可提高宫颈脱落细胞学筛查的敏感度。液基子宫内膜细胞学可作为筛查子宫内膜癌的有效手段。新型子宫内膜细胞保存液的研制为该技术的开展降低了成本，提高了诊断的准确性。

2. 穿刺细胞学 甲状腺细针穿刺（FNA）是甲状腺肿瘤术前良恶性鉴别诊断的有效且准确的检查方法，BRAFV600E突变分析是最常用的分子检测方法。但FNA仍不能取代冷冻切片，细针穿刺命中结节的概率较低，增加漏诊率，需结合临床多点穿刺，加入免疫细胞化学及联合*BRAF*基因检测提高准确率。

乳腺细针穿刺细胞学（FNAC）是乳腺癌常用的诊断方式，既可用于乳腺肿块良恶性筛查，也可用于乳腺癌术前分型和分期。然而，FNAC对于浸润性病变、交界性病变、不典型性病变的诊断存在一定的争议，冷冻切片诊断准确率要高于FNAC。

细针穿刺与CT技术结合，提高了腮腺淋巴瘤的阳性检出率；用于淋巴结提高了转移癌的检出及淋巴瘤的发现与分型；用于实性肿物区可以快速准确地诊断病变性质；超声引导下细针穿刺可快速安全地取材，提高诊断效率。

3. 浆膜腔积液脱落细胞学 免疫细胞化学技术已成为胸腔积液及腹水的脱落细胞中鉴别诊断良、恶性肿瘤及来源的主要辅助手段。细胞涂片及细胞蜡块结合免疫细胞化学方法已经常规应用于原发和转移性肿瘤的诊断和鉴别诊断，细胞学材料已经成为分子靶向治疗分子检测的重要材料，同时也成为某些罕见病例诊断的重要依据。

4. 支气管及肺泡灌洗液细胞病理学 纤维支气管镜刷检液基细胞学可特异性诊断小细胞癌。支气管肺泡灌洗液进行肿瘤标志物的检测可检测肺癌。支气管肺泡灌洗术、纤维支气管镜刷片及痰脱落细胞学联合检测，可提高肺癌的检出率。液基细胞学可以提高曲霉菌及肺毛霉菌病的检出率。

5. 细胞学诊断中新技术的应用 免疫细胞化学（ICC）、分子病理学、荧光原位杂交技术（FISH）、DNA倍体分析及细胞DNA定量分析等均可用于肿瘤的诊断和鉴别诊断，是重要的辅助诊断方法。

（五）乳腺疾病研究进展

我国有15%～20%的乳腺癌患者HER2为阳性，据此，我国病理专家发布了《乳腺癌HER2

检测指南（2019 版）》。PD-L1 的高表达与乳腺癌的分子分型相关。5%～10% 的乳腺癌患者为遗传性乳腺癌（HBC），其中 *BRCA1/2* 基因突变占 15%，且与高龄及分子分型密切相关。近几年对于乳腺癌的发生、转移机制和治疗相关新靶点的研究是主要热点，国内外这方面文献也比较多。程序性死亡因子 1（programmed death 1，PD-1）是一种细胞膜蛋白受体，已经有研究发现其通过与肿瘤细胞、基质细胞表达的免疫抑制性配体（PD-L1）和 PD-L2 相结合来介导免疫抑制，协助肿瘤细胞免疫逃逸，促进肿瘤生长。目前 PD-1 抗体已经获得 FDA 的批准用于治疗恶性黑色素瘤和非小细胞肺癌，并取得较好的临床效果，国内也在乳腺癌靶向治疗的研究中形成了一个热点。雄激素受体（androgen receptor，AR）与乳腺癌的关系被越来越多的临床和基础研究所证实，有可能成为乳腺癌治疗的一个靶点。越来越多的证据表明，microRNAs 的失调在恶性转化和肿瘤进展中起着关键作用，在乳腺癌中 microRNAs 通过调控原癌基因、抑癌基因表达，抑制凋亡、EMT 等多种机制影响乳腺癌的发生、发展。此外，与信号传导相关的分子、与乳腺癌干细胞相关、与乳腺癌血管拟态生成等相关研究也比比皆是。

三阴性乳腺癌（triple negative breast cancer，TNBC）因缺乏受体的表达不能采用靶向治疗，且常规的化疗效果也不佳，因此相较于其他类型的乳腺癌，TNBC 的临床预后最差，寻找三阴型乳腺癌的治疗靶点成为乳腺癌研究中的热点，本书中将把三阴性乳腺癌的研究单独做一总结。

（六）淋巴造血系统疾病研究进展

2017 年更新版 WHO 淋巴瘤分类在原分类基础上增加了一些新类型并对某些种类作了更名，王晋芬教授等对淋巴瘤的病理诊断发展进行回顾。以下为常见淋巴瘤的病理研究进展。

1. 常见小 B 细胞淋巴瘤的病理进展 ①小淋巴细胞性淋巴瘤 / 慢性淋巴细胞白血病（SLL/CLL）的诊断与预后因素。细胞遗传学；*IgVH* 突变状态；*IgVH* 替代标志 -CD38 和 ZAP70 及基因突变。②淋巴细胞浆细胞淋巴瘤 / 华氏巨球蛋白血症（LPL/WM）：LPL 最常见的结构异常为 6q21-q23 缺失，另外 50% 以上有 t（9；14）（p13；q32）易位及 *PAX-5* 重排。90% 以上 WM 存在 MYD88 L256P 突变。③套细胞淋巴瘤（MCL）。MCL 分为经典型和变异型，经典型 MCL 的 *IGHV* 未突变或少部分突变，一般同时表达 SOX11。而白血病型非淋巴结性 MCL 常为 *IGHV* 突变型，不表达 SOX11。④毛细胞白血病（HCL）。几乎所有 HCL 均有 *BRAF* V600E 突变而无变异型 HCL。滤泡性淋巴瘤（FL）：FL 表观基因组的异常与 BCL-2 异位表达是 FL 发生的主要分子事件。⑤淋巴结边缘区 B 细胞淋巴瘤（NMZL）。黏膜相关淋巴组织结外边缘区 B 细胞淋巴瘤（MALT）和儿童淋巴结边缘区淋巴瘤（NMZL）。NMZL 的遗传学异常部分与 MALT 淋巴瘤一致。但不存在 MALT 淋巴瘤特异性染色体易位。儿童 NMZL 无频发遗传异常。⑥浆细胞骨髓瘤。浆细胞骨髓瘤基因异常主要有重链（*IgH*）重排、易位基因、基因突变、表观遗传学异常和其他基因学异常几种类型。

2. 常见大 B 细胞淋巴瘤的病理诊断和研究进展 ①弥漫大 B 细胞淋巴瘤（DLBCL）。DLBCL 可检测到免疫球蛋白重链和轻链的克隆性重排，可变区存在体细胞的高频突变。②原发性纵隔（胸腺）大 B 细胞淋巴瘤（PMBL）。PMBL 多数异常发生在染色体 9p 和 2p。③ Burkitt 淋巴瘤（BL）：所有的 BL 都存在 *c-MYC* 基因易位，此外，*TCF3* 和 *ID3* 突变及 PI3K 信号激活都是 BL 重要的发生机制。④双打击淋巴瘤（DHL）和三打击淋巴瘤（THL）。DHL 定义为一种具有 DLBCL 或 BCL-U 形态特点，

遗传学上有 *MYC* 和 *BCL2* 或 *BCL6* 易位的高度恶性 BCL。"三打击"淋巴瘤（THL）则是 *MYC* 重排（＋），*BCL2* 重排（＋），*BCL6* 重排（＋）。

3. 常见 T 细胞淋巴瘤的病理诊断和研究进展 TFH 来源的淋巴瘤是一组肿瘤，包括 AITL、滤泡 T 细胞淋巴瘤和具有 TFH 表型的淋巴结外周 T 细胞淋巴瘤。①血管免疫母细胞 T 细胞淋巴瘤（AITL）。AITL 涉及多种基因突变，但这些突变在 AITL 中并不具有特异性。②外周 T 细胞淋巴瘤，非特指型（PTCL-NOS）。PTCL-NOS 有 2 个主要亚型：GATA3 及其靶基因高表达型、TBX21 和 EOMES 及其靶基因高表达型。结外 NK/T 细胞淋巴瘤，鼻型，基因突变伴 EB 病毒（EBV）感染是结外 NK/T 细胞淋巴瘤发病的主要机制。间变性大细胞淋巴瘤，ALK 阴性，30% *ALK-ALCL* 有 DUSP22 重排，8% *ALK-ALCL* 有 TP63 重排，24%*ALK-ALCL* 共表达 ERBB4 和 COL29A1。③其他成熟 T 和 NK 细胞肿瘤：EATL 常存在 *TCRβ* 和 *γ* 重排；HSTL 有 TCRγ/δ 重排，也可见 *TCRβ* 重排；MF/SS 大部分有 *TCR* 重排。前 T 淋巴母细胞白血病 / 淋巴瘤（T/B-LBL/ALL）：50%～70% 患者可检测到基因重排和（或）染色体异常。基因重排主要有以下几种类型：*TCR* 重排、*IgH* 重排、*STAT5*、*P16* 基因和 *NUP214-ABL1* 融合基因。

4. 霍奇金淋巴瘤的病理诊断和研究进展 多种信号通路、EB 病毒感染及转录失调对经典 HL 的诊断和靶向治疗具有显著的潜在价值。

5. 组织细胞与树突细胞肿瘤的病理诊断和研究进展 组织细胞和树突细胞肿瘤可同时或其后伴发 FL、CLL、B/T 淋巴母细胞肿瘤和 PTCL。

（七）消化系统疾病研究进展

消化系统包含的器官较为繁多，包括消化道（食管、小肠、结直肠）和消化腺（肝、胆囊和胰腺），主要基础研究集中在各器官肿瘤的多阶段发生、发展上。

有研究表明慢性炎症相关基因组不稳定与食管癌发生相关。错配修复缺陷和 HER2 阴性的胃癌患者表现出较高的 PD-L1 表达率。部分研究主要针对 EBV 相关性胃癌，为 EBVaGC 的致病机制研究提供了新思路。近几年结直肠癌发生、转移机制和治疗相关新靶点的研究是主要热点，国内这方面研究成果也较多，如外泌体 mRNA 与转移，上皮间质转化，多种信号通路（Wnt/β-catenin、P13K/AKT、MAPK、TGFβ 信号及其他通路）的研究。此外，本书特别介绍了结直肠癌相关模型的建立。*KRAS* 和 *BRAF* 突变是导致Ⅳ期结直肠癌患者总生存期（OS）缩短的独立危险因素。*NRAS* 突变是Ⅰ～Ⅱ期肿瘤较 OS 缩短的独立危险因素。Chen 等对 38 例中国 GIST 患者样本检测了 19 个相关基因的 238 个突变，突变频率为 95%，最常见的突变发生在 *KIT*（62.5%）、*CDK4*（17.5%）、*NRAS*（15%）和 *EGFR*（12.5%）等。PDAC 存在 *ERBB2* 和 *KRAS* 的同时突变。

在干细胞的研究方面，一直以来都是肝纤维化和肝细胞肝癌的研究热点。本书还列举了肝纤维化和肝细胞肝癌在 Notch 信号通路、长链非编码 RNA、基因印迹、慢性乙型肝炎病毒感染等方面的研究进展。

国内对于胰腺导管腺癌方面的研究包括可以调节 *KRAS* 的非编码 RNAs（主要是 miRNAs 和 lncRNAs）数据库的确定，与癌症进展相关联的异源性骨髓来源抑制细胞（MDSC）子集的建立等。

（八）呼吸系统疾病研究进展

1. 呼吸系统肿瘤靶向药物治疗相关基因检测研究进展　中国临床肿瘤学会（CSCO）在 2016 年首次发布了《原发性肺癌诊疗指南》并于 2018 年进行规范，推荐在早期术后 N1/N2 的 NSCLC 患者中行 *EGFR*T790M 突变检测。EGFR-TKIs 广泛用于治疗 *EGFR* 敏感突变的 NSCLC 患者。中国 NSCLC 患者的 ALK 阳性率约占 4.9%。*ALK* 不同融合亚型的患者使用克唑替尼治疗的临床获益存在明显差异，但是不同的 ROS1 亚型的患者之间无明显差异。基于 RNA 的 NGS 测序能够更加准确全面地检出 MET 剪接突变，且 MET 扩增更易出现在淋巴结转移中。*BRAF20*、*HER221*、*RET22* 和 *KRAS23-25* 等的突变均发现与临床病理特点或耐药性有关。PD-L1 的高表达与耐药性相关，TMB 也是免疫治疗的一个重要预测因子。此外，还有大量研究表明，表皮生长因子受体基因（*EGFR*）、*ALK*、*ROS1*、*KRAS*、*PD-1* 和 *PD-L1* 基因突变检测对于非小细胞肺癌的诊断和靶向药物治疗具有重要指导意义。

2. 临床分子病理的其他研究进展　通过二代测序技术发现在高分化胎儿型肺癌中出现 *BRCA2* 和 *TSC2* 错义突变；非小细胞肺癌患者中可出现 MET 外显子 14 的改变。高通量芯片分析发现 MTHFR 的 C677T 多态能够增加中国女性患肺癌和肺腺癌的风险；GAP43 的高表达与肺癌的脑转移密切相关。

3. 呼吸系统病理应用基础研究进展　Dab2 启动子区的甲基化状态可以作为肺癌放疗敏感性的潜在预测因子；ETK 和 PFKFB4 的异常表达通过调节自噬增强小细胞肺癌耐药性；MKRN2 的表达与肺癌的分化、淋巴结转移、P-TNM 分期和预后有关。

（九）神经系统疾病研究进展

神经系统疾病的基础研究近年的国内进展主要见于脑胶质瘤、原发性中枢神经系统淋巴瘤，某些感染性疾病（如特发性肥厚性硬脑膜炎）和变性疾病（如阿尔茨海默病、帕金森病）。

对于中枢系统肿瘤而言，以下几个方面均为研究热点。① PD-L1 的表达及其与胶质瘤病理分级、坏死和预后的相关性研究。② IDH1 突变型与野生型胶质母细胞瘤在基因学、表观遗传学等的差别。③非编码 RNA 在肿瘤组织与正常组织中的表达差异和功能机制。④ *EGFR*、*AKT* 等信号通路等方面的研究。WHO 在 2016 中枢神经系统 WHO 肿瘤分类中增加了分子分型。研究发现 *LINC00319*、*TTRIB2*、*MAP3K1*、*HCG11*、*PLEKHG5*、*H1.5T10ph*、*FOXL1*、*GATAD1* 等基因的改变与胶质瘤的发生、迁移、侵袭或上皮 - 间质转化相关，且有望成为潜在治疗靶点。

HNSCC 中 PYGM 和 TNNC2 表达显著下调。HOTAIR 特异性结合 miR-206 和 miR-206 调控 HNSCC 细胞的增殖、侵袭和迁移。异常的 DNA 甲基化模式在 HNSCC 的发生发展过程中起着重要作用。*BRAF* V600E 与 TERT 启动子突变共存与 PTC 不良预后显著相关，KRT19 则与甲状腺癌转移相关。

在变性疾病方面，研究人员更关注于干细胞的相关研究和某些微 RNA（microRNA）的研究。在特发性肥厚性硬脑膜炎中，本书会提及不同炎症细胞在该病中的浸润和表型差异。

（十）泌尿系统疾病研究进展

2016 版 WHO《泌尿系统及男性生殖器官肿瘤分类》基于对泌尿系统及男性生殖各器官肿瘤临床

病理学及分子遗传学的新认识，分别对肾脏肿瘤、泌尿道肿瘤、前列腺肿瘤、睾丸和睾丸旁肿瘤及阴茎肿瘤进行了完善和更新。中国学者也对泌尿及男性生殖系统的病理学进展做出了相当贡献。本书将对肾脏已知肿瘤的认识和更新、新近认识的肿瘤；泌尿道肿瘤新的亚型或变异型；前列腺高级别上皮内瘤变的基因改变等方面进行阐述。其中涉及特异性病毒感染致病机制、肿瘤免疫治疗、染色体获得性改变等多个研究领域。

（十一）女性生殖系统疾病研究进展

近年来，在我国宫颈癌的发病率逐年升高，已成为威胁女性健康的主要杀手之一。HPV 感染是宫颈癌发生的重要危险因素，HPV-L1 被认为有可能成为一项协助诊断指标。对于宫颈癌的发病机制的研究，证实多种细胞因子或 microRNA 可通过激活相关受体如 TLR4 及相关信号通路参与宫颈癌的发生。Caveolin-1、Grb7、miR-451a 及 miR-501 等可调节肿瘤细胞增殖与凋亡水平，FR-α、α5β1、GST-π、HSF1、Lgr5、ανβ3integrin、Tie-2、Twist、IMP3、Foxp3、ICAM-1、HIF-2α、TROP2、P16 及 BAP-31 等与肿瘤细胞的侵袭、血行转移及淋巴道转移能力有关，SIRT1、Snail、Pin1 和 Ezrin 等则可调控肿瘤细胞的上皮间质转化、而 TAMs 在宫颈癌微环境的大量分布则与其免疫抑制相关。瘦素、CDK8、PD-1 可成为临床分型及预后预测的评级指标之一，P16/ Ki-67 双染可提高宫颈癌的诊断准确率，同时 p16 染色强度则可提示宫颈癌病变程度。而部分细胞因子如 USP9X、CCRK、Mirk/Dyrk1B、Oct-4、CENP、miR-145 等则有望成为宫颈癌治疗的新靶点。

对子宫内膜癌发病机制的研究可为其精准化治疗提供理论基础。多项研究证实了抑癌基因 *PTEN*、*P53* 及 *TMSG-1* 等的基因突变或表达缺失与子宫内膜癌发生的密切关系，SHP1、β-catenin、Survivin 等被多项研究证实在子宫内膜癌患者肿瘤组织中表达明显上调，CDC7、Snail、SIX1、ING4、VEGF、Versica、HIF-1α 及 Stathmin 则被证实与子宫内膜癌的进展相关。此外，F-cadherin、Fascin、PAR-1、Pax-2、MMR、MUC1、Mammaglobin 及 *K-ras* 可能对于子宫内膜癌具有鉴别诊断意义，而 EMP2、MTA2、CIP2A、ER、PR、MMR、Bcl-2、Ki-67 及 SENP1 则可作为早期诊断及内分泌治疗及判断预后的重要指标，而伴有 MELF 浸润模式的子宫内膜样癌常出现脉管癌栓及淋巴结转移。

卵巢癌的死亡率位于女性生殖系统恶性肿瘤之首，但对其发病机制缺乏系统的研究。多项研究证实了 Survivin、PDCD4、PDCD5、HIC1、αB-crystallin、β-catenin、g C1qR、VCAM-1、MTA1 及 PC 与卵巢癌淋巴结转移、分化程度及预后关系密切，但其具体作用机制仍未探明，自噬水平异常可能与卵巢癌发生有关。也有研究发现，mircoRNA 包括 miR-382、miR-205、miR-221-3p、miRNA-200c-3、pmiR-144-3p 和 miRNA-124 等可能与卵巢癌的迁移和侵袭相关，此外，KLF4、mGluR5、VCAM 等可能通过激活相关信号通路如 Akt、Wnt、STAT3 参与卵巢癌的发生。pVHL、SATB2、PAX8 等在上皮性卵巢癌肿瘤组织中表达上调，而 N-cadherin、SALL4、OCT3/4、CD117、TAG-72 和 glypican 的联合检测则可有助于生殖细胞来源卵巢癌的鉴别诊断，而 ERBB4、YAP、MAP3K3、PR、FAS、IGF-2R、Ciz1-V、HSF1、DNMT3L、P53 和 CTBP2 则在不同分化级别的卵巢癌之间存在差异表达蛋白，12 号染色体短臂捕获是Ⅱ型 TGCT 的特异性分子改变，有助于排除其他病变。Tiam1 蛋白与 PR 被认为与卵巢浆液性癌的预后有关，CD44 在腹膜转移中起重要作用。这些因子有望成为新的治疗靶点或鉴别诊断及预后评价相关指标。

（十二）骨和软组织疾病研究进展

在胃肠道间质瘤（GIST）研究方面，Bai 等发现 BMI1 高表达和 HIF-1α/HIF-2α-FOXM1 信号轴在 GIST 进展中发挥关键作用；对伊马替尼的耐药性研究也进行了报道。*FGFR1/3* 基因和 *FRS2* 基因与脂肪肉瘤发生相关；ALDH1 和 MMP-14 在滑膜肉瘤的发生和发展中起到重要作用。

总之，我国 2016—2018 年细胞病理学发展迅速，成果颇丰，尤其与各种新技术的联合运用提高了诊断的准确率，对于临床确诊及术后复查具有重要意义。

二、临床病理学进展概述

（一）病理学技术临床进展

病理学科和病理学技术在我国已有近百年历史。最近几十年以来，随着科学技术的发展与进步，大部分医院病理科已经从"一台显微镜，一台切片机"的状态发展为具有常规病理学、细胞病理学、免疫病理学和分子病理学等多方面、多层次的现代化综合病理科，而病理学技术也由原来单纯的苏木精 - 伊红（HE）染色发展到现在以 HE 染色为基础，特殊酶化学染色、免疫组织化学染色、显色原位杂交 / 荧光原位杂交染色、PCR 技术、测序技术等多种辅助手段并存的模式。

对制片各环节均有一些研究和革新。①组织前处理：组织的固定是病理技术的基础，是病理技术质控环节的关键。需要规范使用 10% 中性缓冲福尔马林。快速超声组织处理技术主要是通过发出超声波及其高频振荡结合水浴加温，加强有机溶剂对组织的渗透作用，从而更好地将组织内的水分置换出来，能明显加快脱水、透明和浸蜡的过程，而 HE 及免疫组织化学染色结果不受影响。并且试剂绿色环保，值得在国内推广。欲行分子病理检测的骨组织标本需注意脱钙时间的把握。②包埋：夏季使用熔点为 60～62℃的石蜡，春、秋、冬季使用熔点为 58～60℃的石蜡；当季节交替时，适当添加硬脂酸、蜂蜡以调整石蜡硬度。③冷冻切片：改良 AFA 液是一种较为理想的冷冻切片固定液，经其固定后的甲状腺组织冷冻切片染色效果最好。④ HE 染色：全自动组织切片染色机逐步运用到病理科常规工作中，分为浸染式和滴染式两种，后者优点不言而喻，但成本昂贵。⑤特殊染色和组织化学染色：一方面，商品化试剂逐渐替代自配试剂，简化操作步骤，缩短染色时间，染色结果清晰、稳定均一。另一方面，全自动特殊染色机在国内的应用刚刚起步。与免疫组织化学检测结合共同探索组织细胞形态改变的进程也有一些初步的探索，如生长相关蛋白 -43（GAP-43）和酪氨酸羟化酶（TH）的 IHC 染色结合 Masson-trichrome 染色可以帮助法医确定由于旧的心肌梗死导致的死亡。⑥免疫组织化学染色：选择合适的抗原修复方式对制作一张优质的免疫组织化学片来说至关重要，目前有酶修复、高温高压修复、微波修复、加热修复或数者组合的修复方式。高温高压的修复方式在阳性程度、显色强度及背景清晰度方面均优于微波修复。一系列的研究表明不同的抗原需要不同的修复方式，并且抗原修复的条件要结合科室标本的前期处理条件，不能单一而论。全自动染色平台具有敏感性高，定位准确；染色背景干净、清晰；掉片率低；可批量操作，减少人工误差；可减少对组织的损伤等优点。尽管同时也存在着一系列的问题，如假阳性的存在、对黏附载玻片要求质量高、一抗的浓度特异性等，免疫组织化学的自动化检测仍然是病理科发展的趋势。在免疫组织化学染色过程中合理设置对照是进行免疫组织化学染色质量控制的重要措施之一，根据2015年国际特设专家委员会对免疫组织化学阳性对照标准化问题的探讨共识进行整理，并列举了病理科常用病理诊断抗体对照组织供业内同道参考。

目前，整个病理学技术已经由原始纯手工操作过渡到手工＋机器的模式，朝着自动化的方向发展前进，还会有很大的革新从而推动病理学的快速进步。

（二）细胞病理学临床进展

细胞学和细胞病理学可以追溯到18世纪至19世纪，而细胞病理学这一亚专科的标准化直到20世纪50年代后才逐步建立完善。目前，细胞病理学的诊断体系已经趋于完善，逐渐形成相对完整的标准化体系。虽然细胞病理学作为独立的诊断仍有局限，但已经在日常病理诊断工作中发挥越来越重要的作用。细胞病理学可以分为脱落细胞学和细针穿刺细胞学两部分。脱落细胞学检查通过胸腔积液、腹水、支气管刷片、痰液涂片、尿液收集人体体腔内及器官表面脱落的细胞，发现异常细胞从而做出诊断。细针穿刺细胞学则主要应用于乳腺、淋巴结、胰腺、肝脏及甲状腺等肿物的穿刺吸取。

脱落细胞学以宫颈脱落细胞学检查为代表，在子宫颈癌早期发现与治疗中发挥了重要作用，是目前癌前筛查最成功的范例。以美国为例，仅通过子宫颈细胞学检查，美国子宫颈癌的发病率较1950年减少85%。近些年来，国内细胞病理学家进行了系列大样本回顾性分析，有助于建立一个基线，更好地了解中国子宫颈筛查状况及存在的问题。2015年中国优生科学协会阴道镜及子宫颈病理分会（CSCCP）成立，2016年CSCCP联合国家卫生健康委员会病理质控中心及中华医学会病理学分会在全国多地开展短期子宫颈细胞学培训，规范了诊断标准，大大提高了中国宫颈细胞学诊断水平。此外，一些新的技术及方法也不断涌现，有助于提高宫颈细胞学筛查的敏感度和特异度。值得一提的是，近年来，人工智能的开发和应用成为新的热点，计算机辅助的细胞学检测设备的主要作用是帮助标注及筛选出一些有问题的区域，这会减轻细胞学病理医师的工作负担。当然，目前为止，细胞学的最后诊断仍需细胞学病理医师确认，人工智能真正用于细胞学筛查及诊断还有很长的路要走。

穿刺细胞学检查的进展则主要集中于甲状腺和乳腺的细针穿刺细胞学，证实细针穿刺细胞学具有安全、简单、并发症小、费用少等优势，它是一种很好的良恶性肿瘤筛查方法，并可能为临床分型、治疗提供新的依据。当然，细针穿刺细胞学也有一定的局限性，国内学者不断分析总结穿刺细胞学误诊和漏诊的原因，并提出了很多有效的改进措施，这些研究成果都值得广大细胞病理学医师尝试和运用。

除此之外，随着分子病理的快速发展，一些新的技术也在细胞学诊断中发挥越来越重要的作用，如现阶段应用较为广泛的丝/苏氨酸特异性激酶（BRAF）基因*V600E*突变检测，与细针穿刺技术联合应用于甲状腺乳头状癌及颈部淋巴结转移性乳头状癌的检测具有重要的诊断价值。总体来说，我国细胞病理学发展较快，成果颇丰，以宫颈癌筛查相关细胞学的研究最多，浆膜腔积液、甲状腺细针穿刺细胞学、支气管及肺泡细胞学的研究次之，并出现很多应用新技术的研究方法，为细胞病理学的发展以及临床疾病的诊断和治疗提供了更多的途径和方法。

（三）乳腺疾病临床病理进展

乳腺浸润性微乳头状癌（IMPC）是一种高度侵袭性的乳腺癌。以团簇生长为代表的极性反转被认为有助于IMPC的侵袭和转移。单因素分析显示，β-1整合素和Rac1的过度表达与乳腺癌细胞极性反转、淋巴结转移和不良预后有关。多因素分析显示，极性反转是无病生存率的独立预测因子。8q24的增益/扩增与IMPC相关。使用全标本定向连续切片的方法可以明显提高IMPC的检出率，淋巴管浸润、雌激素受体状态和淋巴结转移是其独立的预后因素。虽然IMPC与预后不良有关，但精确的病理诊断和个体化治疗提高了患者的无病生存率和总生存率。乳腺单纯型黏液癌分化较好、淋巴结转移率较低、临床分期较早，总体预后较其他非特殊型乳腺癌好，但当肿瘤内出现明显的微乳头状结构和高级核时，需要警惕同侧腋窝淋巴结转移的可能性。乳腺腺样囊性癌包括低级别和高级别形态学谱系，不应被笼统地看作低度恶性潜能，有必要进行分级，以制定合理的治疗方案。乳腺叶状肿瘤中，间叶细胞核分裂象增多或间叶肿瘤细胞重度异型性者，更易发生局部复发。乳腺淋巴造血系统肿瘤病理类型多为B细胞性非霍奇金淋巴瘤，以DLBCL最为常见，其中non-GCB亚型又多于GCB亚型。其次是MALT淋巴瘤。

有学者对2538例HER2 IHC-2（＋）的乳腺癌病例进行回顾性研究，发现HER2 IHC染色模式与*HER2*基因状态有关，即当≤10%的肿瘤细胞具有HER-2完整的膜强阳，或＞85%的肿瘤细胞具有HER-2任何强度的完整膜阳的病例均倾向于*HER2*基因处于高扩增状态。*FGFR*和*HER1/2*共扩增与患者发生远处转移呈正相关，且与DFS和OS呈负相关。

在乳腺癌新辅助化疗方面的研究中，年龄较小（≤50岁）的患者更容易发生激素受体转变。受体转变组患者的5年DFS估计值均低于受体稳定组患者，提示这些患者手术后可能需要更多的个体化治疗。S100A8在化疗敏感型乳腺癌中的表达明显高于化疗抵抗型乳腺癌，提示S100A8在预测乳腺癌化疗疗效方面具有重要价值。三阴性乳腺癌中，TRA2A和RSRC2表达的异常可能是紫杉醇耐药的原因之一。间质肿瘤浸润淋巴细胞（STILS）已被确定为对新辅助化疗反应和HER2阳性乳腺癌预后的预测标志物。在HER2阳性的乳腺癌中，STIRS与较高的病理完全缓解率（pCR）有显著正相关性，20%阈值最能区分PCR亚组和非PCR亚组，STIRS可能是对新辅助化疗PCR和预后的一个可行的预测指标。

GATA3是目前应用广泛的一个乳腺上皮标志物，研究显示，其表达与雌激素受体（ER）阳性（腔型）乳腺癌呈正相关。对于管腔样型和HER2过表达亚型，GATA3的敏感性明显高于GCDFP15和mammaglobin。对于三阴性乳腺癌，GATA3的敏感性低于GCDFP15。

在肿瘤诊断评价方面，自动数字图像分析、计算机辅助图像定量评估、空气流动辅助电离质谱成像方法、术中快速直接免疫组织化学等技术显示出很好的应用前景。

（四）淋巴组织临床病理进展

WHO根据肿瘤细胞的起源，依据细胞分化过程的形态学和免疫表型特征进行了分类与诊断，并确定各种类型淋巴瘤的组织发生与演进。2017年更新版WHO淋巴瘤分类在原分类基础上增加了一些新类型并对某些种类作了更名。目前WHO分类已超过60种不同类型淋巴瘤。随着分子生物学和分子遗传学技术的进展和应用，已逐步认识和鉴别出不同类型淋巴瘤的基因异常和相应染色体异常改变，不仅可以更深入探讨淋巴瘤发生和演进的病理机制，也有助于寻找适合淋巴瘤诊断和个性化治疗新的分子靶点。

关于小 B 细胞淋巴瘤的常见类型，其中慢性淋巴细胞白血病 / 小淋巴细胞淋巴瘤（CLL/SLL）病理诊断进展随着精准诊断的推进，增加了很多分子检测的指标，慢性淋巴细胞白血病（CLL）的诊断与预后因素已经从传统的分期指标、生化指标等进展到四大预后因素。在 CLL 的治疗上除了根据年龄和体能状态的分层治疗，还有根据遗传学异常的分层治疗。滤泡性淋巴瘤（FL）表观基因组的异常改变与 BCL-2 蛋白的异位表达是 FL 发生的主要分子事件。2017 年 WHO 在原 FL 遗传学分析基础上提出 2 个特殊亚类及 2 个独立疾病分类，和临床的治疗方式密切相关。

对于常见大 B 细胞淋巴瘤的病理诊断和研究进展主要集中于弥漫大 B 细胞淋巴瘤（DLBCL）。DLBCL 可检测到免疫球蛋白重链和轻链的克隆性重排，可变区存在体细胞的高频突变。基于 NGS 的 DLBCL 2 个亚型的分子改变各不相同，也有 2 组共同存在的突变。目前，这些改变临床意义未知，但可能成为将来靶向治疗的重要参考因素。区分 GCB 与 ABC/ 非 GCB 亚型 DLBCL 对预后判断、临床治疗都有重要意义。而双打击淋巴瘤（DHL）/ 三打击淋巴瘤（THL）是近年来病理诊断研究的热点，但是相关的研究进展还不多。

T 细胞淋巴瘤发病率较低，该类疾病种类繁多，是临床诊断的难点，但是总体研究进展偏少，研究多集中在遗传学研究方面，探讨其发病机制、预后和治疗靶点。一些新的相关基因被陆续发现，如血管免疫母细胞 T 细胞淋巴瘤（AITL）中的 *TET2* 突变、外周 T 细胞淋巴瘤，非特指型（PTCL, NOS）中 *GATA3* 及其相关基因、间变性大细胞淋巴瘤，ALK 阴性（ALCL，ALK-）的 *DUSP22* 基因重排等，可能用于 T 细胞淋巴瘤的诊断及鉴别诊断。

除此之外，霍奇金淋巴瘤、组织细胞与树突细胞肿瘤也有研究涉及。WHO 更新版新分类中组织细胞和树突细胞肿瘤这组疾病多数来源于髓系细胞，少数来源于间充质细胞（如滤泡树突细胞肉瘤、纤维母细胞性网状细胞瘤）。近年来，对其分子遗传学的分析增加了我们对该疾病的认识及治疗策略。大多数朗格汉斯组织细胞增生症（LCH）和 ECD 的患者频发突变可以激活 MAPK 信号通路，使得临床对这些患者运用 BRAF 及 MEK 抑制剂取得显著成功。而新的融合基因 *ETV3-NCOA2* 的检出代表了一种独特的遗传学改变，可能是组织细胞来源的组织学新亚类。

（五）消化系统临床病理进展

《胃癌 HER2 检测指南（2016 版）》2016 年专家组对 2011 版的内容进行了补充和更新；2017 年中华医学会病理学分会消化病理学组筹备组公布了“慢性胃炎及上皮性肿瘤胃黏膜活检病理诊断共识”。早期胃癌根据肿瘤的位置可以细分为 3 个亚组：贲门、胃体 - 底和幽门 - 窦，适用治疗方法有所不同。胃肠道间质瘤（GIST）中 4.3% 存在琥珀酸脱氢酶 B（SDHB）蛋白表达缺陷，有独特的临床病理特征且预后较好。BRAFV600E 突变特异性抗体（VE1）可用于 GIST 检测 *BRAF* 突变。该突变多发生于中老年人，常见于胃，大多为低风险或极低风险，多数患者无瘤生存。Cajal 间质细胞普遍存在于消化道平滑肌瘤中，不能因为肿瘤细胞表达 CD117 和 DOG1 而误诊为 GIST。多中心回顾性研究分析 40 842 例中国人胃腺癌，结果显示 HER2 阳性率为 8.8%，HER2 阳性与标本类型、肿瘤部位、Lauren 分型和分化程度相关。

2016 年韩安家等发表了“瘤病理诊断规范（结直肠癌肿）”，2018 年《结直肠癌分子生物标志物检测专家共识》编写组发表了“结直肠癌分子生物标志物检测专家共识”，此外还有“先天性巨结肠病理诊断规范”。MMR 蛋白缺失 CRC 患者发病年龄低，多位于右半结肠，多为低分化，常伴有黏液腺癌分化。肿瘤基质中的 s100A8（＋）细胞可预测结直肠癌预后良好。s100A8（＋）细胞和肿瘤出芽均是独立的生存预测因子。肿瘤细胞少（＜20%）、肿瘤异质性和辅助治疗可能会影响基因突变的检测结果，需要检测前对组织进行前瞻性质量评估。

在小于 2cm 的肝细胞癌（HCC）中，微血管侵犯（MVI）阳性组较阴性组无复发生存率和整体生存率均较差，因此提出对 2cm 以下 HCC 肝切除术后，MVI 是独立的预后不良因素。肝内多数淋巴上皮样胆管细胞癌患者存在 EB 病毒感染，并且 EB 病毒感染与患者预后不良相关。该类型 HCC 中肿瘤细胞和肿瘤浸润免疫细胞的 PD-L1 表达水平均较高，可能作为治疗的潜在靶点。

肝脏血管平滑肌脂肪瘤好发于女性，以上皮样型为主，肿瘤直径≥10cm、多发病灶、肿瘤侵犯汇管区、肿瘤性坏死、脉管内瘤栓、肿瘤内出现核分裂象和瘤巨细胞可能与肿瘤的复发或转移有密切关系，但浸润性生长和细胞核异型性对肿瘤复发或转移无明显影响。

胰腺导管内乳头状黏液性肿瘤（IPMN）是最常见的胰腺导管内病变，IPMN 伴不同程度异型增生的患者手术切除后预后良好，IPMN 相关浸润性癌以 PDCA 为主，患者预后较差，术后 2 年内病死率高；肿瘤复发对生存期影响不大。IPMN 中的 *K-RAS* 突变率低于 PDCA 和 PanINs，突变与组织学亚型、异型增生程度、侵袭性或生存率无关。晚期 SPNs 预后仍然较好，手术切除对患者有效，但所有 SPNs 患者都需要密切随访。

（六）呼吸系统临床病理进展

呼吸系统疾病的发病率高居前列，近年来我国在该系统疾病的临床病理研究取得了较大进展，特别是在肺癌驱动基因检测及分子病理研究方面，在某些方面已经接近国际先进水平。现针对国内肺部肿瘤和非肿瘤性疾病 2 个方面的临床病理进展和研究现状进行回顾和展望。

在肺部肿瘤的常规诊断方面，术中冷冻病理诊断和术后诊断的吻合率是临床长期关注的问题，国内学者也就此进行了分析，对提高冷冻诊断率提出改进的策略。关于肺部肿瘤的病理特征也进行了系列的临床研究，对于病理医师鉴别基底细胞样鳞癌、小细胞癌、大细胞癌等相对少见类型的肿瘤积累了经验，也提出了评估这些肿瘤的临床分期及预后相关的病理学指标，如淋巴细胞的浸润、弹力纤维的分级、免疫标记的差异等因素。

而在肺部非肿瘤性病变中，研究则关注目前的热点，非特异性间质型肺炎的临床、影像和病理学特征。目前国内病理医师对于该类疾病的诊断能力参差不齐，关于这一领域的研究还有待于进一步深入。国内一些学者也关注近年来日益增多的真菌、寄生虫感染的病理诊断，就支气管刷洗样本、痰样本、胸腔积液等的细胞学技术及病理特点进行了探讨，有助于提高检出率。

肺部肿瘤的分子病理是全身各系统肿瘤中应用最为成熟和广泛的。2016 年，中华医学会病理学分会胸部疾病学组、国家卫生健康委员会临床病理质控与评价中心分子病理学组、中国医师协会病理科医师分会分子病理学组、中国抗癌协会肿瘤病理专业委员会分子病理学组联合发布了《非小细胞肺癌靶向药物治疗相关基因检测的规范建议》，对检测非小细胞肺癌（NSCLC）常见靶向治疗相关基因的意义、NSCLC 常见靶向治疗相关基因的改变、靶向药物治疗相关基因检测的一般原则、标本及其处理、检测的常用方法、检测流程、检测报告等方面做了详细的规范化说明和建议，对非小细胞肺癌靶向药物治疗相关基因检测的开展和规范化管理具有重要的指导意义。

（七）神经系统疾病临床病理进展

关于胶质瘤国内学者有很多有意义的研究工作，着重在预后和预测方面。不同病理分型胶质瘤的 *IDH1* 基因突变比例存在差异，在 WHO Ⅱ～Ⅲ级中最高。Ki-67、Bcl-2、caspase-3 在脑胶质瘤组织中的表达水平有助于判断患者胶质瘤恶性程度及评估患者预后，前两者与肿瘤恶性度呈正相关，后者呈负相关。HIF-α 阳性预示胶质瘤患者预后较差。HIF-1α/miR-26a 信号通路通过在胶质母细胞瘤线粒体功能紊乱中抑制 Bax 和 Bad 信号通路，导致替莫唑胺的耐药性。p15、WIF-1 低表达的患者预后较差。脑脊液 *MGMT* 基因启动子甲基化状态与肿瘤组织 MGMT 蛋白表达密切相关。H3k27m 突变型弥漫性中线胶质瘤患者的总生存率明显低于 H3 野生型胶质瘤患者。H3K27m 突变可以见于脑干区域的室管膜下瘤，其预后明显好于 H3K27M 突变的弥漫中线胶质瘤。ERBB3、IGF1R 和 TGFBR2 是 PDGFRi 耐药的原因，提示 ERBB3 是 PDGFRA 高表达胶质母细胞瘤（GBM）的潜在预后标志物和治疗靶点。依鲁替尼能够抑制 BMX 非受体酪氨酸激酶，可以有效破坏胶质瘤干细胞（GSCs），抑制 GBM 恶性生长，并可以与放射治疗联合使用。毛细管形态发生蛋白 2（CMG2）过表达与肿瘤分级升高和患者生存不良有关。miR-599 是胶质瘤患者总生存期和无进展生存期的独立预后指标。

其他类型的肿瘤也有一些基于形态的分析报道。脊索瘤、脊索样脑膜瘤、脊索样胶质瘤及上皮样血管内皮瘤具有共同的脊索样特征，脊索样脑膜瘤好发于幕上，脊索样成分与典型脑膜瘤结构混杂，间质炎性细胞浸润，可见淋巴滤泡。脊索样胶质瘤好发于第三脑室，多见于女性，镜下可见部分瘤细胞胶质细胞分化，胶质原纤维突起，核分裂象罕见，间质大量淋巴细胞、浆细胞浸润，但不形成淋巴滤泡，可见 Russell 小体。原发性中枢神经系统淋巴瘤多位于浅部脑组织及小脑幕上，最常累及额叶和颞叶，高度侵袭性，预后差。其中弥漫性大 B 细胞淋巴癌（DLBCL）最为常见，以非生发中心细胞来源多见，T 细胞来源者以 ALK 阳性间变大细胞淋巴瘤多见。非典型畸胎样 / 横纹肌样瘤（AT/RT）是一种少见的儿童中枢神经系统恶性肿瘤，预后较差。其组织学形态多样，INI1 蛋白均表达缺失，>6 岁的患儿预后明显好于<3 岁的患儿。WT-1 可作为孤立性纤维性肿瘤 / 血管周细胞瘤（SFT/HPC）区别于脑膜瘤的标志物。中枢神经系统 SFT/HPC 具有不同于发生于中枢神经系统外肿瘤的分级标准。1 级细胞密度相对较低，有丰富的胶原纤维；2 级具有更多的细胞，较少的胶原；3 级细胞密度高，可见坏死，核分裂象≥5 个 /10HPF。

对于感染性疾病、变性疾病、线粒体疾病的研究较少，集中在罕见病例的报道和动物模型的相关研究上，也展现出很好的分子病理的应用前景。

（八）泌尿及男性生殖系统临床病理进展

随着飞速发展的分子生物学技术及其应用，肾脏肿瘤分型近年来有了很大变化。针对肿瘤特征性的分子改变以及特异性抗体的出现也已广泛应用于肾脏肿瘤的诊断及鉴别诊断。中国学者对肾脏肿瘤的研究做出了相当贡献，特别是特殊类型肾细胞癌及透明细胞性肾细胞癌等领域。透明细胞性肾细胞癌最显著的分子病理特点是 *VHL* 基因的体系突变、启动子甲基化、第 3 号染色体短邓会岩的一项研究发现淋巴管侵犯、淋巴结转移均是非特殊型浸润性乳腺癌（invasive breast carcinoma of no specific type，IBC-NST）出现大范围癌周间隙的危险因素，出现大范围癌周间隙与IBC-NST患者预后差相关，且具有淋巴结转移的IBC-NST患者更常见大范围癌周间隙。

张玲玲等研究发现腋窝淋巴结结外侵犯是一个预测乳腺癌患者复发风险和生存期的独立指标之一，对于≤3枚淋巴结转移的患者，腋窝淋巴结结外侵犯有可能改变患者的临床病理分期，是判断该组患者预后的独立指标。李世君等研究发现淋巴结转移密度（ND）是手术治疗乳腺浸润性导管癌患者预后的独立因素，ND>40组提示预后不良。

Wang等回顾性发现36例原发性乳腺血管肉瘤（PBA）的临床病理和放射病理学特征，显示PBA的肿瘤分化程度可以作为一种预后因素用于这种罕见的恶性肿瘤。临床病理与放射学的相关性有助于病理学家对PBA的正确诊断。

（二）乳腺罕见肿瘤的相关研究

1. 乳腺浸润性微乳头状癌 乳腺浸润性微乳头状癌（IMPC）是一种高度侵袭性的乳腺癌。以团簇生长为代表的极性反转被认为有助于IMPC的侵袭和转移。Liu等研究证明β-1整合素和Rac1在乳腺IMPC中的表达水平高于非特定类型的浸润性乳腺癌和癌旁良性乳腺组织。使用β-1整合素抑制剂抑制β-1整合素的表达后，可部分恢复原代细胞簇的极性，并下调Rac1的表达。因此，β-1整合素的过度表达上调Rac1。单因素分析显示，β-1整合素和Rac1的过度表达与乳腺癌细胞极性反转、淋巴结转移和不良无病生存有关。多因素分析显示极性反转是无病生存率的独立预测因子。提示β-1整合素的过度表达及Rac1的上调与乳腺IMPC的极性逆转和转移有关，β-1整合素和Rac1可作为治疗乳腺IMPC的潜在预后生物标志物和靶点。

IMPC具有明显的组织学特征和分子遗传学特征，8q24的增益/扩增与IMPC相关。前列腺干细胞抗原（*PSCA*）基因位于染色体8q24，Meng等研究发现在IMPC中，*PSCA*基因扩增与其蛋白过表达密切相关，在PSCA阳性的IMPC患者中，无病生存率较差。研究表明PSCA可能是8q24扩增产物中一个有吸引力的靶点，可作为IMPC转移和复发的分子标志。PSCA的差异表达可能与细胞黏附有关。PSCA蛋白和基因扩增的检测有助于IMPC患者预后的管理和预测。

Li等一项前瞻性研究在天津医科大学肿瘤研究所2004年1月至2015年12月，用全标本定向连续切片方法诊断的2299乳腺癌中有714例IMPC，回顾性分析天津医科大学肿瘤医院1989年1月至2003年12月采用标准病理评价方法（即不采用全标本定向连续切片法），在9056例乳腺癌中有163例诊断为IMPC。研究组IMPC的发生率为6%（2299/39714），明显高于对照组的2%（163/9056例），5年无病生存率研究组明显高于对照组（83.8% *vs.* 45.4%）。5年总生存率从对照组的57.4%提高到研究组的90.9%。在多因素分析中，淋巴管浸润、雌激素受体状态和淋巴结转移是独立的预后因素。虽然IMPC与预后不良有关，但精确的病理诊断和个体化治疗提高了无病生存率和总生存率。

2. 伴有微乳头状结构的乳腺黏液癌 Xu等收集75例伴有微乳头状结构的乳腺单纯黏液性癌（PMC），均为核1级或2级，均为管型A亚型，均未发生复发或远处转移，其中有4例发生淋巴结转移。统计学分析显示肿瘤大小与淋巴结转移显著相关，而核1级或2级PMC中微乳头结构存在的比率与淋巴结转移及患者的生存无明显关系。

陈文等收集了6例伴有微乳头结构的乳腺黏液癌患者的临床病理资料进行分析，发现伴有微乳头结构的乳腺黏液癌生物学行为差于普通乳腺黏液癌，6例中有4例淋巴结转移，侵袭性接近乳腺浸润性微乳头状癌。

张倩等研究43例乳腺单纯型黏液癌中，伴有微乳头状结构的3例乳腺黏液癌发有2例发生了淋巴结转移，1例伴有高级核，富细胞型黏液癌发生肺转移并死亡。

王佩等收集14例乳腺浸润性微乳头状黏液癌中2例发生前哨淋巴结转移（2/13），3例查见脉管侵犯，12例获得随访，随访时间为4～42个月，1例于术后1年在同侧胸壁复发（1/12）。

以上结果表明乳腺单纯型黏液癌是一组分化较好、淋巴结转移率较低、临床分期较早的乳腺癌，总体预后较其他非特殊型乳腺癌好，但当肿瘤内出现明显的微乳头状结构和高级核时，需要警惕同侧腋窝淋巴结转移的可能性。

3. 乳腺腺样囊性癌的临床研究 袁静萍等、刁为英等和刘宇飞等分别研究了3例，4例，8例乳腺腺样囊性癌，发现乳腺腺样囊性癌具有特征性的组织学形态，虽然是TNBC，但具有良好的预后。而郭双平等研究了16例乳腺腺样囊性癌的临床病理学特点，2例Ⅲ级的腺样囊性癌中1例于术后12个月胸椎转移，另1例的患者腋窝淋巴结转移，3例为Ⅱ级的腺样囊性癌中1例患者于术后12个月肺转移，34个月后死亡，其余病例未转移或复发。结果表明乳腺腺样囊性癌包括低级别和高级别形态学谱系，不应被笼统地看作低度恶性潜能，有必要进行分级，以制定合理的治疗方案。

4. 乳腺化生性癌 Zhu等和苏哲等分别研究了19例和7例乳腺梭形细胞化生癌，发现这种罕见的化生乳腺癌具有明显的梭形细胞组织学病理特征，在所有纯梭形细胞成分中，至少有一种肌上皮和上皮标记呈阳性反应，表明肌上皮和上皮的分化，ER、PR、HER2的表达率和淋巴结转移率都低于乳腺浸润性癌，提示它可能是一个独立的病理亚型。王婧等研究发现乳腺纤维瘤病样化生性癌是乳腺化生性癌的罕见亚型，因其形态温和易误诊，与其他类型化生性癌相比预后较好，但有局部复发倾向。

5. 乳腺叶状肿瘤 贾翠等研究83例乳腺叶状肿瘤患者资料，发现WHO乳腺肿瘤病理学和遗传学分类标准的6个组织学指标对于提示乳腺叶状肿瘤局部复发的重要性并不相同，其中间叶细胞核分裂象增多或间叶性肿瘤细胞重度异形性的乳腺叶状肿瘤更易发生局部复发。因此在对乳腺叶状肿瘤进行分级时，应更关注这2个组织学指标的意义。

蒋娜等回顾性研究8例乳腺恶性叶状肿瘤的临床病理资料，发现恶性叶状肿瘤较少见，预后较好，有异源性成分出现时预后较差，Ki-67的免疫组织化学结果可作为诊断恶性PT的重要辅助指标。

6. 乳腺淋巴瘤的临床研究 Jia Y等研究美国1973—2014年确诊的1021名原发性乳腺弥漫性大B细胞淋巴瘤（DLBCL）患者进行研究，发现乳腺DLBCL患者年龄较大，主要为女性，在研究期间40年中发病率增加，生存率提高，年龄较大（≥70岁）和晚期是总生存率差的独立预测因素，手术不能提高总生存率，采用利妥昔单抗似乎可以改善乳腺DLBCL的预后。

饶笳等收集乳腺粗针穿刺活检诊断为淋巴造血系统肿瘤的病例72例患者资料，结果表明粗针穿刺标本可用于乳腺淋巴瘤的病理诊断，乳腺淋巴造血系统肿瘤病理类型多为B细胞性非霍奇金淋巴瘤，以DLBCL最为常见，其中non-GCB亚型又多于GCB亚型。

周智俊等研究了115例原发性乳腺淋巴瘤（primary lymphoma of breast，PLB）的组织学类型构成及预后，结果显示PLB较为少见，以无痛性肿块为主要临床表现，其与乳腺癌鉴别较困难，组织学类型较多，其中 DLBCL 最多见，其次是 MALT 淋巴瘤，T 细胞淋巴瘤罕见。PLB 肿瘤分期早，预后较好，但伴发 B 症状者预后较差。朱秀等研究 49 例乳腺 DLBCL 发现 IPI 危险分级增加是乳腺 DLBCL 独立的不良预后因素。

（三）乳腺癌 HER2 方面研究

在乳腺癌原发灶与其同侧腋窝淋巴结转移灶的 *HER2* 基因状态研究方面，刘嫒嫒等发现不一致率为 20.7%（31/150）。蒋雄玲等研究发现均质阴性病例一致性最强，均质阳性病例次之，均质不确定病例最差。所以对于原发灶 *HER2* 基因状态不确定的浸润性乳腺癌来说，检测腋窝淋巴结 *HER2* 基因状态对于临床上抗 HER2 治疗方案的选择更有参考意义。武莎斐等检测 65 例非特殊型浸润性乳腺癌 HER2 免疫组织化学（IHC）1＋存档蜡块标本中 *HER2* 基因状态和原位 mRNA 表达水平，发现在本组 HER2 IHC 1＋乳腺癌中检出了部分 FISH 阳性的标本，其 mRNA 也有一定程度的表达，可判断为抗 HER2 治疗的潜在获益者。

在 HER2 的判读方面，许燕等对于 1780 例浸润性乳腺癌分别根据 2007 版和 2013 版 ASCO/CAP 检测指南对 HER2/CEP17 双探针 FISH 检测结果进行评判，发现 2013 版 ASCO/CAP 检测指南判读乳腺癌中 *HER2* 基因扩增率、阳性率及不确定率提高，阴性率下降，兼顾 HER2/CEP17 比值和 HER2 拷贝数使判读准确性提高，对筛选更多 HER2 靶向治疗获益个体具有重要价值，但对 HER2 低拷贝阳性患者的益处及对 HER2 不确定病例的临床意义尚需深入研究。Yang 等过对 2538 例 HER2 IHC-2＋的乳腺癌病例进行回顾性研究，同时对 HER2 IHC-2＋染色模式进行重新评估。将 HER2 IHC-2＋病例的总 HER2 进行荧光原位杂交（FISH）实验，其中处于扩增，非扩增及不能确定为扩增或非扩增状态的比率分别为 17.8%、76.2% 和 6.0%。在此基础上还构建了 *HER2* 基因扩增的预测模型，并对其进行验证，通过该预测模型总结出 HER2 IHC-2＋染色模式与 *HER2* 基因状态关系，即当≤10% 的肿瘤细胞具有 HER2 完整的膜强阳，或者＞85% 的肿瘤细胞具有 HER2 任何强度的完整膜阳的病例均倾向于 *HER2* 基因处于高扩增状态，而 HER2 膜弱阳和部分膜阳的病例 *HER2* 基因的扩增率最低。研究结果表明，在 HER2 IHC-2＋乳腺癌中，HER2 IHC 染色模式与 *HER2* 基因状态有关，该研究结果与 2013 ASCO/CAP 指南的建议较一致。

Guo 等和 Chen 等研究都发现 FGFR 和 HER1/2 共扩增与患者发生远处转移呈正相关，与这些患者与 DFS 和 OS 呈负相关，在接受内分泌治疗和化疗患者中也得出相同的结论，提示 *EGFR* 和 *HER2* 基因扩增有利于乳腺癌术后远处转移，并与乳腺癌患者不良的临床预后密切相关。

（四）乳腺癌新辅助化学治疗方面的研究

1. 新辅助化学治疗的临床病理特征变化方面研究　汤红平等研究发现，新辅助化疗（neoadjuvant chemotherapy，NCT）对乳腺癌肿瘤细胞、间质和淋巴结组织学形态均有明显影响，分子指标也可出现一定改变，客观评价化疗后病理形态学和分子指标变化，对临床预后判断及个体化治疗具有积极意义。Yang 等通过对经 NCT 后仍有肿瘤残余的 231 名乳腺癌患者的研究，发现在年龄较小（≤50 岁）的患者中更容易发生激素受体转变。受体转变组患者的 5 年无病生存率（DFS）估计值均低于受体稳定组患者，这些患者手术后可能需要更多的个体化治疗。

2. 新辅助化学治疗敏感性预测因子方面研究 韦晓等研究发现，临床病理指标和病理疗效的多因素分析中只有 Ki-67 是独立的预测因子。纳入 Ki-67 的分子分型法能更好地区分出对新辅助化疗缺乏敏感性的乳腺癌。Li 等研究发现三阴性型乳腺癌的病理完全缓解率（PCR）检出率最高，HER2 高表达型的 PCR 率明显高于腔面 A 型和腔面 B 型，但 TNBC 预后较差，总生存率和无病生存率较低。乳腺癌新辅助化疗患者 5 年总生存率的独立影响因素为临床分期、肿瘤大小、化疗方案、淋巴结转移、雌激素受体状态和病理缓解。影响 5 年无瘤生存率的独立因素为肿瘤大小、化疗方案、雌激素受体状态、孕激素受体状态和病理缓解。Li 等研究发现 S100A8 在化学治疗敏感型乳腺癌中的表达明显高于化疗抵抗型乳腺癌，提示 S100A8 在预测乳腺癌化学治疗疗效方面具有重要价值。ASAH1 的表达与乳腺癌的淋巴结转移密切相关，提示 ASAH1 可作为预测乳腺癌患者淋巴结状况的生物标志物。Li Z 等研究发现乳腺癌组织中 *PLK4* 基因的表达水平明显高于正常乳腺组织，有显著差异。PLK4 的表达与淋巴结转移及远处转移或周围复发的高发生率正有关。此外，研究结果表明，PLK4 的表达是紫杉烷类新辅助化疗反应的一个负预测因子。

TNBC 对紫杉醇（PTX）耐药是影响预后的主要障碍之一。Liu 等研究发现在 TNBC 中，PTX 是针对 TRA2A-RSRC2 剪接通路的，而 TRA2A 和 RSRC2 表达的异常可能是 PTX 耐药的原因之一。TRA2A 和 RSRC2 的联合表达不仅为肿瘤相关剪接失调提供了新的分子机制，而且为 TNBC 的临床治疗决策和患者预后提供了有价值的分子生物标志物。

3. 新辅助化学治疗后肿瘤微环境变化方面的研究 间质肿瘤浸润淋巴细胞（sTILs）已被确定为对新辅助化疗反应和 HER2 阳性乳腺癌预后的预测生物标志物。Yang 等分析经曲妥珠单抗治疗后手术治疗的 143 例 HER2 阳性浸润性乳腺癌患者的病理数据，进一步研究发现在 HER2 阳性的乳腺癌中，sTILS 与较高的 PCR 率有显著正相关性，20% 阈值最能区分 PCR 亚组和非 PCR 亚组，可能是预测 NAC 的 PCR 和预后的一个可行的诊断指标。Ruan 等对 166 例中国原发性侵袭性 TNBCs 经新辅助化疗（NAC）治疗的穿刺活检标本中 TIL 进行回顾性研究，研究表明，根据 2014 年国际 TILs 工作组的建议，TIL 在 NAC 前乳腺穿刺活检标本中的评分与 TNBCs 的 PCR 显著相关，TIL 评分越高，PCR 率越高。STIL 和 iTIL 是 TNBC 中 PCR 的独立预测因子。用 STIL 的 20% 的阈值来预测 TNBCs 中的 NAC 可能是可行的。韩颖等研究发现乳腺癌 NCT 后自噬增强与 XIAP 下调共存，且 XIAP 可能参与 NCT 后自噬增强的负性调节。陈平等用细胞实验证明抑制自噬可部分逆转 MCF-7/ADM 细胞对多柔比星的耐药。

（五）乳腺癌药物方面研究

上皮 - 间质转化（EMT）是乳腺癌侵袭转移的主要原因。盐霉素（salinomycinoma，SAL）已被发现是一种有效的杀灭乳腺癌干细胞的化合物。Zhang 等通过对人乳腺癌细胞株 MCF-7 的实验，发现 Sal 逆转了转化生长因子 -b1（TGF-b1）诱导的侵袭和转移，同时下调了 MMP-2 的表达。SAL 能抑制 TGF-b1 诱导的 EMT 表型转化，并抑制 Smad（p-Smad2/3，Snail1）和非 Smad（b-catenin，p-p38MAPK）信号中参与协同调节 EMT 诱导的关键信号分子的激活。SAL 有望通过抑制乳腺癌的转移而成为一种化疗药物。

尹燕雪等进一步研究发现，SAL 可能通过 TGFβ1/Smad 信号通路下调 MMP-2、MMP-9 蛋白水平，

从而降低 $CD44^{+}/CD24^{-}$/low 表型乳腺癌干细胞迁移和侵袭能力。

66kDa 雌激素受体 α（ERα66）是三苯氧胺等内分泌治疗的主要分子靶点。Wang 等研究证明 ERα36（ERα66 的一个变种）与不良预后相关。从机制上讲，三苯氧胺通过醛脱氢酶 1a1（aldh1a1）的转录刺激直接结合并激活 ERα36 以增强乳腺癌细胞的干细胞和转移。因此，三苯氧胺在乳腺癌细胞的 ERα36 上起着激动剂的作用，这是乳腺癌激素治疗抵抗和转移的原因。这个研究为三苯氧胺耐药乳腺癌的治疗提供了一条有希望的途径。

（六）乳腺肿瘤新技术方面研究

Zhong 等用视觉评价（VA）与自动数字图像分析（DIA）来评估 Ki-67 标记指数（Ki-67LI），结果显示 Ki-67LI 的 VA 和 DIA 在乳腺癌的评估中整体一致性很好，提示 VA 和 DIA 均可用于乳腺癌 Ki-67LI 的临床评估。

刘梅等借助计算机辅助图像定量评估新辅助化疗后肿瘤的瘤细胞丰度变化，结果显示，粗针穿刺瘤组织中的瘤细胞丰度显著低于切除瘤组织，但两者的丰度值呈正相关，残存瘤细胞丰度比值低的患者无病生存期和完全生存期较长，残存瘤细胞丰度比值与残存肿瘤体积大小比值的乘积（PRR）也是预后指标，PRR 越小患者无病生存期越长。研究表明，定量评估方法进一步细化新辅助化学治疗的评估，可以作为目前一些评估方法的补充。

Mao 等用新的空气流动辅助电离（AFAI）质谱成像方法（AFAI-MSI），分析手术中新鲜标本中肿瘤的脂质含量来鉴别乳腺癌分型（原位癌，还是浸润癌），浸润癌的组织学分级，与病理组织学诊断结果进行对比，分型和分级与病理诊断的符合率分别为 100% 和 78.6%。表明 AFAI-MSI 对乳腺癌进行快速分类是可行的，这种方法可以为外科医师提供几乎实时的信息，以指导手术切除。

刘梅等用快速直接免疫组织化学法（RD-IHC）检测技术在冷冻诊断中进行协助诊断，结果发现 RD-IHC 可显著提高乳腺病灶和 SLN 术中诊断准确性，降低延迟诊断率，RD-IHC 检测流程耗时约 10min，可常规应用于术中诊断。

（七）乳腺癌标志物及病因方面研究

1. 乳腺癌中标志物 GATA3 的研究　Tang 等研究结果显示 GATA3 对乳腺癌具有较高的敏感性，GATA3 表达与腔面型乳腺癌呈正相关。对于腔面型和 HER2 过表达型，GATA3 的敏感性明显高于 GCDFP15 和 Mammaglobin。对于 TNBC，GATA3、GCDFP15、Mammaglobin 的敏感性均欠佳。程凯等研究 GATA3 在乳腺癌中的表达敏感性高于 Mammaglobin 和 GCDFP15，在乳腺癌的诊断、转移性乳腺癌的鉴别诊断具有重要价值。

2. 乳腺癌微生物病因学研究　微生物群可促进人体组织的慢性炎症，进而促进肿瘤的发展。Nan Zhang 等研究显示：① HR-HPV16/18 感染在 10.5% 的乳腺癌组织中存在，高于对照的乳腺腺瘤组织。②采用 IHC 方法，乳腺癌组织比乳腺腺瘤组织表现出更高的 P-Stat3 活性和更多的 IL-17 过表达。③活性 P-Stat3 和 IL-17 水平高与乳腺癌分化差和淋巴结转移有关，但与患者预后无关。研究表明人乳头状瘤病毒感染、P-Stat3 活性和 IL-17 水平之间可能存在三方面的关系，它们的合作可以协调乳腺组织中促发炎的微环境，从而促进癌症的发生和（或）促进乳腺癌的进展。

参考文献

[1] 韩银丽，程中乐，吴正升，等. 乳腺癌实质细胞中 PD-1 的表达及临床病理意义. 临床与实验病理学杂志，2018，34（5）：476-479.

[2] 张伟，徐国祥，李佳嘉，等. PD-1/PD-L1 在三阴性乳腺癌中的表达及其意义. 中华病理学杂志，2017，46（1）：20-24.

[3] 耿卫朴. 人乳腺癌中共刺激分子 PD-L1、PD-L2 的表达及其临床意义. 临床与实验病理学杂志，2017，33（1）：59-62.

[4] 黄述斌，侯永微，李松梅，等. 乳腺癌组织及间质浸润淋巴细胞中 PD-L1 的表达及其意义. 临床与实验病理学杂志，2017，33（1）：63-67.

[5] 程敏，史玉洁，孔令非. 乳腺癌中 p53、PD-1 和 PD-L1 的表达及相关性分析. 临床与实验病理学杂志，2018，34（12）：1307-1310.

[6] Li M, Li A, Zhou S, et al. Heterogeneity of PD-L1 expression in primary tumors and paired lymph node metastases of triple negative breast cancer. BMC Cancer, 2018, 18(1): 4.

[7] 潘贝晶，徐程，平国强，等. PD-L1 在三阴性乳腺癌中的表达及其与预后的相关性. 中华病理学杂志，2017，46（12）：822-826.

[8] Li Z, Dong P, Ren M, et al. PD-L1 Expression Is Associated with Tumor FOXP3(＋)Regulatory T-Cell Infiltration of Breast Cancer and Poor Prognosis of Patient. Cancer, 2016, 7(7): 784-793.

[9] Ren X, Wu H, Lu J, et al. PD1 protein expression in tumor infiltrated lymphocytes rather than PDL1 in tumor cells predicts survival in triple-negative breast cancer. Cancer Biol Ther, 2018, 19(5): 373-380.

[10] 孙向洁，左珂，唐绍娴，等. 雄激素受体在浸润性乳腺癌中的表达及其与乳腺癌分子分型的关系. 中华病理学杂志，2017，46（7）：476-480.

[11] 任新瑜，吴焕文，袁礼，等. 雄激素受体在三阴乳腺癌中的表达及临床病理意义. 诊断病理学杂志，2017，24（10）：753-758.

[12] Li C, Cao L, Xu C, et al. The immunohistochemical expression and potential prognostic value of HDAC6 and AR in invasive breast cancer. Hum Pathol, 2018, 75: 16-25.

[13] Liu X, Feng C, Liu J, et al. Androgen receptor and heat shock protein 27 co-regulate the malignant potential of molecular apocrine breast cancer. Exp Clin Cancer Res, 2018, 37(1): 90.

[14] Zhang W, Liu X, Liu S, et al. Androgen receptor/let-7a signaling regulates breast tumor-initiating cells. Oncotarget, 2017, 9(3): 3690-3703.

[15] Cao L, Li C, Xu C, et al. Clinical significance of PDEF factor expression and its relation to androgen receptor in ER(-) breast cancer. Histopathology, 2018, 73(5): 819-831.

[16] Cao L, Xu C, Xiang G, et al. AR-PDEF pathway promotes tumour proliferation and upregulates MYC-mediated gene transcription by promoting MAD1 degradation in ER-negative breast cancer. Mol Cancer, 2018, 17(1): 136.

[17] Liu X, Feng C, Liu J, et al. The importance of EGFR as a biomarker in molecular apocrine breast cancer. Hum Pathol, 2018, 77: 1-10.

[18] Zhang J, Liu D, Feng Z, et al. MicroRNA-138 modulates metastasis and EMT in breast cancer cells by targeting vimentin. Biomed Pharmacother, 2016, 77: 135-141.

[19] Yan LX, Liu YH, Xiang JW, et al. PIK3R1 targeting by miR-21 suppresses tumor cell migration and invasion by reducing PI3K/AKT signaling and reversing EMT, and predicts clinical outcome of breast cancer. Int J Oncol, 2016, 48(2): 471-484.

[20] Guan B, Li Q, Shen L, et al. MicroRNA-205 directly targets Krüppel-like factor 12 and is involved in invasion and apoptosis in basal-like breast carcinoma. Int J Oncol, 2016, 49(2): 720-734.

[21] 郑书贤，孙雪梅，王瑞鸽，等. miR-31 通过结合 Dock180 抑制乳腺癌细胞侵袭. 临床与实验病理学杂志，2017，33（3）：241-244.

[22] 任志敏，古雅丽，李新敏，等. miR-3619-5p 对乳腺癌细胞 MCF-7 和 T47D 增殖、凋亡的影响及分子机制. 临床与实验病理学杂志，2017，33（11）：1209-1213.

[23] 陈婷婷，杨枫，陈向红. 人乳腺癌组织中 STAT3 和 miR-125a-5p 的表达及其相关性. 临床与实验病理学杂志，2016，32（9）：971-974，979.

[24] 王照岩，杨志一，林祥博，等. miR-504 靶向 CHD1L 抑制乳腺癌细胞侵袭的分子机制. 临床与实验病理学杂志，2018，34（12）：1302-1307.

[25] Chen X, Wang YW, Zhu WJ, et al. A 4-microRNA signature predicts lymph node metastasis and prognosis in breast cancer. Hum Pathol, 2018, 76: 122-132.

[26] Chen X, Wang YW, Xing AY, et al. Suppression of SPIN1-mediated PI3K-Akt pathway by miR-489 increases chemosensitivity in breast cancer. Pathol, 2016, 239(4): 459-472.

[27] Wang X, Wang X, Gu J, et al. Overexpression of miR-489 enhances efficacy of 5-fluorouracil-based treatment in breast cancer stem cells by targeting XIAP. Oncotarget, 2017, 8(69): 113837-113846.

[28] Chen X, Wang YW, Gao P, et al. SPIN1, negatively regulated by miR-148/152, enhances Adriamycin resistance via upregulating drug metabolizing enzymes and transporter in breast cancer. Exp Clin Cancer Res, 2018, 37(1): 100.

[29] Liu Y, Lu C, Zhou Y, et al. Circular RNA hsa-circ-0008039 promotes breast cancer cell proliferation and migration by regulating miR-432-5p/E2F3 axis. Biochem Biophys Res Commun, 2018, 502(3): 358-363.

[30] Zhu WJ, Chen X, Wang YW, et al. MiR-1268b confers chemosensitivity in breast cancer by targeting ERBB2-mediated PI3K-AKT pathway. Oncotarget, 2017, 8(52): 89631-89642.

[31] Yan H, Zhao M, Huang S, et al. Prolactin Inhibits BCL6 Expression in Breast Cancer Cells Through a MicroRNA-339-5p-Dependent Pathway. Breast Cancer, 2016, 19(1): 26-33.

[32] Huang XJ, Xia Y, He GF, et al. MALAT1 promotes angiogenesis of breast cancer. Oncol Rep, 2018, 40(5): 2683-2689.

[33] Zhang X, Jiang G, Sun M, et al. Cytosolic THUMPD1 promotes breast cancer cells invasion and metastasis via the AKT-GSK3-Snail pathway. Oncotarget, 2017, 8(8): 13357-13366.

[34] Zheng J, Zhang M, Zhang L, et al. HSPC159 promotes proliferation and metastasis by inducing epithelial-mesenchymal transition and activating the PI3K/Akt pathway in breast cancer. Cancer Sci, 2018, 109(7): 2153-2163.

[35] Zhao Y, Song K, Zhang Y, et al. TMEM17 promotes malignant progression of breast cancer via AKT/GSK3β signaling. Cancer Manag Res, 2018, 10: 2419-2428.

[36] Yu BH, Li BZ, Zhou XY, et al. Cytoplasmic FOXP1 expression is correlated with ER and calpain II expression and predicts a poor outcome in breast cancer. Diagn Pathol, 2018, 13(1): 36.

[37] Wu X, Sun L, Wang X, et al. Breast cancer invasion and metastasis by mPRα through the PI3K/Akt signaling pathway. Pathol Oncol Res, 2016, 22(3): 471-476.

[38] Zhao HY, Han Y, Wang J, et al. IQ-domain GTPase-activating protein 1 promotes the malignant phenotype of invasive ductal breast carcinoma via canonical Wnt pathway. Tumour Biol, 2017, 39(6): 1010428317705769.

[39] Qiu Y, Pu T, Guo P, et al. ALDH(+)/CD44(+)cells in breast cancer are associated with worse prognosis and poor clinical outcome. Exp Mol Pathol, 2016, 100(1): 145-150.

[40] Yu X, Zhang F, Mao J, et al. Protein tyrosine phosphatase receptor-type δ acts as a negative regulator suppressing breast cancer. Oncotarget, 2017, 8(58): 98798-98811.

[41] Yan Q, Xiaorong Z, Zhang Z, et al. Prevalence of protein C receptor(PROCR)is associated with inferior clinical outcome in Breast invasive ductal carcinoma. Pathol Res Pract, 2017, 213(9): 1173-1179.

[42] Ye F, Zhong X, Qiu Y, et al. CD49f Can Act as a biomarker for local or distant recurrence in breast cancer. Breast Cancer, 2017, 20(2): 142-149.

[43] Ren X, Yuan L, Shen S, et al. c-Met and ERβ expression differences in basal-like and non-basal-like triple-negative breast cancer. Tumour Biol, 2016, 37(8): 11385-11395.

[44] 胡丹，朱伟峰，沈武成，等. Apelin 和 Snail 蛋白在乳腺癌中的表达及其预后意义. 中华病理学杂志，2018，47（10）：743-746.

[45] Liu Y, Gai J, Fu L, et al. Effects of RSF-1 on proliferation and apoptosis of breast cancer cells. Oncol Lett, 2018, 16(4): 4279-4284.

[46] Li A, Liu Z, Li M, et al. HDAC5, a potential therapeutic target and prognostic biomarker, promotes proliferation, invasion and migration in human breast cancer. Oncotarget, 2016 21, 7(25): 37966-37978.

[47] Wu J, Zhang S, Shan J, et al. Elevated HMGA2 expression is associated with cancer aggressiveness and predicts poor outcome in breast cancer. Cancer Lett, 2016, 376(2): 284-292.

[48] Li XM, Liu WL, Chen X, et al. Overexpression of TMPRSS4 promotes tumor proliferation and aggressiveness in breast cancer. Int J Mol Med, 2017, 39(4): 927-935.

[49] Gong W, Sun B, Sun H, et al. Nodal signaling activates the Smad2/3 pathway to regulate stem cell-like properties in breast cancer cells. Am J Cancer Res, 2017, 7(3): 503-517.

[50] Guo S, Li X, Rohr J, et al. EZH2 overexpression in different immunophenotypes of breast carcinoma and association with clinicopathologic features. Diagn Pathol, 2016, 26(11): 41.

[51] Liu YH, Tsang JY, Ni YB, et al. Doublecortin-like kinase 1 expression associates with breast cancer with neuroendocrine differentiation. Oncotarget, 2016, 7(2): 1464-1476.

[52] Li Q, Gao H, Zhou S, et al. LncRNA PlncRNA-1 overexpression inhibits the growth of breast cancer by upregulating TGF-β1 and downregulating PHGDH. Breast Cancer, 2018, 25(5): 619-625.

[53] Cao L, Sun PL, Yao M, et al. Expression of YES-associated protein(YAP)and its clinical significance in breast cancer tissues. Hum Pathol, 2017, 68: 166-174.

[54] Wang L, Lyu S, Wang S, et al. Loss of FAT1 during the progression from DCIS to IDC and predict poor clinical outcome in breast cancer. Exp Mol Pathol, 2016, 100(1): 177-183.

[55] Lv Y, Niu Y, Li C, et al. Aberrant Level of Skp2 and p27KIP1 in Intraductal Proliferative Lesions is Associated with Tumorigenesis. Cancer Invest, 2017, 35(6): 414-422.

[56] Liu Y, Sun B, Liu T, et al. Function of AURKA protein kinase in the formation of vasculogenic mimicry in triple-negative breast cancer stem cells. Onco Targets Ther, 2016, 9: 3473-3484.

[57] Gong W, Sun B, Zhao X, et al. Nodal signaling promotes vasculogenic mimicry formation in breast cancer via the Smad2/3 pathway. Oncotarget, 2016, 7(43): 70152-70167.

[58] Liu N, Yang Z, Liu X, et al. Lymph node status in different molecular subtype of breast cancer: triple negative tumours are more likely lymph node negative. Oncotarget, 2017, 8(33): 55534-55543.

[59] Hao S, He ZX, Yu KD, et al. New insights into the prognostic value of Ki-67 labeling index in patients with triple-negative breast cancer. Oncotarget. 2016, 7(17): 24824-24831.

[60] Zhou S, Sun X, Yu L, et al. Differential expression and clinical significance of epithelial-mesenchymal transition markers among different histological types of triple-negative breast cancer. Cancer, 2018, 9(3): 604-613.

[61] Tian T, Ruan M, Yang W, et al. Evaluation of the prognostic value of tumor-infiltrating lymphocytes in triple-negative breast cancers. Oncotarget, 2016, 7(28): 44395-44405.

[62] 潘贝晶，平国强，张炜明，等．三阴性乳腺癌间质肿瘤浸润淋巴细胞表达 CD8 和 FOXP3 的临床病理分析．中华病理学杂志，2016，45（8）：540-544.

[63] Yang M, Li Z, Ren M, et al. Stromal infiltration of tumor-associated macrophages conferring poor prognosis of patients with basal-like breast carcinoma. Cancer, 2018, 9(13): 2308-2316.

[64] 张帆，张伟，焦南林，等．三阴型乳腺癌中 CD47 的表达及其临床意义．临床与实验病理学杂志，2017，33（5）：539-543.

[65] 孙洁，张研，张源，等．三阴型乳腺癌中 NQO1 蛋白过表达的临床病理意义．临床与实验病理学杂志，2016，32（3）：258-261.

[66] 焦娟，宋艳艳，刘霞，等．CXCL12/CXCR4/MMP-2 信号通路对三阴型乳腺癌生物学行为的影响．临床与实验病理学杂志，2017，33（11）：1203-1208.

[67] Tian T, Shan L, Yang W, et al. Evaluation of the BRCAness phenotype and its correlations with clinicopathological features in triple-negative breast cancers. Hum Pathol, 2019, 84: 231-238.

[68] Yu BH, Tang SX, Xu XL, et al. Breast carcinoma in sclerosing adenosis：a clinicopathological and immunophenotypical analysis on 206 lesions. Clin Pathol, 2018, 71(6): 546-553.

[69] 邓会岩，王心然，岳萌，等．非特殊型浸润性乳腺癌中大范围癌周间隙的出现对预后的影响．中华病理学杂志，2018，47（3）：196-200.

[70] 张玲玲，马力，耿翠芝，等．腋窝淋巴结结外侵犯与乳腺癌患者预后的关系．中华病理学杂志，2017，46（8）：525-529.

[71] 李世君，王月华，常苗苗，等. 淋巴结转移密度与乳腺浸润性导管癌预后的关系. 临床与实验病理学杂志，2016，32（3）：268-271.

[72] Wang L, Lao IW, Yu L, et al. Primary breast angiosarcoma: a retrospective study of 36 cases from a single Chinese medical institute with clinicopathologic and radiologic correlations. Breast, 2017, 23(3): 282-291.

[73] Liu B, Zheng X, Meng F, et al. Overexpression of β1 integrin contributes to polarity reversal and a poor prognosis of breast invasive micropapillary carcinoma. Oncotarget, 2017, 9(4): 4338-4353.

[74] Meng F, Liu B, Xie G, et al. Amplification and overexpression of PSCA at 8q24 in invasive micropapillary carcinoma of breast. Breast Cancer Res Treat, 2017, 166(2): 383-392.

[75] Li W, Han Y, Wang C, et al. Precise pathologic diagnosis and individualized treatment improve the outcomes of invasive micropapillary carcinoma of the breast: a 12-year prospective clinical study. Mod Pathol, 2018, 31(6): 956-964.

[76] Xu X, Bi R, Shui R, et al. Micropapillary pattern in pure mucinous carcinoma of the breast - does it matter or not? Histopathology, 2019, 74(2): 248-255.

[77] 陈文，张智弘. 伴有微乳头结构的乳腺黏液癌 6 例临床病理分析. 诊断病理学杂志，2016，23（8）：581-585.

[78] 张倩，柳剑英，梅放，等. 乳腺单纯型黏液癌 43 例临床病理特点及预后因素探讨. 诊断病理学杂志，2018，25（9）：609-614，619.

[79] 王佩，王映梅，李春梅，等. 乳腺浸润性微乳头状黏液癌 14 例临床病理分析. 临床与实验病理学杂志，2018，34（5）：572-575.

[80] 袁静萍，阎红琳，吴昊，等. 乳腺腺样囊性癌临床病理特点. 中华内分泌外科杂志，2017，11（2）：107-109，126.

[81] 刁为英，王彩霞，岳农灏，等. 乳腺腺样囊性癌 4 例临床病理特征分析. 诊断病理学杂志，2018，25（9）：625-628.

[82] 刘宇飞，牛云，王昀，等. 乳腺腺样囊性癌 8 例临床病理分析. 诊断病理学杂志，2017，24（2）：99-104.

[83] 郭双平，李擒龙，王映梅，等. 乳腺腺样囊性癌的临床病理学特点分析. 中华病理学杂志，2017，46（1）：25-29.

[84] Zhu H, Li K, Dong DD, et al. Spindle cell metaplastic carcinoma of breast: A clinicopathological and immunohistochemical analysis. Asia Pac J Clin Oncol, 2017, 13(2): 72-78.

[85] 苏哲. 乳腺梭形细胞化生性癌 7 例临床病理分析. 诊断病理学杂志，2016，23（8）：570-573.

[86] 王婧，吴焕文，梁智勇. 乳腺纤维瘤病样化生性癌的临床病理特征. 诊断病理学杂志，2017，24（12）：886-891.

[87] 贾翠，梅放，柳剑英，等. 乳腺叶状肿瘤的分级指标及预后相关因素探讨. 中华病理学杂志，2017，46（1）：14-19.

[88] 蒋娜，王鸿雁. 乳腺恶性叶状肿瘤 8 例临床病理及预后分析. 诊断病理学杂志，2017，24（6）：411-414，430.

[89] Jia Y, Sun C, Liu Z, et al. Primary breast diffuse large B-cell lymphoma: a population-based study from 1975 to 2014.

Oncotarget, 2017, 9(3): 3956-3967.

[90] 饶笳，阮森，于宝华，等．乳腺粗针活检中淋巴造血系统肿瘤的临床病理特征．中华病理学杂志，2018，47（10）：737-742.

[91] 周智俊，谢建兰，韦萍，等．原发性乳腺淋巴瘤类型构成与预后分析．中华病理学杂志，2017，46（9）：618-622.

[92] 朱秀，尹文娟，吴梅娟，等．原发性乳腺弥漫大 B 细胞淋巴瘤的临床病理特征及预后．临床与实验病理学杂志，2018，34（3）：257-262.

[93] 刘媛媛，武莎斐，梁智勇，等．乳腺癌原发灶和淋巴结转移灶 *HER2* 基因状态对比分析．中华病理学杂志，2016，45（6）：393-396.

[94] 蒋雄玲，田景琦，陈菁，等．进展期乳腺浸润性导管癌 HER-2/neu 蛋白表达的稳定性分析．临床与实验病理学杂志，2016，32（5）：496-500.

[95] 武莎斐，刘媛媛，刘笑玎，等. HER2 免疫组织化学 1＋浸润性乳腺癌的基因扩增状态和 mRNA 表达分析. 中华病理学杂志，2018，47（7）：522-526.

[96] 许燕，柏乾明，杨飞，等．应用 2013 版 ASCO/CAP HER2 检测指南判读 1780 例免疫组织化学 HER2 不确定浸润性乳腺癌的荧光原位杂交结果．中华病理学杂志，2016，45（8）：545-549.

[97] Yang L, Zhang Z, Li J, et al. A decision tree-based prediction model for fluorescence in situ hybridization HER2 gene status in HER2 immunohistochemistry-2＋breast cancers: a 2538-case multicenter study on consecutive surgical specimens. Cancer, 2018, 9(13): 2327-2333.

[98] Guo P, Pu T, Chen S, et al. Breast cancers with EGFR and HER2 co-amplification favor distant metastasis and poor clinical outcome. Oncol Lett, 2017, 14(6): 6562-6570.

[99] Chen S, Qiu Y, Guo P, et al. FGFR1 and HER1 or HER2 co-amplification in breast cancer indicate poor prognosis. Oncol Lett, 2018, 15(6): 8206-8214.

[100] 汤红平，荣磊，梁冠男，等．乳腺癌新辅助化疗前后病理组织学及分子指标变化．临床与实验病理学杂志，2018，34（1）：12-15.

[101] Yang L, Zhong X, Pu T, et al. Clinical significance and prognostic value of receptor conversion in hormone receptor positive breast cancers after neoadjuvant chemotherapy. World J Surg Oncol, 2018, 16(1): 51.

[102] 韦晓霞，张锐，蒲天婕，等．Ki-67 对浸润性乳腺癌患者新辅助化疗疗效的预测作用分析．中华病理学杂志，2017，46（12）：817-821.

[103] Li F, Ma L, Geng C, et al. Analysis of the relevance between molecular subtypes and efficacy of neoadjuvant chemotherapy in breast cancer as well as its prognostic factors. Pathol Res Pract, 2018, 214(8): 1166-1172.

[104] Li YH, Liu HT, Xu J, et al. The value of detection of S100A8 and ASAH1 in predicting the chemotherapy response for breast cancer patients. Hum Pathol, 2018, 74: 156-163.

[105] Li Z, Dai K, Wang C, et al. Expression of polo-like kinas 4(PLK4) in breast cancer and its response to taxane-based neoadjuvant chemotherapy. Cancer, 2016, 7(9): 1125-1132.

[106] Liu T, Sun H, Zhu D, et al. TRA2A promoted paclitaxel resistance and tumor progression in triple-negative breast cancers via regulating alternative splicing. Mol Cancer Ther, 2017, 16(7): 1377-1388.

[107] Yang X, Rao J, Yang W, et al. Evaluation of the predictive and prognostic values of stromal tumor-infiltrating lymphocytes in HER2-positive breast cancers treated with neoadjuvant chemotherapy. Target Oncol, 2018, 13(6): 757-767.

[108] Uan M, Tian T, Rao J, et al. Predictive value of tumor-infiltrating lymphocytes to pathological complete response in neoadjuvant treated triple-negative breast cancers. Diagn Pathol, 2018, 13(1): 66.

[109] 韩颖，吴正升，吴强. 乳腺癌新辅助化疗前后 p62 和 XIAP 表达的变化及其意义. 临床与实验病理学杂志，2017，33（5）：481-484.

[110] 陈平，吴正升，吴强，等. 抑制自噬对乳腺癌阿霉素耐药的逆转作用. 临床与实验病理学杂志，2016，32（5）：528-532.

[111] Zhang C, Lu Y, Li Q, et al. Salinomycin suppresses TGF-β1-induced epithelial-to-mesenchymal transition in MCF-7 human breast cancer cells. Chem Biol Interact, 2016, 248: 74-81.

[112] 尹燕雪，李传伟，于爱莲，等. 盐霉素通过 TGFβ1/Smad 信号通路抑制 MMP-2、9 降低 $CD44^{+}/CD24^{-}$/low 表型乳腺癌干细胞迁移和侵袭能力. 临床与实验病理学杂志，2016，32（3）：262-267.

[113] Wang Q, Jiang J, Ying G, et al. Tamoxifen enhances stemness and promotes metastasis of ERα36(＋)breast cancer by upregulating ALDH1A1 in cancer cells. Cell Res, 2018, 28(3): 336-358.

[114] Zhong F, Bi R, Yu B, et al. A Comparison of Visual Assessment and Automated Digital Image Analysis of Ki67 Labeling Index in Breast Cancer. PLoS One, 2016, 11(2): e0150505.

[115] 刘梅，李席如，李瑛，等. 乳腺癌新辅助化疗的定量病理评估. 诊断病理学杂志，2017，24（9）：655-660.

[116] Mao X, He J, Li T, et al. Application of imaging mass spectrometry for the molecular diagnosis of human breast tumors. Sci Rep, 2016, 6: 21043.

[117] 刘梅，李席如，宋欣，等. 术中快速直接免疫组织化学在乳腺病变和前哨淋巴结诊断中的应用. 诊断病理学杂志，2018，25（3）：170-176.

[118] Shaoxian T, Baohua Y, Xiaoli X, et al. Characterisation of GATA3 expression in invasive breast cancer：differences in histological subtypes and immunohistochemically defined molecular subtypes. Clin Pathol, 2017, 70(11): 926-934.

[119] 程凯，余波，周晓蝶，等. GATA3 在乳腺癌中表达的敏感性和病理诊断的价值. 诊断病理学杂志，2016，23（5）：374-377.

[120] Zhang N, Ma ZP, Wang J, et al. Human papillomavirus infection correlates with inflammatory Stat3 signaling activity and IL-17 expression in patients with breast cancer. Am J Transl Res, 2016, 8(7): 3214-3226.

（袁静萍　杨文涛　步　宏　孟　刚　戚基萍）

第八节　淋巴造血病理诊断和研究进展

一、新版 WHO 淋巴组织肿瘤的病理学类型

根据细胞起源、形态学、免疫表型、遗传特征及临床特征，2001 年和 2008 年 WHO 淋巴瘤分类将淋巴瘤的组织学分型主要分为前 B 和 T 细胞淋巴瘤、成熟 B 细胞淋巴瘤、成熟 T 细胞和 NK 细胞肿瘤、霍奇金淋巴瘤、移植后淋巴增生性疾病、组织细胞和树突状细胞肿瘤 6 大类型。2016 年 WHO 淋巴瘤分类更新版在原分类基础上增加了一些新类型并对某些种类作了更名（表 4-8-1），王晋芬教授等对淋巴瘤的病理诊断发展进行了回顾。

表 4-8-1　2016 更新版 WHO 淋巴组织肿瘤分类一览表

- **成熟 B 细胞肿瘤**
  - 慢性淋巴细胞白血病 / 小淋巴细胞淋巴瘤
  - 单克隆 B 淋巴细胞增多症
  - B 幼淋巴细胞白血病
  - 脾脏边缘区淋巴瘤
  - 毛细胞白血病
  - 脾脏 B 细胞淋巴瘤 / 白血病，不能分类
    - 脾脏弥漫性红髓小 B 细胞淋巴瘤
    - 毛细胞白血病变异型
  - 淋巴浆细胞性淋巴瘤
  - Waldenström 巨球蛋白血症
  - 意义不明的单克隆丙种球蛋白病（MGUS），IgM 型
  - 重链病
    - μ 重链病
    - γ 重链病
    - α 重链病
  - 浆细胞肿瘤
    - 意义不明的单克隆丙种球蛋白病（MGUS），non-IgM 型
    - 浆细胞骨髓瘤
    - 浆细胞骨髓瘤变异型
      - 闷燃型浆细胞骨髓瘤
      - 非分泌型骨髓瘤
      - 浆细胞白血病

（待续）

（续表）

浆细胞瘤
骨孤立性浆细胞瘤
骨外浆细胞瘤
单克隆免疫球蛋白沉积病
原发性淀粉样变
单克隆性轻链和重链沉积病
伴有副肿瘤综合征的浆细胞肿瘤
POEMS 综合征
TEMPI 综合征
黏膜相关淋巴组织结外边缘区淋巴瘤（MALToma）
淋巴结边缘区淋巴瘤
儿童淋巴结边缘区淋巴瘤
滤泡性淋巴瘤
睾丸滤泡性淋巴瘤
原位滤泡性肿瘤
十二指肠型滤泡性淋巴瘤
儿童型滤泡性淋巴瘤
大 B 细胞淋巴瘤伴 IRF4 重排（暂定类型）
原发皮肤滤泡中心性淋巴瘤
套细胞淋巴瘤
白血病型非淋巴结套细胞淋巴瘤
原位套细胞肿瘤
弥漫性大 B 细胞淋巴瘤（DLBCL），NOS
生发中心 B 细胞型（GCB）
活化 B 细胞型（ABC）
富于 T 细胞 / 组织细胞大 B 细胞淋巴瘤
原发中枢神经系统 DLBCL
原发皮肤 DLBCL，腿形
EBV＋DLBCL，NOS
EBV＋黏膜皮肤溃疡（暂定类型）
慢性炎症相关 DLBCL
纤维素相关 DLBCL
淋巴瘤样肉芽肿病
原发纵隔（胸腺）大 B 细胞淋巴瘤
血管内大 B 细胞淋巴瘤
ALK＋大 B 细胞淋巴瘤

（待续）

（续表）

浆母细胞性淋巴瘤
原发渗出性淋巴瘤
HHV-8 相关性淋巴组织增生性疾病
多中心 Castleman 病
HHV8＋DLBCL，NOS
HHV-8＋亲生发中心性淋巴增生性疾病
Burkitt 淋巴瘤
Burkitt 样淋巴瘤伴 11q 异常（暂定类型）
高级别 B 细胞淋巴瘤
高级别 B 细胞淋巴瘤，伴 MYC 和 BCL2 和（或）BCL6 重排
高级别 B 细胞淋巴瘤，NOS
介于 DLBCL 和经典霍奇金淋巴瘤之间特征不能分类的 B 细胞淋巴瘤
成熟 T 细胞和 NK 细胞肿瘤
T 幼淋巴细胞白血病
T 大颗粒淋巴细胞白血病
NK 细胞慢性淋巴增生性疾病（暂定类型）
侵袭性 NK 细胞白血病
儿童 EBV＋T/NK 细胞淋巴增生性疾病
儿童系统性 EBV＋T 细胞淋巴瘤
系统性慢性活动性 EBV 感染，T/NK 细胞表型
种痘水疱病样淋巴组织增生性疾病
严重蚊虫叮咬超敏反应
成人 T 细胞白血病 / 淋巴瘤
结外 NK / T 细胞淋巴瘤，鼻型
肠道 T 细胞淋巴瘤
肠病相关性 T 细胞淋巴瘤
单形性嗜上皮性肠道 T 细胞淋巴瘤
肠道 T 细胞淋巴瘤，NOS
胃肠道惰性 T 淋巴组织增生性疾病（暂定类型）
肝脾 T 细胞淋巴瘤
皮下脂膜炎样 T 细胞淋巴瘤
蕈样真菌病
塞扎里综合征
原发皮肤 $CD30^{+}$T 细胞淋巴增生性疾病
淋巴瘤样丘疹病
原发皮肤间变性大细胞淋巴瘤

（待续）

（续表）

原发皮肤外周 T 细胞淋巴瘤，罕见亚型

原发皮肤 γδT 细胞淋巴瘤

原发皮肤 $CD8^+$ 侵袭性嗜表皮性细胞毒性 T 细胞淋巴瘤（暂定类型）

原发皮肤肢端 $CD8^+$T 细胞淋巴瘤（暂定类型）

原发皮肤 $CD4^+$ 小 / 中等大小 T 淋巴组织增生性疾病（暂定类型）

外周 T 细胞淋巴瘤，NOS

血管免疫母细胞性 T 细胞淋巴瘤和滤泡辅助 T 细胞起源的其他结内淋巴瘤

血管免疫母细胞性 T 细胞淋巴瘤

滤泡 T 细胞淋巴瘤（暂定类型）

结内外周 T 细胞淋巴瘤，具有 TFH 表型

间变性大细胞淋巴瘤，ALK^+

间变性大细胞淋巴瘤，ALK^-

乳房植入物相关性间变性大细胞淋巴瘤（暂定类型）

霍奇金淋巴瘤

结节性淋巴细胞为主型霍奇金淋巴瘤

经典霍奇金淋巴瘤

结节硬化型经典霍奇金淋巴瘤

富于淋巴细胞型经典霍奇金淋巴瘤

混合细胞型经典霍奇金淋巴瘤

淋巴细胞消减型经典霍奇金淋巴瘤

免疫缺陷相关淋巴组织增生性疾病

原发免疫缺陷相关性淋巴组织增生性疾病

HIV 感染相关性淋巴瘤

移植后淋巴组织增性疾病（PTLD）

非破坏性 PTLD

浆细胞增生性 PTLD

传染性单核细胞增多症样 PTLD

旺炽性滤泡增生性 PTLD

多形性 PTLD

单形性 PTLD（B 和 T/ NK 细胞型）

单形性 B 细胞 PTLD

单形性 T/ NK 细胞 PTLD

经典霍奇金淋巴瘤 PTLD

其他医源性免疫缺陷相关性淋巴组织增生性疾病

组织细胞和树突状细胞肿瘤

组织细胞肉瘤

（待续）

（续表）

起源于朗格汉斯细胞的肿瘤
朗格汉斯细胞组织细胞增生症
朗格汉斯细胞肉瘤
未定类树突状细胞肿瘤
指状突树状突细胞肉瘤
滤泡树突状细胞肉瘤
成纤维细胞网状细胞肿瘤
播散性幼年黄色肉芽肿
Erdheim-Chester 病

二、常见淋巴瘤的病理研究进展

目前 WHO 分类已超过 60 种不同类型淋巴瘤。WHO 根据肿瘤细胞的起源，依据细胞分化过程的形态学和免疫表型特征进行了分类与诊断，并确定各种类型淋巴瘤的组织发生与演进。随着分子生物学和分子遗传学技术的进展和应用，已逐步认识和鉴别出不同类型淋巴瘤的基因异常和相应染色体异常改变，不仅可以更深入探讨淋巴瘤发生和演进的病理机制，也有助于寻找适合淋巴瘤诊断和个性化治疗新的分子靶点。因此，本部分内容将整合病理诊断和研究进展，分别梳理常见的几大类淋巴组织肿瘤。

（一）常见小 B 细胞淋巴瘤的病理进展

1. 小淋巴细胞性淋巴瘤 / 慢性淋巴细胞白血病　小淋巴细胞性淋巴瘤 / 慢性淋巴细胞白血病（small lymphocytic lymphoma/chronic lymphocytic leukemia，SLL/CLL）是成熟 B 淋巴细胞克隆性增生的恶性肿瘤，随着精准诊断的推进，增加了很多分子检测的指标，CLL 的诊断与预后因素已经从传统的分期指标、生化指标等进展到四大预后因素：细胞遗传学［常见的改变有 del（13q），del（11q），＋12；del（11p）；t（11；14）；t（14；18）；del（7q）/＋3）等］，IgVH 突变状态，IgVH 替代标志 -CD38 和 ZAP70，以及基因突变（TP53；ATM；NOTCH1；SF3B1；BIRC3；XPO1；MYD88 等）。在 CLL 的治疗上除了根据年龄和体能状态的分层治疗，还有根据遗传学异常的分层治疗。初诊未治的 CLL 患者中 17p 缺失占 3%～8%，p53 突变占 4%～12%，80%～90% 的患者同时伴 17p 缺失和 p53 突变而复发进展的 CLL 患者 17p 缺失 /p53 突变占 30%～40%。

2. 淋巴浆细胞淋巴瘤 / 华氏巨球蛋白血症　淋巴浆细胞性淋巴瘤最常见的染色体结构异常为 6q21-q23 缺失，＞50% 的患者有 t（9；14）（p13；q32）易位及 *PAX-5* 基因的重排。＞90% 的华氏巨球蛋白血症患者中存在 MYD88 L256P 位点突变，这个突变多见于 IgM 型，而 IgA 型、IgG 型、其他淋巴增生性疾病患者及健康人群中极少出现该突变，因此 MYD88-L256P 突变有利于 WM/LPL 与其他 B 淋巴细胞疾病相鉴别。

MYD88 突变在其他低度恶性 B 细胞淋巴瘤少见［边缘区 B 细胞淋巴癌（MALT）9%，淋巴结边缘区淋巴癌（NMZL ）6%，慢性淋巴细胞白血病（CLL）3%，部分 IgM 型意义未明单克隆丙种球蛋白血症], 但在 ABC 型弥漫大 B 细胞淋巴瘤（DLBCL）中并不少见（约 30%），其中 50% 以上见于原发皮肤 DLBCL- 腿形及多数免疫豁免部位 DLBCL（睾丸和中枢），并与预后有关。MYD88 L265P 突变虽然不是 LPL 特异性指标，但可以作为 LPL（尤其伴有 WM 者）的诊断性标志物，因此，淋巴浆细胞性淋巴瘤不再像过去那样只能是排除性诊断。MYD88 L265P＋LPL 可以表达 IgM 以外的其他类型 Ig，因此，该分子检测不应仅限于 IgM＋阳性病例。r-HCD 无 MYD88 L265P 突变，现在已不认为是 LPL。因为多数 IgM 型 MGUS 伴有 MYD88 L265P 突变，而 IgG/IgA 型 MGUS、浆细胞瘤不伴该突变。目前研究表明，IgM 型 MGUS 生物学特性与 LPL 和其他 B 细胞淋巴瘤类似而不同于浆细胞瘤。2017 新分类将 MGUS 分为两型：IgM 型和 IgG/A 型 MGUS。依鲁替尼（Ibrutinib）能用于治疗 LPL，30%LPL 中可检测到 CXCR4 突变，25%WM 表达 CXCR4，对依鲁替尼耐药。MYD88 和 CXCR4 突变成为评估 LPL 对依鲁替尼治疗敏感性的重要指标。携带 MYD88 L265P，但 CXCR4 是野生型（WT）的 LPL 患者对依鲁替尼效果最好。

3. 套细胞淋巴瘤 根据不同的临床病理表现和分子病理套细胞淋巴瘤（mantle cell lymphoma，MCL）分为 2 个亚型。①经典型：无免疫球蛋白重链可变区（IGHV）突变 /IGHV 微小突变，大多数表达 SOX11，具侵袭性行为，比较常见。②惰性白血病型非淋巴结 MCL：比较罕见，伴 IGHV 突变，大多数缺乏 SOX11，有外周血和骨髓受累，脾脏常受累。SOX 11 阳性与 SOX11 阴性 MCL 发生的可能机制：携带 t（11；14）童贞 B 细胞植入淋巴滤泡套区产生原位 MCL 病变，大多数 MCL 是从这些位于边缘区没有或局限 IGHV 体细胞突变细胞发生，表达 SOX11；经典型 MCL 中 SOX11 过表达可阻断成熟 B 细胞的分裂，阻止其通过 SOX11-PAX5-PRDM1/BLIMP 调节轴进一步分化。另一种情况是某些 t（11；14）细胞也可进入生发中心，经过 IGHV 体细胞超突变，缺乏 SOX11 表达。在 MCL 中 SOX11 也可调节成熟 B 细胞和早期浆细胞分化程序。周小鸽教授团队发现 MCL 多见于中老年男性，患者年龄、脾脏受累、滤泡树突状细胞网与肿瘤细胞吻合度及 Ki-67 阳性指数是 MCL 预后风险评估的独立预测因子。

研究表明，经典型 MCL 免疫球蛋白重链可变区（*IGHV*）基因未突变或少部分突变，一般同时表达 SOX11，常侵犯淋巴结和其他的结外组织，低增殖性的套区生长模式 MCL 也可表现相对惰性的病程，伴 t（11；14）之外的继发遗传学异常。而白血病型非淋巴结性 MCL（惰性 MCL）常为 IGHV 突变型，不表达 SOX11，常侵犯外周血、骨髓和脾脏，临床过程多为惰性，继发遗传学异常较少。但如果出现 TP53 异常，可表现出侵袭的临床病程。细胞周期蛋白基因 2（*CCND2*）易位（*cyclin D2* 基因常与 *IGK* 或 *IGL* 基因融合）在 cyclin D1/t（11；14）阴性 MCL 诊断中有重要作用，约 50% 的 cyclin D1/t（11；14）阴性 MCL 存在 CCND2 易位。NOTCH1 和 NORCH2 突变虽然在 MCL 中不太常见，却发现其与预后不良有关，也成为潜在的分子靶标。此外还有很多基因，如 *TP53*、*ATM*、*CDKN2A*、*TNFAIP3*、*MYC*、*BMI1*、*CDK4*、*TRAF2*、*BIRC3*、*TLR2*、*WHSC1*、*KMT2D*、*MEF2B*、*NOTCH1*、*TET2*、*CHEK2* 和 *MDM2*，都与 MCL 发生发展有关，其中一些基因参与调节细胞周期；ATM 和 p53 共同失活导致 DNA 损伤反应失调，引起大量的染色体畸变和四倍体核型的发生。近年来发现一些信号通路异常在 MCL 发生发展中起重要作用，如大多数 MCL 发现 PI3K/AKT/mTOR 通路被激活。

4. 毛细胞白血病 几乎所有的毛细胞白血病（HCL）患者均具有 *BRAF V600E* 基因位点突变，引起 RAF-MEK-ERK 信号通路的持续性活化，导致 HCL 发生。而在 HCL 变异型及其他 B 淋巴细胞增生性疾病中未发现 *BRAF* 基因突变，可作为鉴别诊断标志。HCL 变异型无特异的遗传学改变。一些病例显示可涉及 14q32 或 8q24 异常或 TP53 的缺失。约 50% 的患者出现 MAP2K1 突变，对 PA 方案容易产生耐药，可作为鉴别诊断标志。

BRAF V600E 不见于使用 IGHV 4-34 片段的 HCL，但这部分患者 70% 伴有 MAP2K1 突变，MAP2K1 突变也见于变异型 HCL。此外，BRAF V600E 突变及 MAP2K1 突变的 HCL 患者似乎分别对 RAF 和 MEK 抑制剂更敏感。

5. 滤泡性淋巴瘤 滤泡性淋巴瘤（follicular lymphoma，FL）是起源于生发中心的 B 细胞淋巴瘤。80% 以上的病例存在 t（14；18）（q32；q21），为 FL 早期的分子事件，导致抗凋亡蛋白 BCL-2 高表达。高级别的 FL 可见到与 DLBCL 相似的 BCL-6 重排。新近分子研究发现，FL 表观基因组的异常改变与 BCL-2 蛋白的异位表达是 FL 发生的主要分子事件。

此外，2017 年 WHO 在原 FL 遗传学分析基础上提出 2 个特殊亚类及 2 个独立疾病分类，和临床的治疗方式密切相关。原位滤泡性肿瘤（ISFN）常为偶然发现，部分患者伴有播散性 FL，约 50% 患者无 FL，随访过程中也未发生 FL，分子检测 t（14；18）阳性，可能是 FL 的前驱病变。对于这种病变的认识非常关键，因为临床的处理是“观察和等待”。十二指肠型 FL 具有与其他肠道 FL 截然不同的形态学和临床生物学特性，大体常表现为多结节状或多个小息肉，常位于十二指肠第二段，需与反应性滤泡增生及其他低级别 B 淋巴瘤，如 MALToma 鉴别。十二指肠型 FL FDC 网不同于淋巴结 FL，常呈被挤压成线状，惰性生物学行为，预后好，无须进一步治疗，不要过诊断。儿童型滤泡性淋巴瘤一种主要累及儿童和年轻人的罕见 FL 类型，很少见于老年人，极少数情况下可见于成人，男性为主，最常累及头颈部淋巴结，睾丸有时可累及，具有独特的临床生物学及形态学特征。儿童型滤泡性淋巴瘤不同于发生于儿童的普通型 FL，临床分期常为Ⅰ或Ⅱ期，预后极好；如果治疗，无论单纯手术，还是放射治疗或化学治疗，长期随访无复发。因其预后与治疗策略不同，应该严格标准予以鉴别，其免疫表型：$CD20^+$，CD10 及 BCL-6 强＋（局限于滤泡内），MUM1－，BCL-2 常为－或弱＋；CD21 常弱表达；IgM 强表达；HGAL 及 LMO2（＋），增殖活性高，Ki-67 常超过 30%。分子遗传学改变：Ig 克隆性重排，*bcl-2/IgH* 基因易位阴性，缺乏 *bcl-2*、*bcl-6* 和 *myc* 基因重排。因此，滤泡性病变做 Ig 克隆性重排及 *bcl-2/IgH* 基因易位检测非常重要，在帮助鉴别诊断的同时，还有助于临床选择正确的治疗方式。

6. 淋巴结边缘区淋巴瘤、黏膜相关淋巴组织结外边缘区淋巴瘤和儿童淋巴结边缘区淋巴瘤 部分淋巴结边缘区淋巴瘤（NMZL）的遗传学异常与脾边缘区淋巴瘤及黏膜相关淋巴组织结外边缘区淋巴瘤（MALT 淋巴瘤）一致，如部分或整个 3 号染色体三体等。但 NMZL 不存在 MALT 淋巴瘤的特异性染色体易位，如 t（11；18）/API2-MALT1、t（14；18）（q32；q21）/ IgH-MALT1 等。

t（11；18）（q21；q21）/API2-MALT1 是 MALT 淋巴瘤的最常见特异性染色体易位 / 融合基因，具有该染色体易位的患者可能对 H.pylori 根治无反应。t（1；14）（p22；q32）/BCL-10/IgH 导致 BCL-10 蛋白过度表达，其可能对 H.pylori 根治无反应。

儿童 NMZL 好发于男性，头颈部，低临床分期（常为Ⅰ期），单独手术切除预后极好，术后仅需观察和等待，不需要化疗。①形态学：与 pFL 有重叠，反应性滤泡增生，滤泡间隙增宽，套区保留 /

扩大，呈 PTGC 样，IgD 可显示滤泡间区明显扩大（小淋巴细胞，浆细胞，可有浆细胞分化或滤泡殖入）。②免疫表型：表达 B 细胞标志物（CD20，CD19，CD79a，Pax5），BCL-2 生发中心，滤泡间瘤细胞＋，CD43 常异常表达，IgD 显示扩大的套区，IRTA1＋，GC 标志物（BCL-6，HGAL，LMO2）；CD10 偶可异常表达，Ki-67 增殖指数一般＜10%，无频发性遗传性异常。

伴有 IRF4 重排大 B 细胞淋巴瘤：常见于儿童和年轻人，无性别差异，好发于口咽环（尤其扁桃体）、头颈部淋巴结，临床分期早（常为Ⅰ或Ⅱ期）。①病理特点。相似于儿童型 FL，具有 3 级中心母细胞形态的纯滤泡、滤泡与弥漫性结构混合或弥漫性病变。②免疫表型。生发中心细胞表型（CD10/BCL-6＋），常表达 BCL-2（63%），强表达 IRF4（MUM1）；遗传学改变：大多数病例 IRF4/MUM1 重排，无 BCL-2 重排，有时有 BCL-6 重排；需要治疗，但预后好。

7. 浆细胞骨髓瘤 浆细胞骨髓瘤基因异常主要有以下几种类型。①重链基因（*IgH*）重排：这种 IgH 重排将其他染色体上的癌基因易位至 der（14）上，与 *IgH* 基因上的增强子（Eα1 或 Eα2）并置，在 IgH 增强子的作用下癌基因被激活，造成癌基因过度表达而癌变。②易位基因：主要涉及 *IgH* 基因位点的易位，*IgH* 基因位于 14 号染色体，与之相关的易位主要有 5 个，其发生率分别为 t（11；14）15%～20%，t（6；14）2%，t（4；14）10%～15%，t（14；16）2% 和 t（14；20）2%，这些易位分别导致 *CCND1*，*CCND3*，*FGFR3*，*MMSET*（*MAF*）和 *MAFB* 基因的异常和过表达。③基因突变：全基因组测序显示骨髓瘤患者中有 20～40 个基因突变，远高于其他血液系统恶性肿瘤，但较实体瘤仍较少。与其他恶性血液病相比，骨髓瘤细胞中没有固定的原始驱动基因突变，其常见的基因突变包括 ERK 通路（53% 的 MM 患者）的 3 个基因：*NRAS*（23%）、*KRAS*（26%）、*BRAF* 突变（4%），其他基因突变还包括 *FAM46C*（13%）、*TP53*（8%）、*KDM6A*（UTX）、*TRAF3*、*CYLD*、*RB1*、*PRDM1*、*ACTG1* 和 *DIS3* 基因突变。1q21 扩增累及的基因主要有 *CKS1B*，*ANP32E*，*BCL-9* 和 *PDZK1*。1p 缺失常累及 1p12 和 1p32.3 2 个区域，1p12 缺失与抑癌基因 *FAM46C* 相关，1p32.3 靶基因为 *FAF1* 和 *CDKN2C*。13 号染色体异常主要涉及 *RB1* 和 *D13S319* 基因。④表观遗传学异常：MM 中可以出现特定抑癌基因（如 *GPX3*，*RBP1*，*SPARC*，*CDKN2A*，*SOCS* 和 *TGFBR2*）沉默，组蛋白甲基转移酶 MMSET 过表达和 UTX（组蛋白去甲基化酶）突变。MM 会出现整体 DNA 低甲基化状态和特定基因的高甲基化状态，并与预后有一定的相关性。⑤其他与 MM 相关的基因学异常包括：在转录后水平调节增殖和分化基因表达的 miRNA 及其他小非编码 RNA 等。骨髓瘤细胞与正常浆细胞相比，通常会出现 miRNA 的表达失调，而且与基因学异常相关，如 miR192，miR194，miR214 和 miR215 通过调节 MDM2 表达进一步对 p53 进行调节。

（二）常见大 B 细胞淋巴瘤的病理诊断和研究进展

1. 弥漫大 B 细胞淋巴瘤 弥漫大 B 细胞淋巴癌（diffuse large B cell lymphoma，DLBCL）可检测到免疫球蛋白重链和轻链的克隆性重排，可变区存在体细胞的高频突变。基于 NGS 的 DLBCL 2 个亚型的分子改变各不相同。①生发中心 B 细胞型（GCB 型）中更常见的有：组蛋白甲基转移酶 *EZH2* 基因突变、BCL-2 易位、细胞迁移调控因子 GNA13 突变；活化 B 细胞型（ABC 型）中常见的突变基因包括：*MYD88*、*CD79A*、*CARD11*、*TNFAIP3*、B 细胞受体（*BCR*）/Toll 样受体（*TLR*），并因此而激活 BCR/TLR 和 NF-κB 信号通路。②两组共同存在的突变包括：TP53，免疫监视相关基因 *B2M*，*CD58*，

表观调控相关基因 *CREBBP/EP300*，*KMT2D/C*（*MLL2/3*）、*MEF2B*，以及活化性 *BCL6* 突变。虽然这些改变目前临床意义未知，但可能成为将来靶向治疗的重要参考因素。基于基因表达谱的 DLBCL 分子改变在 2 个亚型也有所区别。ABC-DLBCL 常有 3q+，18q21-q22+ 和 6q21-q22- 等，而 GCB-DLBCL 常出现 12q12+。此外，30% 有 3q27 区 *bcl-6* 基因异常，也是最常见的基因易位，20%～30% 还可见到 *BCL-2* 基因易位，10% 有 *myc* 基因重排，60% myc 断裂位点为 *Ig* 基因。

区分 GCB 与 ABC/ 非 GCB 亚型 DLBCL 对预后判断有重要意义，后者预后差。此外，区分 GCB 与 ABC/ 非 GCB 亚型 DLBCL 对临床治疗有重要意义，已有证据显示联合以下药物提高 ABC/ 非 GCB 亚型 DLBCL 治疗的反应率：蛋白酶体抑制剂万珂（bortezomib），Bruton 酪氨酸激酶抑制剂依鲁替尼（ibrutinib），免疫调节剂来那度胺（lenalidomide）。

2. 原发性纵隔（胸腺）大 B 细胞淋巴瘤　原发性纵隔（胸腺）大 B 细胞淋巴瘤（PMBL）多数基因异常发生在染色体 9p 和 2p，9p 区域累及的基因包括 *JAK2*、*CD274* 及 *PDCD1LG2*。JAK2 异常可以激活 STAT6 通路，抑制 BCL6 的表达；*CD274* 及 *PDCD1LG2* 基因有 20% 病例发现重排。在 2p 区域 *REL* 基因会发生扩增，PTPN1 及 XPO1 均有点突变发生。

3. Burkitt 淋巴瘤　所有的 Burkitt 淋巴瘤（BL）都存在 8 号染色体上 *c-myc* 基因易位，常见 t（8；14）、t（2；8）及 t（8；22），染色体易位导致 c-myc 过表达及免疫球蛋白基因重排。除了 c-myc 的异位激活，转录因子 TCF3 和它的负调控因子 ID3 突变，以及 PI3K 信号通路被激活都是 BL 重要的发生机制。确诊 BL 必须有 IG/MYC 易位。NGS 研究发现 BL 中转录因子 TCF3 或其负调控因子 ID3 突变率在散发性及免疫缺陷性 BL 中高达 70%，在地方性 BL 中亦有 40%，突变的 TCF3 可能通过活化 BCR/PI3K 信号通路促进淋巴细胞增殖和生存，同时也调控 cyclin D3 的表达，cyclin D3 在 BL 中的突变率也高达 30%。MYC 重排阴性的 BL 非常少见，常存在 ID3 突变，也可见 11q 异常，形态学类似 BL，甚至免疫表型和基因表达谱也与 BL 类似，但缺乏 MYC 重排，有 11q 的异常（11q 近端获得和端粒缺失）。与经典 BL 比较，这部分患者具有复杂核型，MYC 表达低，表现出一定的形态学多形性，偶尔具有滤泡结构，常呈结节性表现。由于其临床过程类似于 BL，虽然报道例数有限，WHO 新的分类仍将作为暂定的疾病，命名为“伴 11q 异常的 Burkitt 样淋巴瘤”。该暂定分类的特征总结为：11q 获得或缺失；*MYC* 基因易位阴性；PAFAH1B2 过表达或 *ETS1* 基因缺失；儿童或青少年，男性数量大于女性；形态学与表型与 BL 相同；CD10^{+}，Bcl6^{+}，Bcl-2^{-}，Ki-67 百分比高。

4. 双打击淋巴瘤和三打击淋巴瘤　双打击淋巴瘤（double hit lymphoma，DHL）定义为一种具有 DLBCL 或 BCL-U 形态特点，遗传学上有 MYC 和 BCL-2 或 BCL-6 易位的高度恶性 BCL，FISH 检测有双打击的淋巴瘤不同于 IHC 检测 MYC 和 BCL-2 或 BCL-6 呈双阳性（double positive，DP）的淋巴瘤。三打击淋巴瘤（triple hit lymphoma THL）遗传学特征：MYC 重排+，BCL-2 重排+，BCL-6 重排+。

（三）常见 T 细胞淋巴瘤的病理诊断和研究进展

滤泡辅助 T 细胞（TFH）来源的淋巴瘤包括 AITL、滤泡 T 细胞淋巴瘤、具有 TFH 表型的淋巴结外周 T 细胞淋巴瘤和原发皮肤 CD4^{+}小至中等大小 T 细胞淋巴组织增生性疾病，在遗传学研究方面其发病机制、预后和治疗靶点都不同。

1. 血管免疫母细胞 T 细胞淋巴瘤　血管免疫母细胞 T 细胞淋巴瘤（angioimmunoblastic T-cell lymphoma，AITL）肿瘤细胞为滤泡辅助T细胞，其发生发展依赖微环境细胞的成分，包括高内皮微静脉、EBV阳性B细胞和滤泡辅助T细胞。滤泡辅助T细胞调节失常可导致生发中心混乱，继而导致AITL发生发展。AITL发生发展过程中涉及多种基因突变，例如：*TET2*突变（76%～83%）；*RHOA*（G17V）突变（50%～71%）；*DNMT3A*突变（26%～38%）；*IDH2*（R172）突变（20%～45%）和*CD28*突变（约11%，CTLA4-CD28），但这些突变在AITL中并不具有特异性，外周T细胞淋巴瘤-NOS及骨髓恶性肿瘤中也可以发现。AITL的遗传学和分子机制仍不完全清楚。研究提出AITL发生发展多步骤多阶段模型，其中DNA甲基化调节子TET2、DNMT3A和IDH2突变为早发事件。这些突变的发现为AITL靶向治疗提供了理论依据。

2. 外周T细胞淋巴瘤，非特指型（peripheral T-cell lymphoma，not otherwise specified，PTCL-NOS） 大宗PTCL-NOS病例基因表达谱研究已证实两个主要亚型：GATA结合蛋白3（GATA3）及其靶基因高表达型，以及TBX21和EOMES及其靶基因高表达型。TBX21和GATA3分别主要调控辅助T细胞Th1和Th2。其中表达GATA3及其相关基因者，5年总生存率（OS）约19%；表达TBX21（T-bet）和EOMES及其相关基因者，5年总生存率约为38%。在TBX21亚群中表达细胞毒性/细胞因子转录本与细胞毒性CD81 T细胞相关，与B细胞/浆细胞和免疫球蛋白（Ig）转录本表达负相关，前者总生存率较差。PTCL-NOS在早期阶段即可检测到*KMT2D*、*TET2*、*KDM6A*、*ARIDB*、*DNMT3A*、*CREBBP*、*MLL*及*ARID2*突变。90% PTCL-NOS的患者有*TCR*基因重排，以γ位点的重排多见。染色体异常较常见，如＋7q、＋8q、＋17q、＋22q，5q-、10q-、12q-、13q-等，淋巴上皮样细胞变异型病例常见3号染色三体。

3. 结外NK/T细胞淋巴瘤（ENKTCL），鼻型 结外NK/T细胞淋巴瘤发病机制十分复杂，涉及基因、信号通路、染色体、蛋白、病毒及间质改变等方面。ENKTCL发病的主要机制尚未明确，各种影响因素之间起到怎样的相互作用亟待探索。EBV在ENKTCL发病过程中也起到了相当重要的作用。黄雨华等发现，约60%ENKTCL患者治疗前血浆EBV DNA拷贝数升高，其与临床分期晚、治疗反应差及预后差相关；EBV DNA≥6.1×10^7拷贝/ml或与DFS差相关；EA-IgA ≥1：10及VCA-IgA ≥ 1：160分别见于18%和16% ENKTCL的患者，其与临床分期晚、治疗反应差及预后差相关；EBV DNA拷贝数及EA-IgA、VCA-IgA可用于预后预测、疗效评估、监测等，但不能用于ENKTCL与其他病变的鉴别诊断。

ENKTCL的遗传学异常包括以下基因突变：*JAK3*突变（约35%）、*DDX3X*突变（约20%）、*TP53*突变（18%～24%）、*STAT3*突变、*STAT5B*突变（此型突变也可见于γ/δ T细胞淋巴瘤）。此外，EBNA1可激活STAT1信号通路，抑制TGFβ-1通路，经上调survivin抗凋亡。LMP1协同肿瘤坏死因子受体（TNFR）激活NF-κB信号通路，并可活化ERK、JNK、p38及JAK/STAT通路进而激活MAPK信号通路，促进肿瘤细胞的增殖、侵袭，抑制肿瘤细胞的分化、衰老和凋亡，从而促进肿瘤的发展。推测基因突变伴随EBV感染可能是导致ENKTCL发病的主要机制。

4. 间变性大细胞淋巴瘤，ALK阴性（ALCL，ALK−） ALK＋和ALK−的ALCL具有不同的分子表型，通过标记可以将二者区分开。与PTCL-NOS相比，ALK- ALCL表达*MYC*和*IRF4*基因及增殖和mTOR通路相关基因。30% ALK-ALCL有*DUSP22*基因重排，患者预后较好，类似于ALK＋ALCL；而8% ALK-ALCL有*TP63*基因重排，预后较差，呈侵袭性临床过程。此外，24% ALK-ALCL

共表达 ERBB4 和 COL29A1。ALCL 的诊断基因包括 *TNFRSF8*（*CD30*）、*BATF3*、*TMOD1* 和受 *p53* 基因调控的一些靶基因。与 TCR 信号相关的基因，如 *LCK*、*FYB* 和 *CSK1* 均明显下调。

5. 其他成熟 T 和 NK 细胞肿瘤　肠病相关性 T 细胞淋巴瘤（EATL）常存在 *TCRβ* 和 *γ* 基因克隆性重排，多数病例具有肠病特征性的基因型。肝脾 T 细胞淋巴瘤（hepatosplenic T cell lymphoma，HSTL）肿瘤细胞有 *TCRγ/δ* 基因重排，也可见 *TCRβ* 基因重排。常伴有 7 号等臂染色体、三体 8 和（或）性染色体丢失。EBV 原位杂交阴性。蕈样真菌病 /Sézary 综合征（MF/SS）大部分可检测到 T 细胞受体（TCR）克隆性重排，可发生多种染色体异常，但没有较为特异性的改变。MF 中常见 10 号染色体长臂缺失和 *p15*、*p16*、*p53* 等抑癌基因的异常，以及 *BCL7a*、*PTPRG* 和 *P73* 等多种抑癌基因的甲基化。单形性嗜上皮性肠道 T 细胞淋巴瘤大多是 γ/δ 型细胞毒性 T 细胞来源的淋巴瘤，呈散发性，亚洲人及西班牙人相对多见，无麦角病。病理形态学呈现单形性、中等大小或中等偏小细胞。免疫表型为 $CD8^+$、$CD56^+$、细胞毒标记＋、EBER-。遗传学发现及意义：36% 的 γ/δ T 表型病例可以检出 STAT5B 突变。

6. 前 T 淋巴母细胞淋巴瘤 / 白血病（precursor T/B lymphoblastic lymphoma /leukemia，T/B-LBL/ALL） 50%～70% 患者可检测到基因重排和（或）染色体异常。基因重排主要有以下几种类型：① TCR 重排：95% 可检测到，如 TCRα/δ（14q11）、TCRβ（7q34～35）、TCRγ（7p15）等。② IgH 重排：发生率为 10%～25%，但 IgL 重排罕见，故 IgL 可作为 T-ALL/LBL 的一个排除性诊断指标。③ STAT5：在 *ZNF198* 基因和 8p11 上成纤维母细胞生长因子受体 1 基因融合中有至关重要的作用，13q14 上的 *RB1* 基因的缺失或失活在 T-ALL 中的发生率约为 6%。④ *P16* 基因：是抑癌基因，发生率较高，突变后细胞过度增殖，在肿瘤发病中有重要作用。⑤ *NUP214-ABL1* 融合基因：存在于 4%～6% T-ALL，是伊马替尼的靶标。

（四）霍奇金淋巴瘤的病理诊断和研究进展

经典型霍奇金淋巴瘤（CHL）的 B 细胞受体信号通路、EB 病毒感染和转录失调对 CHL 的诊断和靶向治疗具有潜在应用价值。原发纵隔大 B 细胞淋巴瘤（PMBL）与 CHL 在很多遗传学 / 分子异常的改变上有共同之处，例如染色体 9p24.1/PD-L1/PD-L2 及多种基因（*B2M*、*TNFAIP3*、*PTPN1*）的突变。

（五）组织细胞与树突状细胞肿瘤的病理诊断和研究进展

2017 年 WHO 更新版新分类中组织细胞和树突状细胞肿瘤这组疾病多数来源于髓系细胞，少数来源于间充质细胞（如滤泡树突状细胞肉瘤、纤维母细胞性网状细胞瘤）。这组疾病携带有 TCR、IGHV 重排，淋巴细胞相关的染色体异常。组织细胞和树突状细胞肿瘤可与 B 细胞和 T 细胞淋巴瘤相关，或直接转化而来。近年研究发现，这类疾病无论来源细胞是什么，可同时或其后伴发 FL、CLL、B/T 淋巴母细胞肿瘤和 PTCL。近年来，对其分子遗传学的分析深化了对该疾病的认识及治疗策略。大多数朗格汉斯组织细胞增生症（LCH）和 Erdheim-Chester 病（ECD）的患者频发 MAPK 家族基因突变，并导致 MAPK 信号通路异常激活，研究表明 50% 组织细胞和树突状细胞肿瘤患者（LCH、组织细胞肉瘤、播散性幼年黄色肉芽肿、ECD、滤泡树突状细胞肉瘤患者）有 BRAF V600E 突变，而

BRAF V600 野生型患者存在 MAP2K1、ARAF、NRAS 或 KRAS 其中一种突变，ECD 可见 *BRAF* 融合基因。因这些基因异常的发现并应用于分子诊断，使临床对这些患者采用 BRAF 及 MEK 抑制剂治疗取得成功。未定类细胞组织细胞增生症（ICH）属于未定类树突状细胞肿瘤，其组织学表现介于 LCH 和 ECD 之间，目前已确认在几乎所有 ICH 病例的病变细胞中均可检测到 *ETV3-NCOA2* 融合基因，该融合基因是诊断 ICH 的高度特异性分子遗传学标志。

参考文献

[1] 王晋芬. 淋巴瘤病理诊断发展回顾. 白血病·淋巴瘤，2019，28（7）：418-421.

[2] 孙瑞芳，Harald Stein，王晋芬. 2016 年版 WHO 淋巴瘤分类新进展及其应用. 白血病·淋巴瘤，2016，25（6）：321-325.

[3] Li H, Xiong WJ, Liu HM.Serum LDH level may predict outcome of chronic lymphocytic leukemia patients with a 17p deletion: a retrospective analysis of prognostic factors in China.Chinese Journal of Cancer Research, 2017, 29 (2): 156-165.

[4] Xia Y, Fan L, Wang L. Frequencies of SF3B1, NOTCH1, MYD88, BIRC3 and IGHV mutations and TP53 disruptions in Chinese with chronic lymphocytic leukemia: disparities with Europeans. Oncotarget, 2015, 6(7): 5426-2434.

[5] 中华医学会血液学分会白血病淋巴瘤学组，中国抗癌协会血液肿瘤专业委员会，中国慢性淋巴细胞白血病工作组. 中国慢性淋巴细胞白血病 / 小淋巴细胞淋巴瘤的诊断与治疗指南（2018 年版）. 中华血液学杂志，2018，39（5）：353-358.

[6] 易树华，邱录贵. 淋巴浆细胞淋巴瘤 / 华氏巨球蛋白血症发病机制研究进展. 中华血液学杂志，2014，35（6）：568-570.

[7] 盛东，王维格，蒋翔男，等. 淋巴浆细胞性淋巴瘤 / 华氏巨球蛋白血症 10 例临床病理学特征分析及 MYD88 基因突变检测. 中国癌症杂志，2018，28（12）：900-905.

[8] Xu L, Hunter ZR, Yang G, et al. MYD88 L265P in Waldenström macroglobulinemia, immunoglobulin Monoclonalgammopathy, and other B-cell lymphoproliferativedis orders using conventional and quantitative allele-specific polymer a sechain reaction. Blood, 2013, 121(11): 2051-2058.

[9] 何杰，王莉，徐卫. 华氏巨球蛋白血症研究进展. 白血病·淋巴瘤，2019，28（2）：79-80.

[10] Yang G, Zhou Y, Liu X, et al. A mutation in MYD8 8(L265P)supports the survival of lymphoplasmacytic cells by activation of Bruton tyrosinekinase in Waldenström macroglobulinemia. Blood, 2013, 122(7): 1222-1232.

[11] Cao Y, Yang G, Hunter ZR, et al. The BCL2 antagonist ABT-199 triggers apoptosis, and augments ibrutinib and idelalisib mediated cytotoxicity in CXCR4 Wild-type and CXCR4 WHIM mutated Waldenstrom macroglobulinaemia cells. Br J Haematol, 2015, 170(1): 134-138.

[12] 侯卫华，韦萍，谢建兰，等. 扁桃体套细胞淋巴瘤临床病理学特点及预后. 中华病理学杂志，2018，47（3）：158-162.

[13] 姜玲，贾荣飞，杨晓燕. 套细胞淋巴瘤遗传学研究进展及临床价值. 医药前沿，2019，9（19）：11-13.

[14] 周立涛，朱家斌．套细胞淋巴瘤中 P53 基因的研究进展．中国实验血液学杂志，2011，19（3）：835-838.

[15] 陈顺平，吴文乔，沈洪武，等．套细胞淋巴瘤中 *IgH/CCND1* 融合基因及细胞周期相关蛋白的表达．临床与实验病理学杂志，2017，33（5）：511-514.

[16] 刘慧，李鑫，胡腾鹏，等．PI3K/AKT/mTOR 信号通路抑制剂在淋巴瘤中的研究进展．中国肿瘤临床，2016，43（5）：211-215.

[17] Luo D, Hu XR, Deng LN, et al. Hairy cell leukemia with *BRAF V600E* gene mutation: report of one case and review of literature. Journal of Leukemia & Lymphoma, 2017, 26(10): 626-628.

[18] 李沂玮，谢亚萍，施鹏飞，等．变异型毛细胞白血病三例并文献复习．白血病・淋巴瘤，2019，28（1）：47-49.

[19] 缪祎，朱华渊，徐卫．世界卫生组织 2016 年淋巴瘤分类更新解读．中国实用内科杂志，2016，36（8）：647-653.

[20] Zhang F, Yan LX, Lin SX, et al. Immunophenotypic features and t(14; 18)(q32; q21)translocation of Chinese follicular lymphomas helps to distinguish subgroups. Diagn Pathol, 2013, 8: 54.

[21] 许洁，颜黎栩，张科平，等．*bcl-2/IgH* 基因易位及免疫球蛋白基因重排在滤泡性淋巴瘤中的应用．中华病理学杂志，2018，47（6）：423-426.

[22] 张芬，罗东兰，陈玉，等．十二指肠型滤泡性淋巴瘤病理学特征．中华病理学杂志，2019，48（1）：22-25.

[23] 杨春蓉，胡余昌，周小鸽，等．儿童滤泡性淋巴瘤临床病理学观察．中华病理学杂志，2019，48（2）：132-136.

[24] 陈芳芳，陈燕坪，陈刚．儿童型滤泡性淋巴瘤八例临床病理及分子遗传学特征．中华病理学杂志，2019，48（5）：364-368.

[25] 杜心怡，范磊，李建勇．边缘区淋巴瘤研究进展．白血病・淋巴瘤，2017，26（1）：24-27.

[26] 白冬雨，谢建兰，郑媛媛，等．儿童淋巴结边缘区淋巴瘤七例临床病理学观察．中华病理学杂志，2019，48（5）：369-372.

[27] 石新兰，李玉广，贾静．浆细胞骨髓瘤的临床病理特征分析．检验医学与临床，2019，16（16）：2296-2299.

[28] Hao Ys, Khaykin D, Machado L, et al. Bone marrow morphologic features, MyPRS, and gene mutation correlations in plasma cell myeloma. Modern pathology: an official journal of the United States and Canadian Academy of Pathology, Inc, 2019, 33 (Suppl 1): 1-8.

[29] Zhang J, Xiao X J, Liu J . The role of circulating miRNAs in multiple myeloma. Science China Life Sciences, 2015, 58(12): 1262-1269.

[30] Dai Xing, Wu Yu-Jing, Jia Xiao-Yi, et al. Immunoglobulin D(IgD)and IgD receptor expression in diffuse large B-cell lymphoma. Hematology(Amsterdam, Netherlands), 2019, 24(1): 544-551.

[31] 孔飞，张芳文，李玲．弥漫大 B 细胞淋巴瘤分子遗传学研究进展．中华实用诊断与治疗杂志，2019，33（02）：194-196.

[32] Xu P P, Zhong H J, Huang Y H, et al. B-cell Function Gene Mutations in Diffuse Large B-cell Lymphoma: A Retrospective Cohort Study. EBioMedicine, 2017, 16: 106-114.

[33] Liu F, Wang Z, Zhou X, et al. Genetic heterogeneity and mutational signature in Chinese Epstein-Barr virus-positive diffuse large B-cell lymphoma. PLoS ONE. 2018, 13: e0201546.

[34] Ye H, Lu L, Ge B, et al. MLL2 protein is a prognostic marker for gastrointestinal diffuse large B-cell lymphoma. Int J Clin Exp Pathol, 2015, 8: 13043-13050.

[35] Zhou Yy, Xu Zj, Lin W, et al. Comprehensive genomic profiling of EBV-positive diffuse large B-cell lymphoma and the expression and clinicopathological correlations of some related genes. Frontiers. Collection, 2019.

[36] Zhao Hf, Kan Yt, Wang Xy, et al. Genetic polymorphism and transcriptional regulation of CREBBP gene in patient with diffuse large B-cell lymphoma. Bioscience reports, 2019, 39(8).

[37] 李竞桐，张清媛. 弥漫性大 B 细胞淋巴瘤的靶向免疫治疗. 医学综述，2019，25（12）：2372-2376.

[38] Zheng X, Ding N, Song Y, et al. Different sensitivity of germinal center B cell-like diffuse large B cell lymphoma cells towards ibrutinib treatment. Cancer Cell Int, 2014, 14: 32.

[39] 王雅杰，石秀敏. 原发性纵隔大 B 细胞淋巴瘤研究进展. 白血病・淋巴瘤，2011，20（5）：317-319.

[40] Shi M, Roemer M G M, Chapuy B, et al. Expression of programmed cell death 1 ligand 2(PD-L2)is a distinguishing feature of primary mediastinal (thymic) large B-cell lymphoma and associated with PDCD1LG2 copy Gain. The American Journal of Sur Pathology, 2014, 38(12): 1715-1723.

[41] 张雅坤，邹立群. 原发性纵隔大 B 细胞淋巴瘤治疗及研究新进展. 华西医学，2015，30（8）：1571-1576.

[42] 魏洁，范林妮，李侠，等. 中国人 Burkitt 淋巴瘤中 *ID3*、*TCF3* 及 *MYC* 基因突变分析. 临床与实验病理学杂志，2016，32（12）：1343-1347.

[43] 韦萍，张燕林，谢建兰，等. 具第 11 号染色体长臂异常的 Burkitt 样淋巴瘤的临床病理特征. 中华病理学杂志，2018，47（3）：176-179.

[44] Huang Sx, Nong L, Wang W, et al. Prognostic impact of diffuse large B-cell lymphoma with extra copies of MYC, BCL2 and/or BCL6: comparison with double/triple hit lymphoma and double expressor lymphoma. Diagnostic pathology, 2019, 14(1): 81.

[45] 郭艳敏，何妙侠. 解读血管免疫母细胞性 T 细胞淋巴瘤. 中华病理学杂志，2019，48（3）：261-264.

[46] Wang M, Zhang S, Chuang SS, et al. Angioimmunoblastic T cell lymphoma: novel molecular insights by mutation profiling. Oncotarget. 2017, 8(11): 17763-17770.

[47] 黄晓路，顾康生. 血管免疫母细胞性 T 细胞淋巴瘤的研究进展. 安徽医药，2017，8（21）：1363-1367.

[48] 段瑞，吴继华，景青萍. 非特指型外周 T 细胞淋巴瘤分子病理学研究进展. 诊断病理学杂志，2018，4（25）：303-306.

[49] 赵维莅，蔡铭慈. 我如何诊断和治疗外周 T 细胞淋巴瘤. 中华血液学杂志，2019，40（5）：363-367.

[50] Huang YH, Rao HL, Yan SM, et al. Serum EBV EA-IgA and VCA-IgA antibodies can be used for risk group stratification and prognostic prediction in extranodal NK/T cell lymphoma:24-year experience at a single institution. Ann Hematol, 2017, 96(8):1331-1342.

[51] Jie Xiong, Wei-Li Zhao. Advances in multiple omics of natural-killer/T cell lymphoma. J Hematol Oncol, 2018, 11:134.

[52] Zeng Y, Feldman AL. Genetics of anaplastic large cell lymphoma. Leuk Lymphoma, 2016, 57(1):21-27.

[53] Dong ZB, Zhu XM, Li Y, et al. Oncogenomic analysis identifies novel biomarkers for tumor stage mycosis fungoides. Medicine(Baltimore), 2018, 97(21):e10871.
[54] Wang S, Guangsheng He GS. 2016 Revision to the WHO classification of acute lymphoblastic leukemia. J Transl Int Med, 2016, 4(4):147-149.
[55] Zhang Q, Wang SB, Chen JH, et al. Histone deacetylases(HDACs)guided novel therapies for T-cell lymphomas. Int J Med Sci, 2019, 16(3):424-442.
[56] Kuang ZX, Guo L, Li X. Identification of key genes and pathways associated with classical Hodgkin lymphomaby bioinformatics analysis. Mol Med Rep, 2017, 16(4):4685-4693.

（李　昱　李文才　于士柱　王　哲）

第九节　消化病理诊断和研究进展

一、食管病变研究新进展

（一）基础研究方面

1. 食管癌前病变　食管炎症性病变与食管癌发生的关系一直是学术界关注的重点，Lin 等发现食管慢性炎症程度与食管癌前病变氧化性 DNA 损伤呈正相关，随着炎症程度和癌前病变的进展，DNA 双链断裂的范围逐渐增大。Guo 等发现在人食管炎、食管鳞状细胞癌（esophageal squamous cell carcinoma，ESCC）、Barrett's 食管炎、食管腺癌和 NMBA 诱导的大鼠食管表皮层中 PLCE1 和 PRKCA 的表达水平均有明显升高，且两者的高表达都与食管癌患者的不良结局有显著关联性。有关食管癌癌前病变遗传变异，研究表明食管上皮内瘤变和 ESCC 有相似的基因不稳定性突变和标记，包括载脂蛋白 B mRNA 编辑酶，催化多肽类介导的突变发生，这些改变在单纯性增生组织中未能检测到。

这些将慢性炎症相关基因组不稳定性与食管癌发生联系起来的证据，为早期发现和干预食管癌的发生提供了依据。

2. 食管鳞状细胞癌　食管鳞状细胞癌基因变化研究很多，郭艳丽等发现食管鳞状细胞癌中 DAPPERl 主要起抑癌基因作用，并且该基因启动子区域的异常高甲基化可能是引起其表达下调的主要机制之一。survivin 与 ESCC 侵袭及远处转移有关，VEGF-C 和 VEGFR-3 与 ESCC 淋巴结转移有关，且预后不良。差异表达基因 *CHMP4A* 及 *TSPYL-2* 可作为 ESCC 早期备选基因。FRoL3 蛋白促进 ESCC 的发生和发展，可能成为判断患者浸润深度、临床分期及预后的新指标。

（二）临床研究方面

从早期食管癌生物学行为和预后因素方面，Xue 等回顾 216 例未经术前放化疗的 pT1N0 ESCC 手术病例，发现肿瘤位置、脉管瘤栓、黏膜下浸润深度和最大的浸润灶直径是早期复发的独立预测因素。

针对食管鳞状细胞癌不同角蛋白表达的问题，杨召阳等发现 P40 的低表达和 CK7、CK8/18 的阳性表达并不能除外 ESCC 的诊断。食管鳞癌中 P40、CK19 的低表达和 CK7、CK8/18 的阳性表达提示患者易发生淋巴结转移，预后差。CK19 的低表达和 CK8/18 的阳性表达是影响 ESCC 患者预后的独立危险因素。

食管腺癌中的印戒细胞成分是影响预后的重要因素，Chen 等对 136 例含有印戒细胞癌成分的食管腺癌和 535 例不含非印戒细胞成分的低分化腺癌进行了对比分析，发现前者发病率相对较低，其中印戒细胞≥50% 组较对照组及＜50% 印戒细胞组有较差的预后。这些研究对 ESCC 的早期诊断和预后判断提供了有用的参考指标。

二、胃疾病研究新进展

（一）指南的制定

2016 年专家组对 2011 版《胃癌 HER2 检测指南》的内容进行补充和更新，主要内容包括：胃癌 HER2 检测结果及临床意义，检测的一般原则，手术标本的规范化固定，IHC 检测，原位杂交检测和胃癌 HER2 检测的质量控制。该指南为规范我国胃癌 HER2 检测提供了理论和实践指导。

中华医学会病理学分会消化病理学组 2017 年公布了《慢性胃炎及上皮性肿瘤胃黏膜活检病理诊断共识》，提出了内镜下活检，病理取材、切片和染色，胃炎病理诊断，胃上皮性肿瘤及其前驱病变的分类和诊断的共识和建议，旨在使病理诊断达到更好的一致性，能够准确、科学地为临床医师提供治疗的参考。

（二）基础研究方面

1. 胃癌基因表达和临床病理意义 Miao 等发现 NORAD 在胃癌组织和细胞系中高度表达，并与胃癌患者预后差显著相关，NORAD 是通过调节 miR-608/FOXO6 途径促进胃癌细胞的生长。

多项研究结果发现胃癌组织中 HNF1A-AS1、PVT1-FOXM1、miR-589、PTTG3P、OTUB1-isoform 2、OTUB1、LINC00324 和 HBXIP 表达均上调，且表达水平与肿瘤大小、淋巴结转移和 TNM 分期密切相关，是预测 GC 预后不良的独立预测因子。而 RAB11-FIP2 在 GC 组织中被下调，前者构成了已知肿瘤 onco-miRs 的靶点：miR-192/215。上述实验不仅有助于诊断及预测 GC 进展，而且为 GC 靶点治疗提供了可能性。

2. 胃癌组织 PD-L1 表达与 MMR 和 Her2 表达的关系及预后意义 研究表明 37.3%（205/550）的 GC 病例在肿瘤细胞和（或）肿瘤内浸润的免疫细胞中显示 PD-L1 表达，且错配修复缺陷和 HER2 阴性的 GC 患者表现出较高的 PD-L1 表达率，提示错配修复缺陷和 HER-2 状态可能是抗 PD-L1 治疗的潜在生物标志物。而 GC 中 PD-L1 蛋白表达与基因扩增一致性较差，PD-L1 蛋白表达提示预后较差，*PD-L1* 基因扩增与预后无明显相关性。

3. EB 病毒相关性胃癌研究进展 研究主要针对 EB 病毒相关性胃癌（EBV-associated gastric carcinoma，EBVaGC）：如对广东省鼻咽癌流行区 EBVaGC 中 EBV（gdgc1 和 gdgc2）和韩国的 EBVaGC 细胞株（YCCEL1 和 SNU-719）进行分析，结果表明这 4 种 GC 源性 EBV 均为 Ⅰ 型，均存在多种单核苷酸多态性（SNPs），这些变异分布在整个基因组中，但启动子序列和非编码 RNA 序列是严格保守的。这些结果有助于进一步了解 EBV 基因组变异与 EBV 致癌的关系。EBVaGC 中 $CD8^{+}$和 $CCR7^{+}$T 淋巴细胞增加，凋亡指数降低，CCL21 的表达增高。机制研究表明通过线粒体介导的途径，EBVaGC 细胞表达 CCL21 可以保护 $CD8^{+}$、$CCR7^{+}$、T 淋巴细胞免于凋亡。长链非编码 RNA SNG8 在 GC 肿瘤组织的表达比癌旁及正常对照组表达上调，且表达水平与 EBVaGC TMN 分期显著相关。这些为 EBVaGC 的致病机制研究提供了新思路。

（三）GC 临床研究方面

1. 早期 GC DZ 等对中国早期 GC（early gastric carcinoma，EGC）患者进行研究，发现 14.2%（104/734）存在淋巴结转移（LNM）。经过多种变量分析得出 EGC 中 LNM 的独立危险因素包括肿瘤大小≥3.0cm、SM2 浸润、中 / 低分化、淋巴管浸润（LVI）和肿瘤坏死。早期贲门癌的 LNM 风险明显低于非贲门 EGC。

Huang Q 等根据肿瘤位置提出了 EGC 3 个亚组：第 1 组（贲门），大多是老年男性，浅表隆起型，高中分化肠型腺癌，这类肿瘤 LNM 风险明显低于远端胃，因此首选内镜治疗；第 2 组（胃体 - 底），大多是年轻女性，肿瘤分化差，LNM 风险高，内镜治疗可能适用于黏膜内癌，但不适用于黏膜下癌；第 3 组（幽门 - 窦）这类肿瘤主要是由于 HP 感染，最常见的是糜烂和溃疡，大多数是肠型腺癌，但低分化癌也不少，由于 LNM 风险仍有待进一步研究，临床治疗需要个体化的方法。

2. 国人胃腺癌 HER2 阳性检查情况 黄丹等采用多中心回顾性研究分析 40 842 例中国人胃腺癌，结果显示 HER2 阳性率为 8.8%，HER2 阳性与标本类型、肿瘤部位、Lauren 分型和分化程度相关，同一患者 2 次检测结果比较 HER2 表达不一致，占 7.6%，各单位不同年份间 HER2 阳性率变化幅度在 2%～10%。该研究数据和结果可以基本反映中国人胃腺癌 HER2 检测的真实状态。

3. 胃肠道间质瘤及相关病变 张亚娟等检测胃肠道间质瘤（GIST）发现 4.3%（15/352）存在琥珀酸脱氢酶 B（SDHB）蛋白表达缺陷（阴性），这些病例大多发生在胃，呈多结节状生长，以上皮样细胞型和混合细胞型相对多见，部分发生淋巴结转移、腹腔种植和脉管浸润。其中有 SDHA 阴性 2 例（0.6%）测序均未检测出 *CKIT* 及 *PDGFRA* 基因突变。5 例随访，4 例无肿瘤转移和复发，表明 SDH 缺陷型 GIST 有独特的临床病理特征且预后较好，其中少数为 SDHA 缺陷。

时姗姗等使用 BRAFV600E 突变特异性抗体（VE1）检测 GIST 病例，并与 Sanger 测序结果进行验证，结果证实 VE1 是 GIST 中检测 BRAF 突变一种高敏感性及特异性的方法，可以大范围应用于临床检测。作者同时对 BRAF 突变型 GIST 进行分析，结果表明 BRAF 突变型 GIST 多发生于中老年人，胃常见，组织形态以梭形细胞结构为主，大多为低风险或极低风险，多数患者无瘤生存。瘤细胞均 CD117 和 DOG-1 弥漫强（+），*C-KIT* 和 *PDGFRA* 基因测序均为野生型，*BRAF* 基因均为 V600E 突变。证实 BRAF 突变型 GIST 是一类具有特殊分子遗传学改变和良好临床预后的特殊肿瘤。

胡桂明等总结并发现 Cajal 间质细胞（ICC）散在分布于消化道平滑肌瘤内，这类细胞 CD117 与 DOG1 阳性且奥辛蓝 - 沙红染色阴性，并最多见于食管，其次为胃，而不存在于结直肠的平滑肌瘤中。基因检测发现，这类细胞比例≥20% 的平滑肌瘤均未检测到 *C-KIT* 及 *PDGFRA* 基因突变。提示 ICC 普遍存在于消化道平滑肌瘤中，不能因为肿瘤细胞表达 CD117 和 DOG1 而误诊为 GIST，必要时可借助分子检测进行鉴别。

4. 其他 周炜洵等研究发现 35 例 41 份临床疑诊胃肠道巨细胞病毒（CMV）感染的标本，有 23 份检测到 CMV 感染的细胞；与组织学检测比较，组织学检测前后 1 周内有血 DNA 结果的，其敏感度 73.7%，特异度 69.2%。结果表明 HE 结合 IHC 和（或）FISH 检测 CMV 是可靠的检测方法。

国内多位学者对少见或罕见的胃血管球瘤、胃肠道炎性肌纤维母细胞瘤（IMT）、恶性胃肠道神经外胚层肿瘤、胃肠道炎症性纤维性息肉（IFP）和胃肠道套细胞淋巴瘤（MCL）进行具体的形态学描述和免疫组织化学分析，部分进行了分子检测，有助于提高大家对这些肿瘤的认识。

三、结直肠疾病研究进展

（一）共识的提出

2016 年发表的《结直肠癌肿瘤病理诊断规范》，对不同类型结直肠癌（colorectal cancer，CRC）的标本固定、取材及大体描述、病理组织学分型、分级和分期，新辅助治疗后根治切除标本的病理学评估、免疫组织化学和分子病理检测及其质量控制及病理报告内容及规范 8 个内容进行了规范和具体的总结。2018 年公布的《结直肠癌分子生物标志物检测专家共识》，包括分子生物标志物检测的临床意义、检测的原则、标本类型和处理、检测流程规范和报告规范 5 方面的内容，旨在规范结直肠癌分子生物标志物的检测，为临床治疗提供可靠的依据。《先天性巨结肠病理诊断规范》对巨结肠根治术术前诊断、术中快速冷冻诊断和根治术切除肠管标本的具体检查方式的选择、标本的获取及处理、病理学特征和免疫组织化学染色抗体的选择和病理报告的主要内容进行了规范化的建议和要求。

（二）基础研究方面

近几年 CRC 发生、转移机制和治疗相关新靶点的研究是主要热点，国内这方面文献也比较多，仅简要选取部分内容。

1. 外泌体 miR-25-3p 与 CRC 转移的关系 Zeng 等实验发现 miR-25-3p 可以通过外泌体从 CRC 细胞转移到内皮细胞，机制主要是其通过 KLF2 和 KLF4 调节内皮细胞中的 VEGFR2、ZO-1、occludin 和 Claudin5 的表达，从而促进血管通透性和血管生成。实验结果表明核外 miR-25-3p 参与了转移前病灶（niche）的形成，可作为 CRC 转移的血液生物标志物。

2. PIK/AKT 信号通路和上皮间质转化 Xing 等发现 USP4（ubiquitin-specific protease 4）在 CRC 的表达明显升高，并与肿瘤大小、分化、远处转移和预后差有显著关系。同时实验揭示了 USP4 介导的致癌活性的关键机制是 USP4 通过去泛素作用与稳定的 PRL-3 相互作用，并导致 AKT 的激活和 E-catenin 的减少。这是第一个表明 USP4 控制 CRC 的生长、侵袭和转移的实验证据。

LIMK1（LIM domain kinase 1）是肌动蛋白动力学的关键调节因子，实验发现 LIMK1 表达增强，并通过 EMT 和体外激活 PI3K/AKT 信号通路促进 CRC 异种移植物的生长和转移，其中 2 种肿瘤转移相关蛋白 MYH9 和 ACTN4 是 LIMK1 的直接靶点，这是 LIMK1 介导的侵袭性表型所必需的。Ube2v1 [ubiquitin-conjugating E2 enzyme variant proteins（Ube2v）] 在 CRC 样本中表达水平高于正常组，且表达增加与患者的整体生存率下降有关，是通过抑制自噬程序和 EMT 最终抑制了 CRC 中的基因表达。

LCN2（Lipocalin 2）小脂质分子转运蛋白成员，研究表明 LCN2 对 NF-kappaB/Snail 信号通路有抑制作用，并通过这一通路抑制 EMT，从而抑制结直肠癌细胞的增殖、迁移和侵袭。CRC 组织 SAFB 的表达下调，且 SAFB 的低表达与患者的侵袭性表型和生存率降低有显著关系，SAFB 将 TAK1 作为靶点。而 CRC 组织 COMMD10 和 FMNL2、p65 的表达高度相关；CYTOR（一种新的 lncRNAs）在 CRC 组织中明显升高。这些因子与预后不良、促进增殖和转移均相关，都是通过 NF-kappaB 和 EMT 途径影响 CRC 的转移。

3. MAPK 信号通路　Gu 等发现在 CRC 细胞中 TUSC3（tumor suppressor candidate 3）的过表达诱导了其 EMT 并出现 E-Catenin 的下调和 VM 的上调，研究证实 TUSC3 可能是通过调节 MAPK、PI3K/AKT 和 Wnt/β-catenin 信号通路来改变 CRC 的增殖能力、侵袭性和侵袭 / 转移潜能，从而达到致癌作用。而 DAB2IP 的下调通过 MAPK/ERK 信号通路增加了 hRNPK 的水平，并增强了 MMP2 的转录活性，从而促进了 CRC 的侵袭和转移。在 CRC 患者的 CDK5 水平高于正常组，表达增加与患者的整体生存率下降有关；CDK5 在苏氨酸（THR）732 处可直接磷酸化 ERK5，最终调控致癌 ERK5-AP-1 轴，促进 CRC 的发生。

细胞中 LncRNA CRNDE 在原发性 CRC 组织和细胞中上调，其表达上调是晚期 TNM 和 CRC 患者预后不良的有力预测因子。CRC 患者血浆及癌组织中 Hotairm1 的表达，CRC 癌组织和细胞系的 circITGA7 和线性宿主基因的表达较正常组织都有明显的降低。这些因子通过激活或抑制 RAS 信号通路来影响 CRC 细胞的增殖及转移。

4. Wnt/β-catenin 信号通路　Zheng 等研究阐述了一种新的 CRC 分子发生机制：miR-490-3p/FRAT1/β-catenin 轴在 CRC 的进展中起了重要作用，这可能有助于确认启动 CRC 侵袭发生的途径。另外，研究发现 CASC11 在 CRC 组织中上调。其过表达与肿瘤大小、血管浸润、淋巴转移和肿瘤转移（TNM）阶段有关。NEAT1 是一种新的肿瘤相关 Long Non-Coding RNA，NEAT1 在 CRC 样本中表达水平高于正常组，且表达增加与患者的整体生存率下降有关。NDN 是 MAGE 家族的一员，作为转录抑制剂，它的超甲基化直接增加 CRC 中 LRP6 的转录。

研究表明上述因子通过激活 Wnt/β-catenin 信号而起作用，最终促进结直肠癌的进展和转移。

5. TGFβ 信号及其他通路　在 CRC 患者的血清 GDF15 水平高于正常组，表达增加与患者的整体生存率下降有关。作为 TGFβ 家族一员的 GDF15 起致癌作用。LINC01133 被 TGFβ 下调，并通过直接与 SRSF6 结合作为靶点抑制 EMT 和转移。miR-187 在 CRC 中的表达较正常组织下调，抑制 CRC 中侵袭性表型的形成，使 SMAD/TGFβ 通路失活，从而预防 EMT。

研究发现 FOXD3/miR-214/MED19 轴对 CRC 的生长、侵袭和转移具有重要的调控作用。lincRNA-ROR 结合 miR-145 调控核心转录因子 Oct4、Sox2 和 Nanog 的表达，来影响 CRC 干细胞增殖及化疗敏感性。FBX8 作为一种转移抑制因子，通过 mTOR 信号途径发挥作用，具有重要的预后能力。CRC 中 MEG3 通过 DR/MEG3/Clusterin 聚合酶信号通路调节 Clusterin 活性和维生素 D 而起到抑癌作用。而 RASAL2 是通过 Hippo 信号通路的 LATS2/YAP1 轴发挥其致癌特性，是 CRC 患者总生存率的独立预后指标。SLC18A1 在 CRC 组织中的调控量明显低于正常组织，表明 SLC18A1 种系的缺失促进了 CRC 的发展。

HIF-1α、GLUT-1 和 LDH-5，PTEN 和 NDRG1 在 CRC 组织的表达率明显高于癌旁及正常组织，且阳性表达率与淋巴结转移、肿瘤分化程度和病理分期有相关性，这些指标可能可以作为评估 CRC 的发展、转移及预后重要指标。

FOXF1 通过诱导血管内皮生长因子转录在 CRC 血管生成和贝伐单抗耐药中起着关键作用，可能是抗 CRC 血管生成治疗的一种新的治疗策略和生物标志物。

上述研究为 CRC 发生发展中遗传网络组分之间相互作用，CRC 的发生、浸润和转移机制提供新的见解，为 CRC 晚期或抗转移的靶向治疗提供了新思路和新策略。

（三）CRC 相关模型的建立

Wang Y 等开发了一种肠道上皮细胞特异性的 HMGA2 敲入小鼠模型，首次表明 HMGA2 在体外通过 p53 和 MDM2 促进细胞周期的进展，抑制 CRC 凋亡和促进 CRC。Wu J 等发现 HMGA2 异位表达明显增强了细胞在体外的迁移和侵袭，并促进了肿瘤的生长和在体内的远处转移。IL-11 作为 HMGA2 的直接下游目标，通过 pSTAT3 依赖的信号通路调节细胞迁移和侵袭。

Sun X 等在 94 例中国患者中发现并进一步验证了 5 个差异甲基化 -CpG- 位点。结果表明该 5-CpG- 模型是一种实用可靠的 CRC 鉴别模型。Cheng X 建立了一个三重标记模型（THBS2、Serpine1 和 FN1）成功的预测 GSE17536 和 GSE33113 的预后，以及临床Ⅱ期和Ⅲ期 CRC 患者的复发和预后。这个模型不仅是一个可靠的预后预测工具，并且可能可以识别出更具针对性的个性化临床管理和监测的高危患者。

（四）临床研究方面

胡晓儒等分析国内 658 例 CRC 中 4 个错配修复（MMR）蛋白的表达情况及其与患者临床病理特征之间的关系，结果表明 MMR 蛋白缺失 CRC 患者发病年龄低，组织分化程度低，发生部位多位于右半结肠，癌组织常伴有黏液腺癌分化。

Li S 等发现基质中的 s100A8（＋）细胞可预测 CRC 预后良好。s100A8（＋）细胞和肿瘤出芽一起是独立的生存率预测因子。重组人 s100A8 通过参与 EMT 和凋亡（BCL2）可抑制细胞的迁移和侵袭。$CD68^+$巨噬细胞是 CRC 肿瘤中浸润最多的免疫细胞，更多的 CD 68^+的肿瘤浸润前沿（TF）巨噬细胞与更多的 CD44v6 表达、更低的 Snail 表达和更少的肿瘤芽相关联，并与更多的 $CD3^+$、$CD8^+$ 或 $CD20^+$TF T 淋巴细胞有显著关系。强 $CD68^+$巨噬细胞浸润也预测了长期的整体存活。这一研究提供了直接的形态学证据，表明 TE 肿瘤相关巨噬细胞在与肿瘤芽的不良反应中起着关键作用。

Deng F 等研究丙泊酚、伊托咪酯和右美托咪定等静脉麻醉剂在 CRC 转移中作用的分子机制。结果表明丙泊酚在体外抑制 CRC 细胞的迁移，依托咪酯通过激活 PI3K/AKT 信号传递和诱导 EMT 来促进 CRC 转移进展的作用，右美托咪定单独或与丙泊酚或伊托咪酯联合对 CRC 细胞的迁移作用较小，研究结果为这些麻醉剂的临床应用提供了重要的启示。

Liu M 等对 71 955 名结肠癌切除术的患者用模型评价婚姻状况对死亡率的影响。结果表明与已婚患者相比，未婚患者的全因死亡风险增加了 1.37 倍，且危险比率随时间保持不变。未婚是死于结肠癌和其他原因的较高风险。

Li 等通过 NGS 检测结果表明，肿瘤细胞少（＜20%）、肿瘤异质性和辅助治疗可能会影响 CRC

的 RAS/BRAF/PIK3CA 的分子诊断结果，因此在检测前应该对组织进行前瞻性质量评估。

常晓燕等研究结果表明直肠 GIST 相对少见，男性患者居多，自行发现或体检发现的比例高，肿瘤最大径≤2cm 患者比例较高，＞5cm 比例较低；位置表浅易于活检。

四、肝脏疾病研究进展

（一）基础研究方面

1. 肝纤维化　Lin 等发现注射 HGF 联合 Rspo1 可增加 Lgr5＋肝干细胞数量，并通过减轻肝纤维化改善肝功能。肝纤维化组织中存在 Lgr5＋肝干细胞，这些细胞一旦被分离出，就能够形成类器官，HGF/Rspo1 的治疗促进了它们的扩增。研究结果证明 HGF/R-spondin1 通过诱导 Lgr5＋肝干细胞有望治愈肝功能障碍。慕永平等实验证实在胆汁性肝纤维化模型中，肝祖细胞可分化为胆管上皮细胞，Notch 信号通路的活化对其发挥了关键作用，抑制 Notch 信号通路活化可能是治疗胆汁性肝纤维化的有效途径。

2. 肝细胞肝癌　Liu 等发现 Sox9 在肝癌干细胞（CSCs）中高度表达，Sox9 通过维持 Notch 活性促进肝癌干细胞的对称细胞分裂，从而调控肝癌干细胞的自我更新和致瘤性。临床分析显示 Sox9（高）、Numb（低）与人类肝癌患者预后不良有关。Ni 证实一个新的长链非编码 RNA（lncRNA），uc.134 通过抑制 cul4a 介导的 LATS1 泛素化和增加 YAPS127 磷酸化，从而抑制肝癌进展，提示 uc.134 可能可作为肝癌的肿瘤抑制因子和预后生物标志物。Liu 等发现 ERBB4 不仅对慢性乙型肝炎病毒感染具有保护作用，其 *3'UTR* 基因变异可能是慢性 HBV 感染的遗传标志物，而且在肝癌的发生发展中通过 ERBB4-TP53INP1-P53 轴起到抑制肿瘤发生的作用。

Zhao 等研究基于病理及分子学证据表明混合性肝癌内的肝细胞肝癌（hepatocellular carcinoma，HCC）和胆管细胞癌（cholangiocellular carcinoma，CC）成分起源于同一克隆，这类肿瘤具有双向分化潜力，且倾向于同时具有 HCC 和 CC 的生物学行为，这可能增强肿瘤细胞的浸润能力，导致患者的临床预后不佳。徐菁等发现混合型肝癌伴干细胞特征（细胆管癌型）具有细胆管癌、肝细胞癌样梁索状结构、肝内胆管癌 3 种主要成分，其可能起源于肝脏祖细胞。

研究发现 HCC 组织较非肿瘤肝组织中 RCAN1.4 下调。RCAN1.4 在体外阻止细胞增殖、迁移和侵袭。在 HCC 细胞中过表达的 RCAN1.4 通过抑制钙原蛋白活性和 NFAT1 的核转运，阻止转移瘤的生长、血管生成和转移。PGM1 是通过其表达的减少阻碍了糖化途径这一新的调控机制，导致葡萄糖进入糖酵解的流动增加，从而促进肿瘤细胞的增殖和 HCC 的发生，而 FOXJ2 的丢失，亦会减少 PGM1 的表达。对 PGM1 和 FOXJ2 表达的综合分析为 HCC 的恶性行为和预后提供了更好的预测。

对两个独立的 HCC 数据集（gse14520 和 gse54236）和 30 个已公布的基因印迹进行评估，发现其中 11 个基因印迹与 2 个数据集中 HCC 患者术后整体存活有显著的关联性。其中 RAD21、CDK1 和 HDAC2 的表达水平与 HCC 患者的总存在率呈负相关，且 CDK1 是一个独立预后因子。miR-483-5p/ALCAM 轴是浸润和转移过程中的重要调节因子，也是 HCC 早期复发风险评估的生物标志物。应用多种方法检测并分析 ATF3 和候选蛋白在肝癌中的表达模式，得出 ATF3 可能通过与 GSN 蛋白之间相互作用，在肝癌形成过程中协同发挥抑癌作用。

Zhang 等建立了一种 myr-AKT 和 YapS127A 共表达的新型 CC 小鼠模型，并对该模型评估了 Pan-mTOR 抑制剂 MLN0128 与吉西他汀 / 奥沙利铂（CC 治疗的标准化疗）的治疗潜力。研究显示，MLN0128 在治疗 CC 方面可能优于吉西他汀 / 奥沙利铂的化学治疗，尤其是 AKT/mTOR 级联激活表现的肿瘤中。

上述研究对 HCC 的发生、浸润和转移机制提供了新的证据，为肿瘤治疗提供了新的思路。

（二）临床研究方面

1. 肝细胞肝癌 Wang 等发现在＜2cm 的 HCC 中，微血管侵犯（MVI）阳性组较微血管侵犯阴性组无复发生存率和整体生存率均较差，因此提出对＜2cm HCC 肝切除术后 MVI 是单独预后不良因素。Feng 等建立了新的以 MVI 为基础的分级系统和预测图，准确地预测 R0 切除后 HCC 患者肿瘤早期复发风险和总的生存期。研究发现病变间质形态改变，包括肝窦毛细血管化、胆管反应和孤立动脉等进行评估，可对肝细胞高级别异型增生结节和高分化小肝癌进行较好的鉴别诊断。

2. 胆管细胞癌 Wang 等观察到肝内淋巴上皮样胆管细胞癌（LELCC）患者感染了 EB 病毒，而 EB 病毒感染与 LELCC 预后不良相关，此外部分 EB 病毒阴性的 LELCC 患者伴有 HBV 阳性，而对照的普通胆管细胞癌（IHCC）HBV 均阴性。LELCC 患者的肿瘤细胞和肿瘤浸润免疫细胞中的 PD-L1 表达水平均高于 IHCC 患者。结果表明 EB 病毒感染可能促进 LELCC 的发展，而 PD-L1 可能是治疗 EB 病毒相关 LELCC 的潜在治疗目标。

3. 其他 肝内胆管内乳头状黏液性肿瘤是肝脏少见的癌前病变，可发展为胆管腺癌。影像学表现多样，大体最常见为多房或单房囊肿伴有囊内乳头。镜下分为 4 种类型，即胃型、肠型、胰胆管型及嗜酸细胞型，免疫组织化学 MUC 系列染色有助于分型。肝脏血管平滑肌脂肪瘤好发于女性，以上皮样型为主，肿瘤直径≥10cm、多发病灶、肿瘤侵犯汇管区、肿瘤性坏死、脉管内瘤栓、肿瘤内出现核分裂象和瘤巨细胞可能与肿瘤的复发或转移有密切关系。肿瘤浸润性生长和细胞核异型性在肿瘤复发或转移中无显著影响。在诊断肝内血管来源恶性肿瘤的各种标志物中 ERG 的敏感性和特异性优于 Fli-1、CD31、CD34 和 F8。肝原发 MALT 淋巴瘤和假性淋巴瘤均属肝脏罕见的淋巴组织增生性病变。两者具有重叠的组织学形态及免疫表型特征，互为首要鉴别诊断。综合分析组织形态、免疫表型和基因重排有助于区分两者。

五、胰腺疾病研究新进展

（一）基础研究进展

1. 胰腺导管腺癌 Zhang 等确定了胰腺导管腺癌（Pancreatic ductal adenocarcinoma，PDCA）中 2 个具有不同特征和功能的异源性骨髓来源抑制细胞（MDSC）子集：$CD13^{hi}$ 和 $CD13^{low}$，证明这 2 个子集与癌症进展相关联，并在 PDCA 的神经侵犯和免疫逃逸中起了作用，$CD13^{hi}$ 通过精氨酸 -1 相关机制更有效地抑制同种异体反应的 T 细胞反应，因此 $CD13^{hi}$ 强的 PDCA 患者总的存活时间比 $cd13^{low}$ 强者短。

Wang 等首次发现阿司匹林在活化型胰腺星形细胞（pancreatic stellate cells，PSCs）中有较高的表达，并参与了 PCCs 的浸润和迁移。机制研究表明是通过激活 CD44-AKT/ERK-NF-kappaB 途径和自分泌的方式，阿司匹林促进 PCCs 的 EMT、浸润和迁移。体外研究亦表明阿司匹林可能是一个预后指标。

Ma Q 等发现 SERP1 高表达是影响 PDCA 预后的一个独立因素，可能通过调节细胞凋亡和 NF-κB 激活起作用。他们的另一研究阐明了 PDZK1 是通过向下调节 PTEN 磷酸化起抑癌作用，因此 SERP1 和 PDZK1 可能成为 PDCA 新的潜在预后指标。

实验证实在 PDCA 中 MiR-1290 通过直接作用于 IKK1 的 3'- 未转译区域而起了致癌基因的作用。差异表达的 lncRNAs 和 mRNA 参与 PDAC 的癌变过程，其中 RP11-263F15.1 可能是 PDCA 诊断和预后预测的潜在生物标志物。PDCA 组织中 BIRC7 阳性表达和 KLF4 阴性表达与癌的进展和患者预后不佳有关。

Zhang L 等首次报道了将 RNA- 蛋白相互作用与 RNA- 测序相互结合进行研究，获得了几个 miRNA 前体，这些可以调节 KRAS 的非编码 RNAs（主要是 miRNAs 和 lncRNAs）数据库的确定，将提高对 KRAS 调节相关肿瘤发生的理解。

上述研究对 PDCA 的发生、进展机制研究及预后判断等提供新依据，针对相关基因的靶向或微环境治疗可能是一个有希望的策略。

2. 胰腺神经内分泌肿瘤　张丽等实验表明 ARIDlA 蛋白表达与胰腺神经内分泌肿瘤（PanNENs）分级呈负相关，ARIDlA 可能发挥着抑癌基因的作用。

（二）临床研究进展

常晓燕等报道了胰腺导管内乳头状黏液性肿瘤（IPMN）是最常见的胰腺导管内病变，病理分型及分类有明确的诊断标准。免疫组织化学对诊断和分型具有一定的帮助。IPMN 伴不同程度异型增生的患者手术切除后预后良好，IPMN 相关浸润性癌以 PDCA 为主，患者预后较差，术后 2 年内病死率高；肿瘤复发对生存期影响不大。在胰腺 IPMN 中，K-RAS 突变率低于 PDCA 和 PanINs，可能提示 IPMN 致癌途径与 PanINs-PDCA 的不同。在伴低、中度异型增生肠型 IPMN 的 K-RAS 突变率较其他亚型为最低，且其突变频率随异型和侵袭程度的增加而增加，但总体而言 IPMN K-RAS 突变与组织学亚型、异型增生程度、侵袭性或生存率无关。

Zhang 等通过对 26 例符合“恶性”标准的胰腺实性假乳头状肿瘤（SPNs）长期随访，结果表明晚期 SPNs 预后仍然较好，手术切除似乎对这些患者足够有效。但所有的患者都需要密切随访，尤其是那些有恶性肿瘤家族史的患者，其复发率相对较高。

丁效蕙等发现腺泡细胞癌是一种罕见的相对惰性的恶性肿瘤，形态学及免疫组织化学具有特征性，Trypsin、bcl-10、CK7 和 CK19 可联合应用于诊断及鉴别诊断。与 PDCA 相比，腺泡细胞癌具有相对长的生存时间，治疗具有较好的预后。

参考文献

[1]　Lin R, Zhang C, Zheng J, et al. Chronic inflammation-associated genomic instability paves the way for human

esophageal carcinogenesis. Oncotarget, 2016, 7(17):24564-24571.

[2] Guo Y, Bao Y, Ma M, et al. Clinical significance of the correlation between PLCE 1 and PRKCA in esophageal inflammation and esophageal carcinoma. Oncotarget, 2017, 8(20):33285-33299.

[3] Liu X, Zhang M, Ying S, et al. Genetic Alterations in Esophageal Tissues From Squamous Dysplasia to Carcinoma. Gastroenterology, 2017, 153(1):166-177.

[4] 郭艳丽，邝钢，周珍，等. APPER1 对食管鳞状细胞癌细胞恶性生物学行为的影响及其表观遗传学调节机制. 临床与实验病理学杂志，2017，33（8）：827-831.

[5] 曾芸珠，魏晓龙，祝建玲. 联合检测 survivin、VEGF-C 和 VEGFR-3 蛋白表达水平在食管癌诊治中的意义. 诊断病理学杂志，2018，25（2）：118-121.

[6] 杨荣，尚丽娜，马桂，等. 食管癌早期基因 *CHMP4A* 及 *TSPYL-2* 在食管癌变过程中的表达及其意义. 临床与实验病理学杂志，2017，33（12）：1324-1327.

[7] 陈雅琪，蹇顺海，黄一凡，等. 食管鳞状细胞癌中 GFRα3 蛋白的表达及临床意义. 临床与实验病理学杂，2017，33（11）：1234-1236.

[8] Xue LY, Qin XM, Liu Y, et al. Clinicopathological parameters predicting recurrence of pT1N0 esophageal squamous cell carcinoma. World J Gastroenterol. 2018, 24(45): 5154-5166.

[9] 杨召阳，张红燕，王丰，等. CK19 和 p40 在食管鳞状细胞癌中的表达及其与预后的关系. 中华病理学杂志，2018，47（11）：834-839.

[10] Chen L, Liu X, Gao L, et al. The clinicopathological features and prognosis of signet ring cell carcinoma of the esophagus：A 10-year retrospective study in China. PLoS One, 2017, 12(5)：e0176637.

[11]《胃癌 HER2 检测指南（版）》专家组. 胃癌 HER2 检测指南（2016 版）. 中华病理学杂志，2016，8（45）：528-532.

[12] 中华医学会病理分会消化病理学组筹备组. 慢性胃炎及上皮性肿瘤胃黏膜活检病理诊断共识. 中华病理学杂志，2017，5（46）：289-293.

[13] Miao Z, Guo X, Tian L The long noncoding RNA NORAD promotes the growth of gastric cancer cells by sponging miR-608. Gene, 2018, 687: 116-124.

[14] Liu H T, Liu S, Liu L, et al. EGR1-Mediated Transcription of lncRNA-HNF1A-AS1 Promotes Cell-Cycle Progression in Gastric Cancer. Cancer Res, 2018, 78(20): 5877-5890.

[15] Xu M D, Wang Y, Weng W, et al. A Positive Feedback Loop of lncRNA-PVT1 and FOXM1 Facilitates Gastric Cancer Growth and Invasion. Clin Cancer Res, 2017, 23(8): 2071-2080.

[16] Zhang F, Li K, Pan M, et al. miR-589 promotes gastric cancer aggressiveness by a LIFR-PI3K/AKT-c-Jun regulatory feedback loop. J Exp Clin Cancer Res, 2018, 37(1): 152.

[17] Weng W, Ni S, Wang Y, et al. PTTG3P promotes gastric tumour cell proliferation and invasion and is an indicator of poor prognosis. J Cell Mol Med, 2017, 21(12): 3360-3371.

[18] Wang YQ, Zhang QY, Weng WW, et al. Upregulation of the Non-Coding RNA OTUB1-isoform 2 Contributes to Gastric Cancer Cell Proliferation and Invasion and Predicts Poor Gastric Cancer Prognosis. Int J Biol Sci, 2016, 12(5): 545-557.

[19] Weng W, Zhang Q, Xu M, et al. OTUB1 promotes tumor invasion and predicts a poor prognosis in gastric

adenocarcinoma. Am J Transl Res, 2016, 8(5): 2234-2244.
[20] Zou Z, Ma T, He X, et al. Long intergenic non-coding RNA 00324 promotes gastric cancer cell proliferation via binding with HuR and stabilizing FAM83B expression. Cell Death Dis, 2018, 9(7): 717.
[21] 朴俊杰，李楠，王艺璇，等. HBXIP 过表达在胃癌预后评估中的作用及意义. 中华病理学杂志，2017，2（46）：84-88.
[22] Zhang X, Peng Y, Huang Y, et al. Inhibition of the miR-192/215-Rab11-FIP2 axis suppresses human gastric cancer progression. Cell Death Dis, 2018, 9(7): 778.
[23] Wang L, Zhang Q, Ni S, et al. Programmed death-ligand 1 expression in gastric cancer: correlation with mismatch repair deficiency and HER2-negative status. Cancer Med, 2018, 7(6): 2612-2620.
[24] 刘洋，王晋芬，李雪薇，等. 胃癌组织中 PD-L1 蛋白表达和基因扩增的相关性. 中华病理学杂志，2018，8（47）：597-602.
[25] Chen J N, Zhou L, Qiu X M, et al. Determination and genome-wide analysis of Epstein-Barr virus(EBV)sequences in EBV-associated gastric carcinoma from Guangdong, an endemic area of nasopharyngeal carcinoma. J Med Microbiol, 2018, 67(11): 1614-1627.
[26] Tang F, Chen JN, Zhang NN, et al. Expression of CCL21 by EBV-associated gastric carcinoma cells protects $CD8^+$ $CCR7^+$T lymphocytes from apoptosis via the mitochondria-mediated pathway. Pathology, 2018, 50(6): 613-621.
[27] 陈宝珍，林贤东，陈刚，等. 长链非编码 RNA SNHG8 在 EB 病毒相关胃癌中的表达及其临床意义. 中华病理学杂志，2017，2（46）：89-92.
[28] Du M Z, Gan W J, Yu J, et al. Risk factors of lymph node metastasis in 734 early gastric carcinoma radical resections in a Chinese population. J Dig Dis, 2018, 19(10）: 586-595.
[29] Huang Q, Li R, Xu G F, et al. Emerging evidence supports grouping by location of early gastric carcinoma for appropriate clinical management in Chinese patients. J Dig Dis, 2018: 730-736.
[30] 张亚娟，成元华，郭立新，等. 琥珀酸脱氢酶缺陷型胃肠道间质瘤中琥珀酸脱氢酶各亚单位蛋白的表达情况. 中华病理学杂志，2018，4（47）：252-257.
[31] 时姗姗，王璇夏，秋媛，等. BRAF V600E 突变特异性抗体在胃肠道间质瘤中的应用. 中华病理学杂志，2016，8（45）：566-570.
[32] 时姗姗. BRAFV600E 突变型胃肠间质瘤 10 例临床病理特征. 诊断病理学杂志，2017，10（24）：737-741.
[33] 胡桂明，冯怡锟，刘秋雨，等. 消化道平滑肌瘤中存在 Cajal 间质细胞：警惕误诊为胃肠道间质瘤. 中华病理学杂志，2018，6（47）：438-443.
[34] 周炜洵，杨红，凌庆，等. 胃肠道巨细胞病毒感染性疾病的组织学检测及应用. 中华病理学杂志，2016，3（45）：170-174.
[35] 黄丹，李增山，樊祥山，等. 中国人 40842 例胃腺癌 HER2 多中心检测结果分析. 中华病理学杂志，2018，11（47）：822-826.
[36] 王教辰，金晓芬，翁寿向，等. 表达突触素的胃血管球瘤临床病理及免疫标记分析. 中华病理学杂志，2017，11（46）：756-759.
[37] 王秋鹏，甘梅富，张建伟，等. 胃肠道炎性肌纤维母细胞瘤的临床病理学分析. 中华病理学杂志，2018，

10（47）：758-762.

[38] 赵明，赵同伟，马杰，等. 恶性胃肠道神经外胚层肿瘤临床病理和分子特征分析. 中华病理学杂志，2017，11（46）：750-755.

[39] 刘丹，王坚，陈淼，等. 胃肠道炎症性纤维性息肉 37 例临床病理学观察. 中华病理学杂志,2016,6（45）：381-386.

[40] 侯卫华，韦萍，谢建兰，等. 胃肠道套细胞淋巴瘤临床病理学特点及预后分析. 中华病理学杂志，2018，10（47）：763-768.

[41] 肿瘤病理诊断规范项目组. 肿瘤病理诊断规范（结直肠癌）. 中华病理学杂志，2016，45（12）：822-824.

[42] 结直肠癌分子生物标志物检测专家共识编写组. 结直肠癌分子生物标志物检测专家共识. 中华病理学杂志，2018，4（47）：237-240.

[43] 张文，武海燕，李惠，等. 先天性巨结肠病理诊断规范. 中华病理学杂志，2016，45（3）：149-152.

[44] Zeng Z, Li Y, Pan Y, et al. Cancer-derived exosomal miR-25-3p promotes pre-metastatic niche formation by inducing vascular permeability and angiogenesis. Nat Commun, 2018, 9(1): 5395.

[45] Xing C, Lu X X, Guo P D, et al. Ubiquitin-Specific Protease 4-Mediated Deubiquitination and Stabilization of PRL-3 Is Required for Potentiating Colorectal Oncogenesis. Cancer Res, 2016, 76(1): 83-95.

[46] Liao Q, Li R, Zhou R, et al. LIM kinase 1 interacts with myosin-9 and alpha-actinin-4 and promotes colorectal cancer progression. Br J Cancer, 2017, 117(4): 563-571.

[47] Shen T, Cai LD, Liu YH, et al. Ube2v1-mediated ubiquitination and degradation of Sirt1 promotes metastasis of colorectal cancer by epigenetically suppressing autophagy. J Hematol Oncol, 2018, 11(1): 95.

[48] Feng M, Feng J, Chen W, et al. Lipocalin2 suppresses metastasis of colorectal cancer by attenuating NF-kappaB-dependent activation of snail and epithelial mesenchymal transition. Mol Cancer, 2016, 15(1): 77.

[49] Jiao H L, Ye Y P, Yang R W, et al. Downregulation of SAFB Sustains the NF-kappaB Pathway by Targeting TAK1 during the Progression of Colorectal Cancer. Clin Cancer Res, 2017, 23(22): 7108-7118.

[50] Yang S S, Li X M, Yang M, et al. FMNL2 destabilises COMMD10 to activate NF-kappaB pathway in invasion and metastasis of colorectal cancer. Br J Cancer, 2017, 117(8): 1164-1175.

[51] Wang X, Yu H, Sun W, et al. The long non-coding RNA CYTOR drives colorectal cancer progression by interacting with NCL and Sam68. Mol Cancer, 2018, 17(1): 110.

[52] Gu Y, Wang Q, Guo K, et al. TUSC3 promotes colorectal cancer progression and epithelial-mesenchymal transition(EMT)through WNT/beta-catenin and MAPK signalling. J Pathol, 2016, 239(1): 60-71.

[53] Zhu X H, Wang J M, Yang S S, et al. Down-regulation of DAB2IP promotes colorectal cancer invasion and metastasis by translocating hnRNPK into nucleus to enhance the transcription of MMP2. Int J Cancer, 2017, 141(1): 172-183.

[54] Zhuang K, Zhang J, Xiong M, et al. CDK5 functions as a tumor promoter in human colorectal cancer via modulating the ERK5-AP-1 axis. Cell Death Dis, 2016, 7(10): e2415.

[55] Jiang H, Wang Y, Ai M, et al. Long noncoding RNA CRNDE stabilized by hnRNPUL2 accelerates cell proliferation and migration in colorectal carcinoma via activating Ras/MAPK signaling pathways. Cell Death Dis, 2017, 8(6): e2862.

[56] Wan L, Kong J, Tang J, et al. HOTAIRM1 as a potential biomarker for diagnosis of colorectal cancer functions the role in

the tumour suppressor. J Cell Mol Med, 2016, 20(11): 2036-2044.

[57] Li X, Wang J, Zhang C, et al. Circular RNA circITGA7 inhibits colorectal cancer growth and metastasis by modulating the Ras pathway and upregulating transcription of its host gene ITGA7. J Pathol, 2018, 246(2): 166-179.

[58] Zheng K, Zhou X, Yu J, et al. Epigenetic silencing of miR-490-3p promotes development of an aggressive colorectal cancer phenotype through activation of the Wnt/beta-catenin signaling pathway. Cancer Lett, 2016, 376(1): 178-187.

[59] Zhang Z, Zhou C, Chang Y, et al. Long non-coding RNA CASC11 interacts with hnRNP-K and activates the WNT/beta-catenin pathway to promote growth and metastasis in colorectal cancer. Cancer Lett, 2016, 376(1): 62-73.

[60] Zhang M, Weng W, Zhang Q, et al. The lncRNA NEAT1 activates Wnt/beta-catenin signaling and promotes colorectal cancer progression via interacting with DDX5. J Hematol Oncol, 2018, 11(1): 113.

[61] Hu Y H, Chen Q, Lu Y X, et al. Hypermethylation of NDN promotes cell proliferation by activating the Wnt signaling pathway in colorectal cancer. Oncotarget, 2017, 8(28): 46191-46203.

[62] Wu X, Luo F, Li J, et al. Tankyrase 1 inhibitior XAV939 increases chemosensitivity in colon cancer cell lines via inhibition of the Wnt signaling pathway. Int J Oncol, 2016, 48(4): 1333-1340.

[63] Kong J, Sun W, Li C, et al. Long non-coding RNA LINC01133 inhibits epithelial-mesenchymal transition and metastasis in colorectal cancer by interacting with SRSF6. Cancer Lett, 2016, 380(2): 476-484.

[64] Zhang F, Luo Y, Shao Z, et al. MicroRNA-187, a downstream effector of TGFbeta pathway, suppresses Smad-mediated epithelial-mesenchymal transition in colorectal cancer. Cancer Lett, 2016, 373(2): 203-213.

[65] He G Y, Hu J L, Zhou L, et al. The FOXD3/miR-214/MED19 axis suppresses tumour growth and metastasis in human colorectal cancer. Br J Cancer, 2016, 115(11): 1367-1378.

[66] 闫振宇，孙新超. LincRNA-ROR 作为一个内源竞争 RNA 通过结合 miR-145 调节 Oct4、Sox2 和 Nanog 对结直肠癌干细胞生物学特性的影响及临床意义. 中华病理学杂志，2018，47（4）：284-290.

[67] Wang FF, Zhang XJ, Yan Y R, et al. FBX8 is a metastasis suppressor downstream of miR-223 and targeting mTOR for degradation in colorectal carcinoma. Cancer Lett, 2017, 388: 85-95.

[68] Zhu Y, Chen P, Gao Y, et al. MEG3 Activated by Vitamin D Inhibits Colorectal Cancer Cells Proliferation and Migration via Regulating Clusterin. EBioMedicine, 2018, 30: 148-157.

[69] Pan Y, Tong JHM, Lung R W M, et al. RASAL2 promotes tumor progression through LATS2/YAP1 axis of hippo signaling pathway in colorectal cancer. Mol Cancer, 2018, 17(1): 102.

[70] Zhang D, Li Z, Xu X, et al. Deletions at SLC18A1 increased the risk of CRC and lower SLC18A1 expression associated with poor CRC outcome. Carcinogenesis, 2017, 38(11): 1057-1062.

[71] 杨通印，郝朗松，郭德正. 缺氧诱导因子 1α、葡萄糖转运蛋白 1 和乳酸脱氢酶 5 在结直肠癌的表达及其意义. 中华病理学杂志，2017，2（46）：93-97.

[72] 张国欣，钱忠义，杨丽娟，等. 结直肠腺癌中 PTEN 和 NDRG1 的表达及其与预后的关系. 中华病理学杂志. 2017，4（46）：240-244.

[73] Wang S, Xiao Z, Hong Z, et al. FOXF1 promotes angiogenesis and accelerates bevacizumab resistance in colorectal cancer by transcriptionally activating VEGFA. Cancer Lett, 2018, 439: 78-90.

[74] Wang Y, Hu L, Wang J, et al. HMGA2 promotes intestinal tumorigenesis by facilitating MDM2-mediated ubiquitination

and degradation of p53. J Pathol, 2018, 246(4): 508-518.

[75] Wu J, Wang Y, Xu X, et al. Transcriptional activation of FN1 and IL11 by HMGA2 promotes the malignant behavior of colorectal cancer. Carcinogenesis, 2016, 37(5): 511-521.

[76] Sun X, Tian Y, Zheng Q, et al. A novel discriminating colorectal cancer model for differentiating normal and tumor tissues. Epigenomics, 2018, 10(11): 1463-1475.

[77] Cheng X, Hu M, Chen C, et al. Computational analysis of mRNA expression profiles identifies a novel triple-biomarker model as prognostic predictor of stage Ⅱ and Ⅲ colorectal adenocarcinoma patients. Cancer Manag Res, 2018, 10: 2945-2952.

[78] 胡晓儒，徐灿，亢野，等. 658 例结直肠癌错配修复蛋白的表达及其与临床病理特征的关系. 中华病理学杂志，2018，47（11）：827-833.

[79] Li S, Xu F, Li H, et al. S100A8(＋)stroma cells predict a good prognosis and inhibit aggressiveness in colorectal carcinoma. Oncoimmunology, 2017, 6(1): e1260213.

[80] Li S, Xu F, Zhang J, et al. Tumor-associated macrophages remodeling EMT and predicting survival in colorectal carcinoma. Oncoimmunology, 2018, 7(2): e1380765.

[81] Deng F, Ouyang M, Wang X, et al. Differential role of intravenous anesthetics in colorectal cancer progression: implications for clinical application. Oncotarget, 2016, 7(47): 77087-77095.

[82] Liu M, Li L, Yu W, et al. Marriage is a dependent risk factor for mortality of colon adenocarcinoma without a time-varying effect. Oncotarget, 2017, 8(12): 20056-20066.

[83] Li W, Qiu T, Guo L, et al. Major challenges related to tumor biological characteristics in accurate mutation detection of colorectal cancer by next-generation sequencing. Cancer Lett, 2017, 410: 92-99.

[84] 常晓燕，马志强，李媛，等. 直肠胃肠道间质瘤临床病理分析. 中华病理学杂志，2016，7（45）：462-466.

[85] Lin Y, Fang Z P, Liu H J, et al. HGF/R-spondin1 rescues liver dysfunction through the induction of Lgr5(＋)liver stem cells. Nat Commun, 2017, 8(1): 1175.

[86] 慕永平，张笑，徐莹，等. Notch 信号通路参与大鼠胆汁性肝纤维化肝祖细胞向胆管上皮细胞分化以及肝纤维化进展. 中华病理学杂志，2017，6（46）：400-405.

[87] Liu C, Liu L, Chen X, et al. Sox9 regulates self-renewal and tumorigenicity by promoting symmetrical cell division of cancer stem cells in hepatocellular carcinoma. Hepatology, 2016, 64(1): 117-129.

[88] Ni W, Zhang Y, Zhan Z, et al. A novel lncRNA uc.134 represses hepatocellular carcinoma progression by inhibiting CUL4A-mediated ubiquitination of LATS1. J Hematol Oncol, 2017, 10(1): 91.

[89] Liu Y, Song L, Ni H, et al. ERBB4 acts as a suppressor in the development of hepatocellular carcinoma. Carcinogenesis, 2017, 38(4): 465-473.

[90] Liu Y, Zhou Q, He X S, et al. Genetic variants in ERBB4 is associated with chronic hepatitis B virus infection. Oncotarget, 2016, 7(4): 4981-4992.

[91] Zhao Q, Yu W L, Lu X Y, et al. Combined hepatocellular and cholangiocarcinoma originating from the same clone: a pathomolecular evidence-based study. Chin J Cancer, 2016, 35(1): 82.

[92] 徐菁，张翠明，乔爱秀，等．混合型肝癌伴干细胞特征（细胆管癌型）26例临床病理学观察．中华病理学杂志，2016，3（45）：175-179.

[93] Jin H, Wang C, Jin G, et al. Regulator of calcineurin 1 gene isoform 4, down-regulated in hepatocellular carcinoma, prevents proliferation, migration, and invasive activity of cancer cells and metastasis of orthotopic tumors by inhibiting nuclear translocation of NFAT1. Gastroenterology, 2017, 153(3): 799-811.

[94] Jin G Z, Zhang Y, Cong WM, et al. Phosphoglucomutase 1 inhibits hepatocellular carcinoma progression by regulating glucose trafficking. PLoS Biol, 2018, 16(10): e2006483.

[95] Cai J, Li B, Zhu Y, et al. Prognostic Biomarker Identification Through Integrating the Gene Signatures of Hepatocellular Carcinoma Properties. EBioMedicine, 2017, 19: 18-30.

[96] Lu X Y, Chen D, Gu X Y, et al. Predicting Value of ALCAM as a Target Gene of microRNA-483-5p in Patients with Early Recurrence in Hepatocellular Carcinoma. Front Pharmacol, 2017, 8: 973.

[97] 李小燕，臧盛兵，方雪婷，等．肝细胞癌中与转录激活因子3相互结合的蛋白质的筛选及验证．中华病理学杂志，2016，5（45）：314-317.

[98] Zhang S, Song X, Cao D, et al. Pan-mTOR inhibitor MLN0128 is effective against intrahepatic cholangiocarcinoma in mice. Journal of Hepatology, 2017, 67(6)：1194-1203.

[99] Feng L H, Dong H, Lau W Y, et al. Novel microvascular invasion-based prognostic nomograms to predict survival outcomes in patients after R0 resection for hepatocellular carcinoma. J Cancer Res Clin Oncol, 2017, 143(2)：293-303.

[100] Feng L H, Wang H, Dong H, et al. The stromal morphological changes for differential diagnosis of uninodular high-grade dysplastic nodule and well-differentiated small hepatocellular carcinoma. Oncotarget, 2017, 8(50)：87329-87339.

[101] Wang L, Dong H, Ni S, et al. Programmed death-ligand 1 is upregulated in intrahepatic lymphoepithelioma-like cholangiocarcinoma. Oncotarget, 2016, 7(43)：69749-69759.

[102] 常晓燕，李霁，任新瑜，等．肝内胆管内乳头状肿瘤临床及病理学分析．中华病理学杂志，2016，4（45）：243-247.

[103] 罗荣奎，赵婧，谭云山，等．肝脏血管平滑肌脂肪瘤182例临床病理特征及预后分析．中华病理学杂志，2016，3（45）：165-169.

[104] 王湛博，安晓静，邓晋芳，等．肝脏恶性血管源性肿瘤中ERG、Fli-1、CD34、CD31、FⅧ RAg的表达特征．中华病理学杂志，2017，11（46）：760-763.

[105] 刘冲，李霄，李海，等．肝脏原发黏膜相关淋巴组织结外边缘区淋巴瘤及肝脏假性淋巴瘤的临床病理特征．中华病理学杂志，2018，1（47）：39-44.

[106] Zhang J, Xu X, Shi M, et al. CD13hi Neutrophil-like myeloid-derived suppressor cells exert immune suppression through Arginase 1 expression in pancreatic ductal adenocarcinoma. OncoImmunology, 2017, 6(2): e1258504.

[107] Wang L, Wu H, Wang L, et al. Asporin promotes pancreatic cancer cell invasion and migration by regulating the epithelial-to-mesenchymal transition(EMT)through both autocrine and paracrine mechanisms. Cancer Lett, 2017, 398: 24-36.

[108] Ma Q, Wu X, Wu J, et al. SERP1 is a novel marker of poor prognosis in pancreatic ductal adenocarcinoma patients via anti-apoptosis and regulating SRPRB/NF-kappaB axis. Int J Oncol, 2017, 51(4): 1104-1114.

[109] Ta N, Huang X, Zheng K, et al. miRNA-1290 promotes aggressiveness in pancreatic ductal adenocarcinoma by targeting IKK1. Cellular Physiology and Biochemistry, 2018, 51(2): 711-728.

[110] Huang X, Ta N, Zhang Y, et al. Microarray analysis of the expression profile of long non-coding RNAs indicates lncRNA RP11-263F15.1 as a biomarker for diagnosis and prognostic prediction of pancreatic ductal adenocarcinoma. J Cancer, 2017, 8(14): 2740-2755.

[111] Yang Z, Li D, Liu Z, et al. BIRC7 and KLF4 expression in benign and malignant lesions of pancreas and their clinicopathological significance. Cancer Biomark, 2016, 17(4): 437-444.

[112] Zhang L, Yu S, Wang C, et al. Establishment of a noncoding RNAomics screening platform for the regulation of KRAS in pancreatic cancer by RNA sequencing. Int J Oncol, 2018, 53(6): 2659-2670.

[113] 张丽，贾丛伟，卢朝辉，等. SWI/SNF 染色质重塑复合体组分 ARID1A 在胰腺神经内分泌肿瘤中的表达. 中华病理学杂志，2016，45（8）：571-574.

[114] 常晓燕，李霁，姜英，等. 胰腺导管内乳头状黏液性肿瘤的临床病理学及预后分析. 中华病理学杂志，2016，45（3）：159-164.

[115] Yan C X, Yan W, Yuan L, et al. Intraductal papillary mucinous neoplasms of the pancreas: Clinical association with KRAS. Mol Med Rep, 2018, 17(6): 8061-8068.

[116] Zhang H, Wang W, Yu S, et al. The prognosis and clinical characteristics of advanced(malignant)solid pseudopapillary neoplasm of the pancreas. Tumour Biol, 2016, 37(4): 5347-5353.

[117] 丁效蕙，王湛博，邱晓媚. 胰腺腺泡细胞癌 14 例临床病理学特征. 中华病理学杂志，2018，47（4）：274-278.

（李　君　张祥宏　滕晓东　陈　杰）

第十节　呼吸病理诊断和研究进展

我国胸部疾病病理诊断和研究进展与国外该领域的现状基本同步。本届胸部疾病学组成立之时，正值学习、消化和践行第四版 WHO（2015）肺、胸膜、胸腺及心脏肿瘤病理学和遗传学新分类之际。大量新的进展、颠覆性的概念和诊断标准如洪峰般地扑压下来，尤其是肺内小结节相关的病理诊断问题，一时间出现了一定程度上的混乱和迷惘。在张杰、笪冀平、张声、张冠军、顾莹莹、孟凡青、张海青、王恩华等教授的带领下，结合我国的工作实际（薄层 CT 的广泛应用、手术量暴增并要求冷冻诊断）、经验和体会，先后发表“早期肺腺癌病理诊断若干问题”和“早期（非黏液型附壁生长方式）肺腺癌冷冻切片病理诊断专家共识”，出版《临床病理诊断与鉴别诊断——气管、肺、胸膜及纵隔疾病》，在多层面开展多场次的学术报告及相关的（如炎症、瘤样病变）学术讲座，不仅起到了引领、纠偏和统一的作用，同时提出适合我国实际工作需要的简单实用的冷冻病理诊断的标准和术语。另外，在“肺癌的气腔播散”、胸部肿瘤的分子诊断与驱动基因检测、肺内各种腺瘤的诊断与起源等都进行了有意义的探讨。我们也持续关注和培训肺内非肿瘤疾病的相关问题，尤其是肺内感染性疾病和间质性肺炎的诊断与鉴别诊断问题，以此出版专家共识，探索新的技术（冷冻穿刺活检）。

一、呼吸系统临床病理诊断相关研究进展

（一）呼吸系统肿瘤病理诊断研究进展

Yang 等 2004—2013 年对 397 189 例肺腺癌患者进行大样本队列研究。患者被分为位于主支气管（2.5%）和非主支气管（97.5%），并对患者预后、淋巴结受累、远处转移、切除率、组织学分级、分期等方面进行比较。研究发现，位于主支气管的肺腺癌患者生存率明显低于非主支气管患者。此外，位于主支气管的肺腺癌的淋巴结转移率和远处转移率明显高于非主支气管的腺癌。主支气管是肺腺癌的独立预后风险因素。

Sun 等分析 417 例肺腺癌的临床病理特征，发现中央型腺癌即使很小，也具有较高的区域淋巴结转移潜能，提示肺癌的位置是选择治疗策略和预测无病生存期的重要因素。

Zhu 等回顾性地比较分析术中冷冻诊断为 1111 例肺腺癌和 436 例原位腺癌和微浸润腺癌，发现术中冷冻病理诊断与最终术后病理诊断的符合率为 92%，冷冻诊断微浸润腺癌的敏感度为 74%，明显低于其他类型肺腺癌。术中测量的肿瘤大小是术后诊断为浸润性腺癌的独立相关因素。直径＞1cm 而冷冻诊断为原位腺癌和微浸润腺癌的病例很可能为浸润性腺癌，可能是由于取材有限造成的。诊断＞1cm 的肺原位腺癌和微浸润腺癌时要注意诊断不足。

Lv 等回顾 3031 例肺癌手术患者，发现 164 例（5.4%）为同步多灶性肺癌。同步多灶性肺癌的总生存率和无进展生存率分别为 72.6% 和 61.0%，与肺内转移瘤存在显著差异。肿瘤体积小的病例具有明显好的总生存率和无进展生存率，特别是肿瘤直径≤0.8cm 的患者 5 年生存率为 100%。同步多灶性肺癌患者的生存率与肿瘤大小、分化和淋巴转移密切相关，但与临床 TNM 分期无关。

Li 等比较气管镜活检、刷检和经支气管针吸活检（TBNA）标本的病理诊断，发现细胞学诊断的肺小细胞癌阳性率高于组织活检，而假阴性率低于组织活检，基于刷检和 TBNA 的肺小细胞癌诊断效率优于基于 HE 染色和免疫组织化学的小活检组织学诊断。

Chen 等利用免疫组织化学方法检测了 100 例肺肉瘤样癌 $CD8^+$T 细胞在肿瘤中浸润的密度和相关性，发现 $CD8^+$T 细胞浸润的程度与肺肉瘤样癌的临床分期有关。浸润肿瘤的 $CD8^+$T 细胞的水平越高，患者的预后相对越好。浸润肿瘤的 $CD8^+$T 细胞水平可以作为肺肉瘤样癌预后评估的有效指标。

刘标等收集肺非终末呼吸单元型腺癌的病例资料，观察其组织学和细胞学特征及其前驱病变，并检测谱系特异性标志物和肿瘤干细胞标志物的表达，发现非终末呼吸单元型腺癌是肺腺癌独立的少见类型，常见于有吸烟史及年龄较大男性患者，多为中央型、伴有肿瘤性坏死的高级别腺癌。肿瘤细胞具有支气管表面上皮细胞、黏液柱状细胞、多角形细胞或杯状细胞特征。72 例病例中，驱动基因突变情况包括 19 例 KRAS 突变（26.4%，19/72），2 例 *EGFR* 基因突变（2.8%，2/72），1 例 *EML4-ALK* 基因融合（1.4%，1/72），未检测到 BRAF 和 ROS1 改变。

陈天羽等评估 231 例肿瘤最大径≤3cm 的肺腺癌中，脏胸膜侵犯（VPI）与其他临床病理特征的关系，探讨 VPI 对肺腺癌患者预后的影响。结果发现，在肿瘤最大径≤3cm 的肺腺癌中，VPI 与预后不良显著相关，但只有改良 Hammar 分级标准中的 PL2 是患者中位无进展生存期（PFS）的独立预测因素，因此，在肿瘤较小的肺腺癌中可能没有必要区分 PL0 和 PL1，而 VPI 定义是否需要修改也有

待进一步研究。

孙平丽等探讨肿瘤细胞气腔内播散（spread through air spaces，STAS）与肺腺癌患者临床病理学特征、分子学特征及患者预后之间的关系。认为肺腺癌中存在 STAS 提示肿瘤具有高度侵袭和复发行为，是影响预后的重要因素。另外，STAS 与 EGFR 突变阴性、*ALK* 及 *ROS1* 基因重排阳性呈正相关。

谢惠康等通过对 194 例肺腺泡型及乳头型为主腺癌间质中不同等级的弹力纤维表达进行观察和分析，探讨不同弹力纤维等级的临床及预后意义。结果认为，中级别的腺癌（腺泡型及乳头型为主）弹力纤维可表现为完全缺失、减少和完整 3 种等级，弹力纤维等级随着肿瘤最大径的增大而减少，患者淋巴结转移的风险随着弹力纤维的减少而增加，弹力纤维减少可作为评估患者术后复发转移风险的独立风险因素。

何淑蓉等探讨肺基底细胞样鳞癌与小细胞癌的细胞形态学特点及免疫组织（细胞）化学染色在鉴别诊断中的意义。研究认为，基底细胞样鳞癌细胞多黏附成团、细胞核较小、细胞略增大，少见拉丝、挤压现象及显著的核铸形，具有针尖大小的小核仁，可以出现单细胞角化是区别于小细胞癌的重要细胞形态学特点。免疫组织化学染色对于细胞病理学鉴别二者很有帮助，推荐 TTF1 配合 2 个鳞癌标志物（CK5、p40 或 p63）和 2 个神经内分泌标志物（突触素、CgA 或 CD56）共 5 个抗体作为基底细胞样鳞癌与小细胞癌鉴别诊断的一线抗体，建议基底细胞样鳞癌行 EGFR 基因突变检测。

方芳等探讨实性低分化肺癌通过免疫组织化学和特殊染色进一步病理分型的方法，认为缺乏形态分化特征的实性低分化肺癌可通过免疫组织化学和特殊染色进一步分型和进行分子病理学检测，从而寻找分子靶点为患者提供更为精准的治疗，改善疾病预后。

（二）呼吸系统非肿瘤病变病理诊断研究进展

Shen 等发现液基细胞学检测比传统载玻片制备方法对支气管刷洗样本和痰样本中曲霉菌的检出率更高，更易鉴别患者呼吸样本中的曲霉菌。

Huo 等分析 33 例非特异性间质性肺炎（NSIP）的临床、影像学和病理学特征，探讨 NSIP 中机化性肺炎（OP）成分的特征。结果发现，在 NSIP 病例中，OP 成分是常见的基本病变。OP 成分即使占病变的 20% 以上，也不会影响预后。因此，如果病理学和影像学上表现出 NSIP 的特征，即使 OP 成分多也不能排除 NSIP 的诊断。

刘琦等收集分析 31 例儿童肺吸虫病，发现外来流动儿童组，临床表现多样，出现多型并存，病情严重复杂。温州市县组表现为单一型，疗程短，治疗效果显著。儿童肺吸虫病临床表现无明显特异性，对于早期发现嗜酸性粒细胞增高显著，或者不明原因的多浆膜腔积液，应立即进行全身反复细致检查和针对性实验室检查，做到早诊断早治疗，避免发生严重并发症。

二、呼吸系统分子病理研究进展

（一）呼吸系统肿瘤靶向药物治疗相关基因检测研究进展

2016 年 2 月，中华医学会病理学分会胸部疾病学组、国家卫生健康委员会国家病理质控评价中心分子病理学组、中国医师协会病理科医师分会分子病理学组、中国抗癌协会肿瘤病理专业分子病理学组联合发布《非小细胞肺癌靶向药物治疗相关基因检测的规范建议》，对检测非小细胞肺癌（NSCLC）常见靶向治疗相关基因的意义、NSCLC 常见靶向治疗相关基因的改变、靶向药物治疗相关基因检测的一般原则、标本及其处理、检测的常用方法、检测流程、检测报告等方面做了详细的规范化说明和建议，对非小细胞肺癌靶向药物治疗相关基因检测的开展和规范化管理具有重要的指导意义。

1. 表皮生长因子受体　2016 年 4 月，由中国非小细胞肺癌患者表皮生长因子受体基因（*EGFR*）突变检测专家组发布了《中国非小细胞肺癌患者表皮生长因子受体基因突变检测专家共识（2016 版）》，对 *EGFR* 基因突变检测的临床意义、一般原则、标本的采集及处理要求、检测常用方法和结果验证，以及检测报告内容做出了具体细致的解读和说明，推动了 NSCLC 患者 *EGFR* 基因突变检测的规范化开展和管理，以及检测准确性的提高。

Li 等比较 NSCLC 患者原发性和获得性 *EGFR* 基因 T790M 突变的特征及其对奥西莫替尼（osimertinib）的应答，发现原发性 T790M 检出率为 0.5%（46/8723），而获得性 T790M 检出率为 49.7%（71/143）。原发性 T790M 突变更常与 L858R 突变共存，而获得性 T790M 突变更常与外显子 19 缺失共存。原发性和获得性 T790M 突变患者在某些临床和分子特征上表现出明显的差异，但对奥西美替尼的治疗都有反应。

Liu 等发现 1 例 67 岁男性非小细胞肺癌患者获得了与 *EGFR* 基因 L858R 突变协同的 L718V 突变，并通过体外功能研究表明，GFR-L858R/L718V 突变对奥西美替尼（osimertinib）具有耐药性，但对第二代 TKI 药物阿法替尼（afatinib）保持敏感。

Zhang 等分析 128 例具有不常见 EGFR 突变的 NSCLC 患者。128 例中，单一突变占 75.0%（96/128），包括 G719X（29.7%）、S768I（18.0%）、20 外显子插入（13.3%）、L861Q（12.5%）、原发 T790M（0.8%）和 T725（0.8%）。32 例患者伴有复杂的突变形式。这些病例 EGFR 突变类型是多种多样的，对 EGFR-TKI 的反应也各不相同，需要对每一个病例进行个体评估。

Zhao 等回顾性分析发现具有 EGFR 激活突变的肺癌患者经 EGFR-TKI 治疗后能明显延长总体生存期，EGFR-TKI 药物治疗是具有 EGFR 突变的 NSCLC 患者预后的独立影响因素。

Xiao 等发现术后标本和活检小标本的 EGFR 突变率没有显著差别，而术后标本 EML4-ALK 的阳性率明显高于活检小标本，提示活检小标本检测 EGFR 突变是可行的，而小标本检测 EML4-ALK 仅可用于临床治疗参考。

Cai 等分析 211 例肺腺癌患者，发现 EGFR 突变更易发生在女性、非吸烟者和伴有乳头状（85.7%）或微乳头（91.4%）成分的肺腺癌患者。肺腺癌的微乳头和肾小球样成分具有相似的 EGFR 突变情况。

Shi 等检测 65 例肺腺鳞癌驱动基因的突变情况，发现腺鳞癌中 EGFR 和 K-Ras 突变的频率和临床病理特征与腺癌患者相似。腺鳞癌中腺癌成分和鳞癌成分驱动基因突变的高度一致性提示腺鳞癌的单克隆性。

Liu 等采用二代测序方法检测了 665 例肺腺癌标本，发现肿瘤细胞数＜20% 的活检标本中，HER2/BRAF/PIK3CA 和获得性 EGFR T790M 突变的频率要比肿瘤细胞数≥20% 以上的活检标本低，但 EGFR 和 KRAS 突变的频率无显著性差异。原发性和转移性肿瘤之间的突变状态通常是一致的，但转移性肿瘤的 KRAS、HER2 和 PIK3CA 异质性评分明显高于原发性肿瘤。此外，原发多灶性肺腺癌的突变状态有很高的不一致率。以上结果提示，在组织处理过程中应进行全面的质量评估，以减少肿瘤细胞数少、肿瘤异质性和多灶性独立单克隆肿瘤所带来的单误差。

师艺等收新疆地区 582 例非小细胞肺癌标本，采用 qRT-PCR 技术检测 *EGFR* 基因第 18、19、20、21 号外显子共 32 个点突变，结果发现，*EGFR* 基因点突变 173 例，突变率为 29.7%（173/582）。*EGFR* 基因突变以女性、不吸烟、高分化腺癌中突变率较高，其中性别、分化程度及病理类型为 *EGFR* 基因突变状况的独立影响因素。

师艺等还比较活检标本、胸腔积液标本和血液标本在肺腺癌患者 *EGFR* 基因检测方面的差异，分析 EGFR 突变与患者临床表征之间的相关性，结果发现血液标本检测具有取样方便、可减轻患者痛苦等优势，可以作为患者 *EGFR* 基因检测的补充。但是血液标本的阳性率均比较低，仍需提高检测的准确性。

叶胜兵等探讨获得性耐药前后 *EGFR* 基因状态的变化情况，并分析导致这些 *EGFR* 基因改变的可能原因。研究认为，*EGFR* 基因 T790M 突变是导致获得性耐药的主要突变类型；对于 *EGFR* 基因阴性患者，EGFR-TKI 获得性耐药并没有使其 *EGFR* 基因发生改变；对于 EGFR-TKI 敏感性的 EGFR 突变患者，EGFR-TKI 获得性耐药可能会使 EGFR 药敏突变位点发生丢失或改变。

黄焰等探讨 55 例肺原发黏液表皮样癌临床病理学特征及其 *EGFR* 基因突变的情况。结果发现，肺原发黏液表皮样癌是主要发生在中央气管的一种少见的涎腺型恶性肿瘤，患者大多为中青年，组织学上绝大多数为低级别，其患者预后较好；而高级别的病例淋巴结转移率较高。但所有病例均无 *EGFR* 基因突变。

2. 间变性淋巴瘤激酶 赵瑞英等采用 Ventana 免疫组织化学法检测探讨了 7371 例肺腺癌间变性淋巴瘤激酶（ALK）融合蛋白的表达情况及其与患者临床病理学特征的关系。结果发现 7371 例肺腺癌标本中 ALK 融合蛋白阳性 446 例（6.05%）。活检小标本阳性率高于手术标本。ALK 融合蛋白阳性更常见于年轻的肺腺癌患者，特别是小于 30 岁的患者；在早期肺腺癌中罕见 ALK 融合蛋白阳性；浸润性黏液腺癌和实性为主型浸润性腺癌 ALK 融合蛋白阳性率明显高于其他亚型为主的浸润性腺癌。

Yang 等采用全自动 Ventana ALK（D5F3）免疫组织化学方法检测 1504 例肺腺癌患者 ALK 重排情况，检测到 6.6% 的肺腺癌患者有 ALK 融合蛋白，也发现 ALK 融合蛋白主要见于年轻患者、临床分期较高、黏液性和实体性占优势的腺癌。

Xu 等采用 Ventana 免疫组织化学方法和（或）RT-PCR 检测 1720 例 NSCLC 患者 ALK 重排情况，并比较了 2 种方法 ALK 阳性患者的检出率、疗效和生存率。研究认为，Ventana 免疫组织化学方法的敏感性中等，与 ALK 抑制剂治疗反应的相关性稍高，一些 Ventana 免疫组织化学方法阳性，但 RT-PCR 阴性的病例仍可能受益于克唑替尼。

Wang 等采用 ALK 的 1A4 和 D5F3 抗体免疫组织化学方法检测 595 例肺腺癌的 ALK 重排情况，发现与采用 D5F3 的 Ventana 系统相比，1A4 抗体免疫组织化学方法具有更高的敏感性，但特异性稍差。

Wang 等采用 Ventana ALK（D5F3）免疫组织化学方法和 FISH 方法检查了 313 例晚期肺腺癌患者恶性胸腔积液细胞块中 ALK 的状态，认为采用 ALK（D5F3）检测恶性胸腔积液的 ALK 状态能够提示晚期肺腺癌患者对克唑替尼的敏感性。

Li 等评估克唑替尼对伴有不同 ALK 突变型的肺癌患者的疗效，发现 EML4-ALK 变异体 2 为应用克唑替尼获得更好 PFS 的一个重要因素，而克唑替尼对具有变异体 3a/b 患者的起作用持续时间较短，变异体 3a/b 和非 v3 EML4-ALK 变异体患者的 PFS 没有显著差异。

Ma 等发现肺腺癌原发灶和对应的淋巴结转移灶中的 ALK 易位的一致率为 100%，说明肺腺癌样本中 *ALK* 基因易位状态在转移过程中总体稳定，*ALK* 基因易位状态在原发灶或转移灶标本中都可以可靠测量。

3. ROS1　Zhao 等研究了 26 例 ROS1 检测不一致的病例（ROS1 免疫组织化学阳性，FISH 阴性）的驱动基因突变和临床病理特征，为鉴别真正的 ROS1 重排病例寻找新的线索。结果显示，ROS1 重排的 NSCLC 更易发生在年轻和晚期患者中，表现为筛状结构、细胞外黏液和砂粒体；而 ROS1 不一致的情况发生在相对早 TNM 分期的老年患者中，则表现为附壁生长模式。大多数 ROS1 重排的 NSCLC 没有并发突变，而 73% 的 ROS1 不一致病例存在其他突变，包括 EGFR 和 ERBB2。与普通肺腺癌相比，在 ROS1 不一致的病例中，ERBB2 异常率明显高。此外，优化 ROS1 免疫组织化学的评分标准，即“H 评分＞150，无并发突变”后，诊断特异性提高到 81.6%。

Zhao 等发现 ROS1 重排的晚期 NSCLC 患者通常在发病时年龄较小，而与性别、吸烟史、饮酒史和转移部位无关。出现肝样癌细胞和筛状结构是提示 ROS1 重排的独立预测指标。

4. KRAS　Li 等建立 *KRAS* 基因 G12C 突变驱动的鼠肺癌模型，发现 MEK 抑制剂 selumetinib 能显著增加 *KRAS* 基因 G12C 突变鼠的化疗效果和无进展生存期。而当 *KRAS* 基因 G12C 鼠同时伴有 P53 突变时，selumetinib 联合化疗的治疗效果降低。该研究表明，KRAS 突变情况和是否同时伴有抑癌基因的突变是影响肿瘤对 MEK 抑制剂敏感性的重要因素。

5. 程序性死亡因子和免疫抑制性配体　Chan 等通过免疫组织化学应用 4 种市售的免疫抑制性配体（PD-L1）抗体（22c3、28-8、sp142 和 sp263）来评估 713 例 NSCLC 样本 PD-L1 的表达，发现当界值为≥50% 时，PD-L1（22c3）的表达率为 21%；当界值为≥1% 时，PD-L1（22c3）的表达率为 56%。PD-L1 高表达与男性性别、有吸烟史和野生型 EGFR 有关，并与腺癌患者的生存期缩短显著相关。多因素分析显示 PD-L1 表达升高是一个独立的预后风险因素。当界值为≥50% 时，PD-L1 的 22c3、28-8 和 SP263 抗体染色结果在肿瘤细胞评分方面高度一致，但并不是所有的病例都可以使用相同的界值正确分类。

Xu 等应用 PD-L1 的 22C3 SP142 抗体检测了 135 例 NSCLC 样本，发现应用 22C3-IHC 平台有 77.78% 的病例检测结果与 SP142-IHC 平台相同，而应用 SP142-IHC 平台有 51.11% 的病例检测结果与 22C3-IHC 平台相同。与 SP142-IHC 平台相比，应用 22C3-IHC 平台的肿瘤细胞和免疫细胞中 PD-L1 表达相对较低。因此，2 种分析的结果不能互换，不同试剂的使用可能导致 PD-L1 表达与临床病理特征之间的不一致。

袁培等采用多中心回顾性研究，收集晚期肺腺癌的活检标本共 57 例，同时进行 4 种不同克隆号 PD-L1 抗体 22C3（Dako 公司）、28-8（Abcam 公司）、SP263（Ventana 公司）和 SP142（Ventana 公司）免疫组织化学检测，发现 22C3、28-8 及 SP263 在肿瘤细胞染色上具有较高的一致性。

Shi 等比较 PD-L1 在肺腺鳞癌和腺癌、鳞癌中的表达情况，发现 PD-L1 在腺鳞癌的鳞癌或腺癌成分中的表达分别与单纯的鳞癌或腺癌相似，PD-L1 的表达与腺鳞癌的淋巴血管侵犯相关，而与

EGFR、KRAS 和 ALK 突变无关。

王也等探讨肺腺癌中 PD-1 及 PD-L1 蛋白表达的情况及与临床病理参数之间的相关性，并分析不同 *EGFR* 基因突变状态与 PD-1、PD-L1 表达的相关性，发现不同 EGFR 状态下，PD-1 与 PD-L1 蛋白表达特点不同；PD-L1 过表达与较大的肿瘤直径及淋巴结转移密切相关，可以作为肺腺癌恶性程度较高的一个提示指标。

（二）临床分子病理的其他研究进展

Fu 等利用二代测序技术检测 2 例高分化胎儿型肺腺癌，在经典的 CTNNB1 突变和 DDR2 沉默突变基础上，新发现了 BRCA2 和 TSC2 两个错义突变，表明除了 β-catenin，BRCA2 和 TSC2 对上调 Wnt 通路可能也有一定作用。

Li 等采用基于靶向 DNA 和 RNA 的二代测序检测了 77 例肺肉瘤样癌患者 MET 外显子 14 的改变，并收集和分析了伴有 MET 外显子 14 突变患者的人口特征和临床预后。研究发现有 20.8% 的肺肉瘤样癌患者伴有 MET 外显子 14 跳跃突变，在不适用靶向治疗的情况下，伴有 MET 外显子 14 跳跃突变的患者无病生存期更短，而对肺肉瘤样癌患者开展 MET 外显子 14 跳跃突变检测将有利于患者的 MET 靶向治疗。

Qiu 等通过测序方法检测了 461 个非小细胞肺癌的 MET 外显子 14 的突变情况，并通过免疫组织化学检测了其蛋白表达。在 461 个 NSCLC 中发现 9 例（2.0%）MET 外显子 14 突变，其中 7 例（77.8%）位于 MET 外显子 14 的剪接位点，并有 6 例 MET 过表达。MET 蛋白的定位在不同突变类型之间存在差异。

Tong 等采用 TaqMan 检测了 388 例肺癌和 388 例对照病例中 MTHFR 的多态性，研究发现 MTHFR 的 C677T 多态能够增加中国女性患肺癌和肺腺癌的风险，而 A1298C 多态则能够降低中国女性患肺癌的风险。

Zhang 等利用高通量 Luminex 芯片分析肺癌组织中 36 个基因的表达水平，发现 GAP43 的高表达与肺癌的脑转移密切相关，并提出 GAP43 可能是通过调控 Rac1/F-actin 通路促进肺癌细胞转移。

Chen 等在 100 例肺肉瘤样癌中检测了 p53R2（p53-inducible RR small subunit 2 homologue）的表达，发现 p53R2 的表达与肺肉瘤样癌的增殖和进展呈负相关，p53R2 的高表达是肺肉瘤样癌患者预后不良的独立因素。

Zhang 等发现 c-MET 在微乳头为主型肺腺癌中的高表达与吸烟、淋巴管血管侵犯和 TNM 分期相关。c-MET 蛋白的过表达和基因扩增与微乳头为主型肺腺癌的不良预后相关。

Cao 等鉴定出 123 个拷贝数改变（CNA）与肺鳞癌的生存期相关，采用其中 41 个建立生存评估模型能有效地将鳞癌分成高风险和低风险组。评估肺鳞癌 CNA 可能有助于术后辅助治疗方案的决策。

三、病理新技术开发和应用进展

Lu 等开发建立了两种血浆 microRNA 检测套餐，套餐 A 包含 6 种 microRNA（miR-17、miR-

190b、miR-19a、miR-19b、miR-26b 和 miR-375），对鉴别肺癌患者具有较高的准确性。套餐 B 包含 3 种 microRNA（miR-17、miR-190b 和 miR-375），对鉴别小细胞癌和非小细胞肺癌具有较高的准确性。这两种血浆 microRNA 检测套餐对肺癌的临床诊断和治疗具有很高的应用价值。

Cheung 等使用 CRISPR/CAS9 系统以 EGFR 的 L858R 突变为靶点，特异性识别 L858R 突变的细胞，裂解 DNA。这种方法具有很高的特异性。抗 L858R 载体只在 L858R 突变细胞中选择性地导致基因组裂解，而野生型细胞不受影响。经处理后，只有突变细胞表现出 EGFR 表达减少和细胞增殖减少，在体内也形成了较小的肿瘤负荷。这种靶向方法可能应用于 15%～35% 的伴有 C>G、A>G 和 T>G 点突变的癌症患者。

Jiang 等开发了一种聚乳酸 - 乙醇酸（PLGA）- 纳米纤维（PN）芯片，作为从外周血中简单快速地捕获循环肿瘤细胞（CTC）的装置，通过激光显微切割系统分离出单个 CTC 进行后续基因分析。该聚纳米纤维芯片在捕获效率和纯度方面表现出很好的性能，大多数肿瘤组织中的 EGFR 突变也能在捕获的 CTC 细胞中检测到，使肿瘤的早期和准确诊断，患者获得合适和及时的治疗成为可能。

Yang 等开发基于文库的液滴数字 PCR（library-aliquot-based droplet digital PCR），可以检测 NSCLC 患者循环肿瘤细胞 DNA 的 EGFR 基因 T790M 突变，能够在不影响准确度的情况下提高检测灵敏度。研究表明，LAB-ddPCR 在不引入额外假阳性信号的情况下，可以准确区分 T790M 野生型和突变型等位基因。该技术为快速、准确检测 T790M 二次突变提供了一种可行、灵活的选择，有助于在整个治疗方案中动态监测药物反应和疾病进展。

李锐等比较微滴数字 PCR（ddPCR）与突变扩增阻滞系统（ARMS）技术在检测非小细胞肺癌不同类型标本表皮生长因子受体（*EGFR*）基因突变的差异，并探讨 ddPCR 在临床上的应用价值，发现 ddPCR 法较 ARMS 法具有更高的灵敏性，在临床上具有更广的应用价值。

四、呼吸系统病理应用基础研究进展

Ma 等发现 X 线照射能够使高甲基化状态的 Dab2 启动子区去甲基化，从而上调 Dab2 的表达。对于 Dab2 高甲基化水平的肺癌，X 线照射通过降低 Dab2 甲基化水平上调 Dab2 的表达，能够更有效地抑制肺癌的增殖和侵袭。因此，Dab2 启动子区的甲基化状态可以作为肺癌放疗敏感性的潜在预测因子。

Wang 等首次证明 ETK 与 PFKFB4 相互作用，通过调节自噬促进小细胞肺癌耐药。ETK 和 PFKFB4 的异常表达可以作为小细胞肺癌化疗敏感性的预测因子，也是潜在的治疗靶点。

Jiang 等发现 MKRN2 的表达与肺癌的分化、淋巴结转移、P-TNM 分期和预后有关。MKRN2 通过下调 PI3K/AKT 通路抑制了癌细胞迁移和侵袭，从而抑制肺癌的进展。

Zheng 等发现 FAM98A 在非小细胞肺癌中过表达，并与高 TNM 分期和淋巴结转移相关。FAM98A 能通过激活 P38-ATF2 信号通路增加 cyclin D1 的表达，进而上调肿瘤细胞的增殖能力。

Li 等检测 ESRP1 在 125 例肺腺癌组织中的表达，发现 ESRP1 的表达与肺腺癌的转移、肿瘤大小和临床分期负相关。抑制 ESRP1 的表达在体内体外均能促进肺腺癌的侵袭能力。而 ZEB1 的表达能够抑制 ESRP1 的表达。另外，基因芯片结果显示 ESRP1 的表达与细胞外基质的调控有关。该研究表明 ESRP1 能够抑制肺腺癌的侵袭和转移，并参与调控 EMT 过程。

Wang 等发现 OSR1 在肺癌组织中表达降低，并与肺癌的低分化相关。OSR1 能够通过抑制 SOX9 和 β-catenin 的表达，下调 Wnt 信号通路的活性，从而抑制肺癌细胞的增殖和侵袭能力。

Liu 等采用免疫组织化学方法检测了细胞色素 C 氧化酶 2（SCO2）和 TP53 诱导糖酵解和凋亡调节因子（TIGAR）在 75 例肺腺癌中的表达，发现高 TIGAR 表达与吸烟和男性患者正显著相关。SCO2 高表达与年龄也显著正相关性。高 TIGAR 表达与高 SCO2 表达呈正相关，并预示着肺腺癌患者较差的生存率和较高的病死率。

Zhou 等发现 ARHGEF39（Rho guanine nucleotide exchange factor 39）通过激活 Rac1-P38-ATF2 信号通路，并上调 Cyclin A2、Cyclin D1 和 MMP2 的表达促进 NSCLC 细胞的增殖和侵袭。ARHGEF39 可能是预测非小细胞肺癌预后不良的一个有用指标。

Shan 等发现 ZNF259 的缺失与 NSCLC 的进展有关，并可作为 NSCLC 患者不良预后的预测因子。ZNF259 对细胞增殖和侵袭的抑制作用是通过抑制 FAK-AKT 通路活性，从而下调 cyclin D1 和 MMP2 实现的。

Han 等发现 TNFAIP8 通过与 LATS1 的相互作用调节 Hippo 通路，促进肺癌细胞增殖和侵袭。TNFAIP8 可能是肺癌预后不良的潜在标志和治疗靶点。

Zhao 等发现 p0071 在细胞质中过表达能够与 E-cadherin 相互作用，促进 NSCLC 的侵袭和转移，并与 NSCLC 的淋巴结转移和不良预后相关。

Zhang 等发现 Lasp2 能通过 FAK-Snail/Zo-1 信号通路促进肺癌的侵袭转移，并且可能是 NSCLC 的潜在预后预测指标。

Zhang 等发现 Kctd20 通过增强 Fak（Tyr397）和 Akt（Thr 308）的磷酸化水平促进 NSCLC 的增殖和侵袭，Kctd20 可以预测 NSCLC 患者的预后并有望作为治疗靶点。

Han 等发现 WWC3 能够通过与 Dvl 作用，抑制 β-catenin 的核定位和 Wnt 通路活化，同时，WWC3 与 Dvl 的结合也下调了 WWC3 和 LATS1 的相互作用和 LATS1 的磷酸化，从而激活 Hippo 通路，抑制肺癌侵袭转移。

Fu 等发现 SIRT4 抑制 MEK/ERK 活性，并通过与 Fis-1 的相互作用抑制 rp1 磷酸化并减弱 drp1 向线粒体膜的聚集，减少线粒体分裂，从而抑制 NSCLC 的增殖、侵袭转移。

Qi 等发现 FGF4 增加钙内流（SOCE）和钙信号相关蛋白 Orai1 的表达，促进 EMT 和肺腺癌细胞增殖、侵袭转移。

Jiang 等发现 CCDC8 能通过抑制 p-P38 和 p-IκBα 下调 Snail 的表达，并上调 E-cadherin 的表达，从而抑制肺癌的 EMT 和侵袭转移能力。

Tang 等发现 WBP5 能降低 YAP1 的磷酸化，诱导 YAP1 核蓄积，通过抑制 Hippo 通路诱导多药耐药（MDR），而 miR-335 通过靶向 WBP5 的 3'UTR 抑制 WBP5 诱导的 MDR 作用。

郭伟华等发现 FERMT2 在非小细胞肺癌组织中高表达，且与肿瘤分期密切相关，FERMT2 可能通过整合素类蛋白促进肺癌的转移进展。

Gao 等发现 miR-3607-3p 能够通过靶向抑制 TGFBR1 和 CCNE2 表达，抑制 NSCLC 的增殖和表达，并且是 NSCLC 预后的独立风险因素。miR-3607-3p 可以作为新的稳定的 NCSLC 血清学标志物，可能成为 NSCLC 无创性检测指标和治疗靶点。

Sun 等发现 miR-216a-5p 能够与 Bcl-2 的 3'-UTR 区结合，通过调控 Bcl-2、Bax 和 Bad 的表达抑制肺癌细胞的增殖和侵袭。

Zhang 等发现 XRN2 在不依赖 DICER 的情况下与 miR-10a 前体结合，促进 miR-10a 的成熟，从而促进肺癌细胞的 EMT 和侵袭转移。

Zu 等发现 miR-124 能靶向下调 TGF-β 通路活性，抑制肺癌的侵袭转移，而 TGF-β 通路也能通过上调 DNMT3a，导致 miR-124 启动子的高甲基化。miR-124 和 TGF-β 通路的反馈环可能在肺癌的转移过程中发挥重要作用。

Sun 等发现长链非编码 RNA HOTTIP 在 SCLC 中过表达，并与 SCLC 患者的临床分期和生存期短有关。HOTTIP 通过海绵吸附 miR-574-5p，并影响多梳家族蛋白 ezh1 的表达在 SCLC 进展过程中发挥癌基因的作用。

Cao 等发现无义突变介导的 mRNA 降解（nonsense-mediated mRNA decay，NMD）的核心因子 UP-frameshift 1 在肺腺癌中表达降低，NMD 的下调能通过 TGF-β 信号通路促进 EMT 过程。

Niu 等发现长链非编码 RNA（lncRNA）TUG1 在 SCLC 中高表达，并与 SCLC 的生存期短有关。TUG1 能够通过与 EZH2 结合调控 LIMK2b 的表达，进而促进 SCLC 的增殖和化疗抵抗。

Fang 等发现 lncRNA-HOTAIR 能通过 DNMT1 和 DNMT3b 调控 HOXA1 的甲基化水平，促进 SCLC 的化疗耐药。

Guo 等发现 Gab1 和 Gab2 在 M2 型巨噬细胞中的水平增加，能够使 IL-4 信号促进 M2 型巨噬细胞驱动的小鼠肺纤维化。

参考文献

[1] 张杰. 早期肺腺癌病理诊断若干问题. 中华病理学杂志，2016，45（9）：593-597.

[2] 中华医学会病理学分会胸部疾病学组. 早期（非黏液型附壁生长方式）肺腺癌冷冻切片病理诊断专家共识. 中华病理学杂志，2019（1）：3-10.

[3] 王恩华，张杰. 临床病理诊断与鉴别诊断——气管、肺、胸膜及纵隔疾病. 北京：人民卫生出版社，2018.

[4] 中华医学会病理学分会胸部疾病学组. 中国特发性肺纤维化临床－影像－病理诊断规范. 中华病理学杂志，2018，47（2）：81-86.

[5] Yang L, Wang S, Gerber DE, et al. Main bronchus location is a predictor for metastasis and prognosis in lung adenocarcinoma: A large cohort analysis. Lung Cancer, 2018, 120: 22-26.

[6] Sun W, Yang X, Liu Y, et al. Primary Tumor Location Is a Useful Predictor for Lymph Node Metastasis and Prognosis in Lung Adenocarcinoma. Clin Lung Cancer, 2017, 18(1): 49-55.

[7] Zheng Q, Luo R, Jin Y, et al. So-called "non-classic" ciliated muconodular papillary tumors: a comprehensive comparison of the clinicopathological and molecular features with classic ciliated muconodular papillary tumors. Hum Pathol, 2018, 82: 193-201.

[8] Lv J, Zhu D, Wang X, et al. The Value of Prognostic Factors for Survival in Synchronous Multifocal Lung Cancer: A Retrospective Analysis of 164 Patients. Ann Thorac Surg, 2018, 105(3): 930-936.

[9] Li WN, Wang DF, Zhao YB, et al. Comparative Analysis for Diagnostic Yield of Small Cell Lung Cancer by Cytology and Histology During the Same Bronchoscopic Procedure. Clin Lung Cancer, 2017, 18(5): e357-e361.

[10] Chen J, He Q, Liu J, et al. $CD8^+$tumor-infiltrating lymphocytes as a novel prognostic biomarker in lung sarcomatoid carcinoma, a rare subtype of lung cancer. Cancer Manag Res, 2018, 10: 3505-3511.

[11] 刘标，吴楠，沈勤，等. 肺非终末呼吸单元型腺癌的临床病理学观察. 中华病理学杂志，2018，47（8）: 603-608.

[12] 陈天羽，马红伟，金蓉蓉，等. 脏层胸膜侵犯对肿瘤最大径≤3cm 肺腺癌预后的影响. 中华病理学杂志，2017，46（8）: 553-558.

[13] 孙平丽，刘京男，曹岚清，等. 气腔内播散与肺腺癌患者临床病理学特征及预后之间的相关性分析. 中华病理学杂志，2017，46（5）: 303-308.

[14] 谢惠康，查俊彦，赵力澜，等. 弹力纤维在肺腺泡型及乳头型为主腺癌中的表达及其与患者预后的相关性. 中华病理学杂志，2016，45（6）: 375-380.

[15] 何淑蓉，白玉萍，宫环，等. 肺基底细胞样鳞癌与小细胞癌的细胞形态学对比. 中华病理学杂志，2016，65（4）: 237-242.

[16] 方芳，王玉霞，胡松涛，等. 实性低分化肺癌 167 例的病理分型及其表皮生长因子受体基因突变和间变性淋巴瘤激酶检测. 中华病理学杂志，2018，47（6）: 432-437.

[17] Shen Y, Zhang X, Lin W, et al. Liquid-based cytopathology test as a novel method to identify Aspergillus in patients with pulmonary aspergillosis. Sci Rep, 2017, 7(1): 7528.

[18] Huo Z, Li J, Li S, et al. Organizing pneumonia components in non-specific interstitial pneumonia(NSIP): a clinicopathological study of 33 NSIP cases. Histopathology, 2016, 68(3): 347-355.

[19] 刘琦，章虎，赵一鸣，等. 儿童肺吸虫病临床、病理及影像学分析. 中华病理学杂志，2017，46（2）: 108-111.

[20] 王恩华，朱明华，步宏，等. 非小细胞肺癌靶向药物治疗相关基因检测的规范建议. 中华病理学杂志，2016，45（2）: 73-77.

[21] 梁智勇，周晓燕. 中国非小细胞肺癌患者表皮生长因子受体基因突变检测专家共识（2016 版）. 中华病理学杂志，2016，65（4）: 217-220.

[22] Li W, Qiu T, Guo L, et al. Primary and acquired EGFR T790M-mutant NSCLC patients identified by routine mutation testing show different characteristics but may both respond to osimertinib treatment. Cancer Lett, 2018, 423: 9-15.

[23] Liu Y, Li Y, Ou Q, et al. Acquired EGFR L718V mutation mediates resistance to osimertinib in non-small cell lung cancer but retains sensitivity to afatinib. Lung Cancer, 2018, 118: 1-5.

[24] Zhang Y, Wang Z, Hao X, et al. Clinical characteristics and response to tyrosine kinase inhibitors of patients with non-small cell lung cancer harboring uncommon epidermal growth factor receptor mutations. Chin J Cancer Res, 2017, 29(1): 18-24.

[25] Zhao D, Chen X, Qin N, et al. The prognostic role of EGFR-TKIs for patients with advanced non-small cell lung cancer. Sci Rep, 2017, 7: 40374.

[26] Xiao D, Lu C, Zhu W, et al. Comparison of small biopsy specimens and surgical specimens for the detection of EGFR mutations and EML4-ALK in non-small-cell lung cancer. Oncotarget, 2016, 7(37): 59049-59057.

[27] Cai YR, Dong YJ, Wu HB, et al. Micropapillary: A component more likely to harbour heterogeneous EGFR mutations in lung adenocarcinomas. Sci Rep, 2016, 6: 23755.

[28] Shi X, Wu H, Lu J, et al. Screening for major driver oncogene alterations in adenosquamous lung carcinoma using PCR coupled with next-generation and Sanger sequencing methods. Sci Rep, 2016, 6: 22297.

[29] Li W, Qiu T, Ling Y, et al. Subjecting appropriate lung adenocarcinoma samples to next-generation sequencing-based molecular testing: challenges and possible solutions. Mol Oncol, 2018, 12(5): 677-689.

[30] 师艺，潘钲，崔文丽，等. 新疆地区非小细胞肺癌中表皮生长因子受体基因突变与临床病理特征的关系. 中华病理学杂志，2017，46（5）：309-313.

[31] 师艺，马志萍，崔文丽，等. 肺腺癌活检组织、胸水及血液中表皮生长因子受体基因突变检测的比较分析. 中华病理学杂志，2018，47（10）：775-779.

[32] 叶胜兵，李锐，时姗姗. 肺腺癌患者表皮生长因子受体（EGFR）酪氨酸激酶抑制剂获得性耐药前后 *EGFR* 基因状态变化情况探讨. 中华病理学杂志，2017，46（2）：98-101.

[33] 黄焰，武春燕，吴伟，等. 肺原发黏液表皮样癌的临床病理特点及其表皮生长因子受体基因突变情况. 中华病理学杂志，2016，45（9）：612-616.

[34] 赵瑞英，张杰，朱蕾，等. 肺腺癌 7371 例间变性淋巴瘤激酶融合蛋白表达及其临床病理特征分析. 中华病理学杂志，2016，45（9）：601-605.

[35] Yang L, Ling Y, Guo L, et al. Detection of ALK translocation in non-small cell lung carcinoma(NSCLC)and its clinicopathological significance using the Ventana immunohistochemical staining method: a single-center large-scale investigation of 1 504 Chinese Han patients. Chin J Cancer Res, 2016, 28(5): 495-502.

[36] Xu CW, Wang WX, Chen YP, et al. Simultaneous VENTANA IHC and RT-PCR testing of ALK status in Chinese non-small cell lung cancer patients and response to crizotinib. J Transl Med, 2018, 16(1): 93.

[37] Wang Q, Zhao L, Yang X, et al. Antibody 1A4 with routine immunohistochemistry demonstrates high sensitivity for ALK rearrangement screening of Chinese lung adenocarcinoma patients: A single-center large-scale study. Lung Cancer, 2016, 95: 39-43.

[38] Wang Z, Wu X, Han X, et al. *ALK* gene expression status in pleural effusion predicts tumor responsiveness to crizotinib in Chinese patients with lung adenocarcinoma. Chin J Cancer Res, 2016, 28(6): 606-616.

[39] Li Y, Zhang T, Zhang J, et al. Response to crizotinib in advanced ALK-rearranged non-small cell lung cancers with different ALK-fusion variants. Lung Cancer, 2018, 118: 128-133.

[40] Ma W, Guo L, Shan L, et al. Homogeneity and High Concordance of ALK Translocation in Primary Lung Adenocarcinoma and Paired Lymph Node Metastasis. Sci Rep, 2017, 7(1): 10961.

[41] Zhao J, Chen X, Zheng J, et al. A genomic and clinicopathological study of non-small-cell lung cancers with discordant ROS1 gene status by fluorescence in-situ hybridisation and immunohistochemical analysis. Histopathology, 2018, 73(1):

19-28.

[42] Zhao J, Zheng J, Kong M, et al. Advanced lung adenocarcinomas with ROS1-rearrangement frequently show hepatoid cell. Oncotarget, 2016, 7(45): 74162-74170.

[43] Li S, Liu S, Deng J, et al. Assessing Therapeutic Efficacy of MEK Inhibition in a KRAS(G12C)-Driven Mouse Model of Lung Cancer. Clin Cancer Res, 2018, 24(19): 4854-4864.

[44] Chan AWH, Tong JHM, Kwan JSH, et al. Assessment of programmed cell death ligand-1 expression by 4 diagnostic assays and its clinicopathological correlation in a large cohort of surgical resected non-small cell lung carcinoma. Mod Pathol, 2018, 31(9): 1381-1390.

[45] Xu H, Lin G, Huang C, et al. Assessment of Concordance between 22C3 and SP142 Immunohistochemistry Assays regarding PD-L1 Expression in Non-Small Cell Lung Cancer. Sci Rep, 2017, 7(1): 16956.

[46] 袁培，郭嫦媛，李媛，等. 晚期肺腺癌活检标本 PD-L1 免疫组织化学多平台检测一致性研究. 中华病理学杂志，2018，47（11）：840-844.

[47] Shi X, Wu S, Sun J, et al. PD-L1 expression in lung adenosquamous carcinomas compared with the more common variants of non-small cell lung cancer. Sci Rep, 2017, 7: 46209.

[48] 王也，笪冀平，王秀红，等. 不同表皮生长因子受体基因突变状态的肺腺癌中 PD-1/PD-L1 的表达. 中华病理学杂志，2016，45（12）：854-858.

[49] Fu Y, Wu Q, Su F, et al. Novel gene mutations in well-differentiated fetal adenocarcinoma of the lung in the next generation sequencing era. Lung Cancer, 2018, 124: 1-5.

[50] Li Y, Gao L, Ma D, et al. Identification of MET exon14 skipping by targeted DNA- and RNA-based next-generation sequencing in pulmonary sarcomatoid carcinomas. Lung Cancer, 2018, 122: 113-119.

[51] Qiu T, Li W, Zhang T, et al. Distinct MET protein localization associated with MET Exon 14 mutation types in patients with non-small-cell lung cancer. Clin Lung Cancer, 2018, 19(4): 391-398.

[52] Tong W, Tong G, Jin D, et al. MTHFR C677T and A1298C polymorphisms and lung cancer risk in a female Chinese population. Cancer Manag Res, 2018, 10: 4155-4161.

[53] Zhang F, Ying L, Jin J, et al. GAP43, a novel metastasis promoter in non-small cell lung cancer. J Transl Med, 2018, 16(1): 310.

[54] Chen J, Xiao Y, Cai X, et al. Overexpression of p53R2 is associated with poor prognosis in lung sarcomatoid carcinoma. BMC Cancer, 2017, 17(1): 855.

[55] Zhang J, Sun J, Zhang Z, et al. Protein overexpression and gene amplification of cellular mesenchymal-epithelial transition factor is associated with poor prognosis in micropapillary-predominant subtypc pulmonary adenocarcinoma. Hum Pathol, 2018, 72: 59-65.

[56] Cao Y, Liu Y, Yang X, et al. Estimation of the survival of patients with lung squamous cell carcinoma using genomic copy number aberrations. Clin Lung Cancer, 2016, 17(1): 68-74.

[57] Lu S, Kong H, Hou Y, et al. Two plasma microRNA panels for diagnosis and subtype discrimination of lung cancer. Lung Cancer, 2018, 123: 44-51.

[58] Cheung AH, Chow C, Zhang J, et al. Specific targeting of point mutations in EGFR L858R-positive lung cancer by

CRISPR/Cas9. Lab Invest, 2018, 98(7): 968-976.

[59] Jiang W, Wang H, Cui Y, et al. Polymer nanofiber-based microchips for EGFR mutation analysis of circulating tumor cells in lung adenocarcinoma. Int J Nanomedicine, 2018, 13: 1633-1642.

[60] Yang K, Li J, Zhao J, et al. Developing ultrasensitive library-aliquot-based droplet digital PCR for detecting T790M in plasma-circulating tumor DNA of non-small-cell-lung-cancer patients. Anal Chem, 2018, 90(19): 11203-11209.

[61] 李锐，叶胜兵，何燕，等. 微滴数字 PCR 和突变扩增阻滞系统法检测不同类型非小细胞肺癌标本及血浆标本表皮生长因子受体基因突变情况比较. 中华病理学杂志，2017，46（11）：764-768.

[62] Ma S, Zhang WL, Leckey BD, et al. X-ray irradiation induced Disabled-2 gene promoter de-methylation enhances radiosensitivity of non-small-cell lung carcinoma cells. J Exp Clin Cancer Res, 2018, 37(1): 315.

[63] Wang Q, Zeng F, Sun Y, et al. Etk Interaction with PFKFB4 modulates chemoresistance of small-cell Lung cancer by regulating autophagy. Clin Cancer Res, 2018, 24(4): 950-962.

[64] Jiang J, Xu Y, Ren H, et al. MKRN2 inhibits migration and invasion of non-small-cell lung cancer by negatively regulating the PI3K/Akt pathway. J Exp Clin Cancer Res, 2018, 37(1): 189.

[65] Zheng R, Liu Q, Wang T, et al. FAM98A promotes proliferation of non-small cell lung cancer cells via the P38-ATF2 signaling pathway. Cancer Manag Res, 2018, 10: 2269-2278.

[66] Li L, Qi L, Qu T, et al. Epithelial splicing regulatory protein 1 inhibits the invasion and metastasis of lung adenocarcinoma. Am J Pathol, 2018, 188(8): 1882-1894.

[67] Wang Y, Lei L, Zheng YW, et al. Odd-skipped related 1 inhibits lung cancer proliferation and invasion by reducing Wnt signaling through the suppression of SOX9 and beta-catenin. Cancer Sci, 2018, 109(6): 1799-1810.

[68] Liu J, Lu F, Gong Y, et al. High expression of synthesis of cytochrome c oxidase 2 and TP53-induced glycolysis and apoptosis regulator can predict poor prognosis in human lung adenocarcinoma. Hum Pathol, 2018, 77: 54-62.

[69] Zhou H, Cai L, Zhang X, et al. ARHGEF39 promotes tumor progression via activation of Rac1/P38 MAPK/ATF2 signaling and predicts poor prognosis in non-small cell lung cancer patients. Lab Invest, 2018, 98(5): 670-681.

[70] Shan Y, Cao W, Wang T, et al. ZNF259 inhibits non-small cell lung cancer cells proliferation and invasion by FAK-AKT signaling. Cancer Manag Res, 2017, 9: 879-889.

[71] Han Y, Tang Z, Zhao Y, et al. TNFAIP8 regulates Hippo pathway through interacting with LATS1 to promote cell proliferation and invasion in lung cancer. Mol Carcinog, 2018, 57(2): 159-166.

[72] Zhao H, Zhang D, Yang L, et al. p0071 interacts with E-cadherin in the cytoplasm so as to promote the invasion and metastasis of non-small cell lung cancer. Mol Carcinog, 2018, 57(1): 89-96.

[73] Zhang X, Cai L, Zhou H, et al. Lasp2 enhances tumor invasion via facilitating phosphorylation of FAK and predicts poor overall survival of non-small cell lung cancer patients. Mol Carcinog, 2017, 56(12): 2558-2565.

[74] Zhang X, Zhou H, Cai L, et al. Kctd20 promotes the development of non-small cell lung cancer through activating Fak/AKT pathway and predicts poor overall survival of patients. Mol Carcinog, 2017, 56(9): 2058-2065.

[75] Han Q, Lin X, Zhang X, et al. WWC3 regulates the Wnt and Hippo pathways via Dishevelled proteins and large tumour suppressor 1, to suppress lung cancer invasion and metastasis. J Pathol, 2017, 242(4): 435-447.

[76] Fu L, Dong Q, He J, et al. SIRT4 inhibits malignancy progression of NSCLCs, through mitochondrial dynamics mediated by the ERK-Drp1 pathway. Oncogene, 2017, 36(19): 2724-2736.
[77] Qi L, Song W, Li L, et al. FGF4 induces epithelial-mesenchymal transition by inducing store-operated calcium entry in lung adenocarcinoma. Oncotarget, 2016, 7(45): 74015-74030.
[78] Jiang GY, Zhang XP, Zhang Y, et al. Coiled-coil domain-containing protein 8 inhibits the invasiveness and migration of non-small cell lung cancer cells. Hum Pathol, 2016, 56: 64-73.
[79] Tang R, Lei Y, Hu B, et al. WW domain binding protein 5 induces multidrug resistance of small cell lung cancer under the regulation of miR-335 through the Hippo pathway. Br J Cancer, 2016, 115(2): 243-251.
[80] 郭伟华，卞俊杰，田国防，等. Fermintin 家族同源蛋白 2 在非小细胞肺癌中的表达及其临床意义. 中华病理学杂志，2018，47（10）：780-783.
[81] Gao P, Wang H, Yu J, et al. miR-3607-3p suppresses non-small cell lung cancer(NSCLC)by targeting TGFBR1 and CCNE2. PLoS Genet. 2018, 14(12): e1007790.
[82] Sun Y, Hu B, Wang Y, et al. miR-216a-5p inhibits malignant progression in small cell lung cancer: involvement of the Bcl-2 family proteins. Cancer Manag Res, 2018, 10: 4735-4745.
[83] Zhang H, Lu Y, Chen E, et al. XRN2 promotes EMT and metastasis through regulating maturation of miR-10a. Oncogene, 2017, 36(27): 3925-3933.
[84] Zu L, Xue Y, Wang J, et al. The feedback loop between miR-124 and TGF-beta pathway plays a significant role in non-small cell lung cancer metastasis. Carcinogenesis, 2016, 37(3): 333-343.
[85] Sun Y, Zhou Y, Bai Y, et al. A long non-coding RNA HOTTIP expression is associated with disease progression and predicts outcome in small cell lung cancer patients. Mol Cancer, 2017, 16(1): 162.
[86] Cao L, Qi L, Zhang L, et al. Human nonsense-mediated RNA decay regulates EMT by targeting the TGF-ss signaling pathway in lung adenocarcinoma. Cancer Lett, 2017, 403: 246-259.
[87] Niu Y, Ma F, Huang W, et al. Long non-coding RNA TUG1 is involved in cell growth and chemoresistance of small cell lung cancer by regulating LIMK2b via EZH2. Mol Cancer, 2017, 16(1): 5.
[88] Fang S, Gao H, Tong Y, et al. Long noncoding RNA-HOTAIR affects chemoresistance by regulating HOXA1 methylation in small cell lung cancer cells. Lab Invest, 2016, 96(1): 60-68.
[89] Guo X, Li T, Xu Y, et al. Increased levels of Gab1 and Gab2 adaptor proteins skew interleukin-4(IL-4)signaling toward M2 macrophage-driven pulmonary fibrosis in mice. J Biol Chem, 2017, 292(34): 14003-14015.

（徐洪涛　邱雪杉　韩安家　王恩华）

第十一节　神经病理诊断和研究进展

一、2016 年 WHO 修订版中枢神经系统肿瘤的病理学类型

近年来在中枢神经系统（central nervous system，CNS）肿瘤分子遗传学的研究进展证实，一些

CNS 肿瘤的组织学表现相同，但生物学行为和预后可有明显差异，故单纯依靠组织学分类和分型已不能满足精准医学对 CNS 肿瘤病理学诊断的要求。从 2016 年 WHO 修订版分类方案开始，CNS 肿瘤的分类不仅基于组织病理学表现，还基于非常明确的分子遗传学参数。纳入分子遗传学特征对星形细胞肿瘤、少突胶质细胞肿瘤及胚胎性肿瘤的分类影响最明显，本部分旨在对弥漫性星形和少突胶质细胞肿瘤及胚胎性肿瘤部分进行解读，着重介绍新进展（表 4-11-1）。

表 4-11-1　中枢神经系统胶质瘤和胚胎性肿瘤分类一览表（2016 年 WHO 修订版）

弥漫性星形和少突胶质细胞肿瘤
弥漫性星形细胞瘤，IDH- 突变型
肥胖细胞型星形细胞瘤
弥漫性星形细胞瘤，IDH- 野生型
弥漫性星形细胞瘤，非特指
间变性星形细胞瘤，IDH- 突变型
间变性星形细胞瘤，IDH- 野生型
间变性星形细胞瘤，非特指
胶质母细胞瘤，IDH- 野生型
巨细胞型胶质母细胞瘤
胶质肉瘤
上皮样型胶质母细胞瘤
胶质母细胞瘤，IDH- 突变型
胶质母细胞瘤，非特指
弥散性中线胶质瘤，H3 K27M- 突变型
少突胶质细胞瘤，IDH- 突变伴 1p/19q 共缺失型
少突胶质细胞瘤，非特指
间变性少突胶质细胞瘤，IDH- 突变型伴 1p/19q- 共缺失型
间变性少突胶质细胞瘤，非特指
少突星形细胞瘤，非特指
间变性少突星形细胞瘤，非特指
其他星形细胞起源肿瘤
毛细胞型星形细胞瘤
毛细胞黏液样型星形细胞瘤
室管膜下巨细胞型星形细胞瘤
多形性黄色瘤型星形细胞瘤
间变性多形性黄色瘤型星形细胞瘤
室管膜起源肿瘤
室管膜下室管膜瘤

（待续）

（续表）

黏液乳头状型室管膜瘤
室管膜瘤
乳头状型室管膜瘤
透明细胞型室管膜瘤
伸长细胞型室管膜瘤
室管膜瘤，RELA 融合基因阳性型
间变性室管膜瘤
其他胶质瘤
第三脑室脊索瘤样胶质瘤
血管中心型胶质瘤
星形母细胞瘤
胚胎性肿瘤
髓母细胞瘤，分子分型
髓母细胞瘤，WNT- 活化型
髓母细胞瘤，SHH- 活化型及 TP53- 突变型
髓母细胞瘤，SHH- 活化型及 TP53- 野生型
髓母细胞瘤，非 WNT/ 非 SHH- 活化型
髓母细胞瘤，第 3 组
髓母细胞瘤，第 4 组
髓母细胞瘤，组织学分型
髓母细胞瘤，经典型
髓母细胞瘤，促结缔组织增生 / 结节型
髓母细胞瘤，广泛结节型
髓母细胞瘤，大细胞 / 间变型
髓母细胞瘤，非特指
伴有多层菊形团的胚胎性肿瘤，C19MC- 变异型
伴有多层菊形团的胚胎性肿瘤，非特指
髓上皮瘤
CNS 神经母细胞瘤
CNS 神经节细胞神经母细胞瘤
CNS 胚胎性肿瘤，非特指
非典型性畸胎样 / 横纹肌样肿瘤
具有横纹肌样特征的 CNS 胚胎性肿瘤

二、常见中枢神经系统肿瘤基础研究进展

2016 年 WHO 修订版将弥漫性星形细胞肿瘤（包括胶质母细胞瘤）、少突胶质细胞肿瘤及少突星形细胞肿瘤归为一类，称为弥漫性星形细胞和少突胶质细胞肿瘤。其余星形细胞肿瘤增设为其他星形细胞起源肿瘤。原 WHO 第 4 版中其他神经上皮性肿瘤改称为其他胶质瘤。在胚胎性肿瘤中，引入髓母细胞瘤分子分型及新的肿瘤类型。因此，本部分内容将整合病理诊断和研究进展，分别梳理常见的 5 类 CNS 统肿瘤。

（一）弥漫性星形细胞瘤和少突胶质细胞瘤

最早的胶质瘤分类由 Bailey 和 Cushing 在 1926 年制定。现代胶质瘤分类方案是基于 WHO CNS 肿瘤分类方案，最早发表于 1979 年，之后经过 4 次修订，最新版于 2016 年修订版。从 2016 年版 WHO 分类方案开始，胶质瘤的分类不仅基于组织病理学，还基于非常明确的分子病理参数。纳入分子特征对弥漫性星形细胞和少突胶质细胞肿瘤分类的影响最明显。

1. 弥漫性星形细胞瘤 / 间变性星形细胞瘤，IDH- 突变型　IDH- 突变型弥漫性星形细胞瘤的形成至少与 3 种较为常见的遗传变异有关：*TP53* 基因突变、*IDH1/2* 基因杂合性点突变及 *ATRX* 基因失活突变。*ATRX* 基因突变出现在约 70% 的弥漫性星形细胞瘤中。*ATRX* 基因突变与 *IDH1/2* 及 *TP53* 基因突变密切相关，与 1p/19q 共缺失互相排斥。

目前研究提示，IDH- 突变型弥漫性星形细胞瘤（WHO Ⅱ级）进展为间变性星形细胞瘤（WHO Ⅲ级）及继发性胶质母细胞瘤（WHO Ⅳ级）的相关基因变异包括染色体 9q21 缺失引起的 *CDKN2A* 和 *CDKN2B* 基因缺失、MYC 和 RTK/RAS/PI3K 通路的激活及 FOXM1 蛋白上调。

2. 弥漫性星形细胞瘤 / 间变性星形细胞瘤，IDH- 野生型　IDH- 野生型弥漫性和间变性星形细胞瘤（WHO Ⅱ级和Ⅲ级）被认为是 2016 WHO 分类中的临时类别。在成人中，这类肿瘤多数预后不良，常携带 IDH- 野生型胶质母细胞瘤的基因变异，表明此类病例可能反映组织学对恶性分级的低估。此外，部分 IDH- 野生型弥漫性星形细胞瘤与毛细胞型星形细胞瘤和其他低级别儿童型胶质瘤具有相似的分子遗传学变异特征。因此，IDH- 野生型弥漫性和间变性星形细胞瘤，还需进行与 IDH- 野生型胶质母细胞瘤（TERT 启动子区突变、EGFR 扩增、10 号染色体缺失和 7 号染色体获得）和毛细胞型星形细胞瘤（如 KIAA1159-BRAF 融合）相关的分子检测。特别是儿童患者，还需检测与预后相关分子标记物，如 MYB 或 MYBL 重排及 FGFR1 双倍体。

3. 少突胶质细胞瘤 / 间变性少突胶质细胞瘤，IDH- 突变伴 1p/19q 共缺失型　少突胶质细胞瘤和间变性少突胶质细胞瘤是既有 IDH1/2 突变又有染色体 1p/19q 共缺失的胶质瘤。对具有典型少突胶质细胞瘤组织学特征，基因检测失败或无法进行，则被归类为非特指型少突胶质细胞瘤的病例应进一步对这类肿瘤进行检测，因为明确诊断可提供最准确的预后信息并指导正确的治疗。对具有间变性少突胶质细胞瘤组织学特征，未同时检测到 IDH 突变和 1p/19q 共缺失，不应根据 WHO 分类归为非特指型，而应做进一步的基因检测，除外含少突胶质细胞瘤成分的胶质母细胞瘤。1p/19q 共缺失总是伴有 IDH1/2 突变，FISH 检出 1p/19q 共缺失但不伴 IDH1/2 突变，提示 1p 和（或）19q 为部分缺失。

此时应进行其他检查，尤其是7号染色体扩增、10号染色体或染色体10q缺失、表皮生长因子受体（*EGFR*）基因扩增状态，以发现胶质母细胞瘤相关基因改变。TERT启动子突变见于几乎所有（＞95%）的少突胶质细胞瘤。

1p/19q共缺失可能在少突胶质细胞肿瘤形成的早期具有重要作用，不具有1p/19q共缺失的肿瘤会更具有星形细胞瘤分子特征。1p/19q缺失出现在IDH1/2突变的情况下，表明IDH1/2突变先于染色体缺失的发生。少突胶质细胞肿瘤中1p/19q共缺失的频繁发生提示这些染色体臂可能包含肿瘤抑制基因，目前已识别出几个候选基因。已经在70%具有1p/19q共缺失的少突胶质细胞肿瘤中发现了位于染色体19q13.2的capicua转录抑制蛋白（*CIC*）基因的突变，在一些少突胶质细胞肿瘤中观察到位于染色体1p远端上游元件结合蛋白1（FUBP1）上的突变，但是比*CIC*基因改变的频率低。

1p/19q共缺失的少突胶质细胞瘤同时存在1号和19号染色体多倍体，其中位无进展生存期（47个月）明显短于阴性组（87个月）。在*1p/19q*基因座中的抑癌基因*CIC*和*FUBP1*失活性突变与其预后更差有关。此外，9p21缺失、TCF12突变（转录因子12基因）可增加少突胶质细胞瘤的侵袭性。

1p/19q共缺失性少突胶质细胞肿瘤患者（WHO Ⅱ级和Ⅲ级）对PCV治疗和替莫唑胺单药化疗具有高反应率。对其化疗敏感性潜在机制的研究发现，IDH突变引起的代谢改变，包括α-酮戊二酸降低、2HG增加和NADP水平改变，均可引起表观遗传学改变和CpG岛甲基化表型（CIMP），后者通常包括MGMT启动子甲基化。

4. 少突星形细胞瘤/间变性少突星形细胞瘤，非特指 少突星形细胞瘤为同时具备少突胶质细胞瘤和星形胶质细胞瘤组织病理学特征的肿瘤。若采用分子分型标准，这些肿瘤要么具有少突胶质细胞瘤分子遗传学改变（IDH突变伴1p/19q共缺失），要么具有弥漫性星形细胞瘤分子遗传学改变（IDH突变、ATRX突变和TP53突变）。因此，若有混合性少突星形细胞瘤组织学表现，只有当基因检测失败或不可能实施时，才应诊断为非特指型少突星形细胞瘤/间变性少突星形细胞瘤。2个谱系均有遗传异常的混合性肿瘤罕见。

5. 胶质母细胞瘤，IDH-野生型 IDH-野生型胶质母细胞瘤最常出现在较年长成人中（＞50岁），既往未曾出现过低级别星形细胞瘤。这些肿瘤通常以受体酪氨酸激酶扩增（RTKs）、TERT启动子突变、PTEN突变或纯合性缺失、10号染色体单体、7号染色体频繁获得、CDKN2A和CDKN2B纯合性缺失为特征。部分病例可见TP53、PIK3CA、PIK3R1和NF1突变。调控G1-S期细胞周期检测点的重要通路涉及p16、周期素依赖性激酶（cyclin dependent kinase，CDK）-4、细胞周期蛋白D和pRB（视网膜母细胞瘤）蛋白。在绝大多数IDH-野生型胶质母细胞瘤中，至少会出现该通路中一个组成部分的改变。*RB*、*CDKN2A*和*CDK4*基因的改变在胶质母细胞瘤中是互斥的。40%IDH-野生型胶质母细胞瘤可见EGFR扩增。有研究报道EGFR扩增和EGFR细胞外结构域缺失突变变异型Ⅲ（EGFRv Ⅲ）可以预测EGFR抑制剂厄洛替尼或吉非替尼对复发性胶质母细胞瘤的疗效。

一种有致癌性的染色体易位使FGFR1或FGFR3的酪氨酸激酶编码区与转化酸性卷曲螺旋（TACC）1或3（TACC1/3）融合，融合基因与EGFR、PDGFR或MET扩增互斥，提示胶质母细胞瘤中一种新的信号异常机制。IDH-野生型胶质母细胞瘤存在WNT信号通路异常。在20%样本中发现了非典型钙黏着蛋白1（FAT1）的体细胞突变。FAT1突变性失活通过增加β-连环蛋白的核定位来促进WNT信号通路。

50% 的上皮样型胶质母细胞瘤可见 BRAF-V600E 突变，是最新报道的 IDH- 野生型胶质母细胞瘤的亚型。此外，巨细胞胶质母细胞瘤和胶质肉瘤也是 IDH- 野生型胶质母细胞瘤的亚型。

6. 胶质母细胞瘤，IDH- 突变型　IDH- 突变型胶质母细胞瘤约占所有胶质母细胞瘤的 10%，与 IDH- 野生型胶质母细胞瘤相比，预后更好，中位生存期约是 IDH- 野生型胶质母细胞瘤患者的 2 倍。其分子遗传学变异与 IDH- 突变型弥漫性星形胶质细胞瘤类似，TP53 和 ATRX 突变及 CpG 岛过度甲基化表型（G-CIMP）。IDH- 突变型胶质母细胞瘤具有高频的 MGMT 启动子甲基化的可能的机制是 IDH 突变诱导的 CpG 岛过度甲基化表观遗传学异常。有研究显示，MGMT 启动子甲基化仅在 IDH1- 突变型胶质母细胞瘤中是独立的预后变量。在 IDH1- 野生型胶质母细胞瘤中，MGMT 启动子甲基化只能预测对化疗的反应而不具有预后价值。

7. 弥散性中线胶质瘤，H3 K27M- 突变型　H3 K27M- 突变型弥散性中线胶质瘤累及脑桥、丘脑、脊髓和其他中线部位，常伴有局部浸润且预后差，WHO Ⅳ级。H3F3A（编码组蛋白 H3.3）或 HIST1H3B/C（编码组蛋白 H3.1）基因突变均涉及第 27 位赖氨酸置换为蛋氨酸（H3 K27M），导致突变型组蛋白 H3 与多梳抑制复合体 2（PRC2）的结合发生改变。PRC2 是基因表达的关键调节因子。H3 K27M 突变型弥散性中线胶质瘤可能还存在镁 / 锰依赖性蛋白磷酸酶（PPM1D）突变，该突变会改变 DNA 损伤反应通路。血小板源生长因子受体（PDGFR）A 和 c-Met 蛋白的扩增和过表达及磷脂酰肌醇 -3 激酶（PI3K）激活突变在 H3 K27M 突变型弥散性中线胶质瘤中较常见。

H3F3A-K27M 突变可以通过免疫组织化学来检测。H3F3A 突变的频率约是 HIST1H3B/C 的 3 倍，可通过测序进行检测。对血液和脑脊液中的循环肿瘤细胞进行深度测序可能有助于无创地识别出 H3 K27M 突变型弥散性中线胶质瘤。一些新观点认为，药物抑制组蛋白去甲基化，使用靶向 GD2（GD2 是在 H3 K27M 突变胶质瘤细胞表面高度表达的双唾液酸神经节苷脂）和表达嵌合抗原受体（chimeric antigen receptor，CAR）的 T 细胞可改善患者预后。

（二）其他星形细胞起源肿瘤

1. 毛细胞型星形细胞瘤和毛细胞黏液样型星形细胞瘤　毛细胞型星形细胞瘤生长缓慢，一般边界清楚，常为囊性。毛细胞型星形细胞瘤常存在染色体 7q34 串联重复，从而产生了 *BRAF-KIAA1549* 融合基因，见于 60%～80% 的患者。伴 1 型神经纤维瘤病的毛细胞型星形细胞瘤没有这种融合基因。MAPK 通路激活是毛细胞型星形细胞瘤的特征性改变，如 BRAF、KRAS、FGFR1 或 NF1 突变。毛细胞黏液样型星形细胞瘤是毛细胞型星形细胞瘤的罕见组织学亚型，其局部复发和脑脊髓播散的发生率较毛细胞型星形细胞瘤高。

2. 室管膜下巨细胞型星形细胞瘤　室管膜下巨细胞型星形细胞瘤是生长缓慢的良性肿瘤，由大的神经节样星形胶质细胞组成，常发生于侧脑室壁。这是结节性硬化症（tuberous sclerosis complex，TSC）患者最常见的脑肿瘤，而且可能只发生于这类患者。特征性的基因改变为 TSC1 或 TSC2 突变 / 等位缺失造成错构因子（hamartin）或结节蛋白（tuberin）表达缺失，从而进一步激活哺乳动物雷帕霉素靶蛋白（mTOR）信号通路。因此，这些肿瘤可能对 mTOR 抑制剂西罗莫司和依维莫司治疗有反应。

3. 多形性黄色瘤型星形细胞瘤和间变性多形性黄色瘤型星形细胞瘤　多形性黄色瘤型星形细胞

瘤典型的分子特征为 BRAF-V600E 突变。此外，常伴发 CDKN2A 纯合性缺失和 p16INK4A 表达缺失。肿瘤预后良好，但次全切除术后可能会复发。部分多形性黄色瘤型星形细胞瘤（WHO Ⅱ级）会进展为更高级别的间变性多形性黄色瘤型星形细胞瘤（WHO Ⅲ级）。

（三）室管膜起源肿瘤

室管膜肿瘤分为 4 大亚型：黏液乳头状室管膜瘤（WHO Ⅰ级）、室管膜下室管膜瘤（WHO Ⅰ级）、典型室管膜瘤（WHO Ⅱ级）和间变性室管膜瘤（WHO Ⅲ级）。2016 WHO 修订版分类中新出现的亚类是 *RELA* 融合基因阳性室管膜瘤（WHO Ⅱ级 / Ⅲ级）。室管膜瘤分级的预后意义尚不明确，回顾性研究未发现分级与结局密切相关的原因可能包括肿瘤异质性及神经病理学专家对分级的观察者间差异。目前观点认为，遗传改变和分子亚组也许能更好地区分预后情况。

室管膜瘤基因组改变随解剖部位不同而异。基于肿瘤基因测序和表观遗传学图谱，提出数个分子亚群，但需前瞻性研究来深入理解其预后和治疗意义：

1. 颅后窝室管膜瘤 A 组（PF-EPN-A） 预后不良，主要见于婴幼儿。表现为 CpG岛甲基化表型、PRC2 转录沉默、染色体 1q 扩增。在 PF-EPN-A 瘤细胞中存在组蛋白第 27 位赖氨酸残基三甲基化（H3K27me3）的核表达缺失，通过 H3K27me3 免疫组织化学染色可以识别出 PF-EPN-A。

2. 颅后窝室管膜瘤 B 组（PF-EPN-B） 预后较好，见于年龄较大儿童和成人。免疫组织化学染色，H3K27me3 核阳性。

3. 幕上室管膜瘤伴 RELA 融合（ST-EPN-RELA） 预后不良，儿童 70%～80% 的幕上室管膜瘤存在 *RELA* 基因（编码 NF-κB 异二聚体中的 P65 亚基）与 *C11orf95*（功能不明的基因，也位于 11 号染色体）之间的致癌性融合。使用分离探针检测 *C11orf95-RELA* 融合基因或用免疫组织化学染色检测其靶蛋白 L1CAM 表达可诊断该肿瘤。

4. 幕上室管膜瘤伴 YAP 融合（ST-EPN-YAP） 有 *YAP1-MAMLD1* 基因融合的该型室管膜瘤仅占幕上室管膜瘤的极少部分，多见于婴儿。该亚型的预后可能优于其他室管膜瘤亚型，不过 WHO 尚未认可，仍需前瞻性研究来验证。

5. 脊髓室管膜瘤伴 MYCN 扩增 常伴显著的 DNA 甲基化和 *MYCN* 基因扩增，好发于颈、胸段脊髓，预后较其他脊髓室管膜瘤差。MYCN 免疫组织化学染色核阳性，有助于诊断，但确诊需要进行 MYCN 扩增检测。

（四）其他胶质瘤

1. 血管中心型胶质瘤 血管中心型胶质瘤主要见于儿童和年轻成人，平均年龄 17 岁。肿瘤位于大脑半球表面。越来越多的证据显示，*MYB* 基因家族的改变是血管中心型胶质瘤的核心发病机制。部分病例存在 *MYB* 基因与 *QKI* 基因（一种抑癌基因）的基因融合 / 重排。

2. 第三脑室脊索瘤样胶质瘤 该肿瘤见于成人，平均年龄 46 岁，因其位于第三脑室，患者常出现脑积水的症状和体征。组织学表现有三大特征：肿瘤细胞在粘液样基质中呈脊索瘤样排列；富含淋巴细胞和浆细胞；可见大量 Russell 小体。免疫组织化学染色除表达 GFAP、S-100 蛋白外，还表达 TTF-1。以上组织学特征和表达 TTF-1 有助于该肿瘤的诊断与鉴别。

3. 星形母细胞瘤 星形母细胞瘤主要见于儿童，组织学形态与室管膜瘤相似。但星形母细胞瘤中血管心菊形团的中心血管壁增厚和透明变性，是其与室管膜瘤不同的突出特征。星形母细胞瘤存在低级别和高级别亚型，且分级似乎与预后相关。最近发现在部分星形母细胞瘤中有 *MN1-BEND2* 融合基因，这些病例是否为星形母细胞瘤的独立亚型，还需进行前瞻性研究。常可检测到染色体 22q 和 X 染色体缺失。

（五）胚胎性肿瘤

2016 年修订版 CNS 胚胎性肿瘤的组织学分级标准未变，仍均为 WHO Ⅳ级，但增加了一些新肿瘤类型和对部分肿瘤进行分子分型，更改一些肿瘤类型的命名，在此基础上进行重新分类。

1. 髓母细胞瘤 2016 年修订版参考最近的研究进展，按分子遗传学变异将髓母细胞瘤（MB）分为 WNT 活化型、SHH 活化 /TP53 突变型、SHH 活化 /TP53 野生型及非 WNT/ 非 SHH 活化型，后者根据 DNA 甲基化和 mRNA 表达谱又被分为第 3 组和第 4 组两个分子亚型。

（1）WNT 活化型：90% WNT 活化型 MB 与 *CTNNB1* 基因（编码 β-catenin）第 3 外显子点突变有关。CTNNB1 和 WNT 信号通路其他位点（如 *AXIN1*、*AXIN2*、*APC*）突变均可引起 β-catenin 蛋白在核内聚集。85%WNT 活化型 MB 存在 6 号染色体单倍体。WNT 活化型 MB 见于儿童和成人，罕见于婴儿，很少发生转移，在 4 种分子分型中预后最佳，5 年生存率超过 95%。

（2）SHH 活化型：约 30%MB 存在 SHH 通路活化。10%～20% 的 SHH 活化型 MB 存在体细胞 *TP53* 基因突变。TP53 突变性 SHH 活化型 MB 常具有高水平的 MYC 扩增和染色体不稳定性。发病高峰在青春期，预后较差。相当数量的患者存在 TP53 种系突变，提示为 Li-Fraumeni 癌症易感综合征患者。TP53 野生型 SHH 活化型多见于婴儿和成人。这些肿瘤患者预后中等，5 年总生存率约为 80%。

（3）3 组：25% 的散发性髓母细胞瘤为 3 组 MB，主要见于儿童，在 4 种分子分型中预后最差，多数在诊断时已发生转移，易复发，5 年生存率约 50%。*MYC* 原癌基因的高水平扩增是 3 组 MB 的特征，几乎所有的病例都显示出异常的 MYC 表达。3 组 MB 还具有基因组高度不稳定的特点。约 1/3 的 3 组 MB 患者存在体细胞基因组重排并导致 *GFI1*（growth factor independence 1）或 *GFI1B* 原癌基因激活，这一过程称为“增强子劫持（enhancer hijacking）”。Notch 和 TGF-β 信号传递通路的改变，以及靶向 *KBTBD4* 基因的热点插入也可见于 3 组 MB。2% 的 3 组 MB 存在癌症易感基因（如 BRCA2）的种系突变。

（4）第 4 组：约 35% 的散发性髓母细胞瘤为 4 组 MB，发病高峰为青春期。儿童 4 组 MB 预后类似于 SHH 亚型，5 年生存率约为 75%。成人患者的预后显著差于 SHH 活化型 MB。4 组 MB 可见原癌基因 *MYCN* 和 *CDK6*（cyclin-dependent kinase 6）扩增。典型细胞遗传学异常包括等臂染色体 17q 及女性的 X 染色体缺失一个拷贝。小部分 4 组 MB 存在体细胞结构变异导致的 *GFI1* 或 *GFI1B* 基因激活。4 组 MB 常可检测到与 *PRDM6* 基因增强子劫持相关的 *SNCAIP* 基因结构变异及靶向 *KBTBD4* 基因的热点插入。极少数患者存在 *BRCA2* 或 *PALB2* 基因的种系突变。

目前有研究者根据聚类分析，进一步将 WNT 活化型以外的 3 型分为高、低危险组。此外，将相似的网络融合（Similarity network fusion，SNF）应用于全基因组 DNA 甲基化和原始样本的基因表达谱数据，将髓母细胞瘤分为 12 种不同的亚型。结合临床数据，发现 SHH 活化型的 4 个亚型间具有不同的生物学特征。表明，深入的分析 MB 分子分型，有助于分层诊断和治疗。

2. 伴有多层菊形团的胚胎性肿瘤，C19MC- 变异型 伴有多层菊形团的胚胎性肿瘤（ETMR），C19MC- 变异型，为高度恶性的胚胎性肿瘤，可沿软脑膜广泛播散，也可向颅外软组织侵袭性生长，甚至发生颅外远隔转移。其包含 3 种组织学亚型：室管膜母细胞瘤（EBL）亚型、富有神经毡和真性菊形团的胚胎性肿瘤（ETANTR）亚型和髓上皮瘤亚型。尽管组织学表现不同，但因它们具相同的分子标签（C19MC- 变异），故将其归为同一种生物学疾病类型，命名为“ETMR，C19MC 变异型”，其特征是 19q13.42 处的 *C19MC miRNA* 基因簇扩增、表达 LIN28A，并常出现 2 号染色体三体。

3. 伴有多层菊形团的胚胎性肿瘤，非特指 是指具有 ETANTR 和（或）EBL 的组织形态学特征，*C19MC* 基因正常或未做该项分子检测的 ETMR，但不包括 *C19MC* 基因正常的髓上皮瘤，后者被列为 CNS 胚胎性肿瘤的独立亚类。

4. 髓上皮瘤 髓上皮瘤是大脑内少见的原始胚胎性肿瘤，由未分化或低分化的神经上皮细胞构成。该肿瘤具有明显多潜能分化的特征，组织结构呈多样性，*C19MC* 基因簇正常。

5. 非典型性畸胎样 / 横纹肌样肿瘤 非典型性畸胎样 / 横纹肌样肿瘤（AT/RT）是高度恶性的肿瘤，预后差，中位生存期为 10～11 个月，主要发生在<3 岁的幼儿。AT/RT 显示 INI1 或 BRG1 蛋白表达缺失，提示 22 号染色体上 *SMARCB1* 双等位基因的失活或 SMARCA4 突变。具有 SMARCB1 家族性突变的患者往往更年轻并且生存情况更差。与较好预后相关的因素包括：肿瘤位于幕上、就诊时病变局限性、完全切除及表达 ASCL1（NOTCH 信号通路的调节因子）。

6. 具有横纹肌样特征的中枢神经系统胚胎性肿瘤 组织学表现与 AT/RT 相同，但无 SMARCB1/INI1 和 SMARCA4/BRG1 失活 / 表达缺失，2016 修订版将该肿瘤命名为“具有横纹肌样特征的 CNS 胚胎性肿瘤”，其好发年龄、部位及生物学行为与 AT/RT 相同。

7. 中枢神经系统胚胎性肿瘤，非特指 是位于小脑以外罕见的胚胎性神经上皮肿瘤。无其他 CNS 肿瘤的组织学和（或）分子遗传学变异特征。鉴于以上诊断条件，“CNS 胚胎性肿瘤，非特指”为排除性诊断。

8. 中枢神经系统神经母细胞瘤和 CNS 神经节细胞神经母细胞瘤 可能起源于胚胎残留的原始神经外胚层细胞或神经干细胞，具有沿多种不同细胞系分化的潜能。单纯神经母细胞分化的肿瘤被归类为 CNS 神经母细胞瘤，而混有神经母细胞和神经节细胞分化的肿瘤则被归类为 CNS 神经节细胞神经母细胞瘤。

最近有研究发现，CNS 神经母细胞瘤常伴高频 1q 获得和转录因子 FOXR2 结构重排性活化。因此，提出 FOXR2 激活型 CNS 神经母细胞瘤亚型，该亚型好发于儿童，常伴 FOXR2 和 NKX2-1 过表达，区分该亚型可能具有潜在治疗意义。

三、神经系统疾病诊断和临床研究进展

（一）中枢神经系统脱髓鞘疾病诊断和研究进展

中枢神经系统脱髓鞘疾病是一组在病理上以神经纤维髓鞘脱失，轴索相对保存为特点的神经系统疾病。常见的中枢神经系统炎性脱髓鞘病（CNS-IIDDs）有多发性硬化（multiple sclerosis，MS）、同

心圆性硬化（Balo 病）、视神经脊髓炎（neuromyelitis optica，NMO）、急性播散性脑脊髓炎（ADEM），瘤样脱髓鞘病（tumefactive demyelinating diseases，TDLs）等。随着神经免疫学的研究进展，近年来新提出了髓鞘少突胶质细胞糖蛋白免疫球蛋白 G 抗体相关疾病（MOGAD）。

1. 多发性硬化　多发性硬化（multiple sclerosis，MS）是最常见的 CNS-IIDDs。其临床特点为病情的缓解 - 复发（多时相性）和病灶的多部位性。病因迄今尚未明确，多数学者认为 MS 是一种自身免疫疾病。研究发现 MS 与染色体 6q21.1-21.3 上的 MHC 序列，即人类白细胞抗原（HLA）系统有关，其次，还与 T 细胞受体基因、免疫球蛋白重链基因、线粒体基因、髓鞘的结构基因等有关。趋化因子受体（CCR）5 位于 MS 易感基因附近，是人类单纯疱疹病毒（HSV）等多种病毒的受体。除细胞免疫参与外，体液免疫也起一定的作用，相关抗体有抗少突胶质细胞糖蛋白（MOG）抗体、半乳糖脑苷脂抗体，MBP 抗体、髓鞘素结合糖蛋白抗体（MAG）、含脂质蛋白抗体（PLP）等。

MS 病变以白质受累为主，也可累及灰质，可位于脑室旁白质、半卵圆中心、脑干、小脑、脊髓、视神经、视交叉等部位。大体表现为白质和（或）灰质内可见大小不等、形态不规则的灰暗色斑块，边缘清楚。经典型的 MS 较少破坏白质的弓状纤维（arcuate fibre or U-fibre）。经典型 MS 的脊髓病灶一般在 2 个脊髓节段以内，灰白质均可受累。

MS 主要的组织病理学改变特点是髓鞘脱失，轴索相对保存。急性期病灶区脑组织结构崩解，髓鞘脱失，大量吞噬细胞浸润，部分吞噬细胞胞质内可见崩解的髓鞘碎片（LFB 染色），血管周围淋巴套袖形成。少突胶质细胞可有坏死、脱失，周围脑组织内胶质细胞反应性增生，弓状纤维常保存完整。轴索相对保留，但可有不同程度的改变，包括轴索变细，增粗或肿胀，亦可断裂或球状（spheroid）。晚期病灶区胶质瘢痕形成。

2017 年 Tanja Kuhlmann 等将 MS 的病变进行了新的组织病理学分类 60。该分类系统以炎症活动（吞噬细胞 / 小胶质细胞的存在与否及分布）及脱髓鞘活动（髓鞘脱失发生与否）为基础，将 MS 病变分为活动性病变（active lesions），活动与静止混合性病变（mixed active/inactive lesions）及静止性病变（inactive lesions）3 种类型。详见下表 4-11-2。

表 4-11-2　多发性硬化（MS）组织病理学分类表

	吞噬细胞 / 小胶质细胞弥漫分布	吞噬细胞 / 小胶质细胞位于病变边缘	吞噬细胞 / 小胶质细胞胞质内含 LFB+/MBP+/PLP+的降解产物	吞噬细胞 / 小胶质细胞胞质内含 CNP+/MAG+/MOG+的降解产物
活动性病变	+	−	±	±
活动性炎及脱髓鞘早期	+	−	+	+
活动性炎及脱髓鞘晚期	+	−	+	−
活动性炎及脱髓鞘后期	+	−	−	−
活动 / 静止性病变	−	+	±	±
活动 / 静止性炎伴脱髓鞘期	−	+	+	±
活动 / 静止性炎伴脱髓鞘后期	−	+	−	−
静止性病变	−	−	−	−

2. 视神经脊髓炎 视神经脊髓炎（neuromyelitis optic，NMO）是一种主要累及视神经和脊髓的 CNS-IIDDs，又称 Devic 病。长期以来 NMO 一直被认为是 MS 的一个亚型，但近期的研究表明它具有与 MS 不同的临床、影像、免疫及病理的表现，因此，NMO 可能是一个独立的疾病单元。2004 年 NMO 高度特异性的诊断标志物 - 水通道蛋白 4（aquaporin-4，AQP4）发现。2006 年 Wingerchuck 等结合免疫测定，发现血清 NMO-IgG 抗体阳性率在 NMO 患者达 76%，特异性达 94%，从而提出了修正的 NMO 诊断标准。2007 年 Wingerchuk 提出了“视神经脊髓炎谱系疾病（NMOSDs）”的概念。

最近的研究支持 NMO 与体液免疫相关。Lucchinetti 等发现在活动性髓鞘破坏区域以 IgG 和 C9 新抗原（补体活化的标记）沉积为主，沉积物可见于血管壁。

NMO 病变主要累及视神经及脊髓，大体表现为视神经及视交叉萎缩，变灰，质韧。脊髓受累以颈段及胸段最常见。病变节段常在 3 个椎体以上，常在脊髓的中央部位。脊髓肿胀、软化及坏死，继而可形成空洞。少数患者病灶可累及大脑。

镜下脊髓的新鲜病变以髓鞘脱失及炎细胞浸润为主，除了淋巴细胞、浆细胞以外，常伴有中性粒细胞、嗜酸性粒细胞浸润。陈旧病变有胶质细胞反应性增生。多数 NMO 视神经病变表现为髓鞘脱失，轻度炎细胞浸润。脑组织的病变常较小，程度较轻。

3. 抗髓鞘少突胶质细胞糖蛋白免疫球蛋白 G 抗体相关疾病 近年来髓鞘少突胶质细胞糖蛋白（MOG）抗体成为 CNS 脱髓鞘病的研究热点，部分研究发现 AQP4-IgG 阴性的抗髓鞘少突胶质细胞糖蛋白免疫球蛋白 G 抗体相关疾病（anti-myelin oligodendrocyte glycoprotein-IgG associated disorders，NMOSD）合并 MOG 抗体阳性。抗髓鞘少突胶质细胞糖蛋白免疫球蛋白 G 抗体相关疾病 MOGAD 是近年来提出的一种免疫介导的 CNS-IIDDs。

国内外学者对 MOGAD 的系列研究发现，MOGAD 具有区别于其他 IIDDs 的临床特征，且 MOG-IgG 滴度与 MOGAD 病情严重程度相关。病理学研究发现 MOGAD 有独特的免疫病理改变。此外，动物实验结果亦支持 MOG-IgG 是一种致病性抗体，而非髓鞘脱失继发的“旁观者效应”或免疫反应，MOGAD 与 MS、NMOSD 等存在不同的发病机制。2018 年《国际建议：髓鞘少突质细胞糖蛋白 MOG 脑脊髓炎诊断和抗体检测》和《MOG-IgG 相关疾病的拟诊断标准》建议把 MOGAD 定义为一种独立疾病谱。

MOGAD 在儿童发病率较高，性别差异不明显。MOGAD 可为单相或复发病程，主要症状包括视神经炎（optic neuritis，ON）、脑膜脑炎、脑干脑炎和脊髓炎等。糖皮质激素治疗有效，但患者常出现激素依赖而反复发作。多数 MOGAD 患者预后良好，部分遗留残疾。

近期，国际上 2 个研究组提出了初步诊断标准，分别把该疾病谱命名为“MOG 脑脊髓炎”和“MOG-IgG 相关疾病”，如表 4-11-3 所示。国内专家参考上述诊断标准，形成了我国 MOGAD 推荐诊断标准的建议。

表 4-11-3 中国专家组建议的 MOGAD 诊断标准 *

符合以下所有标准：
用全长人 MOG 作为靶抗原的细胞法检测血清 MOG-IgG 阳性
临床有下列表现之一或组合：① ON，包括慢性复发性炎性视神经病变；② TM；③脑炎或脑膜脑炎；④脑干脑炎
与 CNS 脱髓鞘相关的 MRI 或电生理（孤立性 ON 患者的 VEP）检查结果
排除其他诊断

注：* 应注意的是，由于可能存在 MOG-IgG 短暂阳性或低 MOG-IgG 滴度的患者，因此对于存在非典型表现的患者，且在第 2 次采用不同细胞法检测后未确认 MOG-IgG 阳性的患者，应诊断为"可能 MOGAD"；CNS：中枢神经系统；ON：视神经炎

（二）癫痫相关局灶性皮质发育不良的病理研究进展

1. 局灶性皮质发育不良 局灶性皮质发育不良（FCD）是胚胎发育早期神经元异常增殖或异常移行所导致的一种疾病，属于皮质发育畸形（malformations of cortical development，MCD）的范畴。国内外病例报道显示儿童难治性癫痫最常见的病因是 FCD。FCD 由于其特殊的病理和临床特征，在难治性癫痫的发病机制和临床病理研究中占有重要地位。目前的病理诊断工作中，由于尚缺乏客观的用于 FCD 分类的分子变量，病理医师之间对单纯的 FCD 组织学分型存在重复性差等问题。

2011 年国际抗癫痫联盟（international league against epilepsy，ILAE）将 FCD 分为 3 大类型，即 FCD Ⅰ（包括 FCD Ⅰ a，FCD Ⅰ b 及 FCD Ⅰ c），FCD Ⅱ（包括 FCD Ⅱ a 和 FCD Ⅱ b），FCD Ⅲ（包括 FCD Ⅲ a，FCD Ⅲ b，FCD Ⅲ c 及 FCD Ⅲ d）。FCD Ⅰ型和Ⅱ型的病理学特征主要包括皮质结构异常和细胞形态异常，其中皮质结构异常主要表现为皮质 6 层结构紊乱，甚至出现神经元柱状排列。细胞形态异常指出现异常细胞成分，即形态异常神经元（dysmorphic neurons）和气球细胞（balloon cells）。而 FCD Ⅲ型并非独立病变类型，而是指皮质结构紊乱伴发于海马硬化、胶质神经元混合性肿瘤、血管畸形及其他幼年时期获得的病变。FCD Ⅱ型由于具有特征性的细胞形态学改变，从而在不同机构和医师间具有较高的诊断一致性。而 FCD Ⅰ型诊断标准具有很强的主观性，即使在神经病理专科医师之间其诊断一致性也不尽人意。该领域的最新进展即应用分子生物学和分子遗传学手段探索和阐明 FCD 分子机制及其对新分类的推动作用。

2. 局灶性皮质发育不良与基因突变 研究发现 FCD Ⅱ癫痫病灶内存在 mTOR 信号通路的过度激活及基因水平的异常。近年来大量基因测序研究发现，FCD Ⅱ型患者脑组织及血液中发现 *MTOR*，*DEPDC-5*，*TSC1/TSC2*，*PTEN*，*NPRL3* 等基因的体细胞突变（突变频率 1%～10%）。除了 *NPRL3*，上述基因均为 mTOR 信号通路及其调节基因，其突变后诱导 mTOR 信号通路异常激活。以上发现说明基因突变在 FCD 的发生发展过程中起着重要的作用，然而癫痫患者的基因型与表型的相关性较差。Sim 等对 232 个难治性癫痫患者的病变样本进行基因检测的结果发现 31.9% 的病例具有致病性突变，并集中发生在 8 个局灶癫痫相关基因上，即 *AKT3*，*DEPDC5*，*MTOR*，*PIK3CA*，*TSC1*，*TSC2*，*SCL35A2* 及 *BRAF*。

3. 局灶性皮质发育不良与 DNA 甲基化 有报道认为，表观遗传学机制在癫痫及其他各类神经疾病发病过程中发挥着不可替代的作用。DNA 甲基化是目前表观遗传学研究的热点，其一般发生在 CpG 位点（胞嘧啶 - 磷酸 - 鸟嘌呤位点），DNA 甲基化与基因表达具有负相关性，启动子区域 CpG 岛甲基化可导致该基因沉默。有学者借鉴甲基化表达模式对肿瘤进行分类的思路，对 FCD 的甲基化模

式进行研究，其分层聚类分析结果提示，DNA 甲基化模式可以用于 FCD 亚型的分类。Dixit 等将 3 例 FCD Ⅱ型样本与 2 例尸检的脑组织样本进行甲基化芯片分析，发现 DNA 甲基化谱能够将 FCD Ⅱ型样本和正常脑组织样本区分开来。进而对 176 个差异表达的基因（differential expression gene，DEG）进行通路分析，确定关联密切的信号通路包括有 mTOR、PDGFR 和 EGFR 等。Kobow 等对 15 例 FCD、5 例 TLE 及 6 例尸检的脑组织样本进行全基因组甲基化检测，结果显示各组间的甲基化的差异，推测 DNA 甲基化特征可能会成为具有临床意义的 FCD 亚型的分子生物学标志物。

2018 年，Najm 等提出制定新 FCD 分类的迫切性及必要性。新的分类将不仅仅局限于病理形态学的改变，而是把形态学及分子遗传学改变结合起来，以期得到更加精准的分类方法，能更好地与患者的预后相关联，指导临床的治疗。

（三）阿尔茨海默病诊断与研究进展

1. 阿尔茨海默病概述 阿尔茨海默病（alzheimer’s disease，AD）是痴呆中最常见的类型，随着人口的老龄化，AD 的发病率呈明显的上升趋势。近年来，我国的一项入组 10 276 人的大型调查结果显示，在我国＞65 岁老年人中 AD 的发生率为 3.21%。

AD 是一种进行性神经系统变性性疾病，基本病理特点为 β 淀粉蛋白沉积形成的老年斑、高度磷酸化 Tau 蛋白聚集构成的神经原纤维缠结及神经元的脱失。尽管人们对有关 AD 老年斑及神经原纤维缠结形成和发展的病理生理学机制进行大量的研究，但本病的确切发生机制并不十分清楚。包括淀粉样蛋白沉积、Tau 蛋白异常磷酸化及遗传、氧化应激、炎症、载脂蛋白 E（ApoE）基因型等因素均可参与 AD 的发生、发展。国内的大量尸检材料研究发现炎症、ApoE 等因素与 AD 的发生机制有关。

2. 阿尔茨海默病与 2 型糖尿病 近来的许多研究发现，2 型糖尿病在 AD 发病过程中发挥重要作用。几项大型的流行病学调查，包括 Rotterdam 研究、Hisayama 研究以及 Rönnemaa E 等的研究结果表明，2 型糖尿病相关的血浆中低胰岛素水平及胰岛素抵抗与 AD 发病风险增加，以及老年斑增多密切相关，2 型糖尿病参与 AD 的发病过程也在动物模型上得到了证实。

Li 等报道，在 1 型及 2 型糖尿病模型大鼠上可观察到 β- 淀粉样蛋白及 tau- 蛋白磷酸化的累积，同时伴有神经元数量的减少及神经突触的缺失，上述现象在 2 型糖尿病模型鼠上尤为严重。进一步的研究发现，上述现象与 IGF-1 受体下降及 Akt 及其底物 GSK-3β 的表达下降有关，提示 IGF 及 IGF-1 信号转导系统可能参与 AD 的发病或加速 AD 的发展。Zhao 等利用细胞模型发现，抑制 IGF 及 IGF-1 信号转导系统会导致 Aβ 淀粉样蛋白的聚集及沉积，其分子机制可能与胰岛素抵抗抑制 mTOR 信号通路，引起自噬体在细胞内的堆积，导致位于自噬体上的分泌酶发生改变，进而引起 Aβ 蛋白前体蛋白（APP）降解，最终导致 Aβ 蛋白产生增多有关。此外，胰岛素信号系统的不足会导致神经元因能量缺乏而易于受到氧化损伤或其他代谢因素的攻击，从而导致突触可塑性的下降。胰岛素受体基因位于人体第 19 号染色体短臂，长约 120Kb，由 22 个外显子和 21 个内含子组成，胰岛素受体基因由两个 α 亚基和 β 亚基组成，AD 患者大脑中胰岛素受体水平降低，胰岛素受体底物（insulin receptor substrate，IRS）-1 和 IRS-2 水平降低，导致信号活性减弱，引起神经元树突发芽，细胞活化以及神经修复受阻。

我国学者在 2 型糖尿病参与 AD 发病方面也进行了一些有益的探索工作，如 Sun 等发现 AD 患者血浆中胰岛素、胰岛素敏感指数明显高于正常对照组，而胰岛素抵抗指数及胰岛素分泌指数则显著低于正常对照组。同济医科大学的 Yang 等报道，在 2 型糖尿病鼠模型上出现脑脊液胰岛素含量下降，AD 相关脑区 tau 蛋白过度磷酸化，AKT 磷酸化及糖原合酶激酶 β（GSK-3β）低磷酸化等现象，并发现 Liraglutide 治疗可改善上述指标。

3. 阿尔茨海默病与 Girdin　Girdin（Gird of actin filaments，也被称为 KIAA1212，APE，GIV，及 HkRP1）是近几年发现的细胞骨架相关蛋白，在人体多种组织中表达，而以中枢神经系统含量最为丰富。Girdin 位于 G 蛋白偶联受体与蛋白酪氨酸激酶受体 2 条细胞内重要的信号转导通路的交叉点，具有细胞内信号通路整合的作用。作为 PI3K/AKT 信号通路 AKT 的底物，Girdin 可直接被 pAKT 激活，反过来，Girdin 又可以通过结合于 G 蛋白 α 单位，促进 βγ 亚单位的释放，后者通过 PI3K 途径激活 AKT，该信号通路对细胞形态，特别是片状伪足以及细胞极性的形成具有重要的调控功能。此外，也有研究发现，Girdin 可以通过与 AGS3 结合或去结合来调节细胞的自噬水平。Kim 等发现在神经细胞中可能存在 Girdin-Akt-mTOR 信号途径调节神经元的功能。Hartung 等发现，在小鼠肌纤维母细胞系 C2C12 上敲除 Girdin 引起胰岛素受体底物 1（IRS-1）及 AKT 磷酸化下降，而在该细胞系中过表达 Girdin 则引起胰岛素受体表达增加、IRS-1 酪氨酸磷酸化增强，进而引起细胞的胰岛素敏感性显著提高，表明在肌纤维母细胞及骨骼肌中 Girdin 是一种重要的胰岛素信号通路的调节分子。国内也有研究发现，Girdin 在正常人神经系统中高表达，在 AD 患者中枢神经系统明显降低，在体外实验中也发现高糖刺激下 Girdin 神经元中活性下降，这提示 Girdin 很可能作为 PI3K/AKT 信号通路的分子之一与 2 型糖尿病及 AD 的发病机制均有关，其表达量的减少及功能的下降导致该信号通路功能减弱，引起神经元轴突、树突的损伤以及自噬体的堆积，进而引起 Aβ 蛋白沉积。

参 考 文 献

[1] Yan H, Parsons DW, Jin G, et al. IDH1 and IDH2 mutations in gliomas. N Engl J Med, 2009, 360(8): 765-773.

[2] Northcott PA, Shih DJ, Peacock J, et al. Subgroup-specific structural variation across 1000 medulloblastoma genomes. Nature, 2012, 488(7409): 49-56.

[3] Louis DN, Ohgaki H, Wiestler OD, et al. WHO classification of tumours of the central nervous system. Lyon: IARC Press, 2007.

[4] Louis DN. The next step in brain tumor classification: "Let us now praise famous men"… or molecules?. Acta Neuropathol, 2012, 124(6): 761-762.

[5] Louis DN, Ohgaki H, Wiestler OD, et al. WHO classification of tumours of the central nervous system. Lyon: IARC Press, 2016.

[6] Louis DN, Perry A, Reifenberger G, et al. The 2016 World Health Organization Classification of tumors of the central nervous system: a summary. Acta Neuropathol, 2016, 131(6): 803-820.

[7] Liu XY, Gerges N, Korshunov A, et al. Frequent ATRX mutations and loss of expression in adult diffuse astrocytic tumors carrying IDH1/IDH2 and TP53 mutations. Acta Neuropathol, 2012, 124(5): 615-625.

[8] Reifenberger G, Wirsching HG, Knobbe-Thomsen CB, et al. Advances in the molecular genetics of gliomas-implications for classification and therapy. Nat Rev Clin Oncol, 2017, 14(7): 434-452.

[9] Aldape K, Zadeh G, Mansouri S, et al. Glioblastoma: pathology, molecular mechanisms and markers. Acta Neuropathol, 2015, 129(6): 829-848.

[10] Bettegowda C, Agrawal N, Jiao Y, et al. Mutations in CIC and FUBP1 contribute to human oligodendroglioma. Science, 2011, 333: 1453.

[11] Snuderl M, Eichler AF, Ligon KL, et al. Polysomy for chromosomes 1 and 19 predicts earlier recurrence in anaplastic oligodendrogliomas with concurrent 1p/19q loss. Clin Cancer Res, 2009, 15: 6430.

[12] Horbinski C, Ligon KL, Brastianos P, et al. The medical necessity of advanced molecular testing in the diagnosis and treatment of brain tumor patients. Neuro Oncol, 2019, 21(12): 1498-1508.

[13] Gleize V, Alentorn A, Connen de Kérillis L, et al. CIC inactivating mutations identify aggressive subset of 1p19q codeleted gliomas. Ann Neurol, 2015, 78: 355.

[14] Bettegowda C, Agrawal N, Jiao Y, et al. Mutations in CIC and FUBP1 contribute to human oligodendroglioma. Science, 2011, 333(6048): 1453-1455.

[15] Clark O, Yen K, Mellinghoff IK. Molecular pathways: isocitrate dehydrogenase mutations in cancer. Clin Cancer Res, 2016, 22: 1837.

[16] van den Bent MJ, Erdem-Eraslan L, Idbaih A, et al. MGMT-STP27 methylation status as predictive marker for response to PCV in anaplastic oligodendrogliomas and oligoastrocytomas. A report from EORTC study 26951. Clin Cancer Res, 2013, 19: 5513.

[17] Sahm F, Reuss D, Koelsche C, et al. Farewell to oligoastrocytoma: in situ molecular genetics favor classification as either oligodendroglioma or astrocytoma. Acta Neuropathol, 2014, 128: 551.

[18] Parker BC, Annala MJ, Cogdell DE, et al. The tumorigenic *FGFR3-TACC3* gene fusion escapes miR-99a regulation in glioblastoma. J Clin Invest, 2013 123: 855.

[19] Singh D, Chan JM, Zoppoli P, et al. Transforming fusions of *FGFR* and *TACC* genes in human glioblastoma. Science, 2012, 337: 1231.

[20] Rheinbay E, Suvà ML, Gillespie SM, et al. An aberrant transcription factor network essential for Wnt signaling and stem cell maintenance in glioblastoma. Cell Rep, 2013, 3: 1567.

[21] Morris LG, Kaufman AM, Gong Y, et al. Recurrent somatic mutation of FAT1 in multiple human cancers leads to aberrant Wnt activation. Nat Genet, 2013, 45: 253.

[22] Noushmehr H, Weisenberger DJ, Diefes K, et al. Identification of a CpG island methylator phenotype that defines a distinct subgroup of glioma. Cancer Cell, 2010, 17: 510.

[23] Lewis PW, Müller MM, Koletsky MS, et al. Inhibition of PRC2 activity by a gain-of-function H3 mutation found in pediatric glioblastoma. Science, 2013, 340: 857.

[24] Zhang L, Chen LH, Wan H, et al. Exome sequencing identifies somatic gain-of-function PPM1D mutations in brainstem gliomas. Nat Genet, 2014, 46: 726.

[25] Grill J, Puget S, Andreiuolo F, et al. Critical oncogenic mutations in newly diagnosed pediatric diffuse intrinsic pontine

glioma. Pediatr Blood Cancer, 2012, 58: 489.
[26] Hashizume R, Andor N, Ihara Y, et al. Pharmacologic inhibition of histone demethylation as a therapy for pediatric brainstem glioma. Nat Med, 2014, 20: 1394.
[27] Mount CW, Majzner RG, Sundaresh S, et al. Potent antitumor efficacy of anti-GD2 CAR T cells in H3-K27M^{+} diffuse midline gliomas. Nat Med, 2018, 24: 572.
[28] Jones DT, Kocialkowski S, Liu L, et al. Tandem duplication producing a novel oncogenic BRAF fusion gene defines the majority of pilocytic astrocytomas. Cancer Res, 2008, 68: 8673.
[29] Horbinski C, Hamilton RL, Nikiforov Y, et al. Association of molecular alterations, including BRAF, with biology and outcome in pilocytic astrocytomas. Acta Neuropathol, 2010, 119: 641.
[30] Chan JA, Zhang HB, Roberts PS, et al. Pathogenesis of tuberous sclerosis subependymal giant cell astrocytomas: biallelic inactivation of TSC1 or TSC2 leads to mTOR activation. J. Neuropathol. Exp Neurol, 2004, 63(12): 1236-1242.
[31] Ellison DW, Kocak M, Figarella-Branger D, et al. Histopathological grading of pediatric ependymoma: reproducibility and clinical relevance in European trial cohorts. J Negat Results Biomed, 2011, 10: 7.
[32] Milde T, Hielscher T, Witt H, et al. Nestin expression identifies ependymoma patients with poor outcome. Brain Pathol, 2012, 22: 848.
[33] Pajtler KW, Witt H, Sill M, et al. Molecular classification of ependymal tumors across all CNS compartments, histopathological grades, and age groups. Cancer Cell, 2015, 27: 728.
[34] Johnson RA, Wright KD, Poppleton H, et al. Cross-species genomics matches driver mutations and cell compartments to model ependymoma. Nature, 2010, 466: 632.
[35] Witt H, Mack SC, Ryzhova M, et al. Delineation of two clinically and molecularly distinct subgroups of posterior fossa ependymoma. Cancer Cell, 2011, 20: 143.
[36] Ramaswamy V, Hielscher T, Mack SC, et al. Therapeutic impact of cytoreductive surgery and irradiation of posterior fossa ependymoma in the molecular era: a retrospective multicohort analysis. J Clin Oncol, 2016, 34: 2468.
[37] Zapotocky M, Beera K, Adamski J, et al. Survival and functional outcomes of molecularly defined childhood posterior fossa ependymoma: Cure at a cost. Cancer, 2019, 125: 1867.
[38] Bayliss J, Mukherjee P, Lu C, et al. Lowered H3K27me3 and DNA hypomethylation define poorly prognostic pediatric posterior fossa ependymomas. Sci Transl Med, 2016, 8(366): 366ra161.
[39] Panwalkar P, Clark J, Ramaswamy V, et al. Immunohistochemical analysis of H3K27me3 demonstrates global reduction in group-A childhood posterior fossa ependymoma and is a powerful predictor of outcome. Acta Neuropathol, 2017, 134: 705.
[40] Parker M, Mohankumar KM, Punchihewa C, et al. C11orf95-RELA fusions drive oncogenic NF-κB signalling in ependymoma. Nature, 2014, 506: 451.
[41] Pietsch T, Wohlers I, Goschzik T, et al. Supratentorial ependymomas of childhood carry C11orf95-RELA fusions leading to pathological activation of the NF-κB signaling pathway. Acta Neuropathol, 2014, 127: 609.
[42] Upadhyaya SA, Robinson GW, Onar-Thomas A, et al. Molecular grouping and outcomes of young children with newly diagnosed ependymoma treated on the multi-institutional SJYC07 trial. Neuro Oncol, 2019, 21: 1319.

[43] Ghasemi DR, Sill M, Okonechnikov K, Korshunov A, Yip S, Schutz PW et al. MYCN amplification drives an aggressive form of spinal ependymoma. Acta Neuropathol, 2019, 138: 1075-1089.

[44] Swanson AA, Raghunathan A, Jenkins RB, Messing-Junger M, Pietsch T, Clarke MJ et al. Spinal cord ependymomas with MYCN amplification show aggressive clinical behavior. J Neuropathol Exp Neurol, 2019, 78: 791-797.

[45] Bandopadhayay P, Ramkissoon LA, Jain P, et al. MYB-QKI rearrangements in angiocentric glioma drive tumorigenicity through a tripartite mechanism. Nat Genet, 2016, 48: 273.

[46] Kool M, Korshunov A, Remke M, et al. Molecular subgroups of medulloblastoma: an international meta-analysis of transcriptome, genetic aberrations, and clinical data of WNT, SHH, Group 3, and Group 4 medulloblastomas. Acta Neuropathol, 2012, 123: 473.

[47] Zhao F, Ohgaki H, Xu L, et al. Molecular subgroups of adult medulloblastoma: a long-term single-institution study. Neuro Oncol, 2016, 18: 982.

[48] Rausch T, Jones DT, Zapatka M, et al. Genome sequencing of pediatric medulloblastoma links catastrophic DNA rearrangements with TP53 mutations. Cell, 2012, 148: 59.

[49] Northcott PA, Buchhalter I, Morrissy AS, et al. The whole-genome landscape of medulloblastoma subtypes. Nature, 2017, 547: 311.

[50] Waszak SM, Northcott PA, Buchhalter I, et al. Spectrum and prevalence of genetic predisposition in medulloblastoma: a retrospective genetic study and prospective validation in a clinical trial cohort. Lancet Oncol, 2018, 19: 785.

[51] Cavalli FMG, Remke M, Rampasek L, et al. Intertumoral heterogeneity within medulloblastoma subgroups. Cancer Cell, 2017, 31(6): 737-754.

[52] Korshunov A, Sturm D, Ryzhova M, et al. Embryonal tumor with abundant neuropil and true rosettes(ETANTR), ependymoblastoma, and medulloepithelioma share molecular similarity and comprise a single clinicopathological entity . Acta Neuropathol, 2014, 128: 279.

[53] Schrey D, Carceller Lechón F, Malietzis G, et al. Multimodal therapy in children and adolescents with newly diagnosed atypical teratoid rhabdoid tumor: individual pooled data analysis and review of the literature. J Neurooncol, 2016, 126: 81.

[54] Eaton KW, Tooke LS, Wainwright LM, et al. Spectrum of SMARCB1/INI1 mutations in familial and sporadic rhabdoid tumors. Pediatr Blood Cancer, 2011, 56: 7.

[55] Hasselblatt M, Nagel I, Oyen F, et al. SMARCA4-mutated atypical teratoid/rhabdoid tumors are associated with inherited germline alterations and poor prognosis. Acta Neuropathol, 2014, 128: 453.

[56] Jin S, Sun C, Yu S, et al. Atypical teratoid/rhabdoid tumor of the brain in an adult with 22q deletion but no absence of INI1 protein: a case report and review of the literature. Folia Neuropathol, 2015, 53(1): 80-85.

[57] Sturm D, Orr BA, Toprak UH, et al. New brain tumor entities emerge from molecular classification of CNS-PNETs. Cell, 2016, 164: 1060-1072.

[58] Reich DS, Lucchinetti CF, Calabresi PA. Multiple Sclerosis. N Engl J Med. 2018; 378: 169-180.

[59] Kuhlmann T, Ludwin S, Prat A, et al. An updated histological classification system for multiple sclerosis lesions. ACTA NEUROPATHOLOGICA, 2017, 133: 13-24.

[60] Stadelmann C, Timmler S, Barrantes-Freer A, et al. Myelin in the central nervous system: structure, function, and Pathology. PHYSIOLOGICAL REVIEWS, 2019, 99: 1381-1431.

[61] 邱伟，徐雁. 抗髓鞘少突胶质细胞糖蛋白免疫球蛋白G抗体相关疾病诊断和治疗中国专家共识. 中国神经免疫学和神经病学杂志，2020，27（2）：86-95.

[62] Blumcke I, Spreafico R, Haaker G, et al. Histopathological findings in brain tissue obtained during epilepsy surgery. N Engl J Med, 2017, 377: 1648-1656.

[63] Blumcke I, Thom M, Aronica E, et al. The clinicopathologic spectrum of focal cortical dysplasias: A consensus classification proposed by an ad hoc task force of the ILAE diagnostic methods Commission. Epilepsia, 2011, 52(1): 158-174.

[64] 葛海静，朴月善. PI3K/AKT/mTOR 信号通路相关的基因突变与皮质发育畸形. 中华病理学杂志，2018（2）：149-152.

[65] Marsan E, Baulac S. Review: Mechanistic target of rapamycin(mTOR)pathway, focal cortical dysplasia and epilepsy. Neuropathology and applied neurobiology, 2018, 44(1): 6-17.

[66] Koh H Y, Lee J H. brain somatic mutations in epileptic disorders. Mol Cells, 2018, 41(10): 881-888.

[67] Sim NS, Ko A, Kim WK, et al. Precise detection of low-level somatic mutation in resected epilepsy brain tissue. Acta Neuropathol, 2019, 138: 901-912.

[68] Dixit AB, Sharma D, Tripathi M, et al. Genome-wide DNA Methylation and RNAseq Analyses Identify Aberrant Signalling Pathways in Focal Cortical Dysplasia(FCD)Type Ⅱ. Scientific reports, 2018, 8(1): 17976.

[69] Kobow K, Ziemann M, Kaipananickal H, et al. Genomic DNA methylation distinguishes subtypes of human focal cortical dysplasia, Epilepsia, 2019，60: 1091-1103.

[70] Najm IM, Sarnat HB, Blümcke Ⅰ. The international consensus classification of focal cortical dysplasia - a critical update 2018, Neuropathol Appl Neurobiol, 2018, 44: 18-31.

[71] Jia J, Wang F, Wei C, et al. The prevalence of dementia in urban and rural areas of China.Alzheimers Dement, 2014 , 10(1): 1-9.

[72] Cummings JL, Cole G.Alzheimer disease.JAMA, 2002, 287: 2335-2338.

[73] 刘冬戈. 炎性反应在阿尔茨海默病发病中的作用. 中华病理杂志，2003，32（3）：281-283.

[74] 刘东戈. 老年人痴呆 30 例尸检分析. 中华老年医学学杂志，1995，14：28-31.

[75] 刘东戈，何淑蓉，张伟，等. 阿尔茨海默病神经细胞凋亡和小胶质细胞活化的关系. 中华病理学杂志，2004，33：404-407.

[76] 姚晶晶，何淑蓉，刘东戈，等. 细胞因子白细胞介素 -1α、S100β 在阿尔茨海默病不同类型老年斑中的表达. 中华病理学杂志，2011，40（9）：581-584.

[77] 姚晶晶，陈岚，刘东戈. 炎性因子与阿尔茨海默病发病关系. 中国神经免疫学和神经病学杂志，2008，（3）：218-220.

[78] 何淑蓉，刘东戈，王抒，等. 载脂蛋白 E 在阿尔茨海默病中的表达及其意义. 中华病理学杂志，2005，34：556-560.

[79] De Felice FG. Alzheimer’s disease and insulin resistance: translating basic science into clinical applications, J Clin Invest,

2013, 123(2): 531-539.

[80] Schrijvers EM, Witteman JC, Sijbrands EJ, et al. Insulin metabolism and the risk of alzheimer disease: the rotterdam study. Neurology, 2010, 75(22): 1982-1987.

[81] Matsuzaki T, Sasaki K, Tanizaki Y, et al. Insulin resistance is associated with the pathology of alzheimer disease: the hisayama study. Neurology, 2010, 75(9): 764-770.

[82] Rönnemaa E, Zethelius B, Sundelöf J, et al. Impaired insulin secretion increases the risk of Alzheimer disease. Neurology, 2008, 71(14): 1065-1071.

[83] Li ZG, Zhang W, Sima AA. Alzheimer-like changes in rat models of spontaneous diabetes. Diabetes, 2007, 56(7): 1817-1824.

[84] Abdul-Rahman O, Sasvari-Szekely M, Ver A, et al. Altered gene expression profiles in the hippocampus and prefrontal cortex of type 2 diabetic rats. BMC Genomics, 2012, 13: 81.

[85] Zhao WQ, Lacor PN, Chen H, et al. Insulin receptor dysfunction impairs cellular clearance of neurotoxic oligomeric a{beta}. J Biol Chem, 2009, 284(28): 18742-18753.

[86] Son SM, Song H, Byun J, et al. Accumulation of autophagosomes contributes to enhanced amyloidogenic APP processing under insulin-resistant conditions. Autophagy, 2012, 8(12): 1842-1844.

[87] Bosco D, Fava A, Plastino M, et al. Possible implications of insulin resistance and glucose metabolism in Alzheimer's disease pathogenesis. J Cell Mol Med, 2011, 15(9): 1807-1821.

[88] Sun X, Shao H, Yu D, et al. Analysis of correlation between insulin resistance, blood lipids and Alzheimer's disease. Wei Sheng Yan Jiu, 2010, 39(5): 573-575.

[89] Yang Y, Zhang J, Ma D, et al. Subcutaneous administration of liraglutide ameliorates Alzheimer-associated tau hyperphosphorylation in rats with type 2 diabetes. J Alzheimers Dis, 2013, 37(3): 637-648.

[90] Enomoto A, Ping J, Takahashi M. Girdin, a novel actin-binding protein, and its family of proteins possess versatile functions in the Akt and Wnt signaling pathways. Ann N Y Acad Sci, 2006, 1086: 169-184.

[91] Garcia-Marcos M, Ear J, Farquhar MG, et al. A GDI(AGS3)and a GEF(GIV)regulate autophagy by balancing G protein activity and growth factor signals. Mol Biol Cell, 2011, 22(5): 673-686.

[92] Kim JY, Duan X, Liu CY, et al. DISC1 regulates new neuron development in the adult brain via modulation of AKT-mTOR signaling through KIAA1212. Neuron, 2009, 63(6): 761-773.

[93] Enomoto A, Asai N, Namba T, et al. Roles of disrupted-in-schizophrenia 1-interacting protein girdin in postnatal development of the dentate gyrus. Neuron, 2009, 63(6): 774-787

[94] Hartung A, Ordelheide AM, Staiger H, et al. The Akt substrate Girdin is a regulator of insulin signaling in myoblast cells. Biochim Biophys Acta, 2013, 1833(12): 2803-2811.

[95] 刘龙腾，姜平，刘东戈，等. Girdin 蛋白在阿尔茨海默病脑组织中的表达，中华病理学杂志，2015，44（5）：301-304.

（姚小红　于士柱　付永娟　朴月善　刘冬戈　卢德宏）

第十二节　泌尿病理诊断和研究进展

近年来分子诊断及信息技术正在迅猛发展，精准医学与大数据的时代已经到来，越来越多的肿瘤需要借助于分子检测来确诊、分型，以及判断预后、指导治疗等，病理诊断工作越来越精细与复杂。2016年版WHO《泌尿系统及男性生殖器官肿瘤分类》基于对泌尿系统及男性生殖各器官肿瘤临床病理学和分子遗传学的新认识，分别对肾脏肿瘤、泌尿道肿瘤、前列腺肿瘤、睾丸和睾丸旁肿瘤及阴茎肿瘤进行了完善和更新。中国学者也对泌尿及男性生殖系统的病理学进展做出了很多贡献，国内外杂志上发表的中国病理人的文章日益增多，在WHO引文中也越来越多地出现了中国学者的身影。本节就近年来泌尿系统及男性生殖器官病理诊断和研究进展做一简要阐述，也包括中国病理人在这方面的贡献。

一、肾非肿瘤性疾病研究进展

（一）肾非肿瘤性疾病的分类和更新

肾的非肿瘤性疾病复杂繁多，不但有其特有疾病，而且全身各种疾病都可波及肾。肾活检仍然是评价肾小球疾病的基石。根据主要损伤的部位将肾病进行分类是临床学界和病理学界的共识。从病变损伤累及的主要部位可分为肾小球疾病、肾小管疾病、肾间质疾病、肾小管间质疾病和肾血管疾病；在确定主要病变部位时，还应确定原发性病变和继发性病变；同时分型还应包括病因和发病机制的分类。但肾病的病因和发病机制较为复杂，目前有相当比例的疾病病因尚未明确；时常同一病因可导致不同的疾病，而不同病因也可出现相同或相似的临床和病理表现；一种病理变化可出现不同的临床表现，而相同的临床表现也可对应不同的病理变化；分类时在受累部位及病因和发病机制的2种前提下，势必会出现交叉和重叠，所以肾病的病理诊断必须密切结合临床。仅肾小球疾病，根据WHO在1995年发表的第二版肾小球疾病分类有八大类：原发性肾小球疾病（肾小球肾炎和相应疾病）、系统性疾病导致的或继发性肾小球肾炎、血管性疾病导致的肾小球病、代谢性疾病导致的肾小球病、遗传性肾病、终末期肾病、移植性肾小球病变及其他。各大类里又有许多根据上述分类原则列出的具体疾病：如肾小球微小病变、局灶节段性肾小球硬化症、膜性肾病、系膜增生性肾小球肾炎、毛细血管内增生性肾小球肾炎、膜增生性肾小球肾炎、新月体性肾小球肾炎、增生硬化性肾小球肾炎、狼疮性肾小球肾炎、IgA肾病、糖尿病肾病、淀粉样变性肾病、异常免疫球蛋白血症肾病、低钾性肾病、急性肾小管坏死、过敏性间质性肾炎、马兜铃酸肾病、血栓性微血管病、良性肾小动脉硬化症、Alport综合征、Fabry病肾病、移植肾各种排斥反应改变及移植后新生或复发性肾病等。各种疾病的诊断都必须运用光镜、电镜、免疫荧光检查结合临床症状及各类血液生化检查进行综合判断，得出精确诊断，必要时进行免疫组织化学、分子检测以帮助明确病因诊断。2015年，肾病理学家和肾病学家在梅奥中心举行会议，依据病因和发病机制重新对肾小球疾病（增生性病变）进行了分类，以期更有利于指导临床用药和判断预后，最终达成“梅奥诊所/肾脏病理学会关于肾小球肾炎的病理分类、诊断及报告共识”。在这个新分类中，肾小球肾炎分为5类：免疫复合物相关性肾小球肾炎、寡免疫复合物相关性肾小球肾炎、抗GBM肾炎、单克隆免疫球蛋白相关性肾小球肾炎及C3肾病。

（二）新分类的疾病和（或）疾病的新的认识

1. 免疫复合物相关性肾小球肾炎 主要特点是免疫荧光或免疫组织化学见多克隆的免疫球蛋白颗粒状或团块状沉积于肾小球系膜区、毛细血管袢内皮下、上皮侧，常伴补体沉积。免疫复合物沉积的类型和部位常与病因有关。这类疾病包括IgA肾病、过敏性紫癜性肾炎、狼疮性肾炎、纤维性肾小球肾炎、感染相关的肾小球肾炎及其他自身免疫性疾病导致的肾小球肾炎等。

2. 寡免疫复合物性肾小球肾炎 主要特点是免疫荧光或免疫组织化学无免疫球蛋白或仅少量免疫球蛋白沉积。80%～90%的患者血清抗中性粒细胞胞质抗体（ANCA）阳性，称为ANCA相关性血管炎肾损害，ANCA血清学阴性者则称为ANCA阴性血管炎肾损害。ANCA的主要靶抗原为髓过氧化物酶（MPO）和蛋白酶3（PR3），其他少见的包括弹性蛋白酶、组织蛋白酶G、溶菌酶相关膜蛋白2（LAMP-2）、乳铁蛋白和杀菌/通透性增强蛋白（BPI）。根据共识，ANCA相关性血管炎肾损害分为微型多血管炎、肉芽肿伴多血管炎、嗜酸性粒细胞肉芽肿伴多血管炎。ANCA相关性血管炎肾损害的诊断应同时包括临床病理类型及相应的抗体类型（如MPO-ANCA相关微型多血管炎）。

3. 抗GBM肾炎 主要特点是免疫荧光或免疫组织化学见免疫球蛋白（通常是IgG）沿GBM呈线样沉积，有时伴C3沉积，偶有IgA线样沉积的报道。其沉积方式不同于免疫复合物相关性肾小球肾炎的颗粒状沉积和纤维性肾小球肾炎的污垢样沉积。可通过循环中抗GBM抗体的检测进行确诊。多数活动性的抗GBM肾炎表现为严重的坏死性和新月体性肾小球病变。≤25%抗GBM肾炎患者同时伴循环中ANCA阳性。

4. 单克隆免疫球蛋白相关性肾小球肾炎 主要特点是免疫荧光或免疫组织化学见单克隆免疫球蛋白在肾小球和（或）肾小管基膜沉积。其中部分患者与潜在的单克隆丙种球蛋白病/副球蛋白血症相关。光镜下最常见的肾小球病变是膜增生性病变，其他类型包括系膜增生性、弥漫增生性、坏死性、新月体性和硬化性病变等。这一类型中部分疾病在免疫荧光/免疫组织化学和电镜下具有一些特征性的病变，如单克隆免疫球蛋白沉积病、免疫管状肾小球病、少数纤维性肾小球肾炎也可伴单克隆免疫球蛋白的沉积。如果免疫荧光/免疫组织化学见单克隆免疫球蛋白沉积，电镜下见肾小球系膜区/毛细血管袢沉积物，而又缺乏明确病因，这类肾小球肾炎被称为伴单克隆免疫球蛋白沉积的增生性肾小球肾炎、

5. C3肾病 主要特点是免疫荧光或免疫组织化学肾小球以C3沉积为主，仅少量或不伴免疫球蛋白沉积。C3肾病与补体旁路途经调节异常有关。根据电镜超微结构特征，C3肾病分为致密物沉积病（DDD）和C3肾小球肾炎。C3肾病光镜下肾小球病变的表现形式多样，包括系膜增生性病变、弥漫毛细血管内增生性病变、膜增生性病变、坏死性和新月体性肾小球病变及硬化性肾小球病变等。

6. IgA肾病的发病机制及预测预后的探索 在黏膜表面产生的O-半乳化IgA1不良及其在IgA肾病中血清水平的升高可能反映了IgA肾病黏膜免疫系统的缺陷。据报道，O-半乳糖化IgA1和半乳糖缺乏IgA1的循环自身抗体可预测疾病的进展。最近一项关于IgA肾病的全基因组关联研究确定了参与肠黏膜免疫的易感基因位点。IgA肾病的肾小球损伤与补体系统的激活也有关。需要新的生物标志

物来进一步改善 IgA 肾病预后的预测，以完善 IgA 肾病的 MEST 评分系统，将组织学与临床预测因子结合起来，建立一个精准的个体预后模型，指导治疗或预测治疗反应。已经有超过 1000 个衍生研究的生物标志物在 IgA 肾病中进行研究，肾穿刺组织内肾小球 C4d 沉积可能是一个不良预后的标志，但目前尚未有生物标志物可供临床应用。

7. 膜性肾病的发病机制及预测预后的探索　膜性肾病以上皮下基底膜免疫复合物的沉积为特征。足细胞抗原的发现是一个重大突破。PLA2R 和 THSD7A 抗体的发现证实膜性肾病是一种自身免疫性疾病。抗 PLA2R 和 THSD7A 的抗体分别存在于 50%～80% 和 2%～4% 的膜性肾病患者中。这 2 种血清型只是偶尔共存。在与恶性肿瘤相关的膜性肾病患者中，PLA2R 抗体不常见。相反，在 THSD7A 抗体患者中，癌症可能更常见。PLA2R 相关膜性肾病与 PLA2R 基因多态性有关。PLA2R 抗体预测膜性肾病具有较高的特异性，而 THSD7A 抗体在膜性肾病诊断中的特异性尚不清楚。在 PLA2R 阳性患者中，低抗体水平似乎比高水平预测自发缓解的可能性更大。最近的一项研究表明，随访期间 PLA2R 抗体水平的变化与蛋白尿的变化有关。PLA2R 抗体水平可能对监测治疗和随访有价值。完全缓解的病例总是与 PLA2R 抗体的消失有关。虽然抗体水平下降可能先于临床缓解，但目前尚不清楚这种下降在多大程度上预示着随后的缓解。在复发或进展的蛋白尿患者中，检测 PLA2R 抗体有助于区分复发和其他原因的蛋白尿。肾移植前持续阳性的抗 PLA2R 抗体与移植物中膜性肾病复发的风险增加有关，而在肾穿刺组织中特发性膜性肾病免疫组织化学染色 PLA2R 抗体也有 50%～70% 的阳性率。继发性膜性肾病常常 PLA2R 抗体阴性，同时在肾穿刺组织中观察 IgG 亚类也很重要。

8. 肾病的基因检测　基因检测已经迅速发展，其作用已经扩大，不仅包括确认临床诊断，而且还包括建立遗传模式，区分异质性疾病，确定适当的治疗、指导计划生育的决定，以及确定不明原因的家族性肾病的原因。它还有望用于确定易感性和进展的新危险因素。然而，其高成本和不确定的临床意义限制了基因检测的使用。

在这方面国内的研究还比较薄弱，相关的中文文献不多。王方平等通过对 144 例膜性肾病（MN）进行 IgG 亚型的免疫组织化学发现 MN-Ⅰ期中以 IgG 沉积为主，MN-Ⅱ期中以 IgG 和 IgG4 沉积为主，MN-Ⅲ期中以 IgG 和 IgG1 沉积为主；IgG、IgG1 和 IgG4 在膜性肾病中具有较高的阳性一致率，有助于各期膜性肾病的鉴别诊断。

王明月等回顾性分析 3 例早期轻链沉积性肾病肾穿组织的临床资料，观察光镜、电镜病理改变及免疫组织化学染色特点发现早期轻链沉积性肾病无典型的系膜结节状结构，肾小球及肾小管形态学可病变轻微，极易漏诊，应结合轻链蛋白的免疫组织化学和电镜检查进一步确诊。

郑爱萍等发现 IgA 肾病患者系膜区补体 C3 沉积加重组患者临床表现严重，肾小管、间质损害亦加重，提示局部补体系统活化参与致病过程。

徐晋徉等发现肾素原受体（PRR）在 IgA 肾病患者肾组织中表达水平高于 MCD 患者，并随着病变加重，PRR 表达水平在肾小球呈上升趋势，在肾小管呈下降趋势，提示肾素 - 血管紧张素系统可能在 IgA 肾病的发生发展过程中有一定作用。

杨迷玲等研究发现 M2 型巨噬细胞与移植肾上皮 - 间质转化有关，可以促进移植肾 EMT 的发生，引起移植肾间质纤维化和患者的肾功能不全。同时其另外的研究表明，β-catenin 和 CD163 阳性的 M2 型巨噬细胞在慢性移植肾肾损伤组织中异常高表达，并且与移植肾间质纤维化程度和肾移植患者肾功能不全相关。

李芹芹等通过对162例成人肾小球微小病变（minimal change disease，MCD）肾组织病理改变进行统计发现，肾小球球性硬化、肾间质纤维化、肾间质炎细胞浸润、肾小管萎缩、肾血管病变的概率分别为32.7%、42.6%、55.6%、45.7%、37.0%，除肾间质炎细胞浸润，其余病理改变的概率均随着年龄的增长而增加。经年龄纠正后，肾小球球性硬化的概率与患者年龄的关联消失。得出结论，成人MCD病理改变随年龄增长，病变比例及严重程度均增高。

王慧等发现肾小球微小病变（minimal change disease，MCD）的C4d积分、足细胞积分及MCD肾病积分（足细胞病变积分+C4d阳性积分）均可作为预测激素疗效的有效指标，其中MCD肾病积分价值相对较高；三者的临界值分别为3.0分、1.5分、4.5分；超过临界值时应提醒临床医师注意随访，并采取相应治疗措施。

二、肾肿瘤类疾病研究进展

目前对肾肿瘤的分子遗传学的研究越来越多。近期出版的WHO有关肾肿瘤的分类中也已将大量篇幅用于肿瘤分子遗传学相关内容的阐述。整体而言，肾肿瘤分型在近年来变化较大，这与飞速发展的分子生物学技术及其应用不无相关。针对肿瘤特征性的分子改变及特异性抗体的出现也已广泛应用于肾肿瘤的诊断及鉴别诊断。近3年来，关于肾肿瘤有300余篇中文文章发表，以临床研究为主。已发表的SCI论文有将近40篇，包括基础科研型文章及临床实用型文章。中国学者对肾肿瘤的研究做出了很多贡献，特别是在特殊类型肾细胞癌及透明细胞性肾细胞癌等领域。

（一）已知肿瘤的认识和更新

近年来，人们对透明细胞性肾细胞癌的分子遗传学的关注越来越多，最显著的分子病理特点是VHL基因的体系突变、启动子甲基化、第3号染色体短臂（3p）缺失，从而造成该基因的2条等位基因失活。3号染色体短臂的其他抑癌基因如*KDM6A*、*KDM5C*、*SETD2*，以及SWI/SNF染色质重塑复合物基因*PBRM1*均与透明细胞性肾细胞癌有关。也有一部分存在BAP1的突变，并提示其预后不良。在文献报道中，200多例多房性囊性肾细胞癌患者超过5年的随访均无复发或转移，因此，更名为低度恶性潜能多房性囊性肾肿瘤。2016年版WHO分类中乳头状肾细胞癌分为Ⅰ型、Ⅱ型及新近报道的嗜酸细胞型，但中国学者发现乳头状肾细胞癌形态学上异质性较大，其亚型不止WHO分类中所涉及的3种亚型。肾嫌色细胞癌中有一小部分肿瘤形态学同时和肾嗜酸细胞腺瘤及肾嫌色细胞癌重叠，称之为杂合性嗜酸细胞/嫌色细胞肾肿瘤，该肿瘤和嗜酸细胞瘤病及Birt-Hogg-Dube综合征相关，也可以为散发性。集合管癌为侵袭性恶性肿瘤，其诊断标准目前已有所放宽，需满足以下诊断标准：病变累及肾髓质；明显的小管样形态；间质促结缔组织增生；高级细胞学特征；浸润性生长；无其他类型的肾细胞癌或尿路上皮癌伴随。

乳头状腺瘤的诊断标准从直径5mm增加到15mm。后肾性腺瘤的形态及免疫表型同分化型肾母细胞瘤和肾源性残余相似，被认为是分化成熟的肾母细胞瘤。在新近报道中，CDH17是后肾性腺瘤敏感而特异性的免疫标志物。此外，90%的后肾性腺瘤中存在BRAF（V600E）突变，因此，针对该基因的抗体也是该肿瘤的有效鉴别诊断指标。中国学者针对后肾腺瘤特征性分子改变及对应的特异性抗体的研究已在中华病理学杂志上发表。透明细胞肉瘤是发生于儿童的罕见恶性肿瘤，起源未明。目前研究发现，约 10% 的肿瘤具有 *YWHAE-FAM22* 融合基因，也有部分肿瘤存在 *BCOR* 基因重排或者 BCOR 框内串联重复，并可激活 cyclin D1 的表达。目前，中国学者也在关注肾透明细胞肉瘤的分子遗传学改变，有望在不久的将来能够发表高质量的文章，更好地认识这种肿瘤。

（二）新近认识的肿瘤

遗传性平滑肌瘤病和肾细胞癌综合征相关性肾细胞癌具有特征性的延胡索酸水合酶（*FH*）基因胚系突变，具有特征性的临床病史和特异性 *FH* 基因突变。形态性上可呈实性、管状、囊状结构生长，与集合管癌或管状囊性癌有所交叉。免疫表型上具有特征性的 *FH* 表达缺失和 *2SC* 过表达。

MiT 基因家族包括了 *MiTF*、*TFE3*、*TFEB* 和 *TFEC*。*MiT* 家族易位性肾癌包括 Xp11.2 易位 /*TFE3* 基因融合相关性肾细胞癌和新增的 t（6；11）（p21.2；q13）/*MALAT1-TFEB* 基因融合相关性肾癌。*MiT* 家族易位性肾癌根据易位的靶基因不同，分为多种不同亚型，不同亚型的形态学、免疫表型及预后具有差异，且各具特征。Xp11.2 易位 /*TFE3* 基因融合相关性肾细胞癌是以 X 染色体短臂同其他染色体易位并产生 *TFE3* 基因融合为特征的肾细胞癌，常见于儿童和年轻人，女性较为常见。这类肿瘤里，除了 *ASPL*、*PRCC*、*SFPQ* 和 *NONO* 这些相对常见的融合伴侣外，还有一些极其少见的融合伴侣，包括 *CLTC*、*LUC7L3*、*KHSRP*、*PARP14*、*DVL2*、*RBM10*、*MATR3*、*FUBP1* 和 *MED15*。其中多种基因易位形式为国内病理学者首先在国际上发表，并归纳总结了该亚型特异性的形态及免疫组织化学特征。*TFEB* 易位性肾癌在 WHO 中只列入了 *MALAT1-TFEB* 一种基因易位模式，实际上新近的文献报道及国内的研究让人们也看到了其他易位形式，如 *TFEB-KHDBRS2*、*TFEB-CADM2* 和 *COL21A1-TFEB* 等，因此，未来在新一版的 WHO 分类中有可能不再将 *TFEB* 相关性肾癌单纯命名为 t（6；11）相关性肾癌，而是类似于 Xp11 RCC 来命名。*MITF* 易位性肾癌十分罕见，中国学者在国际上首次报道该类肿瘤，这也填补了 *MiT* 家族肾细胞癌中 *MiTF* 易位类型的空白。目前 *MITF* 易位性肾癌包括 *PRCC-MITF* 和 *CLTC-MITF* 两种基因易位模式。

琥珀酸脱氢酶（SDH）缺陷型肾癌是一种罕见的肾肿瘤。该肿瘤呈高度遗传相关性，患者往往存在 *SDH* 相关基因的胚系突变（*SDHB* 突变最常见，其次是 *SDHC*、*SDHA* 和 *SDHD* 及其罕见），导致线粒体复合物Ⅱ功能缺陷而致瘤。最显著的形态学特征为肿瘤细胞胞质丰富，轻度嗜酸而不均匀，呈空泡状或絮状 / 羽毛状。免疫组织化学呈现特征性的 SDHB 抗体表达缺失（无论突变基因为 *SDHB* 或其他 *SDH* 相关基因，SDHB 免疫组织化学均为阴性），当出现罕见的 *SDHA* 基因突变型肾癌时，SDHA 和 SDHB 免疫组织化学同时呈阴性。

管状囊性癌也很少见，镜下形成大小不等的管状、囊状结构，囊内衬覆立方、低柱状或靴钉样细胞，胞质嗜酸性，核仁明显，但缺乏坏死及核分裂象。有意思的是，该肿瘤的分子生物学特征和乳头状肾细胞癌有重叠之处，会出现 7 号和 17 号染色体的获得和 Y 染色体的缺失。因此，有学者推测管状囊性肾癌与乳头状肾细胞癌具有一定关系，前者可能是后者的一种变异型。但也有一个大样本量的基因表达谱及比较基因组杂交（CGH）分析显示其细胞遗传学谱不同于透明细胞癌、乳头状肾细胞癌、嫌色细胞癌和集合管癌。此外，新近研究表明，形态学为纯管状囊性癌结构的病例不含有 7 号和 17 号染色体的获得和 Y 染色体的缺失。

获得性囊性肾病相关性肾细胞癌是近几年逐渐认识的一种独有的肾细胞癌类型，占所有终末期肾病继发性上皮肿瘤的 36%。组织学上筛状、微囊性结构最常见且具有特征性。另一个特征性改变就是在肿瘤间质中出现草酸盐结晶沉积，在偏正光下显示多彩状，但并非所有病例都能见到。分子遗传学方面通过微阵列比较基因组杂交和 FISH 方法研究发现该肿瘤存在 3 号、7 号、16 号、17 号和 Y 染色体的获得。

透明细胞乳头状肾细胞癌是由乳头状结构伴透明细胞构成的一种肾细胞癌新类型。目前报道的病例均未出现复发或转移，因此，ICD-O 编码定为 1（交界性或恶性潜能未定的肿瘤）。组织学上特征性改变是细胞核有极性地远离基底膜或纤维血管轴心呈线状排列。免疫组织化学研究显示，肿瘤细胞 CK7 和 CA9 弥漫强阳性，其中 CA9 为特征性的“杯状”阳性方式。目前的研究还没有在该肿瘤中找到一致的遗传学改变。

此外，新版 WHO 分类中还出现 4 种暂定亚型，包括甲状腺滤泡样肾细胞癌、ALK 易位相关性肾细胞癌、结节性硬化综合征相关性肾细胞癌、伴有平滑肌瘤样间质的肾细胞癌。这几种肿瘤都极为罕见，国内学者对其认识正在逐步加深，文献报道也在逐渐增多，但对其认识仍然尚未充分，有待更多的学者对其研究认识。

三、泌尿道疾病及肿瘤

泌尿道肿瘤近年来增加了很多新的亚型或变异型，国内研究对此也功不可没，据不完全统计，近 3 年关于泌尿道肿瘤共发表 250 余篇中文文章，SCI 论文共 30 余篇。泌尿道其他疾病如输尿管先天畸形、膀胱先天性发育异常、膀胱结石、膀胱的炎症性疾病研究较少。

（一）浸润性尿路上皮癌

浸润性尿路上皮癌又称为移行上皮癌，是尿路常见的恶性肿瘤。组织学上具有多种亚型，包括巢状、微囊型、微乳头型、淋巴上皮瘤样型、浆细胞样 / 印戒细胞样 / 弥漫性、肉瘤样、巨细胞型、差分化型、富于脂质型、透明细胞型等。巢状尿路上皮癌（包括大巢状）是浸润性尿路上皮癌的一种细胞形态温和的变异型，常见的组织学特涨为增生紊乱的尿路上皮形成分散到融合拥挤的细胞巢，位于尿路上皮下。浆细胞样尿路上皮癌是由类似于浆细胞和（或）单核细胞的细胞组成。与普通型尿路上皮癌相比，浆细胞样尿路上皮癌总体预后差，具有较高的复发率和病死率。国内学者对肌层浸润性癌的分子分型也有所关注。PDL1 免疫治疗也是目前尿路上皮癌治疗的一个研究热点。

（二）非侵袭性尿路上皮病变

包括尿路上皮原位癌、非浸润性低级别尿路上皮乳头状癌、非浸润性高级别尿路上皮乳头状癌、低度恶性潜能的尿路上皮肿瘤、尿路上皮乳头状瘤、内翻性尿路上皮乳头状瘤、可能具有恶性潜能的尿路上皮增生、尿路上皮异型增生。其中恶性潜能未定的尿路上皮增生定义为尿路上皮明显增厚，但无或轻度细胞学不典型，无真性乳头形成。一些研究认为该病变为一种克隆性病变，可能是低级别乳头状尿路上皮肿瘤的非常早期的表现，发展为尿路上皮肿瘤的 5 年实际风险率近 40%，建议密切随访。尿路上皮异型增生是一种膀胱癌的扁平型病变，该病变具有明确的细胞学和结构异常，但缺乏尿路上皮原位癌的诊断标准。在内翻性生长的非浸润性尿路上皮肿瘤，参考乳头状生长肿瘤的分级标准，同样分为低度恶性潜能、低级别癌和高级别癌。

（三）腺样肿瘤

腺样肿瘤现分为非特指型腺癌、肠型腺癌、黏液腺癌、混合性腺癌及绒毛状腺瘤 5 种类型。肠型和黏液腺癌组成的腺癌为混合性腺癌，是膀胱最常见的腺癌类型。如果肿瘤不具有上述任何特异性类型则归类为非特指型腺癌。绒毛状腺瘤是泌尿道和脐尿管罕见的良性肿瘤，形态学类似于结肠的绒毛状腺瘤，腺上皮为低级别或高级别异型增生。

（四）脐尿管癌

脐尿管癌是位于膀胱顶部的来源于脐尿管残余的高度恶性肿瘤。其诊断标准采用了 Gopalan 等提出的诊断条件，包括：①肿瘤位于膀胱顶部和（或）前壁；②肿瘤中心位于膀胱壁内；③膀胱顶部或前壁外缺乏广泛的腺性膀胱炎和囊性膀胱炎；④缺乏其他部位已知的原发灶。脐尿管癌的分期不同于膀胱癌的 TNM 分期，而是采用 Sheldon 分期系统。

（五）苗勒型肿瘤

包括了透明细胞癌和子宫内膜样腺癌，两者的形态学特征类似于女性生殖道苗勒起源的透明细胞癌和子宫内膜样腺癌。膀胱透明细胞癌开始认为是一种侵袭性肿瘤，尽管缺乏长期随访结果，但因该肿瘤常分期较早（T1-2），特别是伴有外生性生长时，如果经过侵袭性治疗后预后可能较好。

四、前列腺疾病与肿瘤

近 10 年来前列腺肿瘤研究的新进展主要包括前列腺腺癌 Gleason 评分系统的更新、新的分级分组概念的提出、前列腺神经内分泌肿瘤新分类等，这些内容均已囊括在新版 WHO 分类中。近 3 年来关于前列腺肿瘤共检索出 280 余篇中文文章，30 余篇病理方面的 SCI 论文。在泌尿系统及男性生殖器官肿瘤中，前列腺肿瘤是国内研究较多的肿瘤，仅次于肾肿瘤。发生在前列腺的疾病还包括前列腺炎和良性前列腺增生，诊断均以临床症状为主，因此其病理学研究较少。

（一）Gleason 评分及分级分组系统

目前，世界范围内广泛使用的前列腺分级法仍是 Gleason 分级系统，其特点包括 1 个分级原则（生长方式），2 个方面（主要和次要生长方式），5 级制（腺体分化程度 1～5 分），10 分计（分化最差者为 5＋5＝10）。Gleason 分级系统的修订变化较大的是 3 级和 4 级，严格了 3 级的定义，扩大了 4 级的范围。所有的筛状腺体，无论其大小和轮廓是否规则，均定义为 4 级；拥有肾小球样结构的腺体成分，无论形态如何，均应判为 Gleason 4 级；除了筛状和肾小球结构外，一些分化较差的腺体和融合的腺体也应归为 Gleason 4 级。

新版 WHO 分类还采纳了 2014 ISUP 共识中的一种新的分级分组系统，该系统依据 Gleason 总分和疾病的危险程度的不同，分为 5 个级别：①分级分组 1 组，Gleason 评分≤6；②分级分组 2 组，Gleason 评分 3+4=7；③分级分组 3 组，Gleason 评分 4+3=7；④分级分组 4 组，Gleason 评分=8；⑤分级分组 5 组，Gleason 评分=9 或 10 分。这种更精确的分组可以准确反映生物学行为；另外，分成 1～5 级，其中 1 级对应 Gleason 评分 3+3=6，也有利于缓解高分化癌患者的焦虑，同时避免过度治疗。新版 WHO 分类已经建议在前列腺癌诊断报告中不仅要列出 Gleason 评分，也要报告其分级分组的结果，以指导临床治疗和预后判断。

（二）高级别上皮内瘤变（HGPIN）

HGPIN 主要分为簇状型、微乳头型、筛状型和平坦型，其他变异型包括印戒细胞型、小细胞型、黏液型、泡沫腺体型和内翻型，还有伴鳞状细胞分化的上皮内瘤变。在遗传学方面近年来也明确了 HGPIN 具有与前列腺腺癌相似的基因改变，如 8p12-21、8p22、12pter-p12 和 10q11.2 的杂合性缺失，染色体第 7、8、10、12 号和 8p24 的获得性改变，ERG 蛋白及 *PTEN* 基因的缺失等。新版 WHO 分类中提出若在活检组织中只有一针查见孤立性 HGPIN，且无其他临床指征，患者在 1 年内无须再次进行活检，多灶性的 HGPIN（1 针以上）则建议 1 年内进行再次活检。

（三）前列腺神经内分泌肿瘤

目前前列腺癌伴神经内分泌分化分为 5 种类型：普通腺癌伴神经内分泌分化、腺癌伴潘氏细胞样神经内分泌分化、类癌、小细胞神经内分泌癌及大细胞神经内分泌癌。其中新近提出的有腺癌伴潘氏细胞样神经内分泌分化和大细胞神经内分泌癌。潘氏细胞样神经内分泌分化的显著特点是胞质内存在强嗜酸性颗粒，并且神经内分泌标志物阳性。大细胞神经内分泌癌表现为大的栅栏状排列的细胞巢，常伴有地图样坏死，核分裂象多见。发生在前列腺单纯的大细胞神经内分泌癌十分罕见，多与小细胞癌和腺癌共同存在，神经内分泌标记阳性是诊断的必要条件。

五、睾丸及睾丸旁疾病及肿瘤

睾丸及睾丸旁还会出现发育异常、扭转和梗死及炎症性病变等异常情况，均与临床症状联系紧密。病理学上的研究还是以睾丸肿瘤为主，其发病率在世界范围内有明显差别，中国属于发病率低的地区。3 年来国内针对睾丸及睾丸旁肿瘤的研究也不是很多，检索中发现 100 余篇中文文章，英文文献有 10 篇左右。睾丸的组织学结构决定了睾丸肿瘤绝大多数是生殖细胞肿瘤，占睾丸肿瘤的 95%，其病理诊断及研究进展最主要的变化也是在睾丸的生殖细胞肿瘤中。

（一）生殖细胞肿瘤

绝大多数睾丸肿瘤是生殖细胞起源，而近年来睾丸生殖细胞肿瘤的分类变动也比较大，主要包括睾丸生殖细胞肿瘤前驱病变的概念演变及相应的睾丸肿瘤分类与命名的变化。分子遗传学研究进展和新型抗体的应用是生殖细胞肿瘤 WHO 分类进展的重要推动因素。

原位生殖细胞肿瘤（GCNIS）起源于原始生殖细胞，限于精原干细胞龛，是目前公认的睾丸生殖细胞肿瘤前驱病变。生精小管内生殖细胞肿瘤超出精原干细胞龛范围，被认为是分化类型，代表 GCNIS 和浸润性生殖细胞肿瘤之间的中间状态。生精小管内生殖细胞肿瘤以生精小管内精原细胞瘤和生精小管内胚胎性癌最为常见。生精小管内生殖细胞肿瘤细胞学特征及免疫表型与相应浸润性肿瘤一致，可加以鉴别。生精小管内卵黄囊瘤和畸胎瘤也有报道，但均极为罕见。

生殖细胞肿瘤的分类已不再完全按照形态学特征来分类，而是依据 GCNIS 与肿瘤起源的关系分为 GCNIS 起源与 GCNIS 无关的生殖细胞肿瘤两大类。其中卵黄囊瘤和畸胎瘤的发生可与 GCNIS 有关或无关，因此，又将其分为青春期后型和青春期前型两类。青春期后型和青春期前型卵黄囊瘤病理形态学无明显差别。与青春期后型卵黄囊瘤不同的是，青春期前型卵黄囊瘤与 GCNIS 不相关，也与隐睾无关。青春期后型畸胎瘤是一种恶性生殖细胞肿瘤，由一层以上胚层的组织构成。伴有体细胞恶性成分的畸胎瘤仅见于青春期后型患者，恶性成分中最常见的是肉瘤（约 50% 为横纹肌肉瘤），癌比较少见。青春期前型畸胎瘤不伴有 GCNIS、发育不良的实质变化，以及瘢痕或染色体 12p 的扩增。2016 年版 WHO 分类将皮样囊肿、表皮样囊肿和高分化神经内分泌肿瘤（类癌）列为青春期前型畸胎瘤的高度特化亚型（单胚层畸胎瘤）。精母细胞性肿瘤是来源于青春期后型生殖细胞的生殖细胞肿瘤，它与 GCNIS 无关，也不与其他生殖细胞肿瘤混合存在。

随着研究的深入及文献报道的增多，2016 年版 WHO 分类也纳入了一些新的类型。①消退性生殖细胞肿瘤：为部分或完全消退的生殖细胞肿瘤，睾丸残留 GCNIS、瘢痕 / 纤维性结节状病灶和特征性的小管内粗大钙化，多伴有淋巴浆细胞浸润、含铁血黄素吞噬细胞和肉芽肿等。多为睾丸外肿瘤（尤其是后腹膜转移瘤）的首发症状。其临床意义在于明确睾丸为原发部位，以切除睾丸、降低肿瘤复发风险。②弥漫性胚胎癌：为混合性生殖细胞肿瘤的独特亚型，以约等量的胚胎性癌和卵黄囊瘤规律性（"项圈样"）排列为特征。在卵黄囊瘤中，尚提及壁型和肉瘤样 / 梭形细胞 2 个亚型。③滋养细胞肿瘤分类变化：新增上皮样滋养细胞肿瘤和囊性滋养细胞肿瘤；单向型绒毛膜癌不列为非绒毛膜癌性滋养细胞肿瘤，归入绒毛膜癌的亚型。

（二）性索间质肿瘤

睾丸性索 - 间质肿瘤是睾丸的第二大类肿瘤，包括间质细胞瘤、支持细胞瘤、大细胞钙化型支持细胞瘤、小管内大细胞透明变支持细胞瘤、成人型颗粒细胞瘤、幼年性颗粒细胞瘤、卵泡膜瘤、纤维瘤、混合性和未分类的性索间质肿瘤及新近出现的肌样性腺间质肿瘤等。

（三）含生殖细胞和性索 - 间质成分的肿瘤

2016 年版 WHO 分类中仅保留了性腺母细胞瘤。性腺母细胞瘤主要有 2 种细胞构成：大的类似于 GCNIS 的生殖细胞，较小的细胞类似于不成熟的颗粒细胞，常伴有可能的前驱病变——"未分化性腺组织"。

六、阴茎疾病及肿瘤

阴茎常会发生一些特异性感染，如尖锐湿疣、梅毒或其他疾病。发生于阴茎的肿瘤较为罕见，因此文献中对其报道不多，近3年来共检索出20余篇中文文章，国内学者发表的英文文章寥寥无几。关于阴茎肿瘤的诊断及研究进展，在2016年版WHO分类已有体现，它人乳头状瘤病毒（HPV）感染明确作为阴茎鳞状细胞癌的重要病因，强调了阴茎鳞状细胞癌及其前驱病变（阴茎上皮内瘤变，PeIN）与HPV的相关性。

（一）阴茎上皮内瘤变（PeIN）

PeIN过去曾被分为轻、中、重度异型增生及原位癌，或者称之为阴茎上皮内瘤变Ⅰ、Ⅱ、Ⅲ。而在最新的2016版WHO分类中认为PeIN是明确的癌前病变，因此无须再分级。根据是否与HPV感染相关，分为HPV相关性PeIN和非HPV相关性PeIN。非HPV相关的PeIN为分化型，HPV相关的PeIN包括基底样型和湿疣样型，p53和p16蛋白表达模式同鳞状细胞癌。鲍温病、Queyrat增殖性红斑、鲍温样丘疹病等名称均为临床诊断，病理上均对应着PeIN。

（二）鳞状细胞癌

阴茎恶性肿瘤中以鳞状细胞癌最为常见，占阴茎恶性肿瘤的绝大多数，现分为非HPV相关性鳞状细胞癌和HPV相关性鳞状细胞癌。非HPV相关性鳞状细胞癌包括普通型、疣状癌、假增生性癌、假腺性癌、隧道样癌、乳头状癌、腺鳞癌和肉瘤样癌等类型，常见p53蛋白过度表达、p16蛋白阴性。HPV相关性鳞状细胞癌包括基底样型、湿疣样型、湿疣-基底样癌、乳头状-基底样癌、透明细胞癌、淋巴上皮瘤样癌和髓样鳞状细胞癌等，p53蛋白低表达、p16蛋白过表达。假增生性癌、隧道状癌、湿疣样-基底样癌、乳头状-基底样癌、淋巴上皮瘤样癌等为WHO新增变异型。假增生性癌是一类少见、分化很好的鳞状细胞癌，细胞几无异型性。确诊依赖不规则、呈浸润性生长的鳞状细胞巢团。隧道状癌以内生性迷宫样结构和充满角化物的囊肿为特征的低级别肿瘤，为疣状癌的变异型，不发生转移。湿疣样-基底样癌是基底样癌的乳头状变异型，形成具有纤维血管轴心的乳头状结构，似湿疣或尿路上皮癌，但瘤细胞具有基底样特征。淋巴上皮瘤样癌罕见，形态与鼻咽部的同类肿瘤一致。肉瘤样鳞状细胞癌临床进展凶险，新版WHO分类明确要求梭形细胞成分不少于30%。高达30%的鳞状细胞癌为混合性癌，诊断时应注明各亚型的比例。阴茎鳞状细胞癌的分级采用国际泌尿病理协会（ISUP）/WHO分级系统，主要依据细胞核多形性而非角化程度，分为高分化（G1）、中分化（G2）和低分化（G3）3级。

精准医学与大数据的时代已经到来，分子生物学技术的进步使得很多曾经不能很好利用的样本如石蜡样本，都能得以充分利用。此外还有新生事物如病理人工智能领域的诞生和发展。中国的病理人也紧随潮流参与其中，病理诊断工作越来越精细与复杂，既迎来了机遇也面对着挑战。

参考文献

[1] 邹万忠. 肾活检病理学（第 4 版）. 北京：北京大学医学出版社，2017.

[2] Sethi S, Haas M, Markowitz GS, et al.Mayo clinic/renal pathology society consensus report on pathologic classification, diagnosis, and reporting of GN.J Am Soc Nephrol, 2016, 27(5): 1278-1287.

[3] Jürgen Floege, Sean JB, Daniel CC, et al.Management and treatment of glomerular diseases(part 1): conclusions from a Kidney Disease: Improving Global Outcomes(KDIGO)Controversies Conference.Kidney International, 2019, 95(2): 268-280.

[4] 王方平，田贵，张云香. IgG、IgG1 和 IgG4 在膜性肾病中的表达及意义. 诊断病理学杂志，2017，24（10）：764-767.

[5] 王明月，曲利娟，郑智勇. 早期轻链沉积性肾病 3 例临床病理分析. 诊断病理学杂志，2017，24（6）：423-426.

[6] 郑爱萍，侯霜，罗明华，等. IgA 肾病患者系膜区 C3 沉积强度与临床病理特征的相关性分析. 临床与实验病理学杂志，2017，33（12）：1376-1379.

[7] 徐晋祥，何常，胡斌. 肾素原受体在 IgA 肾病中的表达及意义. 贵州医科大学学报，2019，44（10）：1210-1214.

[8] 杨迷玲，徐宪伟，张果，等. M2 型巨噬细胞在移植肾上皮 - 间质转化中的作用. 现代泌尿外科杂志，2019，24（4）：305-308，313.

[9] 杨迷玲，徐宪伟，张果，等. β-catenin 在慢性移植肾肾损伤中的作用. 临床与病理杂志，2019，39（2）：268-274.

[10] 李芹芹，潘晓霞. 成人肾小球微小病变的病理特征. 临床与实验病理学杂志，2017，33（10）：1138-1142.

[11] 王慧，姚梅宏，王明月，等. 微小病变病肾病积分与激素疗效的相关性. 临床与实验病理学杂志，2019，35（2）：173-177.

[12] 饶秋，夏秋媛，周晓军，等. 2016 版 WHO 肾脏肿瘤新分类解读. 中华病理学杂志，2016，45（7）：435-441.

[13] 王小桐，夏秋媛，周晓军，等. 小眼畸形转录因子基因家族易位性肾癌及间叶性肿瘤的新认识. 中华病理学杂志，2018，47（8）：569-573.

[14] Cancer Genome Atlas Research Network. Comprehensive molecular characterization of clear cell renal cell carcinoma. Nature, 2013, 499(7456): 43-49.

[15] Dalgliesh G L, Furge K, Greenman C, et al. Systematic sequencing of renal carcinoma reveals inactivation of histone modifying genes. Nature, 2010, 463(7279): 360-363.

[16] Pena-Llopis S, Vega-Rubin-De-Celis S, Liao A, et al. BAP1 loss defines a new class of renal cell carcinoma. Nat Genet, 2012, 44(7): 751-759.

[17] Srigley J R, Delahunt B, Eble J N, et al. The International Society of Urological Pathology(ISUP)Vancouver

Classification of Renal Neoplasia. Am J Surg Pathol, 2013, 37(10): 1469-1489.

[18] Xia Q Y, Rao Q, Shen Q, et al. Oncocytic papillary renal cell carcinoma: a clinicopathological study emphasizing distinct morphology, extended immunohistochemical profile and cytogenetic features. Int J Clin Exp Pathol, 2013, 6 (7): 1392-1399.

[19] 王璇，吴楠，杨万锐，等. 钙黏蛋白 17 在后肾腺瘤中的表达及其诊断价值. 中华病理学杂志，2016，45（7）：457-461.

[20] Choueiri T K，Cheville J，Palescandolo E，et al. BRAF mutations in metanephric adenoma of the kidney. Eur Urol，2012，62（5）：917-922.

[21] 王璇，时姗姗，杨万锐，等. 后肾腺瘤的分子遗传学特征及鉴别诊断. 中华病理学杂志，2017，46（1）：38-42.

[22] Wong MK, Ng C, Kuick CH, et al. Clear cell sarcomas of the kidney are characterised by BCOR gene abnormalities, including exon 15 internal tandem duplications and BCOR-CCNB3 gene fusion. Histopathology, 2018, 72(2): 320-329.

[23] Argani P, Kao Y C, Zhang L, et al. Primary Renal Sarcomas With BCOR-CCNB3 Gene Fusion: A Report of 2 Cases Showing Histologic Overlap With Clear Cell Sarcoma of Kidney, Suggesting Further Link Between BCOR-related Sarcomas of the Kidney and Soft Tissues. Am J Surg Pathol, 2017, 41(12): 1702-1712.

[24] Wang XT, Xia QY, Ye SB, et al. RNA sequencing of Xp11 translocation-associated cancers reveals novel gene fusions and distinctive clinicopathologic correlations. Mod Pathol, 2018, 31(9): 1346-1360.

[25] Xia QY, Wang XT, Zhan XM, et al. Xp11 Translocation Renal Cell Carcinomas(RCCs)With RBM10-TFE3 Gene Fusion Demonstrating Melanotic Features and Overlapping Morphology With t(6；11)RCC: Interest and Diagnostic Pitfall in Detecting a Paracentric Inversion of TFE3. Am J Surg Pathol, 2017, 41(5): 663-676.

[26] Wang XT, Xia QY, Ni H, et al. Xp11 neoplasm with melanocytic differentiation of the prostate harbouring the novel NONO-TFE3 gene fusion: report of a unique case expanding the gene fusion spectrum. Histopathology, 2016, 69(3): 450-458.

[27] Xia QY, Wang Z, Chen N, et al. Xp11.2 translocation renal cell carcinoma with NONO-TFE3 gene fusion: morphology, prognosis, and potential pitfall in detecting TFE3 gene rearrangement. Mod Pathol, 2017, 30(3): 416-426.

[28] 赵一诺，王小桐，夏秋媛，等. X 染色体内易位 /TFE3 融合基因相关性肾细胞癌的临床病理分析. 中华病理学杂志，2018，47（8）：574-579.

[29] Xia QY, Wang XT, Ye SB, et al. Novel gene fusion of PRCC-MITF defines a new member of MiT family translocation renal cell carcinoma: clinicopathological analysis and detection of the gene fusion by RNA sequencing and FISH. Histopathology, 2018, 72(5): 786-794.

[30] 黄文斌，程亮. 2016 版 WHO 膀胱肿瘤新分类解读. 中华病理学杂志，2016，45（7）：441-445.

[31] 魏建国，滕晓东. 2016 版 WHO 泌尿系统及男性生殖器官肿瘤分类（膀胱）解读. 实用肿瘤杂志，2016，31（4）：331-335.

[32] 魏建国，梁文清，王诚，等. 几种易误诊的膀胱病变的诊断与鉴别. 中华病理学杂志，2018，47（8）：649-652.

[33] Han L, Gallan A, Paner G P. Patterns of Urachal Remnant Involvement by Urothelial Carcinoma: Intraluminal

Noninvasive Spread Can Mimic a Deep-seated Bladder Invasion. Am J Surg Pathol, 2019, 43(4): 475-479.
[34] 王猛，滕晓东．肌层浸润性膀胱癌的分子分型研究进展．中华病理学杂志，2017，46（6）：439-442.
[35] Reis H, Serrette R, Posada J, et al. PD-L1 Expression in Urothelial Carcinoma With Predominant or Pure Variant Histology：Concordance Among 3 Commonly Used and Commercially Available Antibodies. Am J Surg Pathol, 2019, 43(7)：920-927.
[36] 张涛，王志平．膀胱尿路上皮癌 PD-1/PD-L 抑制剂的治疗进展．海南医学院学报，2019，25（8）：635-640.
[37] Hodgson A, Slodkowska E, Jungbluth A, et al. PD-L1 Immunohistochemistry Assay Concordance in Urothelial Carcinoma of the Bladder and Hypopharyngeal Squamous Cell Carcinoma. Am J Surg Pathol, 2018, 42(8): 1059-1066.
[38] 程亮，徐嘉雯，滕晓东．尿路上皮平坦型病变临床病理学进展．中华病理学杂志，2010，39（9）：577-581.
[39] 程亮，徐嘉雯，王丽莎，等．2016 版 WHO 前列腺肿瘤新分类解读．中华病理学杂志，2016，45（8）：513-518.
[40] Tavora F, Epstein JI. High-grade prostatic intraepithelial neoplasialike ductal adenocarcinoma of the prostate: a clinicopathologic study of 28 cases. Am J Surg Pathol, 2008, 32(7): 1060-1067.
[41] Paulk A, Giannico G, Epstein JI. PIN-like(Ductal)Adenocarcinoma of the Prostate. Am J Surg Pathol, 2018, 42(12): 1693-1700.
[42] Epstein JI, Egevad L, Amin MB, et al. The 2014 International Society of Urological Pathology(ISUP)Consensus Conference on Gleason Grading of Prostatic Carcinoma: Definition of Grading Patterns and Proposal for a New Grading System. Am J Surg Pathol, 2016, 40(2): 244-252.
[43] 吕炳建，程亮．2016 版 WHO 睾丸和阴茎肿瘤新分类解读．中华病理学杂志，2016，45（8）：518-521.
[44] Humphrey PA, Moch H, Cubilla AL, et al. The 2016 WHO Classification of Tumours of the Urinary System and Male Genital Organs-Part B: Prostate and Bladder Tumours. Eur Urol, 2016, 70(1): 106-119.
[45] Oosterhuis JW, Looijenga L H. Testicular germ-cell tumours in a broader perspective. Nat Rev Cancer, 2005, 5(3): 210-222.
[46] Montironi R, Cheng L, Scarpelli M, et al. Pathology and Genetics: Tumours of the Urinary System and Male Genital System: Clinical Implications of the 4th Edition of the WHO Classification and Beyond. Eur Urol, 2016, 70(1): 120-123.

（饶　秋　王慧萍　周晓军　卢德宏　滕晓东）

第十三节　妇产科病理诊断和研究进展

一、子宫颈癌

子宫颈癌是威胁全球妇女健康及生命的主要恶性肿瘤之一，其发病率占女性恶性肿瘤第 4 位，占女性生殖系统恶性肿瘤首位。近年来，随着社会经济和医疗事业的发展，子宫颈癌在发达国家的发病率已大幅度下降，但是在发展中国家，子宫颈癌的发病率和死亡率仍居高不下。在我国，随着子宫颈液基细胞学检查及 HPV 检测技术的推广普及，筛查工作取得一定的成效，但发病形势依然严峻，且发病年龄趋向于年轻化，小于 35 岁妇女子宫颈癌发病率明显上升。一直以来子宫颈癌始终是关注的重点和研究的热点，国内外报道的相关文献较多，选取国内部分基础研究内容分类总结如下。

（一）HPV 感染与子宫颈癌相关基础研究

众所周知，子宫颈癌的主要致病因素为 HPV 感染，其他危险因素包括分娩次数增多和性行为混乱、机体免疫功能下降、吸烟与被动吸烟，以及家族遗传性等。黄建伟等认为，联合检测 HPV-L1 和 p16 蛋白的表达，对辅助诊断子宫颈鳞状上皮内病变有诊断价值；邓玮等发现 HPV-L1 蛋白联合检测磷酸化组蛋白 H3（PHH3），可作为诊断及预测子宫颈鳞状上皮内病变的有效指标；钱金林等阐述 HPV-L1 壳蛋白可作为子宫颈上皮内病变进展的一种预测标志物，且 HPV-L1 壳蛋白与 HPV 感染亚型，以及单型或多重感染无明确相关性。董颖等通过研究发现，E7 癌蛋白的阳性率及其表达强度与子宫颈病变程度密切相关，并与年龄有关，E7 蛋白有望作为子宫颈上皮内病变诊断与分级的重要参考指标。郭玲等对 DNA 甲基转移酶（DNMTs）在子宫颈癌组织中的表达，进行研究后发现，DNMTs 的表达升高与 HPV 高危亚型感染密切相关。

（二）子宫颈癌发生发展相关基础研究

近年来，国内外关于子宫颈癌发生发展及预后的相关基础研究层出不穷，并取得了很大的进展。Kong 等发现 Ezrin 是子宫颈癌上皮 - 间质转化（EMT）和转移的调节因子，可作为子宫颈癌中的 EMT 调节剂和肿瘤启动子，并且 Ezrin 的下调，可能通过磷酸肌醇 3- 激酶 /Akt 途径抑制子宫颈癌进展。侯兴华等的研究结果提示 SIRT1 与细胞恶性转变有关，其过表达可能促进上皮向高级别内病变乃至子宫颈癌进展。简燚等发现 TK1、Ki-67 及 p16 在子宫颈癌的发生、发展中起协同作用，与子宫颈癌前病变发生机制及病变进展相关，TK1 作为一个新的指标是否能单独作为诊断参考指标，还有待进一步研究证实。余少敏等发现子宫颈癌组织中热休克因子 1（HSF1）高强度表达，与子宫颈癌进展程度直接相关，并可能直接影响生存。吴和刚等研究发现，胰岛素样生长因子 II mRNA 结合蛋白 3（IMP3）和细胞外信号调节激酶 2（ERK2），可能在子宫颈癌的发生、发展过程中起着重要作用，两者联合检测，有助于子宫颈鳞癌的早期诊断。Tang 等的研究数据表明，Foxp3 与 VEGF-C 表达正相关，此外，他们认为 Foxp3 在子宫颈癌淋巴管生成中起重要作用。Pang 等的研究结果表明，受 HPV18 E6 调控的 YB-1 通过增强 Snail 的表达促进上皮 - 间质转化和子宫颈癌的进展。焦娟等发现子宫颈鳞癌组织中肽基脯氨酰顺反异构酶 1（Pin1）蛋白表达上调，可能是影响肿瘤细胞上皮间质转化相关蛋白 E-cadherin、N-cadherin、β-catenin 和 Vimentin 在细胞表达的重要原因之一。张茂娜等通过研究发现过表达 miR-451a 能够抑制子宫颈癌细胞株的增殖，促进细胞凋亡，其机制可能与下调 MIF、CAB39 蛋白的表达有关。陈晓燕等研究发现 LVD 和细胞间黏附分子 -1（ICAM-1），在子宫颈癌中的表达明显高于正常子宫颈组织，两者与子宫颈癌的淋巴结转移关系紧密。周婵萍等研究抑癌基因 p16（*p16INK4A*）、转移抑制基因（*KISS-1*）在子宫颈癌组织中的表达，发现 *p16INK4A* 和 *KISS-1* 可能参与了子宫颈癌的发生发展，值得进一步研究。朱峻峰等的研究结果，提示 miRNA Let-7a 水平下降是 HPV 介导的子宫颈鳞状细胞癌的发病机制之一。Wang 等通过大量实验发现了 B 细胞相关蛋白（BAP）-31 在调节子宫颈癌的肿瘤发生和转移潜能中的重要作用，并证明了 BAP31 在癌症预防中具有潜在的价值。

（三）免疫组织化学标志物相关研究进展

子宫颈癌免疫组织化学标志物研究大多数聚焦在 P16 方面。廖媛等研究发现，Ki-67 与胸腺激酶（TK1）对于子宫颈上皮内瘤变的分级预后有很好的指导作用，TK1 对判断子宫颈上皮内瘤变的病变程度及子宫颈癌是否有复发倾向，具有参考价值，且优于 Ki-67。钟萍萍等研究推断 p16 和 Ki-67 不能预测持续性 hrHPV 感染，但因为病例有限，尚需扩大样本量以进一步确定。印永祥等认为细胞免疫化学 p16/Ki-67 双染，有望成为 HPV 筛查的有效辅助方法。刘玉艳等也做了类似研究，发现 p16/Ki-67 细胞学双染与 HPV 检测相比敏感性相仿，特异性明显提高，p16/Ki-67 双染与病理学活检有较高的符合率，提高了子宫颈癌筛查的准确率。张全武等通过研究发现，p16 免疫染色病变程度，随子宫颈疾病严重程度增加而增加，Ki-67 免疫染色病变程度与子宫颈疾病的严重程度呈正相关，且 p16 相对于 Ki-67 染色，强阳性结果能更好地提示高度病变甚至子宫颈癌。

（四）预后及治疗靶点预测相关基础研究

梅兴明等发现 CDK8 的表达与子宫颈癌的发生发展有一定的关系，检测 CDK8 在子宫颈癌及子宫颈上皮内瘤变中的表达情况，有利于患者预后判断。钱萍等研究发现，富含酪氨酸重复序列 G 蛋白偶联受体（Lgr5）的表达与肿瘤分化程度和浸润深度密切相关，可能参与子宫颈鳞癌的发生、发展，可作为子宫颈鳞癌患者预后判断的辅助指标。杨旭峰等研究发现，子宫颈鳞癌组织中滋养层细胞表面抗原 2（TROP2）蛋白在子宫颈鳞癌组织中高表达，与患者的淋巴结转移、浸润深度及临床分期等病理特征有关，并显著影响预后。程艳等研究发现，去泛素化酶 USP9X 表达的上调，可能参与了子宫颈癌的发生与发展，可作为子宫颈癌治疗时重要参考及预后指标，有望成为子宫颈癌的一个潜在治疗靶点。肖峰等研究表明，CENP-F 有望成为预测子宫颈鳞癌预后及靶向治疗的分子标志物。王忠杰研究认为 micro RNA-145 表达上调，可抑制子宫颈癌 Hela 细胞增殖，并促进 Hela 细胞凋亡，由此通过药物调控 micro RNA-145 表达，有望成为子宫颈癌治疗的新靶点。Zhao 等通过研究发现，Grb7 过表达可能有助于子宫颈癌的侵袭和抑制细胞凋亡，认为 Grb7 是子宫颈癌的潜在的治疗靶点。Bo 等研究发现 miR-501 上调和 CYLD 下调与子宫颈癌的发展和进展相关，miR-501 可能通过下调 CYLD，并随后激活 NF-κBp65 来促进子宫颈癌细胞的增殖，迁移和侵袭，认为 miR-501 可能是子宫颈癌的潜在治疗靶点。

二、子宫内膜癌

随着我国老龄人口增加、肥胖、糖尿病等代谢性疾病的增加，以及婚育年龄的推迟、不孕不育患者的不断增多，子宫内膜癌出现发病率增高和发病年轻化的趋向，并且死亡率逐年增加。近几年，国内子宫内膜癌的相关研究突破传统分型二元论，在分子生物学研究方面有很多新的认识，选取部分内容简单分类总结如下。

（一）子宫内膜癌发生发展相关基础研究

朱清等研究发现 *Snail* 基因在子宫内膜癌中表达下调，与抑制子宫内膜癌的增殖和侵袭转移相关，其可能机制与逆转肿瘤的上皮细胞 - 间质转化过程，和共同抑制下游转移靶基因相关。Sheng 等首次证明 SHP1 甲基化对子宫内膜癌的诊断具有高度特异性，而 CDH13 启动子甲基化在早期阶段起作用，此外，UHRF1 可与 PRMT5 形成复合物，从而促进子宫内膜癌的发生。何惠嫦等发现，EMP2 和 TTF-1 可能导致子宫内膜增生症转化为恶性，为子宫内膜癌的早期发现和诊断、监测复发和转移、判断疗效和预后提供指标。Zhang 等认为，TTF-1 和 PTEN 可作为子宫内膜癌早期诊断的分子标志物，与临床特征密切相关，可通过调节肿瘤细胞的增殖活性影响肿瘤进展。高灵通等通过实验研究发现，MTA2 在子宫内膜癌发生和发展的过程中，具有重要作用，预示 MTA2 具有成为诊断分子的潜能。Xin 等通过实验发现，SIX1 可能通过 ERK- 和 AKT- 介导的途径过表达，从而促进子宫内膜癌癌细胞的生长。刘蒙蒙等认为，联合检测 ERα、ERβ、p57kip2 蛋白在 EC 中的表达，对 EC 患者内分泌治疗的个体化选择，有重要的参考价值。宋露露等实验分析得出，从单纯性增生、复杂性增生、EIN 到子宫内膜样癌，YAP1 和 eIF4E 的阳性表达率和 PTEN 的缺失率逐渐增高，三者可能协同参与了子宫内膜样癌的发生、发展。熊中堂等的研究提示，Stathmin 高表达可能与子宫内膜样腺癌高增殖性相关。

（二）诊断与鉴别诊断相关研究

子宫内膜癌是具有生物学和组织学异质性的一组肿瘤，包括不同亚型，每一种亚型都具有独特的病理学表现和不同的生物学行为。因此，准确的分型对于指导子宫内膜癌的治疗及预后是至关重要的。

胡名娟等通过免疫组织化学检测发现，E-cadherin 和 Fascin 协同参与子宫内膜腺上皮癌变过程，两者联合检测，有助于鉴别子宫内膜样腺癌及其前驱病变。古聪敏等在文章中指出，蛋白酶活化受体 PAR-1 与子宫内膜样腺癌的分化程度，和肿瘤恶性程度有关，检测 PAR-1 蛋白表达水平，对评价子宫内膜癌的恶性程度及临床预后有一定的指导意义。李玉梅等指出，伴有 MELF 浸润模式的子宫内膜样癌常出现脉管癌栓及淋巴结转移，然而 MELF 浸润模式的临床病理学意义及其对预后的影响需要更进一步的实验来明确。近年来，刘爱军教授团队对错配修复基因在子宫内膜癌组织中表达情况做了高达 400 多例的临床病例研究，结果表明，MMR 蛋白的异常表达在子宫内膜癌的发生发展过程中发挥重要作用，并提示患者预后不良，免疫组织化学方法及进一步的 *MLH1* 基因甲基化检测可作为初步筛查 LS-EC 的方法．有效指导临床治疗和追踪，降低患者及其家族成员的癌症发病风险。另外，该团队对几种罕见的子宫内膜肿瘤，包括子宫内膜未分化癌、去分化癌、伴有支持细胞样结构的子宫内膜样癌、伴生殖细胞肿瘤成分的子宫腺癌及 FIGO Ⅰ期子宫 Müllerian 腺肉瘤等病理形态学特点及免疫组织化学标记进行了总结及分析，在罕见子宫内膜肿瘤的诊断及鉴别诊断方面提供较大的帮助。

（三）预后及治疗靶点预测相关研究

由于子宫内膜癌症状出现较早，容易早期发现。目前可通过手术、放化疗、内分泌及分子靶向治疗等多种方式治疗，预后相对较好，但是子宫内膜癌患者的总生存率并未得到明显改善，晚期和高危类型患者预后不良。即使是早期子宫内膜癌也有 10%～20% 的复发率，寻找新的治疗方向和治疗靶点一直是研究的重点。冯海利等通过大数据及试验发现，对疑似子宫内膜癌患者可进行 Smac、Bcl-2、Survivin 和 Bax 表达的检测以进行进一步确诊，提高临床确诊率，为今后的临床治疗方案提供新的治疗靶点和思路。刘俊江等研究发现，雌激素受体拮抗剂氟维司群（ICI-182780），可能比他莫昔芬（TAM）更适合子宫内膜样癌患者的内分泌个体化治疗。崔鑫等研究发现，小泛素相关修饰物（SUMO）特异性蛋白酶 1（SENP1），在Ⅰ型子宫内膜癌的发生、发展中发挥重要作用，有望成为治疗子宫内膜癌的新靶点。Chen 等的实验表明，雌激素通过与 ER 结合改善 miR-200c 水平，PTENP1 和 PTEN 可被 miR-200c 抑制，然后激活 PI3K-AKT 途径，这项工作提供了 EEC 发展的新机制和新的潜在治疗目标。Yu 等的研究表明，CIP2A 在子宫内膜样腺癌中过表达，促进恶性生长和侵袭，减少子宫内膜样腺癌细胞系的凋亡，这些结果证实 CIP2A 在子宫内膜样腺癌的发生中起重要作用，可将 CIP2A 确立为临床相关的癌蛋白，并且可能成为潜在治疗靶点。

三、卵巢癌

在我国，卵巢癌发病率居女性生殖系统肿瘤第 3 位，近年呈逐年上升的趋势。是严重威胁女性健康的恶性肿瘤。卵巢癌发病隐匿，缺少有效的早期筛查手段，且病理分类繁杂，死亡率一直高居女性生殖道肿瘤之首。一直是科学研究的重点及难点，选取国内部分研究成果简单分类如下。

（一）卵巢癌发生发展相关基础研究

目前卵巢癌的发病机制尚不明确，尽管已经提出了不同的假说，但是均缺乏系统的研究证明，因此国内外的专家学者都在不遗余力地探索，并且有了很多新的发现。

Tan 等通过研究，揭示了 miR-382 通过调节卵巢癌中的 EMT 靶向 ROR1 来抑制迁移和侵袭，并且可能在卵巢癌起到肿瘤抑制剂的作用。马莉等研究发现，DCR3、Survivin、PDCD5 凋亡相关基因，在浆液性卵巢肿瘤中的蛋白及 mRNA 表达变化，呈一致升高的趋势，其机制可能与调控凋亡有关，进而参与了卵巢肿瘤的发生发展过程，并可为卵巢肿瘤的防治提供一些新策略。张文君等研究发现，晶状体蛋白 αB（αB-crystallin）能够影响卵巢癌 SKOV3 细胞浸润转移，其在Ⅱ型卵巢癌组织中的高表达，可能与其高侵袭潜能相关。Zhang 等认为，尽管存在 SIRT1 激活或过表达，但 siRNA 对 Kruppel 样因子 4（KLF4）的消耗使得卵巢癌细胞更具迁移性和侵袭性。楚广民等研究发现，沉默 mGluR5 表达能显著抑制卵巢癌 SKOV3 细胞的增殖，促进凋亡，降低细胞迁移能力，该过程可能与激活 PTEN/Akt 信号通路有关。王伟等则通过研究得出以下结论：球状 C1q 受体（g C1qR）在卵巢癌细胞凋亡中发挥重要作用，可通过引发线粒体功能障碍，诱导卵巢癌细胞凋亡。晋龙等进行了关于卵巢浆液性癌（OSC）的实验，发现自噬相关基因 *Beclin1* 和 *LC3* 在 OSC 组织中的表达下降，导致自噬功能减弱，可能与 OSC 的发生、发展和预后不良相关。王建瑞等研究发现，脂肪酸合成酶（FAS），在卵巢癌的发生、发展及肿瘤细胞的侵袭和转移中，具有重要的作用，卵巢癌患者的 FAS 表达情况，与卵巢癌的淋巴结转移情况、FIGO 临床分期及组织分化程度有着密切的关系。尹灿等研究发现，有丝分裂原活化蛋白激酶激酶激酶 3（MAP3K3），在卵巢癌组织中高表达，其高表达与卵巢癌 FIGO 分期、发病模式及预后差呈正相关，可能参与了卵巢癌的恶性转化。

（二）诊断与鉴别诊断方面相关研究进展

1. 上皮性肿瘤 杨晓荣等研究发现，联合检测 PI3K、AKT、Survivin，有望成为上皮性卵巢癌临床诊断与鉴别诊断的参考指标。唐灿分析发现，胰岛素生长因子受体 -2（IGF-2R）表达，与卵巢浆液性腺癌的高临床分期、淋巴结转移呈负相关，可能成为卵巢浆液性肿瘤辅助诊断及临床预后的新指标。田雨子等发现，检测尿中 miRNA-200c-3p 可能对卵巢肿瘤具有一定的诊断意义。钱萍等在文章中强调，在诊断起源不明的转移性癌时，鉴别诊断应当把肺腺癌及妇科肿瘤考虑在内，此时联合检测 Napsin A、TTF-1 及 PAX8 的表达有助于确诊。彭燕等通过大量的免疫组织化学认为，pVHL 是一种敏感性高的卵巢透明细胞癌标志物，pVHL 弥漫强（＋）有助于辅助诊断卵巢透明细胞癌，具有潜在的临床价值。李玉洁等在其文章中指出，SATB2 可以联合检测 CK7、CK20 和 SATB2 提高卵巢黏液性腺癌病理诊断的准确性。葛素梅等提出，PAX8、SATB2 抗体是鉴别卵巢黏液性肿瘤来源的重要免疫标志物，具有重要的临床意义。

2. 生殖细胞肿瘤 恶性生殖细胞肿瘤是一组共同起源于胚胎性腺的原始生殖细胞肿瘤，组织学类型复杂多样。不同组织类型，其生物学行为、治疗方式和预后有所不同。目前，用于 MGCTs 病理诊断和分型的免疫组织化学抗体很多，如 PLAP、AE1/AE3、EMA、CD30、HCG、AFP 等，这些抗体虽多重组合，但特异性和敏感性仍不甚满意。近年来，针对 SALL4 在恶性生殖细胞肿瘤病理诊断中的应用，各个专家学者进行了大量研究，郭韦韦等总结，SALL4 可作为 MGCTs 病理诊断的通用免疫标志物，OCT3/4 和 CD117 有助于精原细胞瘤、无性细胞瘤、生殖细胞瘤及胚胎性癌的诊断和鉴别诊断，glypican-3 和 CD117 阳性有助于卵黄囊瘤的诊断。联合检测这 4 个抗体在 MGCTs 的病理诊断和分型中有很高的临床应用价值，可作为一线抗体组合推广运用。此外，丁晓燕等发现，DNMT3L 在原始生殖细胞肿瘤阳性表达率高，对其诊断具有较好的敏感性和特异性，DNA 甲基化的改变，可能在卵巢原始生殖细胞肿瘤的发生过程中起到重要作用。Wang 等总结了 2 例非妊娠性绒毛膜上皮癌的形态学及免疫组织化学特点，此肿瘤非常罕见，HCG 及广谱 CK 往往表达阳性，易早期转移，预后差。

3. 性索间质肿瘤 卵巢性索间质肿瘤是一组少见的原发性卵巢肿瘤，其种类繁多且形态多变，常造成诊断困难。免疫组织化学染色在其诊断中有重要作用，但特异性强且敏感性高的抗体不多。近些年有很多专家对免疫组织化学在卵巢性索间质肿瘤诊断的应用做了很多研究。*FOXL2* 基因是由 1 个 2.7kb 的单外显子组成，定位于 3q23，编码 1 个分叉头的转录因子，是卵泡发生过程颗粒细胞正常分化的关键因子，在出生后其在卵巢持续表达。有专家研究发现卵巢性索间质肿瘤广泛存在 *FOXL2* 突变且免疫组织化学染色阳性，他们认为 FOXL2 免疫染色对卵巢性索间质肿瘤敏感且高度特异，表现优于 α-inhibin 和 Calretinin。此外，Foulkes 等认为关于 *FOXL2* 及 *DICER1* 在性索间质肿瘤中的突变的发现证明了分子研究对传统组织病理学方法的辅助价值价值，但是 Alexandra 等在研究中发现，*FOXL2* 及 *DICER1* 在区分性索间质肿瘤不同肿瘤类型方面几乎没有价值。国内这方面相关研究刚刚起步，有望取得新的进展。

（三）预后及治疗靶点预测相关基础研究

Wang 等研究发现 *ARID1A* 基因和蛋白表达水平的降低与子宫内膜异位症相关卵巢癌的发生发展有关，尤其是透明细胞癌。检测 *ARID1A* mRNA 表达水平可以预测透明细胞癌的总生存期。Li 等建议 miR-205 可通过直接结合 *SMAD4* 和 *PTEN*，作为致癌 miRNA 发挥作用，为卵巢癌的分子治疗提供新的靶点。Wu 等的研究揭示了 miR-221-3p 的肿瘤抑制作用，并直接靶向 ARF4，表明 miR-221-3p 可能是 EOC 临床预后和治疗的新型潜在候选者。Lin 等研究结果表明，NF-κB 在卵巢高级别浆液性癌中有更多的核表达，且 PR 阳性是卵巢浆液性癌的有利预后因素。庞秋华等探索丙酮酸羧化酶（PC），认为 PC 与卵巢癌的发生和发展密切相关，可作为卵巢癌临床治疗的潜在靶点。俞岚等认为，OCT4、Notch1 及 DLL4 的过表达与上皮性卵巢癌（EOC）的组织学分化程度、转移和预后等因素密切相关，联合检测这些指标，可能对于 EOC 患者的病情进展和预后判断给予重要提示。印永祥等在研究过程中发现，IMP3 可能在卵巢癌的发生、发展过程中发挥协同作用，CD44 在腹膜转移中起重要作用，可能作为新的靶向治疗指标。杨洋等指出，Tiam1 蛋白在卵巢癌组织中明显高表达，认为其表达水平与卵巢癌患者的预后密切相关。郭春芳等发现，长链非编码 RNA（lncRNA）NEAT1 和羧基末端结合蛋白 2（CTBP2），在卵巢癌患者组织中高表达，两者具有相关性，且与 FIGO 分期、肿瘤分级、淋巴结转移及预后密切相关，可作为卵巢癌的早期诊断标记与治疗靶点。孙婷等认为，miR-144-3p、SGK3 表达异常与上皮性卵巢癌的发生、发展有关，可能成为上皮性卵巢癌临床治疗及预后的新靶点。何喻等研究发现，miRNA-124 可能通过靶向表皮生长因子受体（EGFR）调节 EOC 的转移，其可能成为治疗 EOC 潜在靶点，但是具体作用机制还需要进一步体内外研究。李金航等发现敲低 *CUEDC2* 基因表达可增强卵巢癌细胞对顺铂的敏感性，Wang 等进一步研究发现 *CUEDC2* 可能通过调节 P38MAPK 信号通路影响卵巢癌对化疗药物的敏感性，有望成为解决化疗药物耐药性的重要潜在靶点。

综上所述，3 年来国内在妇科病理方面的临床及基础研究均有长足进步，随着人口的老龄化，随着社会经济、文化、生态及生活方式的改变，女性生殖系统疾病的发病率还会继续上升。鉴于中国人口众多、人群基数大，病源丰富，但各地发展不平衡，还需加强多中心合作研究，为全面提高国内妇产科疾病的诊治水平发挥病理学研究应有的贡献。人们对自然、对生命、对人类、对疾病、对医学都应充满敬畏之情，始终铭记医学誓言，攻坚克难，竭尽全力除人类之病痛，助健康之完美。

参 考 文 献

[1] 黄建伟，田学智，张王娜，等. HPVL1 及 P16 蛋白在诊断宫颈鳞状上皮病变的应用及价值. 河南科技大学学报（医学版），2016，34（04）：259-261.

[2] 邓玮，姜歆，吕玉宇，等. 宫颈鳞状上皮内瘤变中 HPV-L1 壳蛋白和磷酸化组蛋白 H3 的表达及意义. 成都医学院学报，2017（2）.

[3] 钱金林，李青，刘华，等. HPV L1 壳蛋白在 HPV 单型感染和多重感染中的表达意义. 中国肿瘤外科杂志，2018，10（6）：389-392.

[4] 赵健，贺丹，王晓，等. 宫颈病变中人乳头瘤病毒来源 E7 蛋白表达及意义研究. 中国实用妇科与产科杂志，2018，34（6）：654-657.

[5] 郭玲，朱晓燕，黄明，等. 宫颈癌组织中 DNA 甲基转移酶的表达及其与高危型人乳头瘤病毒感染的关系. 广西医科大学学报，2018，35（2）：197-200.

[6] Kong J, Di C, Piao J, et al. Ezrin contributes to cervical cancer progression through induction of epithelial-mesenchymal transition. Oncotarget, 2016, 7(15): 19631-19642.

[7] 侯兴华，孙笑非，李春杨，等. 子宫颈癌、子宫颈上皮内病变组织中 SIRT1、HPV16/18E6 的表达及其意义. 临床与实验病理学杂志，2016，32（9）：994-997.

[8] 简燚，廖媛，曾冬梅，等. TK1、Ki-67 和 p16 在宫颈上皮内瘤变和宫颈癌中的表达及临床意义. 诊断病理学杂志，2016，23（10）：789-791.

[9] 余少敏，成敏，侯靓思，等. 热休克因子 1 表达与宫颈癌临床病理特征及生存的关系. 第三军医大学学报，2017，39（6）：560-563.

[10] 吴和刚，张绫，李天永，等. IMP3、ERK2 在子宫颈鳞癌中的表达及其相关性. 现代肿瘤医学，2017，25（18）：2971-2974.

[11] Tang J, Yang Z, Wang Z, et al. Foxp3 is correlated with VEGF-C expression and lymphangiogenesis in cervical cancer. World journal of surgical oncology, 2017, 15(1): 173.

[12] Pang T, Li M, Zhang Y, et al. Y Box-Binding Protein 1 Promotes Epithelial-Mesenchymal Transition, Invasion, and Metastasis of Cervical Cancer via Enhancing the Expressions of Snail. Int J Gynecol Cancer, 2017, 27(8): 1753-1760.

[13] 焦娟，徐丽秀，肖金宝，等. Pin1 蛋白与上皮间质转化相关蛋白在宫颈鳞癌中的表达及意义. 新疆医科大学学报，2017，40（10）：1333-1337.

[14] 张茂娜，张弘，张军，等. miR-451a 过表达对宫颈癌细胞增殖和凋亡的影响及其分子机制. 山西医科大学学报，2017，48（11）：1145-1148.

[15] 陈晓燕，李庆姝. 淋巴管生成与细胞间粘附分子 -1 在宫颈癌中表达的临床意义. 重庆医科大学学报，2018，43（2）：250-254.

[16] 周婵萍，张普，周伶俐，等. P16-（INK4A）和 KISS-1 在宫颈癌组织中的表达及临床意义. 中国妇幼健康研究，2018，29（12）：1556-1559.

[17] 朱峻峰，陈路，王清，等. 微小 RNA Let-7a 在子宫颈鳞状细胞癌发生发展过程中的作用及相关性研究. 东南大学学报（医学版），2018，37（4）：616-619.

[18] Wang A, Zhang Y, Cao P. Inhibition of BAP31 expression inhibits cervical cancer progression by suppressing metastasis and inducing intrinsic and extrinsic apoptosis. Biochemical and biophysical research communications, 2019, 508(2): 499-506.

[19] 廖媛，简燚，罗克枢. 增殖细胞核抗原 67 与胸腺激酶 1 在宫颈上皮内瘤变及宫颈癌中的表达. 实用医院临床杂志，2017，14（1）：55-58.

[20] 钟萍萍，顾依群，孙笑非，等. p16 和 Ki-67 在低级别鳞状上皮内病变预测持续性高危型 HPV 感染中的应

用价值. 诊断病理学杂志，2017，24（1）：45-48.
[21] 印永祥，赵华，梁洁，等. 细胞免疫化学 p16/Ki-67 双染预测子宫颈上皮内高级别瘤变. 临床与实验病理学杂志，2017，33（3）：282-286.
[22] 刘玉艳，单景军，董丽，等. p16/Ki-67 双染和高危型 HPV 检测在高级别鳞状上皮内病变的应用. 诊断病理学杂志，2017，24（4）：278-280＋287.
[23] 杨小凤，刘芳，武明莉，等. p16 和 Ki-67 蛋白在宫颈组织中的表达及其对宫颈早期癌变的预警作用. 广东医学，2017，38（17）：2641-2644.
[24] 梅兴明，梁智敏，张嫕，等. 宫颈癌及宫颈上皮内瘤变组织 CDK8 表达临床意义. 中华肿瘤防治杂志，2016，23（S2）：48-49，53.
[25] 钱萍，高宝莲. 子宫颈鳞状细胞癌中 Lgr5 的表达及其临床意义. 临床与实验病理学杂志，2017，33（1）：42-45.
[26] 杨旭峰，雷龙春，成争艳. 宫颈鳞癌组织 TROP2 蛋白的表达特点及其与预后的相关性. 临床与病理杂志，2018，38（11）：2371-2377.
[27] 程艳，刘钧. 去泛素化酶 USP9X 在宫颈鳞癌中的表达及临床意义. 现代肿瘤医学，2016，24（18）：2947-2950.
[28] 肖峰，颜红柱，邹珏，等. 子宫颈鳞状上皮内病变和鳞状细胞癌中 CENP-F、Ki-67 的表达及意义. 临床与实验病理学杂志，2017，33（5）：562-564.
[29] 王忠杰，余平，朱秀坤，等. microRNA-145 表达对宫颈癌 Hela 细胞增殖及凋亡的影响. 现代生物医学进展，2018，18（1）：57-60＋99.
[30] Zhao HB, Zhang XF, Jia XL, et al. Grb7 is over-expressed in cervical cancer and facilitate invasion and inhibit apoptosis in cervical cancer cells. Pathology, research and practice, 2017, 213(9): 1180-1184.
[31] Sanches JGP, Xu Y, Yabasin IB, et al. miR-501 is upregulated in cervical cancer and promotes cell proliferation, migration and invasion by targeting CYLD. Chemico-biological interactions, 2018, 285: 85-95.
[32] 朱清，吴礼高，冯振中. 下调 Snail 基因对子宫内膜癌增殖和侵袭的影响. 临床与实验病理学杂志，2016，32（5）：519-522.
[33] Sheng Y, Wang H, Liu D, et al. Methylation of tumor suppressor gene CDH13 and SHP1 promoters and their epigenetic regulation by the UHRF1/PRMT5 complex in endometrial carcinoma. Gynecol Oncol, 2016, 140(1): 145-151.
[34] 何惠嫦，黄瑾，陈应智，等. EMP2、TTF-1 在子宫内膜增生症和子宫内膜样腺癌中的表达及意义. 海南医学，2017，28（11）：1732-1735.
[35] Zhang HM, Fan TT, Li W, et al. Expressions and significances of TTF-1 and PTEN in early endometrial cancer. European review for medical and pharmacological sciences, 2017, 21(3 Suppl): 20-26.
[36] 高灵通，刘玮. MTA2 在子宫内膜癌中的表达及其与临床病理特征的关系. 上海交通大学学报（医学版），2018，38（1）：52-56.
[37] Xin X, Li Y, Yang X. SIX1 is overexpressed in endometrial carcinoma and promotes the malignant behavior of cancer cells through ERK and AKT signaling. Oncol Lett, 2016, 12(5): 3435-3440.
[38] 刘蒙蒙，袁丹，周正平，等. ER 拮抗剂对人子宫内膜样癌 JEC 细胞中 ER 中、ER 中、p57-（kip2）表达

的影响. 临床与实验病理学杂志，2018，34（3）：288-294.

[39] 宋露露，宋文静. 子宫内膜样癌及其前驱病变 YAP1、PTEN 和 eIF4E 的表达及意义. 天津医科大学学报，2017，23（5）：412-414＋418.

[40] 熊中堂，江庆萍，刘少颜，等. 子宫内膜样腺癌中 Stathmin 和 Ki-67 的表达及意义. 临床与病理杂志，2017，37（7）：1361-1366.

[41] 胡名娟，罗孟聿，王美超，等. E-cadherin 和 Fascin 在子宫内膜样腺癌联合表达的临床病理意义. 中南医学科学杂志，2016，44（2）：135-139＋157.

[42] 古聪敏，高秋，陈峥嵘，等. 蛋白酶活化受体 PAR-1 在子宫内膜癌组织中的表达及意义. 诊断病理学杂志，2016，23（9）：697-700.

[43] 李玉梅，黄伟，范思格，等. 子宫内膜样癌中 MELF 浸润模式的临床病理意义. 临床与实验病理学杂志，2018，34（12）：1326-1330.

[44] 晋薇，王利群，刘有，等. 子宫内膜癌组织中 MMR 蛋白表达及 MLH1 基因甲基化的临床意义. 中华妇产科杂志，2018，12：823-830.

[45] 晋薇，马亚琪，王昀，等. 错配修复基因 MLH1、MSH2、MSH6 及 PMS2 在子宫内膜癌中的表达及临床意义. 诊断病理学杂志，2018，05：335-339.

[46] 王昀，晋薇，宋欣，等. 子宫内膜未分化及去分化癌 8 例临床病理特点. 诊断病理学杂志，2017，04：252-257.

[47] 王昀，刘爱军，陈鑫，等. 国际妇产科联盟Ⅰ期子宫 Müllerian 腺肉瘤的预后相关临床病理学特征. 中华病理学杂志，2018，05：334-338.

[48] 马亚琪，孟刚，刘爱军，等. 伴生殖细胞肿瘤成分的子宫腺癌的临床病理研究. 诊断病理学杂志，2018，05：325-329.

[49] 王利群，王昀，马亚琪，等. 伴有支持细胞样结构的子宫内膜样癌临床病理观察. 诊断病理学杂志，2016，04：252-254.

[50] 冯海利，侯亮. Smac、Bcl-2、Survivin 和 Bax 在早期子宫内膜癌中的表达与预后的相关性分析. 中国妇幼保健，2016，31（20）：4275-4279.

[51] 刘俊江，袁丹，周正平，等. 雌激素受体拮抗剂对人子宫内膜样癌 Ishikawa 细胞增殖的影响及可能的作用机制. 肿瘤，2018，38（7）：652-661.

[52] 崔鑫，张采欣，李云辉，等. SUMO 特异性蛋白酶 1 和 ER 性在Ⅰ型子宫内膜癌组织中的表达及其临床意义. 临床与病理杂志，2017，37（10）：2062-2066.

[53] Chen R, Zhang M, Liu W, et al. Estrogen affects the negative feedback loop of PTENP1-miR200c to inhibit PTEN expression in the development of endometrioid endometrial carcinoma. Cell death & disease, 2018, 10(1): 4.

[54] Yu N, Zhang T, Zhao D, et al. CIP2A is overexpressed in human endometrioid adenocarcinoma and regulates cell proliferation, invasion and apoptosis. Pathology, research and practice, 2018, 214(2): 233-239.

[55] Tan H, He Q, Gong G, et al. miR-382 inhibits migration and invasion by targeting ROR1 through regulating EMT in ovarian cancer. International journal of oncology, 2016, 48(1): 181-190.

[56] 马莉，康石清，苗莉，等. 浆液性卵巢肿瘤组织中 DCR3、Survivin、PDCD5 的表达. 现代肿瘤医学，

2016，24（18）：2943-2946.

[57] 张文君，刘斌，令狐华．晶状体蛋白 α 状对卵巢癌细胞恶性行为的影响．第三军医大学学报，2017，39（03）：223-228.

[58] Zhang X, Chen J, Sun L, et al. SIRT1 deacetylates KLF4 to activate Claudin-5 transcription in ovarian cancer cells. Journal of cellular biochemistry, 2018, 119(2): 2418-2426.

[59] 楚广民，张建波，孙森森．沉默 mGluR5 对卵巢癌 SKOV3 细胞生物学特性的影响及其机制研究．临床肿瘤学杂志，2017，22（8）：683-687.

[60] 王伟，纪捷，程雪，等．卵巢癌中 gC1qR 的表达及其凋亡机制．临床与实验病理学杂志，2017，33（11）：1213-1218.

[61] 晋龙，眭玉霞，孙阳，等．自噬相关基因 *Beclin1* 和 *LC3* 在卵巢浆液性癌中的表达及临床意义．临床与实验病理学杂志，2017，33（11）：1219-1224.

[62] 王建瑞，韩滨，李珂．脂肪酸合成酶在卵巢癌组织中的表达及其与临床特征的关系研究．癌症进展，2018，16（6）：760-762.

[63] 尹灿，张莹，董玉玲，等．人卵巢癌组织中 MAP3K3 mRNA 的表达及预后分析．临床与实验病理学杂志，2018，34（3）：248-252.

[64] 杨晓荣，郑洪，谭娜，等．PI3K/AKT 信号通路与 Survivin 在上皮性卵巢肿瘤中的表达及相关性．临床与病理杂志，2016，36（3）：231-236.

[65] 唐灿，邹琼，粟占三，等．卵巢浆液性肿瘤中 IGF-2R 的表达及其意义．临床与实验病理学杂志，2016，32（9）：1041-1043.

[66] 田雨子，孙金剑，吴帆，等．卵巢肿瘤患者尿液中 miRNA-200c-3p 的表达及意义．现代妇产科进展，2016，25（9）：658-660.

[67] 钱萍，高宝莲．卵巢及子宫透明细胞癌、子宫内膜样癌中 NapsinA、TTF-1、PAX8 及 CA125 的表达及意义．临床与实验病理学杂志，2017，33（2）：192-194.

[68] 彭燕，何杰，翁海燕，等．卵巢透明细胞癌中 pVHL 的诊断价值和意义．诊断病理学杂志，2017，24（11）：841-843＋847.

[69] 李玉洁，曹立宇，蔡永萍，等．联合检测 CK7、CK20 和 SATB2 在卵巢原发性黏液腺癌和转移性结直肠腺癌中的表达及鉴别意义．临床与实验病理学杂志，2018，34（4）：399-403.

[70] 葛素梅，强贤，欧阳俊，等．PAX8 和 SATB2 在卵巢黏液性肿瘤的诊断与鉴别诊断的意义．诊断病理学杂志，2018，25（12）：830-833.

[71] 郭韦韦，敖启林，彭晓蓉，等．联合检测 SALL4、OCT3/4、CD117 和 glypican-3 在恶性生殖细胞肿瘤诊断及分型中的应用．中国组织化学与细胞化学杂志，2017，26（6）：577-583.

[72] 丁晓燕，张采欣，周磊，等．DNMT3L 在卵巢恶性生殖细胞肿瘤中的表达及其临床病理特征．临床与病理杂志，2018，38（8）：1608-1613.

[73] Wang Q, Guo C, Zou L, et al. Clinicopathological analysis of non-gestational ovarian choriocarcinoma: Report of two cases and review of the literature.

[74] Li Y, Zhang L, Hu Y, et al. Beta-catenin directs the transformation of testis Sertoli cells to ovarian granulosa-likecells by

inducing Foxl2 expression. J Biol Chem, 2017, 292(43): 17577 – 17586.

[75] Foulkes WD, Gore M, McCluggage WG. Rare non-epithelial ovarian neoplasms: Pathology, genetics and treatment. Gynecol Oncol, 2016, 142(1): 190.

[76] Meurgey A, Descotes F, Mery-Lamarche E, et al. Lack of mutation of DICER1 and FOXL2 genes in microcystic stromal tumor of the ovary. Virchows Arch, 2017, 470(2): 225 - 229.

[77] Wang Q, Wang L, L Y, et al. Expression and significance of ARID1A mRNA in endometriosis- associated ovarian cancer. J BUON, 2017, 22(5): 1314-1321.

[78] Lin J, Xi C, Liu C, et al. Immunostaining Study on the Expression of NF-kappaB, ER, and PR in Ovarian Serous Carcinoma. Int J Gynecol Pathol, 2017, 36(1): 58-63.

[79] Wu Q, Ren X, Zhang Y, et al. MiR-221-3p targets ARF4 and inhibits the proliferation and migration of epithelial ovarian cancer cells. Biochemical and biophysical research communications, 2018, 497(4): 1162-1170.

[80] Lin J, Xi C, Liu C, et al. Immunostaining Study on the Expression of NF-kappaB, ER, and PR in Ovarian Serous Carcinoma. Int J Gynecol Pathol, 2017, 36(1): 58-63.

[81] 庞秋华，邢颖，李婧，等. 丙酮酸羧化酶在上皮性卵巢癌中的表达及其生物学意义. 肿瘤,2016,36（05）: 552-559.

[82] 俞岚，焦云杰，周蕾，等. 上皮性卵巢癌中八聚体结合转录因子 4、Notch1 及 DLL4 的表达及其临床意义. 南方医科大学学报，2017，37（4）：444-450.

[83] 印永祥，王曦辉，赵华，等. CD44 及 IMP3 在上皮性卵巢癌中的表达. 中国妇幼保健，2017，32（10）: 2212-2214.

[84] 杨洋，孙洁，朱光，等. 卵巢癌中 Tiam1 蛋白过表达的临床病理学意义. 临床与实验病理学杂志，2017，33（9）：945-949.

[85] 郭春芳，李华强，陈晏林. 卵巢癌患者组织中 lncRNA NEAT1 和 CTBP2 表达水平及其与临床病理特征的关系. 临床和实验医学杂志，2018，17（12）：1285-1289.

[86] 孙婷，王伟，何向蕾. 卵巢癌中 miR-144-3p 和 SGK3 的表达水平及临床意义. 医学研究杂志，2018，47（09）：81-86.

[87] 何喻，任莹，丛玲华. 上皮性卵巢癌原发灶和转移灶中 miRNA-124 表达水平的研究. 中国妇幼健康研究，2018，29（11）：1494-1497.

[88] 李金航，王爱春，周涛，等. 敲低 *CUEDC2* 基因表达可增强卵巢癌细胞对顺铂的敏感性. 解放军医学院学报，2018，01：65-68＋81.

[89] Wang A, Li J, Zhou T, et al. CUEDC2 Contributes to Cisplatin-Based Chemotherapy Resistance in Ovarian Serious Carcinoma by Regulating p38 MAPK Signaling. J Cancer, 2019, 10(8): 1800-1807

（曹文枫　王爱春　刘爱军　戚基萍　邱雪杉）

第十四节　头颈部病理诊断和研究进展

一、甲状腺

（一）桥本甲状腺炎（HT）

桥本甲状腺炎是最常见的甲状腺炎性疾病，主要发生于40岁以上的女性，表现为甲状腺弥漫性增大，质硬韧，初期可伴有轻度甲状腺功能亢进的症状，后期出现甲状腺功能低下。李苗等研究发现桥本甲状腺炎的发生在汉族人群中与*SEPS1*基因多态性密切相关，在女性群体和整个群体中rs28665122与桥本甲状腺炎显著相关（等位基因*P*分别为0.002 644和0.000 518，基因型*P*分别为0.010 326和0.002 731），进一步基于单体型的分析表明，rs2009895-rs28665122单体型也仅在女性群体中与桥本甲状腺炎显著相关（*P*=0.003 6），而在男性群体中不相关。桥本甲状腺炎常合并甲状腺乳头状癌（PTC）和淋巴瘤。郝占宇等研究发现，HT合并PTC多见于女性，发病年龄较早，可伴有甲状腺弥漫性肿大及血清自身免疫抗体的升高，早期即可出现淋巴结转移。提示对HT患者应定期复查，以利其早期病变的诊疗。伦语等研究了肿瘤浸润淋巴细胞与桥本甲状腺炎对甲状腺乳头状癌临床病理学特征的影响发现，合并HT的患者在在发病年龄、被膜浸润概率及TNM分期等指标上优于无或轻度肿瘤浸润淋巴细胞者，而合并明显肿瘤浸润淋巴细胞的PTC患者则无差异。而在淋巴结转移方面，未表现出差异。认为合并HT的PTC患者均表现出相对较好的临床病理学指标，提示更好的预后。弥漫大B细胞淋巴瘤和黏膜相关淋巴组织B细胞淋巴瘤是甲状腺淋巴瘤的常见类型。孙阳阳等报道了近期最大的一宗桥本甲状腺炎合并淋巴瘤的病例，在14例病例中，弥漫大B细胞淋巴瘤和黏膜相关淋巴组织淋巴瘤各占5例（各占比35.7%），同时还有1例两者合并发生的病例。甲状腺原发性淋巴瘤少见，与HT的发生密切相关，免疫组织化学标记有助于确诊。

（二）甲状腺乳头状癌（PTC）

PTC是最常见的甲状腺恶性肿瘤，同时也是发病率增长最快的恶性肿瘤之一。儿童甲状腺癌是指发病年龄＜14岁的儿童中的甲状腺恶性肿瘤。栗安刚等研究发现儿童甲状腺癌具有与成人相似的病理组织学特征和免疫组织化学表现。PTC在女性有较高的发病率。女性甲状腺癌存在病理分期晚、病理分型差、淋巴结转移、远处转移及局部侵犯率高等不良预后因素，早期影像学检查对临床治疗具有指导意义。甲状腺微小乳头状癌是冷冻病理诊断中的难点，一项研究显示确诊率只有76%，而误诊率为8%，漏诊率为6.7%，延迟诊断率为9.3%。因此，在制作切片时规范取材方式，并掌握冷冻制片的细胞形态和组织结构特点，认真进行鉴别诊断能在一定程度上提高其诊断的准确率。甲状腺微小乳头状癌*Braf*基因突变率（43.7%）低于PTC（70.8%），*Braf*基因突变与甲状腺腺外侵犯、中央区淋巴结转移及较高的肿瘤分期有关。端粒酶逆转录酶（TERT）是端粒酶的催化亚基，TERT启动子区最常见的2个突变位点（C228T和C250T）能够增强TERT启动子的转录活性，促进甲状腺癌的发生。杨钿等研究了326例PTC中的TERT突变情况，发现TERT突变率为3.7%（11/326），其中

C228T 位点突变 9 例，C250T 位点突变 2 例；研究显示 TERT 启动子突变与患者年龄、肿瘤最大径、是否甲状腺腺外侵犯、T 分期、AJCC 分期及复发 / 远处转移有关；PTC 患者 BRAF V600E 和 TERT 启动子共突变时具有更高的侵袭性。刘志英等研究了 miRNA-221 在甲状腺乳头状癌中的表达及与临床病理特征的关系，发现 miRNA-221 在甲状腺乳头状癌组织中的表达明显高于甲状腺良性病变组织和正常甲状腺组织（$P<0.05$）；miRNA-221 的表达水平与甲状腺乳头状癌组织的病理分级具有明显的相关性（$r=0.823$，$P<0.05$）。提示 miRNA-221 可能在甲状腺乳头状癌的发生发展中有重要作用。顾龙等研究发现：甲状腺的良性肿瘤与癌在 DNA 甲基化水平上存在显著差异；参与恶性肿瘤相关的信号通路包括 T 细胞受体的信号通路，Jak-STAT 信号通路与细胞因子 - 细胞因子受体相互作用信号通路等炎症相关信号通路。该研究提示炎症的相关生物信息学通路与甲状腺肿瘤的发生发展密切相关，为甲状腺恶性肿瘤发生发展机制的阐明与潜在药物靶点的选择提供了新的思路与方向。

二、甲状旁腺

甲状旁腺非典型腺瘤（APA）是介于腺瘤和癌之间的肿瘤类型，是指具有某些倾向于恶性的特征，但无明确浸润证据的情况下使用的诊断术语。刘宝岳等研究了 37 例非典型甲状旁腺腺瘤临床病理特征，其中男性 15 例，女性 22 例，女性居多。发病年龄 23～78 岁，平均年龄 48.3 岁。肿瘤最大径 0.8～5.0cm，8 例（22.9%）可见完整包膜，余标本包膜不完整或与周围组织粘连。镜下，29 例（78.4%）见宽大的不规则胶原纤维带，并移行或延伸到肿瘤包膜；32 例（86.5%）见肿瘤包膜非穿透性浸润；18 例（48.6%）肿瘤细胞呈不同程度的异型性；7 例（18.9%）偶见病理性核分裂，全部<5 个 /50HPF 的标准；3 例（8.1%）见小灶性坏死。随访结果，4 例复发，复发率为 10.8%，复发后全部诊断为恶性，2 例包膜侵犯，1 例血管侵犯，1 例肺转移。笔者提出建议：APA 组织学接近于癌，但绝大部分预后良好，类似于普通腺瘤。病理医师应严格掌握 APA 的诊断标准并进行严密随访，避免个别恶性肿瘤被误诊。

三、涎腺

1. IgG4 相关性涎腺炎 IgG4 相关性涎腺炎是自身免疫相关性疾病，赵丽华等报道 3 例 IgG4 相关慢性硬化性涎腺炎病例，对其临床病理特点进行了观察分析。3 例患者血清 IgG、IgG4 异常增高，涎腺组织内表现为 IgG4 阳性浆细胞为主的浸润及纤维化、硬化性炎。免疫组织化学检测 IgG、IgG4 可以辅助慢性硬化性涎腺炎的病理诊断。

2. 乳腺样分泌性癌（MASC） 涎腺乳腺样分泌性癌是 2017 年 WHO 头颈部肿瘤分类中新增加的肿瘤类型。与乳腺分泌性癌具有相似的形态学、免疫表型及分子遗传学特征。既往经常诊断为腺泡细胞癌或非特指型腺癌。陈建欧等报道 4 例 MASC，对其临床病理特点和免疫组织化学表达情况进行了研究分析。4 例中男女各 2 例，发病年龄 29—70 岁。3 例位于腮腺，1 例位于软腭。肿瘤最大长径 1.4～2.7cm。镜下肿瘤表现为无包膜，由纤细的间质分隔呈结节状，结节内瘤细胞呈实性、腺泡状、管囊状及乳头状排列，可见丰富的黏液沉积，瘤细胞常见胞质内空泡，核较温和，核分裂象罕见。免疫组织化学染色4例均弥漫强表达S100和CK7，3例局灶表达GCDFP15，均不表达CK20、DOG1、SMA、P63和calponin。Ki-67增殖指数均<5%。4例肿瘤随访9～102个月（中位时间55个月），未见复发或转移。倪海春等也报道了3例，这3例免疫组织化学表达情况为：肿瘤细胞CK8/18、GATA-3、Mammaglobin、S-100、vimentin、SOX10均阳性，p63、SMA、Calponin、CK14和DOG1均阴性。分子改变特征为*ETV6.NTRK3*基因融合，t（12；15）（p13；q25）。

3. 涎腺导管癌（SDC） SDC为涎腺来源的高级别恶性肿瘤，何时等对31例SDC临床病理情况进行了分析。SDC形态学上类似乳腺导管癌，肿瘤细胞通常为腺样、条索样、乳头样、实性，细胞异型性明显，通常可见导管原位癌成分。免疫组织化学分析20例中19例AR阳性，8例HER2阳性，19例GATA3阳性。结论：SDC是一种高度恶性的涎腺肿瘤，其预后较差，通常发生早期转移、局部复发。贾俊晓等报道1例发生于喉部小涎腺的涎腺导管癌。肉瘤样亚型为SDC的罕见类型，高利昆等对一例肉瘤样型SDC进行了研究。患者男性，69岁。肿块位于右侧颌下腺区，边界不清。切面灰白、灰红色。组织学见肿瘤由上皮及间质两种成分组成，上皮成分具有典型的SDC特征，约占40%，肉瘤成分由间变的梭形细胞、多核巨细胞、横纹肌样细胞形成，约占60%，细胞非典型性明显，部分呈血管外皮瘤样结构；癌及肉瘤样成分相互移行。免疫组织化学显示上皮细胞CK、EMA、AR、GCDFP-15均（+），vimentin、Her-2部分（+）；肉瘤成分vimentin（+），S-100、CK、EMA、Myo D1、myogenin部分（+），p63弱（+），CEA、CK7、CK20、calponin、GCDFP-15、AR、Her-2均为阴性。

4. 腺样囊性癌（ACC） ACC为发病率最高的涎腺恶性肿瘤之一，ACC的研究成为涎腺肿瘤研究最活跃的领域。王川宁等研究发现：miR-24-3p在涎腺腺样囊性癌中低表达，过表达miR-24-3p能够抑制涎腺腺样囊性癌细胞的增殖与侵袭能力。上调miR-9的表达可显著抑制ACC-M细胞的侵袭能力，其机制可能与AKT信号通路介导的MMP-2，9蛋白的表达下调密切相关。魏雪等采用免疫组织化学和荧光原位杂交方法研究了*MYB*基因在ACC中的表达情况，发现免疫组织化学MYB 100%核阳性，而荧光原位杂交82.4%阳性，可以为ACC的诊断提供辅助。温庆良等研究了FOXF1在ACC中的表达，发现年龄、FOXF1表达是ACC患者复发的独立影响因素，ACC组织*FOXF1*阳性表达患者的5年无瘤生存率高于阴性表达患者（81.2%*vs.* 50.9%，$P<0.05$）。提示*FOXF1*在ACC的发生、发展中发挥肿瘤抑制因子的作用，且可能是ACC预后较好的预测指标。罗亚东等研究了PGAM1Z在ACC中的表达及临床意义，发现PGAM1在实体型ACC的表达明显高于筛孔型和腺管型ACC（$P<0.05$），PGAM1的表达与性别、年龄和发生部位等无关（$P>0.05$）。*PGAM1*基因表达下调后细胞的迁移和侵袭能力明显减弱（$P<0.05$），基质金属蛋白酶-2（MMP-2）、MMP-9的表达也明显下调（$P<0.05$），但细胞增殖和细胞周期比例没有变化（$P>0.05$）。提示：PGAM1在ACC中的表达与其病理分型有关。而PGAM1的表达下调可以显著抑制ACC的迁移和侵袭能力。裴浩等研究发现ACC组织中STAT6蛋白呈高表达，下调*STAT6*基因表达可抑制细胞增殖、迁移及侵袭。孙玉满等研究了ACC中HPV感染及相关基因的表达情况，发结果在涎腺ACC组织中未检测出HPV；p53、p16、EGFR及Cdc2蛋白在涎腺ACC组织中呈不同程度表达，p16不能作为涎腺ACC患者HPV感染状态的替代指标；EGFR及Cdc2阳性表达是涎腺ACC患者预后的独立危险因素，临床对EGFR及Cdc2蛋白表达患者应密切随访。而鲍合刚等研究了HIF-1α和Bcl-2在ACC中的表达，发现它们的表达水平与ACC的分期相关。靳勇勇研究了整合素连接激酶（ILK）和MMP-9在ACC中的表达，发现ILK

和 MMP-9 在 SACC 组织中呈高表达，可能共同协同参与了肿瘤细胞侵袭、转移过程。汪佳等研究了 DNA 结合分化抑制蛋白 -1（Id-1）和血管内皮生长因子（VEGF）在涎腺腺样囊性癌中的表达及与肿瘤侵袭、转移的关系，发现 Id-1 和 VEGF 与涎腺腺样囊性癌的侵袭、转移密切相关，两者可能在涎腺腺样囊性癌的演进中存在协同作用，相互影响。陈占伟等研究了促凋亡蛋白 BNIP3 在 ACC 中的表达，以及与临床病理特征及患者预后的关系，发现 BNIP3 阴性表达组的总体存活率高于 BNIP3 阳性表达组（$P<0.05$），提示 BNIP3 在 ACC 的发生、发展中可能发挥着重要作用。

5. 黏液表皮样癌（MEC） MEC 是涎腺常见恶性肿瘤之一，邓丽霞等研究了 MEC 的预后因素，发现 76 例 MEC 患者总体 5 年无疾病生存（DFS）率为 84.0%，5 年总生存（OS）率为 94.0%。多因素分析显示淋巴结转移是影响大涎腺 MEC 患者无疾病生存的独立预后因素，病理分级是影响患者 DFS 和 OS 的独立预后因素。在 63 例腮腺来源的 MEC 患者中，以 DFS 为临床终点，腮腺深浅叶全切除是独立于病理分级的重要预后因子。

四、鼻腔、鼻窦及鼻咽

朴颖实等研究了鼻腔、鼻窦 Rosai-Dorfman 病（Rosai-Dorfman disease，RDD）与鼻硬结病的临床病理特征，比较了两者的异同，提出了鉴别诊断要点，作者认为 RDD 是系统性疾病，鼻硬结病多局限于上呼吸道；组织形态学、免疫组织化学（S-100、CD68）及特染（WS）有助于鉴别诊断；纤维化明显时，两者需与 IgG4 相关性疾病鉴别。

许琳等研究了鼻窦和扁桃体炎性肌纤维母细胞肿瘤（IMT）的临床病理特点、诊断与鉴别诊断，结果显示：IMT 镜下主要由肌纤维母细胞、纤维母细胞和炎细胞组成，表现为黏液丰富区和富于细胞区，梭形和星芒状肿瘤细胞散在或束状排列，间质可见大量纤细扩张的小血管网；所有病例 vimentin、SMA 和 IgG（＋），部分病例 desmin 和 CD68（＋）。2 例目前均存活，1 例复发。

白玉萍等研究了鼻咽乳头状腺癌的临床病理特点，认为鼻咽乳头状腺癌是好发于鼻咽部的一种低级别恶性肿瘤，除鼻咽部外，该肿瘤也可发生于鼻中隔尤其是鼻中隔后端；除乳头和腺体结构，鼻咽乳头状腺癌也常见梭形细胞成分；免疫组织化学染色 TTF-1（＋）是诊断鼻咽乳头状腺癌的重要线索，但不是诊断该肿瘤的必要条件。

参 考 文 献

[1] 李苗，等. *SEPS1* 基因多态性与汉族人群桥本甲状腺炎的遗传关联. 西安交通大学学报（医学版），2017，38（2）：235-241.

[2] 伦语，等. 肿瘤浸润淋巴细胞与桥本甲状腺炎对甲状腺乳头状癌临床病理学特征的影响. 中华普通外科杂志，2019，1：72-73.

[3] 孙阳阳，等. 桥本甲状腺炎合并甲状腺原发性非霍奇金淋巴瘤 14 例临床病理观察. 蚌埠医学院学，2017，11（18）：677-679.

[4] 栗安刚，等. 儿童甲状腺乳头状癌的病理表现. 实用医药杂志，2018，35（06）：522-523.
[5] 付振，等. 女性甲状腺癌的病理与预后分析. 现代生物学进展，2015，15（14）：2703-2706.
[6] 顾军军，等. 术中冰冻病理诊断在甲状腺微小乳头状癌患者中的应用分析. 现代诊断与治疗，2018，29（07）：1118-1119.
[7] 李征毅，等. 甲状腺乳头状癌 BRAF 基因突变与超声及病理特征相关性研究. 新医学，2018，49（11）：828-833.
[8] 杨钿，等. BRAF V600E 和 TERT 启动子突变与甲状腺乳头状癌临床病理特征的关系. 四川大学学报（医学版），2019，50（6）：919-924.
[9] 刘志英，等. miRNA-221 表达与甲状腺乳头状癌临床病理分期的关系研究. 癌症进展，2015，13（5）：538-540.
[10] 顾龙，等. 同一患者中甲状腺良性瘤与癌组织 DNA 甲基化差异基因的炎症相关信号通路分析. 实用医学杂志，2015，31（6）：901-904.
[11] 刘宝岳，等. 甲状旁腺非典型腺瘤临床病理学观察. 诊断病理学杂志，2017，24（7）：524-526，531.
[12] 赵丽华，等. IgG4 相关慢性硬化性涎腺炎 3 例临床病理观察. 诊断病理学杂志，2015，22（7）：418-421.
[13] 陈建欧，等. 涎腺乳腺样分泌性癌临床病理特征分析. 浙江实用医学，2018，23（3）：187-189.
[14] 倪海春，等. 涎腺乳腺样分泌性癌 3 例临床病理观察. 临床与实验病理学杂志，2019，35（9）：1093-1095.
[15] 何时，等. 31 例涎腺导管癌的临床病理分析. 临床与病理杂志，2019，39（7）：1412-1420.
[16] 贾俊晓，等. 喉小涎腺导管癌 1 例. 临床耳鼻咽喉头颈外科杂志，2017，31（14）：1132-1133.
[17] 高利昆，等. 肉瘤样变异型涎腺导管癌临床病理观察. 诊断病理学杂志，2016，23（12）：949-952，958.
[18] 王川宁，等. miR-24-3p 在涎腺腺样囊性癌组织中的表达及其对 ACC-M 细胞增殖、侵袭的影响. 解剖科学进展，2019，25（4）：349-352.
[19] 徐川，等. MicroRNA-9 影响涎腺腺样囊性癌侵袭能力的分子机制研究. 口腔医学研究，2019，35（6）：563-567.
[20] 魏雪，等. MYB 免疫组织化学及荧光原位杂交在涎腺腺样囊性癌中的诊断价值. 诊断病理学杂志，2019，26（5）：311-313.
[21] 温庆良，等. FOXF1 在涎腺腺样囊性癌中的表达及临床意义研究. 浙江医学，2019，41（9）：891-894，898.
[22] 罗亚东，等. PGAM1 在涎腺腺样囊性癌中的表达及其临床和生物学意义. 南京医科大学学报（自然科学版），2019，39（4）：528-533，562.
[23] 裴浩，等. STAT6 在涎腺腺样囊性癌组织中的表达及对细胞增殖和侵袭的影响. 口腔医学研究，2018，34（11）：1212-1216.
[24] 孙玉满，等. 涎腺腺样囊性癌组织中 HPV 感染及 p53、p16、EGFR、Cdc2 蛋白表达与预后的关系. 临床与实验病理学杂志，2017，33（04）：393-398.

[25] 鲍合刚，等. 涎腺腺样囊性癌中 HIF-1α 和 BCL-2 的表达及意义. 临床与实验病理学杂志，2017，33（7）：728-732.

[26] 靳勇勇. 整合素连接激酶和基质金属蛋白酶 -9 在涎腺腺样囊性癌中的表达及意义. 口腔医学研究，2016，32（7）：764-767.

[27] 汪佳，等. Id-1 和 VEGF 在涎腺腺样囊性癌中的表达及临床意义. 现代中西医结合杂志，2016，25（21）：2286-2288，2292.

[28] 陈占伟，等. 涎腺腺样囊性癌中 BNIP3 蛋白的表达及临床意义分析. 华西口腔医学杂志，2016，34（4）：404-407.

[29] 邓丽霞，等. 76 例大涎腺黏液表皮样癌长期随访结果及预后分析. 肿瘤预防与治疗，2018，31（3）：183-188.

[30] 朴颖实，等. 鼻腔鼻窦 Rosai-Dorfman 病与鼻硬结病临床病理对比分析. 中国耳鼻咽喉头颈外科，2017，24（5）：249-252.

[31] 许琳，等. 鼻窦及扁桃体炎性肌纤维母细胞肿瘤 2 例临床病理观察. 诊断病理学杂志，2016，23（1）：40-42，46.

[32] 白玉萍，等. 鼻咽乳头状腺癌 4 例临床病理分析. 诊断病理学杂志，2018，25（7）：485-488.

（杨重庆　石怀银　李文才　刘红刚）

第十五节　皮肤病理诊断和研究进展

目前，我国皮肤病理工作由病理科医师和皮肤科医师分别承担，皮肤科医师主要侧重于皮肤非肿瘤性疾病的病理，而病理科医师主要侧重于皮肤肿瘤性疾病的病理。2 个学科皮肤病理的发展各有优势，但由于种种原因，与皮肤病理发展好的国家相比，我国皮肤病理发展相对滞后，需要病理科与皮肤科携手共同促进皮肤病理的发展。皮肤病理的特点是疾病种类繁杂庞多，非肿瘤性皮肤疾病无显著病理学特征，而且病理学改变有明显的相互交叉，常需要密切结合临床才能够明确诊断。皮肤肿瘤性病变是皮肤病理的重要组成部分，除了皮肤上皮性肿瘤外，皮肤软组织疾病及淋巴造血疾病与其他系统有不少重叠，一直以来都是病理诊断的难点。随着分子生物学技术及分子遗传学技术发展与应用，人们对皮肤疾病的认识不断提高，最新的 2018 年版 WHO 皮肤肿瘤分类有了不少变化和进展。本节结合我国皮肤病理研究成果对部分表皮肿瘤、皮肤附属器肿瘤、原发皮肤淋巴瘤及黑色素细胞肿瘤的进展进行简述。

一、表皮肿瘤和皮肤附属器肿瘤

表皮肿瘤和附属器肿瘤是最常见的皮肤肿瘤，病种多而复杂，2018 版 WHO 皮肤肿瘤分类中关于这两部分内容有了不小的变化。表皮肿瘤中，原来归类在神经肿瘤的 Merkle 细胞癌，这一版归在表皮肿瘤，主要是由于其起源在表皮。角化棘皮瘤归入鳞状细胞癌的亚型中，其 ICD 编码由 1 变为

3。鳞状细胞癌增加了透明细胞型鳞状细胞癌和一些非常见类型，如淋巴上皮瘤样鳞状细胞癌、破骨细胞样大细胞鳞状细胞癌及鳞状细胞癌伴肉瘤样分化。基底细胞癌是常见的皮肤表皮肿瘤，好发于老年人头面部，总体预后较好。国内有两宗较大数据的基底细胞癌的研究报道，认为基底细胞癌在中青年中也占有一定的比例，硬斑样型、微结节型及浸润型这些具有侵袭性组织学特征的基底细胞癌局部复发率高，这一点在新版 WHO 中也得到了体现——基底细胞癌根据复发风险分为低危组和高危组，各组又包括了不同的组织学亚型（表 4-15-1）。

表 4-15-1　按复发风险分层的基底细胞癌组织学亚型

低危组	高危组
结节型 BCC	鳞状细胞 BCC
浅表型 BCC	硬化性 / 多形性 BCC
色素型 BCC	浸润型 BCC
漏斗状囊性 BCC	伴肉瘤样分化的 BCC
纤维上皮型 BCC	微结节型 BCC

注：BCC. basal cell carcinoma，基底细胞癌

附属器肿瘤较上一版变化较大。伴汗腺分化的恶性肿瘤新增了 8 个肿瘤：①附属器腺癌，非特指型；②来源于螺旋腺瘤、圆柱瘤、螺旋腺圆柱瘤的恶性肿瘤；③产生神经内分泌黏蛋白的汗腺腺癌；④鳞状上皮小汗腺导管癌；⑤乳头状汗管囊腺癌；⑥分泌性癌；⑦筛状癌；⑧印戒细胞 / 组织细胞样癌。伴汗腺分化的良性肿瘤变化不大，仅增加了肌上皮瘤这 1 个肿瘤。伴毛囊分化的恶性肿瘤新增了 2 个肿瘤：毛母细胞癌 / 癌肉瘤及外毛根鞘癌。伴毛囊分化的良性肿瘤新增了黑素细胞基质瘤，并将纤维毛囊瘤 / 毛盘瘤更名为梭形细胞为主的毛盘瘤。伴皮脂腺分化的肿瘤取消了囊性皮脂腺肿瘤。另外，还增加了特定部位肿瘤这一小节，其中包括了原来归在伴汗腺分化的肿瘤的乳腺 Paget 病、乳腺外 Paget 病和乳头状汗腺瘤，新增了肛门生殖器乳腺样腺的腺癌、肛门生殖器乳腺样腺的纤维腺瘤 / 叶状肿瘤。以上新增或更名的附属器肿瘤简介如下。

1. 附属器腺癌，非特指型（adenxal adenocaicinoma，not otherwise specified） 是原发于皮肤的癌，具有导管 / 腺体分化，但缺乏可以进一步分类的其他特定的组织学特征。认识这一肿瘤的重要意义在于其与皮肤转移性腺癌有许多相似性。

（1）临床特点：附属器腺癌可以发生在躯干的任意部位，但最常发生在头颈部，尤其是面颊；多表现为孤立的结节或斑块。

（2）组织学特征：病变边界不清呈浸润性生长，通常累及真皮全层并累及皮下组织；肿瘤细胞排列成管状、条索状、巢状，伴有导管 / 腺体结构但缺乏明显的肌上皮；肿瘤细胞胞质丰富嗜酸性或颗粒状，细胞核多形性，核分裂象易见。

（3）免疫组织化学：EMA、CEA 可以显示导管结构，p63 和 p40 至少局灶表达，也可表达 CK5/6、CK7、calretinin 和 D2-40。

2. 来源于螺旋腺瘤、圆柱瘤、螺旋腺圆柱瘤的恶性肿瘤（malignant neoplasms arising from spirade-noma，cylindroma，or spiradenocylindroma） 是罕见的汗腺恶性肿瘤，其诊断有赖于原有的

良性肿瘤的识别，同时见到恶性成分。

（1）临床特点：肿瘤好发于头颈部，通常表现为大结节（中位 4cm）。一些病例表现为长期存在的病变的基础上近期快速生长。除了散发病例，部分病例是 Brooke Spiegler 综合征患者。

（2）组织学特征：肿瘤较大，多结节状，浸润真皮及皮下组织。原有的良性肿瘤与恶性成分可以是逐渐移行，也可是截然分开的。癌的成分可以是低级别的或者高级别的。低级别癌通常与原有的良性肿瘤相似，易于识别；高级别癌可以多种多样，包括基底细胞样腺癌、浸润性腺癌、肉瘤样癌等。

（3）免疫组织化学：MYB 在螺旋腺瘤、圆柱瘤、螺旋腺圆柱瘤中表达，而在恶性病变中失表达。

3. 产生神经内分泌黏蛋白的汗腺腺癌（endocrine mucin-producing sweat gland carcinoma） 是一种低级别神经内分泌肿瘤，类似于乳腺的实性乳头状腺癌，它可能是黏液癌的前驱病变。

（1）临床特点：好发于老年人，绝大部分病例位于眼睑或眶周皮肤，偶有发生于其他部位的报道。多表现为灰蓝色或肤色生长缓慢的结节，临床表现类似囊肿。

（2）组织学特征：肿瘤呈边界清楚的膨胀性结节，瘤细胞排列呈囊状、实性、乳头状或筛状。瘤细胞形态温和，小到中等大，核圆形或卵圆形，染色质细腻，核仁不明显，可见细胞内 / 外黏液。

（3）免疫组织化学：癌细胞表达 CK7、CK8、CK18、AE1/AE3、CAM5.2、EMA、GCDFP15、WT1、ER 和 PR，并可不同程度的表达神经内分泌标记。Qin 等报道了 11 例产生神经内分泌黏蛋白的汗腺腺癌，总结其临床病理特点、免疫组织化学表达，并进行了分子方面的探索，发现该肿瘤均无 BRAF V600E 的突变，其中 1 例检测到 6p11.2-6q16.1 缺失。

4. 鳞状上皮小汗腺导管癌（squamoid eccrine ductal carcinoma） 是具有鳞状和导管双相分化的恶性肿瘤，可能是皮肤腺鳞癌的一种独特的变异型。

（1）临床特点：好发于老年人日光损伤部位，通常累及头颈部，表现为较大的结节或斑块。紫外线辐射损失及免疫抑制可能与疾病的发生有关。

（2）组织学特点：肿瘤表现为边界不清的结节，呈浸润性生长，可浸润皮下组织。肿瘤浅部肿瘤细胞呈小叶状、巢状分布，多处与表皮相连，肿瘤细胞有明显的鳞状分化，类似高 - 中分化鳞状细胞癌。肿瘤深部肿瘤细胞排列成不规则的条索状弥漫浸润，细胞有显著的多形性，硬化的间质中见导管分化，可见淋巴管血管侵犯和肿瘤性坏死。

（3）免疫组织化学：CEA 和 EMA 可以显示导管分化。

5. 乳头状汗管囊腺癌（syringocystadenocarcinoma papilliferum） 是一种罕见的皮肤附属器肿瘤，起源于原有的乳头状汗管囊腺瘤。

（1）临床特点：乳头状汗管囊腺癌极为少见，目前报道不超过 40 例，多发生在头皮，部分与皮脂腺痣有关。

（2）组织学特征：镜下，肿瘤总体显示乳头状囊腺瘤的乳头状结构，部分区域肿瘤细胞增生紊乱，形成实性或筛状结构，瘤细胞显示非典型性，可见病理性核分裂象。原位癌中肌上皮完整。浸润性癌成分表现多样，可为高 - 中分化腺癌、高 - 中分化鳞状细胞癌、类似淋巴上皮瘤样癌的病变等。

（3）免疫组织化学，原位病变可显示肌上皮的存在。原发性良性病变和癌组织 CK7 和 CAM5.2 均阳性。

6. 分泌性癌（secretory carcinoma） 是一种罕见的附属器癌，其组织病理特征与发生在涎腺和乳腺的分泌性癌相似。

（1）临床特点：分泌性癌目前仅有不到 20 例的报道，近 50% 病例发生在腋窝。

（2）组织学特点：肿瘤通常表现为真皮内无包膜界线清楚的结节，肿瘤细胞温和，排列成微囊状、管状或实性。在微囊和管腔内可见丰富的特征性分泌物。

（3）免疫组织化学：肿瘤细胞弥漫强阳性表达 S-100、mammaglobin 和 STAT5A，不同程度的表达 NTRK3。另外，皮肤的分泌性癌与发生在涎腺和乳腺的一样，存在染色体平衡易位 t（12；15）（p13；q25），从而导致 ETV6-NTRK3 基因融合。

7. 筛状癌（cribriform carcinoma） 是皮肤附属器来源的惰性肿瘤，尽管其最初被报道为癌，但其恶性潜能尚不明确。

（1）临床特点：约 80% 的病例发生于下肢，表现为肤色的实性结节，触之坚实。

（2）组织学特征：肿瘤通常位于真皮内，边界清楚，与表皮和附属器不相连。肿瘤由多个互相连接的实性上皮细胞巢组成。另外还可看到筛状结构，筛孔中空或充满嗜酸性物质。实性区与筛状区的比例不定。大的导管腔内微乳头状突起和细长的搭桥结构是典型特征。肿瘤周围常常有淋巴细胞聚集灶。

（3）免疫组织化学：肿瘤细胞表达多种角蛋白（AE1/AE3、CAM5.2 和 CK7）和 BerEP4。EMA 和 CEA 可以显示导管成分。S-100 和 P63 表达不恒定。SMA，MSA 及 Calponin 未显示肌上皮成分，是鉴别诊断的重要特征。

8. 印戒细胞 / 组织细胞样癌（signet-ring cell/histiocytois carcinoma） 是罕见的侵袭性皮肤附属器肿瘤，好发于眼睑，组织学上类似乳腺小叶癌或某些源于胃肠道的腺癌转移。

（1）临床特征：男性好发，男女比例约 4∶1，绝大部分发生在眼睑，表现为眼睑弥漫性增厚。

（2）组织学特征：肿瘤细胞在真皮胶原间单行条索状或片状弥漫浸润。肿瘤细胞胞质空泡状，核偏位（印戒细胞型）；或者胞质呈嗜酸性颗粒状（组织细胞型）。同一病变中可以见到这 2 种肿瘤细胞，通常以其中一种为主。

（3）免疫组织化学：肿瘤细胞表达高分子量角蛋白和低分子量角蛋白，CK7、E-cadherin、CEA、EMA、GCDFP-15 和人乳脂肪球。

9. 肌上皮瘤（myoepithelioma） 是完全由肌上皮构成的肿瘤，形态类似发生在涎腺和软组织的肌上皮瘤。

（1）临床特点：通常发生在成年人，发病高峰在 30～50 岁；全身各部位均可发生，但以四肢多见。

（2）组织学特征：肿瘤边界清楚，通常为上皮样、梭形、浆样或透明的肌上皮细胞，排列成梁状或巢状，间质黏液样或透明变。皮肤合胞体肌上皮瘤（约占 50%）由成片分布的组织细胞样 / 短梭形细胞组成，胞浆淡染，1/3 病例可见脂肪化生。

（3）免疫组织化学：肿瘤细胞表达 EMA 和 S-100，不同程度表达 CK、GFAP、SOX10、P63、SMA。合胞体肌上皮瘤通常 CK 阴性。约 80% 的合胞体肌上皮瘤可出现 *EWSR1* 基因重排，其他类型的皮肤肌上皮瘤 *EWSR1* 基因重排少见。

10. 毛母细胞癌/癌肉瘤（trichoblastic carcinoma/carcinosarcoma） 是一种具有上皮和间质双向分化的恶性肿瘤，上皮为毛源性生发上皮，间质向特化的毛源性间质分化（类似毛母细胞瘤的间质）。

（1）临床特征：通常为老年人头颈部或躯干部孤立的结节。

（2）组织学特征：毛母细胞癌与毛母细胞瘤相似，但基底样上皮细胞显示中到重度的非典型性。毛母细胞癌的上皮和间质两种成分都是恶性的，细胞呈多形性，细胞核深染，可见核分裂象。上皮性结节与间质成分紧密靠近，再现了特化性毛源性间质的特点，即间质成分呈乳头样聚集。尽管上皮与间质关系密切，但两种成分截然分开，没有互相移行，这是区别于肉瘤样（化生性）基底细胞癌的一个重要特点。

11. 外毛根鞘癌（tricholemmal carcinoma） 是伴外根鞘分化的恶性附属器肿瘤。外毛根鞘癌是1976年由Headington首次提出，有些学者认为它是鳞状细胞癌的透明变型。

（1）临床特点：好发于老年人的暴光部位，如面部、头皮、颈部等。与外毛根鞘瘤不同的是外毛根鞘癌与Cowden综合征无关。

（2）组织学特征：肿瘤与表皮或毛囊皮脂腺结构相连，呈小叶状增生，有膨胀性推挤性边缘。肿瘤细胞胞质透亮，核仁明显，核分裂象易见。肿瘤小叶周边，细胞呈栅栏状排列，可见明显的结缔组织鞘包绕。浸润常发生在毛囊皮脂腺单位，表皮内也可见肿瘤细胞呈Paget样播散。

（3）免疫组织化学：肿瘤细胞弥漫强阳性表达p53；CD34局灶阳性，提示向外根鞘方向分化；也表达CK1、CK10、CK14和CK17，提示向毛囊漏斗部分化。

12. 黑素细胞基质瘤（melanocytic matricoma） 是一种再现了生长期毛囊球部特点的、肿瘤内有多量色素性树突状黑色素细胞的肿瘤。

（1）临床特征：多见于男性，男女比例约3∶1；多发生于头颈部，表现为小的紫色或褐色的丘疹或结节。

（2）组织学特征：肿瘤表现为真皮内境界清楚的实性结节，结节由嗜碱性基质细胞构成，基质细胞胞质少，核仁明显，核分裂活跃。结节内见色素沉积和色素性树突状黑色素细胞，常见影细胞。

（3）免疫组织化学：基质细胞表达PHLDA1，β-catenin（核），不表达BerEP4，肿瘤内的黑色素细胞表达S-100，HMB45和melan-A。

13. 梭形细胞为主的毛盘瘤（spindle cell-predominant trichodiscoma） 是向毛囊外套层分化的良性附属器错构瘤。

（1）临床特点：肿瘤主要发生在鼻子，表现为肤色圆顶状孤立的结节。

（2）组织学特征：肿瘤呈对称性，两侧均可见指状增生的皮脂腺小叶，肿瘤中心为丰富的黏液间质，其内纤维细胞束状和不规则增生，细胞核细长，轻度波浪状，胞质逐渐减少，可见内陷的脂肪细胞。

（3）免疫组织化学：CD34阳性，S-100阴性。

14. 肛门生殖器部乳腺样腺癌（adenocarcinoma of anogenital mammary-like glands） 是一组具有异质性的恶性肿瘤，可能起源于肛门生殖器部位乳腺样腺体（Anogenital mammary-like glands，AGMLGs）。

（1）临床特点：多发生在60岁以上的女性，大阴唇是最常见部位。

（2）组织学特征：与乳腺癌一样，最常见的类型是浸润性导管癌，小叶癌、导管小叶混合癌等均可发生，与发生在乳腺的形态相似。

15. 肛门生殖器部乳腺样纤维腺瘤和叶状肿瘤（fibroadenoma and phyllodes tumour of anogenital mammary-like glands） 与发生在乳腺的病例一样，也是有上皮和间质共同构成的纤维上皮性肿瘤。

（1）临床特点：女性多见，多发生在外阴和肛周。

（2）组织学特征：肿瘤可能来源于肛门生殖器乳腺样腺体，组织学形态与乳腺的纤维腺瘤 / 叶状肿瘤相似。

皮肤附属器肿瘤种类繁多，形态复杂多变，有时诊断非常困难。相关文献多为特殊部位、特殊形态或少见病例的个案分析。一些单中心大数据的报道，总结了国内附属器肿瘤临床及病理特点。李凤英等总结了 25 例汗孔肿瘤，认为肿瘤细胞的异型性和（或）浸润性生长是诊断汗孔癌的主要依据；顾黎雄等报道 31 例皮脂腺瘤，发现免疫组织化学 EMA、AR 和 D2-40 的联合应用有助于其与其他肿瘤的鉴别；王雅清等总结了常用免疫组织化学标志物在附属器肿瘤中的表达及应用情况，对日常基底细胞癌与毛母细胞瘤的鉴别、促结缔组织增生性毛发上皮瘤与硬斑病型基底细胞癌的鉴别等在免疫组织化学的选取上有一定的指导作用。目前仅少数肿瘤有特异的分子检测协助诊断，如分泌性癌存在染色体平衡易位 t（12；15）（p13；q25），从而导致 ETV6-NTRK3 基因融合。免疫组织化学作为最常用的辅助诊断手段，对于肿瘤的诊断及鉴别诊断有一定的帮助。Zhou 等测定了 7 种细胞角蛋白（CK）在不同类型皮肤附属器肿瘤中的表达水平，发现 CK10 主要在鳞状细胞癌中表达，在基底细胞癌中不表达；CK19 在基底细胞癌中表达，在鳞状细胞癌中未见表达。随着表皮、毛囊和皮脂腺分化程度的增加，CK 的表达分子量逐渐增大。CK7、CK8、CK17、CK18、CK19 在毛源性肿瘤和汗腺肿瘤中表达水平差异有统计学意义（$P<0.05$）。此外，Cao 等运用免疫荧光的方法检测多种抗原在皮肤附属器的表达，发现 K7、CEA、Na^+/K^+-ATPase 和 NKCC1 可作为汗腺的特异性标志物，K27 和 AE13 可作为毛囊的特异性标志物，K73 可作为毛囊皮脂腺单位的特异性标志物；这些特殊的标记可能有助于区分汗腺和毛囊 / 毛囊皮脂腺。也期待更多特异性较强的抗体的发现来帮助人们更精准的诊断。

二、原发性皮肤淋巴瘤

原发性皮肤淋巴瘤定义为无皮肤之外器官发病的皮肤非霍奇金淋巴瘤。原发性皮肤淋巴瘤包括各种皮肤 T 细胞淋巴瘤（CTCL）和皮肤 B 细胞淋巴瘤（CBCL），其中 T 细胞淋巴瘤占所有原发性皮肤淋巴瘤的 75%～80%。2018 年 WHO 分类修订版与 2008 年 WHO 分类在命名和诊断上基本相同，增加了一些新的暂定病种，或对一些命名进行了修改。

（一）原发皮肤 T 细胞淋巴瘤

原发皮肤 CD30 阳性淋巴增殖性疾病（Primary cutaneous CD30＋lymphoproliferative disorders）：原发性皮肤 CD30＋LPD 是第二大类最常见的 CTCL，约占所有 CTCL 的 25%。该组包括原发性皮肤间变性大细胞淋巴瘤（C-ALCL）和淋巴瘤样丘疹病（LyP），它们构成了一系列疾病。由于重叠的组织学和表型特征，临床表现和临床过程被用作区分两者的重要指标。淋巴瘤样丘疹病的特征是慢性病程反复发作，呈自愈性的丘疹性皮肤坏死或结节性皮损。2018 年 WHO 分类介绍了几种淋巴瘤样丘疹病的组织学亚型，除了 3 种原始亚型（LyP A、B 和 C 型）之外，还增加了最近描述的 D 型（类似于原发性皮肤侵袭性亲表皮性 CD8＋T 细胞淋巴瘤）、E 型（以血管为中心和血管破坏性的，在临床上以大块皮肤坏死性焦样病变为特征，需要与结外 NK/T 细胞淋巴瘤鉴别）、F 型（累及毛囊）。还有一种新的亚型，其特征是位于 6p25.3，24 上 *DUSP-IRF4* 基因的染色体重排及一些更罕见的变异。表 4-15-2 总结了 LyP 的亚型、组织学改变、免疫组织化学及鉴别诊断。识别这些不同类型的 LyP 对于避免误诊为其他临床预后更差的 CTCL 非常重要，但这些分型没有治疗或预后的意义。

表 4-15-2　淋巴瘤样丘疹病组织学亚型、组织学改变和鉴别诊断

亚型	组织学改变		免疫组织化学	鉴别诊断
	表皮	真皮		
A	常伴有假上皮瘤样增生	病变呈楔形，可见炎症背景中散在异型大细胞	$CD4^+$，$CD8^-$，$CD30^+$	霍奇金淋巴瘤
B	可见明显亲表皮现象	真皮浅层中等大小淋巴细胞结节状浸润	$CD4^+$，$CD8^-$，$CD30^+$	早期蕈样肉芽肿
C	表皮常正常	真皮内结节状浸润，可见片状多形性或间变样淋巴细胞	$CD4^+$，$CD8^-$，$CD30^+$	间变性大细胞淋巴瘤，蕈样肉芽肿伴大细胞转化
D	棘层增生，伴有明显的亲表皮现象	可伴有真皮及皮下组织内小到中等大小淋巴细胞结节状浸润	$CD4^-$，$CD8^+$，$CD30^+$	原发皮肤侵袭性嗜表皮 $CD8^+$T 细胞淋巴瘤
E	表皮常破溃	淋巴样细胞围绕血管分布，可见血管破坏	$CD4^-$，$CD8^+$，$CD30^+$	结外 NK/T 细胞淋巴瘤
F	表皮常正常	小到中等淋巴样细胞围绕毛囊分布	$CD8^+$，$CD30^+$	毛囊炎
伴 *DUSP22-IREF4* 基因重排	亲表皮现象	双相模式，大量小到中等大小淋巴细胞亲表皮浸润，真皮深部见致密的、大的淋巴细胞聚集	$CD4^-$，$CD8^+$或 $CD4^-$，$CD30^+$；CD30 在表皮内弱＋，真皮内强＋	蕈样肉芽肿

1. 慢性活动性 EBV 感染（chronic active EBV infection，CAEBV） 更新后的 WHO-EORTC 分类中儿童 EBV 相关 T/NK 细胞淋巴组织增生性疾病主要包括慢性活动性 EBV 感染和儿童系统性 EBV＋T 细胞淋巴瘤，CAEBV 指原发 EBV 感染后，病程超过 3 个月，持续存在高滴度的 EBV 和全身症状，病程迁延；组织学上呈谱系改变，细胞可呈克隆性增生，有发展为系统 EBV＋T 或 NK/T 细胞淋巴瘤的可能。皮肤性的 CAEBV 包括种痘水疱病样淋巴组织增殖性疾病（hydroa vacciniforme-like lymphoproliferative disorders，HV-like LPD）和蚊虫叮咬高敏反应。HV-like LPD 以前用作种痘水疱病和种痘水疱病样淋巴瘤的统称，2008 年 WHO 分类中将单克隆增生的种痘水疱病样病变归为种痘水疱病样淋巴瘤。为了将临床、组织学及细胞克隆性增生结合起来，从而预测患者的预后，2018 年 WHO 分类中将其命名为 HV-like LPD。这些疾病主要见于亚洲的儿童和青少年，中美洲、南美洲和墨西哥的土著居民，临床典型皮损见于日光暴露的皮肤，特别是面部、耳垂和手背上出现水痘样丘疱疹，通常具有季节性活动，但没有全身症状；更严重的情况是累及非日光暴露部位，常见面部肿胀和广泛溃

疡，并可能出现全身症状，例如，发热、消瘦、淋巴结增大和肝脾大，所以 HV-like LPD 可呈现经典 HV、重度 HV 和 HV 样淋巴瘤这样一个连续的谱系。HV-like LPD 的组织学改变见表皮网状变性，甚至形成水疱，真皮内淋巴细胞浸润并延伸到皮下组织，浸润的淋巴细胞多呈血管中心性或围绕附属器，细胞小到中等大小，大多数呈 CD8 阳性，大多数细胞显示具有单克隆性，值得强调的是细胞克隆性绝不是判断 HV-like LPD 良恶性和分级的唯一指标，它只是多项指标之一，不能过度依赖，多数情况下临床信息和形态特征更为重要。蚊虫叮咬高敏反应的患者通常在蚊虫叮咬部位发展溃疡性坏死病灶，并可能出现的全身症状，组织学改变更常见 NK 细胞表型，主要表现为血管中心性和附属器周围的 EBV 阳性淋巴样细胞浸润，可有不同程度的异型性和皮下组织受累。CAEBV 临床过程多样，患者临床症状可能会反复复发多年，一旦发现皮肤外的受累，如肝脾、淋巴结增大，骨髓浸润，应诊断为 EBV＋T 细胞淋巴瘤。

2. 原发皮肤 CD4＋小 / 中多形性 T 细胞淋巴增殖性疾病（primary cutaneous $CD4^+$small/medium T-cell lymphoproliferative disorder） 在 2008 年 WHO-EORTC 分类中，“原发性皮肤 $CD4^+$小 / 中等 T 细胞淋巴瘤”被列为 CTCL 的暂定病种，由于本病生物学行为惰性，2018 年 WHO-EORTC 分类重新定义为“原发皮肤 $CD4^+$小 / 中多形性 T 细胞淋巴增殖性疾病”。患者通常在面部、颈部或上躯干部出现孤立的斑块或肿瘤，而缺乏 MF 的典型斑片或斑块皮损。从组织学上看，这些病变显示出致密的、结节状至弥漫性的皮肤浸润，主要由小到中等大小的多形性 $CD4^+$T 细胞组成，可能存在一小部分（＜30%）的多形性大细胞。淋巴样细胞表达 CD3 和 CD4，不表达 CD8、CD30 和 CD56，部分病例表达滤泡辅助性 T 细胞标记 PD-1（CD279），BCL6 和 CXCL13，增殖指数低，在＞5% 至最多 20% 之间变化，多数情况下，都混有小的反应性 $CD8^+$T 细胞、B 细胞和组织细胞（包括多核巨细胞）。患者预后良好，在典型病例中，不推荐分期。如果皮肤病变在活检后不能自行消退，则应主要采用病灶内注射类固醇、手术切除或罕见情况下进行放射治疗。

3. 原发皮肤肢端 $CD8^+$T 细胞淋巴瘤（primary cutaneous acral $CD8^+$T-cell lymphoma） 是一种最近描述的病种，其组织学特征是中等大小的 $CD8^+$细胞毒性 T 细胞弥漫性浸润，类似侵袭性恶性淋巴瘤，但临床进程缓慢。原发性皮肤肢端 $CD8^+$T 细胞淋巴瘤最初被称为“耳部惰性 $CD8^+$淋巴样增生”，已被作为新的暂定病种纳入更新的 WHO-EORTC 分类中。患者通常表现为局部孤立的、渐进性的丘疹或结节，常见于耳郭上，较少见于其他肢端部位，包括鼻和足。组织学改变显示中等大小淋巴样细胞在真皮内弥漫性增生，表皮真皮间有无浸润带，肿瘤细胞 $CD3^+$、$CD4^-$、$CD8^+$和 $CD30^-$，伴不同程度的 T 细胞抗原（CD2、CD5、CD7）丢失，TIA-1 通常呈阳性，但与其他类型的 $CD8^+$CTCL 不同，粒酶 B，穿孔素多呈阴性。CD68 通常显示点状阳性，在几乎所有报道的病例中，增殖指数都非常低（＜10%），EBV 阴性。本病需与 $CD8^+$淋巴瘤鉴别，是否为肿瘤性病变还存在争议，大部分学者基于组织学改变认为是肿瘤性病变。本病生物学行为惰性，复发罕见。

（二）原发皮肤 B 细胞淋巴瘤

原发皮肤 B 细胞淋巴瘤（primary cutaneous B-cell lymphoma，PCBCL）占所有原发性皮肤淋巴瘤的 20%～25%，2008 年 WHO 分类中将 PCBCL 分为原发皮肤边缘区淋巴瘤（primary cutaneous marginal zone lymphoma，PCMZL）、原发皮肤滤泡中心淋巴瘤（primary cutaneous follicle center lymphoma，

PCFCL)、原发皮肤弥漫大B细胞淋巴瘤-腿型(primary cutaneous diffuse large B-cell lymphoma-leg type，PCDLBCL-LT)、血管内大B细胞淋巴瘤和EBV阳性黏膜皮肤溃疡(EBV-positive mucocutaneous ulcer，EBV+MCU)，主要的变化就是增加了这一暂定病种。

EBV+MCU 发生于老年人或免疫抑制治疗的单发、界线清楚的溃疡性病变。好发于舌、颊黏膜、唇和扁桃体，其次是皮肤和胃肠道黏膜。常为自限性，部分患者减少免疫抑制治疗后可完全缓解。组织学改变主要为多形性浸润的背景中见异型的大细胞，多形性背景包括中等大小的T淋巴细胞、嗜酸性粒细胞、组织细胞、浆细胞，其中可见大的R-S样细胞，这些大细胞表达CD30、CD45和EBER，阴性或弱阳性表达CD20，约50%的患者表达CD15。本病的鉴别诊断主要是霍奇金淋巴瘤、EBV+弥漫大B细胞淋巴瘤、医源性免疫相关的淋巴增生性疾病、移植后淋巴增生性疾病等，临床病史对鉴别诊断尤为重要。

三、黑色素细胞肿瘤

(一)黑色素细胞瘤概述

黑色素瘤是一类起源于黑色素细胞的高度恶性肿瘤，在我国以肢端型恶性黑色素瘤最为常见，其次为非慢性日光损伤型及黏膜相关性黑色素瘤(生殖器、口腔、鼻腔鼻窦)，在我国，慢性日光损伤型黑色素细胞肿瘤的研究报道较少。不同发生部位的黑色素瘤具有类似的组织形态学特征，但其发病机制、分子遗传学改变、临床分期及预后具有不同。黑色素细胞瘤诊断常用术语包括：①雀斑样增生，位于表皮基底层的单个或连续的黑色素细胞增生；②派杰样播散，黑色素细胞呈单个或巢状分布于表皮的全层；③水平生长期，黑色素瘤细胞位于表皮内或进入真皮乳头层，肿瘤细胞单个或小巢状存在，且真皮乳头层内细胞无核分裂且少于表皮内肿瘤细胞；④垂直生长期，肿瘤细胞浸润真皮并向纵深发展，真皮内细胞巢大于表皮内细胞巢；⑤Breslow厚度，即皮肤黑色素瘤的厚度，非溃疡性病变为表皮颗粒层至肿瘤细胞最深处垂直距离，溃疡性病变为溃疡基底至肿瘤最深处垂直距离；⑥Clark水平分级，1级表示局限于表皮层内，2级为浸润真皮乳头层未充满乳头层，3级为肿瘤细胞充满真皮乳头层并至乳头层与网状层交界处，4级表皮浸润真皮网状层，5级表示浸润皮下组织；⑦肿瘤浸润淋巴细胞，肿瘤细胞之间浸润破坏肿瘤的淋巴细胞，当淋巴细胞多时预后好，分为无淋巴细胞、有但不活跃(局灶有淋巴细胞)及活跃(肿瘤内弥漫淋巴细胞浸润)；⑧消退，分为临床消退和组织学消退。组织学消退指机体对黑色素细胞瘤的自主反应，包括淋巴细胞浸润、真皮纤维化、表皮萎缩及黑色素细胞减少消失等；⑨微卫星转移，位于皮肤或皮下组织的显微镜下转移，不与原发灶相邻；⑩卫星转移，肉眼可见的与原发黑色素瘤不超过2cm的皮肤或者皮下组织转移灶；⑪移行转移/中途转移，位于原发黑色素瘤病灶与区域淋巴结之间的皮肤或皮下的转移灶，且距离原发灶超过2cm显性转移；⑫外科切缘，手术医师术中观察肿瘤距离切缘之间的距离；⑬前哨淋巴结，肿瘤发生转移的第一站淋巴结。

(二)恶性黑色素瘤的皮肤镜特征

皮肤镜是近年来发展起来的无创性皮肤疾病诊断工具，可观察活体表皮、真皮乳头层及真皮层肉眼不可见的细微结构与特征，山东大学高菲等对恶性黑色素瘤的皮肤镜特征进行了阐述。恶性黑色素瘤在皮肤镜下有其共同的表现模式：不典型色素网、不规则条纹、不规则点和球、不规则污斑及蓝白结构，但是不同类型及部位的黑色素瘤也具有其特征性的改变：①浅表扩散性恶性黑色素瘤（SSM），呈多色的不对称性改变，常表现为大于 3 种甚至大于 5 种颜色改变。原位黑色素瘤以不同深浅程度的褐色为主，伴有蓝色及蓝灰色；侵袭性黑色素瘤由于其垂直生长方式，常表现为更深的褐色，伴有明显的黑色、蓝色、灰色、红色等。不典型增粗的网络结构是 SSM 最典型的特征。退行性 SSM 则表现为多发的蓝灰色胡椒粉样小点，晚期镜下以白色为主。②肢端黑色素瘤，发生于掌跖肢端黑色素瘤多表现为皮嵴平行模式及不规则弥漫性色素沉着。在侵袭性肢端黑色素瘤中表现为多组分模式，即生硬的边缘、弥漫性色素沉着、周围不规则点和球、多种颜色和不规则条纹，部分可表现为边缘锯齿状结构。③结节性黑色素瘤（NM）和无色素及低色素性黑色素瘤（AHM），色素性 NM 常表现为不规则的点、球、污斑、晶状体结构等及不典型的血管结构，后者包括多形性血管、乳红色结构及均质的红色结构。AHM 表现为负性网格结构、富有光泽的白色结构、乳红色区域及更为突出的点线状不规则血管模式。④甲黑色瘤：其通常表现为不规则的模式，即多个纵向褐色或黑色线条组成的条带，线的宽度和间隙不规则且不平行，某些平行区域结构突然断开而失去原本的平行结构。不规则的线条有不同程度的色素沉着，色调可从白色、浅棕色、深褐色、灰色至黑色不等。⑤恶性雀斑样痣（LM）和恶性雀斑样痣型黑色素瘤（LMM），LMM 的皮肤镜模式表现为暗色结构，即肉眼不易见，但皮肤镜下比临床可见的棕色或灰色阴影的均深的议中颜色。靶样结构，是指色素沉着的毛囊开口的深色环中央出现一个不是毛发的深色小点。红色菱形结构，是指毛囊开口彼此分隔开的菱形血管结构。血管性网络增加是指比周围正常皮肤血管密度增高的血管性网络。

（三）大体标本处理

①临床医师应提供首次术前的病变大体照片或皮肤镜照片。②皮肤黑色素瘤的标本类型包括，根治性切除、切除活检、切取活检和环钻活检，不建议采用削刮活检，根治性标本手术医师应该标注好切缘，手术医师应该提供送检组织病灶特点。③标本采用 3.7% 的中性甲醛固定 6～48h，体积较大的标本应间隔 3mm 切开固定。④根据临床提供的部位放置标本，对标本进行肿瘤大小、色泽、形状描述，应注意有无卫星转移灶，卫星灶的数量、大小及与主瘤体距离均应记录。应该涂料对切缘进行让白色。对肿瘤应垂直皮肤以 2～3mm 间隔平行切开标本，并测量肿瘤的厚度及浸润深度。肿瘤小于 2cm 者应全部取样，大于 3cm 者应 1 块 /5mm 取材，注意选取病变最厚处及浸润最深处。切缘取材采用放射状取材或平行切缘离断取材。⑤前哨淋巴结应按照 2mm 间隔平行切开分别包埋，每块组织非连续性多层面切片 3 张。⑥区域淋巴结应仔细寻找所有淋巴结，腹股沟≥10 个，颈部及腋窝≥15 个。

（四）组织学诊断

1. 病理学类型

（1）皮肤黑色素瘤病理组织学分型：①恶性雀斑型：组织学表现为异型黑色素细胞雀斑样增生为特点，恶性雀斑表示为原位病变，恶性雀斑样黑色素瘤表示为浸润性病变；②表浅播散型：组织学表现为明显的表皮内派杰样播散为特点，可以为水平生长期或垂直生长期，肿瘤细胞异型显著；③肢端雀斑型：发生于无毛部位，为我国最为常见类型，组织学表现为基底层异型的黑色素细胞雀斑样或团巢状增生为特点，肿瘤细胞为上皮样或梭形；④结节型：指垂直生长期的皮肤黑色素瘤，不伴有水平期或原位黑色素瘤成分。组织学上表现为真皮内巢状、结节状或弥漫性异型黑色素细胞增生，异型显著伴高增殖活性。

（2）黏膜黑色素瘤：黏膜黑色素瘤一般为浸润性病变，可以伴有黏膜上皮内派杰样播散。肿瘤细胞呈上皮样、梭形、浆细胞样及气球样等，伴或不伴色素，常需经免疫组织化学染色进行诊断。

（3）眼色素膜黑色素瘤：表现为梭形细胞型、上皮样细胞型或混合型，通常梭形细胞型预后较好，而上皮样细胞型预后差。

黑色素瘤无须进行组织学分级，对于有溃疡的病变要在报告中进行描述（需排除外伤或手术因素）。核分裂活性虽然不是T分期的指标，但是对于皮肤浸润性黑色素瘤的预后具有重要意义，常采用真皮热点区或代表性区域核分裂象计数。

2. 特征性标志物 黑色素瘤的特征性标志物包括：S-100蛋白、SOX-10、Melan A、HMB45、PNL-2、MITF及酪氨酸酶等，各种指标的特异性及敏感性不同，通常需要3～4个的配伍使用；黑色素细胞良恶性的鉴别基于形态学特点，常用标志物有Ki-67（恶性增殖指数高）、cyclin-D1（表达较高且无随深度递减趋势）、P16（恶性常阴性）、CD117（恶性常阳性）等，有条件的单位可开展4色探针FISH检测。北医三院苏静等阐述了4色FISH检测试剂盒（Melanoma FISH probe）的应用，分别用绿、红、金、青4种荧光标记4个染色体位点11q13、6p25、6q23和6p11.1-q11.1，对应于3个特定的基因*CCND1*、*RREB1*、*MYB*及6号染色体着丝粒，这些基因都是黑色素瘤发生发展过程中的重要基因。其中6p25是RAS应答元件结合蛋白1（RREB1），主要作用是编码结合于RAS反应元件降血钙素基因启动子的锌指转录因子；6q23是C-MYB的基因位点，编码特异性识别5'-YAAC[GT]G-3'序列的DNA结合蛋白；11q13位点是细胞周期蛋白1（CCND1），编码CDK4/6的反应蛋白。FISH结果判断需由有经验的皮肤病理专科医师，又有一定的FISH判读观察经验的医师进行，能够精确定位肿瘤区域和正常细胞。4色FISH检测存在敏感性不足、对特殊类型的黑色素瘤的诊断意义有限及特殊类型痣中的多倍体改变造成假阳性结果等问题，部分学者增加了8p24和9q21的位点检测。8p24是*C-MYC*基因位点，是可以编码调控细胞进程、细胞凋亡和细胞转化的转录因子。9p21是*CDKN2A*基因位点，编码周期蛋白p16INK4A和p14ARF发挥细胞周期调控作用，CDKN2A既可以表现为纯合性缺失，亦可表现为杂合性缺失，目前FISH仅计数纯合性缺失，杂合性缺失意义尚不明确。JING等利用6p25（RREB1）、CEP6、6q23（MYB）及11q13（CCND1）4色FISH探针及含有CEP9、8p24（MYC）及9p21（CDKN2A）的3色探针对原发性肢端黑色素瘤进行了研究。44例原发性肢端恶性黑色素瘤仅使用4色探针敏感性为70.5%（31/44），仅使用3色探针敏感性仅为59.1%（26/44），两者同时使用时敏感性为88.6%（39/44）。各种类型的基因改变如下：MYC为54.5%（24/44）、RREB1为52.3%（23/44）、CCND1为45.4%（20/44）、MYB丢失为25.0%（11/44）、CDKN2A纯合性缺失为20.5%（9/44）。在原位病变及侵袭性病变中，分子机制表现类似，对比36例肢端良性痣则未出现基因改变，从而显示出FISH检测在肢端黑色素瘤的诊断中具有良好的敏感性和特异性。靶向治疗的免疫组织化学染色主要为PD-L1和BRAF相关的VE1。

黑色素瘤的基因有助于诊断与鉴别诊断，还可指导预后及靶向治疗，主要涉及的基因靶点有

BRAF 突变、*C-KIT* 突变，还可检测 *NRAS*、*PDGFRA* 的突变及 *BRAF* 的基因融合等。Liu 等阐述了自噬现象在 *BRAF* 突变的黑色素瘤导致 BRAF 抑制剂治疗耐药的作用机制，联合应用自噬抑制剂及 BRAF 抑制剂可改善疗效 。复旦大学华山医院陈虎艳等研究发现 microRNA-205 在黑色素瘤发展过程中具有抑癌基因特征，其过表达可抑制上皮间叶转化（EMT），抑制 MMP-2 和 MMP-9 等蛋白表达，从而抑制黑色素瘤细胞的侵袭和转移，为黑色素瘤的靶向治疗提供更多的有效潜在靶点。Cheng 等研究发现通过抑制 SOX4 可通过下调 NF-κB 信号通路诱导黑色素瘤细胞显著凋亡，从而为黑色素瘤的治疗提供更多的方法。

恶性雀斑 / 恶性雀斑样黑色素瘤（LMM）在我国发病率较少，国内有关恶性雀斑 /LMM 的大样本研究仍然空缺，复旦大学附属肿瘤医院总结了 24 例恶性雀斑 /LMM 临床病理特征、治疗方法及预后特征。该组病例中恶性雀斑 7 例，LMM17 例，均发生于头面部，临床上患者均表现为长期存在的浅棕色或棕褐色斑片，部分伴有结节或溃疡，直径 0.5～3.0cm。组织学上所有的病例均表现为不典型的黑色素细胞沿真皮表皮交界处显著增生，细胞多形性明显，可见多核肿瘤细胞，基底层上方可见肿瘤细胞派杰样播散，常见累及周围皮肤附属器。LMM 的浸润性成分以梭形细胞为主，Breslow 厚度平均 1.2mm（0.1～2.7mm）。所有病例均可见日光损伤性改变，包括：表皮萎缩、真皮弹力纤维嗜碱性变、毛细血管扩张、真皮内淋巴细胞浸润及噬色素细胞增加等。LMM 病例组中表皮内细胞成巢、核分裂象≥4 个 /mm² 及病灶最大径≥6mm 病例数多于恶性雀斑组。所有患者均随访 1～64 个月（中位 23 个月），23 例经广泛切除的病例中仅 1 例恶性雀斑复发，其余 22 例均无瘤生存，1 例仅行活检术患者于 20 个月后病灶增大伴破溃。恶性雀斑 /LMM 是一种好发于头颈部曝光部位的慢性日光损伤型恶性黑色素瘤，手术治疗后预后较好，但是需长期随访，文献报道长期随访复发率较高。

（五）前哨淋巴结活检在皮肤恶性黑色瘤中的应用

前哨淋巴结（SLN）在 1990 年被首次提出后，被广泛应用于皮肤恶性黑色素瘤的区域淋巴结负荷预测，为临床肿瘤分期及预后评价的重要影响因素。我国由于皮肤恶性黑色素瘤相关病例较少，且相关技术尚未完善，故缺乏相关研究。复旦大学附属肿瘤医院回顾性分析了 2010 年 1 月至 2016 年 12 月的 126 例皮肤黑色素瘤患者 SLN 转移情况，并且研究了 SLN 转移负荷与非前哨淋巴结（NSLN）转移率的关系。SLN 活检采用 HE 染色及联合免疫组织化学（S-100 蛋白、SOX10、HMB45、Melan A）染色，SLN 转移负荷采用 3 种方法：①转移灶最大径＜0.2mm、0.2～2.0mm 及＞2mm；②转移灶浸润深度（SⅠ-Ⅲ）：SⅠ≤0.3mm、0.3mm＜SⅡ≤1.0mm、SⅢ＞1.0mm；③根据转移灶部位为：被膜下、实质中或联合性转移。其中 HE 染色判断 SLN 转移的为 33 例（26.2%），联合免疫组织化学检测出转移 49 例（38.3%），表明联合免疫组织化学检测可提高 SLN 的检出率。39 例 SLN 阳性患者的 NSLN 的检测率为 6/39(15.4%)。SLN 转移负荷评价显示 SLN 转移灶最大径≤2mm 与＞2mm 的病例组相比，NSLN 转移率显著降低，SLN 转移灶＜0.2mm 的病例 NSLN 均未出现转移，但对于哪一类的 SLN 阳性患者可以安全的免除区域淋巴结的清扫仍需要更多的数据支持。

皮肤肿瘤性疾病分类新增内容丰富繁多，皮肤病理医师需要不断研究学习，及时关注 WHO 分类的进展，在临床病理实践中加以应用，以提高诊断的精准度，这是机遇亦是挑战。

总之，通过回顾、总结皮肤病理近年来的国内外文献，皮肤病理的诊断及研究进展有以下几个特点。

1. 与临床紧密联系 首先是肿瘤分期的变化，基于现有的研究，第 8 版皮肤癌的 TNM 分期相较前一版有几点改变：①对于鳞癌、基底细胞癌和附属器癌，T1～T3 的分类根据病灶的最大径重新划分 20mm 和 40mm，并增添了新的危险因素，包括侵犯深度［肿瘤深度＞6mm 和（或）超过皮下脂肪组织］和神经侵犯，与第 7 版不同的是，TNM 分期不包括肿瘤部位和组织学分化；②对于 Merkel 细胞癌，前哨淋巴结活检现被专门纳入 pN 分期系统；③眼睑癌的分期系统仍然不同于一般皮肤，pT1、2、3 有新的分层分区，分别为 10mm、＞10～20mm、＞20～30mm，分期不涉及睑板、睑缘及整个眼睑的厚度。随着皮肤病理学者的长期随访研究，某些性质不明或“非黑即白”的疾病被重新认识。如角化棘皮瘤被明确为鳞状细胞癌亚型，更好地指导临床治疗；皮肤慢性活动性 EBV 感染被明确是疾病谱性的一系列疾病，需要将临床、组织学及细胞克隆性增生结合起来，从而来预测患者的预后，修正了仅通过细胞克隆性来诊断淋巴瘤的方法。

2. 免疫组织化学的应用及分子病理的研究日益重要 如附属器肿瘤一直是皮肤肿瘤诊断的难点之一，国内学者 Cao 等发现 K7、CEA、Na^+/K^+-ATPase 和 NKCC1 可作为汗腺的特异性标志物，K27 和 AE13 可作为毛囊的特异性标志物，K73 可作为毛囊皮脂腺单位的特异性标志物。新版 WHO 中分子病理的作用更加重要，分泌性癌存在染色体平衡易位 t（12；15）（p13；q25），从而导致 ETV6-*NTRK3* 基因融合；淋巴瘤样丘疹病 F 亚型，特征性的出现位于 6p25.3，24 上 DUSP-IRF4 基因的染色体重排及一些更罕见的变异。同时国内外学者对分子病理的研究热度不减，关于鳞状细胞癌、基底细胞癌和 Merkel 细胞癌的发病机制、相关致病基因及信号通路、治疗进展等均取得了一系列成果。Pan 等通过对鳞状细胞癌和癌前病变的病例行相关免疫组织化学检测发现芳香烃受体（AHR）在皮肤鳞状细胞癌的发病机制中起重要作用，AHR 过表达和活化参与了皮肤癌的早期发展。杨等汇总了 Hippo 通路下游信号分子 YAP 在皮肤疾病中的研究进展，发现当 Hippo 信号通路收到抑制时可促使 YAP 活化，引起细胞增殖，抑制细胞凋亡，其在鳞癌、基底细胞癌和黑色素瘤等皮肤肿瘤的发生中均起着重要作用。值得关注的是国内学者也进行了多位点荧光原位杂交辅助诊断皮肤黑色素瘤的应用及进展、淋巴瘤样丘疹病的临床病理分析及全基因组外显子测序多病例研究等多项研究。

3. 皮肤镜的应用日益广泛 皮肤镜是观察活体表皮、真皮乳头层及真皮层肉眼不可见的细微结构与特征的无创性诊断工具。2016 年开始，国内学者关于皮肤镜的中英文文献达到 1700 余篇，内容涵盖常见皮肤炎症性疾病、皮肤及甲黑素细胞疾病、上皮性肿瘤、附属器肿瘤及皮肤软组织肿瘤等。其中关注度最高的是黑素细胞疾病，2016 年始国内学者的研究成果达到百余篇。通过皮肤镜的应用，可以对临床皮损有更客观的认知，在中国黑色素瘤规范化病理诊断专家共识（2017 版）中，也建议临床医师能够提供首次术前的病变大体照片和（或）皮肤镜照片。

4. 专家共识或诊疗指南的完善与发布 近年来国内外有越来越多的皮肤疾病的专家共识或诊疗指南发表，如盘状红斑狼疮分类标准的制定、溃疡性坏疽性脓皮病诊断标准的制定、脓疱性银屑病表型的欧洲共识等。对于国内皮肤病理研究者来说，炎症性皮肤疾病关注度相对较低，究其原因，一是皮肤病理学者更偏向于发挥皮肤肿瘤的优势，二是与临床皮肤病学的交流、合作相对较少。现在已有国内学者走在了前列，组织和参与了单病种的专家共识——中国黑色素瘤规范化病理诊断专家共识（2017 版），从常用组织学诊断术语、大体标本处理、组织学诊断、病理 TNM 分期、免疫组织化学检测、基因检测及病理报告内容 7 个方面全面阐述黑色素瘤，这是一个良好的开端。

皮肤病临床诊断和治疗需要更精准、更专业的皮肤病理结果，这是皮肤病理发展的必然趋势。期待越来越多的病理医师和学者加入皮肤病理的研究中来，希望以后的 WHO 皮肤肿瘤疾病分类中能听到更多国内病理学界的声音，未来任重而道远，不忘初心，一路前行。

参考文献

[1] 钱莹莹，宋琳毅. 203 例皮肤基底细胞癌临床与病理分析. 中国中西医结合皮肤性病学杂志，2017，16（5）：388-391.

[2] 缑文斌，于涛，张巍. 皮肤基底细胞癌 364 例临床病理分析. 实用皮肤病学杂志，2017，10（5）：280-283.

[3] Qin H, Moore RF, Ho CY, et al. Endocrine mucin-producing sweat gland carcinoma: a study of 11 cases with molecular analysis. J Cutan Pathol, 2018, 45: 691-697.

[4] 李英凤，李小强，郁敏，等. 汗孔肿瘤 25 例临床病理分析. 诊断病理学杂志，2017，24（3）：170-173.

[5] 展瑞，赵光明，钱振华，等. 乳头状汗腺瘤 10 例临床病理分析. 诊断病理学杂志，2016，23（12）：902-904，908.

[6] 王雅清，贾永峰，施琳. 皮肤附属器肿瘤分子标志物的研究进展. 临床与病理杂志，2018，38（10）：2238-2243.

[7] Zhou X, Li G, Wang D, et al. Cytokeratin expression in epidermal stem cells in skin adnexal tumors. Oncol Lett, 2019, 17(1): 927-932.

[8] Cao L, Chen L, Li H, et al. Differential antigen expression between human eccrine sweat glands and hair follicles/pilosebaceous units. J Mol Histol, 2019, 50(4): 335-342.

[9] 陈浩，孙建方，周小鸽. 原发皮肤淋巴组织增殖性疾病分类进展. 中华皮肤科杂志，2019，52（9）：647-651.

[10] 刘卫平. 2016 修订 WHO 造血与淋巴组织肿瘤分类：T 细胞 /NK 细胞肿瘤. 中华病理学杂志，2019，48（1）：58-62.

[11] 熊竞舒，陈浩. 淋巴瘤样丘疹病诊断和治疗新进展. 国际皮肤性病学杂志，2015，41（6）：356-359.

[12] 王婷婷，解瑶，李利，等. 淋巴瘤样丘疹病的临床病理分析及全基因组外显子测序分析. 中华病理学杂志，2017，46（9）：601-606.

[13] 谷晓广，张春雷. 皮肤 $CD30^+$ 淋巴增殖性疾病的发病机制研究进展. 实用皮肤病学杂志，2015，（3）：208-211.

[14] 张燕林，韦萍，谢建兰，等. 皮肤 T/NK 细胞 EB 病毒感染淋巴组织增殖性疾病及 NK/T 细胞淋巴瘤. 临床与实验病理学杂志，2018，34（10）：1123-1126.

[15] 甘璐，陈浩. EB 病毒相关性皮肤淋巴瘤及淋巴组织增殖性疾病. 国际皮肤性病学杂志，2016，42（6）：464-467.

[16] 李向红. 关注儿童EB病毒阳性T/NK细胞淋巴组织增殖性疾病在新版WHO分类中的变化. 中华病理学杂志，2018，47（6）：393-395.
[17] 张燕林，谢建兰，郑媛媛，等. EB病毒阳性T/NK细胞淋巴组织增殖性疾病156例临床病理学特征. 中华病理学杂志，2018，47（6）：407-411.
[18] 刘阳禾，王雷，马翠玲. 种痘样水疱病样淋巴组织增生性疾病研究进展. 实用皮肤病学杂志，2018，11（1）：30-33.
[19] 白玄业，李文才，王冠男，等. 种痘水疱病样淋巴组织增生性疾病11例临床病理分析. 临床与实验病理学杂志，2018，34（7）：764-768.
[20] 周小鸽，张燕林，谢建兰，等. 种痘样水疱病的临床病理特点及性质分析. 临床与实验病理学杂志，2017，33（5）：544-546.
[21] 柳莉丹，张娇，李锦意，等. 原发性皮肤CD4阳性小/中T淋巴细胞增殖性疾病一例. 中华皮肤科杂志，2018，51（3）：234-235.
[22] 唐雪峰，李金燕，郭乔楠. 原发性皮肤$CD4^+$小/中等大小T细胞淋巴组织增殖性疾病4例临床病理分析. 临床与实验病理学杂志，2019，35（1）：85-87.
[23] 雷欢，尹满香，周泉，等. 原发性皮肤肢端CD8阳性T细胞淋巴瘤一例. 中华病理学杂志,2019,48（4）：336-337.
[24] 陈红梅，夏成青，查宏斌. EB病毒阳性皮肤黏膜溃疡1例及文献复习. 临床与病理杂志，2018，38（7）：1591-1594.
[25] 陈燕坪，陈刚，谢建兰，等. EB病毒阳性的皮肤黏膜溃疡临床病理学特征分析. 中华病理学杂志，2017，46（4）：261-262.
[26] 刘芳，黎敏，张良运，等. 原发头颈部黏膜CD30阳性T细胞淋巴组织增殖性疾病的临床病理学分析. 中华病理学杂志，2018，47（6）：412-416.
[27] 胡舜摘（摘译），余英豪（审校）. 器官移植受体发生EBV阳性的皮肤黏膜溃疡：一种局限性惰性移植后淋巴组织增殖性疾病. 临床与实验病理学杂志，2014（12）：1338-1338.
[28] 高菲，辛琳琳. 恶性黑色素瘤皮肤镜特征研究进展. 山东医药，2018，58（1）：109-112
[29] 苏静，王宇辰，柳剑英. 多位点荧光原位杂交辅助诊断皮肤黑色素瘤. 中华病理学杂志，2018，47（1）：70-74.
[30] Su J, Yu W, Liu J, et al. Fluorescence in situ hybridisation as an ancillary tool in the diagnosis of acral melanoma: a review of 44 cases. Pathology, 2017, 49(7): 740-749.
[31] Liu X, Wu J, Qin H, et al. The Role of Autophagy in the Resistance to BRAF Inhibition in BRAF-Mutated Melanoma. Target Oncol, 2018, 13(4): 437-446.
[32] 陈虎艳，王上上，陈连军，等. MicroRNA-205抑制黑素瘤细胞迁移和侵袭的作用及其机制. 第二军医大学学报，2017，38（5）：576-582.
[33] Cheng Q, Du J, Xie L, et al. Inhibition of SOX4 induces melanoma cell apoptosis via downregulation of NF-κB p65 signaling. Oncol Rep, 2018, 40(1): 369-376.
[34] 任敏，孔蕴毅，蔡旭，等. 前哨淋巴结活检在皮肤恶性黑色素瘤中的应用. 中华病理学杂志，2018，47

（5）：360-365.
[35] 任敏，孔蕴毅，蔡旭，等. 恶性雀斑 / 恶性雀斑样黑色素瘤临床病理学分析. 中华病理学杂志，2018，47（10）：769-774.
[36]《中国黑色素瘤规范化病理诊断专家共识（2017 版）》编写组. 中国黑色素瘤规范化病理诊断专家共识（2017 版）. 中华病理学杂志，2018，47（1）：7-13.
[37] Pan ZY, Chen J, Wu Q, et al. Activation and overexpression of the aryl hydrocarbon receptor contribute to cutaneous squamous cell carcinomas: an immunohistochemical study. Diagn Pathol, 2018, 13(1): 59.
[38] 杨正慧，林乃余，刘丽诗，等. Hippo 通路下游信号分子 YAP 在皮肤疾病中的研究进展. 皮肤性病诊疗学杂志，2017，24（06）：419-422.
[39] Elman SA, Joyce C, Nyberg F, et al. Development of classification criteria for discoid lupus erythematosus: Results of a Delphi exercise. J Am Acad Dermatol, 2017, 77(2): 261-267.
[40] Maverakis E, Ma C, Shinkai K, et al. Diagnostic criteria of ulcerative pyoderma gangrenosum: a delphi consensus of international experts. JAMA Dermatol, 2018, 154(4): 461-466.
[41] Navarini AA, Burden AD, Capon F, et al. European consensus statement on phenotypes of pustular psoriasis. J Eur Acad Dermatol Venereol, 2017，31（11）：1792-1799.

（李晟磊　滕晓东　朱虹光　李文才）

第十六节　心血管病理诊断和研究进展

心血管疾病居中国居民死亡原因首位，在农村及城市分别各占总死亡原因的 45.01%、42.61%，且呈持续上升趋势。迄今为止，心血管病理学对于疾病的认识范畴，已经远远超出了传统的病理解剖学，既有开创性的基础性研究，以提高人类对疾病发生发展机制的认识；又有对大量累积性资料的病例对照分析和回顾性队列研究；还有将分子检测技术应用于临床诊断的创新性工作的开展。医学科学的发展，推动了检测手段的创新及方法学的融会贯通，这势必为临床深入认识疾病，精准诊断治疗，提供更加可靠而翔实的依据。

近年来，在心血管疾病领域，中国的学者们对心血管疾病的发病机制及分子诊断的研究仍表现了较高的关注。本节结合我国研究者们近年发表的中英文文献，从 3 个不同层次，即心血管疾病发生机制的研究、遗传性心血管疾病的分子诊断和解剖与组织病理学，对我国心血管病理研究进展的现状进行简要综述。动脉粥样硬化性心脏病是最常见的心血管疾病之一，围绕其发病机制的研究，例如，纤维化、自噬、钙化和动脉粥样硬化等领域，仍是心血管病理的热点，这些机制也参与心肌病、代谢性疾病、衰老等其他类型心血管疾病的病理过程。遗传因素是心血管疾病的重要病因之一，遗传病也是心血管疾病中的一大类。其中单基因心血管遗传病有明确的致病基因，遗传方式符合孟德尔遗传定律，较易于检测并可为临床提供病因学诊断依据。目前，在遗传性心血管疾病中针对致病基因的基础研究和临床实践也于一定程度上证实了分子检测的可行性及安全性，有望实现更广泛的临床应用。解剖与组织病理学仍然是心血管病理最经典的研究手段，我国学者在先天性心脏病、心脏移植病理、心肌原发性病变、感染性疾病、淀粉样变性等热点领域也做了大量的工作。

一、心血管疾病发生机制的研究进展

（一）心肌纤维化

心肌纤维化（myocardial fibrosis，MF）是多种心血管疾病进展过程中的一种重要病理变化，以细胞外胶原过量沉积、胶原容积分数显著升高及胶原比例失调为主要特征，导致心室壁僵硬、心室舒缩功能及传导障碍等改变，与心功能障碍、心律失常、甚至心源性猝死密切相关。2013 年 *JAMA* 发表了一篇临床研究，发现在非缺血性扩张型心肌病患者中，存在心肌纤维化者 5 年平均死亡率为 26.8%，心律失常事件发生率为 29.6%；而无纤维化者死亡率为 10.6%，心律失常发生率为 7.0%，心肌纤维化是全因死亡、心脏猝死发生的独立预测因素。之后越来越多的证据表明，心肌纤维化是影响心血管疾病预后和增加心血管疾病死亡率的重要原因。

心肌成纤维细胞是纤维化发生的核心。成纤维细胞在氧化应激、血管紧张素Ⅱ、炎症因子等因素刺激下，转化生长因子 -β1（transforming growth factor β1，TGF-β1）/Smad、Wnt/β-catenin 等信号通路激活，转化为肌成纤维细胞，出现增殖、迁移等细胞行为学特征，纤维化过程不断地在正常心肌组织中渗透。其他相关机制包括：肾素 - 血管紧张素 - 醛固酮系统（renin-angiotensin-aldosterone system，RAAS）活性增强、心肌细胞与细胞外基质（extracellular matrix，ECM）锚定异常、基质金属蛋白酶失衡等。

1. 心肌压力超负荷与心肌纤维化 在长期压力超负荷状态下，心脏会发生一系列病理变化，包括心肌细胞肥大和间质纤维化。孟永胜等通过主动脉弓缩窄心室压力超负荷小鼠模型发现，在心室压力超负荷早期即出现心肌纤维化的病理学改变：心体比增加、心肌细胞直径增大和心肌内血管周纤维化，还发现在心室压力超负荷早期，心肌纤维化主要出现于血管周围，且纤维化程度随缩窄时间延长而逐渐加重。方微等对 10 例扩张型心肌病的组织学观察发现，血管内皮细胞的超微结构发生了变化，可能通过内皮 - 间质细胞转化参与了扩张型心肌病的心肌纤维化。

心脏成纤维细胞中 Wnt /β-catenin 信号通路异常活化是心肌纤维化的重要环节之一。Xiang 等发现，在心脏成纤维细胞中条件性诱导 β-catenin 失活，具有明显的心脏保护功能，并能减少间质纤维化。Zhao 等在大鼠模型中注射血管紧张素 II，同时使用小分子阻断 Wnt/β-catenin 信号，发现心肌纤维化程度较对照组轻。这些研究表明 Wnt /β-catenin 在高血压造成的心脏肥大和心肌纤维化中起重要角色，阻断这一信号可能是改善高血压性心脏病的一种新策略。

TGF-β1/Smad 信号是心肌纤维化过程中另外一条重要的信号通路。Lu 等的研究发现活性氧（赖氨酰化氧）可激活 TGF-β1/Smad/AP-1 信号，从而减弱鼠心肌纤维化，减缓心衰进展。我国学者发现白藜芦醇和丹参多酚酸盐都能够通过 TGF-β1/Smad 信号改善心肌纤维化。

2. 衰老与心肌纤维化 心脏衰老是一个不可逆的生物学过程，其组织学特点为心肌细胞肥大、心肌细胞自噬活性下降和间质纤维化。Yuan 等发现自噬蛋白 calstabin-2 敲除小鼠的心肌细胞内 AKT 磷酸化、mTOR 活性增强、细胞周期抑制蛋白 p16 和 p19 增加、自噬受损、心肌细胞死亡、心肌纤维化增强。Lin 等使用 HSP27 转基因老年小鼠进行研究，发现 HSP27 通过抗氧化和激活自噬机制减轻心脏老化。

3. 非编码 RNA 与心肌纤维化　微小 RNA（microRNA，miRNA）在心肌纤维母细胞和心肌细胞里参与调节基因表达水平，通过与 mRNA 的 3’端结合来抑制某些关键蛋白的表达，这些蛋白的减少或缺失改变了心肌间质的生理状态，促进心肌纤维化的发生。Zhuang 等，发现下调 miR-27a 可抑制 Wnt /β-catenin 信号，减少心肌胶原的沉积，防止心肌纤维化并改善心脏功能。Yu 等发现降低 miR-33a 的表达，可通过 TGF-β/Smad 信号促进心肌成纤维细胞凋亡，抑制心肌纤维化。

长链非编码 RNA（long noncoding RNAs，LncRNAs）的异常表达也参与心肌纤维化。Tao 等的研究证实 LncRNA 的抑制剂 GAS5 能够在心肌成纤维细胞内通过上调 miR-21，从而下调 PTEN 的表达，抑制心肌纤维化。Zhang 等发现大鼠纤维化的心肌中 LncRNA RMRP 上调，并通过调节 miR-613 促进心肌成纤维细胞的活化。Feng 等发现 LncRNA DCRF 通过靶向 miR-551b-5p 调控糖尿病性心肌病患者心肌细胞的自噬。Sun 等发现心肌梗死后 LncRNA PCFL 能通过 miR-378/GRB2 通路促进心肌纤维化。

（二）自噬

自噬是心肌生理、病理过程中的一个重要机制。心肌细胞吞噬自身细胞质蛋白或细胞器，满足自身代谢需要和某些细胞器的更新。

1. 自噬与心肌纤维化　Zhang 等使用单侧肾血管性高血压猪模型证明，在高血压所致的左室肥厚逐步加重的过程中，自噬活性逐渐增强。Li 等利用主动脉弓缩窄导致的心肌肥厚大鼠模型发现，黄连素可有效抑制自噬的上游信号通路，通过自噬依赖机制减轻左心室重构。

2. 自噬与心肌缺血 / 再灌注损伤　自噬在缺血 / 再灌注损伤（ischemia-reperfusion injury，I/R）中也有重要作用。Li 等的研究发现，条件性敲除自噬相关蛋白 Atg7 后，能够保护心肌细胞减少凋亡。Jian 等的研究也表明抑制过度自噬对心脏有利。Zeng 等通过使用人脐静脉内皮细胞体外模拟 I/R 模型，发现 I/R 促进 NF-κB p65 介导的 Beclin 1 相关的过度自噬，加重心肌损伤。然而目前的关于自噬在 I/R 中作用的研究大多集中在体外心肌细胞水平，还没有对心脏整体功能状态影响的研究。

3. 糖尿病性心肌病与自噬　在氧化应激、高血糖、血脂异常等病理条件下，成纤维细胞受到外界不适刺激，引发自噬。Gao 等在糖尿病大鼠模型中发现随病程延长自噬增强。正常情况下，心肌细胞内的自噬在多种信号分子的严密监测下，选择性降解细胞内成分，以补充心肌能量。糖尿病患者的心肌细胞处于葡萄糖饥饿状态，由胰岛素和 5 磷酸腺苷活化蛋白激酶（AMPK）信号网络介导的自噬活性异常增强，心肌细胞凋亡增加。在高糖状态下蛋白质和细胞器损伤增加，也导致心肌细胞凋亡增加。进而导致心肌纤维化等心脏损伤。

（三）钙化

钙化（calcification）是指钙盐在人体组织中的异常沉积。

1. 血管钙化　血管钙化指的是磷酸钙盐在血管壁的沉积，发生在血管老化的过程中，或糖尿病血管病变、肾病、血管炎康复期及其他多种心血管疾病中。血管钙化造成血管壁丧失弹性，导致左心室肥厚和冠状动脉灌注失衡，能增加心血管疾病的发病率和死亡率，甚至可以成为独立的死亡预测因子。

血管钙化进程中位于血管中膜的平滑肌细胞转化为成骨样细胞，这是一个动态的不可逆过程。在此过程中血管平滑肌细胞（vascular smooth muscle cell，VSMC）失去了收缩表型标志，如 α 肌动蛋白（α-actin）等，上调表达成骨样细胞标志，包括 runt 相关转录因子 2（runt-related transcription factor 2，RUNX2）、骨桥蛋白（osteopontin，OPN）、骨钙素（osteocalcin，OCN）和碱性磷酸酶（alkaline phosphatase，ALP）等。

越来越多的数据表明，miRNAs 在 VSMCs 成骨转化中也起着重要的作用。Liu 等利用骨保护素敲除小鼠钙化模型，发现主动脉 VSMC 内 miR-32 表达升高，并通过 PI3K 信号引起多种骨形态发生相关蛋白（如 BMP2、RUNX2、OPN、GLA 和 ALP）表达增加，从而使主动脉发生钙化。Zheng 等利用维生素 D 加尼古丁建立大鼠血管钙化模型，通过芯片分析 miRNAs 表达谱的改变，发现与对照组相比，钙化组有 10 个 miRNAs 表达增多，6 个 miRNAs 减少，其中 miR-297a 下调幅度最大，并进一证实了其作用靶点为成纤维细胞生长因子 FGF23。血管钙化过程中 miR-297a 的降低导致 FGF23 的升高，而 FGF23 的升高致血管钙化加重。

2. 动脉粥样硬化斑块内钙化 传统观点认为动脉粥样硬化钙化仅仅是简单地钙盐晶体被动沉积于动脉粥样硬化块表面。现代观点则认为，动脉粥样硬化钙化的形成和血管钙化一样，是一个有机的主动过程，存在多种复杂的自动调控因素，很多方面类似于软骨内骨化。动脉粥样斑块内存在各种各样的骨基质蛋白，包括骨形成相关蛋白 -2 和骨形成相关蛋白 -4、破骨细胞抑制因子、骨钙素等。当伴随刺激持续存在时，骨形成相关蛋白逐渐表达升高，最后形成钙结晶。动脉粥样硬化块钙化不同时期的形态和成分有所不同，在钙化病处内，部分平滑肌逐渐出现软骨样细胞表型，如 α-actin 表达降低、骨形成相关蛋白表达升高等。在一些病理标本中甚至还可以看到骨髓组织。

3. 瓣膜钙化 钙化性主动脉瓣疾病（calcific aortic valve disease，CAVD）是临床常见的一类心脏瓣膜疾病，根据疾病演变进程可分为主动脉瓣钙化与钙化性主动脉瓣狭窄。

年龄是其发病的主要危险因素，随着年龄增长 CAVD 发病率不断上升。CAVD 的危险因素还包括脂质代谢异常、代谢综合征、高血压、糖尿病、吸烟和肾功能衰竭等。同时动脉粥样硬化也增加了 CAVD 的患病风险，刘金苹等通过对 100 例老年患者的观察发现，主动脉瓣钙化者，颈动脉粥样硬化斑块的发病率明显高于无钙化者，动脉粥样硬化会随着心脏瓣膜钙化程度的加重而加重，老年退行性瓣膜病与动脉粥样硬化存在相关性。

瓣膜钙化的发病机制与遗传因素也密切相关，包括：*Notch1* 基因突变、遗传性脂蛋白异常、Lp（a）位点的多态性、低密度脂蛋白（LDL）受体上调、维生素 D 受体等位基因表达、跨膜受体蛋白 Notch1 受体突变、白介素（IL）-6 受体等位基因表达、雌激素受体基因多态性等。凌秋阳等建立了人心脏瓣膜间质细胞体外钙化模型，发现经诱导后，体外培养的瓣膜间质细胞的骨形态发生蛋白 -2（bone morphogenetic protein-2，BMP-2）的表达及分泌均增加。Wang 等发现人细胞间黏附分子 -1（intercellular adhesion molecule 1，ICAM-1）在瓣膜间质细胞表面的表达参与了主动脉瓣钙化的病理过程。Zeng 等发现 Notch1 表达水平升高或活性增强，能够通过 toll 样受体 4 刺激人主动脉瓣间质细胞发生成骨反应。Sun 等的研究表明髓性热带病毒整合位点 2（myeloid ecotropic viral integration site 2，Meis2）通过 Notch1/Twist1 信号通路抑制主动脉瓣间质细胞成骨细胞的转分化。这些位点都可能成为预防钙化性主动脉瓣疾病进展的潜在治疗靶点。

（四）动脉粥样硬化

动脉粥样硬化性心血管疾病（atherosclerotic cardiovascular disease，ASCVD）严重威胁人类健康，呈高发病率、年轻化的趋势。动脉粥样硬化（atherosclerosis，AS）为急性冠状动脉综合征等高危疾病的根本原因，为一种慢性炎症过程，主要特征为脂质和纤维在大动脉中累积。

1. 脂肪因子与动脉粥样硬化　脂肪组织已由过去单纯的能量储存器官转变为一个极其重要的内分泌器官，其分泌的大量脂肪因子参与各种重要的生理和病理过程，对血压和血管内皮功能的稳定性、胰岛素敏感性、纤溶活性和炎症反应均有重要影响。腹部内脏脂肪聚积与多种内分泌代谢疾病及心血管疾病相关。近年来，脂肪因子作为新的动脉粥样硬化危险因子，受到了极大的关注。

脂肪组织通过产生脂联素、瘦素、内脂素、Ⅰ型纤溶酶原激活物抑制因子、RAS 系统、丝氨酸蛋白酶抑制剂、趋化素等脂肪因子影响着多项生理过程。其中瘦素对血管内皮细胞的分裂、金属酶蛋白组织抑制剂的表达都具有促进作用，可影响血管基质重组过程及动脉粥样硬化的发生。AS 患者血清瘦素水平高于正常人，患者 AS 病变越严重，血清中瘦素水平越高。杨军等的研究表明，瘦素的表达水平不仅能够作为预测急性冠状动脉事件的标志物，同时还和冠心病危险级数指标有良好的相关性，瘦素水平随着冠状动脉病变严重程度的增加逐步上升，并与常用冠心病危险分层指标心肌肌钙蛋白、吸烟指数呈线性正相关。吴秀娟等研究表明，内皮素 -1 的形成与瘦素有着密切的关系，可促进平滑肌细胞的分裂和繁殖，促进血管收缩。赵佳等发现内脂素参与动脉粥样硬化的形成过程，同时还能影响硬化斑块的稳定性。Wang 等发现动脉粥样硬化的病变过程中存在内脂素水平升高，内脂素可作为动脉粥样硬化的独立危险因子。趋化素能促进血管内皮新生；但新生血管容易损伤、出血，并加重斑块的严重程度。Gao 等的研究表明冠心病患者冠状动脉粥样硬化越严重，趋化素基因表达越高，且趋化素在心外膜脂肪组织中的表达也明显升高。

2. 炎症与动脉粥样硬化　CANTOS 研究也已证实抗炎治疗可以有效预防动脉粥样硬化性心血管事件的发生。

（1）炎性因子与动脉粥样硬化：Cantos 的研究结果证实，作用于 IL-1β 和 IL-6 通路的 Canakinumab 可降低心血管疾病风险。其他炎性因子是否可以作为治疗靶点是目前研究的热点之一。NF-κB 是炎症反应中的一个重要转录因子，参与了 AS 的各个病理过程。NF-κB 活化致使内皮细胞功能障碍、促进泡沫细胞形成、诱导 VSMCs 的增殖和迁移，并与血管内皮细胞凋亡相关，还可刺激产生其他促炎细胞因子，加速 AS 进程。Jiao 等的研究发现 VSMCs 中 NF-κB 过表达能够促进 FasL 和 HRG-1 表达，从而促进细胞凋亡并抑制细胞增殖。Li 等发现，内脏脂肪组织来源的丝氨酸蛋白酶抑制剂 Vaspin，能抑制 ROS 活化，并抑制 MAPK、PI3K/Akt 和 NF-κB 信号通路，从而减少高糖诱导的 VSMCs 增殖和趋化运动。

（2）炎症细胞与动脉粥样硬化：动脉粥样硬化斑块中含有大量可以诱导炎症反应的免疫细胞。内皮细胞受损后黏附分子表达增加，不但可以募集单核细胞与巨噬细胞至内皮细胞表面，转移被修饰的低密度脂蛋白（LDL）至基质，还可以招募树突状细胞、T 细胞、B 细胞到内膜下，共同参与动脉粥样硬化的发生。

Ma 等的研究证明，活化 T 细胞核因子 5（nuclear factor of activated T-cells 5，NFAT5）是一种新的、

必需的转录因子，为NLRP3炎性小体介导的内皮先天免疫早期激活中所必需的因子，在高渗应激诱导下促进动脉粥样硬化的形成。Zhang等的研究发现氧化低密度脂蛋白刺激巨噬细胞分泌的外泌体中包含miR-146a，它可靶向调解SOD2表达，从而促进ROS和中性粒细胞外网（neutrophil extracellular traps，NETs）的释放，诱导氧化应激，促进AS形成。

3. 斑块内微环境与动脉粥样硬化 AS斑块间质微环境可以通过一系列的调控机制激活大量的相关因子，生成许多壁薄的、不成熟的微血管，诱发易损斑块的形成和破裂、出血，显著增加并发症的风险。因此，深入探讨AS斑块内新生血管的结构功能及具体的分子调控原理，有效抑制斑块内微血管的形成和提高斑块稳定性，也成为近几年的研究热门。

在血管新生分支重构阶段中，各种不同的因子调节细胞外基质和基膜，调控血管内皮细胞和血管壁平滑肌细胞在周围间质中移行。Sun等的研究表明，血小板微泡通过调节血管内皮细胞中基质金属蛋白酶（matrix metalloproteinases，MMP）的表达而促进血管生成。

二、遗传性心血管疾病的分子诊断

心血管疾病的发生主要受遗传和环境两方面的影响，其中遗传因素包括：染色体异常、多基因遗传病、单基因遗传病和线粒体遗传病。很多遗传性心血管疾病存在较高的猝死风险，严重影响患者生存质量。其中约120种单基因遗传病伴有心血管畸形发生。由单基因缺陷引起的遗传性心血管疾病，按照有无心血管以外器官受累，可分为非综合征型和综合征型两种。

分子诊断是指应用分子生物学方法检测患者体内遗传物质的结构或表达水平的变化而做出诊断的技术。随着测序技术的成熟，分子诊断在心血管疾病诊断中的应用越来越广泛。

（一）只累及心脏的单基因遗传病

肥厚型心肌病（hypertrophic cardiomyopathy，HCM）是目前遗传学研究较清楚的心肌病，指没有明显诱因的心肌肥厚，主要病理特征为心室壁非对称性肥厚、心肌细胞肥大、排列紊乱等。HCM主要由编码肌小节蛋白的基因突变所致，因此又被称为“肌小节疾病”。遗传模式主要为常染色体显性，约50%的患者可以检出致病突变。目前发现的HCM致病突变超过2000种，主要位于肌球蛋白重链7基因（*MYH7*）和肌球蛋白结合蛋白C基因3（*MYBPC3*）。根据基因检测结果，早期明确诊断，对于更好地理解和优化管理这种常见的心血管疾病至关重要。我国多个团队开发了心肌病基因组合检测方法，如Li等开发了一种涵盖30个HCM常见基因的快速测序方法，该技术为常规性HCM基因诊断提供了一种快速、可靠的检测手段。Lu等在Life PGM平台上，使用二代测序技术筛选了一个包含64个基因的定制组合，在73例遗传性心肌病患者共检出78种变异。

HCM致病基因突变多具有家系特异性，而不像肿瘤那样具有热点突变。2个例外是*MYBPC3*中的p.Arg502Trp突变，在HCM患者中的发生率可达1.5%～3.0%；Val762Asp在日本人群中的检出率为3.9%。我国近年来报道了多个HCM中的新突变，如Yin等报道的*MYL2*基因的R58Q突变，Cui等报道的多个*FLNC*基因突变位点等，为基因检测的临床应用提供了更多的数据支持。

HCM发病机制下游的信号通路和调控网络非常复杂。Liu等采用RNA-seq方法，对28例HCM

患者和 9 例健康供体心肌组织的 mRNA 和 LncRNA 图谱进行了分析。该数据集为研究 HCM 与正常条件下的 LncRNA 和编码失调提供了宝贵的资源。

我国学者也在逐步积累对其他少见类型心肌病的遗传学改变的认识，如 Lin 等的研究采用全外显子组测序（whole exome sequencing，WES）技术，对中国两大家族心律失常性右室心肌病 / 发育不良（ARVC/D）的致病突变进行了鉴定，发现编码桥粒蛋白 *DSG2* 基因 p.F531C 突变是 ARVC/D 发生的主要原因。当 ARVC/D 与 217-1G>T 或 524-3C>G 突变共存时，ARVC/D 表型更为严重，为复合杂合隐性遗传。

（二）累及心血管系统的综合征型单基因遗传病

1. 马方综合征（Marfan syndrome，MFS） 1896 年 1 位法国儿科医师首次描述 MFS，这是一种常染色体显性遗传的结缔组织疾病，人群发病率为 1∶5000～1∶3000。临床表现主要累及眼睛、骨骼和心血管系统，其中心血管系统异常包括主动脉瘤 / 夹层，是导致 MFS 患者死亡的最主要原因。约 80% 的 MFS 患者可有主动脉壁中层坏死、动脉中层囊性纤维局部断裂或坏死等组织学改变，主动脉内膜因缺乏中膜支撑而易破裂。*FBN1* 是目前已知的唯一致病基因，有 25%～30% 患者表现为新发变异。

我国学者在 MFS 的遗传学改变及分子检测等方面做了大量工作，如 Yang 等采用 Sanger 测序法对中国 39 例马方综合征家族成员的 *FBN1* 基因进行了基因检测，总共鉴定出 29 个致病 / 可能致病的 *FBN1* 突变，包括 17 个新的突变。Gao 等研究了 21 例散发患者 *FBN1* 基因，并对已发表的 29 项研究，共计 890 例 MFS 患者进行了 meta 分析，建立了几种基因型与表型的相关性：①过早终止密码子（premature termination codons，PTC）的突变与主要心血管疾病的风险增加有关；② 43-65 外显子突变的患者与 24-32 外显子突变的患者主要心血管受累的发生率相同；③半胱氨酸错义突变可能与主要的心血管疾病有关。这些结果扩展了该罕见疾病的 *FBN1* 突变谱，并通过分析现有文献揭示了 MFS 基因型与表型的相关性。

2. Loeys-Dietz 综合征 Loeys-Dietz 综合征（LDS）是一种临床表型与马凡综合征有很大重叠的结缔组织疾病，临床上常常被误诊为 MFS。与 MFS 相似，LDS 患者可出现骨骼异常及主动脉根部瘤；与 MFS 不同的是，这类患者除主动脉根部外，其他动脉发生动脉瘤和动脉扭曲的风险也较高，包括颅内动脉。并且，LDS 患者主动脉病变进展更为凶猛，患者平均发病年龄和死亡年龄更早，因此美国心脏病协会建议，LDS 患者主动脉直径达到 4.2cm 时，即可进行预防性手术。目前已知的致病基因包括 *TGFBR1*、*TGFBR2*、*SMAD3*、*TGFB2*、*TGFB3* 和 *SMAD2*，这些基因的突变可异常激活 TGFβ 信号通路。TGFβ 信号通路过度激活可使弹力蛋白的生成增多，但增生的蛋白往往结构异常且功能不全，导致主动脉中层易产生黏液样坏死等病理改变，而这些病理改变使 LDS 患者更易发生主动脉瘤 / 夹层。Luo 等在 10 例 LDS 患者中发现了 10 种位于 *TGFBR1*、*TGFBR2* 和 *SMAD3* 基因上的可能的致病突变或不确定意义的罕见变异。这些结果扩大了 LDS 的突变谱。

3. Noonan 综合征 Noonan 综合征（Noonan syndrome，NS）多为常染色体显性遗传性疾病，其特征是身材矮小、面部畸形、心血管系统缺陷。独特的面部特征包括宽阔的额头、宽眼距、眼睑下裂、拱腭和低位耳后旋。高达 90% 的患者心脏受累，肺动脉狭窄和扩张型心肌病是最常见的心血管系统异常。目前发现的NS致病基因有9种，包括蛋白酪氨酸磷酸酶非受体型11（*PTPN11*），原癌基因*KRAS*、*RAF1*、*NRAS*、*BRAF*、*SOS1*、*SOS2*、*RIT1*、亮氨酸拉链样结构转录调节因子1（*LZTR1*），以上每种致病突变分别对应不同的NS分型，均为常染色体显性遗传。另有一种NS亚型为常染色体隐性遗传，目前尚未发现其致病基因。*PTPN11*是NS最常见的致病基因，定位在染色体12q24，超过50%的NS患者携带*PTPN11*基因突变。Xu等使用靶向测序（targeted sequencing，TS）或WES技术分析了10例被诊断为NS的中国患者，并确定了他们相应的*PTPN11*、*RAF1*和*BRAF*突变。发现在靶基因中，*BRAF*与NS的相关性与*PTPN11*或*RAF1*相似。Li等使用NGS鉴定了103例中国患者8个NS相关基因的致病变异：*PTPN11*（48.5%）、*SOS1*（12.6%）、*SHOC2*（11.7%）、*KRAS*（9.71%）、*RAF1*（7.77%）、*RIT1*（6.8%）、*CBL*（0.97%）、*NRAS*（0.97%）和*LZTR1*（0.97%）。检测到位于*PTPN11*、*SHOC2*等基因上的8种新的致病变异，并报告了因特定基因变异而导致的临床特征，包括听力损失、因*PTPN11*致病变异而导致的癌症风险、因*SHOC2*致病变异而导致的颅内结构异常。这些研究描述了中国NS的基因型和表型谱，为了解特定致病变异的临床特征提供了证据基础。

4. Holt-Oram综合征 Holt-Oram综合征（Holt-Oram syndrome，HOS）是一种常染色体显性遗传病，特点是先天性心血管畸形和上肢及肩胛带异常。T-BOX家族转录因子5（*TBX5*）基因是该疾病的致病基因，*TBX5*定位于12号染色体长臂，是T-box转录因子家族成员之一，*TBX5*突变后造成的该基因表达量不足导致心脏和上肢发育缺陷。Li等对一例染色体芯片分析未找到异常的HOS患儿进行WES测序，筛选出6个与心脏疾病或综合征相关的候选基因，生物分析发现*SALL4*-R418C可能为致病位点。发现这一罕见突变，加深了对表型差异及*SALL4*突变在疾病发生中的作用的认识。

5. Alagille综合征 Alagille综合征（Alagille syndrome，ALGS）是一种常染色体显性遗传病，其发病是由于Notch信号通路缺陷，从而影响患者肝、心脏、骨骼、眼、肾和中枢神经系统的发育，并可能出现特征性的面部表现。ALGS心血管性系统缺陷包括房间隔室间隔缺损、法洛四联症、周围型肺动脉狭窄等。大多数（约97%）ALGS病例是由于锌指家族转录因子Jagged-1（*JAG1*）基因缺陷引起的，其中多数为点突变。*JAG1*基因定位于20号染色体短臂，编码产生Notch1配体Jagged-1。少部分（＜1%）ALGS是由*NOTCH2*基因突变引起的，NOTCH2多数（60%）为新发突变，生殖腺嵌合比例也比较高。Li等在91例中国患儿中研究了JAG1的突变情况，发现中国绝大多数ALGS患儿存在*JAG1*突变，且突变集中在与其他报道不同的外显子上。郭丽等对11例患儿的研究中发现了7种*JAG1*基因变异类型和2种包含该基因的染色体中间缺失，其中c.1977G＞A（p.Trp659*）、c.1106_1107delCC（p.Pro369fs）和9.24 Mb的染色体中间缺失这3种变异均为首次报道。

6. Ellis-Van Creveld综合征 Ellis-Van Creveld综合征（EvC）是一种常染色体隐性遗传病，发病率约为1/6000，表现为骨发育不良和先天性心脏缺陷。其中心血管系统缺陷最常见的是先天性房间隔缺损，其他还可表现为室间隔缺损、法洛四联症等。EvC是由4号染色体p16的*EvC*基因纯合或复合杂合突变引起，也可以由*EvC2*基因突变引起。Hu等的研究发现，通过多重PCR-DHPLC检测发现，EvC存在位于2p25.3p23.3的*MYCN*、*WDR35*、*LPIN1*、*ODC1*、*KLF11*和*NBAS*基因重复拷贝。

WDR35 拷贝数变异可导致骨发育不良和胎儿畸形，*WDR35* 下调会损伤纤毛形成，进而间接调控 Gli 信号，最终抑制成骨。Huang 等对中国一个 5 代的家系进行研究发现了一个新的 *EvC* 基因纯合变异 c.2014C＞T，p.（Q672*），扩展了 EvC 的突变谱。

7. CHARGE 综合征　CHARGE 综合征是一种常染色体显性遗传病，引起复杂的多发性先天畸形，新生儿发病率高达 1/8500。典型特征是鼻后孔闭锁，内耳、视网膜畸形、先天性心血管畸形。各种类型的心血管畸形都有报道，其中圆锥动脉和主动脉弓畸形更为常见。染色质解旋酶 DNA 结合蛋白 7 基因（chromodomain helicase DNA binding protein 7，*CHD7*）为 CHARGE 综合征的致病基因，可在约 60% 患者身上发现该基因突变。*CHD7* 基因编码染色质解旋酶 DNA 结合蛋白，*CHD7* 基因突变可影响染色质重塑，继而影响基因表达调控。另外，*CHD7* 基因可能在胚胎发育和细胞周期调控中发挥重要作用。Kong 等对我国 23 例 CHARGE 综合征患者进行回顾性研究，发现 65% 的患者有致病性 *CHD7* 变异。

三、解剖与组织病理学进展

（一）先天性心脏病

先天性心脏病严重威胁新生儿的健康，随着产前诊断水平的提高，先心病患儿逐渐减少，但先心病引产的胎儿增多。先心病的病因复杂，因此各种表型构成比的研究有助于确立遗传学研究的方向。商建峰等对 200 例胎儿先天性心脏病尸体解剖分析，总结出胎儿先心病的类型：室间隔缺损最为多见，其次为主动脉近段畸形、房间隔缺损、体静脉畸形、肺静脉畸形、肺动脉瓣畸形、房室间隔缺损、肺动脉畸形、心室单出口、心室双出口、房室瓣畸形及骑跨、大动脉转位等。

（二）心脏移植病理

心脏移植已经成为终末期心力衰竭的最终有效治疗方式，心脏移植受者近、远期生存率也进一步提高。虽然心脏移植总的生存率在不断提高，但是移植物衰竭和慢性移植心脏血管病等在死因构成中的位置仍高居不下。

经颈静脉心内膜心肌活检术（endomyocardial biopsy，EMB）为标准的移植心脏排斥反应监测方法并沿用至今。然而 EMB 为有创性检查，人们在逐步尝试一些新的方法检测移植后排异反应。如 Liao 等建立了 C4d 沉积的抗体介导的排异反应的大鼠模型，将 C4d 靶向微泡（MBC4d）注射入受者体内，使用 Logiq E9 数字高级超声系统观察 C4d 在心肌内沉积，成功地获得了 C4d 在移植心脏内沉积的定性图像，与病理图片中 C4d 沉积程度呈线性相关。

移植心脏血管病变（cardiac allograft vasculopathy，CAV）是心脏移植术后患者死亡的主要原因，目前尚缺乏有效的治疗方法。CAV 是一种多因素相互作用引起的、相当复杂的冠状血管病变，主要表现为移植心脏冠状动脉血管内膜纤维肌性细胞向心性增生，导致进展性、弥漫性动脉硬化，进一步发展成管腔狭窄乃至闭塞，最终导致缺血性损伤、心肌纤维化、移植心脏功能衰竭。Yin 等发现血栓调节蛋白可通过抑制内膜增生和诱导调节 $CD4^+$Foxp3＋细胞在冠状动脉内的聚集，延长 MHC 不匹配的同种异体心脏移植的存活时间。Yan 等发现 MMP-14 在同种异体移植中可以与 CD44 相互作用，并发现干预 MMP-14/CD44 复合物可以抑制 VSMC 的迁移。

（三）心肌原发病变的研究

随着心脏移植手术的开展，病理科也获得了更多的病变心脏的标本。原发性心肌病病因未明、临床表现复杂、组织表观学多样、诊断及鉴别诊断难度较大；随着人体心肌标本的获取，人类逐渐扩展了对心肌病的认识。赵红等对阜外医院 600 余例心脏移植病例中的 380 余例终末期原发性心肌病的形态变化和超微结构研究编撰《原发性心肌病组织形态与超微结构图谱》，全面、系统地阐述了此类疾病形态及功能异常的结构学及病理生理学特征。

心肌病的发病机制研究也逐步增多，如 ARVC。ARVC 为心肌细胞间机械性连接的桥粒蛋白发生异常，组织学特征以心肌纤维 - 脂肪替代为特征。Chen 等的 ARVC 模型显示了线粒体功能蛋白下调、炎症信号激活、脂肪生成因子（如 FABP4 和 FASN）上调，ARVC 心室的脂质代谢重新编程；并确定了 C/EBPα 的激活在脂质形成中起关键作用。Chen X 等对移植心脏病理学和心脏自噬的研究表明，Cx43 的表达在持续性室性心动过速的 ARVC/D 心肌中显著降低，意味着 Cx43 重构与 ARVC/D 患者恶性心律失常之间存在相关性。Chen 等对 60 例 ARVC 患者进行研究，基于临床特征、遗传及心脏移植获得的心肌组织的病理学特征对 ARVC 进行分类，对 ARVC 提出了新的分型建议。

（四）感染性疾病

细菌检测技术始于公元前 3 世纪，经历了从显微镜检、细菌分离、自动鉴定、分子诊断到质谱技术几个阶段。目前分子诊断和质谱技术正逐步应用于临床。Cheng 等使用二代测序技术（NGS）完成近 60 例感染性心内膜炎（infective endocarditis，IE）患者术后赘生物的检测，实验数据显示 NGS 是检测 IE 患者瓣膜内病原体的可靠手段，其敏感性较常规血液 / 组织标本培养大大提高。质谱技术因其扫描速度快、敏感性高、分辨率高、分子量范围大且耗材低，已经成为一种全新而极具开发潜力的诊断技术。在病原菌流行病学的检测方面已经发挥重要作用，在心血管病变中的应用尚待实验验证。

（五）淀粉样变性

淀粉样变性是由于淀粉样蛋白沉积在细胞外基质，造成沉积部位组织和器官损伤的一组疾病，出现心脏受累时即为心脏淀粉样变性，该病病情重、进展快、治疗困难、病死率高，临床少见且识别率低。由于不同类型的淀粉样变性所对应的治疗方法不同，为了给临床提供更多的分型信息，李莉等对经组织学检查和刚果红染色为阳性的病例，进行免疫组织化学法分型，发现结合淀粉样物质的表达和分布方式、有无伴侣蛋白、其他器官的受累情况和实验室检查，免疫组织化学可以作为心脏淀粉样变性的初步分型工具。该研究为 2016 年发表的《原发性轻链型淀粉样变的诊断和治疗中国专家共识》提供了实验室证据。该共识指出，可以采用免疫组织化学、免疫荧光、突变基因检测、免疫电镜和质谱蛋白质组学方法鉴定致淀粉样变蛋白类型。

总体来说，我国 2016—2018 年在心血管病理学发展较快，成果颇丰，以发病机制的研究最多，分子诊断相关的研究次之，并出现很多新技术和新方法，为心血管病理学的发展及临床疾病的诊断和治疗提供更多的途径和策略。

参考文献

[1] Gulati A, Jabbour A, Ismail TF, et al. Association of fibrosis with mortality and sudden cardiac death in patients with nonischemic dilated cardiomyopathy. JAMA, 2013, 309(9): 896.

[2] 孟永胜，蹇朝，朱昀，等. 心室压力超负荷早期心肌纤维化的动态病理学变化. 第三军医大学学报，2017，39（10）：966-970.

[3] 武迎，陈东，方微，等. 扩张型心肌病心脏移植受者心脏病理学观察及微血管内皮细胞的表达及分布. 心肺血管病杂志，2017，36（12）：970-973.

[4] Xiang FL, Fang M, Yutzey KE. Loss of β-catenin in resident cardiac fibroblasts attenuates fibrosis induced by pressure overload in mice. Nature Communications, 2017, 8 (1): 712.

[5] Yue Z, Chunhong W, Cong W, et al. An essential role for Wnt/β-catenin signaling in mediating hypertensive heart disease. Scientific Reports, 2018, 8 (1): 8996.

[6] Lu M, Qin Q, Yao J, et al. Induction of LOX by TGF-β1/Smad/AP-1 signaling aggravates rat myocardial fibrosis and heart failure. IUBMB Life, 2019, 71(11), 1729-1739.

[7] 卓小桢，刘懿，李娜，等. 白藜芦醇通过 TGF-β1/Smad3 信号通路抑制心肌成纤维细胞中 Ang Ⅱ诱导的Ⅰ/Ⅲ型胶原合成. 西安交通大学学报（医学版），2018，39（4）：525-529＋557.

[8] 贺欣，陶贵周. 丹参多酚酸盐通过 TGF-β1/Smad 通路预防大鼠心肌纤维化的发展. 中药药理与临床，2016，32（06）：85-89.

[9] Yuan Q, Chen Z, Santulli G, et al. Functional Role of Calstabin2 in Age-related Cardiac Alterations. Sci Rep, 2014, 4: 7425.

[10] Lin S, Wang Y, Zhang X, et al. HSP27 Alleviates Cardiac Aging in Mice via a Mechanism Involving Antioxidation and Mitophagy Activation. Oxidative Medicine & Cellular Longevity, 2016, 2016(11): 1-13.

[11] Zhuang YS, Liao YY, Liu BY, et al. MicroRNA-27a mediates the Wnt/β-catenin pathway to affect the myocardial fibrosis in rats with chronic heart failure. Cardiovasc Ther, 2018, 20: e12468.

[12] Yu B, Li W, Ai F, et al. MicroRNA-33a deficiency inhibits proliferation and fibrosis through inactivation of TGF-β/Smad pathway in human cardiac fibroblasts. Die Pharmazie, 2017, 72(8): 456.

[13] Tao H, Zhang JG, Qin RH, et al. LncRNA GAS5 controls cardiac fibroblast activation and fibrosis by targeting miR-21 via PTEN/MMP-2 signaling pathway. Toxicology, 2017, 386: S0300483X17301476.

[14] Zhang SY, Huang SH, Gao SX, et al. Upregulation of lncRNA RMRP promotes the activation of cardiac fibroblasts by regulating miR-613. Mol Med Rep, 2019, 20(4): 3849-3857.

[15] Feng Y, Xu W, Zhang W, et al. LncRNA DCRF regulates cardiomyocyte autophagy by targeting miR-551b-5p in diabetic cardiomyopathy. Theranostics, 2019, 10, 9(15): 4558-4566.

[16] Sun F, Zhuang Y, Zhu H, et al. LncRNA PCFL promotes cardiac fibrosis via miR-378/GRB2 pathway following

myocardial infarction. J Mol Cell Cardiol, 2019, 133: 188-198.

[17] Zhang X, Gibson ME, Li ZL, et al. Autophagy Portends the Level of Cardiac Hypertrophy in Experimental Hypertensive Swine Model. American Journal of Hypertension, 2016, 29(1): 81-89.

[18] Li MH, Zhang YJ, Yu YH, et al. Berberine improves pressure overload-induced cardiac hypertrophy and dysfunction through enhanced autophagy. Eur J Pharmacol, 2014, 728: 67-76.

[19] Li S, Chao L, Lei G, et al. Autophagy protects cardiomyocytes from the myocardial ischaemia-reperfusion injury through the clearance of CLP36. Open Biology, 2016, 6(8): 160177.

[20] Jian J, Xuan F, Qin F, et al. Bauhinia championii flavone inhibits apoptosis and autophagy via the PI3K/Akt pathway in myocardial ischemia/reperfusion injury in rats. Drug Des Devel Ther, 2015, 9: 5933-5945.

[21] Zeng M, Wei X, Wu Z, et al. Simulated ischemia/reperfusion-induced p65-Beclin 1-dependent autophagic cell death in human umbilical vein endothelial cells. Scientific Reports, 2016, 6: 37448.

[22] Gao H, Yang Q, Dong R, et al. Sequential changes in autophagy in diabetic cardiac fibrosis. Molecular Medicine Reports, 2016, 13(1): 327.

[23] Liu J, Li X, Lu Q, et al. AMPK: a balancer of the renin-angiotensin system. Biosci Rep, 2019, 39(9).

[24] Liu J, Xiao X, Shen Y, et al. MicroRNA-32 promotes calcification in vascular smooth muscle cells: Implications as a novel marker for coronary artery calcification. Plos One, 2017, 12(3): e0174138.

[25] Zheng S, Zhang S, Song Y, et al. MicroRNA-297a regulates vascular calcification by targeting fibroblast growth factor 23. Iranian Journal of Basic Medical Science, 2016, 19(12): 1331-1336.

[26] 史雨晨，柳景华. 动脉粥样硬化与血管钙化研究进展. 中国循环杂志，2015，30（12）：1240-1243.

[27] 刘金苹，全金梅，谭立忠. 瓣膜钙化性病变及动脉粥样硬化的相关性及病理研究. 中国现代药物应用，2015，9（20）：20-21.

[28] Qiuyang L, Ting W, Ting Y, et al. [Effect of bone morphogenetic protein-2 on human heart valve interstitial cells calcification in vitro. Zhonghua Xin Xue Guan Bing Za Zhi, 2015, 43(8): 724-727.

[29] Wang D, Zeng Q, Song R, et al. Ligation of ICAM-1 on human aortic valve interstitial cells induces the osteogenic response: A critical role of the Notch1-NF-κB pathway in BMP-2 expression. Biochimica et Biophysica Acta(BBA)-Molecular Cell Research, 2014, 1843(11): 2744-2753.

[30] Zeng Q, Song R, Ao L, et al. Notch1 Promotes the Pro-Osteogenic Response of Human Aortic Valve Interstitial Cells via Modulation of ERK1/2 and Nuclear Factor-?B Activation. Arteriosclerosis, Thrombosis, and Vascular Biology, 2013, 33(7): 1580-1590.

[31] Sun C, Liu H, Si K, et al. Meis2 represses the osteoblastic transdifferentiation of aortic valve interstitial cells through the Notch1/Twist1 pathway. Biochem Biophys Res Commun, 2019, 509(2): 455-461.

[32] 杨军，王光辉，丁赛良，等. 血清瘦素水平与冠心病危险分层及冠脉病变程度的相关性. 重庆医学，2014，43（2）：158-160.

[33] 吴秀娟，夏大胜，卢成志，等. 血清瘦素与早发冠心病及血浆组织因子的关系. 临床心血管病杂志，2013，29（1）：11-14.

[34] 赵佳，张朝明，熊大迁. 内脂素与冠心病的关系研究进展. 现代临床医学，2014，40（1）：5.

[35] Wang X H, Dou L Z, Gu C, et al. Plasma levels of omentin-1 and visfatin in senile patients with coronary heart disease and heart failure. Asian Pacific Journal of Tropical Medicine, 2014, 7(1): 55-62.

[36] Gao JH, Yu XH, Tang CK. CXC chemokine ligand 12(CXCL12)in atherosclerosis: An underlying therapeutic target. Clin Chim Acta, 2019, 495: 538-544.

[37] Jiao L, Jiang M, Liu J, et al . Nuclear factor-kappa B activation inhibits proliferation and promotes apoptosis of vascular smooth muscle cells. Vascular, 2018, 26(6): 634-640.

[38] Li H, Peng W, Zhuang J, et al. Vaspin attenuates high glucose-induced vascular smooth muscle cells proliferation and chemokinesis by inhibiting the MAPK, PI3K/Akt, and NF-κB signaling pathways. Atherosclerosis, 2013, 228(1): 61-68.

[39] Ma P, Zha S, Shen X, et al. NFAT5 mediates hypertonic stress-induced atherosclerosis via activating NLRP3 inflammasome in endothelium. Cell Commun Signal, 2019, 17(1): 102.

[40] Zhang YG, Song Y, Guo XL, et al. Exosomes derived from oxLDL-stimulated macrophages induce neutrophil extracellular traps to drive atherosclerosis. Cell Cycle, 2019, 18(20): 2674-2684.

[41] Sun C, Feng SB, Cao ZW, et al. Up-Regulated Expression of Matrix Metalloproteinases in Endothelial Cells Mediates Platelet Microvesicle-Induced Angiogenesis. Cell Physiol Biochem, 2017, 41(6): 2319-2332.

[42] Li Z, Huang J, Zhao J, et al. Rapid molecular genetic diagnosis of hypertrophic cardiomyopathy by semiconductor sequencing. J Transl Med, 2014, 12: 173.

[43] Lu C, Wu W, Liu F, et al. Molecular analysis of inherited cardiomyopathy using next generation semiconductor sequencing technologies. J Transl Med, 2018, 16(1): 241.

[44] Yin K1, Ma Y1, Cui H2, et al. The co-segregation of the MYL2 R58Q mutation in Chinese hypertrophic cardiomyopathy family and its pathological effect on cardiomyopathy disarray. Mol Genet Genomics, 2019, 294(5): 1241-1249.

[45] Cui H, Wang J, Zhang C, et al. Mutation profile of FLNC gene and its prognostic relevance in patients with hypertrophic cardiomyopathy. Mol Genet Genomic Med, 2018, 6(6): 1104-1113.

[46] Liu X, Ma Y, Yin K, et al. Long non-coding and coding RNA profiling using strand-specific RNA-seq in human hypertrophic cardiomyopathy. Sci Data, 2019, 6(1): 90.

[47] Lin Y, Huang J, Zhao T, et al. Compound and heterozygous mutations of DSG2 identified by Whole Exome Sequencing in arrhythmogenic right ventricular cardiomyopathy/dysplasia with ventricular tachycardia. J Electrocardiol, 2018, 51(5): 837-843.

[48] Yang H, Luo M, Chen Q, et al. Genetic testing of the FBN1 gene in Chinese patients with Marfan/Marfan-like syndrome. Clin Chim Acta, 2016, 459: 30-35.

[49] Gao L, Tian T, Zhou X, et al. Detection of ten novel FBN1 mutations in Chinese patients with typical or incomplete Marfan syndrome and an overview of the genotype-phenotype correlations. Int J Cardiol, 2019, 293: 186-191.

[50] Hiratzka LF, Bakris GL, Beckman JA, et al. 2010 ACCF/AHA/AATS/ACR/ASA/SCA/SCAI/SIR/STS/SVM guidelines for the diagnosis and management of patients with thoracic aortic disease: a report of the American college of cardiology foundation/american heart association task force on practice guidelines, american association for thoracic surgery, American college of radiology, American stroke association, society of cardiovascular anesthesiologists, society for cardiovascular angiography and interventions, society of interventional radiology, society of thoracic surgeons, and

society for vascular medicine. Circulation, 2010, 121(13): 266-369.

[51] Luo M, Yang H, Yin K, et al. Genetic testing of 10 patients with features of Loeys-Dietz syndrome. Clin Chim Acta, 2016, 456: 144-148.

[52] Xu S, Fan Y, Sun Y, et al. Targeted/exome sequencing identified mutations in ten Chinese patients diagnosed with Noonan syndrome and related disorders. BMC Med Genomics, 2017, 10(1): 62.

[53] Li X, Yao R, Tan X, et al. Molecular and phenotypic spectrum of Noonan syndrome in Chinese patients. Clin Genet, 2019, 96(4): 290-299.

[54] Li B, Chen S, Sun K, et al. Genetic Analyses Identified a SALL4 Gene Mutation Associated with Holt-Oram Syndrome. DNA Cell Biol, 2018, 37(4): 398-404.

[55] Li L, Dong J, Wang X, et al. JAG1 Mutation Spectrum and Origin in Chinese Children with Clinical Features of Alagille Syndrome. PLoS One. 2015, 10(6): e0130355.

[56] Guo L, Zhao ST, Cheng Y, et al. Clinical and genetic analysis of eleven pediatric patients with Alagille syndrome. Zhonghua Er Ke Za Zhi, 2018, 56(5): 353-358.

[57] Hu Z, Hong S, Zhang Y, et al. Down-regulated WDR35 contributes to fetal anomaly via regulation of osteogenic differentiation. Gene, 2019, 697: 48-56.

[58] Huang X, Guo Y, Xu H, et al. Identification of a novel EVC variant in a Han-Chinese family with Ellis-van Creveld syndrome. Mol Genet Genomic Med, 2019, 7(9): e885.

[59] Kong F, Martin DM. Atopic disorders in CHARGE syndrome: A retrospective study and literature review. Eur J Med Genet, 2018, 61(4): 225-229.

[60] 商建峰，贺晨宇，陈东，等. 200 例胎儿先天性心脏病尸体解剖分析. 心肺血管病杂志，2016，35（11）: 886-889.

[61] Liao T, Liu X, Ren J, et al. Noninvasive and quantitative measurement of C4d deposition for the diagnosis of antibody-mediated cardiac allograft rejection. EBioMedicine, 2018, 37: 236-245.

[62] Yin E, Matsuyama S, Uchiyama M, et al. Graft protective effect and induction of CD4$^+$Foxp3＋cell by Thrombomodulin on allograft arteriosclerosis in mice. J Cardiothorac Surg, 2018, 13(1): 48.

[63] Yan D, Liu X, Hua L, et al. MMP-14 promotes VSMC migration via up-regulating CD44 expression in cardiac allograft vasculopathy. Pathol Res Pract, 2016, 212(12): 1119-1125.

[64] 赵红. 原发性心肌病组织形态与超微结构图谱. 北京：人民卫生出版社，2018：1-10.

[65] Chen L, Yang F, Chen X, et al. Comprehensive Myocardial Proteogenomics Profiling Reveals C/EBPα as the Key Factor in the Lipid Storage of ARVC. J Proteome Res, 2017, 16(8): 2863-2876.

[66] Chen X, Chen L, Chen Z, et al. Remodelling of myocardial intercalated disc protein connexin 43 causes increased susceptibility to malignant arrhythmias in ARVC/D patients. Forensic Sci Int, 2017, 275: 14-22.

[67] Chen L, Song J, Chen X, et al. A novel genotype-based clinicopathology classification of arrhythmogenic cardiomyopathy provides novel insights into disease progression. Eur Heart J, 2019, 40(21): 1690-1703.

[68] Cheng J, Hu H, Fang W, et al. Detection of pathogens from resected heart valves of patients with infective endocarditis by next-generation sequencing. Int J Infect Dis, 2019, 83: 148-153.

[69] 李莉，段雪晶，孙洋，等. 免疫组织化学指标在心脏淀粉样变性分型中的应用价值. 中华病理学杂志，2018，47（2）：105-109.

（赵　红　王国平　孟　刚）

第十七节　骨和软组织病理诊断和研究进展

虽然骨和软组织疾病特别是恶性肿瘤的发病率低，但发病部位广泛、类型多、组织学结构和形态较复杂，单纯依靠形态学进行诊断和鉴别诊断困难，而且病理诊断结果特别是肿瘤还是非肿瘤，肿瘤是良、中间型还是恶性与临床治疗密切相关，因此，骨和软组织病理诊断是外科病理学中公认的难点之一。在过去的几年中，我国病理学工作者在肿瘤新病种和新亚型的报道、免疫组织化学标志物的临床应用、分子病理学技术在肿瘤诊断中的应用，以及肿瘤相关基础病理学研究等方面做了大量的工作，也取得了较为丰硕的成果。在此，以近几年病理学同道在病理学专业期刊上发表的文章为主，兼顾相关期刊发表文章做一简要回顾。

一、新病种和新亚型的认识、报道不断深入和丰富

在 2013 年版《WHO 软组织和骨肿瘤分类》中增加了一些新病种或新亚型，另有一些新的肿瘤类型因各种原因尚未被收入此版分类中。随着认识的不断深入，3 年间病理学同仁及时进行学习总结，对新病种和新亚型做了大量的病例报道，包括上皮样炎性肌纤维母细胞肉瘤、上皮样横纹肌肉瘤、假肌源性血管内皮瘤、含铁血黄素沉着性纤维脂肪样肿瘤、胃母细胞瘤、伴有 EWRS1-CREB1 融合性基因的肺原发性黏液样肉瘤、阴茎肌性内膜瘤、良性脊索细胞瘤等。另外，对一些少见病例也进行了报道，如脂肪瘤样节细胞神经瘤、肾肌脂骨瘤、肾血管平滑肌脂肪瘤相关的血管肉瘤、软组织子宫内膜异位等。新近我国病理学工作者也在包括 *Am J Surg Pathol*、*Modern Pathol*、*Histopathology*、*Hum Pathol* 和 *Ann Diagn Pathol* 等知名国际杂志上发表了部分软组织病种的大系列研究报道。一些已被 WHO 新分类收入的新病种，国内学者也在国际上做了相应的报道，如浅表性 CD34 阳性纤维母细胞性肿瘤、脂肪纤维瘤病样神经肿瘤和 EWSR1-SMAD3 阳性成纤维细胞性肿瘤等。国内学者发表的不少论著也被新版 WHO 所引用。可喜的是，我国有 4 位学者应邀参与了新版 WHO 软组织和骨肿瘤的编写。

同时，及时总结临床病例，对部分新病种和少见疾病做了较为大宗的总结报道。例如，Wang 等对 200 例血管肉瘤进行了回顾性分析，发现肿瘤部位、大小、组织分化、年龄、治疗方式和肿瘤复发 / 转移都是重要的预后因素，强调多模式治疗可提高血管肉瘤患者的临床疗效。Sun 等报道了世界上最大的一组高分化乳头状间皮瘤病例（75 年），跨时 17 年，进一步扩展了高分化乳头状间皮瘤的临床病理学瘤谱。Sun 等报道了世界上第二大系列的假肌源性血管内皮瘤，指出假肌源性血管内皮瘤除好发于下肢外，偶可发生于一些非典型性部位，包括头颈部和外阴等。李冬梅等在回顾单中心 206 例磷酸盐尿性间叶肿瘤的临床病理资料及免疫组织化学表型的基础上进行文献复习，发现其具有独特的临床及血生化特征，表达多种免疫组织化学标志物，具有多向分化潜能，提示临床与血生化表现

及免疫组织化学表型有助于做出正确的诊断。丁宜等回顾性分析单中心 107 例骨原发血管源性肿瘤临床、影像学、组织学及免疫表型特点，发现骨原发血管源性肿瘤在中国人群中发病率与西方国家相似，其中血管瘤、上皮样血管内皮瘤和血管肉瘤是其主要亚型，结合影像学和病理形态学特点及免疫表型有助于做出正确的诊断。唐丽华等收集 45 例梭形细胞脂肪和 20 例多形性脂肪瘤，进行形态学观察、免疫组织化学检测和荧光原位杂交（FISH）检测，提示 2 种脂肪瘤属于同一瘤谱，镜下形态存在较大差异，尤其是低脂肪型和乏脂肪型易被误诊，需注意鉴别。许晓琳等对 24 例软组织血管纤维瘤进行总结，系统探讨了该肿瘤的临床病理特点、分子遗传学特征、病理诊断和鉴别诊断，提示其是一种良性纤维性肿瘤，以含有大量薄壁分支状小血管为特征，并显示特征性的 *NCOA2* 基因相关易位。Lan 等报道了亚洲最大宗的原发于胸膜、肺和纵隔的滑膜肉瘤病例，分析 26 个病例的临床病理特点、免疫组织化学表型和分子基因特征，并与其他部位发生的滑膜肉瘤进行比较，提示其是一种高度侵袭性肿瘤，建议广泛的肿瘤手术切除和更有效的辅助治疗。刘旭等在总结 15 例原发于骨的 Rosai-Dorfman 病临床病理特征的基础上进行文献复习，提示虽然其缺乏明显的组织形态学特征，但是弥散分布的组织结构、深浅相间的分布特征和高倍镜下的穿过现象及表达 CD68 和 S-100 的组织细胞等特征有助于确诊。

二、免疫组织化学标志物的更新和应用逐渐规范化

骨和软组织肿瘤虽然各具特征，但形态学重叠明显，仅仅依靠临床特点和形态特征常难以做出明确的病理诊断，特别是大多数软组织肿瘤需加做免疫组织化学标记，以帮助判断具体类型。王坚教授和范钦和教授在《软组织肿瘤病理诊断中的问题和挑战》一文中指出“免疫组织化学检测必须以病理组织学形态为基础，选择抗体时应有针对性，合理配伍。一些与靶向治疗密切相关的标志物如 CD117 等应设置阳性对照，以确保标记结果的可信性”，并且总结了新近报道的软组织肿瘤免疫组织化学标志物和适用范围。

近 3 年，在应用免疫组织化学标志物进行骨和软组织肿瘤病理诊断方面做了积极的探索和实践，取得了一些成果。Xu 等用免疫组织化学方法检测了 2026 例不同类型肿瘤中 SOX11 的表达情况，发现约 50% 的恶性神经鞘膜瘤、90% 的横纹肌肉瘤和所有黏液样 / 圆形细胞脂肪肉瘤存在明显的 SOX11 表达，提示 SOX11 是上述肿瘤有用的诊断标志物。丁志燕等对 80 例孤立纤维性肿瘤（SFT）进行回顾性分析，发现 STAT6 在 SFT 和对照组其他软组织肿瘤中的阳性率分别为 97.5%（78/80）和 3.3%（3/90），提示 STAT6 在 SFT 细胞核中的表达具有较高的敏感性和特异性。曹钟等通过分析 48 例孤立性纤维性肿瘤（SFT）和 60 例其他软组织肿瘤中 GRIA2、STAT6、PAX8 和 CD34 的表达情况，发现 GRIA2 和 STAT6 在 SFT 中分别呈胞质和胞核阳性的表达模式，是该肿瘤独特的免疫学特征，可以作为强有力的辅助诊断工具。张慧芝等报道了 1 例 TFE3 易位相关性上皮样血管内皮瘤，并对相关免疫组织化学标志物进行文献复习，提示 CAMTA1 是诊断上皮样血管内皮瘤非常有用的免疫组织化学标志物，对鉴别上皮样血管内皮瘤和其他上皮样间叶肿瘤非常有帮助，具有很高的特异性和敏感性。He 等对 62 例荧光原位杂交证实的滑膜肉瘤和 322 例非滑膜肉瘤进行 TLE1 免疫组织化学检测，发现 TLE1 对于滑膜肉瘤诊断的敏感性和特异性分别为 94% 和 91%，可作为滑膜肉瘤的

一种有用的筛选标志物，同时强调分子诊断仍然是金标准。吕京澴等探讨TLE1作为单相梭形细胞型滑膜肉瘤及低分化型滑膜肉瘤标志物的诊断价值，发现TLE1在滑膜肉瘤中阳性率为92.9%，在尤因肉瘤、孤立性纤维性肿瘤、恶性外周神经鞘膜瘤、纤维肉瘤、隆突性皮肤纤维肉瘤及未分化/未分类肉瘤中阳性率分别为20%、25%、40%、0%、20%、37.5%。特别是强阳性率在滑膜肉瘤中为92.9%，未分化/未分类肉瘤中为12.5%，其余几类软组织肉瘤中均为0%，认为TLE1对于单相梭形细胞型滑膜肉瘤及低分化型滑膜肉瘤具有较高的敏感性和特异性，特别强调弥漫强阳性表达特征更有意义。陈春燕等探讨了MDM2、CDK4和SATB2免疫标志物对低级别骨肉瘤的病理诊断价值，发现免疫标记结果会受到标本脱钙、抗体来源及实验条件等多种因素影响，低级别骨肉瘤的诊断仍要依靠临床、影像和病理三者结合来综合判断，MDM2和（或）CDK4阳性可作为支持低级别骨肉瘤的辅助诊断指标，但阴性不能排除诊断；SATB2阴性有助于排除骨原发性纤维性肿瘤，但不包括纤维结构不良。岳冠军等采用免疫组织化学法检测49例尤因肉瘤和43例其他小圆细胞恶性肿瘤中NKX2.2、CD99及FLI1的表达，结果表明NKX2.2在尤因肉瘤中表达的敏感性和特异性分别为71.43%和90.70%，联合检测NKX2.2与CD99及FLI1对尤因肉瘤诊断的敏感性和特异性分别为65.31%和100%，提示NKX2.2蛋白是尤因肉瘤诊断和鉴别诊断中有用的标志物，联合检测有助于与其他小圆细胞肿瘤的鉴别。

另外，《临床与实验病理学杂志》和《诊断病理学杂志》摘译发表了大量的国外期刊文摘，及时地向广大病理工作者介绍了免疫组织化学新标志物在相关肿瘤中的应用进展，提高了国内对相关疾病的认识和相关标志物的临床应用水平。

三、分子病理学技术在临床诊断中的应用日益广泛

近年来，骨和软组织肿瘤的分子病理学发展十分迅速，在诊断和鉴别诊断方面起着重要的作用，肿瘤分类正在从单纯的形态学分类转变为形态学结合分子分类。随着工作条件和仪器设备的不断改善，使得分子病理学技术的临床应用成为可能，在骨及软组织肿瘤的病理诊断、鉴别诊断及指导临床治疗中起着重要的作用。张红英教授和王坚教授起草和主笔了软组织和骨肿瘤分子病理学检测专家共识（2019年版），对软组织和骨肿瘤的分子遗传学进行了总结，指导和规范了分子病理学检测在软组织与肿瘤中的应用。韩安家教授和丁宜教授也分别撰文，从多角度详细总结了软组织肿瘤和骨肿瘤的分子病理进展，指出分子病理学的发展将有助于软组织和骨肿瘤的精准分类分型和发现新的肿瘤类型，更重要的是为部分肿瘤的靶向治疗提供有价值的依据。

随着分子病理学技术在临床的广泛开展和应用，一些难以鉴别诊断的疾病得以确诊，一些新的肿瘤特征得以发现。例如，金燕等利用荧光原位杂交技术确诊了6例伴*EWSR1*基因易位的肺原发性黏液样肉瘤，对其临床特点、组织学形态、免疫组织化学表型及*EWSR1*基因融合状态进行总结，提示其是一种极为罕见的低度恶性的肉瘤，熟悉其瘤谱及基因学特征有助于诊断和鉴别诊断。Fu等发现腺泡状横纹肌肉瘤和胚胎性横纹肌肉瘤形态学存在重叠，常常难以鉴别，采用FOXO1分离探针对不典型腺泡状横纹肌肉瘤进行检测，发现FOXO1断裂及其扩增与不典型腺泡状横纹肌肉瘤相关，而在不典型的胚胎性横纹肌肉瘤中通常可以发现非整倍体，提示FOXO1检测可以区分不典型腺

泡状横纹肌肉瘤和不典型胚胎性横纹肌肉瘤，为提高病理诊断的准确性提供了一个潜在的生物标志物。Zhang 等发现隆突性皮肤纤维肉瘤存在多种亚型，形态多样，在小活检时难以鉴别诊断，采用 COL1A1- PDGFB 融合探针和 PDGFB 分离探针进行分析，发现 23 例中 21 例的 COL1A1 - PDGFB 融合信号和 PDGFB 分离信号均呈阳性，在肿瘤诊断中具有重要价值。Yu 等在形态学观察和免疫组织化学表型分析的基础上，应用 FISH 技术对 5 例上皮样炎症性肌纤维母细胞肉瘤进行 *ALK* 基因重排检测，提示该肿瘤是一种高度侵袭性的炎症性纤维母细胞肿瘤的变异型，具有上皮样形态、明显的中性粒细胞浸润、ALK 蛋白核膜染色和 *ALK* 基因重排，准确诊断该型肿瘤可能会使患者从靶向治疗中受益。王晓娟等收集 Ewing/PNET 肉瘤或尤因肉瘤 260 例，其中 17 例尤因肉瘤采用 CCNB3 免疫组织化学、RT-PCR 检测 *BCOR-CCNB3* 融合基因，筛选出 3 例 BCOR-CCNB3 肉瘤，通过对照研究发现遇到形态不典型、不具有经典遗传学改变，发生于骨或软组织的小圆细胞肿瘤时，如果免疫标志物 WT1 阳性，CD99 为不典型膜阳性时应考虑除外 CIC-DUX4 肉瘤；WT1 阴性时，在除外差分化滑膜肉瘤（TLE1 阳性、CCNB3 阴性）的同时，还应考虑到 BCOR-CCNB3 肉瘤（TLE1、CCNB3 阳性）和 BCOR-MAML3/ZC3H7B 肉瘤（CD99 膜阳性）的鉴别诊断，最终明确诊断要依靠分子遗传学检测。

四、肿瘤相关基础病理学研究成果丰硕、亮点纷呈

虽然我国病理学同仁在骨和软组织方面的研究重心主要放在临床病理学诊断上，而在相关领域进行的基础研究相对较薄弱，但是 3 年来依旧取得了一些丰硕的研究成果。

在脂肪肉瘤相关研究方面，Li 等对 19 个癌基因的 238 个已知突变进行了高通量分析，筛选出 21.1%（4/19）的样本存在错义突变，包括 4 个不同的基因（*FGFR1*、*FGFR3*、*PIK3CA* 和 *KIT*），进一步分析发现去分化脂肪肉瘤存在 *FGFR1/3* 基因突变，且与不良预后相关，而 *PIK3CA* 基因突变可能与黏液脂肪肉瘤相关。Jing 等检测了 146 例非典型脂肪瘤 / 高分化脂肪肉瘤（ALT/WDL）和去分化脂肪肉瘤标本（DDL）中 *FRS2* 基因的扩增状态，其中 136 例检测到 FRS2 扩增，并且 DDL 组的 frs2/cep12 比值高于 ALT/WDL 组，提示 FRS2 在 ALT/WDL/DDL 中持续扩增，为该肿瘤组生物学研究提供了另一条途径。

在胃肠道间质瘤（GIST）相关研究方面，Bai 等从 GIST 表达 CD34、CD117 和 Nestin 等干细胞标志物联想到去探讨 GIST 干性基因的表达情况，通过生物信息学分析筛选出一组差异表达基因，进而发现核 BMI1 的高表达与肿瘤大小、高核分裂计数、高 Ki-67 指数等有关，提示核 BMI1 高表达可作为 GIST 细胞增殖和进展的重要标志。Wang 等对 69 例 GIST 标本进行 miRNA 芯片分析和 RT-PCR 检测，发现在 CD117 IHC＋/KIT 突变病例组中，miR-148b-3p 明显下调，并进一步证实 miR-148b-3p 通过直接与 KIT mRNA 的 3’-UTR 结合来调节 KIT 表达，提示 miR-148b-3p 是 KIT 表达的重要调节因子，也是 GIST 潜在的预后标志物。Shi 等通过对伊马替尼耐药的 GIST 进行 miRNA 芯片分析和 RT-PCR 验证发现 miR-518a-5p 表达下调，荧光素酶报告分析表明 miR-518a-5p 与 PIK3C2A 3’-UTR 结合，提示 miR-518a-5p 的低表达可能上调 PIK3C2A 并影响细胞对药物的反应，导致 GIST 对伊马替尼的耐药性。Bai 等较为系统地探讨了 FOXM1 在 GIST 进展中的作用和调控机制，证实了 FOXM1 在促进 GIST 进展中的关键作用，并发现 HIF-1α/HIF-2α-FOXM1 信号轴对

肿瘤演进的促进作用。

在滑膜肉瘤相关研究中，Zhou 等采用免疫组织化学染色对 20 例经 PCR 技术确诊的滑膜肉瘤进行干细胞相关标志物（CD133、CD29、CD44、nestin 和 ALDH1）的检测，发现 ALDH1 和转移之间有统计学意义，ALDH1 阳性的滑膜肉瘤患者预后较差。Liu 等探讨了滑膜肉瘤中基质金属蛋白酶 -14（MMP-14）与上皮 - 间充质转化（EMT）之间的关系，发现 MMP-14 可以通过诱导 EMT 增强 SW982 细胞的侵袭能力，推测可能对肿瘤的发生和发展起到重要作用。

关于骨肉瘤，He 等对 22 例低级别骨肉瘤标本进行 *FRS2* 基因的扩增状态检测，21 例检测到 FRS2 的扩增，提示 *FRS2* 基因在经典和去分化的低级别骨肉瘤中持续扩增，为研究低级别骨肉瘤提供了另一条途径。Yan 等研究发现 TSSC3 高表达的骨肉瘤患者预后较好，通过细胞学实验证实 TSSC3 通过 SRC/AKT 途径抑制干性表型和 Nanog 表达，并强调了 Nanog 在骨肉瘤干细胞中的重要性。Ge 等发现槲寄生碱能显著抑制人骨肉瘤细胞 U2OS 的生长和侵袭能力，诱导其体外凋亡，提示槲寄生碱可能是一种比 5-FU 更有效的治疗人骨肉瘤的药物。

在其他软组织肿瘤方面，Zhang 等利用离子流测序法检测 20 例尤因肉瘤的分子异质性，在 26 个癌症相关基因中发现 62 个非同义热点突变，其中检测到 5 个新的癌症相关基因突变（*KDR*、*STK11*、*MLH1*、*KRAS* 和 *PTPN11*），而且 *KDR*、*STK11* 和 *MLH1* 突变的尤因肉瘤患者的 Ki-67 增殖指数高于缺乏这种突变的患者。Ma 等采用免疫组织化学和荧光原位杂交技术（FISH）检测 30 例黏液性纤维肉瘤标本中 MET 蛋白的表达和基因状态，发现 MET 的过度表达和 7 号染色体的多体与较高的 Ki-67 指数和较高的分级呈正相关，可能具有较高的局部复发和转移风险。

过去的 3 年，骨与软组织疾病的诊断和研究已经从纯形态学结合免疫表型发展为形态学、免疫表型、分子遗传学和临床结合。高通量测序技术和分子靶向检测技术的广泛发展和应用，必将给骨与软组织疾病，尤其是肿瘤的诊断和治疗带来革命性的深远影响。应当紧紧抓住当前的难得机遇，建立与国际接轨的技术平台，不断提高诊断水平，同时积极开展合作研究，收集整理具有我国特色的临床病理数据，促进该领域的发展。

参考文献

[1] Yu L, Liu J, Lao IW, et al. Epithelioid inflammatory myofibroblastic sarcoma: a clinicopathological, immunohistochemical and molecular cytogenetic analysis of five additional cases and review of the literature. Diagn Pathol, 2016, 11(1): 67-76.

[2] Yu L, Lao IW, Wang J. Epithelioid rhabdomyosarcoma: a clinicopathological study of seven additional cases supporting a distinctive variant with aggressive biological behaviour. Pathology, 2015, 47(7): 667-672.

[3] 汪庆余，郝华，刘绮颖，等. 假肌源性血管内皮瘤 6 例临床病理分析. 临床与实验病理学杂志，2014，30（10）：1122-1126.

[4] 沈媛，高玉霞，朱东喆. 含铁血黄素沉着性纤维组织细胞脂肪瘤性肿瘤 1 例. 诊断病理学杂志，2017，24（10）：758-782.

[5] 魏建国，许春伟，郤艳红．胃母细胞瘤的临床病理学特征分析．中华病理学杂志，2016，45（1）：66-68.
[6] 李杨，宣兰兰，张二春，等．肺原发性黏液样肉瘤病理学诊断 1 例并文献复习．蚌埠医学院学报，2016，41（6）：765-768.
[7] 张娇娇，杨喆，张冠军，等．阴茎肌性内膜瘤临床病理观察．诊断病理学杂志，2017，24（8）：594-597.
[8] 李燕，李连波，景洪标．良性脊索细胞瘤 3 例并文献复习．临床与实验病理学杂志，2016，32（4）：413-415，420.
[9] Meng QD, Ma XN, Wei H, et al. Lipomatous ganglioneuroma of the retroperitoneum. Asian J Surg, 2016, 39(2): 116-119.
[10] Jing H, Li T, Zhai S, et al. Renal myolipoosteoma: A distinctive lesion in a child. Surg Oncol, 2017, 26(1): 91-95.
[11] Guan H, Zhang L, Zhang Q, et al. Primary angiosarcoma arising in an angiomyolipoma of the kidney: case report and literature review. Diagn Pathol, 2018, 13(1): 53.
[12] Ding Y, Gibbs J, Xiong G, et al. Endometriosis Mimicking Soft-Tissue Neoplasms: A Potential Diagnostic Pitfall. Cancer Control, 2017, 24(1): 83-88.
[13] Jing W, Lan T, Chen H, et al. Amplification of FRS2 in atypical lipomatous tumour/well-differentiated liposarcoma and dedifferentiated liposarcoma: a clinicopathological and genetic study of 146 cases. Histopathology, 2018, 72(7): 1145-1155.
[14] He X, Pang Z, Zhang X, et al. Consistent Amplification of FRS2 and MDM2 in low-grade osteosarcoma: A genetic study of 22 cases with clinicopathologic analysis. Am J Surg Pathol, 2018, 42(9): 1143-1155.
[15] Chang B, Yu L, Guo WW, et al. Malignant gastrointestinal neuroectodermal tumor: clinicopathologic, immunohistochemical, and molecular analysis of 19 cases. Am J Surg Pathol, 2020, 44(4): 456-466.
[16] Wu H, Bui MM, Zhou L, et al. Phosphaturic mesenchymal tumorwith an admixture of epithelial and mesenchymal elements in the jaws: clinicopathological and immunohistochemical analysis of 22 cases with literature review. Mod Pathol, 2019, 32(2): 189-204.
[17] Sun M, Zhao L, Lao IW, et al. Well-differentiated papillary mesothelioma: A 17-year single institution experience with a series of 75 cases. Ann Diagn Pathol, 2019, 38: 43-50.
[18] Sun Y, Zhao M, Lao IW, et al. The clinicopathological spectrum of pseudomyogenic hemangioendothelioma: report of an additional series with review of the literature. Virchows Arch. 2020 Jan 24. doi: 10. 1007/s00428-020-02753-4. Epub ahead of print. PMID: 31980959.
[19] Lao IW, Yu L, Wang J. Superficial CD34-positive fibroblastic tumour: a clinicopathological and immunohistochemical study of an additional series. Histopathology, 2017, 70(3): 394-401.
[20] Lao IW, Sun M, Zhao M, et al. Lipofibromatosis-like neural tumour: a clinicopathological study of ten additional cases of an emerging novel entity. Pathology, 2018, 50(5): 519-523.
[21] Zhao L, Sun M, Lao IW, et al. EWSR1-SMAD3 positive fibroblastic tumor. Exp Mol Pathol, 2019, 110: 104291.
[22] Wang L, Lao IW, Yu L, et al. Clinicopathological features and prognostic factors in angiosarcoma: A retrospective analysis of 200 patients from a single Chinese medical institute. Oncol Lett, 2017, 14(5): 5370-5378.
[23] 李冬梅，吴焕文，李敬东，等．磷酸盐尿性间叶肿瘤的临床及免疫组织化学特点分析．中华病理学杂志，

2018，47（6）：427-431.
[24] 丁宜，Bui Marilyn，孙晶，等. 单中心 107 例骨原发血管源性肿瘤临床病理分析. 临床与实验病理学杂志，2016，32（7）：766-769.
[25] 唐丽华，刘绮颖，喻林，等. 梭形细胞脂肪瘤 / 多形性脂肪瘤 65 例临床病理学分析. 中华病理学杂志，2018，47（4）：263-268.
[26] 许晓琳，刘尽国，孙蒙，等. 软组织血管纤维瘤 24 例临床病理学观察. 中华病理学杂志，2018，47（8）：616-621.
[27] Lan T, Chen H, Xiong B, et al. Primary pleuropulmonary and mediastinal synovial sarcoma: a clinicopathologic and molecular study of 26 genetically confirmed cases in the largest institution of southwest China. Diagn Pathol, 2016, 11(1): 62.
[28] 刘旭，郑晓丹，胡余昌，等. 原发性骨 Rosai-Dorfman 病 15 例临床病理分析. 诊断病理学杂志，2018，25（11）：737-741.
[29] 王坚，范钦和. 软组织肿瘤病理诊断中的问题和挑战. 中华病理学杂志，2016，45（1）：6-9.
[30] Xu S, Dong Y, Huo Z, et al. SOX11: a potentially useful marker in surgical pathology: a systematic analysis of SOX11 expression in epithelial and non-epithelial tumours. Histopathology, 2019, 74(3): 391-405.
[31] 丁志燕，王艳芬，王璇，等. 信号转导及转录激活因子 6 在孤立性纤维性肿瘤中的表达和意义. 中华病理学杂志，2017，46（4）：235-239.
[32] 曹钟，魏建国，岑红兵，等. 孤立性纤维性肿瘤中 GRIA2 和 STAT6 的表达及意义. 临床与实验病理学杂志，2018，34（11）：1194-1199.
[33] 张慧芝，王素英. TFE3 易位相关性上皮样血管内皮瘤一例. 中华病理学杂志，2017，46（6）：429-430.
[34] He X, Xiong B, Zhou T, et al. Diagnostic value of TLE1 for synovial sarcoma: immunohistochemical analyses of genetically confirmed synovial sarcomas and nonsynovial sarcomas. Int J Clin Exp Pathol, 2016, 9(4): 4339-4350.
[35] 吕京澴，王璇，王小桐，等. TLE1 在单相梭形细胞型及低分化型滑膜肉瘤中的诊断价值. 诊断病理学杂志，2017，24（3）：215-219.
[36] 陈春燕，张惠箴，蒋智铭，等. MDM2、CDK4 和 SATB2 对诊断低级别骨肉瘤的价值. 中华病理学杂志，2016，45（6）：387-392.
[37] 岳冠军，张娜娜，张伟文，等. 尤因肉瘤中 NKX2.2 的表达及其诊断意义. 临床与实验病理学杂志，2016，32（11）：1215-1218.
[38] 张红英，王坚. 软组织和骨肿瘤分子病理学检测专家共识（2019 年版）. 中华病理学杂志，2019，48（7）：505-509.
[39] 韩安家，石慧娟，李辉. 软组织肿瘤分子病理进展. 临床与实验病理学杂志，2017，33（7）：709-714.
[40] 丁宜，黄啸原，田伟. 骨肿瘤的分子病理诊断. 诊断病理学杂志，2018，25（5）：321-324.
[41] 金燕，沈旭霞，沈磊，等. 罕见的伴 EWSR1 易位的 6 例肺原发性黏液样肉瘤的临床病理分析. 中国癌症杂志，2017，27（5）：334-339.
[42] Fu L, Jin Y, Jia C, et al. Detection of FOXO1 break-apart status by fluorescence in situ hybridization in atypical alveolar rhabdomyosarcoma. Sci China Life Sci, 2017, 60(7): 721-728.

[43] Zhang Z, Chen H, Chen M, et al. Application of COL1A1-PDGFB fusion gene detection by fluorescence in situ hybridization in biopsy tissue of dermatofibrosarcoma protuberans. J Dermatol, 2017, 44(7): 798-802.

[44] 王晓娟，赵丹珲，王映梅，等. 具有 BCOR-CCNB3 融合基因的尤文样未分化肉瘤临床病理分析. 中华病理学杂志，2017，46（2）：102-107.

[45] Li C, Shen Y, Ren Y, et al. Oncogene mutation profiling reveals poor prognosis associated with FGFR1/3 mutation in liposarcoma. Hum Pathol, 2016, 55: 143-150.

[46] Bai C, Liu X, Xu J, et al. Expression profiles of stemness genes in gastrointestinal stromal tumor. Hum Pathol, 2018, 76: 76-84.

[47] Wang Y, Li J, Kuang D, et al. miR-148b-3p functions as a tumor suppressor in GISTs by directly targeting KIT. Cell Commun Signal, 2018, 16(1): 16.

[48] Shi Y, Gao X, Hu Q, et al. PIK3C2A is a gene-specific target of microRNA-518a-5p in imatinib mesylate-resistant gastrointestinal stromal tumor. Lab Invest, 2016, 96(6): 652-660.

[49] Bai C, Liu X, Qiu C, et al. FoxM1 is regulated by both HIF-1α and HIF-2α and contributes to gastrointestinal stromal tumor progression. Gastric Cancer, 2019, 22(1): 91-103.

[50] Zhou Y, Chen D, Qi Y, et al. Evaluation of expression of cancer stem cell markers and fusion gene in synovial sarcoma: Insights into histogenesis and pathogenesis. Oncol Rep, 2017, 37(6): 3351-3360.

[51] Liu M, Qi Y, Zhao L, et al. Matrix metalloproteinase-14 induces epithelial-to-mesenchymal transition in synovial sarcoma. Hum Pathol, 2018, 80: 201-209.

[52] He X, Pang Z, Zhang X, et al. Consistent Amplification of FRS2 and MDM2 in Low-grade Osteosarcoma: A Genetic Study of 22 Cases With Clinicopathologic Analysis. Am J Surg Pathol, 2018, 42(9): 1143-1155.

[53] Yan GN, Tang XF, Zhang XC, et al. TSSC3 represses self-renewal of osteosarcoma stem cells and Nanog expression by inhibiting the Src/Akt pathway. Oncotarget, 2017, 8(49): 85628-85641.

[54] Ge Y, Wang Y, Pang L, et al. Proliferation, Apoptosis and Invasion effects of mistletoe alkali on human osteosarcoma U2OS in vitro. Int Surg, 2016.

[55] Zhang N, Liu H, Yue G, et al. Molecular Heterogeneity of Ewing Sarcoma as Detected by Ion Torrent Sequencing. PLoS One, 2016, 11(4): e0153546.

[56] Ma S, Fan L, Liu Y, et al. MET-overexpressing myxofibrosarcoma frequently exhibit polysomy of chromosome 7 but not MET amplification, especially in high-grade cases: clinical and pathological review of 30 myxofibrosarcoma cases. Diagn Pathol, 2018, 13(1): 56.

（白辰光　韩安家　郑建明　王　坚）

第十八节　儿科病理诊断和研究进展

伴随着分子检测技术的发展及基因诊断的广泛应用，儿童与青少年的部分疾病在疾病分类、基因异常、肿瘤相关综合征等方面的研究有新的进展。

在EBV感染的儿童及青少年病例中，EBV感染T细胞和NK细胞后导致的T/NK细胞淋巴增殖性疾病具有广泛的疾病谱，其相关疾病在2017年WHO分类中包括系统性慢性活动性EBV感染T/NK细胞型、种痘水疱样淋巴组织增殖性疾病、严重蚊叮超敏反应、儿童系统性EBV阳性T细胞淋巴瘤等。这类疾病的临床表现与病理诊断要点都不尽相同。

儿童及青少年期脉管性病变方面，假肌源性血管内皮瘤被列入中间型/局部侵袭性肿瘤。脉管畸形中则增加了网状毛细血管畸形、获得性进行性淋巴管病变、疣状静脉畸形等。在血管畸形合并其他病变部分增加了存在PIK3CA体细胞激活突变的CLAPO综合征。以往被认为是特异性抗体的GLUT1及D2-40等抗体都得到了重新认识。此外，在脉管肿瘤中发现了一系列新的基因异常改变。

部分发生在儿童及青少年女性生殖系统的肿瘤，与肿瘤易感综合征相关。幼年型颗粒细胞瘤与出现多发性内生性软骨瘤的Ollier病和Maffucci综合征相关；具有环状小管的卵巢性索肿瘤与P-J综合征相关；卵巢的性索间质肿瘤与DICER1综合征相关，后者亦称DICER1胸膜肺母细胞瘤家族性肿瘤易感综合征，与之相关的生殖系统肿瘤还包括子宫颈的胚胎性横纹肌肉瘤；卵巢的高血钙型小细胞癌与SCCOHT相关的横纹肌样瘤易感综合征2相关。

分子检测技术与基因学诊断技术为遗传性肝病的诊断及探讨其基因与表型的相关性提供了依据。先天性高胆红素血症常见于Gilbert综合征和Crigler-Najjar综合征，后两者临床表现相似，只是葡萄糖醛酸转移酶活性及血胆红素水平程度不同。基因改变均为*UGT1A1*基因错义性突变，基因功能性呈多态位点。各种基因突变引起的遗传性婴儿胆汁淤积症是儿童期肝病死亡或致残的重要原因之一。常见于进行性家族性胆汁淤积症、Alagile综合征、Citrin缺陷病、NTCP缺陷病，以及各种胆汁酸合成缺陷病的*HSD3B7*、*AKR1D1*、*CYP7B1*基因突变。

随分子检测技术日新月异而兴起的分子病理学促进了儿科病理的新进展。全面了解这些新进展，可以帮助儿科病理医师对发生在儿童与青少年的这些疾病有更深入的认识和更精准的诊断。

一、儿童EB病毒相关T/NK细胞淋巴增生性疾病

EB病毒（EBV）是具有双链DNA的γ疱疹病毒，全世界约95%的人感染EBV，并呈终身潜伏感染。临床可检测外周血EBV抗体如VCAIgM、VCAIgG、VCAIgA、EAIgG、NAIgG，也可采用PCR检测EBV DNA。感染组织可检测EBV抗体如LMP1、EBNA2等，原位杂交检测EBV RNA即EBER。EBV可感染B细胞、T细胞、NK细胞和上皮细胞。记忆B细胞在潜伏期是EBV的主要储存池。若宿主免疫和EBV感染之间平衡破坏，可导致EBV相关淋巴组织增生性疾病。

EBV感染B细胞可导致传染性单核细胞增多症、Burkitt淋巴瘤、弥漫性大B细胞淋巴瘤和霍奇金淋巴瘤。EBV可引起免疫缺陷相关的淋巴组织增生性疾病。EBV感染上皮细胞与鼻咽癌和胃癌有关。EBV感染T细胞和NK细胞导致T/NK细胞淋巴增生性疾病（EBV-T/NK-LPDs），其广泛的疾病谱包括反应性疾病和恶性肿瘤。虽然部分噬血细胞性淋巴组织细胞增生症（HLH）的病例也以EBV+T/NK细胞增生为特征，但由于HLH的病因多样，WHO分类中未将其列为EBV^{+} T/NK细胞淋巴增生性疾病。2017年WHO分类EBV-T/NK-LPDs中儿童青少年常见的疾病见表4-18-1。

表 4-18-1 2017 年 WHO 分类 EBV 相关 T/NK 细胞淋巴组织增生性疾病

疾病类型	感染细胞	年龄组
T/NK 细胞型慢性活动性 EBV 感染		
系统性	T/NK	儿童、青少年
皮肤：种痘水疱样淋巴组织增生性疾病	T，NK	儿童、青少年
严重蚊叮超敏反应	NK（T）	儿童、青少年
儿童系统型 EBV 阳性 T 细胞淋巴瘤	T	儿童、青少年

（一）系统性慢性活动性 EBV 感染 T/NK 细胞型（SCAEBV-T/NK）

患者出现传染性单核细胞增多症样症状持续超过 3 个月，发热、淋巴结肿大、肝脾大，还可出现间质性肺炎、骨髓造血细胞减少、葡萄膜炎等，外周血 EBV DNA（$>10^{2.5}$ 拷贝 /mg）。

SCAEBV-T/NK 镜下形态多与非特异性炎相似，如果不结合临床病史，病理诊断非常困难。EBV 感染组织活检多以反应性炎症为特征，有时见小灶坏死和核碎裂。淋巴结活检镜下见滤泡缩小或消失，副皮质区扩大，T/NK 细胞（主要为 T 细胞）浸润，大量增生的小淋巴细胞中散在分布少量中等或大细胞，*TCR* 基因重排呈多克隆（反应性）；部分病例随病程进展淋巴细胞的 *TCR* 基因单克隆重排（交界性）；甚至呈形态一致的异形淋巴样细胞及 *TCR* 基因单克隆重排（肿瘤）。脾病变可见白髓萎缩、红髓淋巴细胞浸润。肝病变显示汇管区及肝血窦淋巴细胞浸润。除伴有 HLH 的病例外，骨髓活检多正常。

免疫表型：EBV＋细胞多为 T 细胞（$CD4^+$T 细胞多于 $CD8^+$T 细胞，γδT 细胞很少见），少数为 $CD56^+$NK 细胞。极少病例 EBV 同时感染 T 细胞和 NK 细胞。

（二）种痘水疱样淋巴组织增生性疾病（HV-LPD）

HV-LPD 患者长期反复高热，皮疹、水疱、坏死、结痂、凹陷性瘢痕，严重病例可形成深达筋膜的溃疡。部分病例可进展为恶性淋巴瘤。

镜下见病灶处表皮与真皮间水疱形成或表皮缺损，真皮小血管和皮肤附属器周围小到中等大淋巴细胞浸润，随着病程进展，病变逐渐累及皮下组织，浸润的淋巴细胞数量增多。部分病例浸润的细胞出现单克隆增生。

免疫表型：不同病例 EBV＋细胞的数量不一。大多数病例 $CD4^+$T 细胞多于 $CD8^+$T 细胞。*TCR* 基因检测呈多克隆、寡克隆或单克隆重排。

（三）严重蚊叮超敏反应（SMBA）

SMBA 患者在蚊叮后皮肤出现红斑、水疱、溃疡及瘢痕形成，外周血 IgE 升高。

显微镜下见病变皮肤密集的淋巴样细胞浸润可深达皮下组织，包括小淋巴细胞、大的不典型细胞和反应性炎症细胞如组织细胞、嗜酸性粒细胞浸润。

免疫表型：EBV＋细胞多为 CD3ε^+、$CD56^+$、TIA1＋、$GranzymeB^+$、$CD30^+$，也有 $CD4^+$T 和 $CD8^+$T 细胞浸润。

（四）儿童系统性 EBV 阳性 T 细胞淋巴瘤（CSEBV+TCL）

患者在急性原发性 EBV 感染后不久，出现发热、肝脾大、全血细胞减少、凝血障碍和肝功能异常，迅速发展为多器官功能衰竭、脓毒症，在数天至数周内死亡。

显微镜下淋巴结结构破坏，滤泡缩小或消失，副皮质区增宽、小到中等大淋巴细胞或核大而异形的非典型淋巴样细胞浸润、核分裂象易见。骨髓、脾和肝内淋巴样细胞浸润，组织细胞增生、噬血细胞明显增多。

免疫表型：大多数 EBV 阳性细胞 $CD8^{+}$、TIA-1+、粒酶 B+、$CD2^{+}$、$CD3^{+}$、$CD56^{-}$。TCR 基因单克隆重排。

二、儿童脉管性病变进展

脉管性病变是儿童期最常见的病变，病变部位广泛，其诊治涉及多个临床科室。一直以来由于对其命名、分类并不统一，治疗方法各异，疗效也千差万别，导致学科间的交流困难。1996 年，国际脉管病变研究协会（International Society for the Study of Vascular Anomalies，ISSVA）根据血管内皮细胞增生与否将脉管性病变分为肿瘤和畸形，结合临床表现、影像学、血流动力学及病理组织学特点等推出分类。该分类最大的优点在于方便临床医师对患者的管理，推出后被临床医师接受和应用。2014 年、2018 年两次进行修订，使分类更细化，同时增加了多种疾病的致病基因及相关的综合征等。本节结合 ISSVA 分类及近期文献，总结儿童及青少年期脉管性病变进展。

（一）新增肿瘤

新增的病种主要包括良性血管肿瘤中的靴钉样血管瘤、微静脉血管瘤、交织状血管瘤、肾小球样血管瘤、乳头状血管瘤、血管内乳头状内皮增生、皮肤上皮样血管瘤样结节、获得性弹性组织变性血管瘤、脾窦岸细胞血管瘤、小汗腺血管瘤样错构瘤、反应性血管内皮细胞瘤病、杆菌性血管瘤病、中间型 / 局部侵袭性肿瘤中的假肌源性血管内皮瘤、多形性血管内皮瘤等。其中大部分肿瘤好发于成年人。假肌源性血管内皮瘤是 2011 年被命名，患者多为青年，最新版 WHO 软组织分类及新修订的 ISSVA 分类中均将假肌源性血管内皮瘤列入中间型 / 局部侵袭性肿瘤。肿瘤好发于四肢，常见于软组织并可累及至骨表面。肿瘤细胞胞质丰富、嗜伊红，部分细胞呈梭形，部分呈上皮样。间质内可见散在中性粒细胞。肿瘤细胞表达 CD31、AE1/AE3、FOSB；肌源性标记阴性。另外，巨细胞血管母细胞瘤是一种罕见的先天性肿瘤，肿瘤细胞表达 CD31、CD34，提示为血管内皮细胞来源，但由于报道数太少，目前尚未作为独立类型。除了新增的肿瘤类型，对于先天性血管瘤，在快速消退型（RICH）和不消退型（NICH）基础上，增加了部分消退型（PICH）这一亚型。

（二）脉管畸形新增病变

在毛细血管畸形部分，增加了网状毛细血管畸形（reticulate capillary malformation）的概念。在淋巴管畸形部分增加了获得性进行性淋巴管病变（acquired progressive lymphatic anomaly）。在静脉畸形部分增加了疣状静脉畸形（verrucous venous malformation），疣状静脉畸形在以前被称为“疣状血管瘤”（verrucous hemangioma）。在血管畸形合并其他病变部分增加了CLAPO综合征，这是一组包含下唇毛细血管畸形（capillary malformation of the lower lip）、面颈部淋巴管畸形（lymphatic malformation of the face and neck）、不对称性部分/广泛过度生长（asymmetry and partial/generalized overgrowth）的症候群。CLAPO综合征中存在PIK3CA的体细胞激活突变，因而推测该综合征属于PIK3CA相关过度生长综合征群（PIK3CA-related overgrowth spectrum，PROS）。

（三）重新认识“特异”抗体

以往GLUT1作为婴儿性血管瘤特异性抗体，D2-40特异性表达于淋巴管内皮细胞，曾被广泛应用于病理诊断及鉴别诊断。近期文献提示上皮样血管内皮瘤、血管肉瘤和血管角皮瘤等多种血管肿瘤也可表达GLUT1，但脉管畸形的内皮细胞均阴性。多种“血管瘤”（如簇状血管瘤、卡波西型血管内皮瘤和梭形细胞血管瘤等）的内皮细胞具有向淋巴管内皮分化趋势，故也可表达D2-40。

（四）细胞遗传学

已在脉管性病变中发现一系列基因异常，分别是先天性血管瘤GNAQ/GNA11、簇状血管瘤/卡波西型血管内皮瘤GNA14、梭形细胞血管瘤IDH1/IDH2、上皮样血管瘤FOS、化脓性肉芽肿BREAF/RAS/GNA14和假肌源性血管内皮瘤FOSB等。

三、儿童青少年女性生殖系统肿瘤相关肿瘤易感综合征

Garg和左珂总结了累及女性生殖系统的与遗传综合征相关的肿瘤，儿童青少年发生在女性生殖系统的肿瘤少见，可能与肿瘤易感综合征（cancer predisposition syndromes，CPSs）相关。

（一）幼年型颗粒细胞瘤

幼年型颗粒细胞瘤（juvenile granulosa cell tumours，JGCTs）占卵巢肿瘤的不足1%，占儿童性索间质肿瘤的2/3，95%以上局限在卵巢，分期低，预后好。镜下特点为水肿黏液性基质中肿瘤细胞呈弥漫或结节状生长，可见大小不等的滤泡样囊腔，内充蛋白样物质，缺乏Call-Exner小体和核沟，核较大深染，胞质丰富淡染或呈嗜酸性，可见奇异形核，免疫组织化学inhibin、calretinin、FOXL2、SF1阳性。

与JGCT相关的Ollier病和Maffucci综合征（都属于内生性软骨瘤病的亚型，Maffucci综合征还包括软组织的血管瘤），两者都属于非遗传性疾病，特点是出现多发性内生性软骨瘤，发病率约为1/100 000，在这些患者发生的内生性软骨瘤和血管瘤中检测到*IDH1*（*Arg132*）和*IDH2*（*Arg172*）基因的体细胞突变，常与组蛋白的超甲基化有关。JGCT常发生在内生性软骨瘤病的同侧卵巢，可能与中胚层发育异常有关。

（二）具有环状小管的卵巢性索肿瘤

具有环状小管的卵巢性索肿瘤（ovarian sex cord tumour with annular tubules，SCTAT）是罕见的卵巢肿瘤，显著的特点是肿瘤细胞围绕透明变性的嗜酸性基底膜样物质形成环状小管，简单的小管相互融合形成复杂的小管，温和的小圆细胞核规律分布在小管的内侧缘和外侧缘，常伴钙化，免疫组织化学 inhibin、calretinin、FOXL2 阳性。

Garg 和 Goudie 总结了与 SCTAT 相关的 P-J 综合征（PJS），是常染色体显性遗传综合征，94% 的病例有 STK11（染色体 19p13.3）种系突变，包括黏膜皮肤的色素沉着和肠道错构瘤性息肉，与 PJS 相关的 SCTAT 多为双侧，偶尔发现，部分病例伴有卵巢的其他肿瘤，生物学行为是良性。

（三）卵巢的支持 - 间质细胞肿瘤

WHO 对于卵巢的支持 - 间质细胞肿瘤（ovarian sertoli-leydig cell tumour，SLCT）的定义是具有支持细胞分化和数量不等的间质细胞，根据支持细胞形成小管的程度分为分化好、中等分化、分化差和网状型。分化好的 SLCT 支持细胞和间质细胞增生呈小叶状，背景为纤维间质，支持细胞形成中空小管，间质细胞单个或成簇。中等分化的 SLCT，纤维间质或水肿的间质，增生的支持细胞呈小叶状，间质细胞有时不明显，分化差的 SLCT 呈实性片状，间质细胞更难识别，不易诊断。网状型是在中等分化或者分化差的 SLCT 中出现复杂压扁的分支小管结构，类似睾丸网或者出现分支乳头，乳头的间质玻变或者水肿。20% 的 SLCT 出现异源性成分，最常见的是胃肠型黏液上皮，其次可见肝细胞、软骨样肉瘤或者横纹肌肉瘤成分。免疫组织化学 FOXL2、inhibin、calretinin、steroidogenic factor 1（SF1）、WT1、CD56 阳性。

与 SLCT 相关的 DICER1 综合征，是常染色体显性遗传综合征，DICER1（染色体 14q32.13）的种系突变引起，特点是发生在肺、甲状腺、肾、卵巢、子宫颈的肿瘤。DICER1 综合征亦称 DICER1 胸膜肺母细胞瘤家族性肿瘤易感综合征，其诊断是基于患者或家庭成员患有胸膜肺母细胞瘤、囊性肾瘤、甲状腺结节状增生，罕见患有松果体母细胞瘤、垂体母细胞瘤、鼻腔软骨间叶性错构瘤、睫状体髓上皮瘤、肾间变性肉瘤。与 DICER1 综合征有关的女性生殖系统的肿瘤包括卵巢的性索间质肿瘤（SLCT）和子宫颈的胚胎性横纹肌肉瘤，SLCT 患者年轻，多为双侧，组织学上常中等分化和分化差。

（四）卵巢的小细胞癌，高血钙型

卵巢的小细胞癌，高血钙型（small cell carcinoma of the ovary，hypercalcaemic type，SCCOHT）是罕见的高侵袭性卵巢肿瘤，预后差，2/3 出现高血钙，细胞小核深染、核分裂多，细胞呈片状，可见形状不规则扩张的滤泡样囊腔内充嗜酸性或嗜碱性物质，一部分细胞较大，核大呈泡状，核仁明显，胞浆丰富淡嗜酸性，呈横纹肌样。

Witkowski 描述了与 SCCOHT 相关的横纹肌样瘤易感综合征 2（RTPS2）是常染色体显性遗传综合征，肿瘤为具侵袭性分化差的有时具有横纹肌样形态，累及中枢神经系统（非典型的畸胎瘤样 / 横纹肌样瘤，AT/RT），肾（恶性横纹肌样瘤）、卵巢的小细胞癌，高血钙型（SCCOHT），是由 SMARCA4 种系突变引起，SMARCA4 位于染色体 19p13.2，属于染色质重塑复合物 SWI-SNF 家族的基质相关肌动蛋白依赖性染色质调节因子亚家族，SMARCA4 蛋白也称 BRG1，影响细胞增殖、分化和 DNA 修复。

儿童青少年发生在女性生殖系统的肿瘤少见，但是遇到这些病例时应想到 CPS，对患者和其家庭成员进行全面检查可以提高 CPS 的易感基因种系突变的检出率。

四、儿童遗传代谢性肝病的基因学诊断进展

遗传代谢性肝病在临床上往往缺乏特异性表现，呈现多样性，且病理形态相互重叠，原有的诊断技术手段已远远不能满足临床需求，随着分子检测技术飞快发展，基因学诊断技术广泛应用，从而为探讨遗传性肝病的诊断及探讨基因与表型的相关性提供依据，也为早期正确诊断、控制病程、避免疾病进展铺平道路。

（一）先天性高胆红素血症

先天性高胆红素血症在形态上肝细胞及胆管上皮细胞病变轻微或近似正常，而在临床出现肝以外的表现或仅表现肝血生化检测异常如单纯高胆红素血症，常见者为 Gilbert 综合征（GS）和 Crigler-Najjar 综合征（CNS），两者临床表现相似，均表现溶血以外的间接胆红素高，只是在葡萄糖醛酸转移酶活性及血胆红素水平程度不同，CNS 则出现严重葡萄糖醛酸转移酶活性缺乏甚至消失和高血胆红素血症，尤为 Crigler-Najjar 综合征 I 型更为严重，伴有胆红素脑病，而肝活检对于诊断却很少有帮助，两者的基因异常均为 *UGT1A1* 基因错义性突变，基因功能性呈多态位点。

对于临床上出现间断性高胆红素血症的 Dubin-Johnson 综合征，以直接胆红素高为主，肝大体颜色加深，肝细胞 III 区可见粗糙而大的色素颗粒，铁染色呈阴性，Fontana-Masson 阳性。其基因异常为 *ABCC2/MRP2* 突变，常见错义性突变，突变导致毛细胆管上有机阴离子转运蛋白 cMOAT 功能障碍，使肝细胞中结合胆红素及其他内源性和外源性的非胆汁酸有机阴离子向毛细胆管排泄障碍，结合胆红素入血，使血清结合胆红素升高。

对于肝组织结构及肝功能均正常的 Rotor 综合征而言，主要以直接胆红素升高为主。有机阴离子转运多肽 1B1（OATP1B1）和 1B3（OATP1B3）的编码基因分别为 *SLCO1B1* 和 *SLCO1B3*。Rotor 综合征患者由于 SLCO1B1/3 呈现双等位基因种系突变，导致 OATP1B1 和 OATP1B3 功能缺陷，引起肝细胞对胆红素和有机阴离子摄取、储存和排泄障碍，造成血清中以 DBil 升高为主。免疫组织化学肝组织不表达 OATP1B1。

（二）胆汁淤积症

各种基因突变引起的遗传性婴儿胆汁淤积症是儿童期肝病死亡或致残的重要原因之一。常见者包括：①进行性家族性胆汁淤积症（PFIC），分为 6 型，分别为 *ATP8B1*（18q21）、*ABCB11*（2q24）、*ABCB4*（7q21）、*TJP2*（9q21.11）、*NR1H4*（12q23.1）及 *MYO5B*（18q21.1）基因突变导致。② Alagile 综合征，临床表现具有多器官改变，病理形态以汇管区胆小管减少为特征，95% 的病例由 *JAGGED1*（20p12）基因种系突变所致，少数病例由 *NOTCH2*（19p12）基因种系突变所致。③ Citrin 缺陷病，是

婴儿肝内胆汁淤积最重要原因之一，临床分为 2 型，由 *SLC25A13*（7q21.3）基因突变所致。④ NTCP 缺陷病，儿童期具有持续性高胆汁酸血症，由 *SLC10A1*（14q24.2）双等位基因突变导致。⑤各种胆汁酸合成缺陷病的 *HSD3B7*、*AKR1D1*、*CYP7B1* 基因突变。

多数遗传性胆汁淤积为常染色体隐性遗传性疾病，特定基因检测可为该组疾病提供诊断标准，也为治疗、预后及遗传咨询提供依据。

参考文献

[1] Kim WY, Montes-Mojarro IA, Fend F, et al. Epstein-Barr Virus-Associated T and NK-Cell Lymphoproliferative Diseases. Front Pediatr, 2019, 7: 71.

[2] Kimura H, Fujiwara S. Overview of EBV-Associated T/NK-Cell Lymphoproliferative Diseases. Front Pediatr, 2018, 6: 417.

[3] Gonzalez-Crussi F, Chou P, Crawford SE. Congenital, infiltrating giant-cell angioblastoma. A new entity?. Am J Surg Pathol, 1991, 15(2): 175-183.

[4] Hornick JL, Fletcher CD. Pseudomyogenic hemangioendothelioma: a distinctive, often multicentric tumor with indolent behavior. Am J Surg Pathol, 2011, 35(2): 190-201.

[5] 马靖，沈萍，陈洁枫，等. 先天性血管瘤 19 例临床病理分析. 临床与实验病理学杂志，2017，33（7）：4.

[6] Nasseri E, Piram M, McCuaig CC, et al. Partially involuting congenital hemangiomas: a report of 8 cases and review of the literature. J Am Acad Dermatol, 2014, 70(1): 75-79.

[7] 马刚朱，林晓曦. CLAPO 综合征：一种血管畸形相关的新综合征及其临床特征分析. 中国美容整形外科杂志，2018，29（12）：4.

[8] Rodriguez-Laguna L, Ibañez K, Gordo G, et al. CLAPO syndrome: identification of somatic activating PIK3CA mutations and delineation of the natural history and phenotype. Genet Med, 2018, 20(8): 882-889.

[9] van Vugt LJ, van der Vleuten CJM, Flucke U, et al. The utility of GLUT1 as a diagnostic marker in cutaneous vascular anomalies: A review of literature and recommendations for daily practice. Pathol Res Pract, 2017, 213(6): 591-597.

[10] North PE, Waner M, Mizeracki A, et al. GLUT1: a newly discovered immunohistochemical marker for juvenile hemangiomas. Hum Pathol, 2000, 31(1): 11-22.

[11] Garg K, Karnezis AN, Rabban JT. Uncommon hereditary gynaecological tumour syndromes: pathological features in tumours that may predict risk for a germline mutation. Pathology, 2018, 50(2): 238-256.

[12] 左珂，杨文涛. 累及女性生殖系统的遗传性肿瘤综合征概述. 中华病理学杂志，2017，46（9）：4.

[13] Goudie C, Witkowski L, Vairy S, et al. Paediatric ovarian tumours and their associated cancer susceptibility syndromes. J Med Genet, 2018, 55(1): 1-10.

[14] Wu H, Pangas SA, Eldin KW, et al. Juvenile granulosa cell tumor of the ovary: a clinicopathologic study. J Pediatr Adolesc Gynecol, 2017, 30(1): 138-143.

[15] Burgetova A, Matejovsky Z, Zikan M, et al. The association of enchondromatosis with malignant transformed

chondrosarcoma and ovarian juvenile granulosa cell tumor(Ollier disease). Taiwan J Obstet Gynecol, 2017, 56(2): 253-257.

[16] de Kock L, Terzic T, McCluggage WG, et al. DICER1 mutations are consistently present in moderately and poorly differentiated sertoli-leydig cell tumors. Am J Surg Pathol, 2017, 41(9): 1178-1187.

[17] Witkowski L, Goudie C, Foulkes WD, et al. Small-cell carcinoma of the ovary of hypercalcemic type(malignant rhabdoid tumor of the ovary): a review with recent developments on pathogenesis. Surg Pathol Clin, 2016, 9(2): 215-226.

[18] Huang MJ, Chen YC, Huang YY, et al. Effect of UDP-glucuronosyltransferase 1A1 activity on risk for developing Gilbert's syndrome. Kaohsiung J Med Sci, 2019, 35(7): 432-439.

[19] Strassburg CP. Hyperbilirubinemia syndromes(Gilbert-Meulengracht, Crigler-Najjar, Dubin-Johnson, and Rotor syndrome). Best Pract Res Clin Gastroenterol, 2010, 24(5): 555-571.

[20] Flores CD, Yu YR, Miloh TA, et al. Surgical outcomes in alagille syndrome and PFIC: a single institution's 20-year experience. J Pediatr Surg, 2018, 53(5): 976-979.

（卢朝辉　于士柱　石怀银）

第五章　病理学研究精选文摘与评述

一、英文文摘精选

文选 1

【题目】 黏液表皮样癌在腮腺沃辛瘤中的临床病理特征和免疫表型（Mucoepidermoid carcinoma arising in Warthin's tumor of the parotid gland Clinicopathological characteristics and immunophenotypes）

【来源】 Scientific Reports，2016，15（6）：30149

【文摘】 起源于 Warthin 瘤上皮成分的黏液表皮样癌极其罕见。解放军总医院和北京世纪坛医院手术切除的 309 例 Warthin 瘤，有 5 例（1.6%）符合 Warthin 瘤上皮成分恶变为黏液表皮样癌的诊断标准。通过分析这些黏液表皮样癌的临床病理特征，可以避免这一罕见类型肿瘤漏诊。5 例患者中有 3 例男性，2 例女性，表现为腮腺无痛性肿物。黏液表皮样癌位于 Warthin 瘤的内部或边缘，可见黏液表皮样癌与 Warthin 瘤的移行区。Warthin 瘤的基底细胞和黏液表皮样癌的表皮样细胞 CK5/6、CK34βE12 和 P63 强阳性，而 CK7、CK20 和 CEA 阴性。黏液表皮样癌的黏液细胞 CK7 及 CEA 阳性，特染 PAS 阳性，CK5/6、CK34βE12、CK20 和 P63 阴性。患者术后随访 25～69 个月，无复发和转移。总的来说，Warthin 瘤上皮恶变为黏液表皮样癌非常罕见。病理诊断主要是根据组织学形态，特别是 Warthin 瘤和黏液表皮样癌的移行区。

【评述】 Warthin 瘤上皮成分恶变为癌的病例非常少见，文献报道多数病例恶变为鳞状细胞癌、腺癌或嗜酸细胞癌，而恶变为黏液表皮样癌的文献报道更是罕见。该文章通过观察 Warthin 瘤上皮成分恶变为黏液表皮样癌的组织学形态特征，发现诊断的要点为组织学形态，特别是确定 Warthin 瘤和黏液表皮样癌的移行区，并总结免疫组化表达特征，避免这一少见类型肿瘤的漏诊。

（周炜洵　陈云昭）

文选 2

【题目】 弥漫性病变和坏死与间断性树突状细胞肉瘤预后差相关：病例报告和汇总分析（Diffuse lesion and necrosis tied to poorer prognosis of interdigitating dendritic cell sarcoma：cases report and a pooled analysis）

【来源】 Scientific Reports，2017，7（1）：667

【文摘】 指状突树突细胞肉瘤（IDCS）是指状突树突细胞来源的肿瘤，目前没有治疗共识。

本研究旨在探讨肿瘤范围、细胞异型性、核分裂象及坏死对指状突树突细胞肉瘤预后的影响。本文报告2例病例并采用汇总分析的方法来探讨IDCS预后的影响因素。一例是40岁男性患者，局限性病变，中度至高度的细胞异型性，核分裂象30/10HPF，无坏死，无进展生存期超过20个月。另一例是62岁女性患者，弥漫性病变，细胞异型性显著，核分裂象＜1/10HPF，片状坏死，无进展生存期小于1个月。汇总分析了包括以上2例的共53例IDCS发现：细胞异型性和核分裂象与生存没有直接关系；与局限性病变相比，弥漫性病变表现出2.92倍的进展风险（*HR*＝2.92，95% *CI* 1.01，8.51）和8.79倍的死亡风险（*HR*＝8.79，95% *CI* 1.86，41.64）。片状坏死与点灶状坏死或无坏死相比，有5.39倍进展风险（*HR*＝5.39，95% *CI* 1.78，16.29）和6.37倍死亡风险（*HR*＝6.37，95% *CI* 1.46，27.86）。弥漫的病变和片状坏死是预后较差的指标，值得结合临床进一步证实。

【评述】 IDCS是一类罕见疾病，其预后因素不明了，目前国内外关于IDCS预后的研究文章非常少。该文章通过研究病理形态学方面的因素（细胞异型性、核分裂象和坏死）及肿瘤范围与IDCS预后的关系，发现弥漫的病变和片状坏死对IDCS预后有直接影响，而细胞异型性和核分裂象与IDCS预后却没有直接关系。进一步探讨了IDCS的临床及病理联系，为IDCS的预后寻找了新的依据。不足之处在于病例较少，需研究更多病例进一步证实。

（周炜洵　陈云昭）

文选 3

【题目】 与HFE C282Y和H63D突变相关的新发癌症风险：来自87,028名参与者的证据（The risk of new-onset cancer associated with HFE C282Y and H63D mutations：evidence from 87，028 participants）

【来源】 Journal of Cellular and Molecular Medicine，2016：1219-1233

【文摘】 为了研究HFE突变（遗传性血色素沉着症的主要致病基因）与癌症风险之间的关系，作者对与2个错义突变（*C282Y*和*H63D*突变）相关的所有可用病例对照或队列研究进行了meta分析。通过搜索包括PubMed、Embase和ISI Web of Knowledge在内的数据库来确定符合条件的研究。进行总体和亚组分析，并应用*OR*和95% *CI*来评估*C282Y*突变、*H63D*突变和癌症风险之间的关系。敏感性和累计分析用于评估结果的稳定性。共纳入36项符合条件的研究，包括13 680例病例和73 348例对照。在隐性遗传模式中，*C282Y*与癌症风险升高显著相关（*OR*＝1.991，95% *CI* 1.448～2.737）。在按癌症类型分组的亚组分析中，在隐性遗传模式中发现乳腺癌、结直肠癌和肝癌的癌症风险显著增加。当按地域分组时，在隐性遗传模型中的海洋种群、等位基因遗传模式和显性遗传模式中的亚洲人群中发现癌症风险显著增加。在所有遗传模型中，*H63D*突变均未显著增加癌症风险。然而，当按地域分组时，等位基因遗传模式和显性遗传模式中的亚洲人群癌症风险增加。*C282Y*突变与癌症风险升高有关，但*H63D*突变与癌症风险升高无关。应该进行基因-环境相互作用和功能的研究，以进一步了解这种联系。

【评述】 本研究共纳入了87 028例临床样本，分析了*HFE*基因多态性——*C282Y*、*H63D*与肿瘤发病风险的相关性，纳入的研究均为病例对照或队列研究，并进行了系统评价。本研究的特点在于：

纳入样本量大，针对多种肿瘤、不同种族进行亚组分析，并且使用发表偏倚、敏感性分析、累计分析等多种方法进行了科学的系统分析。未来更大样本的纳入及关于基因 - 环境的相互作用的分析，可能会使系统评价更科学、全面。

（姚小红　陈云昭）

文选 4

【题目】 **下调抑瘤 STF cDNA 3 可通过 Wnt/GSK-3β 连接素 / β -catenin/snail 信号通路促进骨肉瘤上皮 - 间质转化和肿瘤转移**（Downregulation of tumor suppressing STF cDNA 3 promotes epithelial-mesenchymal transition and tumor metastasis of osteosarcoma by the Wnt/GSK-3β/β-catenin/Snail signaling pathway）

【来源】 Cancer Letters，2016，373（2）：164-173

【文摘】 上皮细胞 - 间充质转化（EMT）作为一种解释肿瘤进展过程中细胞侵袭性和转移性行为的概念受到了广泛关注。前期研究表明，TSSC3 的表达缺失与骨肉瘤的恶性和进展呈正相关。然而，在骨肉瘤中 TSSC3 是否介导 EMT 尚不清楚。在本研究中，作者发现 TSSC3 的下调可以通过上调间充质标志物和抑制上皮标志物来诱导细胞迁移和侵袭能力，并促进骨肉瘤细胞间充质转化。此外，TSSC3 下调引起信号级联反应，包括 Wnt3a 和 LRP5 水平升高、GSK-3β 失活、β-catenin 和 Snail 的积累、β-catenin 与 TCF-4 的结合增强，从而增加 Wnt 靶基因（*CD44*、*MMP7*）的表达。敲除这些信号蛋白的基因可以抑制 TSSC3 下调引起的骨肉瘤中的 EMT、迁移和侵袭。最后，TSSC3 过表达明显抑制细胞迁移，侵袭和抑制间充质表型，通过 GSK-3β 激活降低了肺转移。总的来说，TSSC3 下调通过信号转导途径（包括 Snail、Wnt-β-catenin/TCF 和 GSK-3β）调节 EMT 标志物来促进骨肉瘤细胞的 EMT。

【评述】 上皮间叶转化在肿瘤发展中发挥重要作用，本研究发现印记基因 *TSSC3* 的下调与骨肉瘤的恶性表型相关，敲低 *TSSC3* 后，骨肉瘤细胞的迁移、侵袭能力显著下调，且上皮标记表达明显下降，而间叶标记表达明显升高。说明上皮间叶转化在该过程中发挥重要作用。进一步研究显示下调 TSSC3 通过 Wnt/GSK-3β/β-catenin/Snail 通路参与调控骨肉瘤的上皮间叶转化，回顾性实验亦验证了上述结论。

（姚小红　陈云昭）

文选 5

【题目】 **肌切蛋白促进胃癌细胞的侵袭转移和预测患者预后**（Scinderin promotes the invasion and metastasis of gastric cancer cells and predicts the outcome of patients）

【来源】 Cancer Letters 2016，376：110-117

【文摘】 侵袭和转移是人胃癌细胞的主要恶性表型，但是它的具体分子机制并不清楚。scinderin（SCIN）是肌动蛋白的切割和帽子蛋白，最近的研究表明它可以通过调控肌动蛋白细胞骨架来参与某些癌细胞的增殖和迁移。据此，本课题的目的是探讨 SCIN 在调控胃癌侵袭转移中的潜在作用及它是否可以作为胃癌预后的指标。研究发现胃癌患者的 SCIN 表达越高，预后越差。敲低胃癌细胞中的

SCIN 可以显著抑制细胞的迁移和侵袭能力，体内也可以显著抑制细胞在小鼠内的成瘤和侵袭能力。作者还发现敲低 SCIN 可显著减少胃癌细胞伪足的形成、迁移和伪足调控蛋白 cdc42 的表达。这些研究表明 SCIN 可以作为胃癌的新的预后标志物和治疗靶标。

【评述】 胃癌作为全球四大盛行的癌症之一，它的致死率排名全球第二。虽然随着外科手术技巧和化疗技术的进步，其病死率有一定的减少，但其高侵袭转移特性还是导致很多患者的预后较差，对其分子机制的深入研究对于开发胃癌的有效治疗手段是非常有意义的。前期的研究发现 SCIN 作为肌动蛋白的结合蛋白可以通过 EMT 促进胃癌细胞的迁移能力，课题组进一步的研究发现 SCIN 的表达与胃癌的侵袭深度和淋巴结转移相关，高表达患者预后差。更深入的研究还发现，SCIN 促进胃癌细胞侵袭转移的特性是由于其可以促进细胞伪足形成，最终得出结论，SCIN 可以作为胃癌预后标志物，是临床治疗新靶标。该文章立意新颖，研究方法先进，具有一定的科学性，不足之处在于 SCIN 调控 cdc42 的信号分子机制尚不够详尽，还需要进一步的深入研究。

（姚小红　陈云昭）

文选 6

【题目】 ALDH1A3，癌症诊断和治疗的代谢靶点（ALDH1A3，a metabolic target for cancer diagnosis and therapy）

【来源】 Int. J. Cancer，2016，139：965-975

【文摘】 代谢重编程关系到肿瘤的起始、转移和复发。乙醛脱氢酶家族（ALDH）是乙醛代谢过程中最重要的酶。人的 ALDH 家族包含 19 个成员。ALDH1A3 通过氧化全视网膜转视黄酸参与人体细胞的各种生理过程。ALDH1A3 的表达受很多因子的调控，这与肿瘤的发生发展和预后息息相关。另外，ALDH1A3 可以影响肿瘤干细胞的很多生物学行为，可以作为它们的标志物。总之，越来越多的证据表明 ALDH1A3 可以作为肿瘤诊断和治疗的靶标。

【评述】 本篇综述主要关注 ALDH 家族成员 ALDH1A3 在多种肿瘤中异常表达，并受 p53，K-ras 和雄激素受体信号通路等的调控。虽然 ALDH1A3 与肿瘤的起始、进程、治疗抵抗等关系密切，且 ALDH1A3 可以作为肿瘤诊断标志物和治疗的靶标，但 ALDH1A3 在肿瘤中的具体作用机制还不十分清楚。ALDH1A3 的表达与肿瘤细胞的发生发展和预后都具有肿瘤细胞特异性，将来的研究更应该关注这种特异性的重要性。有些肿瘤的干细胞亚群受 ALDH1A3 调控，另有一些亚群受 ALDH1A1 调控。这种差别是如何造成的还不得而知，关于 ALDH1A3 的调控机制的研究将有助于了解肿瘤的发生发展和耐药性的产生。

（姚小红　成志强）

文选 7

【题目】 ATP 酶抑制因子 1 的表达是非小细胞肺癌的独立预后因素（ATPase inhibitory factor 1 expression is an independent prognostic factor in non-small cell lung cancer）

【来源】 Am J Cancer Res，2016，6（5）：1141-1148

【文摘】 腺苷三磷酸酶抑制因子 1（IF1）作为线粒体合成 H＋三磷酸腺苷（ATP）的抑制剂，被推测与肿瘤进展相关。本研究旨在探究 IF1 在非小细胞肺癌（NSCLC）中的表达水平及在治疗中的预后价值。因此，作者通过免疫组化检测了 149 例 NSCLC 患者的 IF1 蛋白表达水平并进行了相关性分析。Kaplan-Meier 生存分析结果表明高表达 IF1 的患者比低表达患者具有更短的生存期（P＝0.007）。更重要的是，IF1 在患者肿瘤的早期阶段（I/II 阶段）（P＝0.042）和低级别肿瘤（I/II 级别）（P＝0.002）中也具有预测价值。多变量 Cox 分析表明在 NSCLC 患者中 IF1 表达（HR＝1.67，P＝0.034）、肿瘤大小（HR＝1.79，P＝0.001）与淋巴结转移（HR＝2.66，P＝0.000）是相互独立的指示因子。综上所述，本研究表明 IF1 表达的升高可能与 NSCLC 淋巴结转移相关并且可以作为预测患者预后和复发的独立指示因子。

【评述】 IF1 是线粒体合成 ATP 过程中重要的抑制剂。近年来，研究发现 IF1 在多种肿瘤中高表达，包括乳腺癌、结直肠癌和肺癌。然而，IF1 与非小细胞肺癌之间的生物学联系还不清楚。本研究通过大量非小细胞肺癌人体标本分析了 IF1 蛋白的表达水平并进行了相关性分析，明确了高表达 IF1 的患者相对于低表达患者具有更短的生存期，且在肿瘤早期阶段及低级别肿瘤中也有预测价值。该研究通过多变量分析证明了 IF1 的表达与淋巴结的转移相关并且可以作为预测患者预后和复发的独立指示因子，具有重要的临床指导意义。

（姚小红　成志强）

文选 8

【题目】 优化的分离方案通过荧光激活细胞分类来分离人胶质瘤干细胞的肿瘤球（Optimized dissociation protocol for isolating human glioma stem cells from tumorspheres via fluorescence-activated cell sorting）

【来源】 Cancer Lett，377，2016，105-115

【文摘】 基于细胞表面标志物 CD133 的荧光激活细胞筛选（FACS）方法是最常见的用于分离胶质瘤干细胞（GSCs）的方法。优化这一方法对于 GSC 的研究具有深远的意义。Liberase-TL、trypsin、TrypLE、Accutase 和 NECDS（non-enzymatic cell dissociation solution）5 种试剂是最常用的用来从原代细胞（091214 和 09116）和细胞系（U87 和 T98G）分离胶质瘤肿瘤球的消化酶。课题组对消化时间、细胞活性、CD133 的孵育时间和干性特性进行了评估。结果显示，Liberase-TL（200μg/ml）组的细胞表现出更强的活性和对 CD133 抗原损伤性更小。NECDS 从细胞球中消化成单细胞的效率十分低，且使用这种消化酶会导致细胞和抗原有明显的损伤。总之，Liberase-TL（200μg/ml）是最优的用于分离细胞球中干细胞的试剂，相比较而言，NECDS 的使用还需慎重考虑。

【评述】 恶性胶质瘤是神经系统最频发的肿瘤，致死性非常强。越来越多的证据表明胶质瘤干细胞（GSCs）这种具有自我更新和分化潜能的细胞，是肿瘤的发生、侵袭、耐药和复发的原因。那么分离 GSCs 的技术就显得尤为关键。以往的研究中对于分离 GSCs 的方法有很多相互矛盾的地方。细胞的活力情况、选择什么标志物及消化酶的选择等过程都对分选的效率产生影响。所以优化分选的条件对于分离 GSCs 具有很深远的意义。课题组最终选用了 4 种消化酶和 1 种不需要酶的消化试剂分离细胞球中的 GSCs，最终选择 Liberase-TL（200μg/ml）为最优的把细胞球消化成单细胞的试剂，它具有高抗体识别性且对 CD133 的损伤性最小。这对于今后 GSCs 的研究十分有意义。

（姚小红　成志强）

文选 9

【题目】 肿瘤抑制因子之外：可溶性 e- 钙黏蛋白促进癌症的进展（Beyond a tumor suppressor: Soluble E-cadherin promotes the progression of cancer）

【来源】 Int J Cancer，2016，138：2804-2812

【文摘】 E- 钙黏蛋白（E-cad）在肿瘤发生及肿瘤进展、侵袭和转移中起重要作用。该蛋白质以 2 种形式存在：膜栓系形式和可溶形式。全长 E-cad 是膜束缚的。作为 I 型跨膜糖蛋白，E-cad 主要介导细胞之间的黏附连接，并参与维持上皮组织的正常结构。可溶性 E-cad（sE-cad）是蛋白质的细胞外片段，其在全长 E-cad 蛋白水解后从膜上切割下来。 sE-cad 的产生破坏了黏附连接，导致细胞聚集能力降低。此外，sE-cad 可以扩散到细胞外环境和血液中。作为旁分泌 / 自分泌信号分子，sE-cad 通过促进侵袭和转移来激活或抑制多种信号传导途径并参与各种类型的癌症（如乳腺癌、卵巢癌和肺癌）的进展。本文简要回顾了 sE-cad 在肿瘤发生和肿瘤进展中的作用及其在临床治疗中的意义。

【评述】 上皮 - 间质转化（EMT）自始至终都是肿瘤侵袭、转移关注的焦点，而细胞间黏附分子的变化是癌细胞中 EMT 的起始步骤，其中，E-cad 的下调是其最主要的特点。本文综述了最新关于 E-cad 的研究，新的研究发现 E-cad 在调节肿瘤细胞生物学特性方面发挥双重作用。首先，E-cad 作为细胞黏附分子的核心分子，能抑制肿瘤的转移。 其次，sE-cad 也能促进肿瘤的进展。因此，需要更加全面地审视 E-cad 在肿瘤中的作用，包括 E-cad 的分子大小，以及哪些物质能够抑制由全长 E-cad 通过介导生成 sE-cad。本文较全面、翔实地总结了 E-cad 存在的不同形式及在肿瘤中的双重角色，但具体机制仍需进一步拓展。

（姚小红　成志强）

文选 10

【题目】 MicroRNAs 作为肝脏解毒的关键介质（MicroRNAs as key mediators of hepatic detoxification）

【来源】 Toxicology，2016，368-369：80-90

【文摘】 微小 RNA（miRNA）是一类短的非编码 RNA，其在转录和转录后水平调节基因表达。许多研究已经广泛揭示了 miRNA 在介导肝发育和疾病中的重要性。然而，它们在肝解毒过程中的作用最近才被发现。在这篇综述中，作者总结了关于 miRNA 依赖的酶调控的最新知识，这些酶涉及药物和异生素解毒过程的所有 3 个阶段。作者还讨论了 miRNA 在调节一些上游核受体中的作用，所述上游核受体涉及用于肝解毒过程的酶的基因表达。最后作者介绍了 miRNA 在肝疾病中的毒理学意义和未来的研究视角。

【评述】 本文综述了 miRNA 在肝癌解毒中的作用，miRNAs 可以在转录后调节肝脏解毒的所有 3 个阶段中至关重要的基因表达，从而在药物代谢和运输过程中发挥关键作用。最新的研究结果表明，miRNAs 可能成为预测药物反应和克服肝病耐药性的潜在治疗靶点，miRNA 多态性与肝解毒酶之间存在相关性。本文提出，虽然人们对 miRNAs 在肝解毒中的作用的认识在逐步提高，但未来的研究应该关注一些重点，如 miRNAs 在临床样本中表达的大规模验证、动物模型的建立、miRNA 和解毒基因在发育和其他肝病之间的相互作用也需要进一步探索。另外，miRNA 的调控途径或者调控网络也是今后关注的重点，而 miRNA 多态性的研究可能有助于更好地了解药物反应和毒物引起的不良事件的个体间差异。本文综合阐明了 miRNA 在肝解毒中的作用，这将有助于开发治疗肝病的新疗法，为肝病患者带来福音。

（姚小红　成志强）

文选 11

【题目】 肿瘤干细胞和它们的血管生态位：它们彼此受益吗?（Cancer stem cells and their vascular niche：Do they benefit from each other？）

【来源】 Cancer Letters，2016，380：561-567

【文摘】 肿瘤干细胞（CSCs）位于特定血管壁中并与其相互作用以维持其干性。CSC 通过诱导，重塑并参与微环境壁龛的形成，来促进其生存、干性及逃避放化疗和生物疗法。肿瘤中的新血管通常是基底膜缺乏并且富含 CSC 衍生的内皮细胞（EC）和其他壁细胞，它们可以促进肿瘤的侵袭和转移。本综述的目的是总结 CSC 与其血管壁龛的最新研究发现，并讨论潜在的治疗意义。

【评述】 肿瘤干细胞具有异质性，肿瘤干细胞与其微环境的关系，肿瘤干细胞与血管生成等一直是肿瘤领域的研究热点。本文综述了最新研究进展，讲述了肿瘤干细胞与血管壁龛之间的关系，它们可以互惠互利，共同作用。然而，即使肿瘤干细胞与血管微环境的报道与日俱增，但肿瘤干细胞参与肿瘤新生血管、促进肿瘤发生和发展等关键阶段仍难以解释清楚，需要进一步深入研究。另一方面，血管壁龛的异质性会支持肿瘤干细胞的自我更新、侵袭、转移及逃避放 / 化疗等治疗策略。最后，文章提出了肿瘤干细胞血管壁龛中的基底膜的出现为抗癌策略提供了新的途径。

（姚小红　王文勇）

文选 12

【题目】 肿瘤相关巨噬细胞分泌多碘蛋白作用于胶质母细胞瘤干细胞的 PTPRZ1 信号通路促进肿瘤生长（Tumour-associated macrophages secrete pleiotrophin to promote PTPRZ1 signalling in glioblastoma stem cells for tumour growth）

【来源】 Nat Commun，2017，1：15080

【文摘】 肿瘤相关巨噬细胞（TAMs）的大量浸润促进胶质母细胞瘤（GBM）的恶性生长，但潜在的机制仍未明。在此，作者发现TAMs通过受体PTPRZ1大量分泌多效生长因子（PTN）以刺激神经胶质瘤干细胞（GSCs），从而通过PTN-PTPRZ1旁分泌信号传导促进GBM恶性生长。PTN表达与CD11b^{+}/ CD163^{+}TAMs的浸润和GBM患者的不良预后相关。M2型巨噬细胞（MLC）的共同植入促进了GSC驱动的肿瘤生长，但在MLCs中，沉默PTN表达减轻了它们的促肿瘤活性。PTN受体PTPRZ1在GSC中高表达，提示GBM患者预后不佳。干扰PTPRZ1抑制了GSC的维持和潜在致瘤性。此外，通过shRNA或抗PTPRZ1的抗体阻断PTN-PTPRZ1信号传导有效抑制GBM肿瘤生长和提高动物的预后存活。研究通过PTN-PTPRZ1旁分泌信号揭示了TAMs和GSCs之间的关键信号网络，以支持GBM恶性生长，表明靶向该信号轴可能具有治疗潜力。

【评述】 本文发现揭示了TAM旁分泌所形成的特殊免疫微环境对GSC始动胶质瘤恶性行为的促进作用，并建立了针对GSC与TAM相互作用的新型靶向治疗策略，极大地推进人们对胶质母细胞瘤免疫微环境的认识。

（姚小红　王文勇）

文选 13

【题目】 跨膜蛋白CD9通过阻止gp130泛素依赖性溶酶体降解促进胶质瘤干细胞中STAT3的激活稳定gp130（Tetraspanin CD9 stabilizes gp130 by preventing its ubiquitin-dependent lysosomal degradation to promote STAT3 activation in glioma stem cells）

【来源】 Cell Death and Differentiation，2017，24：167-180

【文摘】 胶质母细胞瘤（GBM）是胶质瘤中恶性程度最高的致命脑瘤，其富含的胶质瘤干细胞（GSCs）促进肿瘤增殖和治疗抗性。GSC特异性表达几种关键细胞表面分子，其调节促存活信号以维持干样表型。膜表面蛋白CD9最近被报道为与GSC维持相关的GSC新标志物。然而，CD9在维持GSC特性的潜在分子机制尚不清楚。在此，CD9维持IL-6受体gp130稳定性是通过防止其发生泛素依赖性溶酶体降解，促进胶质瘤干细胞中STAT3的活化。CD9在人胶质母细胞瘤的胶质瘤干细胞中特异性高表达。通过胶质瘤干细胞与非干细胞表达谱的比较和免疫沉淀，以及免疫荧光证实CD9与gp130在胶质瘤干细胞中存在相互作用。ShRNA干扰CD9或gp130显著抑制胶质瘤干细胞自我更新和促进分化。因此，干扰CD9表达明显降低了胶质瘤干细胞中gp130蛋白水平和STAT3激活磷酸化。CD9通过防止gp130发生泛素依赖性溶酶体降解而维持其稳定性促进BMX-STAT3信号通路。重要的是，体内靶向CD9有效抑制体内GSC肿瘤生长，持续活化型STAT3（STAT3-C）得以恢复。总之，研究揭示了由膜表面蛋白CD9介导的关键调节机制，以维持GSC的干细胞样特性和致瘤潜力。

【评述】 鉴于胶质瘤干细胞是导致肿瘤发生、演进和复发的重要原因，靶向胶质瘤干细胞的治疗策略或成为未来胶质瘤治疗的关键。STAT3信号通路参与胚胎干细胞、成体干细胞和肿瘤干细胞的“干性”维持，并在“干性”基因表达调控中发挥关键作用。然而在正常细胞中，STAT3通路的作用同样不可或缺；STAT3作为转录因子能够始动众多下游分子的转录表达，维持细胞的生物学功能。因此，直接针对STAT3靶向胶质瘤干细胞必然将产生极大的副作用。该课题组研究发现，胶质瘤干细胞高表达CD9，干扰CD9能够显著抑制gp130-STAT3信号通路活性，进而抑制胶质瘤干细胞的“干性”

维持和生物学功能。由于 CD9 在胶质瘤干细胞中高表达但在正常神经干细胞和其他正常脑组织细胞中不表达或表达量极低，他们推测，靶向 CD9 或可成为安全、低毒、高效的胶质瘤干细胞治疗策略。

（姚小红　王文勇）

文选 14

【题目】 自噬诱导的 KDR/VEGFR-2 激活促进胶质瘤干细胞血管生成拟态的形成（Autophagy-induced KDR/VEGFR-2 activation promotes the formation of vasculogenic mimicry by glioma stem cells）

【来源】 Autophagy，2013：9：1528-1542

【文摘】 贝伐单抗是一种抗血管内皮生长因子（VEGF）的抗体，它能够破坏血管的生成，已被用于血管阻断限制恶性神经胶质瘤的生长。然而，由于抗血管生成疗法药物抗性机制不清，其疗效短暂。胶质瘤干细胞（GSC）具有形成血管生成拟态（VM）的能力，即一种独立于 VEGF 驱动血管生成的微循环。研究发现 GSC 中贝伐单抗诱导自噬促进 VM 的形成，这与肿瘤抗血管生成疗法的抗性相关。课题组建立了一个三维胶原支架来观察 VM 和自噬，发现雷帕霉素增加 VM 的数量和增强 KDR / VEGFR-2 的磷酸化。用氯喹处理或敲低自噬基因 *ATG5* 抑制了 GSC 中 VM 的形成和 KDR 的磷酸化。值得注意的是，用贝伐单抗中和 GSC 产生的 VEGF 不能达到氯喹处理和敲低 *ATG5* 的效果，表明自噬促进 VM 的形成并非依赖于肿瘤细胞衍生的 VEGF。当在 GSC 中诱导自噬通过磷酸肌醇 3-激酶（PI3K）-AKT 途径激活 KDR 磷酸化时，ROS 升高。ROS 抑制剂 N- 乙酰半胱氨酸减少 KDR 磷酸化和 VM 形成。通过分析 95 例胶质母细胞瘤患者的标本，作者发现 ATG5 和 p-KDR 的表达与 VM 的形成和临床预后差呈明显的正相关。因此，研究结果证明了自噬在 GSC 形成 VM 中的重要作用，其可以作为耐药性神经胶质瘤的治疗靶点。

【评述】 肿瘤生长和转移依赖肿瘤血管新生。目前，有关肿瘤血管新生和发生机制的研究报道很多，抗血管生成治疗肿瘤的新方法也得到了临床应用。然而，目前抗血管生成治疗方法和疗效有限，主要原因是对经典血管生成途径以外的机制认识不足，缺乏治疗策略。近些年，人们还发现肿瘤细胞可以通过自身变形、围绕形成管腔，以一种独立于内皮细胞依赖性血管的血管拟态（VM）方式构筑肿瘤微循环。课题组实验得出结论：①自噬通过 ROS 介导 VEGFR-2 的活化促进 VM 的形成，该途径是不依赖于 VEGF-A 的；BEV 治疗诱导 VM 的产生可通过抑制自噬而减少；② VM 是胶质母细胞瘤预后不良的重要因素，其与 Atg5 和 p-VEGFR-2 的表达密切相关；Atg5 的表达与胶质母细胞瘤的分子亚型相关。上述的研究创新性强，为胶质母细胞瘤的抗 VM 治疗提供了新的靶点和理论基础。

（姚小红　王文勇）

文选 15

【题目】 NDGA-P21，去甲二氢愈创木酸的新衍生物，抑制胶质瘤细胞增殖和干细胞性（NDGA-P21，a novel derivative of nordihydroguaiaretic acid，inhibits glioma cell proliferation and stemness）

【来源】 Lab Invest，2017，97（10）：1180-1187

【文摘】 去甲二氢愈创木酸（NDGA）及人工合成的手性类似物（Nordy）表现出了综合的抗肿瘤和抗病毒、细菌感染的能力。在本研究中，作者根据 NDGA 的分子结构合成了一种新的 NDGA 衍生物——NDGA-P21。尽管它与 Nordy 结构相似，但是表现出了比 Nordy 更强的抑制胶质母细胞瘤（GBM）细胞生长的能力。作者探究其机制发现，NDGA-P21 能够把 GBM 的细胞周期捕获在 G0/G1 期，进而抑制细胞增殖。值得注意的是，作者通过细胞增殖实验和成球实验发现，NDGA-P21 能够影响胶质瘤干细胞（GSLCs）的干性。综上所述，NDGA-P21 能够抑制胶质瘤母细胞的增殖和胶质瘤干细胞的自我更新的能力，表现出了其在治疗上潜在的应用价值。

【评述】 NDGA 是一类被大家熟知的小分子化合物，在克服氧化作用、血管生成、神经紊乱及病毒感染方面具有潜在的应用价值。作者根据 NDGA 的分子结构合成了其类似物 NDGA-P21，并通过细胞实验证实了 NDGA-P21 具有比 NDGA 更强的抑制胶质瘤母细胞增殖的能力，以及同 Nordy 类似的抑制胶质瘤干细胞干性的功能，同时揭示了 NDGA-P21 通过把 GBM 的细胞周期捕获在 G0/G1 期，从而抑制细胞增殖的作用机制。该研究在原有药物 NDGA 的基础上，合成并证明了具有更好杀伤胶质母细胞瘤效果的类似物，具有潜在的临床应用价值。

（姚小红　王文勇）

文选 16

【题目】 Nanog 在结肠癌细胞中抑制 miR-200 家族成员的转录，可诱导上皮-间充质转化（Transcriptional repression of miR-200 family members by Nanog in colon cancer cells induces epithelial-mesenchymal transition）

【来源】 Cancer Lett，2017，392：26-38

【文摘】 Nanog 是一个重要的与胚胎干细胞相关的转录因子，虽然它本身并不是致癌基因，但是可以同其他分子协同作用来加强致癌活性。本研究旨在探究在 Nanog 与上皮-间质转化（EMT）-间质-上皮转化（MET）可塑性之间是否存在一个 miRNA 起着连接作用。在本研究中，作者发现在结肠癌细胞系和患者结肠癌组织中 Nanog mRNA 的表达水平与 miR-200c 和 miR-200b 的表达完全相反。在 Nanog 低表达的结肠癌细胞系中，过表达 Nanog 能够抑制 miR-200c 和 miR-200b 的表达；同时，在 Nanog 高表达的结肠癌细胞系中，干扰 Nanog 表达也能够促进 miR-200c 和 miR-200b 的表达。此外，作者证实了 Nanog 可以直接抑制 miR-200c 和 miR-200b 的转录，并且 miR-200c 和 miR-200b 能够调节 Nanog 诱发 EMT 的发生。荧光素酶和 ChIP 实验证明了 Nanog 可以直接结合在 miR-200c 和 miR-200b 启动子区潜在的 Nanog 结合位点上，进而抑制它们的转录。综上所述，本研究表明，Nanog 能够以直接转录抑制的方式通过调控 miR-200 家族的转录过程来调节 EMT-MET 的可塑性，并且 Nanog-miR-200 轴有望成为结直肠癌控制中有效的治疗靶点。

【评述】 Nanog 是近年来在胚胎干细胞内发现的一个重要转录因子，该因子对维持胚胎干细胞的自我更新及全能性起着关键作用。近年来，研究者发现 Nanog 可与其他因子或分子协同促进肿瘤的发生和转移。有研究报道 miR-200 可以调控 EMT-MET 的可塑性。然而，Nanog 调控 EMT-MET 可塑性的具体机制还不明确。本研究立足于当前研究热点 miRNA，通过荧光素酶实验和 ChIP 实验证明了

Nanog 可以直接结合在 miR-200c 和 miR-200b 启动子区潜在的 Nanog 结合位点上，并且抑制它们的转录，进而影响 EMT-MET 的可塑性。该研究不但阐释了 Nanog 调控 EMT-MET 可塑性的具体机制，还为控制结直肠癌转移提供了一个重要的治疗靶点，具有重要的治疗意义。

（姚小红　冯振博）

文选 17

【题目】 Cripto-1 作为食管鳞状细胞癌的肿瘤干细胞样细胞的功能标志物，可以预测患者的预后（Cripto-1 acts as a functional marker of cancer stem-like cells and predicts prognosis of the patients in esophageal squamous cell carcinoma）

【来源】 Molecular Cancer，2017，16：81

【文摘】 食管癌（ESCC）的高侵袭转移特性决定了它是一个非常恶性的肿瘤。目前公认 ESCC 干细胞（ECSLCs）对于 ESCC 的致瘤性、侵袭和转移是非常重要的。ECSLCs 的鉴定分离是多种多样的，所以急需一种新的、高效的标志物用来分离鉴定 ECSLCs。课题组意在评估 Cripto-1（CR-1）作为 ECSLC 的表面标志物，并研究 CR-1 的临床重要性。课题组用流式的方法分离出 CR-1high 的细胞高表达干性和 EMT 相关基因，表明其具有更强的自我更新、高致瘤性和侵袭转移能力。沉默 CR-1 可显著抑制干性和 EMT 相关基因的表达，体内实验证实沉默 CR-1 可降低细胞的致瘤性和转移能力。临床上课题组还发现 CR-1 的表达与 ESCC 的 TNM 分期、侵袭深度和淋巴结的转移呈正相关。Cox 回归分析表明该 CR-1 可以作为 ESCC 预后的独立标志物。最后，课题组在 ECSS 细胞和临床样本中发现 CR-1 的表达与 ECSLCs 的胞内标志物 ALDH1 有一定的重叠。据此，课题组得出结论，CR-1 是 ECSLCs 的表面功能标志物，可以作为 ESCC 的独立预后的指示物，可作为临床治疗的靶标。

【评述】 食管癌是世界范围内高发病率、高致死性的恶性消化系统肿瘤之一。尽管近年来食管癌的手术、化疗及其他治疗方法均取得了长足进步，但其疗效仍不尽如人意，5 年生存率并未得到显著提高。这一现象折射出人们对食管癌侵袭转移机制的认识还不够深入。因此，深入进行食管癌侵袭转移机制的研究是当前一项紧迫的任务。课题组利用免疫组化、Western-blot、transwell 等体内体外实验证明了食管癌干细胞高表达 CR-1，并与其干性维持和侵袭能力密切相关；CR-1 的表达与食管癌浸润深度、TNM 分期和淋巴结转移呈正相关而与患者生存时间呈负相关，可能成为判断食管癌预后的新的指标。深入研究 CR-1 的分子生物学功能，建立一个高效的分离食管癌干细胞的方法，将有助于食管癌临床治疗的研究。

（姚小红　冯振博）

文选 18

【题目】 磷酸化的 mTOR 和 YAP 可作为胶质瘤的预后标志物和治疗靶点（Phosphorylated mTOR and YAP serve as prognostic markers and therapeutic targets in gliomas）

【来源】 Lab Invest，2017，97（11）：1354-1363

【文摘】胶质瘤是大脑中最常见的肿瘤，根据WHO分类系统可分为Ⅰ～Ⅳ级。Ⅳ级胶质瘤也称为多形性胶质母细胞瘤（GBM），是最恶性的胶质瘤类型。胶质瘤的特征在于其复杂的分子背景，并且胶质瘤的基因谱分析研究已经揭示了人脑胶质瘤中的关键遗传事件，这使得靶向治疗成为最有希望的治疗策略。然而，靶向信号传导途径之间的串扰可能会阻碍靶向治疗神经胶质瘤的功效。因此，有必要确定有效的标志物，以对患者进行分类，从而进行特定的治疗。尽管已经提出了几种基于PI3K/AKT/mTORC1和Hippo/YAP途径之间的串扰机制，但是这2种途径的临床意义尚未以组合方式评估。本研究评估了人脑胶质瘤标本中的2种途径，并观察了胶质瘤中p-mTORS2448和YAP蛋白水平之间的正相关性。结果表明，p-mTORS2448和YAP的高表达与胶质瘤患者的总体存活率差相关。由于p-mTORS2448是mTORC1激活的特异性标志物，结果揭示了mTORC1和YAP之间的潜在相互作用，其可能在功能上参与神经胶质瘤的发展和进展。为了支持这一假设，靶向mTORC1和YAP的抑制剂的组合显示出对胶质瘤细胞系生长有更好的抑制作用。总而言之，本研究首次揭示了p-mTORS2448和YAP可用作PI3K/AKT/mTORC1和Hippo/YAP途径活性的标志物以预测预后，并且可作为个性化医疗的目标候选者。

【评述】脑胶质瘤具有发病率高、复发率高、死亡率高及治愈率低的特点。目前，国内外胶质瘤靶向治疗的研究也是胶质瘤治疗研究的热点，该课题组研究结果表明，p-mTORS2448和YAP的高表达水平与胶质瘤患者的总体存活率差相关。由于p-mTORS2448是mTORC1激活的特异性标志物，该论文的结果暗示了mTORC1和YAP之间的相互作用，其可能在功能上参与胶质瘤的发展和进展。该研究第一次揭示了p-mTORS2448和YAP可用作PI3K/AKT/mTORC1和Hippo/YAP途径的标志物以预测预后，YAP抑制剂可以增强mTOR抑制剂的作用，这为联合治疗提供了新的途径。该论文立意新颖，研究方法先进，具有一定的科学性，不足之处在于YAP和mTOR抑制剂联合治疗缺乏用于体内试验的验证，还需要进一步的深入研究。

（姚小红　冯振博）

文选19

【题目】乳腺癌中ASCL2表达升高与患者预后不良有关（Elevated ASCL2 expression in breast cancer is associated with the poor prognosis of patients）

【来源】Am J Cancer Res，2017，7（4）：955-961

【文摘】Achaete scute-like 2（ASCL2）是基本的螺旋-环-螺旋（bHLH）转录因子的成员，并且在正常条件下主要在肠干细胞中表达。最近，在癌组织中检测到异常升高的ASCL2，但ASCL2在乳腺癌中的临床相关性仍有待确定。在这项研究中，作者评估了来自191例乳腺癌患者标本中ASCL2的表达及其与癌症进展的关系，并提供了随访信息。结果表明，ASCL2在癌细胞中高表达而在正常上皮细胞中检测不到。此外，通过增加K-i67的表达，ASCL2的表达与乳腺肿瘤大小，淋巴转移和肿瘤细胞的活跃生长正相关。Kaplan-Meier分析显示，ASCL2水平较高的患者肿瘤复发率较高。多变量Cox回归分析显示，ASCL2表达升高是乳腺癌患者肿瘤复发的独立和不利指标。研究表明，ASCL2

定义了一个高度进展性乳腺癌亚群，并作为评估癌症复发风险的标志物。

【评述】 乳腺癌是女性中最常见的恶性肿瘤，尽管开发了新的治疗技术，转移和复发仍然是治疗失败的主要因素。这表明有必要确定生物标志物，以便早期发现乳腺癌复发。*ASCL2* 被发现是人类癌症的致癌基因，在结肠癌、胃癌、肺癌和卵巢癌中高表达，促进癌细胞的侵袭和转移。然而，*ASCL2* 在乳腺癌中的临床相关性尚未记录。该研究调查了 *ASCL2* 在乳腺癌中的表达及其与患者临床病理特征的关系，使用了大量的乳腺癌临床样本进行研究和分析。该研究还发现 *ASCL2* 与一组人乳腺癌中的正常组织相比表现出显著的上调，其具有更差的临床特征和更差的患者的总体存活和无病存活。此外，尽管乳腺癌的分子亚型在患者生存和治疗过程中彼此之间存在很大差异，但未发现乳腺癌亚型之间的相关性，这表明 *ASCL2* 在肿瘤发生和发展过程中可能发挥更重要的作用。总之，*ASCL2* 可能作为评估乳腺癌患者预后的生物标志物。

（姚小红　冯振博）

文选 20

【题目】 肝 X 受体的消融导致小鼠自发性周围鳞状细胞肺癌（Ablation of Liver X receptors α and β leads to spontaneous peripheral squamous cell lung cancer in mice）

【来源】 Cancer Lett，2017，405：46-55

【文摘】 周围型鳞状细胞肺癌（PSCCa）的病因尚不清楚。在本研究中，作者发现在小鼠体内，肝 X 受体（LXR）α（Nr1h3）和 β（Nr1h2）的 2 个受体基因都是失活的，这种情况是自发发展起来的，即肝 X 受体基因（*Nr1h3*）和 *Nr1h2* 基因（*Nr1h2*）都是失活的。到 1 岁时，由于严重的呼吸困难，这些小鼠中的大多数必须被安乐死。从 3mo 开始，LXRα，β（Dko）小鼠的肺（不是 *LXRα* 或 *LXRβ* 单基因敲除小鼠的肺）逐渐积累泡沫细胞，到 1 岁时，肺部被一层“金毛”覆盖。肺泡壁、Ⅱ型肺泡细胞和肺泡巨噬细胞内均有炎性细胞浸润和脂质进行性积聚。14 个月时，有 3 个组织病变：1 个类似腺瘤性增生，1 个鳞状上皮化生，1 个鳞状细胞癌，主要表现为转化相关蛋白（P63）、性别决定区 Y 盒 2（Sox2）、细胞角蛋白 14（CK14）和细胞角蛋白 13（CK13）的表达，以及甲状腺转录因子 1（TTF1）和表面活性蛋白 C（pro-SPC）的缺失。12 个月时的 RNA 测序分析证实 M1 巨噬细胞和淋巴细胞的标志物大量增加。这些数据提示 PSCCa 的一个先前未明的病因：胆固醇调节失调和 M1 巨噬细胞为主的肺部炎症，并伴有肺组织的损伤和异常修复，尤其是外周组织。结果提示，LXR 信号通路的成分可能是治疗 PSCCa 的有用靶点。

【评述】 临床上早期周围型鳞状细胞肺癌（PSCCa）的症状不明显，而到明显症状时已经进入晚期。目前国内外关于肝 X 受体 α（Nr1h3）、β（Nr1h2）和周围型鳞状细胞肺癌（PSCCa）的文献比较少见，该课题组在此方面进行了大胆的尝试和研究，在前期研究的基础上应用小鼠模型建立模拟周围型鳞状细胞肺癌，发现转化相关蛋白（P63）、性别决定区 Y 盒 2（Sox2）、细胞角蛋白 14（CK14）和细胞角蛋白 13（CK13）的表达及甲状腺转录因子 1（TTF1）的缺失，并提示了 LXR 信号通路的成分可能是治疗 PSCCa 的有用靶点。该论文立意新颖，研究方法先进，具有一定的科学性，不足之处在于 LXR 信号通路调控 PSCCa 的信号分子机制尚不够详尽，还需要进一步的深入研究。

（姚小红　冯振博）

文选 21

【题目】 **靶向胶质瘤干细胞来源的周细胞可以破坏血液肿瘤屏障，提高化疗疗效（Targeting glioma stem cell-derived pericytes disrupts blood-tumor barrier and improves chemotherapeutic efficacy）**

【来源】 Cell Stem Cell，2017，21（5）：591-603

【文摘】 血液肿瘤屏障（BTB）是药物递送至恶性脑肿瘤，例如，胶质母细胞瘤（GBM）的主要障碍。因此，药物治疗脑肿瘤则需要破坏BTB，但由于需要维持正常的血脑屏障（BBB）而使其复杂化。本文显示靶向神经胶质瘤干细胞（GSC）衍生的周细胞特异性地破坏BTB，并且增强药物渗入脑肿瘤。作者发现肿瘤脉管系统的周细胞覆盖与化疗后GBM患者的存活率呈负相关。在异种移植模型中消除GSC衍生的周细胞破坏了BTB的紧密连接，并增加了血管通透性。作者发现BMX是维持GSC衍生的周细胞的重要因子。用伊布替尼抑制BMX选择性地靶向肿瘤周细胞并破坏BTB，但不破坏BBB，从而增加药物渗出到已构建的肿瘤中，并且可增强BTB渗透性差的药物的化学疗效。这些发现突出了针对肿瘤周细胞靶向脑肿瘤，从而改善脑肿瘤治疗的临床潜力。

【评述】 尽管癌症治疗取得了重大进展，恶性脑肿瘤［（如胶质母细胞瘤（GBM）］目前的临床治疗并不乐观，几十年来，GBM患者的预后几乎没有改善。而血液肿瘤屏障（BTB）是药物治疗GBM的一个难以克服的障碍。作为毛细血管的过滤屏障，BTB和血脑屏障（BBB）阻止大多数抗癌剂穿透GBM肿瘤并限制治疗功效，这也使得潜在的强效抗癌药物无法用于GBM治疗。因此，破坏BTB或BBB将显著影响GBM治疗。然而，因为BBB是通过阻止有害物质进入来保护正常大脑的必不可少的血管屏障。因此，选择性地破坏GBM肿瘤中的BTB同时在化学疗法期间将BBB保留在正常脑组织中至关重要。该研究评估了靶向肿瘤周细胞对BTB破坏的治疗效果，以增强向GBM肿瘤的药物递送，并且研究了血管周细胞覆盖率与化疗后GBM患者存活率之间的潜在关系。该研究构建了原位移植瘤模型，选择性靶向GSC衍生的周细胞有效破坏BTB紧密连接，并增加血管通透性以增强药物渗入GBM肿瘤。该研究发现依鲁替尼在体内抑制BMX有效地破坏肿瘤血管周细胞，选择性地破坏BTB而不是BBB，并且增强了将低BTB穿透药物递送到肿瘤中以抑制其恶性生长。伊布替尼可与低BTB穿透性抗癌药物协同作用，对于提高GBM患者的化疗效果起到非常重要的作用。

（姚小红　高洪文）

文选 22

【题目】 **自噬癌相关成纤维细胞释放的高流动性组box 1维持管腔型乳腺癌细胞的干性（High-mobility group box 1 released by autophagic cancer-associated fibroblasts maintains the stemness of luminal breast cancer cells）**

【来源】 J Pathol，2017，243（3）：376-389

【文摘】 癌症干细胞 / 癌症启动细胞（CSCs/CICs）及其微环境生态位在恶性肿瘤的复发和转移中起着重要作用。癌相关成纤维细胞（CAFs）是乳腺癌启动细胞（BCICs）微环境的主要组成部分，它们之间的相互作用可能会对乳腺癌的进展产生深远的影响。研究发现自噬与 CSCs 关系密切，但 CAFs 的自噬状态及机制不清。本研究通过临床大样本和 TCGA 数据库，采用免疫组化、RT-qPCR 和 Western Blot 等技术，证明了乳腺癌间质 CAFs LC3 Ⅱ的高表达与 ALDH1A1 阳性的乳腺癌干细胞及乳腺癌不良预后相关。然后，通过原代细胞模型、流式细胞术、下调基因表达、小鼠原位移植瘤等技术，证实了 CAFs 细胞自噬激活后，MCF-7 的干性转录因子基因和蛋白的表达显著增强，ALDH1A1 阳性的乳腺癌干细胞比例显著增加，在 CAFs 细胞自噬下调后，其对乳腺癌干细胞的增强作用显著降低，CAFs 和 MCF-7 细胞混合注射的小鼠成瘤实验显示 CAFs 细胞自噬启动基因敲低后，对成瘤能力的促进作用显著降低，即 CAFs 细胞的自噬状态显著影响了乳腺癌细胞的干性及乳腺癌细胞的成瘤能力。通过 ELISA、Western Blot、免疫荧光双标等技术，进一步证实了 CAFs 细胞自噬促进了高迁移率族蛋白 B1（HMGB1）分泌到胞外，且 CAFs 是 ER 阳性乳腺癌组织中胞外 HMGB1 的主要来源。最后，采用体内、外实验证实了 CAFs 通过自噬性分泌 HMGB1 激活乳腺癌细胞表面 Toll 样受体 4（TLR4）增强乳腺癌细胞干性及成瘤能力；并通过临床大样本及数据库分析，证实在 ER 阳性乳腺癌中；自噬是 CAFs 调控 BCSCs 的关键环节，TLR4 可作为乳腺癌细胞的干性标志物，LC3 Ⅱ和 TLR4 联合检测可用于乳腺癌的临床预后指标。

【评述】 本文深入探讨了自噬性分泌在 CAFs 介导的乳腺癌细胞干性维持中的作用，所获结果具有重要的理论意义和应用价值。该课题丰富了 BCSCs 的微环境 niche 的调控理论，首次提出自噬性分泌是 CAFs 调控乳腺癌干细胞的重要环节。 应用原代细胞慢病毒稳定转染、流式细胞术分析和分选、免疫组化双标、免疫荧光、免疫印迹、ELISA、乳腺癌原代 CAFs 模型建立、裸鼠乳腺原位移植瘤模型建立等实验技术，通过乳腺癌临床大样本、TCGA 数据库，发现 HMGB1 是 CAFs 通过自噬分泌到胞外调控 ER 阳性乳腺癌细胞干性的关键因子，证实 TLR4（HMGB1 的受体）是乳腺癌细胞的重要干性标志物，CAFs 通过激活 HMGB1-TLR4 信号轴富集乳腺癌干细胞并促进成瘤。该论文立题新颖，具有科学前沿性、开创性。实验设计合理、内容翔实、论证合理、结论可靠。关于 HMGB1-TLR4 调控信号分子机制还需要进一步研究。

（姚小红　高洪文）

文选 23

【题目】 **在胶质母细胞瘤中，基于糖酵解的 10 基因标记与临床结果、分子亚型和 IDH1 突变相关（A glycolysis-based ten-gene signature correlates with the clinical outcome，molecular subtype and IDH1 mutation in glioblastoma）**

【来源】 J Genet Genomics，2017，44（11）：519-530

【文摘】 目的：代谢重编程是恶性肿瘤的特征之一。胶质母细胞瘤（GBM）细胞主要以有氧糖酵解形式产生能量，同时生成大量代谢中间产物作为 GBM 重要营养来源。然而，在 GBM 中，糖酵解的临床意义及其与IDH1突变、亚型等分子特征的关系尚未阐明。本研究拟探讨糖酵解基因综合表达水平与GBM患者预后、分子表型等指标的关系，以明确糖酵解在GBM中的临床病理学意义。方法：下载TCGA、GSE16011、REMBRANDT等肿瘤在线数据库相关数据，使用线性回归模型建立糖酵解基因综合表达评分（glycolytic gene expression signature score，GGESS），通过Kaplan-Meier生存曲线明确GGESS与GBM患者预后的关系。通过热图分析明确GGESS与IDH1突变、CpG岛甲基化表型（G-CIMP）、分子亚型等GBM分子病理特征的关系。本文进一步从TCGA数据库中获取基因启动子甲基化芯片数据并比较了IDH1野生型和突变型GBM糖酵解基因启动子区甲基化水平。结果：本研究筛选纳入10个糖酵解基因建立GGESS，包括*HK2*、*HK3*、*LDHA*、*PKM2*、*GAPDH*、*ENO1*、*GALM*、*LDHB*、*PKLR*和*ALDOB*。研究结果表明，高GGESS分值能够独立提示GBM患者对化疗反应较差和预后不良。IDH1突变型GBM的GGESS评分低于IDH1野生型GBM。在4个GBM分子亚型（经典型、前神经元型、神经元型、间质型）中，GGESS分值高低依次为：间质型＞经典型＞神经元型＞前神经元型。本研究发现，IDH1突变型GBM中部分糖酵解基因（*GALM*、*ENO1*、*GAPDH*、*HK3*、*LDHA*）启动子甲基化水平高于IDH1野生型GBM。最后，单独在IDH1野生型GBM中分析GGESS与患者生存期的关系，发现GGESS分值高仍提示患者预后不良。结论：糖酵解基因综合表达评分提示GBM患者不良预后，并且与胶质瘤IDH1突变和分子亚型密切相关。该研究表明胶质瘤代谢表型异质性具有重要的临床病理学意义并为逆转代谢重编程的胶质瘤治疗策略提供个体化治疗依据。

【评述】 目前，肿瘤代谢是肿瘤研究的热点领域。胶质母细胞瘤是一类高度恶性、预后很差的肿瘤。坏死和微血管增生是胶质母细胞瘤（WHO Ⅳ级，GBM）的重要组织学特征。这些特征提示GBM存在旺盛的增殖水平与营养供给不足之间的突出矛盾。糖酵解是GBM的主要代谢方式，并和胶质瘤恶性级别存在正相关。该研究通过对大量临床样本进行生物信息学分析的方法，明确了GBM中关键的糖酵解基因，并建立了综合评分模型，阐明了糖酵解基因综合评分对患者预后和化疗反应预测的指导意义。由于IDH1等分子病理学指标目前已是胶质瘤的重要病理学分类标准，该研究揭示了糖酵解基因综合评分与IDH1、胶质瘤分子亚型等指标之间存在的相关性，为理解胶质瘤代谢调控机制、发现基于代谢分型的胶质瘤治疗新策略提供了依据。

（姚小红　高洪文）

文选 24

【题目】 在胶质母细胞瘤中，连接蛋白43 C末端通过蛋白-蛋白相互作用直接抑制Akt/ERK的过度磷酸化（Connexin 43 C-terminus directly inhibits the hyperphosphorylation of Akt/ERK through protein-protein interactions in glioblastoma）

【来源】 Cancer Sci，2018，109（8）：2611-2622

【文摘】 胶质母细胞瘤（GBM）是成人中最常见的中枢神经系统肿瘤。GBM的常规治疗包括手术切除、放疗和化疗。最近研究表明，部分GBM是由于表皮生长因子受体（EGFR）的失调导致，EGFR的扩增可见于40%～50%的原发性GBM患者，约60%的原发性GBM患者存在EGFR的过表达。此外，EGFR 过表达与 GBM 的发生、侵袭和预后不良相关。虽然 EGFR 的失调是胶质母细胞瘤（GBM）发病最常见的分子机制之一，但抗 EGFR 治疗的效果有限。此外，抗 EGFR 治疗的反应不仅仅依赖于 EGFR 的表达，而降低 EGFR 下游信号传导途径活性对于患者的治疗更有希望。因此，人们更有兴趣确定 EGFR 信号通路的代偿调节因子，以提高抗 EGFR 治疗 GBM 的疗效。在本研究中，课题组通过 meta 分析证实了 EGFR 抑制剂在 GBM 患者中的低疗效；接着通过基因集富集分析确定了连接蛋白 43（Cx43）表达与 Akt/ERK 活化之间存在明显的负相关关系，这是由 Akt/ERK 和 Cx43 之间的直接相互作用而引起；通过使用一系列截短和突变的 Cx43 变体比较 Akt/ERK 和 Cx43 之间的相互作用，发现 Cx43 羧基末端的残基 T286/A305/Q308/Y313 和 S272/S273 分别对与 Akt/ERK 的结合至关重要；使用来自癌症基因组图谱数据集的数据进行的 Kaplan-Meier 生存分析表明，Cx43 的表达显著改善了表达 EGFR 的 GBM 患者的预后。本课题组的结果表明，Cx43 作为 EGFR 下游信号通路激活的抑制调节因子，并且 Cx43 可作为预测 EGFR 抑制剂治疗 GBM 疗效的潜在标志物。因此，靶向 Cx43 的羧基末端和 Akt/ERK 之间的相互作用可能是 GBM 的有效治疗策略。

【评述】 缝隙连接是沟通相邻细胞胞质的细胞间通道，这些通道紧密聚集形成簇，介导细胞间通讯。缝隙连接是由缝隙连接蛋白（connexins，cxs）所构成。在人类，cxs 家族包括大约 20 个成员，心室肌中以 Cx43 为主。连接蛋白中大多数都属于磷蛋白，它们处于不同的磷酸化水平。近年来，Cx43 的治疗潜力引起了人们的关注，因为在 GBM 中，通过基于 Cx43 的肿瘤抑制可以将肿瘤细胞恢复到正常表型来抑制干细胞。该课题组报道了一个新发现，即 Cx43 可以通过其羧基末端结构域与 Akt 和 ERK 结合，从而抑制 EGF 诱导的 Akt 和 ERK 的磷酸化。尽管目前的研究没有定义 Akt 或 ERK1 / 2 上介导它们与 Cx43 相互作用的特定位点。但是鉴定 Cx43 和 Akt / ERK 之间的特异性相互作用位点也意味着合成模拟肽的重要治疗潜力，能够为胶质瘤患者带来福音。

（姚小红　高洪文）

文选 25

【题目】 VDAC2 与 PFKP 相互作用，调节胶质瘤干细胞的葡萄糖代谢和表型重编程（VDAC2 interacts with PFKP to regulate glucose metabolism and phenotypic reprogramming of glioma stem cells）

【来源】 Cell Death Dis，2018，9（10）：988

【文摘】 胶质母细胞瘤（GBM）是最常见的原发性恶性脑肿瘤。尽管进行积极的手术切除、化疗和放疗，但 GBM 患者的中位生存期小于 15 个月，预后差。GBM 具有功能异质性，并且有一系列具有干细胞特征的肿瘤细胞。这一类细胞高表达干细胞标志物，且自我更新和多谱系分化潜能增强，这类细胞被称为神经胶质瘤干细胞（GSCs），并且在治疗后能够启动肿瘤生长。抗 GSC 策略的一个主要挑战是 GSC 及其对应的非干细胞肿瘤细胞（NSTC）都是可塑性的并且能够经历表型转变，而胶质瘤干细胞与非干细胞之间的可塑性能够引起胶质瘤的异质性，导致胶质瘤患者治疗效果差。然而，胶质瘤干细胞与非干细胞之间的代谢转换与肿瘤细胞的类型是否相关仍不清楚。本课题组发现胶质瘤干细胞相对于胶质瘤细胞而言具有更强的糖酵解能力，而线粒体膜蛋白 VDAC2 在其中发挥着重要作用且影响着它们的表型转换。通过免疫印迹技术与 PCR 技术检测发现 VDAC2 在胶质瘤非干细胞中高表达，且 VDAC2 与糖酵解限速酶 PFKP 相互作用以维持胶质瘤干细胞的干性。利用慢病毒敲低 VDAC2 导致 NSTC 去分化以获得 GSC 特征，其中包括自我更新能力的增强，GSC 的标志物高表达和成瘤性的增加。相反，增强 VDAC2 的表达能够减弱 GSC 的自我更新能力和高致瘤性。作者利用 PFK 抑制剂 clotrimazole 能够减少 VDAC2 对糖酵解重编程和 GSC 表型转换的影响。通过免疫组化与 TCGA 数据库分析 VDAC2 表达与胶质瘤分级呈负相关，并且 VDAC2 高表达的患者具有更长的生存期。总之，本课题组证明 VDAC2 是一种新的糖酵解调节剂，可控制胶质瘤干细胞和非干细胞之间的表型转换，并可作为胶质瘤新的预后指标和潜在治疗靶点。

【评述】 胶质瘤是代谢极其活跃的恶性脑肿瘤。最近的研究进展支持代谢重编程可能是胶质瘤发生的起始事件。因此，了解驱动胶质瘤中代谢适应和细胞命运重编程的机制对于开发有效的治疗方法非常重要。研究首次表明，VDAC2 是通过控制 PFKP 介导的糖酵解从而调控胶质瘤细胞代谢重编程并介导 GSC 和 NSTC 之间的表型转化。该研究重点强调了代谢重编程是控制肿瘤细胞可塑性并最终影响胶质瘤肿瘤异质性的重要驱动事件，并且揭示 VDAC2 作为 GSC 和 NSTC 之间糖酵解重编程和表型转换的新分子控制器。同时，对于临床来说，开发针对糖酵解重编程的治疗剂可以抑制 GSC 存活并阻止 GSC 向 NSTC 转变，从而达到改善患者生存率的效果。然而，该研究在探究糖酵解是如何调节胶质瘤细胞干性的分子机制不够详尽，还需进一步研究。

（姚小红　高洪文）

文选 26

【题目】 Kir2.1 与 Stk38 相互作用，通过增强 MEKK2-MEK1/2-ERK1/2 信号通路，促进人胃癌的侵袭转移（Kir2.1 interaction with Stk38 promotes invasion and metastasis of human gastric cancer by enhancing MEKK2-MEK1/2-ERK1/2 signaling）

【来源】 Cancer Res，2018，78（11）：3041-3053

【文摘】 钾离子通道是一种与肿瘤进展有关的恶性因素。在本研究中，作者发现侵袭性的人胃癌细胞高表达内整流钾通道 2.1（Kir2.1）。沉默 Kir2.1 能明显降低胃癌细胞的侵袭和转移能力及上皮间充质转换（EMT）。Kir2.1 在胃癌细胞中的恶性本质与钾的渗透无关，但依赖于其与丝氨酸 / 苏氨酸蛋白激酶 38（Stk 38）的相互作用，以抑制丝裂原活化蛋白激酶 2（MEKK2）的泛素化和降解。MEKK2 的降解是由特异性 E3 泛素连接酶 1（Smurf1）介导，引起胃癌细胞 MEK1/2-ERK1/2-Snail 通路的激活。在人胃癌组织中，其高表达与肿瘤的浸润深度、转移状态及患者整体生存状况呈显著正相关。Cox 回归分析发现 Kir2.1 是胃癌患者的独立预后指标，提示 Kir2.1 是胃癌恶性程度的重要调节因子，可作为胃癌的新预后指标和治疗靶点。意义：Kir2.1 通过非典型且与离子渗透无关的信号通路参与胃癌的侵袭和转移，可能成为胃癌新的预后指标和治疗靶点。

【评述】 胃癌是消化系统的主要恶性肿瘤，并且晚期胃癌患者的预后仍然很差。同时侵袭和转移是胃癌进展的关键因素。因此，深入了解胃癌侵袭和转移的机制有助于研发更有效的治疗方法。本研究发现，钾通道参与了肿瘤细胞的恶性进程。其中 Kir2.1 通过一种非典型且与离子渗透无关的信号途径控制胃癌细胞的侵袭和转移。因此，Kir2.1 不仅是一个新增加的诊断指标，而且也是胃癌的一个新治疗靶点。

（姚小红　翁　阳）

文选 27

【题目】 毛细血管形态发生基因 2 通过激活 Wnt/ catenin 通路维持胃癌干细胞样细胞表型（Capillary morphogenesis gene 2 maintains gastric cancer stem-like cell phenotype by activating a Wnt/β-catenin pathway）

【来源】 Oncogene，2018，37（29）：3953-3966

【文摘】 越来越多的证据表明胃癌（GC）的发生和发展主要与胃癌干细胞（GCSLCs）的存在有关。然而，目前尚不清楚 GCSLC 的细胞群是如何维持的。本研究旨在探讨毛细血管形态发生基因 2（*CMG2*）在 GCSLC 维持中的作用及其与 GC 进展的相关性。我们发现 CMG2 在胃癌组织中高表达，其表达水平与胃癌的浸润深度和淋巴结转移有关，与胃癌患者的生存呈负相关。分选后的 $CMG2^{High}$ GC 细胞优先聚集在 $CD44^{High}$ 的干细胞群中，并且高表达干细胞相关基因，具有较强的自我更新和致瘤能力。*CMG2* 基因的缺失导致 GCSLC 细胞数量减少，细胞干性弱化，上皮间充质转化表型减弱，侵袭和转移能力降低。从机制上讲，CMG2 与 GCSLCs 中的 LRP6 相互作用，并激活 Wnt/β-catenin 通路。结果表明，CMG2 通过维持 GCSLCs 来促进 GC 的进展，并可作为人类 GC 治疗新的预后指标和靶点。

【评述】 近年来关于胃癌干细胞（GCSLCs）可能参与胃癌侵袭和转移过程的研究，使得靶向 GCSLCs 成为一种很有前途的胃癌治疗策略。然而，GCSC 维持的分子机制在很大程度上尚不清楚。在本研究中，研究者发现 CMG2 在胃癌组织中高表达，其表达水平与胃癌的浸润深度、淋巴结转移及患者生存不良有关。这是第一次证明 CMG2 与胃癌的临床病理特征和患者预后之间的联系。本研究从分子机制上证明 CMG2 通过维持 GCSLCs 来促进 GC 的进展，可作为人类 GC 治疗新的预后指标和靶点。

（姚小红　翁　阳）

文选 28

【题目】 毛细形态发生蛋白 2 是一种新的预后生物标志物，在胶质瘤中起着致癌作用（Capillary morphogenesis protein 2 is a novel prognostic biomarker and plays oncogenic roles in glioma）

【来源】 Journal of Pathology，2018，245（2）：160-171

【文摘】 毛细管形态发生蛋白 2（CMG2）最初是通过参与毛细管形态发生而被鉴定出来的，随后被鉴定为炭疽毒素的第二受体（ANTXR2）。虽然 CMG2 的肿瘤相关功能也有报道，但其在胶质瘤中的临床意义和作用机制仍有待阐明。作者通过胶质瘤数据库，评估了 48 例胶质瘤患者的临床病理相关性，并利用胶质母细胞瘤（GBM）模型在体外和体内探索了 CMG2 的功能。过表达 CMG2 与肿瘤分级升高和患者生存不良有关。CMG2 在体外促进 GBM 细胞周期的中 G2/ M 期转变，并在体内促进肿瘤生长。作者还观察到 CMG2 参与了细胞外信号调节激酶（ERK）的激活、上皮间质转化（EMT）、GBM 细胞的迁移和侵袭。对过表达 CMG2 的 GBM 细胞和对照组 GBM 细胞的转录组分析表明，一组致癌信号通路随着 CMG2 上调而改变，这意味着 CMG2 可能协调这些信号通路来调控 GBM 细胞的生长。过表达 CMG2 可增强 YAP1 的活性，而敲除 CMG2 可抑制 YAP1 的活性。由于 YAP1 与 GBM 密切相关，因此，CMG2 在 GBM 细胞中的致癌作用可能部分是由 YAP1 介导。总之，CMG2 在胶质瘤细胞中具有致癌基因的功能，可作为一种潜在的预后生物标志物或治疗靶点用于胶质瘤的临床治疗。

【评述】 尽管 CMG2 在肿瘤中的作用已经有相关报道，但其临床相关性和功能机制仍然尚未明确。因此，本研究结合临床样本分析及从体内和体外来探讨了毛细管形态发生蛋白 2（CMG2）的功能，并且已经证明了 CMG2 表达量随着胶质瘤分级（GBM＞分级Ⅲ级＞分级Ⅱ级）的升高而增加，并与生存不良相关。众所周知，高有丝分裂活性导致 GBM 恶性程度增加。该研究还揭示了 CMG2 在细胞周期中的作用，特别是 CMG2 的参与是通过上调 CCNB1 来实现 G2/M 期转变这一过程中所必需的。CMG2 促进了 GBM 细胞在体内和体外的生长，促进了细胞的迁移和侵袭，这是 GBM 细胞的 2 个典型特征。这些作用可能是 CMG2 与胶质瘤进展之间相关性的基础。该研究还揭示了 CMG2 和 YAP1 之间的联系。YAP1 是参与包括 GBM 在内很多肿瘤发生的关键转录因子。YAP1 的活化与核定位有关，并受到磷酸化作用的阻碍，磷酸化作用将 YAP1 隔离在细胞质中，并引导其蛋白酶体降解。数据分析表明，CMG2 可能通过减弱 YAP1 磷酸化激活 GBM 细胞中的 YAP1。YAP1 抑制剂可有效抑制 CMG2 诱导的 CCNB1 升高。有趣的是，YAP1 也被报道对 G2/M 期转变具有正向调节作用，因此，YAP1 参与 CMG2 对 GBM 细胞周期的影响也就不足为奇了。总之，CMG2 在胶质瘤细胞中具有致癌基因的功能，可作为一种潜在的预后生物标志物或治疗靶点用于胶质瘤的临床治疗，为临床治疗提供了参考依据。

（姚小红　翁　阳）

文选 29

【题目】 依鲁替尼灭活胶质瘤干细胞中的 BMX-STAT3，以损害恶性生长和放射耐药性（Ibrutinib inactivates BMX-STAT3 in glioma stem cells to impair malignant growth and radioresistance）

【来源】 Sci Transl Med，2018，10（443）：eaah6816

【文摘】 胶质母细胞瘤（GBM）是最致命的原发性脑肿瘤，并且目前的治疗方法都几乎对其无效。GBM 包含神经胶质肿瘤干细胞（GSCs），它们不仅会引发并维持恶性肿瘤的生长，而且还会促进包括放射抗性在内的治疗抗性。因此，靶向 GSCs 从而克服这种抗性以改善 GBM 治疗效果至关重要。因为相对于非干细胞性肿瘤细胞，BMX 非受体酪氨酸激酶优先在 GSC 中上调，并且 BMX 介导的信号转导激活和转录激活因子 3（STAT3）是维持 GSC 自我更新和致瘤能力所必需的。BMX 的药理抑制作用可能抑制 GBM 的生长并降低治疗抗性。作者证明了伊布替尼（ibrutinib）与放疗联合治疗对 BMX 的抑制作用有效地破坏了 GSC，抑制了 GBM 的恶性生长。伊布替尼可显著干扰 GSC 中 BMX 介导的 STAT3 活化，但对低表达 BMX 的神经祖细胞（NPC）影响甚微。从机制上讲，BMX 绕过了细胞因子信号转导抑制因子 3（SOCS3）介导的 JAK2 的抑制，而 NPCs 通过 SOCS3 的负调控抑制 JAK2 介导的 STAT3 活化，从而为伊布替尼靶向 BMX 提供了分子基础，在保留 NPCs 的同时，特异性地清除 GSCs。临床前数据表明，将伊布替尼用于单药治疗或者是常规治疗的佐剂来靶向 GSCs 可以有效地控制 GBM 肿瘤的生长。

【评述】 胶质瘤是恶性程度高的脑肿瘤，而胶质母细胞瘤（GBM）恶性程度最高，并且表现出细胞异质性。胶质瘤干细胞（GSCs）不仅能够启动和维持肿瘤的恶性生长，还促进了对治疗的抗性，然而，针对 GSC 的靶向药物在临床应用中的研究比较少。因此，研究 GSCs 的清除对改善 GBM 治疗和克服治疗抗性至关重要。本研究通过体内外实验发现非受体酪氨酸激酶 BMX 是 GSC 的一个分子靶点，BMX 介导的 STAT3 激活是维持 GSC 自我更新和致瘤潜能的关键，GSC 可特异性逃避 BMX 对 SOCS3- 介导的 JAK2 的抑制作用，维持正常细胞中 JAK2- STAT3 通路的稳态活性。该研究目前的结果表明，伊布替尼（ibrutinib）通过抑制 BMX 来阻断 GSC，可以有效抑制 GBM 的恶性生长，提高原位异种移植动物的存活率。体内实验证实，伊布替尼联合放疗明显抑制了 GBM 的生长，延长了荷瘤鼠的生存期。使用伊布替尼治疗原发性和复发性 GBMs 的临床试验可能对 GBM 患者具有长期的益处和治疗价值。但是目前尚未证实的问题是长期使用伊布替尼是否会产生耐药性，因此还需要进一步研究。尽管如此，该研究中伊布替尼所表现出对 GSC 来源肿瘤细胞的有效杀瘤活性为其对抗恶性脑肿瘤的临床应用和克服对传统疗法的抵抗性提供了强有力的证据。

（姚小红　翁　阳）

文选 30

【题目】 用于生物感应、成像和癌症治疗的纳米金属有机框架（Nanoscaled Metal-Organic Frameworks for Biosensing，Imaging，and Cancer Therapy）

【来源】 Adv. Healthc. Mater. 2018，7（10）：e1800022

【文摘】 金属有机骨架（MOFs）具备很多优异的性能：可调孔径、大表面积及良好的热稳定性，随着 MOFs 合成工艺的逐步发展，这些独特的特征吸引了越来越多从事不同领域工作科学家的兴趣和想象力。在生物医学应用领域，MOF 尤其涉及传感、分子成像和药物输送，对整个纳米医学领域做出了巨大贡献。近来，随着化学合成的进展逐渐达到可调节的水平，这些材料已经缩小到纳米尺寸。本综述主要讨论和总结了最近 3 年内纳米级 MOF 及其复合材料在生物传感、成像和癌症治疗中的一般合成、性质和生物医学应用。还指出了在该领域中，就加工技术，最大化复合材料性能和临床应用前景而言，它仍存在的挑战和发展机遇。

【评述】 纳米技术与医学的成功结合验证了一系列纳米材料的生物医学功效，并促进了其中一些在临床上应用。多孔材料是纳米材料研究领域中最令人兴奋、最引人注目的发展之一，由于其优良的特性，如高表面积、大孔隙体积、可调孔隙大小和多功能的表面功能，已成为生物医学应用的热点。在过去的 20 年中，金属 - 有机骨架（MOFs）的开发得到了广泛的关注，这是一种新兴的有机 - 无机杂化多孔材料，由含金属的节点和通过配位键连接的有机配体自组装而成。考虑到其丰富的几何结构和金属节点与配体之间的连接性，可以针对特定的应用对 MOFs 的物理化学性质进行合理的设计和微调。本文详细介绍了 MOF 作为生物传感器、分子成像探针、抗癌治疗剂等作用在生物医学领域的广泛应用，MOF 具有众多优点的同时，其发展也面临着巨大挑战。

（姚小红　翁　阳）

文选 31

【题目】胶质母细胞瘤中 ERBB3、IGF1R、TGFBR2 的表达与 PDGFR 表达相关，并参与胶质母细胞瘤细胞对 PDGFR 抑制剂的抵抗（ERBB3，IGF1R，and TGFBR2 expression correlate with PDGFR expression in glioblastoma and participate in PDGFR inhibitor resistance of glioblastoma cells）

【来源】 Am J Cancer Res，2018，8（5）：792-809

【文摘】 胶质瘤是脑中最常见的恶性肿瘤，分为 4 个等级（Ⅰ、Ⅱ、Ⅲ和Ⅳ），其中Ⅳ级胶质瘤也被称为多形性胶质母细胞瘤（GBM）。在胶质瘤中经常观察到受体酪氨酸激酶（RTK）的异常活化，包括血小板源性生长因子受体（PDGF）。越来越多的证据表明 PDGFR 在胶质瘤的发生和发展过程中起着关键作用，并且成为希望治疗 GBM 的药物靶标。然而，PDGFR 抑制剂（PDGFRi）在临床试验中至少有一部分失败了，这是由于其他 RTK 的激活，抵消了 PDGFR 抑制并使肿瘤细胞对 PDGFRi 具有抗性。因此，鉴定针对 PDGFRi 抗性的 RTK 可能会提供新的治疗靶标以发挥协同增强 PDGFRi 的功效。在本研究中，作者分析了 TCGA 胶质瘤数据库，发现 3 种 RTK（即 ERBB3、IGF1R 和 TGFBR2）mRNA 表达与 PDGFR 的表达呈正相关。免疫共沉淀测定表明 GBM 细胞中 3 种 RTK 和 PDGFR 之间具有新的相互作用。此外，在 PDGFRi 存在的情况下，PDGFR 与 ERBB3、IGF1R 或 TGFBR2 在 GBM 细胞中的共表达减弱了 PDGFRi 的毒性并维持了 PDGFR 下游靶标的活化。因此，ERBB3、IGF1R 和 TGFBR2 可能参与 GBM 细胞中 PDGFRi 的抗性。与此观点一致，PDGFRi 与靶向 ERBB3 或 IGF1R 的抑制剂的联合使用比单独使用每种抑制剂能更有效地抑制 GBM 细胞的生长。在 66 例 GBM 患者样本中，进一步证实了 PDGFR 与 ERBB3、IGF1R 和 TGFBR2 的正相关性。有趣的是，生存分析显示 ERBB3 在高表达 PDGFRA 的 GBM 患者中预测预后不良。总之，研究表明 ERBB3、IGF1R 和 TGFBR2 是 PDGFRi 耐药的原因，提示 ERBB3 是高表达 PDGFRA 的 GBM 的潜在预后标志物和治疗靶点。

【评述】 胶质瘤是神经系统最常见的恶性肿瘤，而胶质母细胞瘤（GBM）是恶性程度最高的脑肿瘤，一直是癌症研究者的研究热点。该研究通过对 TCGA 数据库和一组 GBM 患者的分析，报道了 ERBB3、IGF1R、TGFBR2 与 PDGFR 在胶质瘤包括 GBM 中共表达。进一步的研究揭示了 PDGFRA 与 ERBB3 或 IGF1R 及 PDGFRB 与 TGFBR2 之间的新型相互作用。与 ERBB3 共表达 PDGFRA，与 IGF1R 共表达 PDGFRA，与 TGFBR2 共表达 PDGFRB，不仅增强了 Imatinib 的耐受性，而且促进了 GBM 细胞的迁移和侵袭。本研究基于 TCGA 数据库的分析，确定了 RTKs 是 PDGFRi 耐药形成的原因，临床资料进一步显示高表达 PDGFRA 和 ERBB3 的 GBM 患者预后不良。此外，通过对 3 种 RTKs 即 ERBB3、IGF1R、TGFBR2 与 PDGFR 关系的鉴定，不仅为 PDGF/PDGFR 信号通路的研究提供了新的思路，也为 GBM 尤其是 proneural 亚型的 PDGFR 治疗提供了新的联合靶点。

（姚小红　黄爱民）

文选 32

【题目】 Atad3a 抑制 pink1 依赖性线粒体自噬，维持造血祖细胞稳态（Atad3a suppresses Pink1-dependent mitophagy to maintain homeostasis of hematopoietic progenitor cells）

【来源】 Nat Immunol，2018，19（1）：29-40

【文摘】 自噬相关基因的敲除造成小鼠造血系统缺陷，但是线粒体自噬的过度激活在造血干细胞与造血前体细胞维持和分化中的作用还不清楚。作者研究发现，在小鼠造血细胞中特异性敲除 AAA＋ -ATPase Atad3a 激活线粒体自噬，导致造血干细胞增加、干细胞和前体细胞分化异常，最终造成骨髓细胞显著减少、贫血、B 淋巴细胞减少及小鼠生存期缩短。机制研究表明，Atad3a 与线粒体外膜通道蛋白 Tom40 及内膜通道蛋白 Tim23 相互作用，从而介导线粒体自噬启动因子 Pink1 转运到线粒体内被剪切。Atad3a 缺失导致 Pink1 累积，激活线粒体自噬，而在 Atad3a 缺失小鼠中进一步敲除 Pink1 显著消除线粒体自噬的异常，恢复干细胞和前体细胞水平。研究表明 Atad3a 通过抑制 Pink1 依赖性线粒体自噬在造血系统稳态调控中发挥关键作用。

【评述】 骨髓造血干细胞和前体细胞具有分化发育成红细胞、免疫细胞等各系血液细胞的能力。已知线粒体水平在造血干细胞、前体细胞分化发育过程中动态变化，但是线粒体自噬在造血系统分化发育中的作用还不清楚，其主要原因归结于造血细胞中线粒体自噬分子机制不清及研究体内线粒体自噬的模型缺乏。蛋白激酶 Pink1 是启动线粒体自噬的主要分子，本研究首次揭示了三磷酸腺苷酶 Atad3a 连接线粒体外膜 TOM 和内膜 TIM 蛋白通道复合体，介导 Pink1 蛋白经 TOM 和 TIM 通道转运到线粒体内剪切并最终降解，从而抑制 Pink1 依赖性线粒体自噬，调控造血系统分化发育的作用机制，并建立了首个线粒体自噬过度活化的小鼠模型，为线粒体自噬和干细胞、免疫系统发育等相关领域的研究提供了全新的视野和研究模型。

（姚小红　黄爱民）

文选 33

【题目】 他莫昔芬通过上调癌细胞中的 ALDH1A1，增强干性并促进 ERalpha36（＋）乳腺癌的转移（Tamoxifen enhances stemness and promotes metastasis of ERalpha36（＋）breast cancer by upregulating ALDH1A1 in cancer cells）

【来源】 Cell Res，2018，28（3）：336-358

【文摘】 66 kDa 雌激素受体 α（ERα66）是内分泌治疗如他莫昔芬治疗的主要分子靶标。然而，许多患者产生耐药性的机制尚不清楚。在一个乳腺癌患者手术之后接受他莫昔芬治疗的大型队列研究中，作者证明 ERα66 的变体 ERα36 与不良预后相关。从机制上看，他莫昔芬可直接结合并激活 ERα36，通过转录刺激乙醛脱氢酶 1A1（ALDH1A1）增强乳腺癌细胞的干性和转移能力。另外，他莫昔芬诱导的干性和转移可以被 ALDH1 抑制剂或特定 ERα36 抗体减弱。因此，他莫昔芬在乳腺癌细胞中可作为 ERα36 的受体激动剂，从而导致激素疗法耐药和乳腺癌的转移。

作者的研究不仅揭示了 ERα36 作为内分泌治疗的分层标志，还为他莫昔芬耐药的乳腺癌提供了一种潜在治疗途径。

【评述】 课题组研究通过对 5 个中心的 1677 例临床乳腺癌样本的转化研究，首次发现肿瘤组织中的 ERα36 表达与乳腺癌的转移和预后差相关，并且在一定程度上，他莫昔芬诱发了 ERα36 阳性乳腺癌的转移。其主要是通过上调 ALDH1A1 的表达而增强乳腺癌细胞的干性和转移。所产生的干性和抗性可被 ERα36 特异性抗体或 ALDH1 抑制剂所减弱。该研究不仅表明 ERα36 可作为内分泌治疗的分层诊断分子标志物，并且揭示了针对该靶点可作为他莫昔芬抗性乳腺癌的有效治疗途径，填补该领域治疗学空白。上述研究发表后，国际著名乳腺癌研究权威学者、密歇根大学的 Max S. Wicha 教授发表正面评述。Wicha 教授肯定了 ERα36 在乳腺癌病理诊断及治疗中的重要意义及乳腺癌干细胞在他莫昔芬耐药中扮演着重要角色，并提出在他莫昔芬耐药及 ERα36 的研究领域，值得更深入的探讨和研究。卞修武院士领导开展了 ERα36 抗体试剂（免疫组织化学法）多中心临床试验，在重庆及北京 3 家临床试验机构完成近千例样本试验及相关数据，取得重要进展。以上研究为基于 ERα36 靶点药物开发及乳腺癌的诊断提供了重要的依据，是我国在此领域中所取得的又一原创性的成果。

（姚小红　黄爱民）

文选 34

【题目】 Stanniocalcin-1 通过结合和激活 NOTCH1 增强胶质母细胞瘤细胞的干细胞样特征（Stanniocalcin-1 augments stem-like traits of glioblastoma cells through binding and activating NOTCH1）

【来源】 Cancer Letters，2018，416：66-74

【文摘】 胶质母细胞瘤（GBM）是致命的肿瘤并且包含异质细胞，其中包括具有干细胞样特性的亚群。具有干细胞样特性的癌细胞能够导致肿瘤的发生、耐药性的产生和肿瘤的复发。鉴定和描述调节干性性状的特定因子对于治疗 GBM 至关重要。在本研究中，作者发现分泌性糖蛋白 Stanniocalcin-1（STC1），是 GBM 细胞干性特征的新型刺激物。作者观察到胶质瘤上清中高表达 STC1，其主要由神经胶质瘤干细胞组成。GBM 细胞的干性特征可通过干细胞标志物的表达，肿瘤成球效率和集落形成能力来确定，过表达 STC1 可增强 GBM 的干性特征，敲低 STC1 可抑制其干性特征。此外，STC1 的引入增强了体内肿瘤的发生，而敲低 STC1 显示出相反的作用。最后，研究证明了 STC1 与 NOTCH1 的细胞外结构域相互作用以激活 NOTCH1-SOX2 信号通路，从而增强了 GBM 细胞的干性特征。总之，作者的数据表明 STC1 是一种新型的非经典的 NOTCH 配体，并且是 GBM 干性特征的关键调节因子。

【评述】 胶质母细胞瘤是恶性程度最高的肿瘤，患者存在预后差的现象。该研究评估了 STC1 在 GBM 中的作用，数据表明 STC1 是 GBM 的癌蛋白，首次证实了它对 Notch 信号通路和干细胞样致瘤过程的机制调控。研究发现，与单细胞相比，STC1 在肿瘤成球细胞中有较高的表达；高表达 STC1 或外源添加 rSTC1 均可增强 GBM 细胞的干性特征。进一步深入研究其机制发现，STC1 通过与

N1ECD 的 egf 样重复序列结合与 Notch 受体相互作用，促进 Notch 通路的激活和 *SOX2* 基因的转录。这些结果表明 STC1-NOTCH1-SOX2 通路增强了 GBM 细胞的干性特征，从而增强了 GBM 细胞的成瘤性。

（姚小红　黄爱民）

文选 35

【题目】TSSC3 通过灭活 src 介导的 PI3K/Akt/mTOR 通路促进骨肉瘤自噬，抑制骨肉瘤的发生和转移，预测良好的预后（TSSC3 promotes autophagy via inactivating the Src-mediated PI3K/Akt/mTOR pathway to suppress tumorigenesis and metastasis in osteosarcoma，and predicts a favorable prognosis）

【来源】 Journal of Experimental & Clinical Cancer Research，2018，37（1）：188

【文摘】 背景：在过去的二三十年中，骨肉瘤治疗的发展速度趋于缓慢。仍然缺乏新的、有效的治疗方法。在作者之前的研究中，报道了印记基因 STF cDNA 3（*TSSC3*）作为骨肉瘤抑制因子起作用；然而，TSSC3 抑制肿瘤发生和转移的潜在机制仍不清楚。方法：采用免疫组化方法检测 33 例良性骨肿瘤和 58 例骨肉瘤组织中 TSSC3 和自噬相关蛋白［自噬相关蛋白 5（ATG5）和 P62］的表达。使用免疫印迹和透射电子显微镜进一步研究了 TSSC3 与骨肉瘤自噬之间的相关性。CCK-8、Edu 和克隆形成试验，划痕和 Transwell 试验、PCR、免疫组化、免疫荧光 Western blotting 用于研究 TSSC3 过表达的骨肉瘤细胞株和异种移植和体内转移模型中的反应，沉默 ATG5 或使用氯喹是否引发自噬。结果：作者发现 ATG5 表达与人骨肉瘤组织中 TSSC3 的表达呈正相关。作者之前的研究证明 TSSC3 是骨肉瘤总生存的独立预后标志物，与 TSSC3 阳性表达相关的 ATG5 阳性表达提示患者预后良好。作者还发现在骨肉瘤中过表达 TSSC3，能使 Src 介导的 PI3K/ Akt/mTOR 途径失活来增强自噬。进一步的研究表明，自噬有助于 TSSC3 在体外和体内抑制骨肉瘤的发生和转移。结论：作者发现了自噬作为 TSSC3 诱导骨肉瘤抗肿瘤作用的潜在机制的重要性，还发现和 TSSC3 相关的 ATG5 阳性表达可能是骨肉瘤患者预后良好的潜在预测因子。

【评述】 本研究利用骨肉瘤临床标本，检测发现印记基因 *TSSC3* 可作为骨肉瘤预后的独立预测因素，ATG5 与 TSSC3 表达呈正相关，两者均与骨肉瘤的预后呈正相关。进一步研究提示：*TSSC3* 可通过 Src 介导的 PI3K/Akt/mTOR 通路促进骨肉瘤细胞自噬。本研究首次发现了印记基因 *TSSC3* 可以调控骨肉瘤细胞自噬，进而抑制骨肉瘤的侵袭和远处转移，可能作为未来骨肉瘤治疗的潜在靶点。

（姚小红　黄爱民）

文选 36

【题目】癌细胞来源血管性血友病因子促进胃癌的转移（Cancer cell-derived von Willebrand factor enhanced metastasis of gastric adenocarcinoma）

【来源】 Oncogenesis，2018，7（1）：12

【文摘】 血源性转移患者的癌症预后较差。众所周知，血小板可协助癌细胞通过内皮细胞转移，但血小板介导的癌症转移的配体仍不明确。血管性血友病因子（vWF）是一种主要的血小板配体，被广泛用作癌症和相关炎症的生物标志物。然而，其在肿瘤生长和转移中的功能作用尚不清楚。作者在此报告，来自患者的胃癌细胞和来自 2 种成熟的胃癌细胞系的细胞表达 vWF 并将其分泌到循环中，在循环中，vWF 迅速与细胞结合，介导癌细胞聚集并与血小板和内皮细胞相互作用。在小鼠模型中，vWF 介导的同型和异型细胞相互作用促进了过表达胃癌 BGC823 细胞的肺移植。抗 vWF 及其血小板受体 GP Ibα 抗体阻断 vWF 的促转移活性。它也被抑制 vWF 表达的 siRNA 所减少。这些发现证实了癌细胞来源的 vWF 在介导胃癌转移中的因果作用，并将 vWF 作为新的治疗靶点。

【评述】 vWF 是一种主要的血小板配体，在病理状态下促进血小板聚集及与内皮下基质黏附，但其对肿瘤扩散的影响及机制尚不清楚。杨爱军等研究证实人胃腺癌患者血浆 vWF 水平显著增高；胃癌组织及体外胃癌细胞系表达 vWF；外源性 vWF 及胃癌细胞产生的肿瘤源性 vWF 能促进肿瘤细胞聚集，并促进其与内皮细胞及血小板黏附；GPIbα 可能通过与 vWF 结合介导了肿瘤细胞聚集与黏附；动物实验显示过表达 vWF 的胃癌细胞具有更强的血道转移能力，应用 Anti-GPIbα 及 sivWF 能够降低肿瘤转移并能改善动物预后。该研究结果阐释了肿瘤源性 vWF 在促进胃癌转移中的作用并提示 vWF 可能是一个潜在的治疗靶点。

（刘凤磊　金木兰）

文选 37

【题目】 MiRNA-194 通过靶向负性 Wnt 调节因子 SUFU 激活胃癌中的 Wnt/ catenin 信号通路（MiRNA-194 activates the Wnt/β-catenin signaling pathway in gastric cancer by targeting the negative Wnt regulator，SUFU）

【来源】 Cancer letters，2016，385：117-127

【文摘】 有新的证据表明 miRNA-194 在胃癌（GC）中异常上调；然而，其背后的生物机制在很大程度上是未知的。Wnt/β-catenin 信号被认为与胃肿瘤发生相关；因此，作者推测 miRNA-194 通过激活 Wnt /β-catenin 信号促进胃癌发生。MiRNA-194 在 GC 细胞系和 43 对 GC 组织中均有过表达。miRNA-194 的过表达促进了细胞的增殖和迁移，而 miRNA-194 的抑制则阻断了这些过程。抑制 miRNA-194 可降低裸鼠肿瘤体积。此外，miRNA-194 抑制剂促进 β-catenin 局限于细胞质，导致 Wnt 信号的抑制。作者还发现，已知的 Hedgehog 和 Wnt 信号负调节因子 SUFU 是 miRNA-194 的靶点。Anti-SUFU siRNAs 挽救了 miRNA-194 拮抗剂对细胞增殖、迁移和集落形成的抑制作用。作者还发现 SUFU 在 GC 组织和细胞系中表达下调，与 miRNA-194 在原代 GC 组织中的表达呈负相关。此外，SUFU 表达与肿瘤分期呈负相关，支持其作为胃癌诊断或预后标志物的潜力。综上所述，这些发现表明 miRNA-194 是致癌的，通过激活 Wnt 信号，至少部分地通过抑制 SUFU，促进了 GC 细胞的增殖和迁移。

【评述】 研究证实 miRNAs 在胃癌中表达异常，并与胃癌的发生发展、诊断治疗密切相关，因此，miRNA 具有作为一种新型的胃癌诊断与预后的生物标志物的潜力。该研究利用分子生物学技术，通过细胞与动物实验，报道了 miRNA-194 在胃癌中靶向抑制 SUFU 并激活 Wnt/β-catenin 信号通路，促进了 GC 细胞的增殖和迁移。同时证实 miRNA-194 和 SUFU 作为诊断标志物的可能性，对临床治疗有着重要的现实意义。同时，研究表明 SUFU 与肿瘤分期相关，有着一定的临床病理学意义。选题具有原始创新性，再者，目前肿瘤中关于 SUFU 的研究大多仅限于表达水平，关于 SUFU 与 miRNA 的关系及 SUFU 参与胃癌发生发展分子机制的研究仍旧很少，因此该研究具有一定的先进性；该研究的进一步研究方向可以关注于 SUFU 和 miRNA-194 与胃癌患者生存时间的相关分析，也可进一步揭示 SUFU 参与 Hedgehog 通路介导胃癌发生发展的分子机制。

（石慧娟　金木兰）

文选 38

【题目】 miR-490-3p 的表观遗传沉默通过激活 Wnt/β-catenin 信号传导途径促进侵袭性大肠癌表型的发展（Epigenetic silencing of miR-490-3p promotes development of an aggressive colorectal cancer phenotype through activation of the Wnt/β-catenin signaling pathway）

【来源】 Cancer Lett，2016，376（1）：178-187

【文摘】 有研究表明 Wnt/β-catenin 通路会导致结直肠癌（CRC）的进展，但是对于 β-catenin 在这一过程的贡献知之甚少。最近有报道显示 miR-490-3-p 通过其对 Wnt/β-catenin 信号的作用抑制肿瘤发生，作者对 miR-490-3-p 的作用进行了进一步研究。作者发现 miR-490-3p 启动子的高甲基化下调了 CRC 组织中 miR-490-3p 的表达。体外和体内的功能获得和功能缺失实验显示，miR-490-3p 通过诱导细胞凋亡抑制癌细胞增殖，并且能够抑制上皮细胞间充质转化（EMT）的启动从而抑制细胞侵袭性，这是癌细胞侵袭和转移的关键机制。FRAT1 蛋白被认为是 miR-490-3p 的直接靶点，并参与了其抑瘤作用。miR-490-3-p 对 β-catenin 在 CRC 细胞核表达有抑制作用，而 FRAT1 表达与 β-catenin 细胞核的积累相关，这可以通过转染 miR-490-3-p 被减弱。研究结果表明，miR-490-3p/FRAT1/β-catenin 轴在 CRC 进展中十分重要，并且为 CRC 的分子机制提供了新的见解。这可能有助于确定 CRC 侵袭性的驱动途径，并有助于开发一种新的 miRNA 靶向的抗癌治疗方法。

【评述】 该研究利用细胞生物学和分子生物学技术，通过体内外实验，发现 miR-490-3p 启动子的甲基化会导致其在 CRC 的低表达，并发现 miR-490-3p/FRAT1/β-catenin 轴在 CRC 转移的分子机制扮演重要的角色。这些发现可能有助于确定驱动 CRC 侵袭性的途径，并为临床研究新的 miRNA 靶向抗癌疗法提供理论依据。该研究首次报道 miR-490-3p 在 CRC 中的作用机制，具有创新性。但本研究稍有不足之处，在 FRAT1 如何调控 β-catenin 入核方面未做相关研究。

（石慧娟　金木兰）

文选 39

【题目】 MicroRNA-187，TGFβ 通路的下游效分子，抑制大肠癌中 Smad 介导的上皮 - 间质转化（MicroRNA-187，a downstream effector of TGFβ pathway，suppresses Smad-mediated epithelial-mesenchymal transition in colorectal cancer）

【来源】 Cancer Lett，2016，73（2）：203-213

【文摘】 TGFβ 信号的激活是人类癌症进展中的一种常见事件，并且充当了上皮间质转化（EMT）的主要诱因。然而在转移前的结直肠癌（CRC）细胞中这种级联是严格控制的，TGFβ 刺激的下游 Smad 通路高活化的潜在机制尚不清楚。本研究中，结直肠癌（CRC）中 miR-187 的表达较邻近正常组织下调。miR-187 可以抑制 CRC 中侵袭表型的形成，使 Smad 通路失活，从而阻止 EMT 的发生。TGFβ 刺激明显抑制 miR-187 的表达，以及过表达 miR-187 抵消 TGFβ 对细胞表型和下游通路的影响。此外，作者发现 miR-187 直接抑制了 SOX4、NT5E 和 PTK6 的表达，这些被认为是 Smad 通路的必要的上游效应因子。此外，高水平的 SOX4 或 NT5E 与预后不良相关，作者也证实 miR-187 的下调与 CRC 中肿瘤转移和不良预后密切相关。这些发现揭示了癌症进展中 TGFβ 持续激活的合理机制，并且可能会为晚期 CRC 患者提出一种新型的基于 miR-187 的临床干预靶点。

【评述】 该文研究利用细胞生物学和分子生物学技术，通过细胞和动物实验，首次揭示了 miR-187 在结直肠癌的作用机制。该研究发现 miR-187 表达下调与 CRC 肿瘤转移和预后不良密切相关，并揭示了 CRC 进展中 TGFβ 持续激活的合理机制及 miR-187 在其中的作用，同时提示 miR-187 可能为晚期 CRC 患者新的临床干预靶点，为将来选择性干预 miR-187 及其靶基因治疗转移性结直肠癌提供理论依据。但本研究稍有不足之处，在 miR-187 及其下游靶点如何参与 TGFβ 介导 EMT 方面未深入研究。

（石慧娟　金木兰）

文选 40

【题目】 WW 结构域结合蛋白 5 在 miR-335 调控下通过 Hippo 途径诱导小细胞肺癌的多重药耐药性（WW domain binding protein 5 induces multidrug resistance of small cell lung cancer under the regulation of miR-335 through the Hippo pathway）

【来源】 Br J Cancer，2016，115（2）：243-251

【文摘】 背景：作者之前的研究表明，与亲代细胞相比，耐药细胞中 WW 结构域结合蛋白 5（WBP5）的表达显著升高。然而，其功能作用和潜在机制仍然未知。方法：本研究对 62 例小细胞肺癌（SCLC）患者 WBP5 进行免疫组化检测。进一步建立稳定的 WBP5 过表达细胞和 WBP5 过表达细胞，评估 WBP5 在耐药、凋亡和肿瘤生长中的作用。作者还进行 Western blot 检测 MST2 和 YAP1 及其磷酸化蛋白的表达。结果：WBP5 表达与 SCLC 患者生存时间较短显著相关。上调 WBP5 可诱导多药耐药（MDR）和减少细胞凋亡，而下调 WBP5 则可增强药物敏感性和增加细胞凋亡。作者还发现，miR-335 通过靶向 WBP5 的 3’ UTR 负调控 WBP5 的 MDR。此外，WBP5 可以降低 YAP1 在丝氨酸 127 处的磷酸化，诱导 YAP1 的核积累。维替泊芬对 YAP1 的抑制作用可以减弱 WBP5 的 MDR 表型。结论：WW 结构域结合蛋白 5 在 miR-335 调控下通过 Hippo 途径调控 MDR。WW 结构域结合蛋白 5 可能是 SCLC 预后的预测因子和干扰 MDR 的潜在靶点。

【评述】该文研究在细胞、动物及临床人体样本3个层面，首次报道WBP5通过激活Hippo信号通路，参与调节小细胞肺癌的化疗耐药，miR-335对WBP5表达有直接调控作用，为阐明小细胞肺癌的化疗耐药机制提供新的实验依据。人类WBP5（又称WEX6或TCEAL）包含与WW区域结合的结构域，以及与转录延长因子A相似的结构域。该研究首次发现WBP5在小细胞肺癌化疗耐药中发挥重要作用，WBP5可作为患者独立预后因子。不足之处是该研究观察了WBP5能够激活Hippo信号通路，至于与Hippo信号通路中核心因子如MST2间是否存在直接作用关系，尚需要进一步实验验证。

（石慧娟　金木兰）

文选 41

【题目】破坏miR-200c/MALAT1轴可减少子宫内膜样癌的侵袭和迁移（Disrupting MALAT1/miR-200c sponge decreases invasion and migration in endometrioid endometrial carcinoma）

【来源】Cancer Lett，2016，383（1）：28-40

【文摘】子宫内膜样癌（EEC）是世界上最常见的妇科恶性肿瘤。上皮间质转化（EMT）是EEC细胞侵袭过程中的一个核心过程。与肺腺癌转移相关的长链非编码RNA转录本1（MALAT1）或miR-200家族成员的异常表达可促进多种人类癌症的EMT，但MALAT1和miR-200作用的调控机制尚不清楚。先前的研究表明，miR-200家族成员在EEC及黑色素瘤和一些卵巢癌中有富集。在本研究中，作者首次发现miR-200C水平在大多数EEC组织中高于非肿瘤组织，而MALAT1水平低于非肿瘤组织。此外，应用荧光素酶报告和qRT-PCR检测，作者还发现miR-200C与MALAT1直接结合。MALAT1和miR-200C相互抑制，TGF-b通过抑制miR-200c增加MALAT1的表达。当miR-200C/MALAT1相互作用被阻断时，体外EEC细胞的侵袭能力降低，EMT标志物表达发生改变。采用异种移植瘤模型显示，靶向miR-200c/MALAT1轴在体内抑制了EEC生长和EMT相关蛋白表达。综上所述，miR-200c/MALAT1轴是EEC中具有治疗潜力的靶点。然而，miR-200c和MALAT1表达模式与其他癌不同（MALAT1作为癌基因在癌中高表达，miR-200C作为抑癌基因低表达），故EEC的发生机制有待进一步研究。

【评述】子宫内膜样癌是妇科肿瘤中最常见癌，在中国及其他国家都有逐年上升的趋势。雌激素的升高是引起内膜样癌的最重要因素。但非编码RNA在其中的作用研究甚少。该文作者在前期利用RNA-seq研究miRNA表达中，发现miR-200家族在子宫内膜样癌中升高，与身体大部分其他器官miR-200作为抑癌基因在癌中降低不同。这点与其他作者报道一致。作者进一步研究发现miR-200家族重要一员miR-200C的靶标基因MALAT1。MALAT1为长链非编码RNA（LncRNA），它在肺癌、乳腺癌、胰腺癌和前列腺癌等中都存在高表达，是重要的癌基因。miR-200与MALAT1关系在内膜样癌中尚未见报告。该研究中发现癌与周围正常组织相比，miR-200C与MALAT1存在反向表达关系；miR-200C高表达，而MALAT1低表达。miR-200C和MALAT1直接结合，并互相抑制表达，存在负反馈调节关系；促进上皮间质转化（EMT）的重要基因TGF-b能通过抑制miR-200C促进MALAT1的表达。裸鼠体内成瘤实验发现，靶向miR-200C/MALAT1轴，能抑制内膜样癌的生长。

该研究补充了子宫内膜样癌的发病机制研究，并提供了治疗靶点。但该轴进一步的作用机制如何，需待进一步研究。

（石慧娟　贾永峰）

文选 42

【题目】 食管组织从鳞状不典型增生到转变为癌过程中的遗传学改变（Genetic alterations in esophageal tissues from squamous dysplasia to carcinoma）

【来源】 Gastroenterology，2017 Jul；153（1）：166-177

【文摘】 背景和目的：食管鳞状细胞癌（ESCC）是食管癌最常见的亚型。食管细胞在 ESCC 发生过程中所发生的遗传变化目前尚不清楚。作者对来自同一患者的食管非肿瘤、上皮内瘤变（IEN）和 ESCC 组织进行了二代测序，以跟踪肿瘤发展过程中的遗传变化。方法：对 2012—2015 年在中国汕头大学医学院行 ESCC 切除术的 227 例食管组织标本进行全基因组、全外显子组或靶向序列分析（患者均未接受化疗或放疗）；分析了同时从不同食管区域收集的正常组织、单纯性增生组织、异型增生组织（上皮内瘤变，IEN）和 ESCC 组织。还收集了来自中国潮汕地区（ESCC 高危地区）的 1191 例非肿瘤食管活检标本，并进行了免疫组化和组织学分析，观察炎症的情况。结果：IEN 和 ESCC 组织有相似的突变和拷贝数改变，频率相似；这与单纯增生组织中检测到的突变不同。IEN 有与载脂蛋白 B 信使 RNA 编辑酶、催化类多肽介导的突变（DNA 损伤突变特征）相关的突变。遗传分析表明，大部分 ESCC 是由早期 IEN 克隆形成的。主干突变（＞10% 配对的 IEN 和 ESCC 组织共有的突变）存在于调控 DNA 修复和细胞凋亡、增殖和黏附的基因中。TP53 和 CDKN2A 的突变及 11q（包含 CCND1）、3q（包含 SOX2）、2q（包含 NFE2L2）和 9p（包含 CDKN2A）的拷贝数改变被认为是主干变异；这是在成对的 IEN 和 ESCC 克隆中检测到的高频显性突变。在来自高危人群（潮汕地区）的食管活检标本中，68.9% 有慢性炎症；炎症程度与非典型细胞结构和 DNA 损伤标志物有关。结论：作者分析了从 70 例患者中收集的非肿瘤、IEN 和 ESCC 样本的突变和基因拷贝数变化。IEN 和 ESCCs 都有类似的突变和基因组不稳定性的标记，包括载脂蛋白 B 信使 RNA 编辑酶、催化类多肽。癌前病变中观察到的基因组变化可能被用来识别有 ESCC 风险的患者。

【评述】 该研究首先对食管鳞癌高发区（潮汕）食管进行了大样本筛查，发现慢性炎症在食管癌发生发展过程中可能起到了重要作用；其次，作者对食管鳞癌发展不同阶段的样本进行了二代测序，首次系统的研究了食管鳞癌发展过程中基因组的动态变异，并且提出在食管癌前病变时期，其遗传特征与肿瘤细胞类似，这个结果提示在临床诊断与治疗时应该进行更全面的考虑；此外，该项研究在癌变过程中观察到的基因组变异，以及筛选出的早期驱动热点突变基因也对食管鳞癌的早期诊断提供了基础；同时，此研究为比较亚洲高发的食管鳞癌与西方高发的食管腺癌的发生发展中遗传机制的异同提供了重要证据。

（石慧娟　贾永峰）

文选 43

【题目】 PDCD4 诱导的 miR-374a-CCND1-pPI3K/AKT-c-JUN 反馈环抑制鼻咽癌细胞的生长、转移和化疗耐药（miR-374a-CCND1-pPI3K/AKT-c-JUN feedback loop modulated by PDCD4 suppresses cell growth，metastasis，and sensitizes nasopharyngeal carcinoma to cisplatin）

【来源】 Oncogene，2017，36（2）：275-285

【文摘】 miR-374a 已被报道在肿瘤发生过程中发挥致癌基因的作用。本研究观察到 miR-374a 在体内外均可降低鼻咽癌细胞的增殖、迁移、侵袭、转移及顺铂（DDP）耐药。机制分析表明，miR-374a 直接作用于 CCND1 使 pPI3K/pAKT/c-JUN 失活，形成负反馈环，并抑制与细胞周期进展和上皮-间充质转化（EMT）相关的下游信号。有趣的是，作者还观察到，miR-374a 直接靶向 CCND1 由肿瘤抑制因子 PDCD4 通过抑制 pPI3K/pAKT/c-JUN 信号通路来调控。在临床标本中，miR-374a 与 PDCD4 和 CCND1 的表达分别呈正相关和负相关。研究首次证实了 PDCD4 诱导的 miR-374a-CCND1-pPI3K/AKT-c-JUN 反馈环抑制鼻咽癌细胞的生长、转移和化疗耐药。

【评述】 该研究实验设计思路清晰，实验方法科学，论证严谨合理。实验分别从以下 3 个方面进行：在动物水平，通过体内实验证实了 miR-374a 可以抑制鼻咽癌的生长和转移，并且能够增强鼻咽癌对顺铂化疗的敏感性；在细胞水平，从正反两个方向验证了反馈环路的存在；在组织水平上，揭示了 miR-374a、PDCD4 与 CCND1 表达水平及其之间的相关性，同时阐明了 PDCD4、CCND1 表达水平对患者临床预后的影响，这对临床鼻咽癌患者的治疗疗效有一定的提示作用。但是，该研究也有不足之处，评者认为如果增加干扰/过表达 c-MYC，再检测 miR-374a 的表达水平，同时验证细胞生物功能的变化，可使 miR-374a-CCND1-pPI3K/AKT-c-JUN 反馈环路更加完整。总体来说，该研究实验证据充足，对 miRNAs 与肿瘤发病之间的关系研究很有参考价值。期待在不久的将来，经过大量的基础研究之后，miRNAs 可以真正应用于临床预防、诊断、治疗及预后的预测。

（石慧娟　贾永峰）

文选 44

【题目】 LIMK1 通过与 MYH9 和 ACTN4 促进结直肠癌进展（LIM kinase 1 interacts with myosin-9 and alpha-actinin-4 and promotes colorectal cancer progression）

【来源】 Br J Cancer，2017，117（4）：563-571

【文摘】 背景：LIM 激酶 1（LIMK1）是参与细胞增殖和迁移的细胞骨架组织的关键调控因子。尽管 LIMK1 在上皮癌中经常表达异常，但其在结直肠癌（CRC）中的作用和机制仍不清楚。方法：免疫组化检测 LIMK1 在 CRC 标本中的表达及临床意义。通过功能缺失和功能获得实验研究异常表达对体内外 CRC 细胞生物学行为的影响。采用免疫印迹和免疫沉淀技术筛选 LIMK1 相关的信号通路和下游因子。结果：本研究结果显示，LIMK1 在 CRC 组织中上调，并定位于 CRC 细胞的细胞质和细胞核中。LIMK1 在胞质和核亚细胞的过表达与 CRC 患者肿瘤转移和预后不良密切相关。在体外，细胞质和细胞核的 LIMK1 表达增强，可促进上皮间充质转化，激活 PI3K/Akt 信号通路，促进 CRC 异种移植的生长和转移，从而显著增加细胞的增殖和迁移，而在 LIMK1 沉默的细胞中则相反。此外，作者确定了 2 个肿瘤转移相关蛋白，MYH9 和 ACTN4，作为 LIMK1 的直接靶点，这是 LIMK1 介导的侵袭表型所需要的。结论：这些发现表明，LIMK1 在亚细胞水平上促进 CRC 进展中发挥关键作用。作者的研究结果为研究结直肠癌的转移提供了新的见解，并倡导制订针对晚期结直肠癌的临床干预策略。

【评述】 该文报道了 LIMK1 通路与 MYH9 和 ACTN4 研究利用分子生物学和细胞生物学技术，通过细胞和动物实验促进结直肠癌研究的进展。本文的创新性在于发现了促进结直肠癌发展的又一关键分子 LIMK1，但 LIMK1 的表达调控机制及与 MYH9、ACTN4 相互作用对结直肠癌的影响仍需进一步的研究。本研究也为结直肠癌治疗提供了新的靶点，未来靶向 LIMK1 的药物治疗是否可以成为癌症治疗的新方向，值得进一步的研究和临床试验验证。

（石慧娟　贾永峰）

文选 45

【题目】 LASP2 通过 JNK/p38 MAPK 通路减弱结直肠癌细胞细胞上皮 - 间质转化从而抑制结直肠癌进展（LASP2 suppresses colorectal cancer progression through JNK/p38 MAPK pathway meditated epithelial-mesenchymal transition）

【来源】 Cell Commun Signal，2017，15：21

【文摘】 背景：LASP2（LIM 和 SH3 Protein 2）是一种隶属于 nebulin 蛋白家族的小灶性黏附蛋白。作为 nebulette 家族的最新成员，LASP2 的功能尚未明确。方法：采用免疫组织化学（IHC）方法分析了 89 例石蜡包埋的结直肠癌标本 LASP2 表达与临床特征的关系。采用 CCK-8 和 transwell 方法，体外研究了 LASP2 对细胞生长和迁移的影响。免疫印迹检测 LASP2 对 SAPK/JNK 和 MAPK 信号通路的影响。结果：在本研究中，作者观察到与对应的正常组织相比，临床结肠直肠癌（CRC）样本中 LASP2 表达降低。LASP2 与 CRC 患者预后不良也呈负相关。通过功能获得和功能缺失的方法发现，LASP2 在体外对人 CRC 细胞的生长和迁移具有抑制作用。免疫印迹结果显示，LASP2 能够减弱上皮 - 间充质转化（EMT），完成对 CRC 侵袭性的抑制。LASP2 敲除后的细胞中，EMT 受到抑制，JNK/p38 MAPK 通路失活。JNK 抑制剂（JNK inhibitor II）与 p38 抑制剂（SB203580）共同作用可恢复 EMT 过程。有趣的是，作者发现在 CRC 细胞系和肿瘤组织中 LASP2 和 LASP1 的表达呈负相关，这表明它们在 CRC 进展中起相反的作用。结论：所有研究结果表明，LASP2 可能在抑制 CRC 进展中发挥重要作用，并为 CRC 治疗提供了新的生物标志物。

【评述】 该文研究利用分子生物学和细胞生物学技术，通过细胞和动物实验首次报道 LASP2 通过 JNK/p38 MAPK 通路减弱结直肠癌细胞细胞上皮 - 间质转化从而抑制结直肠癌进展。2009 年，*Gut* 杂志上首次报道 LASP1 能够促进结直肠癌的增殖、侵袭和转移，LASP2 与 LASP1 结构相似，但是其在结直肠中的作用却尚未报道，本文的创新性在于该研究发现与 LASP1 相反，LASP2 在结直肠中低表达并与 LASP1 呈负相关，发挥抑制结直肠癌的发展的作用。该研究发现了结直肠癌相关的新抑癌基因，也为结直肠癌治疗提供了新的靶点，但 LASP2 的表达调控机制仍需进一步的研究。

（石慧娟　贾永峰）

文选 46

【题目】 mir-105 在 TNF-α 相关肿瘤微环境中促进结直肠癌转移（MicroRNA-105 is involved in TNF-α-related tumor microenvironment enhanced colorectal cancer progression）

【来源】 Cell Death Dis，2017，8（12）：3213

【文摘】 TNF-α 是在肿瘤微环境中导致恶性肿瘤进展的中心促炎细胞因子。在这项研究中，作者发现大肠癌中 miR-105 的上调与侵袭性表型相关，TNF-α 诱导的上皮间质转化（EMT）miR-105 的增强表达。实时荧光定量 PCR 分析发现，miR-105 的表达以时间依赖性方式依赖于 TNF-α 刺激。抑制 miR-105 通过防止 NF-κB 信号的激活和 EMT 的发生显著削弱 TNF-α 的侵袭性效应。此外，miR-105 被证明直接靶向于 RAP2C 的 3'-UTRs，该蛋白为小 GTP 结合蛋白的 Rap2 亚家族。而 RAP2C 的抑制则刺激了 miR-105 的作用，从而显著促进了 CRC 细胞的侵袭转移。TNF-α 和 NF-κB 抑制剂沙利度胺（Thalidomide），大大削弱裸鼠模型中过表达 miR-105 的 CRC 细胞的转移和归航能力。该研究首次说明 miR-105 在 TNF-α- 诱导的 EMT 和进一步 CRC 转移的调节作用。作者还对 TNF-α- 诱导的转移提出了更好的理解，并提出一种有效的针对 CRC 转移的治疗策略。

【评述】 该文研究利用分子生物学和细胞生物学技术，通过细胞和动物实验在国际上首次报道 mir-105 在 TNF-α 诱导下促进结直肠癌转移的新的调节机制。MicroRNAs 与肿瘤的关系研究非常多，而 mir-105 与结直肠的关系却未有报道，该文的创新点在于作者发现肿瘤微环境中的 TNF-α 刺激 miR-105 的过度表达，通过 NF-κB 信号通路及靶向 RAP2C 促进结直肠癌细胞的上皮间质转化而促进结直肠癌进展。该研究揭示了肿瘤微环境中 TNF-α 在结直肠癌中促进肿瘤发展的新机制。特别指出的是该研究在动物体 TNF-α/NF-κB 信号通路减弱了因 miR-105 上调引起的结直肠癌细胞在裸鼠体内的转移和定植；为了进一步明确 miR-105 的下游分子，本研究通过生物信息学分析和实时荧光定量 PCR 技术，发现 TNF-α/NF-κB 信号通路抑制剂沙利度胺可减少裸鼠的肺部肿瘤结节数，TNF-α 抑制剂沙利度胺可能具有抗肿瘤作用，这为临床提供新的治疗策略，但这一方法仍需进一步的研究和人体临床试验验证，效果值得期待。

（石慧娟　孔令非）

文选 47

【题目】 MiR-30c 通过 Bnip3L 和 Hspa5 参与顺铂诱导的肾小管上皮细胞凋亡（MiR-30c regulates cisplatin-induced apoptosis of renal tubular epithelial cells by targeting Bnip3L and Hspa5）

【来源】 Cell Death Dis，2017，8（8）：e2987

【文摘】 顺铂作为一种常见的抗癌药物，在临床上被广泛应用于肿瘤的治疗。然而，其不良反应，尤其是肾毒性，明显限制了顺铂的应用。因此，有必要对肾损伤的机制进行探讨，并探索相应的治疗方法。本研究，展示了大鼠腹腔内注射顺铂后肾小管和上皮细胞死亡，以及高分裂 caspase3 和 tunel 阳性细胞的表型。在暴露于顺铂的 HK-2 和 NRK-52E 细胞中也发现了类似的顺铂诱导的细胞凋亡。在体内和体外 2 种顺铂诱导的细胞凋亡模型中，定量 PCR 数据显示 miR-30a-e 表达水平降低，表明 miR-30 可能参与调节顺铂诱导的细胞凋亡。在 HK-2 和 NRK-52E 细胞中，转染 miR-30c mimic 或 miR-30c inhibitor 可调控 miR-30c 表达。利用 TargetScan 和基因表达数据库（gene expression Omnibus）等生物信息学工具，预测 Adrb1、Bnip3L、Hspa5 和 MAP3K12 可能是 miR-30c 在顺铂诱导的细胞凋亡中的靶基因。综上所述，miR-30c 参与了顺铂诱导的肾小管细胞凋亡，这可能为减少顺铂诱导的肾毒性提供了一种新的策略。

【评述】 近来，文献中陆续报道了 miR-30 家族在肾生理功能维持和各种病理过程中的作用。该文则首次报道了 miR-30c 在顺铂引起的肾小管上皮细胞凋亡过程中作用及其机制。该研究从顺铂诱导急性肾损伤的细胞和动物模型入手，发现了 miR-30c 与肾小管上皮细胞凋亡显著相关，进而用生物信息方法分析了 miRNA 靶基因预测数据库和相关基因表达数据库，推断出 miR-30c 靶基因中介导肾小管上皮细胞凋亡的关键基因，并进一步用报告基因、基因过表达 / 敲除等实验证实了相关科学假说，从而阐明了 miR-30c 介导顺铂造成肾小管上皮细胞凋亡的机制。该研究数据翔实，逻辑清楚，结论可靠，将为治疗顺铂造成的肾损伤提供新靶点。

（石慧娟　孔令非）

文选 48

【题目】 **泛素连接酶 Fbw7 通过靶向 Stat3 在弥漫性大 B 细胞淋巴瘤中进行泛素化和降解介导细胞凋亡（Fbw7 regulates apoptosis in activated B-cell like diffuse large B-cell lymphoma by targeting Stat3 for ubiquitylation and degradation）**

【来源】 J Exp Clin Cancer Res，2017，36（1）：10

【文摘】 背景：泛素连接酶 Fbw7 作为肿瘤抑制因子，针对大量原癌基因进行蛋白水解。然而，Fbw7 在弥漫大 B 细胞淋巴瘤（DLBCL）发展中的确切作用仍不清楚。方法：我们用免疫组织化学染色法评估了 DLBCL 患者样本中 Fbw7 的表达。采用活化 B 细胞（ABC）样 DLBCL 细胞系研究 Fbw7 过表达对细胞活力和凋亡的影响。采用免疫沉淀、泛素化、western blot 和定性分析研究了 Fbw7 在 DLBCL 中的作用机制。结果：与生发中心 B 细胞（GBC）亚型相比，DLBCL 的非生发中心 B 细胞样亚型 Fbw7 表达减少，并且 Fbw7 低表达与预后较差有关。Fbw7 过表达导致 ABC-DLBCL 细胞系 SU-DHL-2 和 OCI-LY-3 细胞活力降低，凋亡率升高。重要的是，在 ABC-DLBCL 细胞系中，Fbw7 过表达后，Stat3 和 phospho-Stat3Tyr705 的稳定性降低。在 HEK293T 和 SU-DHL-2 细胞中，作者证明了 Fbw7 与 Stat3 和 pStat3Tyr705 相互作用来调节它们的泛素化和降解。激活的 Stat3 的下游抗凋亡靶基因 Myc、Survivin、Mcl-1、pim1、Bcl-2、Bcl-xl 在外源性 Fbw7 过表达后 mRNA 表达降低。在 DLBCL 患者样本中也证实了 Fbw7 和 pStat3Tyr705 水平之间的负相关关系。结论：泛素连接酶 Fbw7 通过靶向 Stat3 在 ABC-DLBCL 中进行泛素化和降解介导细胞凋亡。因此，本研究可能为 Stat3 抑制的 ABC-DLBCL 治疗提供一个有希望的方法。

【评述】弥漫大 B 细胞淋巴瘤是一组临床异质性的淋巴组织恶性肿瘤，虽然 1/2 以上的患者经 R-CHOP 治疗后可以获得持久缓解，但仍有 30%～40% 的患者因肿瘤复发与耐药而最终死亡。通过亚型 / 亚型特异性分子靶标来开发新药物，为提高对复发 / 难治性 DLBCL 带来新的希望。在 ABC 型 DLBCL 中，Stat3 的磷酸化引起 NF-KB 相关炎症通路激活是引发患者不良预后的关键因素。该研究发现泛素连接酶 Fbw7 能够识别磷酸化活性的 Stat3 并将其降解，抑制 Stat3 下游抗凋亡靶基因 *Myc*、*Survivin*、*Mcl-1*、*Pim-1*、*Bcl-2* 与 *Bcl-xl* 等的表达进而促进肿瘤细胞凋亡。该研究具备较高的理论原创性，也为靶向 Stat3 的肿瘤治疗开辟了新思路。然而，Fbw7 在 ABC 型 DLBCL 中表达下调，调控 Fbw7 表达水平的上游机制仍有待深入研究。并且，文献报道 Fbw7 常在肿瘤中发生突变，其在 DLBCL 中是否存在关键性的突变位点也有待进一步研究证实。

（石慧娟　孔令非）

文选 49

【题目】HGF/Rspo1 通过诱导 Lgr5＋干细胞修复肝功能障碍（HGF/R-spondin1 rescues liver dysfunction through the induction of Lgr5＋ liver stem cells）

【来源】Nat Commun，2017，8（1）：1175

【文摘】通过给予可溶性分子诱导内源性成体干细胞为组织损伤修复提供了一种有利的方法，这可能是一种临床适用，以及采用移植胚胎或多能干细胞来源的组织治疗急性器官衰竭的具有成本效益的替代。HGF/Rspo1 可以诱导肝干细胞并挽救肝功能障碍。四氯化碳治疗促进肝纤维化和 Lgr5＋肝干细胞增殖，Lgr5 敲降则加重肝纤维化。HGF 联合 Rspo1 注射可增加 Lgr5＋肝干细胞的数量，通过减轻纤维化改善肝功能。在人肝纤维化组织中观察到 Lgr5＋肝干细胞，一旦分离出来，就能形成类器官，用 HGF/Rspo1 处理可以促进其扩增。Lgr5＋肝干细胞是肝损伤治疗的一个有价值的靶点，而 HGF/Rspo1 可以促进肝干细胞的扩增。

【评述】该研究发现人类肝纤维化组织中存在 Lgr5 阳性的干细胞，提出用 HGF 及 Rspo1 联合应用能够诱导肝干细胞增殖并且修复肝功能障碍，为改善肝功能提供新的作用位点，为肝再生提供了新的来源，有望用于肝及其他损伤器官的体内移植，为治疗器官衰竭提供新思路和手段。

（石慧娟　孔令非）

文选 50

【题目】长链非编码 RNA TUG1 通过 EZH2 调控 LIMK2b 介导非小细胞肺癌的细胞生长和耐药（Long non-coding RNA TUG1 is involved in cell growth and chemoresistance of small cell lung cancer by regulating LIMK2b via EZH2）

【来源】Mol Cancer，2017，16（1）：5

【文摘】背景：牛磺酸上调 gene1（TUG1）作为一个 7.1kb 的 lncRNA，已被证明在各种癌症中发挥致癌作用。然而，lncRNA TUG1 在小细胞肺癌（SCLC）中的生物学功能尚不清楚。本研究旨在探讨 TUG1 在 SCLC 细胞生长及耐药中的作用及其可能的分子机制。方法：采用定量 RT-PCR（qRT-PCR）方法检测了 33 例 SCLC 组织及 SCLC 细胞系 TUG1 的表达情况。通过 CCK8 试验、克隆形成试验、划痕试验、transwell 试验、流式细胞术分析，以及 siRNA 或 shRNA 介导的敲低的体内研究证实 TUG1 在 SCLC 中的功能作用。采用 Western blot 技术检测细胞系中基因的蛋白表达情况。通过染色质免疫沉淀（ChIP）和 RNA 结合蛋白免疫沉淀（RIP）证实 TUG1 参与小细胞肺癌细胞生长和化疗耐药的分子机制。结果：作者发现 TUG1 在 SCLC 组织中过表达，其表达与 SCLC 患者的临床分期及较短的生存时间有关。此外，TUG1 表达的下调可能在体外和体内损害细胞增殖，增加细胞对抗癌药物的敏感性。TUG1 的下调在体外显著促进细胞凋亡和细胞周期阻滞，抑制细胞迁移和侵袭。进一步证明 TUG1 可以通过与 zeste homolog 2（EZH2）增强子结合来调控 LIMK2b（LIM-kinase 2 的剪接变异体）的表达，进而促进 SCLC 的细胞生长和耐药。结论：TUG1 通过 EZH2 调控 LIMK2b 介导 SCLC 的细胞生长和耐药。

【评述】 该文研究通过细胞、动物模型及临床样本，首次发现长链非编码 RNA TUG1 通过 EZH2 介导，调节 LIMK2b 表达，继而影响小细胞肺癌的生长和化疗耐药。为探讨非编码 RNA 在小细胞肺癌生长和化疗耐药中的作用及其机制提供实验依据。已有研究报道 TUG1 能促进非小细胞肺癌、肝癌、胃癌、食管癌、膀胱癌等多种肿瘤细胞增殖、侵袭、转移，可作为肿瘤不良预后的分子标志物。该文首次报道 TUG1 在小细胞肺癌生长和化疗耐药中发挥重要作用，也发现 TUG1 与患者的不良生存预后有关。不足之处是该文研究仅观察了下调 TUG1 表达对小细胞肺癌生长和化疗耐药的影响，缺少上调 TUG1 表达的实验证据。

（石慧娟　孔令非）

文选 51

【题目】 长链非编码 RNA DANCR 通过竞争性抑制 miR-33a-5p 而上调 AXL 促进骨肉瘤的侵袭转移和骨肉瘤细胞的肿瘤干性（lncRNA DANCR promotes tumor progression and cancer stemness features in osteosarcoma by upregulating AXL via miR-33a-5p inhibition）

【来源】 Cancer Lett，2017，405：46-55

【文摘】 lncRNAs 调控骨肉瘤的发生和进展，但其分子机制未明。在本研究中作者应用细胞系慢病毒稳定转染、细胞体外迁移侵袭实验证实 lncRNA DANCR 的过表达增加骨肉瘤细胞的体外增殖、迁移和侵袭能力，并应用裸鼠体内生长模型证明 lncRNA DANCR 的过表达促进裸鼠体内移植物的生长和肺转移率；应用 RT-qPCR 和免疫印迹检测骨肉瘤细胞株中干性基因 *CD133*、*SOX2*、*CD90*、*OCT3/4* 及其蛋白表达的变化情况，并结合细胞成球实验等研究证明 DANCR 促进了骨肉瘤细胞的肿瘤干性；此外，RNA FISH 证明 DANCR 主要表达于骨肉瘤细胞的胞质内，RNA pull-down 和双荧光素酶实验表明 DANCR 上调后通过竞争性抑制 miR-33a-5p 的作用而促进受体酪氨酸激酶 AXL 的表达，从而促进肿瘤的侵袭和转移；免疫印迹结果提示 DANCR 的作用通过 AXL-Akt 信号通路完成；RT-PCR 证明 DANCR 在肿瘤组织中的表达水平显著高于瘤旁组织，且 DANCR 的表达水平与肿瘤大小和转移率显著正相关，是独立的预后因素；无论是在人体肿瘤组织还是移植瘤中，DANCR 的表达均与 AXL 水平呈正相关，而与 miR-33a-5p 的表达水平呈负相关。综上所述，DANCR 是骨肉瘤中重要的上调因子和独立的预后指标；DANCR 通过竞争性抑制 miR-33a-5p 而上调 AXL，从而促进骨肉瘤细胞的肿瘤干性，这一作用可能通过 PI3K-Akt 信号通路来实现。

【评述】 目前，国内外关于 lncRNA 与骨肉瘤侵袭转移的文献非常少见，该课题组在此方面进行了大胆的尝试和研究，在前期研究的基础上应用细胞系慢病毒稳定转染、细胞体外迁移侵袭和体外成球实验、免疫印迹、流式细胞术分析、RNA FISH、RNA pull-down、双荧光素酶检测、裸鼠体内侵袭转移模型建立等实验技术，发现 lncRNA DANCR 通过 ceRNA 机制竞争性抑制 miR-33a-5p 而上调受体酪氨酸激酶 AXL 的表达，继而通过活化 PI3K-AKT 通路增强瘤细胞的干性，从而促进骨肉瘤的侵袭转移。该论文立意新颖，研究方法先进，具有一定的科学性，不足之处在于对 DANCR 调控骨肉瘤细胞肿瘤干性的信号分子机制的研究尚不够详尽，还需要进一步的深入研究。

（石慧娟　刘　斌）

文选 52

【题目】 CBX8 在肝细胞癌中激活 AKT/β-catenin 通路表现致癌活性（CBX8 Exhibits Oncogenic Activity via AKT/β-Catenin Activation in Hepatocellular Carcinoma）

【来源】 Cancer Res，2018，78（1）：51-63

【文摘】 多梳蛋白的失活影响了肝细胞癌的发生发展。本研究发现，在 2 组共 879 例肝癌患者中，chromobox 8（CBX8）表达增加，且与预后不良相关。异位表达的 CBX8 促进肿瘤生长和转移，而 CBX8 沉默抑制这些作用。CBX8 有效激活 AKT/β-catenin 信号通路通过上调 EGR1 和 mir-365-3-p：CBX8 直接绑定 EGR1 启动子来增强其活动。在细胞核中，CBX8 也与 EGR1 相互作用，防止其降解。此外，CBX8 在转录水平上调 miR-365a-3p 的表达，miR-365a-3p 通过靶向 ZNRF1 激活 AKT 磷酸化，进而促进 β-Catenin 的核定位。抑制 EGR1 或 miR-365a-3p 可部分挽救 cbx8 介导的恶性表型。临床标本中，CBX8 与 EGR1，Ser552 位点磷酸化 β-Catenin 和 miR-365a-3p 表达密切相关。总之，研究结果表明，CBX8 作为癌基因上调 EGR1 和 mir-365-3-p 来激活 β-catenin/AKT 通路。这一新发现的信号轴可能为肝癌的治疗提供新的策略。

【评述】 近年癌症研究者关注癌细胞中表达异常的转录因子。多梳蛋白是一类染色质水平上通过表观遗传修饰调控靶基因的转录因子，在维持胚胎干细胞特性、调控细胞衰老和凋亡及肿瘤发生发展中发挥着重要作用。部分研究表明 CBX 家族成员在肿瘤的恶性进展中发挥癌基因作用，促进肿瘤侵袭转移。然而，CBX8 在 HCC 恶性进展中的作用并未见相关报道。该研究立足当前肿瘤学研究热点，在大样本量人体标本、多个细胞及动物模型上，通过基因表达调控和细胞功能，明确了 CBX8 在 HCC 中的表达及其临床意义，揭示了 CBX8 高表达的调控机制，探明了 CBX8 调控 EGR1 的作用及其机制，深入阐述清楚 CBX8-EGR1/miR-365a-3p 通路在 HCC 细胞增殖及迁移中的作用及其机制。该研究首次获得 CBX8 参与 HCC 恶性进展的可靠系列证据，提示 CBX8 可作为 HCC 的潜在预后指标和治疗靶点，具有较好的临床应用潜能。

（石慧娟　刘　斌）

文选 53

【题目】 肿瘤来源外泌体 miR-25-3p 通过诱导血管通透性和血管生成促进转移前微环境的形成（Cancer-derived exosomal miR-25-3p promotes pre-metastatic niche formation by inducing vascular permeability and angiogenesis）

【来源】 Nat Commun，2018，9（1）：5395

【文摘】 癌症来源的外泌体被认为是癌源性转移前微环境在其他位点形成的主要驱动因素，但其机制尚不清楚。本文证明了 miR-25-3p 是结直肠癌（CRC）的一种转移促进 miRNA，可以通过外泌体从 CRC 细胞转移到内皮细胞。外泌体 miR-25-3p 通过靶向 KLF2 和 KLF4 调控内皮细胞 VEGFR2、ZO-1、occludin 和 Claudin5 的表达，从而促进血管通透性和血管生成。此外，来自 CRC 细胞的外泌体 miR-25-3p 显著地诱导血管渗漏，并增强小鼠肝和肺的 CRC 转移。此外，循环外泌体中 miR-25-3p 的表达水平在有转移的 CRC 患者中明显高于无转移的 CRC 患者。结果表明，外泌体 miR-25-3p 参与了转移前微环境的形成，可作为 CRC 转移的血液生物标志物。

【评述】 该文研究发现癌症来源的外泌体 miR-25-3p 能够通过诱导血管渗透性和血管生成促使转移前微环境的形成，解释了 miR-25-3p 通过介导 KLF2 及 KLF4 发挥作用，表明 miR-25-3p 将可能被用来作为检测结直肠癌转移的血液标志物，对肿瘤转移患者的早期诊断及干预有重要的临床意义。

（石慧娟　刘　斌）

文选 54

【题目】 LASP1 在鼻咽癌中通过负调控抑癌基因 PTEN 促进鼻咽癌的进展（LASP1 promotes nasopharyngeal carcinoma progression through negatively regulation of the tumor suppressor PTEN）

【来源】 Cell Death Dis，2018，9（3）：393

【文摘】 LIM 和 SH3 蛋白 1（LASP1）在多种肿瘤中促进肿瘤生长和转移，但其在鼻咽癌（NPC）中的作用尚不清楚。本文研究了 LASP1 在 NPC 中的作用及其潜在机制。在临床上，过表达 LASP1 与鼻咽癌患者的肿瘤转移及预后不良有关。功能获得和功能丧失试验表明，LASP1 在体内外均可促进鼻咽癌细胞的增殖、转移和侵袭。进一步研究其机制，发现在鼻咽癌细胞中，LASP1 和 PTEN 之间有明显的共定位。LASP1 与 PTEN 相互作用，降低 PTEN 在鼻咽癌中的表达。泛素化试验表明 LASP1 过表达增加了 PTEN 泛素化。PTEN 被认为是一种通过负调控磷酸肌醇 3- 激酶 /AKT 信号通路的肿瘤抑制因子。拯救试验显示 PTEN 减弱了 LASP1 介导的细胞增殖、迁移和侵袭能力，降低了鼻咽癌细胞中 AKT 的磷酸化水平。研究结果表明，LASP1 通过 LASP1/PTEN/AKT 轴在鼻咽癌进展中起关键作用，并强调 LASP1 是鼻咽癌的治疗靶点。

【评述】 该研究利用分子生物学和细胞生物学技术，通过细胞和动物实验，在国际上首次报道 LASP1 在鼻咽癌中通过负调控抑癌基因 *PTEN* 促进鼻咽癌的进展。2009 年该团队在 *Gut* 杂志上首次报道 LASP1 能够促进结直肠癌的增殖、侵袭和转移，但 LAPS1 在鼻咽癌中的作用尚未报道。本研究发现

LASP1 在鼻咽癌中表达增强，并通过负调控 PTEN 发挥促进肿瘤发展的作用，发现了 LASP1 促进肿瘤发展的新机制为 LASP1 靶向药物的开发提供了有力的实验依据和支撑。

（石慧娟　刘　斌）

文选 55

【题目】 LIMK1 和 LIMK2 表达失衡促进 β-catenin 核易位从而促进大肠癌进展和转移（Imbalanced LIMK1 and LIMK2 expression leads to human colorectal cancer progression and metastasis via promoting β-catenin nuclear translocation）

【来源】 Cell Death Dis，2018，9（7）：749

【文摘】 上皮间质转化（EMT）诱导的转移促进了人类结直肠癌（CRC）的进展，尤其是晚期结直肠癌。然而，β-catenin 在这个过程中的作用机制尚未明了。作者发现 LIM 激酶 2（LIMK2）在细胞中的表达随着肿瘤的进展和分期从癌前病变进展到肿瘤晚期，呈逐级下调。进一步应用 CRC 细胞系，体内、体外功能试验结果显示，过表达亚细胞水平 LIMK2 能够通过停滞 G1-S 的细胞周期而抑制细胞增殖，并通过限制 EMT 进程抑制细胞转移的能力。为了进一步探究 LIMK2 抑制肿瘤进展的潜在机制，通过免疫印迹（Western Blot）和免疫荧光技术，发现干扰肿瘤细胞内 LIMK2 的表达能够增强 β- 连环蛋白（β-catenin）的核转位并激活 Wnt 信号传导途径，从而促进肿瘤进展。有研究报道，LIMK 家族的同源蛋白 LIMK1 在整个肿瘤进展过程中过表达，其可通过调节 cofilin 蛋白活性促进细胞骨架重塑促进结直肠癌进程。通过免疫组织化学染色、免疫印迹和生物信息分析，发现 CRC 细胞中 LIMK1 和 LIMK2 的表达在肿瘤进展过程中呈负相关。进一步，免疫荧光和免疫印迹结果显示，LIMK1 作为 LIMK2 的竞争性抑制剂能够通过促进 β-catenin 核易位从而激活 Wnt 信号通路。本研究结果证明了 LIMK1 和 LIMK2 的表达失衡在 CRC 进展中发挥重要作用，其此消彼长的组合效应提供了对 CRC 进展机制的新见解，为基于 LIMK 家族的抗癌疗法提供了可能靶标。

【评述】 该研究利用细胞生物学和分子生物学技术，从细胞和组织水平首次报道了结直肠癌中 LIM 激酶家族的成员 LIMK1 和 LIMK2 在肿瘤进展过程中存在不均衡表达和组合效应。本研究从 LIMK2 在结直肠癌中的表达呈逐级降低的现象分析着手，逐步探究 LIMK2 抑制肿瘤进展的潜在机制及其与 LIMK1 表达的内在关联，整体思路层层递进，逻辑性较强。目前针对 LIMK 激酶家族蛋白，一般认为其主要通过磷酸化调控细胞骨架重塑从而调节细胞迁移、分化、凋亡、转移等多种生物学功能。该研究着眼于探讨 LIMK 家族中两种同源但功能相悖的蛋白在结直肠癌进展中的动态平衡变化，提供了新视角。目前，该研究尚缺乏对 LIMK2 是否调控细胞骨架重塑的探讨，在后续实验中，应对 2 种同源蛋白在失衡状态下是否存在相互转化，尚需提供更多的实验动物数据支持。

（石慧娟　刘　斌）

文选 56

【题目】 miR-589 通过 miR-589-LIFR-PI3K/AKT-c-Jun 反馈环促进胃癌的侵袭性（miR-589 promotes gastric cancer aggressiveness by a LIFR-PI3K/AKT-c-Jun regulatory feedback loop）

【来源】 J Exp Clin Cancer Res，2018，37（1）：152

【文摘】 背景：作为各种癌症的新型生物标志物，microRNAs通过促进mRNA降解和抑制mRNA翻译来负调控基因表达。据报道，miR-589在几种人类癌症类型中被解除调控。然而，其生物学作用在胃癌中的功能尚未明确。在此，本研究旨在研究miR-589对胃癌的生物学作用，并揭示其可能的机制。方法：采用Real-time PCR检测34对正常和胃肿瘤标本及胃细胞系中miR-589的表达。功能测定，如划痕试验、transwell测定和体内试验，用于检测miR-589和LIFR的生物学效应。我们使用异种移植裸鼠模型在体内测定了miR-589在胃癌发生中的作用。采用双荧光素酶报告法和染色质免疫沉淀（ChIP）法进行靶点评价，并通过免疫印迹法确认相关性。结果：肿瘤组织和胃癌细胞中MiR-589的表达明显高于正常组织和胃上皮细胞。在临床上，过表达miR-589与胃癌患者的肿瘤转移、侵袭及预后不良有关。功能得失试验表明，miR-589在体外促进细胞迁移、转移和侵袭，在体内促进肺转移。研究发现miR-589直接靶向LIFR激活PI3K/AKT/c-Jun信号通路。同时，c-Jun结合到miR-589的启动子区域，激活其转录。因此，miR-589通过反馈环调控其表达，促进细胞迁移、转移和侵袭。结论：研究发现miR-589作为一种癌基因，通过非典型miR-589-LIFR-PI3K/AKT-c-Jun反馈环显著诱导细胞转移和侵袭，提示miR-589是胃癌治疗的潜在生物标志物和（或）治疗靶点。

【评述】 该研究利用细胞生物、分子生物及生物信息学技术，首次阐述了miR-589在人胃癌组织及细胞系中的表达，并探讨了其作用机制。作为一种非编码RNA，microRNA通常被认为通过特异性识别下游靶基因抑制其翻译，或直接降解mRNA，通过调控上皮间质转化（EMT）或影响转录因子在多种肿瘤的发生发展过程中发挥重要作用。本研究着眼于miR-589在胃癌中的表达及作用机制，探讨了miR-589-LIFR-PI3K/AKT-c-Jun的正反馈环路，思路清晰，观点较为新颖，整体实验过程中对于论点和假设应用多种实验方法验证，但对于miR-589对于临床胃癌的诊断治疗意义应有进一步深入探讨，对于c-Jun反向调控miR-589表达的机制应有更具说服力的实验证据。

（石慧娟　卢朝辉）

文选 57

【题目】 Etk与PFKFB4的相互作用通过调节自噬促进小细胞肺癌的化学耐药（Etk Interaction with PFKFB4 Modulates Chemoresistance of Small-cell Lung Cancer by Regulating Autophagy）

【来源】 Clin Cancer Res，2018，24（4）：950-962

【文摘】 目的：在作者的前期研究中，上皮和内皮酪氨酸激酶（Etk），也称为骨髓X激酶（Bmx），被发现在调节小细胞肺癌（SCLC）的化疗耐药中起关键作用。然而，Etk在SCLC耐药中的分子机制尚不清楚。实验设计：作者确定了Etk与SCLC自噬的相关性。并直接抑制自噬，验证其对化疗耐药性的影响。在微阵列分析后，通过共免疫沉淀（co-IP）和GST-pull down实验验证Etk与PFKFB4的相互作用。在体外和体内对SCLC标本中PFKFB4的表达进行分析和评估，以验证其在化疗耐药中的作用。使用包括PDX模型在内的临床前模型，在SCLC细胞中给药Ibrutinib，以验证其与化疗的协同抗肿瘤作用。结果：Etk的下调抑制了化疗耐药SCLC细胞的自噬，直接抑制了化疗致敏细胞的自噬。PFKFB4（6- 磷酸果糖 -2- 激酶 / 果糖 -2，6- 双磷酸酶 4）被认为是 Etk 和 Etk 相互作用蛋白的下游靶点，促进了 SCLC 的化疗耐药，并与较差的治疗反应和预后相关。此外，ibrutinib 被发现在靶向 Etk 与化疗有协同抗肿瘤作用。结论：本研究结果首次证实 Etk 与 PFKFB4 相互作用，通过调节自噬促进 SCLC 化疗耐药。Etk 和 PFKFB4 的异常可以作为预测 SCLC 化疗反应和潜在治疗靶点的因素。

【评述】 该文研究利用细胞生物学和分子生物学技术，通过细胞和动物实验，在国际上首次报道 Etk 直接结合 PFKFB4 通过自噬途径参与小细胞肺癌化疗耐药，为阐明小细胞肺癌化疗耐药机制提供新的实验依据。值得一提的是，该研究利用裸鼠动物模型和人源性异位移植瘤（PDX）模型，证明目前应用于治疗淋巴瘤的新型靶向药物伊布替尼（Ibrutinib）能够协同小细胞肺癌一线化疗药物杀伤癌细胞，有望为小细胞肺癌治疗提供新的治疗线索，该研究具有潜在的临床应用价值。该文涉及的 PFKFB4 作为糖代谢的关键调节因子，既往研究表明其在前列腺癌等肿瘤的糖代谢、氧化代谢中起到重要的调节作用，从而影响肿瘤细胞的存活。该文从细胞自噬途径入手，研究 PFKFB4 对小细胞肺癌耐药性的影响，至于 PFKFB4 在小细胞肺癌中，是否同时通过糖代谢和细胞自噬参与化疗耐药调节，可作为进一步的研究方向。

（石慧娟　卢朝辉）

文选 58

【题目】 抑制 miR-192/215-Rab11-FIP2 轴可抑制胃癌进展（Inhibition of the miR-192/215-Rab11-FIP2 axis suppresses human gastric cancer progression）

【来源】 Cell Death and Disease，2018，9（7）：778

【文摘】 不到一个世纪以前，胃癌是全世界最常见的癌症。尽管在外科手术、化疗和放射治疗方面取得了进展，胃癌仍然是全球第三大癌症杀手。这一事实强调，人们需要更好的诊断生物标志物和更有效的治疗靶点。Rab11 - fip2 是 Rab11 家族相互作用蛋白的一员，具有潜在的肿瘤抑制功能。然而，RAB11-FIP2 在胃癌发生中的作用尚不清楚。在本研究中，作者证明 RAB11-FIP2 在 GC 组织中下调，并构成已知 onco-miRs miR-192/215 的靶点。作者还发现 miR-192/215 在功能上调控 Rab11-FIP2 参与了 GC 相关的生物活性。最后，miR-192/215 抑制 RAB11-FIP2 影响了 GC 细胞极性的建立和紧密连接的形成。总之，miR-192/215-Rab11-FIP2 轴似乎代表了胃癌进展的一种新的分子机制，同时为进一步研究胃癌的诊断和治疗提供了一条有希望的途径。

【评述】 该文利用分子生物技术和细胞生物学技术，通过细胞和动物实验阐述了 miR-192/215 -Rab11-FIP2 轴对人胃癌发病机制的影响。文中指出 Rab11-FIP2 在人胃癌中表达下调，miR-192/215 表达上调并且靶向调控 Rab11-FIP2 的表达。通过细胞体内、体外的功能研究表明，miR-192/215 -Rab11-FIP2 轴调控胃癌细胞的增殖及侵袭。研究还表明，miR-192 /215 通过调控 Rab11-FIP2 影响胃癌细胞的极性建立及紧密连接的形成，从而影响肿瘤的相关表型，促进胃癌的发生及进展。该研究立体新颖，结构完整，实验方法适当，研究结果可靠。综上所述，该项研究为胃癌的机制研究奠定了基础，具有一定的研究意义。

（石慧娟　卢朝辉）

文选 59

【题目】在胃肠道泛腺癌中生存相关的选择性剪接特征的系统分析（Systematic analysis of survival-associated alternative splicing signatures in gastrointestinal pan-adenocarcinomas）

【来源】EBioMedicine，2018，34：46-60

【文摘】背景：胃肠道泛腺癌主要包括食管、胃、结直肠的腺癌，由于预后不良，给社会带来沉重的负担。由于异常变化的可变剪切事件被认为是肿瘤预后预测和治疗目标的有效特征，因此，迫切需要对可变剪切事件进行系统分析。方法：通过使用单变量 COX 回归分析选择预后相关的可变剪切事件。基因功能富集分析揭示了预后相关可变剪切事件富集的通路。随后，基于可变剪切事件的预后签名被开发用于预后预测。并通过 Pearson 相关性分析了通过剪接因子调节剪接事件的潜在机制，并构建了调控网络。结果：分别共有 967、918、674 和 406 个 AS 事件分别被确定为食管、胃、结肠和直肠腺癌中与预后相关的 AS 事件。存活相关的 AS 事件在腺癌的 4 种亚型中有区别。此外，计算算法结果表明，核糖体和泛素介导的蛋白水解途径的扰动是对应于较差预后的潜在分子机制。最值得注意的是，基于可变剪切事件的几个预后特征在预后预测中表现出优秀的表现。在食管、胃、结肠和直肠腺癌中，时间依赖性接受者操作特征的曲线下面积值分别为 0.961、0.871、0.870 和 0.890。生存相关的剪接因子被进一步用来构建可变剪切调节网络，这可能是可变剪切事件的潜在机制。结论：可变剪切事件可能是胃肠道泛腺癌预后的理想指标。探索有趣的调控网络有助于揭开可变剪切事件的重要作用。

【评述】目前，国内外关于可变剪切与胃肠道泛腺癌的文献非常少见，本文发现了生存相关的选择性剪接事件可以用来构建胃肠道泛腺癌中高性能的风险分层的预后预测因子，这在临床实践中是有前景的。此外，本文还在胃肠道泛腺癌患者中发现了独特的剪接相关网络。这些结果对于揭示 RNA 剪接在胃肠道泛腺癌发生中的功能贡献将是最有价值的。RNA 剪接模式的深入分析可能确实揭示了新的癌症驱动因素，并提供了这些途径的机制见解。

（陈 罡 卢朝辉）

文选 60

【题目】Na（＋），K（＋）-ATP 酶在离体大鼠基底动脉缺氧性血管收缩中的作用（The role of Na（＋），K（＋）-ATPase in the hypoxic vasoconstriction in isolated rat basilar artery）

【来源】Vascul Pharmacol，2016，81：53-60

【文摘】缺氧是脑血管功能障碍及导致脑缺血发生和发展的关键因素。Na（＋），K（＋）-ATP 酶主要调节细胞内 Ca（2＋）浓度，同时也在血管平滑肌功能中起重要作用。然而，Na（＋），K（＋）-ATP 酶在缺氧情况下，导致脑血管功能障碍中的潜在作用尚不清楚。在这项研究中，作者发现在大鼠内皮完整的基底动脉缺氧条件下 KCl 诱导的收缩与对照组的动脉收缩相似，表明缺氧可能导致基底动脉平滑肌细胞（SMC）依赖性血管收缩。并且随着缺氧时间的延长，有或没有内皮的基底动脉的 Na（＋）,K（＋）-ATP 酶活性显著降低。用 Ni（2＋）（10（-3）M）阻断 Na（＋）-Ca（2＋）交换剂或用尼莫地平（10（-8）M）阻断 L- 型 Ca2＋通道则显著减弱 KCl 诱导的缺氧条件下的收缩。此外，长时间的缺氧显著降低了培养的大鼠基底动脉 SMC 中 Na（＋）,K（＋）-ATP 酶活性和［Ca（2＋）］i 的升高。缺氧使体外培养的 SMC 中 Na（＋），K（＋）-ATP 酶的 α2 亚型的蛋白质和 mRNA 表达降低。我们使用低浓度的 Na（＋）,K（＋）-ATP 酶抑制剂哇巴因（对 α2 同种型具有高亲和力）。哇巴因预处理可部分抑制缺氧条件下大鼠基底动脉的收缩反应。低浓度哇巴因预处理可部分抑制缺氧诱导的基底动脉 SMC 中 Na（＋），K（＋）-ATP 酶活性和［Ca（2＋）］i 的升高。这些结果表明缺氧可能通过 α2 同种型在大鼠基底动脉中引起血管收缩，从而影响 SMC 中 Na(＋),K(＋)-ATP 酶活性。

【评述】 近来，Na（＋），K（＋）-ATP 酶在缺氧中的作用越来越被人们注意。目前血管平滑肌上的 Na（＋），K（＋）-ATP 酶的研究多集中在肺动脉上。一些研究表明，缺氧通过改变血管收缩和血管舒张来控制脑血管的收缩反应，然而，尚不清楚缺氧是否会引起基底动脉的血管收缩。而这项研究中，却发现抑制血管 SMC 或内皮细胞中的 Na（＋），K（＋）-ATP 酶活性可能影响基底动脉中的血管收缩，填补了脑血管中 Na（＋），K（＋）-ATP 酶作用机制的空白，但是对于血管 SMC 或内皮细胞中的 Na（＋），K（＋）-ATP 酶活性尚不能获得一个较为确切的影响机制，还需要更深入的研究。

（刘月平　卢朝辉）

文选 61

【题目】 40 周赭曲霉毒素 A 处理会增加细胞内活性氧的产生和 Wnt/β- 连环蛋白信号传导通路的活化从而诱导人类胃上皮细胞恶性转化（Malignant transformation of human gastric epithelium cells via reactive oxygen species production and Wnt/β-catenin pathway activation following 40-week exposure to ochratoxin A）

【来源】 Cancer Letters，2016，372：36-47

【文摘】 赭曲霉毒素 A（OTA）是最常见的食物污染霉菌毒素之一，可能对人类有致癌作用。以前证明 OTA 处理在体外诱导人胃上皮细胞（GES-1）的氧化损伤。在本项研究中，作者发现长期 OTA 处理可以导致 GES-1 细胞的增殖，迁移和侵袭能力增加，并诱导软琼脂中细胞的锚定依赖性生长。接种 OTA 处理的 GES-1 细胞导致体内 Balb /c 裸鼠中肿瘤异种移植物的形成，证实长期 OTA 处理可诱导 GES-1 细胞的恶性转化。此外，作者发现长期 OTA 处理诱导氧化应激并激活 Wnt /β- 连环蛋白途径，包括 β- 连环蛋白的核转变和途径下游分子的上调。最后，用抗氧化剂 N- 乙酰基 -1- 半胱氨酸（NAC）预处理抑制 OTA 转化的 GES-1 细胞中 ROS 形成和 Wnt 途径的活化，降低了这些细胞在裸鼠接种后的肿瘤形成能力。这些研究结果表明，长期 OTA 暴露通过细胞内 ROS 产生和 Wnt/β- 连环蛋白信号通路的激活诱导 GES-1 细胞的恶性转化。

【评述】 OTA 是一种可能的人类致癌物质，是世界上许多食品中常见的霉菌毒素。以前已经证明 OTA 处理在体外 GES-1 细胞中诱导氧化性 DNA 损伤，这可能在 OTA 暴露的群体中的胃癌发生中起作用。最新研究表明，Wnt/β- 连环蛋白信号通路的异常调节是癌症生物学中普遍存在的重要现象。对 Wnt/β- 连环蛋白信号传导途径的不适当刺激与许多肿瘤有关。本研究进一步证明，在 GES-1 细胞中 OTA 暴露 40 周后，Wnt 信号传导途径下游分子（GSK-3β，Dv1，Tcf4，Lef1，细胞周期蛋白 D1 和 CDK4）的蛋白质水平显著改变。因此，Wnt 信号传导途径似乎参与 OTA 诱导的 GES-1 细胞的恶性转化。研究结果表明，长期 OTA 处理诱导 GES-1 细胞的恶性转化涉及增加的细胞内 ROS 产生和 Wnt/β- 连环蛋白信号传导途径的活化，对于 OTA 处理的细胞的转化表型具有关键作用。氧化应激激活 Wnt /β-catenin 信号通路，上调增殖相关蛋白表达，可以导致 GES-1 细胞异常增殖。

（刘月平　王娅兰）

文选 62

【题目】 PGC-1α，葡萄糖代谢与 2 型糖尿病（PGC-1α，glucose metabolism and type 2 diabetes mellitus）

【来源】 Journal of Endocrinology，2016，229（3）：R99-R115

【文摘】 2 型糖尿病（T2DM）是一种以葡萄糖代谢紊乱为特征的慢性疾病。许多转录因子和协同激活因子参与了这个过程。过氧化物酶体增殖物激活受体 γ 协同激活因子 1α（PGC-1α）是调节细胞能量代谢的重要转录协同激活因子。大量研究证据表明 PGC-1α 参与了 2 型糖尿病的调控。因此，更好地了解 PGC-1α 的作用可能会为更有效的治疗策略提供帮助。本文回顾了 PGC-1α 的最新进展，并讨论了它在主要葡萄糖代谢组织（如肝、骨骼肌、胰腺和肾）中的调节信号通路网络。同时还讨论了 PGC-1α 多态性与 2 型糖尿病的显著相关性。

【评述】 PGC-1α 蛋白作为一种共激活因子，不直接与 DNA 结合，而是通过与多种参与细胞能量代谢的转录因子相互作用而参与影响一些生物过程。通过调节这些转录因子的活性，PGC-1α 可作为多种细胞分子开关，包括线粒体生物发生和呼吸、糖异生和葡萄糖转运、糖原分解、脂肪酸氧化、过氧化物酶体重塑、肌纤维类型转换和氧化磷酸化。本文通过联合多篇文章，进行综合分析与类比，对 PGC-1α 在葡萄糖代谢中的作用进行综述，同时本文对 PGC-1α 多态性与 2 型糖尿病的关系进行阐述，认为两者关系密切，并认为 PGC-1α 在 T2DM 治疗中是十分具有潜力的治疗靶点，具有潜在临床应用价值。

（刘月平　王娅兰）

文选 63

【题目】 N- 乙酰基 - 丝氨酰 - 天冬氨酰 - 赖氨酰 - 脯氨酸（Ac-SDKP）调节乙酰化 α- 微管蛋白对二氧化硅诱导的大鼠肺纤维化具有抗纤维化作用（Acetylated α-tubulin regulated by N-acetyl-seryl-aspartyl- lysyl-proline（Ac-SDKP）exerts the anti-fibrotic effect in rat lung fibrosis induced by silica）

【来源】 Sci Rep，2016，6：32257

【文摘】 硅肺病是我国最严重的职业病。本研究的目的是通过蛋白组学分析 N- 乙酰基 - 丝氨

酸 - 天冬氨酸 - 赖氨酸 - 脯氨酸（Ac-SDKP）在硅肺病发病中抗纤维化的作用，旨在探索 Ac-SDKP 调节乙酰化 α- 微管蛋白（α-Ac-Tub）的潜在机制。采用双向电泳（2-DE）和基质辅助激光解吸电离时间 - 光谱质谱（MALDI-TOF / TOF MS）技术，对对照组、Ac-SDKP 治疗和不治疗硅肺大鼠的蛋白表达谱进行了比较，鉴定出 29 种蛋白可能参与硅肺的进展和 Ac-SDKP 的抗纤维化作用。本研究发现，用 N- 乙酰基 - 丝氨酰 - 天冬氨酰 - 赖氨酰 - 脯氨酸（Ac-SDKP）处理硅肺大鼠，抑制肌成纤维细胞分化和胶原沉积，同时在体内和体外稳定 α-Ac-Tub 的表达，这与脱乙酰酶家族成员 6（HDAC6）和 α- 微管蛋白乙酰转移酶（α-TAT1）有关。本实验数据表明，Ac-SDKP 对 α-Ac-Tub 的调节可能是一种新的抗纤维化机制。

【评述】 硅肺病在我国是一种严重的职业性疾病，该研究还采用了 2-DE/MS 技术来识别新的硅肺生物标志物和 Ac-SDKP 的靶蛋白，发现了 29 种独特的蛋白质表达在硅肺大鼠模型组或 Ac-SDKP 治疗组中具有显著改变 。同时，通过细胞生物学和动物模型，发现了 Ac-SDKP 对硅肺有益，其通过 c-Jun N 末端激酶（JNK）信号传导，减弱 TGF-β1 和 Ang Ⅱ 信号传导，减少肺成纤维细胞增殖和胶原合成以及血清反应因子（SRF）对肌成纤维细胞分化的调节，发现了 Ac-SDKP 在矽肺病中的抗纤维化机制，其可能会成为一种新型抗纤维化药物的候选靶分子。

（刘月平　王娅兰）

文选 64

【题目】 在离体无线增殖的胃上皮细胞中 Sterigmatocystin（ST）诱导 Chk1 的失活是触发检查点适应的关键事件（Sterigmatocystin-induced checkpoint adaptation depends on Chk1 in immortalized human gastric epithelial cells in vitro）

【来源】 Arch Toxicol，2017，91（1）：259-270

【文摘】 Sterigmatocystin（ST）是食品和动物饲料中常见的污染物，已被公认为可能是人类致癌物质。 我们先前的研究表明 ST 引起 DNA 损伤并随后引发永生化人胃上皮细胞（GES-1）中的 G2 细胞周期停滞和细胞凋亡。最近，有研究表明，在某些情况下，DNA 损伤的细胞可能会逃脱检查点逮捕并进入有丝分裂而不修复损伤（检查点适应），并且它增加了不稳定的基因组增殖的风险，这可能有助于癌发生。因此，本研究旨在研究是否用 ST 处理的 GES-1 细胞可发生检查点适应，并探索导致该表型的潜在分子机制。研究结果显示，GES-1 细胞中 ST 处理 24 小时后导致最初的 G2 发生停滞；一小部分 GES-1 细胞变得大而圆，并且 ST 处理 48 小时后 p-H3 阳性细胞的数量急剧增加；通过机械振荡收集大而圆形的细胞显示，这些大细胞的大多数出现在细胞周期的有丝分裂期，这些圆形细胞尽管受到 DNA 损伤，但仍进入了有丝分裂，并且该细胞群中的一小部分出现存活并继续繁殖。上述结果表明 ST 诱导初始 G2 停滞，随后进行 G2 期检查点适应，这可能潜在地促进基因组不稳定并导致肿瘤发生。此外，本研究发现 Chk1 的激活有助于 GES-1 细胞的 G2 停滞，用 ST 处理 24 小时，并且用 ST 延长处理细胞 48 小时导致 Chk1 的总蛋白和磷酸化水平降低。 敲减研究证实，Chk1 失活后细胞进入有丝分裂。综上所述，本研究结果显示 ST 处理 24 小时激活 Chk1 并诱导 GES-1 细胞中的 G2 停滞。然而，ST 处理 48 小时后导致 GES-1 细胞中 Chk1 失活，尽管 DNA 受损，但其促进了检查点适应和细胞进入有丝分裂。用 ST 处理的 GES-1 细胞中的检查点适应可能潜在地促进基因组不稳定性并驱动肿瘤发生。

【评述】 该文研究发现肿瘤的发生与 ST 引起 DNA 损伤从而引发 GES-1 中 G2 细胞周期停滞和细胞凋亡，Chk1 的失活似乎是触发检查点适应的关键事件。Chk1 通过影响几种途径来帮助保护基因组完整性，包括检查点调节、有丝分裂纺锤体形成和 DNA 修复。但是有研究表明，大多数细胞在检查点适应后激活细胞死亡。然而，在本研究中，发现经历检查点适应的一小部分细胞逃避细胞凋亡并继续生长，未修复的 DNA 损伤，可能最终促进基因组不稳定性和肿瘤发生。这一发现有助于为肿瘤发生发展及肿瘤治疗靶向研究提供新思路。

（刘月平　王娅兰）

文选 65

【题目】 炎症介导的 SOD2 上调促进黄曲霉毒素 G1 诱导肺腺癌中肿瘤细胞上皮 - 间质转化和迁移（Infammation-mediated SOD-2 upregulation contributes to epithelial-mesenchymal transition and migration of tumor cells in aflatoxin G1-induced lung adenocarcinoma）

【来源】 Sci Rep，2017，7（1）：7953

【文摘】 肿瘤相关炎症在促进肿瘤生长，侵袭和转移中起关键作用。之前的研究表明，Afatoxin G1（AFG1）可诱导小鼠肺腺癌。在肺癌发生过程中发现了与超氧化物歧化酶（SOD）-2 上调相关的慢性肺炎。然而，肿瘤相关炎症介导 SOD-2 是否有助于 AFG1 诱导的肺腺癌细胞侵袭尚不清楚。本研究发现在 AFG1 诱导的肺腺癌中，与波形蛋白、α-SMA、Twist1 和 MMP 上调相关的 SOD-2 表达增加，还可引发肿瘤相关的炎症微环境，这可能与癌细胞中的 SOD-2 上调和 EMT 有关。为了体外模拟 AFG1 诱导的肿瘤相关炎症微环境，本研究分别用 AFG1、TNF-α 和（或）IL-6 处理 A549 细胞和人巨噬细胞 THP-1（MΦ-THP-1）细胞。结果显示，AFG1 不能促进癌细胞中 SOD-2 的表达和 EMT，但增强了 MΦ-THP-1 细胞中 TNF-α 和 SOD-2 的表达。此外，TNF-α 可通过 NF-κB 途径上调 A549 细胞中 SOD-2 的表达。通过 siRNA 阻断 SOD-2 可部分抑制 TNF-α 介导的 E- 钙黏蛋白和波形蛋白改变，并逆转 A549 细胞中的 EMT 和细胞迁移。因此，本研究认为肿瘤相关炎症通过 NF-κB 途径介导 SOD-2 上调，这可能有助于 AFG1 诱导的肺腺癌中的 EMT 和细胞迁移。

【评述】 最近，一些研究报道 SOD-2 可能有利于肿瘤进展和迁移。 SOD-2 依赖性产生 H_2O_2 导致 MMP 家族成员的表达增加。 为了进一步研究 SOD-2 过表达与 EMT 之间的关系，本研究检测了 EMT 的明确标志，包括 AFG1 诱导的肺腺癌中的 E- 钙黏蛋白、波形蛋白、α-SMA 和 Twist1。证实了上皮标志物 E- 钙黏蛋白的减少，以及间充质细胞标志物波形蛋白和 α-SMA 的增加，Twist1（被称为 EMT 侵袭性表型的重要参与者）在 AFG1 诱导的肺腺癌中也增加。 与肿瘤进展和转移相关的 MMP-2 和 MMP-9 的表达也增加。结果表明，AFG1 可能激活巨噬细胞产生细胞因子，这有助于 AFG1 诱导的肺腺癌的炎症反应。TNF-α 可能是 SOD-2 上调及癌细胞中 EMT 和迁移的主要原因。炎症介导的 SOD-2 通过 NF-κB 通路在 AFG1 诱导的肺腺癌的肿瘤细胞 EMT 和迁移中具有重要作用。

（刘月平　王娅兰）

文选 66

【题目】 聚乙烯亚胺（PEI）与昆布多糖骨架形成结合物的负载 BMI-1 siRNA 的纳米颗粒在人类乳腺癌的基因治疗中的作用（Nanoparticle siRNA against BMI-1 with a Polyethylenimine-Laminarin Conjugate for Gene Therapy in Human Breast Cancer）

【来源】 Bioconjugate Chemistry，2016，27：66-73

【文摘】 近年来，B 细胞特异性莫洛尼白血病病毒插入位点 1（BMI-1）因为在乳腺癌的发生、发展及转移中具有关键作用而备受关注。有研究显示，利用小干扰 RNA（siRNA）下调 BMI-1 表达可有效抑制肿瘤生长。但是，如何将 siRNA 高效递送至靶细胞成为限制其进一步应用的主要因素。因此，本研究旨在构建一种新型的基于昆布多糖的非病毒基因传递载体，用以递送靶向 BMI-1 的 siRNA，并在体外和体内水平研究该 siRNA 的抗肿瘤活性。为了提高对 siRNA 的负载能力，作者通过 N，N'- 羰基二咪唑将聚乙烯亚胺（PEI）接枝到昆布多糖骨架，构建得到阳离子化的 PEI 改性昆布多糖 nLP。体外实验表明，nLP 不仅可以通过静电相互作用与 siRNA 形成直径为 200nm 的纳米颗粒，而且可以将 siRNA 高效递送至乳腺癌细胞 MCF-7（95.0%）。负载 BMI-1 siRNA 的纳米颗粒（nLP/siBMI-2）可以将乳腺癌 MCF-7 细胞中 BMI-1 的表达下调 90.9%。体内肿瘤抑制实验表明，nLP/siBMI-2 纳米颗粒具有相对较低的毒性和良好的基因治疗效果，肿瘤抑制率为 46.6%。

【评述】 乳腺癌是一种常见的恶性肿瘤，其发病率占全身各种恶性肿瘤的 7%～10%。统计数据显示，乳腺癌是女性最常见癌症，约占女性各种恶性肿瘤的 25%。同时，乳腺癌也是造成女性死亡的首要原因。因此，迫切需要有效的抗乳腺癌治疗方法。已有研究表明，BMI-1 与乳腺癌发生发展密切相关，是乳腺癌基因治疗的理想靶点。课题组以天然来源昆布多糖作为骨架结构，通过 PEI 的电正性修饰，高效负载靶向 BMI-1 的 siRNA，构建得到肿瘤靶向性的纳米基因给药系统 Nlp/siBMI-2。研究结果显示，该给药系统能够有效降低乳腺癌细胞中 BMI-1 的表达，进而抑制肿瘤增殖。该论文立题新颖，工作系统完整，具有科学严谨性，不足之处在于纳米给药系统的摄取及作用机制相对比较薄弱，需要进一步深入研究。

（刘月平　徐　钢）

文选 67

【题目】 重新设计的白介素 12 可增强其安全性和作为抗肿瘤免疫治疗剂的潜力（Re-designing Interleukin-12 to enhance its safety and potential as an anti-tumor immunotherapeutic agent）

【来源】 Nature Communications，2017，8：1395

【文摘】 白介素 12（IL-12）已成为抗肿瘤免疫治疗最有效的药物之一。但是，与 IL-12 全身给药相关的潜在致命毒性排除了其临床应用。在这里，作者消除了毒性作用以不损害其抗肿瘤功效的方式重新设计了该分子。IL-12 的 N 端信号肽的缺失可通过阻止 IL-12 从细胞分泌而实现这种改变。作者使用新设计的针对肿瘤的溶瘤腺病毒（Ad-TD），将非分泌（ns）IL-12 传递至肿瘤细胞，并在叙利亚仓鼠胰腺癌（PaCa）模型中检查了其治疗和毒性作用。值得关注的是，与用 Ad-TD 表达未修饰的 IL-12 的治疗相比，腹膜内递送 Ad-TD-nsIL-12 显著提高了具有原位 PaCa 和经腹膜扩散的 PaCa 的动物的存活，而没有毒性副作用。这些发现为开发基于 IL-12 的癌症治疗方法提供了新的希望。

【评述】 胰腺癌是目前恶性程度最高的人类肿瘤之一，是美国第四大癌症死亡因素和欧洲第五大癌症死亡因素，经过几十年的努力，其 5 年生存率也只有 5%，是所有肿瘤中最低的。大部分早期胰腺癌患者没有明显的症状，一经诊断即为晚期浸润或转移癌。因此，急需开发新的治疗手段解决此难题。基于复制选择性溶瘤病毒的病毒免疫基因治疗是极具前景的肿瘤治疗方法。在这项研究中，本文开发了一种强大且安全的基于 IL-12 的免疫 - 病毒治疗剂，可以局部或全身性地递送至肿瘤。使用 Ad-TD-nsIL-12 并与目前临床上可应用的治疗方案相媲美的治疗方案，可以有效，安全地治疗叙利亚胰腺仓鼠模型，该模型可以准确地反映人类肿瘤发生的阶段。总之，本研究为开发基于 IL-12 的癌症治疗方法提供了新的希望。该论文选题具有重要的学术和应用意义，具有一定的科学性，创新性。不足之处在于在将这种疗法转化为胰腺癌的早期临床试验之前，仍需要对该方法的药理学和毒理学进行进一步评估。

（刘月平　徐　钢）

文选 68

【题目】 **无标记超高分辨率光学相干显微镜可准确分类子宫颈癌前病变和子宫颈癌（Ultrahigh-resolution optical coherence microscopy accurately classifies precancerous and cancerous human cervix free of labeling）**

【来源】 Theranostics2018，8（11）：3099-3110

【文摘】 子宫颈癌是全球癌症的第四大常见原因，也是发展中国家女性癌症死亡的第三大原因。传统的筛查工具，如人乳头瘤病毒和巴氏子宫颈涂片检查无法实时提供结果，也无法定位可疑区域。阴道镜引导的活组织检查为有创检查，而且只有少数子宫颈部位可进行此项检查。该病早期检测的理想方法是一种能具有接近组织病理学分辨率的无创、无标记和实时成像方法。方法：超高分辨率光学相干显微成像术（optical coherence microscopy，OCM）是一种新兴的成像技术，用于获取生物样品具有细胞分辨率的三维（3-dimensional，3D）“光学活检组织”。本研究从 92 例患者的 159 份标本中收集了 497 个 3D OCM 数据集。结果：从 OCM 图像中可以清楚地观察到正常子宫颈、鳞状柱状上皮接合处、上皮外翻、低度鳞状上皮内病变（low-grade squamous intraepithelial lesions，LSIL）、高度鳞状上皮内病变（high-grade squamous intraepithelial lesions，HSIL）和浸润性宫颈病变的特征模式，其与相应的组织学切片的检查结果匹配良好。在 3 名研究者的盲测试中，应用 OCM 图像检测高危病灶（HSIL 和浸润性病变）敏感性为 80%（95% *CI* 72%～86%），特异性为 89%（95% *CI* 84%～93%），观察者间符合度较高（κ=0.627），表明 3 名研究者的诊断结果之间的一致性很高。结论：这些结果为未来对体内子宫颈组织的无创光学评估奠定了基础，有可能带来创伤性更小而更有效的对子宫颈癌的筛查方法，以及实行“即诊即治”的治疗策略。

【评述】 子宫颈癌是全世界妇女最常见的第四种癌症，是女性癌症死亡的第三大原因。子宫颈癌可通过筛查预防，早期诊断的患者具有良好的治疗前景，但每种筛选技术都有优点和缺点，OCM是一种新兴的医学诊断成像方式，超高分辨率 OCM 显示了人类子宫颈病变各个阶段的详细特征，这是对过去研究的重大改进。OCM 的一个关键优势是它可以在不移除或处理组织的情况下提供实时的体内成像。这些结果为未来对体内子宫颈组织的无创光学评估奠定了基础，有可能带来创伤性更小而更有效的对子宫颈癌的筛查方法，以及实行"即诊即治"的治疗策略。该论文立意新颖，研究方法先进，具有一定的科学性，不足之处在于作为一项发展中的技术，OCM 仍然存在一些局限性。OCM 图像的离体研究与组织学匹配良好，但是，在体内环境中可能会遇到其他难题，这些潜在的难题包括运动伪影、出血、阴道分泌异常和子宫颈表面不规则等。这些挑战需要在体内临床研究中进一步探索，并在未来技术广泛应用于临床之前妥善解决。

（刘月平　徐　钢）

文选 69

【题目】 **儿童低级别神经胶质瘤可进行分子分层以评估风险（Pediatric low-grade gliomas can be molecularly stratified for risk）**

【来源】 Acta Neuropathol，2018，136（4）：641-655

【单位】 与成人胶质瘤相比，儿童低级别胶质瘤（PLGGs）的预后要好得多，但很大一部分 PLGGs 也存在肿瘤的进展和复发。研究表明，儿童和成人低级别胶质瘤在分子水平具有明显差异。然而，通过基因组研究发现的一些新生物标志物的临床意义尚未得到充分的研究。本研究评估了 289 个 PLGGs 大队列的生物标志物列表，并分析了它们与临床预后的相关性。应用测序方法检测 TERT 启动子（TERTp）、H3F3A 和 BRAF V600E 突变、免疫组织化学方法检测 ATRX 核丢失、荧光原位杂交（FISH）技术检测 CDKN2A 缺失、KIAA 1549-BRAF 融合和 MYB 扩增。结果表明，TERTp、H3F3A 和 BRAF V600E 突变率分别为 2.5%、6.4% 和 7.4%；ATRX 核丢失率为 4.9%；CDKN2A 缺失率、KIAA 1549-BRAF 融合率和 MYB 扩增率分别为 8.8%、32.0% 和 10.6%。生存分析结果表明，TERTp 突变、H3F3A 突变和 ATRX 核丢失与低的无进展生存期（PFS，$P<0.0001$，$P<0.0001$，$P=0.0002$）和低的总生存期（OS，$P<0.0001$，$P<0.0001$，$P<0.0001$）显著相关；BRAF V600E 突变与 PLGGs 中低的 PFS（$P=0.011$）和 OS（$P=0.032$）相关；KIAA 1549-BRAF 融合是高 PFS（$P=0.0017$）和高 OS（$P=0.0029$）的预后指标；MYB 扩增也是高 PFS（$P=0.040$）的一个有利指标。更为重要的是，这些分子生物标志物可用于将 PLGG 分为低级（KIAA 1549-BRAF 融合或 MYB 扩增）、中间 - Ⅰ级［BRAF V600E 和（或）CDKN2A 缺失］、中间 - Ⅱ级（无生物标志物）和高风险级（TERTp 或 H3F3A 突变或 ATRX 核丢失）4 个组别，这为 PLGGs 临床决策的制订提供了非常好的参考。

【评述】 该研究纳入 289 例 18 岁以下的低级别胶质瘤患者，分别对肿瘤标本进行 TERT 启动子、H3F3A、BRAF V600E 突变、MYB 扩增、KIAA1549-BRAF 融合、CDKN2A 缺失和 ATRX 丢失的检测，并进行单因素和多因素生存分析。研究发现，有 TERT 启动子突变、H3F3A 突变和 ATRX 丢失的患儿预后最差。相反，有 BRAF 融合和 MYB 扩增的患儿预后明显较好。研究者对有完整的分子病理学数据的263例患儿进行综合分级，分为低危组、Ⅰ度中危组、Ⅱ度中危组和高危组。低危组包含BRAF融合MYB扩增；Ⅰ度中危组包含BRAF V600E或CDKN2A缺失；Ⅱ度中危组不包括上述分子病理学改变；高危组包括TERT启动子突变或H3F3A突变或ATRX丢失。通过单因素生存分析发现，不同风险等级组患儿预后有明显差异；通过多因素生存分析确认，该分子病理学分型系统是PLGG的一个独立预后因素。该研究首次根据最新分子病理学进展，通过分子标志物对大样本PLGG进行分级；该风险分层，在临床上对确定PLGG的诊疗策略具有重要意义。

（刘月平　徐　钢）

文选70

【题目】 **扁桃体滤泡树突状细胞中的胸腺基质淋巴细胞生成素可通过促进IgA肾病中扁桃体IgA类别转换使血清IgA升高**（Thymic stromal lymphopoietin in tonsillar follicular dendritic cells correlates with elevated serum immunoglobulin A titer by promoting tonsillar immunoglobulin A class switching in immunoglobulin A nephropathy）

【来源】 Translational Research，2016，176：1-17

【文摘】 IgA肾病以血清中高水平的IgA和肾小球膜上的IgA沉积为主要特征。以往的研究表明血清中升高的IgA有一部分来自于扁桃体。在本篇文章中作者对IgA肾病患者扁桃体中IgA的生成机制进行了研究。免疫组化显示IgA肾病患者的扁桃体中IgA所携带的数量与相对百分比显著增加，与非IgA肾病患者相比，作者在IgA肾病患者的扁桃体生发中心的滤泡树突细胞（FDCs）中检测到了IgA类别转换的升高，以及过度表达的胸腺基质淋巴细胞生成素（TSLP）、胸腺基质淋巴细胞生成素受体（TSLPR）、激活诱导的胞苷脱氨酶（AID）、转化生长因子-b1（TGF-b1）、肿瘤坏死因子家族的B细胞激活因子（BAFF）及增殖诱导配体（APRIL）。值得注意的是，TSLP与分离的FDCs相关簇中IgA的产生相关。这些数据表明，扁桃体FDCs中的TSLP过表达可能通过AID、TGF-b1、BAFF和APRIL的协同作用从而促进IgA肾病患者体内的IgA类别转换。因此，FDC中TSLP与扁桃体IgA生成之间的相互作用可能是导致IgA肾病的重要机制。

【评述】 该研究表明患者循环系统IgA水平升高，IgA免疫复合物沉积于肾小球系膜区后诱发肾小球损伤等因素是IgAN发生、发展的重要环节。人们已经认识到认清IgA增多机制是解决IgAN治疗的重要瓶颈。近年来研究发现IgAN患者多伴有扁桃体感染症状，同时扁桃体切除对IgAN治疗具有积极意义，扁桃体在IgAN中的作用已成为研究热点。文章研究发现，IgAN患者扁桃体IgA与肾沉积IgA相关，同时发现IgAN扁桃体生发中心滤泡树突细胞（FDC）大量表达胸腺基质淋巴细胞生成素（TSLP），后者与扁桃体IgA生成显著正相关。而研究已证实FDC可调节B细胞IgA类型转换进而影响IgA生成。同时，文章提出“IgAN扁桃体内高表达的TSLP通过与FDC作用上调扁桃体细胞IgA类型转换，进而促进IgA生成，引起IgAN的发生发展”。本研究探讨TSLP促进扁桃体IgA生成在IgA肾病中的作用及机制，将为IgAN扁桃体切除治疗提供理论依据，为IgAN治疗提供新思路和新靶点。

（张淑君　徐　钢）

文选 71

【题目】 血红素氧合酶 -1 在 12 月龄小鼠早期和晚期脑出血中的显著作用（Distinct role of heme oxygenase-1 in early- and late-stage intracerebral hemorrhage in 12-month-old mice）

【来源】 Journal of Cerebral Blood Flow and Metabolism，2017，37（1）：25-38

【文摘】 脑出血（ICH）是一种高发病率、高死亡率的脑卒中。血红素氧合酶 -1（HO-1）是血红素降解的关键酶，于发生 ICH 后高表达，但其作用尚不清楚。本研究使用 HO-1 诱导剂和抑制剂测试 HO-1 在体内和体外 ICH 不同阶段的作用。发现 ICH 早期 HO-1 高表达使胶原酶诱导的 ICH 模型小鼠的预后恶化。HO-1 可以增加脑水肿、白质损伤、神经元死亡和神经行为缺陷。此外，HO-1 升高会增加炎症、氧化应激、基质金属蛋白酶 9/2 活性和铁沉积。ICH 晚期长期诱导 HO-1 可增加血肿吸收、血管生成和神经功能恢复。结论：HO-1 激活介导脑出血后早期脑损伤，但可促进脑出血后期神经功能的恢复。

【评述】 该研究在其之前的工作基础上进一步探究血红素加氧酶 -1 在脑出血后的作用。HO-1 一直被当作抗氧化损伤元件在神经系统损伤中起到保护作用。该研究通过大量实验数据，证明 HO-1 在脑出血损伤中与以往的认知有所不同。研究提出脑出血早期 HO-1 被激活，其主要功能为清除代谢血红素，而在这一过程中激活小胶质细胞并产生大量的铁。铁的持续蓄积导致大脑的氧化损伤。除此之外，研究还连续分析 28 天内 HO-1 表达含量改变，并证实在脑出血后期，其表达模式再次发生改变，表现为 HO-1 集中于血管内皮细胞促进血管再生，从而有利于神经功能的恢复。该研究内容丰富，实验数据充实、可靠，文章具有鲜明的原创性，创新性高；研究内容在本领域具有明显领先水平。

（张淑君　林冬梅）

文选 72

【题目】 神经元 PGE2 受体 EP2 在中年脑出血后的脑保护作用（Cerebroprotection by the neuronal PGE2 receptor EP2 after intracerebral hemorrhage in middle-aged mice）

【来源】 Journal of Cerebral Blood Flow and Metabolism，2017，37（1）：39-51

【文摘】 前列腺素（如 PGE2）介导的炎症反应可能导致脑出血（ICH）后继发性脑损伤。然而，由 PGE2 受体 EP2 发出的细胞特异性信号取决于神经病理性损伤是急性还是慢性。本研究采用遗传学和药理学方法，研究 EP2 受体在 2 种小鼠颈动脉注射胶原酶或自体动脉全血致 ICH 模型中的作用，并使用中年雄性小鼠来增强该研究的临床相关性。在胶原酶诱导的脑出血后，EP2 受体在神经元中表达，而在星形胶质细胞或小胶质细胞中不表达。胶原酶诱导的脑出血后脑损伤与细胞和分子炎症反应、氧化应激和基质金属蛋白酶（MMP）-2/9 活性增强有关。EP2 受体缺失加重了脑损伤、脑肿胀 / 水肿、神经元死亡和神经行为缺陷，而高选择性激动剂 AE1-259-01 激活 EP2 受体，逆转这些结果。EP2 受体的缺失也加重 ICH 模型的脑水肿和神经功能缺损。这些发现表明，PGE2 激活的神经元 EP2

受体通过其抗炎、抗氧化作用和抗 MMP-2/9 活性保护中年小鼠的大脑免受 ICH 损伤。PGE2/EP2 信号通路在 ICH 治疗中的潜在应用价值值得进一步研究。

【评述】 脑卒中是造成全世界致死率和致残率较高的第二大常见疾病，脑出血后出现的继发性损伤给患者、家庭及社会造成沉重的精神和经济负担。该研究在前期 EP1 研究基础上，采用遗传学和药理学的方法，通过蛋白、免疫荧光等多种实验技术，从多角度多方面探讨神经元 PGE2/EP2 信号通路对脑出血后损伤的保护作用，对于寻找脑出血治疗的新药靶点，改善脑出血预后具有重要科学意义及临床价值。本研究在国内外尚未见文献报道，具有先进性和创新性。

（张淑君　林冬梅）

文选 73

【题目】 脑出血后小胶质细胞极化与炎症介质（Microglial Polarization and Inflammatory Mediators After Intracerebral Hemorrhage）

【来源】 Molecular Neurobiology，2017，54（3）：1874-1886

【文摘】 脑出血是一种高发病率、高死亡率的脑卒中亚型。当大脑中的病变动脉破裂，血肿的扩张和吸收会引发一系列反应，导致原发性和继发性脑损伤。小胶质细胞对于清除血肿和清除碎片非常重要，但它们也是持续炎症的一个来源。本文讨论了小胶质细胞活化 / 极化及其相关炎症介质，如 toll 样受体 4、基质金属蛋白酶、高迁移率群蛋白 box-1、核因子红系 2 相关因子 2、血红素氧合酶、铁等在脑出血继发性损伤中的作用，并着重指出了脑出血治疗的潜在靶点。

【评述】 脑出血是脑卒中比较常见的一个亚型，并具有较高的死亡率和致残率的特点。脑出血后多种基因与细胞被激活，参与脑出血后大脑损伤和修复的过程。小胶质细胞是其中一个重要因素。该文通过总结课题组多年来在脑出血中的研究成果并结合最新文献报道，从多角度阐明小胶质细胞在脑出血后的作用，并对其参与调控的炎症介质进行总结分析。文章指出小胶质细胞作为脑组织内最重要的免疫细胞在出血早期就被激活，小胶质细胞的活化存在两种极化方式，即 M1 型和 M2 型，且两者在脑出血后的作用不同。脑出血后小胶质细胞这种极化的改变导致了大脑的损伤和修复。该文还对铁代谢稳态提出进一步的探究和设想，为将来的研究提出新的方向。该研究详细介绍了小胶质细胞在脑出血后的作用机理及相关研究进展包括争论所在。该文具有良好的实用价值及较高的先进性和科学性。

（张淑君　林冬梅）

文选 74

【题目】 EOC 再腹水细胞自噬升高可抑制细胞死亡，促进耐药（Increased autophagy in EOC re-ascites cells can inhibit cell death and promote drug resistance）

【来源】 Cell Death and Disease，2018，9：419

【文摘】 卵巢癌腹水作为上皮性卵巢癌常见的并发症，严重影响着女性生命健康。为探究腹水反复产生的可能原因及机制，分析如何有效降低上皮性卵巢癌复发率，抑制反复腹水及耐药的发生，本课题组对此进行了研究。结果发现，在化疗后再产生腹水且耐药的患者中，血清 CA125、腹水沉淀细胞 CA125 表达升高。电镜观察瘤细胞可见大量微丝和初级溶酶体，提示肿瘤细胞化疗后并未死亡反而增多，且有自噬现象产生。为了证实再腹水组（耐药组）肿瘤细胞增多是否与自噬 / 凋亡水平变化相关，课题组比较了再腹水组与化疗敏感组患者，发现相对于化疗敏感组，再腹水组患者中瘤细胞自噬活性增强，凋亡降低，MDR1 水平升高，同时 LC3 和 LAMP2 共表达增多，而化疗敏感的卵巢癌腹水与癌组织中，自噬明显减少，凋亡明显增多。综上，提示自噬 / 凋亡可能有效反映化疗疗效；而再腹水组自噬增高，凋亡降低抑制了细胞死亡，可能是产生耐药的关键。团队进一步在卵巢癌细胞系中进行了初步验证，发现相对于 CDDP 单独作用组，雷帕霉素＋CDDP 组 PIK3CB，p-AKT，MDR1 表达增高，c-CASP 3，CASP 6，CASP 9 表达降低，而 3MA＋CDDP 组则相反（$P<0.01$，$P<0.05$）。抑制自噬可提高卵巢癌细胞对药物的敏感性，促进细胞死亡；而诱导自噬则降低了卵巢癌细胞对化疗药的敏感性，抑制了细胞死亡，促进耐药。因此，瘤细胞自噬作为肿瘤治疗的靶点可为未来临床诊疗提供帮助。

【评述】 卵巢癌作为女性特有肿瘤，有效的将其解决不仅对女性健康很重要，对社会和家庭作用也很重要。癌性腹水的出现常提示病情已发展到中晚期，此时对于化疗敏感的患者手术联合化疗可清除或缩减肿瘤大小，抑制腹水的产生，提高生存质量，延长生存期；但对于治疗效果不明显或化疗耐药的患者，检测患者治疗效果，寻求新的治疗靶点，提高治疗效率，延长患者生存期，对临床治疗大有裨益。课题组发现自噬 / 凋亡可能有效反映化疗疗效，并且产生耐药的关键问题之一可能与自噬增高，凋亡降低有关。进一步研究发现，自噬与卵巢癌药物敏感性相关。综上所述，自噬状态可以辅助评判化疗疗效，且作为卵巢癌治疗的靶点，或许可以为临床诊疗提供帮助。该论文立意新颖，研究有一定的创新性和科学性，不足之处在于对自噬调控卵巢癌耐药的分子机制未进行深入研究。

（张淑君　林冬梅）

文选 75

【题目】 MDM2 和 XIAP 双抑制剂用于癌症治疗的发现（Discovery of Dual Inhibitors of MDM2 and XIAP for Cancer Treatment）

【来源】 Cancer Cell，2016，30：623-639

【文摘】 MDM2 和 X 连锁凋亡抑制剂（XIAP）分别通过与 p53 结合促进其降解，抑制 caspase 的激活来阻止癌细胞凋亡，从而促进癌细胞存活。此外，MDM2 的环状结构域可与 XIAP mRNA 转录本的内核糖体进入位点（IRES）结合，促进 XIAP 翻译，增加 MDM2 蛋白表达，增强对凋亡的抵抗力，提示 MDM2 在提高细胞存活率方面可能具有非 p53 依赖的作用。因此，作者推测阻断 MDM2 和 XIAP 之间的相互作用会降低这 2 种蛋白的表达，增强癌细胞的凋亡。本研究中开发了一种蛋白质 -RNA 荧光偏振（FP）法用于从化合物文库进行高通量筛选（HTS）。通过 FP-HTS 从 141 394 个小分子化合物中鉴定了 8 种抑制 MDM2 蛋白 -XIAP RNA 相互作用的抑制剂，这些化合物均可导致 MDM2 降解。化合物诱导的 MDM2 下调不仅抑制了 XIAP 的表达还激活了 p53，从而促进癌细胞的体外凋亡，抑制癌细胞的体内增殖。更重要的是，这些 MDM2/XIAP 抑制剂中的一个（MX69）在体外对正常的人类造血功能显示出最小的抑制作用，且在动物模型中验证了良好的药物耐受性。

【评述】 作者团队前期研究发现 MDM2 与 X 连锁凋亡抑制剂（XIAP）可相互调控，MDM2 蛋白可与 XIAP mRNA 上的 IRES 区域结合，从而稳定 MDM2 并增强 XIAP 蛋白的翻译水平。本研究建立了一种高通量筛选 XIAP IRES 结合 MDM2 环结构域的小分子抑制剂的荧光偏振实验，在检测 141 394 个小分子化合物后，发现 8 个候选分子可阻断 MDM2 - XIAP 的结合，其中 3 个（MX3，MX11，MX69）用于进一步研究，化合物处理癌细胞后，MDM2 和 XIAP 的蛋白表达均降低。MX11 和 MX69 与 MDM2 环结合，MX3 与 XIAP IRES 结合，诱导 MDM2 的自泛素化和降解，稳定和激活 p53 并抑制 XIAP，激活 caspases 3、7 和 9。MX3 和 MX69 以 MDM2、p53 和 XIAP 依赖的方式诱导细胞凋亡，其中 MX69 对正常造血系统几乎没有影响，且在异种移植小鼠的实验中对小鼠耐受性良好。这些发现支持 MX69 作为双靶向 MDM2/XIAP 抑制剂的进一步研发方案的优质候选者。

（李建莎　林冬梅）

文选 76

【题目】 MiRNA-558 通过减弱 Smad4 介导的对肝素酶表达的抑制来促进胃癌进展（MiRNA-558 promotes gastric cancer progression through attenuating Smad4-mediated repression of heparanase expression）

【来源】 Cell Death Disease，2016，7：e2382

【文摘】 以往的研究表明，作为唯一的哺乳动物内切 -β-D- 葡萄糖醛酸酶，乙酰肝素酶（HPSE）在胃癌中上调并与胃癌预后不良相关，而其潜在机制仍有待确定。本文通过对公共数据集的综合分析，发现 microRNA-558（miR-558）和 SMAD 家族成员 4（Smad4）是胃癌中 HPSE 表达的关键转录调节因子，其相邻的靶点位于 HPSE 的启动子内；内源性 miR-558 激活了胃癌细胞系中 HPSE 的转录和表达。相反，Smad4 通过直接结合其启动子来抑制新生转录和 HPSE 的表达。从机制上看，miR-558 识别其在 HPSE 启动子内的互补位点以降低 Smad4 以 Argonaute1 依赖性的方式结合。异位表达或敲低实验表明 miR-558 在体外和体内通过减弱 Smad4 介导的 HPSE 表达抑制促进胃癌细胞系的肿瘤发生和侵袭性。在临床胃癌标本中，miR-558 的上调和 Smad4 的下调与 HPSE 表达正相关。Kaplan-Meier 生存分析显示，miR-558 和 Smad4 分别与胃癌患者的不良和良好结果相关。因此，这些发现表明，miR-558 通过直接靶向 HPSE 启动子以减弱 Smad4 介导的 *HPSE* 表达抑制来促进胃癌的进展。

【评述】 在这项研究中，通过对顺式调控元件和染色质免疫沉淀（ChIP）和微阵列的公共数据集的综合分析，发现 microRNA-558（miR-558）和 SMAD 家族成员 4（Smad4）是 *HPSE* 表达的关键转录调节因子。该研究表明，Smad4 表达不足并通过直接结合胃癌中的启动子来抑制 HPSE 的转录。此外，miR-558 在胃癌中上调，并通过消除 Smad4 与其启动子的结合来促进 HPSE 的转录，导致胃癌细胞的体外和体内生长、侵袭、转移和血管生成增加。研究结果揭示了 *HPSE* 基因表达与胃癌进展相关的机制，并提示 miR-558 和 Smad4 是胃癌的潜在治疗靶点。

（李建莎　刘红刚）

文选 77

【题目】 CTCF 协作非编码 RNA MYCNOS 通过促进 MYCN 的表达促进神经母细胞瘤进展（CTCF cooperates with noncoding RNA MYCNOS to promote neuroblastoma progression through facilitating MYCN expression）

【来源】 Oncogene，2016，35：3565-3576

【文摘】 以前的研究表明，MYCN 在神经母细胞瘤（NB）肿瘤发生和进展中起重要作用，神经母细胞瘤是儿童期神经嵴最常见的颅外实体瘤。然而，MYCN 在 NB 中表达的调节机制仍然存在很多未知。在本研究通过挖掘公共微阵列数据库并分析顺式调节元件和染色质免疫沉淀数据集，将 CCCTC 结合因子（CTCF）鉴定为促进 NB 中 *MYCN* 表达的关键转录因子。RNA 免疫沉淀、RNA 电泳迁移率变动分析、RNA 下拉和体外结合分析表明 CTCF 和 MYCN 反向链（MYCNOS）之间的存在物理相互作用，MYCN 是一种天然的非编码 RNA MYNC 的推动者。增益和功能丧失研究表明 MYCNOS 促进 CTCF 募集到其 MYCN 启动子内的结合位点，以诱导染色质重塑，导致培养的 NB 细胞系中 MYCN 水平增加和下游基因表达改变。CTCF 与 MYCNOS 合作，在体外和体内抑制 NB 细胞的分化，促进 NB 细胞的生长、侵袭和转移。在临床 NB 组织和细胞系中，CTCF 和 MYCNOS 上调并与 MYCN 表达正相关。CTCF 是 NB 不良预后的独立预后因素，MYCNOS 高表达的患者生存概率较低。总之，这些结果证明 CTCF 与非编码 RNA MYCNOS 协同作用以显示致癌活性，其通过 MYCN 的转录上调影响 NB 的侵袭性和进展。

【评述】 该研究首次证明 CTCF 和 MYCNOS 在人 NB 中被上调。CTCF 靶向 MYCN 启动子通过与非编码 RNA MYCNOS 的相互作用诱导染色质重塑，导致 MYCN 表达增加。CTCF 与 MYCNOS 协同作用有效抑制 NB 细胞的分化，促进体外和体内 NB 细胞的生长、侵袭和转移。本研究扩展了对与 NB 进展相关的 *MYCN* 基因调控的知识，并表明 CTCF 和 MYCNOS 可能具有作为 NB 的新治疗靶点的潜在价值。

（李建莎　刘红刚）

文选 78

【题目】 长链非编码 RNA MEG3 作为内源性竞争性 RNA，靶向 miR-21/PDCD4 信号通路，调节缺血神经元死亡（Long non-coding RNA MEG3 functions as a competing endogenous RNA to regulate ischemic neuronal death by targeting miR-21/PDCD4 signaling pathway）

【来源】 Cell Death & Disease，2017，8（12）：3211

【文摘】 长链非编码 RNA（long non-coding RNA，lncRNA）母系表达基因 3（maternally expressed gene 3，MEG3）已被证明是多种人类癌症的重要调节因子。然而，其在缺血性卒中中的作用和调节机制仍不清楚。本课题组前期研究显示 MEG3 促进缺血性神经元死亡，在本研究中，lnCeDB 数据库序列分析显示 MEG3 与 miR 21 有 3 段可能的结合位点，随后的双荧光素酶实验证实 MEG3 通过以上 3 个位点与 miR-21 结合。通过大脑中动脉阻塞模型（middle cerebral artery occlusion，MCAO）和氧糖剥夺模型（oxygen-glucose deprivation，OGD）分别在体内和体外模拟脑缺血，检测 miR-21 的表达。结果显示，不同于 MEG3 在缺血后表达上调，miR-21 在缺血后表达下调。在 N2a 细胞中过表达 miR-21 可以保护 OGD 导致的神经细胞死亡。这些结果提示，MEG3 和 miR-21 在缺血性神经元死亡进程中可能存在着表达和功能上的负相关。近年来研究显示 lncRNA 可作为竞争性内源 RNA（competing endogenous RNA，ceRNA），通过竞争性结合 miRNA，抑制 miRNA 与其靶向 mRNA 的结合，从而调控蛋白质的表达。程序性细胞死亡蛋白 4（programmed cell death 4，PDCD4）作为 miR-21 最常见的靶蛋白之一，其 3’-UTR 区与 miR-21 结合的序列位点与 MEG3-miR-21 的 3 段结合序列均存在 80% 以上的重叠，进一步的荧光素酶实验显示 miR-21 可以抑制 PDCD4 的活性，而这种抑制效应可被过表达的 MEG3 消除，提示 MEG3 竞争性结合 miR-21 从而抑制 miR-21 对 PDCD4 的抑制效应。更重要的是，MEG3 还可以抑制 miR-21 对 OGD 引起的 N2a 细胞死亡的保护作用。通过 siRNA 沉默 MEG3 的表达可在体保护缺血性神经损伤，并改善整体神经功能。综合以上结果，认为 MEG3 可以竞争性结合 miR-21 调控其靶蛋白 PDCD4，从而介导缺血性神经元死亡。

【评述】 长链非编码 RNA（lncRNA）是近年来的研究热点，MEG3 是第一个被发现有肿瘤抑制功能的 lncRNA，以往的研究也多聚焦于 MEG3 在肿瘤方向的抑制功能，关于 MEG3 在缺血性卒中中的作用鲜有报道。该课题组的前期研究发现 MEG3 在脑缺血后表达增加，突出了其作为治疗缺血的新靶点的作用。近年来研究显示 lncRNA 可作为 ceRNA，通过竞争性结合 miRNA，抑制 miRNA 与其靶向 mRNA 的结合，从而调控蛋白质的表达。然而，目前尚不清楚 MEG3 是否作为一种 ceRNA 在脑缺血的发展过程中发挥作用。本文首次报道了在脑缺血时 MEG3、miR-21 和 PDCD4 之间的功能相互作用：MEG3 作为 ceRNA，靶向 mir-21/PDCD4 信号通路，通过竞争性结合 miR-21 调控其靶蛋白 PDCD4，从而介导缺血性神经元死亡。因此，该研究揭示了 MEG3 在缺血性卒中中的新作用机制，以 MEG3-miR-21-PDCD4 相互作用为靶点，将有助于开发新的治疗脑缺血性卒中的干预策略。

（李建莎　刘红刚）

文选 79

【题目】 雷公藤甲素通过增加鼻咽癌细胞线粒体凋亡的敏感性来抑制 eb 核抗原 1 的表达（Triptolide inhibits Epstein-Barr nuclear antigen 1 expression by increasing sensitivity of mitochondria apoptosis of nasopharyngeal carcinoma cells）

【来源】 J Exp Clin Cancer Res，2018，37（1）：192

【文摘】 背景：EB 病毒（EBV）被发现见于鼻咽癌（NPC）组织和与患者的不良预后有关。EBV 核抗原 1（EBNA1）在所有鼻咽癌肿瘤中均有表达，在病毒和宿主细胞中均有多种生物学作用。雷公藤甲素（Triptolide，TP）是一种天然产品，是从雷公藤提取的小分子化合物并表现出优秀的抗癌活性。本研究的目的是为了说明雷公藤甲素的抗鼻咽癌效果，并解释在鼻咽癌细胞中 EBNA1 的抗 TP 诱导的凋亡机制。方法：在本研究中，CCK-8 试验用于分析 NPC 细胞的增殖情况。流式细胞术用来检测 NPC 细胞周期和细胞凋亡。EBNA1 的 mRNA 和蛋白质水平的表达是由实时荧光定量聚合酶链反应和免疫印迹来测定。研究结果表明，TP 可有效抑制 NPC 细胞的增殖。TP 能够停止鼻咽癌细胞周期复制于 S 期并诱导鼻咽癌细胞通过 caspase-9 依赖信号通路凋亡。低剂量的 TP 通过促进蛋白酶 - 泛素化途径来减少 EBNA1 的半衰期和显著降低 EBNA1 表达。独立于 EBV 基因组的 EBNA1 的表达能有效地减少 TP 诱导的细胞凋亡。TP 显著地在体内抑制 EBV-positive 肿瘤生长。此外，EBNA1 在所有中国患者的活检组织中表达。结论：本研究提供了 TP 通过线粒体凋亡通路诱导 EBNA 降解和刺激 NPC 凋亡的证据。此外，EBNA1 帮助 NPC 细胞抵抗 TP 诱导的 caspase-9-dependent 凋亡途径。

【评述】 研究综合性地应用了分子生物学、基础医学和临床数据分析的方法，评估了传统中草药提取物雷公藤甲素治疗 EB 病毒阳性的鼻咽癌的可能性，并创新性的探索了其具体的分子机制。TP 通过诱导 EBNA1 降解和刺激线粒体凋亡通路。这项研究是一项完全独立的研究，在之前的报道中没有出现使用 TP 治疗 EB 病毒相关恶性肿瘤的报道（笔者在 2015 年首次报道了 TP 治疗 EB 病毒相关淋巴瘤的可能性）。这项研究利用了我国传统中草药提取物雷公藤甲素，对于我国自主研发药物治疗恶性肿瘤具有潜在的战略意义，并能为未来发现更多传统中草药的单体提取物用来治疗恶性肿瘤提供更多的研究思路和证据。

（李建莎　刘红刚）

文选 80

【题目】 表皮生长因子受体突变和 EML4-ALK 融合发生于多灶性肺腺癌患者（Concomitant epidermal growth factor receptor mutation and EML4- ALK Fusion in a patient with multifocal lung adenocarcinomas）

【来源】 J Thorac Oncol，2018，13（3）：e45-e48

【文摘】 表皮生长因子受体（epidermal growth factor receptor，EGFR）和棘皮动物微管样蛋白 4- 间变淋巴瘤激酶（echinoderm microtubule associated protein like 4-anaplastic lymphoma kinase，EML4-ALK）突变共存的病例罕见。本文报道 1 例 55 岁女性患者，无吸烟史。胸部 CT 显示右肺上叶 1.8cm × 1.2 cm 实性结节，右肺下叶近胸膜处多发小结节。2017 年 1 月 18 日，该患者行胸腔镜手术楔形切除右肺下叶病变，右肺上叶结节未切除。常规病理检查发现右肺下叶病灶由 3 个不连续癌灶组成，其中 2 个癌灶镜下呈实体样生长方式（最大径分别为 0.4cm 和 0.1cm），一个呈乳头状生长方式（最大径 1.1cm）。对 3 个病灶分别进行分子病理检测，结果显示 2 个实体样生长方式的病灶 *ALK* 基因融合结果阳性，*EGFR* 基因突变检测结果阴性。乳头状生长方式病灶 *EGFR* 基因突变检测结果阳性，而 *ALK* 基因融合检测结果阴性。患者首先进行 EGFR-TKI 治疗，从 2017 年 2 月 10 日起，口服 icotinib（埃克替尼，125mg，每天 3 次）。3 个月后患者复查胸部 CT 提示右肺上叶病灶增大（2.1cm × 1.6cm），同时双肺新发多个实性小结节，考虑为病情进展。患者更换 ALK-TKI 靶向药进行治疗。使用 crizotinib（克唑替尼，250mg，每天 2 次）治疗 2 个月后，右肺上叶病灶明显缩小，双肺新发小结节几乎全部消失，考虑为病情明显缓解。

【评述】 既往研究认为非小细胞肺癌 *EGFR* 基因突变与 *EML4-ALK* 基因融合是相互排斥的，相关研究主要关注单个病灶内 *EGFR* 基因突变和 *EML4-ALK* 基因融合共存的肿瘤异质性及治疗策略。该研究通过对多灶性肺腺癌病灶分别进行分子病理学检测，发现 *EGFR* 基因突变和 *EML4-ALK* 基因融合在不同的病灶里可以共存，并通过临床治疗随访，发现不同的病灶针对不同的靶向治疗有效，提示肺多发病灶存在肿瘤高度异质性，而肿瘤驱动基因的异质性对患者的治疗效果产生了决定性影响。本研究提示在遇到多灶性非小细胞肺癌时应进行充分的分子病理学评估，检测结果有助于患者准确的临床分期和合理的治疗策略。同时，临床与病理的沟通，以及多学科交流在多灶性肺肿瘤的精准诊治方面具有重要意义。

（李建莎　刘红刚）

文选 81

【题目】 HPSE 增强子 RNA 通过驱动染色质环和调控 hnRNPU/p300/EGR1/HPSE 轴来促进癌症进展（HPSE enhancer RNA promotes cancer progression through driving chromatin looping and regulating hnRNPU/p300/EGR1/HPSE axis）

【来源】 Oncogene，2018，37：2728-2745

【文摘】 最近的研究揭示了增强子 RNA（eRNA）在基因表达中的新兴功能。然而，eRNAs 在调节乙酰肝素酶（HPSE）表达中的作用尚不清楚。HPSE 是一种已确定的对癌症的侵袭和转移至关重要的内切酶 -β- D - 葡萄糖醛酸酶。在此，作者通过对公开可用的 FANTOM5 表达图谱和染色质相互作用数据集的综合分析，鉴定了超级增强子及其衍生的 eRNA，其促进癌症中的 HPSE 表达（HPSE eRNA）。功能获得和功能丧失试验表明，HPSE eRNA 促进了癌细胞的体外和体内肿瘤发生和侵袭性。在机制上，作为 p300 调节的核非编码 RNA，HPSE eRNA 与异质核核糖核蛋白 U（hnRNPU）结合，促进其与 p300 的相互作用及其在超增强子上的富集，导致超增强子和 HPSE 之间的染色质环化启动子，p300 介导的转录因子早期生长反应 1（EGR1）的反式激活，以及随后 HPSE 表达的升高。此外，HPSE 过度表达或沉默癌细胞的拯救研究表明，HPSE eRNA 通过驱动 HPSE 表达而发挥致癌特性。在临床癌组织中，HPSE eRNA 高度表达并且与 HPSE 水平正相关，并且作为癌症患者预后不良的独立预后因素。因此，这些发现表明，作为一种新型非编码 RNA，HPSE eRNA 通过驱动染色质环并调节 hnRNPU/p300/EGR1/HPSE 轴来促进癌症进展。

【评述】 该研究确定了一个增强子区域及其衍生的 eRNA，命名为 HPSE eRNA，作为癌症中 HPSE 基因的新型转录调节因子。这项研究结果首次表明，作为 p300 调节的核 eRNA，HPSE eRNA 在癌组织和细胞系中升高，并促进癌细胞的体外和体内肿瘤发生和侵袭性。

（李建莎　罗俊铭）

文选 82

【题目】 含有 12 的犰狳重复序列通过与视网膜母细胞瘤结合蛋白 4 的相互作用促进神经母细胞瘤的进展（Armadillo repeat containing 12 promotes neuroblastoma progression through interaction with retinoblastoma binding protein 4）

【来源】 Nat Commun，2018，9（1）：2829

【文摘】 最近的研究表明犰狳（ARM）家族蛋白在肿瘤进展中的新兴作用。然而，ARM 成员在肿瘤发生和神经母细胞瘤（NB）侵袭性中的功能和潜在机制仍有待确定。本研究确定了含有 12（ARMC12）的犰狳重复序列作为与 NB 进展相关的 ARM 成员。ARMC12 促进 NB 细胞系的生长和侵袭性。在机制上，ARMC12 与视网膜母细胞瘤结合蛋白 4（RBBP4）物理相互作用以促进多梳抑制复合物 2 的形成和活性，导致肿瘤抑制基因的转录抑制。通过细胞穿透抑制肽阻断 ARMC12 和 RBBP4 之间的相互作用激活下游基因表达并抑制 NB 细胞的肿瘤发生和侵袭性。ARMC12 和 RBBP4 在 NB 组织中上调，并且与患者的不利结果相关。这些发现表明 ARMC12 在肿瘤进展中的关键作用和 NB 的潜在治疗方法。

【评述】 该研究证明了 ARMC12 在临床 NB 标本中高度表达，并驱动 NB 细胞系的生长和侵袭性。此外，阻断 ARMC12 和 RBBP4 之间相互作用的细胞穿透抑制肽抑制 NB 细胞的肿瘤发生和侵袭性，表明 ARMC12 在 NB 进展中的基本功能。该研究有助于扩展关于对肿瘤进展至关重要的基因的知识，并且表明 ARMC12 和 RBBP4 作为治疗 NB 的潜在靶标是有价值的。

（李建莎　罗俊铭）

文选 83

【题目】 与风险相关的长链非编码 RNA FOXD3-AS1 通过抑制 PARP1 介导的 CTCF 激活抑制神经母细胞瘤进展（Risk-associated long noncoding RNA FOXD3-AS1 inhibits neuroblastoma progression by repressing PARP1-mediated activation of CTCF）

【来源】 Mol Ther，2018，26：755-733

【文摘】 神经母细胞瘤（NB）是儿童时期最常见的颅外肿瘤。最近的研究表明，长链非编码 RNA（lncRNA）在肿瘤发生和侵袭性中的新兴作用。然而，NB 进展中与风险相关的 lncRNA 的功能和靶标仍有待确定。在此，通过对公共微阵列数据集的挖掘，作者将 lncRNA 叉头框 D3 反义 RNA 1（FOXD3-AS1）鉴定为 NB 患者的有利结果的独立预后标志物。FOXD3-AS1 在 NB 组织和细胞系中下调，并且 FOXD3-AS1 的异位表达在体外和体内诱导神经元分化并降低 NB 细胞的侵袭性。在机制上，作为核 lncRNA，FOXD3-AS1 与聚（ADP- 核糖）聚合酶 1（PARP1）相互作用以抑制聚（ADP-核糖基）和 CCCTC- 结合因子（CTCF）的活化，导致下游的去阻遏表达肿瘤抑制基因。拯救实验表明，FOXD3-AS1 通过抑制 PARP1 或 CTCF 的致癌作用而具有肿瘤抑制特性，并且在全反式维甲酸介导的 NB 治疗作用中起着至关重要的作用。施用针对 PARP1 或 CTCF 的 FOXD3-AS1 构建体或 siRNA 减少肿瘤生长并延长裸鼠的存活。这些发现表明，作为风险相关的 lncRNA，FOXD3-AS1 通过抑制 PARP1 介导的 CTCF 活化来抑制 NB 的进展。

【评述】 该研究证明 lncRNA FOXD3-AS1 被下调并且作为 NB 的有利结果的独立预后因素。FOXD3-AS1 直接与 PARP1 相互作用以抑制 CTCF 的 PAR 化和活化。FOXD3-AS1 的消耗对于抑制神经元分化和维持 NB 细胞在体外和体内的生长、侵袭和转移是必需的。此外，诱导型 FOXD3-AS1 在全反式中起着至关重要的作用——维甲酸介导的对 NB 的治疗作用。本研究扩展了对与 NB 进展相关的关键 lncRNA 的知识，并提出 FOXD3-AS1、PARP1 和 CTCF 可作为 NB 临床治疗的潜在靶点。

（李建莎　罗俊铭）

文选 84

【题目】长非编码 RNA pancEt -1 通过核不均一核糖核蛋白介导的连环蛋白稳定促进神经母细胞瘤的进展（Long Noncoding RNA pancEts-1 Promotes Neuroblastoma Progression through hnRNPK-Mediated β-Catenin Stabilization）

【来源】 Cancer Res，2018，78（5）：1169-1183

【文摘】 长非编码 RNA（lncRNA）在肿瘤进展中起重要作用。然而，lncRNA 在神经母细胞瘤的肿瘤发生和侵袭性中的功能仍有待确定。本研究通过使用公共微阵列数据集报告了 lncRNA pancEts-1 作为神经母细胞瘤进展的新驱动因子的鉴定。LncRNA pancEts-1 在体外和体内促进神经母细胞瘤细胞的生长、侵袭和转移。从机制上看，pancEts-1 与 hnRNPK 结合以促进其与 β- 连环蛋白的物理相互作用，而 hnRNPK 通过抑制蛋白酶体介导的降解来稳定 β- 连环蛋白，导致与神经母细胞瘤进展相关的靶基因的转录改变。pancEts-1 和 hnRNPK 在临床神经母细胞瘤组织中均表达上调，并与患者不利结果相关联。总之，研究结果表明，通过 hnRNPK 介导的 β- 连环蛋白稳定化定义了 pancEts-1 在神经母细胞瘤进展中的致癌作用，对神经母细胞瘤的临床治疗具有潜在影响。

【评述】 该研究证明 pancEts-1 被上调并且作为神经母细胞瘤不利结果的独立预后因素。LncRNA pancEts-1 直接与 hnRNPK 相互作用以增加其与 β- 连环蛋白的相互作用，从而导致 β- 连环蛋白的稳定化和反式激活，并在体外和体内促进神经母细胞瘤细胞的生长，侵袭和转移。这项研究扩展了我们对与神经母细胞瘤进展相关的关键基因的认识，并表明 pancEts-1/hnRNPK/β-catenin 轴可能具有作为神经母细胞瘤新治疗靶点的潜在价值。

（李建莎　罗俊铭）

文选 85

【题目】iRGD 修饰的化学免疫疗法纳米颗粒用于增强对胶质母细胞瘤的免疫治疗（iRGD modified chemo-immunotherapeutic nanoparticles for enhanced immunotherapy against glioblastoma）

【来源】 Adv Funct Mater，2018，28（17）：180025

【文摘】 胶质母细胞瘤是成人中最常见的原发性脑肿瘤，并且由于肿瘤区域中药物的积累有限，仍然是无法治愈的。在此，iRGD 修饰的纳米颗粒，DOX @ MSN-SS-iRGD &1MT 被开发用于将化学治疗剂（多柔比星，DOX）和免疫检查点抑制剂（1- 甲基色氨酸，1MT）同时递送到原位神经胶质瘤中。纳米粒子由载有 DOX 的介孔二氧化硅纳米粒子，与连接 1MT 的 Asp-Glu-Val-Asp（DEVD）组合，最后由 iRGD 修饰。这些纳米颗粒显示出穿透血脑屏障进入肿瘤区域的能力，并显著改善原位脑肿瘤中药物的积累，不良反应最小。在体外与脾细胞共培养的 GL261 细胞和体内 GL261-luc 原位肿瘤中，纳米颗粒还可以激活细胞毒性 $CD8^+$ T 淋巴细胞并抑制 $CD4^+$ T 细胞。

此外，抗肿瘤细胞因子 IFNα/β、IFN-γ、TNF、IL-17、STING 和 GrzB 的表达上调，而 protumor 蛋白 p-STAT3 和 IL-10 在脑肿瘤区域中下调。该研究证明了化学免疫治疗纳米颗粒在脑肿瘤区域积累的优势及其有效抑制肿瘤增殖，这为促进抗胶质母细胞瘤的抗肿瘤免疫提供了一个传递平台。

【评述】 该研究发现了一种新型的合成纳米粒子，其中装载了化学治疗药物和免疫检查点抑制剂 DOX @ MSN-SS-iRGD & 1MT。这些化学免疫治疗纳米颗粒引发针对胶质母细胞瘤的强大抗肿瘤免疫应答。在神经胶质瘤组织中，DC 被大量募集并且细胞毒性 T 细胞被显著激活，以及高度表达的抗肿瘤免疫因子和下调的 protumor 蛋白。这种新型协同系统对脑胶质瘤具有突出的化学免疫治疗策略，临床上提供了一种可能的胶质瘤治疗方法。

（李建莎　罗俊铭）

文选 86

【题目】 胶质瘤中染色质重塑因子 LSH 通过与存活率反向连接的 LRP6-GSK3 的神经元 -E2F1 轴而上调（Chromatin remodeling factor LSH is upregulated by the LRP6-GSK3β-E2F1 axis linking reversely with survival in gliomas）

【来源】 Theranostics，2017，7（1）：132-143

【文摘】 在脑胶质瘤中，基于信号通路的染色质修饰分类方法比单纯基于形态学的分类方法更能可靠地预测临床预后。本文报道了染色质重塑因子淋巴特异性螺旋酶（lymphoid-specific helicase，LSH）在胶质瘤中的作用。LSH 几乎在所有Ⅰ～Ⅲ级星形细胞瘤和Ⅳ级胶质母细胞瘤样本中表达，并与星形细胞瘤进展及星形细胞瘤和胶质母细胞瘤患者预后不良密切相关。LSH 的异位表达促进了肿瘤的形成。在星形细胞瘤和胶质母细胞瘤中转录因子 E2F1 表达上调与胶质瘤的进展和 LSH 的表达有关。染色质免疫沉淀（chromatin Immunoprecipitation，CHIP）分析显示转录因子 E2F1 被募集到 LSH 的启动子区，E2FI 的缺失降低了 LSH 的表达和细胞的生长。而且，糖原合酶激酶 3β（glycogen synthase kinase-3β，GSK3β）是 E2F1 的完整复合体，也在星形细胞瘤中高表达，并与星形细胞瘤的进展和星形细胞瘤，以及胶质母细胞瘤患者的预后不良有关。抑制 GSK3β 增加了 E2F1 对 LSH 启动子的富集，进而增加 LSH 的表达。脂蛋白受体相关蛋白 6（lipoprotein receptor-related protein 6，LRP6）是 GSK3β 信号通路的上游调节因子，在胶质瘤中高表达。*LRP6* 基因敲除通过减少 E2F1 对 LSH 启动子的募集而降低 LSH 的表达，从而抑制细胞生长。综上所述，本研究揭示了上调促进胶质瘤的机制。LSH 在胶质瘤中的表达与 LRP6/GSK3β/E2F1 信号轴激活之间的机制联系阐明了 LSH 在恶性星形细胞瘤和胶质母细胞瘤中的新作用。

【评述】 胶质瘤是最常见的原发性颅内肿瘤。该研究揭示了染色质重塑因子 LSH 在恶性胶质瘤中的表达，以及它与信号轴 LRP6/GSK3β/E2FI 的激活之间的联系，提出了 LSH 在恶性胶质瘤中的新的作用及分子机制。以上研究不仅有助于加深人们对胶质瘤进展的认识，还可提供潜在的治疗靶点。

（胡忠良　梁　莉）

文选 87

【题目】 鼻咽癌中 CGP57380 抑制连环蛋白核转位可以减缓恶性进展以增强辐射诱导的细胞凋亡（Suppression of β-catenin nuclear translocation by CGP57380 decelerates poor progression and potentiates radiation-induced apoptosis in nasopharyngeal carcinoma）

【来源】 Theranostics，2017，7（7）：2134-2149

【文摘】 β- 连环蛋白（β-catenin）核转位通过转录上调下游基因，在多种人类癌症的演进中发挥重要作用。研究报道 MAP 激酶相互作用的丝氨酸 / 苏氨酸激酶（MAP kinase interacting serine/threonine kinase，MNK）- 真核翻译起始因子 4E（Eukaryotic translation initiation factor 4E，eIF4E）轴能激活 Wnt/β-catenin 信号通路，而 MNK 激酶抑制剂 CGP57380 抑制多种癌症的增殖。本研究发现鼻咽癌组织中 β-catenin 信号通路（包括 β-catenin、cyclinD1、c-Myc 和 MMP7）和 p-eIF4E 表达均高于鼻咽上皮组织，且与鼻咽癌患者的临床特征相关。 淋巴结转移、性别、β-catenin 异常表达、MMP7 和 cyclinD1 表达上调是鼻咽癌患者的独立预后因素。鼻咽癌组织中 p-eIF4E 表达与 β-catenin 呈显著正相关。体内外实验证实 CGP57380 通过作用于 MNK-eIF4E 轴，下调细胞核中 β-catenin 的表达，从而抑制鼻咽癌细胞的增殖、细胞周期、细胞迁移、侵袭和转移。CGP57380 还能增强放疗诱导的鼻咽癌细胞凋亡。此外，CGP57380 通过上调细胞质中 β-catenin 蛋白表达，从而阻断癌细胞侵袭、转移过程中至关重要作用的上皮 - 间质转化。机制研究显示 CGP57380 抑制 β-catenin 核转位是依赖于 AKT 激活的。鼻咽癌中 MNK/eIF4E/β-catenin 信号轴可作为阻止 β-catenin 介导的鼻咽癌不良预后的潜在治疗靶点。

【评述】 鼻咽癌高发于我国华南地区和东南亚国家，放化疗为主的综合治疗能使鼻咽癌患者的病情得到有效控制，但侵袭、转移依然是制约鼻咽癌治疗效果的瓶颈，因此目前急需寻找新的治疗靶点和有效药物来提高鼻咽癌患者的生存率。该研究发现：鼻咽癌中存在 p-eIF4ES209 和 β-catenin 信号通路的异常激活，且其信号通路中关键分子的过表达或共同阳性表达的鼻咽癌患者预后不良。小分子 MNK 抑制剂 CGP57380 靶向抑制 MNK-eIF4E 轴，以 AKT 依赖的方式抑制鼻咽癌细胞 β-catenin 核转位；下调 Axin2 蛋白表达，抑制 β-catenin 降解，促进 β-catenin 细胞质内聚集，进而抑制鼻咽癌增殖、逆转鼻咽癌 EMT 表型、阻止鼻咽癌侵袭和转移，增加鼻咽癌细胞放疗敏感性。此研究为鼻咽癌靶向治疗提供了新的靶点和思路。

（胡忠良　梁　莉）

文选 88

【题目】 牡荆碱化合物 1 作为一种从中草药中提取的新物质通过增加 ROS 水平来破坏 DNA 从而抑制黑色素瘤细胞的生长（Vitexin compound 1，a novel extraction from a Chinese herb，suppresses melanoma cell growth through DNA damage by increasing ROS levels）

【来源】 Journal of Experimental & Clinical Cancer Research，2018，37：269

【文摘】背景：黄荆（马鞭草科）是一种芳香灌木，在亚洲国家产量非常丰富。从黄荆中提取的化合物已被用于中医治疗各种疾病。皮肤黑色素瘤是最具侵袭性的恶性肿瘤之一。它对传统的化疗和放疗有抵抗，因此迫切需要开发新的治疗方法。方法：首先用 CCK-8（细胞计数试剂盒）和克隆形成实验检测黄荆提取物 1（VB1）对细胞活力的影响。然后用流式细胞仪分析细胞凋亡和细胞周期，利用免疫印迹法检测细胞凋亡。在异种移植小鼠模型上观察 VB1 的体内作用。通过 RNA 测序探讨 VB1 抗肿瘤作用的潜在机制，并通过实时定量 PCR 对关键差异基因进行验证。最后，用流式细胞仪检测细胞内活性氧（reactive oxygen species，ROS）水平，利用免疫荧光和免疫印迹检测 DNA 损伤。结果：研究发现，VB1 可在体内、外阻断黑色素瘤细胞生长，将细胞阻滞在 G2/M 期，并诱导黑色素瘤细胞凋亡，但不影响正常细胞生长。作者详细分析了 VB1 处理对黑色素瘤细胞基因表达谱的影响，结果表明，VB1 可影响黑色素瘤细胞系的多种通路，包括 p53、细胞凋亡和细胞周期通路。此外，研究证实，VB1 可恢复 P53 通路蛋白水平，并显著诱导 ROS 的蓄积，导致 DNA 损伤。有趣的是，研究结果还显示 VB1 增加了对 BRAF 抑制剂耐药的黑色素瘤细胞中的 ROS 水平，导致 DNA 毒性，造成 G2/M 期阻滞和凋亡。结论：综上所述，研究提示，无论有无 BRAFi 抵抗，VB1 都可能是治疗黑色素瘤的一种有前途的中药。

【评述】黑色素瘤的致死率极高，虽然随着外科手术技巧和化疗技术的进步，其致死率有一定的减少，但其高侵袭转移及耐药特性是导致患者预后差的主要原因，因此，研发新的有效治疗手段具有重大意义。本研究发现中药黄荆提取物 1（VB1）可通过影响 p53、细胞凋亡和细胞周期等途径，发挥抗黑色素瘤效应，尤其对 BRAF 抑制剂耐药的黑色素瘤细胞亦有功能，因此，VB1 可能是一种很有前景的治疗黑色素瘤的中药。

（胡忠良　梁　莉）

文选 89

【题目】GRK5 在非小细胞肺癌中起致癌因子的作用（GRK5 functions as an oncogenic factor in non-small-cell lung cancer）

【来源】Cell Death & Disease，2018，9：295

【文摘】肺癌是世界范围内癌症相关死亡的主要原因，非小细胞肺癌（NSCLC）是肺癌最为常见组织类型，约占所有病例的 80%。G 蛋白偶联受体激酶 5（G protein-coupled receptor kinase 5，GRK5）在多种病理条件下，包括肿瘤的发生和发展中起着重要的作用。本研究利用免疫组化和组织芯片检测大样本 NSCLC 中 GRK5 蛋白表达，结果发现 539 例 NSCLC 组织中 GRK5 的表达明显高于 99 例非癌对照肺组织，女性 NSCLC 和腺癌（adenocarcinoma，ADC）患者中 GRK5 阳性表达率也分别高于男性和鳞状细胞癌（squamous cell carcinoma，SCC）患者。此外，高表达 GRK5 的 NSCLC 患者比低表达组具有更差的总生存率。与正常人支气管上皮细胞株（BEAS-2B）相比，NSCLC 细胞株（GLC-82、SPC-A-1、H520、H838、H358、A549 和 H1299）中 GRK5 的 mRNA 和蛋白水平均明显升高。本研究还确认 NSCLC 组织中存在多种 GRK5 突变。体内外实验进一步研究发现 GRK5 的缺失抑制 NSCLC 细胞的体外增殖、迁移和体内异种移植瘤的形成。*GRK5* 基因敲除可促进细胞周期阻滞于

G2/M 期，并诱导细胞凋亡。总之，我们的研究结果揭示了 GRK5 在 NSCLC 进展中的致癌作用，提示 GRK5 可能作为一个新的 NSCLC 治疗靶点。

【评述】 肺癌是世界范围内癌症相关死亡的主要原因，其中非小细胞肺癌（NSCLC）是肺癌的最为常见组织类型。本研究发现 GRK5 在 NSCLC 中表达上调，并与患者不良有关；揭示了 GRK5 在 NSCLC 进展中的致癌作用，为 NSCLC 治疗提供一个新的潜在靶点。

（胡忠良　梁　莉）

文选 90

【题目】 以阿司匹林为基础的碳点为一种生物相容性好的材料可应用于生物成像和抗炎（Aspirin-Based Carbon Dots，a Good Biocompatibility of Material Applied for Bioimaging and Anti-Inflammation）

【来源】 ACS Appl Mater Interfaces，2016，8（48）：32706-32716

【文摘】 新兴的碳基光致发光纳米材料在细胞成像和载流子传输等多领域具有广阔的应用前景。然而，具有特定生物功能的碳纳米材料却很少被研究。阿司匹林是一种非常常见的消炎药，可以缓解疼痛。在这项研究中，作者尝试用阿司匹林制造出一种碳纳米颗粒，希望这种新的碳纳米颗粒可以具有抗炎和荧光生物标志物的功能。以阿司匹林和肼为原料，采用“一步法”微波辅助的方式合成荧光阿司匹林碳量子点（fluorescent aspirin-based carbon dots，FACDs）。影像学资料显示，在体外实验中 FACDs 能有效地进入人子宫颈癌细胞和小鼠单核巨噬细胞，细胞毒性低。定量 PCR 和组织学分析结果表明，与阿司匹林相比，FACDs 在体内外均具有明显的抗炎作用。血液学、血清生物化学和组织学结果表明，FACDs 在体内也没有显著毒性。研究结果清楚地表明，FACDs 具有细胞成像 / 生物成像和抗炎双重功能，表明其在未来的临床应用中具有巨大的潜力。

【评述】 目前，用于制备碳量子点的原料主要包括一些化学试剂如柠檬酸等，也有用蛋白质或核酸为原料的，但由于碳点合成过程中温度较高，蛋白质或核酸的生物学活性很难保留。因此，以具有生物学活性的药物小分子为原料合成碳量子点，既能保留原来的生物学活性，同时具有碳量子点的性质。该研究以阿司匹林为原料，合成了具有蓝色荧光的阿司匹林碳点，保留了其抗炎生物活性并能够用于生物的体内外成像，为双功能或多功能药物碳点的制备及应用提供了新的思路和理论基础，但关于碳点的抗炎作用机制仍有待进一步阐明。

（辛　颖　梁　莉）

文选 91

【题目】 以预组装的 Fe_3O_4 纳米粒子为核心的 Fe_3O_4@多多巴胺复合超粒子（Fe_3O_4@polydopamine composite theranostic superparticles employing preassembled Fe3O4 nanoparticles as the core）

【来源】 ACS Appl Mater Interfaces，2016，8（35）：22942-22952

【文摘】 氧化铁（Fe_3O_4）、多巴胺（PDA），特别是它们的复合材料是开发用于无创肿瘤诊断和治疗的多功能纳米设备的最安全的纳米材料的例子。但要进一步完善 Fe_3O_4-PDA 纳米复合材料的结构和性能，以提高其治疗诊断效率。本研究展示了使用预组装的 Fe_3O_4 纳米颗粒（NPs）作为核心，制备 PDA 封顶的 Fe_3O_4（Fe_3O_4@ pda）超粒子（SPs）。由于预组装 Fe_3O_4NPs 的共同作用，Fe_3O_4@ pda SPs 的超顺磁性和光热学性能大大增强，从而产生了具有改进的磁共振成像（MRI）引导光热效率的纳米器件。系统研究表明，Fe_3O_4 SPs 组装后的摩尔消光系数比单个 Fe_3O_4 NPs 高 3 个数量级。同样由于 Fe_3O_4 NPs 的高聚集度,r2 相关系数为 230.5 mM（-1）s（-1）的 SPs 的 t2 加权 MRI 造影剂显著增强，r2 相关系数为 230.5 mM（-1）s（-1)，约为单个 Fe_3O_4 NPs 的 2.5 倍。通过 PDA 外壳包膜，进一步提高了 Fe_3O_4 SPs 的光热稳定性、生理稳定性、生物相容性以及光热性能。

【评述】 该文利用 Fe_3O_4 和 PDA 合成了 Fe_3O_4@PDA 复合超粒子，该粒子表现出较好的光热性能及超顺磁性能，并且该粒子较为稳定，生物安全性较好，提示该粒子可用于 MRI 指导下的光热治疗的良好纳米器件。该研究合成了一种新型的 Fe_3O_4@PDA 纳米粒子，集光热和磁成像于一体，可用于肿瘤的多模式疗法。肿瘤微环境十分复杂，含有大量的免疫细胞，尤其是巨噬细胞可能对纳米粒子的性能产生一定影响，该研究未进行相关方面的探讨。未来可以探究血液循环过程中该纳米粒子的体内运输及机体自身巨噬细胞对该纳米粒子相关性能的影响。

（辛　颖　吕　宁）

文选 92

【题目】 铜（Ⅱ）掺杂聚苯胺纳米梭用于多模态肿瘤的诊断和治疗（Cu（Ⅱ）doped polyaniline nanoshuttles for multimodal tumor diagnosis and therapy）

【来源】 Biomaterials，2016，104：213-222

【文摘】 用于多模态肿瘤治疗的纳米设备在非侵入性肿瘤诊断和治疗方面显示出巨大的潜力，但多模态肿瘤治疗构建模块库还需要进一步扩展。在这项工作中，将 Cu（Ⅱ）离子掺杂到聚苯胺（Pani）纳米梭形材料（NSs）中，产生了掺杂 Cu 的 Pani（CuPani）NSs，这被证明是一种新的多模态构建模块，用于肿瘤的治疗诊断。CuPani NSs 能够缩短质子在磁场下的纵向弛豫（T1)，有助于在 T1 加权磁共振成像中照亮肿瘤。此外，CuPani NSs 释放的 Cu（Ⅱ）离子导致细胞毒性，表现出化疗药物的行为。CuPani NSs 良好的光热性能也使其成为进行热化疗的光热剂。结合近红外激光照射，肿瘤完全消融，未见肿瘤复发。

【评述】 该文描述了一种简单可行的方法制备 Cu（Ⅱ）掺杂的聚苯胺纳米梭，用于构建多模式肿瘤诊疗一体化的纳米试剂，除了低成本和扩大规模制备的优点外，金属离子掺杂聚合物的策略还能有效整合 Cu（Ⅱ）和聚苯胺的诊疗性能优势，包括好的生物兼容性、静电吸引驱动对 HeLa 细胞的黏附、MRI 造影功能及肿瘤热化疗等。Cu 掺杂的聚苯胺纳米梭展现了良好的肿瘤诊疗性能和安全性，因而以过渡金属离子掺杂聚合物为策略构建新型纳米肿瘤诊疗试剂，这为设计和制备多功能的肿瘤诊疗一体化试剂提供了新的思路。

（辛　颖　吕　宁）

文选 93

【题目】 莫他林在乳腺浸润性导管癌中过表达的临床病理意义（The clinicopathological significance of Mortalin overexpression in invasive ductal carcinoma of breast）

【来源】 J Exp Clin Cancer Res，2016，35：42

【文摘】 背景：Mortalin，又称为 GRP75，是热休克蛋白 70（HSP70）家族的成员之一，广泛存在于线粒体和细胞质中。近年来的研究显示，Mortalin 在多种肿瘤中高表达，且与多种肿瘤的发生发展密切相关。本研究的主要目的旨在探讨 Mortalin 在乳腺癌组织中的表达情况及其与患者预后的相关性。方法：应用免疫组织化学染色法检测 Mortalin 在 155 例乳腺浸润性导管癌组织、52 例乳腺导管内原位癌（DCIS）和 45 例癌旁非瘤乳腺上皮组织中的表达情况；应用免疫荧光染色法检测了 Mortalin 在乳腺癌细胞株 MDA-MB-231 中的表达定位；利用卡方检验和 Fisher 精确检验分析了 Mortalin 过表达与乳腺浸润性导管癌患者临床病理参数（包括年龄、绝经情况、病理分级、临床分期、淋巴转移、ER 表达情况、PR 表达情况、HER2 表达情况）之间的相关性；利用 Kaplan-Meier 生存分析评估了 Mortalin 过表达与乳腺浸润性导管癌患者生存期之间的关系，并应用 Cox 回归模型明确了多种预后因素与乳腺浸润性导管癌患者预后的相关性。结果：Mortalin 蛋白主要表达于乳腺癌细胞的胞质中。在乳腺浸润性导管癌组织中，Mortalin 蛋白的强阳性率为 63.9%（99/155），显著高于 DCIS 组织（34.6%）和癌旁非瘤乳腺上皮组织（15.6%）。Mortalin 蛋白高表达与乳腺浸润性导管癌患者的病理分级、临床分期、淋巴结转移情况及不良预后密切相关。进一步的多因素分析显示，Mortalin 蛋白高表达与临床分期、HER2 的表达情况均是乳腺浸润性导管癌患者不良预后的独立风险因素。结论：Mortalin 蛋白在乳腺癌中表达上调，可能是一种有用的预后不良的生物标志物，也是乳腺癌患者的潜在治疗靶点。

【评述】 该文围绕着“探讨 Mortalin 在乳腺癌组织中的表达情况及其与患者预后的相关性”这一主题展开论述。研究目的明确，且较目前相关学术领域已有的学术成果能够有所突破和创新，尤其是在“Mortalin 高表达与乳腺浸润性导管癌患者预后之间的关系”这一问题的论证上，采用多种分析方法（如 Kaplan-Meier 生存分析、建立 Cox 回归模型等）进行评估，并提出了“除常规预后影响因素（临床分期、HER2 的表达情况）外，Mortalin 高表达也可作为乳腺浸润性导管癌患者不良预后的独立风险因素”的观点。该研究充实了乳腺癌诊疗的分子标志物，为乳腺癌的分子治疗提供了一种新的潜在生物学靶点。

（辛　颖　吕　宁）

文选 94

【题目】 HPV E6 升高的 O- 连接糖基化修饰介导病毒癌的发生（O-linked GlcNAcylation elevated by HPV E6 mediates viral oncogenesis）

【来源】 Proc Natl Acad Sci，2016，113（33）：9333-9338

【文摘】 高危人乳头瘤病毒（HPV）是肛门生殖器癌症的一种致病因子，也是一部分头颈癌的病因。从 HPV 引起的过度增生进展为癌症的具体机制仍未明了。本研究发现，相对于正常子宫颈组织，HPV 引起的子宫颈肿瘤中 O-GlcNAc 糖基化和 O-GlcNAc 转移酶（OGT）显著增加，而去除 O-GlcNAc 糖基化的酶 OGA 水平没有改变。将 HPV16 致癌基因 *E6* 或 *E6* / *E7* 转导入小鼠胚胎成纤维细胞（MEF）中，可上调 OGT mRNA 和蛋白质，提高 O-GlcNAc 水平，促进细胞增殖，同时减少细胞衰老。相反，在 HPV-18 转化的 HeLa 子宫颈癌细胞中，用低浓度的化学抑制剂抑制 O-GlcNAc 损害了细胞体外转化的表型。研究发现 E6 通过升高 c-MYC Thr58 的 O-GlcNAc 糖基化增加 c-MYC 蛋白质稳定性。O-GlcNAc 抑制剂降低 HPV 介导的细胞活力，可为 c-MYC 表达得到恢复。在 HeLa 细胞或经 HPV16 E6/E7 和活化的 K-RAS 转化的小鼠细胞系 TC-1 细胞中，敲低 OGT 或抑制 O-GlcNAc，可降低 c-MYC 并抑制肿瘤发生和转移。总之，本研究研究揭示了 HPV 癌蛋白介导细胞转化的一种新机制。靶向异常的 O-GlcNAc 有望用于 HPV 相关恶性肿瘤的治疗。

【评述】 人乳头瘤病毒（HPVs）是一种常见的小 DNA 双链病毒，主要感染上皮黏膜细胞，引起良性乳头瘤病变和恶性肿瘤。HPVs 是肛门生殖器癌症和一部分头颈部癌的病原体。在致癌过程中，HPV *E2* 基因通常整合到宿主细胞基因组内，*E2* 基因的失活和 *E5* 基因对 EGFR 的干预都能引起 *E6*、*E7* 基因过表达。*E6* 和 *E7* 是 HPV 最重要的 2 个病毒癌基因，在病毒整合入宿主细胞基因组后可持续表达，并分别与细胞内重要的抑癌基因 *p53* 和 *pRb* 的蛋白产物相互作用，阻遏其对细胞增殖分化的负调控，从而诱发细胞恶性转化。此外，*E6* 和 *E7* 表达还可影响基因组稳定。O- 连接的 β-N- 乙酰葡糖胺（O-GlcNAc）糖基化修饰是一种广泛存在于细胞质和细胞核蛋白质丝 / 苏氨酸上的动态、可逆的翻译后修饰。这种修饰与经典的糖基化不同，而类似于磷酸化修饰，它广泛参与细胞周期、基因转录、蛋白质翻译及加工、信号转导和细胞应激反应等多种细胞生命活动。O-GlcNAc 糖基化修饰异常可导致糖尿病、心血管疾病、肿瘤及阿尔茨海默病等多种疾病的发生。肿瘤组织中蛋白质 O-GlcNAc 糖基化异常与肿瘤细胞的增生和转移等密切相关。在该研究中，作者证实与正常子宫颈相比，HPV 引起的子宫颈癌中 O-GlcNAc 糖基化修饰和 O-GlcNAc 转移酶（OGT）显著增高，而 O- 连接的 N- 乙酰葡糖胺水解酶（OGA）水平未发生改变。将 HPV16 癌基因 E6 或 E6/E7 转导到小鼠胚胎成纤维细胞（MEFs）中可上调 OGT mRNA 和蛋白，提高 O-GlcNAc 水平，促进细胞增生而减少细胞衰老。与之相反，在 HPV-18 转化 HeLa 子宫颈癌细胞中，采用低浓度的一种化学抑制剂抑制 O-GlcNAc 糖基化修饰可破坏体外的转化表型。研究人员证实，E6 通过 Thr58 位点 O-GlcNAc 糖基化修饰增加了蛋白质的稳定性，并提高了 c-MYC。提高 c-MYC 可部分挽救高浓度 O-GlcNAc 抑制剂降低 HPV 介导的细胞活力。另外，作者证实在 HeLa 细胞或 HPV16 E6/E7 转化的小鼠细胞系中敲低 OGT 或抑制 O-GlcNAc 糖基化修饰，可减少 c-MYC 并抑制肿瘤发生和转移。由此，该研究揭示了 HPV 癌蛋白介导细胞转化的一个新机制。此研究结果或可最终帮助开发出有效的疗法，靶向异常的 O-GlcNAc 糖基化修饰，用于治疗 HPV 相关的恶性肿瘤。

（辛　颖　吕　宁）

文选 95

【题目】 claudin-6 的 DNA 甲基化通过招募 MeCP2、去乙酰化 H3Ac 和 H4Ac 促进乳腺癌细胞迁移和侵袭（DNA methylation of claudin-6 promotes breast cancer cell migration and invasion by recruiting MeCP2 and deacetylating H3Ac and H4Ac）

【来源】 Journal of Experimental & Clinical Cancer Research，2016，35（1）：120

【文摘】 Claudin-6（CLDN6）是 Claudin 跨膜蛋白家族的一员。最近有报道称，CLDN6 人乳腺癌细胞系和组织中无表达或低表达，并在抑制乳腺癌细胞的迁移和侵袭中发挥重要作用。有研究报道，在各种人类癌细胞中，CLDN6 的表达受 DNA 甲基化的调节。然而，目前尚不清楚 DNA 甲基化是如何调节 CLDN6 表达的。因此，本研究探讨 DNA 甲基化调控人乳腺癌细胞株 MCF-7 中 CLDN6 表达的机制。采用 RT-PCR 和 Western Blot 检测 CLDN6 在乳腺癌组织和 MCF-7 细胞中的表达。应用甲基化特异性 PCR（MSP）检测 CLDN6 基因启动子区 DNA 甲基化状态。采用细胞划痕实验和细胞侵袭实验检测 DNA 甲基转移酶抑制药 5-aza-dC 对 MCF-7 细胞迁移表型的影响。组蛋白去乙酰化酶抑制药 TSA 单独处理 MCF-7 细胞对 CLDN6 表达的影响。TSA 与 5-aza-dC 联合处理 MCF-7 细胞对 CLDN6 表达的影响。染色质免疫共沉淀实验检测 CLDN6 启动子区与 MeCP2、H3Ac 和 H4Ac 的结合。采用核酸酶可及性分析方法分析 *CLDN6* 基因的染色质构象。为了研究 CLDN6 在肿瘤发生发展中的作用，采用 RNAi 技术沉默 5-aza-dC 处理的 MCF-7 细胞中 CLDN6 的表达，并通过细胞划痕实验和细胞侵袭实验检测了 CLDN6 对 MCF-7 细胞迁移和侵袭表型的影响。结果显示，CLDN6 在乳腺癌组织及细胞中低表达，与 CLDN6 的 DNA 发生甲基化有关。通过分析 CLDN6 的表达与临床病理参数的关系，发现 CLDN6 与年龄、肿瘤分级和临床分期无关，与淋巴结转移有关。5-aza-dC 和 TSA 单独并联合诱导 MCF-7 细胞 CLDN6 的表达。5-aza-dC 抑制 MCF-7 细胞的迁移和侵袭表型。5-aza-dC 处理 MCF-7 细胞通过使 CLDN6 的 DNA 发生去甲基化诱导其表达，抑制 MeCP2 与 CLDN6 启动子的结合，促进 H3Ac 和 H4Ac 与 CLDN6 启动子的结合。此外，TSA 处理 MCF-7 细胞促进 H4Ac 与 CLDN6 启动子的结合，而 H3Ac 与 CLDN6 启动子不结合。5-aza-dC 处理 MCF-7 细胞后，*CLDN6* 基因染色质结构变得疏松。5-aza-dC 上调 MCF-7 细胞中 CLDN6 的表达，抑制其迁移和侵袭，而 CLDN6 沉默则恢复 MCF-7 细胞的恶性表型。因此认为，CLDN6 的 DNA 发生甲基化促进 MeCP2 与 CLDN6 启动子结合，使 H3Ac 和 H4Ac 去乙酰化下调 CLDN6 的表达，从而促进 MCF-7 细胞的迁移和侵袭表型。

【评述】 该研究采用 DNA 甲基转移酶抑制药 5-aza-dC 和组蛋白去乙酰化酶抑制药 TSA 单独或联合处理 MCF-7 细胞，探讨 DNA 甲基化调控 CLDN6 的表达对乳腺癌细胞迁移和侵袭的作用机制。该研究首次证明 CLDN6 在乳腺癌细胞中的低表达与 DNA 甲基化有关。该研究探索 CLDN6 的表达调控机制，有助于了解乳腺癌发生发展的机制，为乳腺癌的诊断和治疗提供新的思路。然而，该研究探索了 CLDN6 对乳腺癌细胞迁移侵袭的影响，并没有检测对乳腺癌细胞的转移的影响。因此，该研究应该在后续的实验中，进一步探讨 CLDN6 在体内转移的作用机制。此外，乳腺癌根据受体表达分为 4 种分子分型，该研究仅利用其中一种分型的乳腺癌细胞 MCF-7，探讨 CLDN6 与 DNA 甲基化的关系。该研究后续应进一步探讨 CLDN6 在不同分子分型的乳腺癌发生发展中的作用机制，为临床应用上乳腺癌诊断、治疗及预后提供有力证据。

（辛　颖　吕　宁）

文选 96

【题目】CLDN6 通过 GSTP1 促进人乳腺癌的化疗耐药性（CLDN6 promotes chemoresistance through GSTP1 in human breast cancer）

【来源】J Exp Clin Cancer Res，2017，36（1）：157

【文摘】Clavdin-6（CLDN6）是 CLDN 家族的一员，是紧密连接的重要组成部分，已被报道在乳腺癌中具有抑癌作用。然而，CLDN6 是否在乳腺癌化疗抵抗中起作用仍不清楚。在该研究中，作者研究了 CLDN6 在乳腺癌细胞获得性耐药中的作用。通过慢病毒转导方式过表达乳腺癌 MCF-7 细胞中的 CLDN6，并利用转染 CLDN6 sh-RNA 质粒沉默人乳腺癌多药耐药细胞 MCF-7/MDR 中的 CLDN6，观察 CLDN6 对乳腺癌细胞化疗耐药的影响。利用 CCK-8 检测化疗药多柔比星、5- 氟尿嘧啶和顺铂对细胞的毒性作用。DAPI 染色检测细胞凋亡。Western Blot 检测凋亡蛋白 cleaved-caspase-9 和 cleaved-PARP 的表达及多柔比星诱导 DNA 损伤标志蛋白 γH2AX 表达。GST 活性检测试剂盒检测 GSTP1 的活性。为了研究 CLDN6 调节乳腺癌细胞化疗耐药是否通过 GSTP1 来实现。构建 GSTP1 sh-RNA 和 GSTP1 过表达载体，沉默过表达 CLDN6 的 MCF-7 细胞中的 GSTP1，过表达沉默 CLDN6 的 MCF-7/MDR 细胞中的 GSTP1，观察 GSTP1 对乳腺癌细胞化疗耐药的影响。为了研究 CLDN6 对 GSTP1 的调控机制，利用 TP53-shRNA 质粒沉默过表达 CLDN6 的 MCF-7 细胞中的 p53，检测 p53 对 GSTP1 表达及酶活性的影响及对 MCF-7 细胞化疗耐药的影响。免疫共沉淀方法检测 CLDN6 与 p53 的蛋白作用情况。免疫组织化学方法检测 CLDN6 和 GSTP1 在乳腺癌组织中的表达定位，并分析 GSTP1 与 CLDN6 表达的相关性。结果显示，过表达 CLDN6 降低了 MCF-7 细胞对化疗药多柔比星、5- 氟尿嘧啶和顺铂的敏感性，CLDN6 抑制多柔比星诱导细胞凋亡；沉默 CLDN6 增加了上述化疗药对 MCF-7/MDR 细胞的毒性，多柔比星诱导的细胞凋亡增加。在过表达 CLDN6 的 MCF-7 细胞中，GSTP1 的表达及酶活性均增加。而 MCF-7/MDR 细胞中，沉默 CLDN6 降低了 GSTP1 的表达及酶活性。并且，过表达 CLDN6 的 MCF-7 细胞中沉默 GSTP1，增加了 MCF-7 细胞对多柔比星、5- 氟尿嘧啶和顺铂的敏感性，多柔比星诱导细胞凋亡增加。而沉默 CLDN6 的 MCF-7/MDR 细胞中过表达 GSTP1，降低了上述化疗药对 MCF-7/MDR 细胞的毒性，多柔比星诱导细胞凋亡减少。CLDN6 对 GSTP1 的调控作用在三阴性乳腺癌细胞 Hs578t 中得到一致的结果。进一步研究发现，CLDN6 与 p53 相互作用，促使 p53 的定位由细胞核转入到细胞质。p53 调控 GSTP1 的表达及酶活性，影响乳腺癌细胞化疗耐药。临床病理分析的结果显示，在乳腺癌组织中，GSTP1 与 CLDN6 表达呈正相关。综上所述，CLDN6 调节 MCF-7 细胞化疗耐药是通过与 p53 结合并影响 p53 蛋白转位，进一步调节 GSTP1 的表达和酶活性，从而影响细胞化疗耐药。

【评述】目前，关于紧密连接蛋白在肿瘤耐药中的作用机制研究报道得很少，该研究具有一定的创新性。该研究发现了紧密连接蛋白 CLDN6 对乳腺癌细胞化疗耐药的影响，探讨了 CLDN6 通过 p53 调节耐药相关蛋白 GSTP1 表达促进乳腺癌化疗耐药的分子机制，为乳腺癌化疗药物的选择和新型化疗药物的研发提供一定的指导意义。该研究设计合理完整，行文规范，逻辑性强，结果可信，结论合理。大量数据证明，CLDN6 对乳腺癌多药耐药的影响及 CLDN6 对 GSTP1 调控机制。

建议今后进一步探讨 CLDN6 对 *p*53 突变的三阴性乳腺癌 MDA-MB-231 细胞耐药机制的研究。

（辛　颖　徐如君）

文选 97

【题目】 LKB1 通过靶向细胞代谢抑制 HPV 相关癌症的进展（LKB1 inhibits HPV-associated cancer progression by targeting cellular metabolism）

【来源】 Oncogene，2017，36（9）：1245-1255

【文摘】 肝激酶 B1（liver kinase B1，*LKB*1）在 Peutz-Jeghers 综合征和多种癌症［包括人乳头瘤病毒（HPV）引起的子宫颈癌］中突变失活。然而，*LKB*1 突变在子宫颈癌发生和进展中的作用尚未清楚。在该研究中，作者发现在小鼠胚胎成纤维细胞中，*LKB*1 缺失和 HPV16 E6/E7 转导限制细胞衰老，促进细胞增生，增加葡萄糖消耗、乳酸和 ATP 产生具有累加效应。*LKB*1 敲减增加了 LKB1 的异位表达、降低了经 HPV 转化细胞的糖酵解、不依赖贴壁的细胞生长及细胞迁移和侵袭。在同品系小鼠的肿瘤发生和肺转移瘤模型中，去除 *LKB*1 显著增加 HPV16 阳性 TC-1 细胞肺转移，但不影响皮下肿瘤生长。研究发现，HPV16 E6/E7 通过升高 c-MYC 增强了糖酵解途径中己糖激酶 -11（HK- Ⅱ）的表达，导致 HPV 感染细胞糖酵解代谢增强。过表达 *LKB*1 则可减少此类细胞的 HK- Ⅱ和糖酵解。在正常和 HPV 相关的子宫颈病变中也观察到 HK- Ⅱ和 *LKB*1 之间的反比关系。因此，作者认为 *LKB*1 负调控 HPV 引起的有氧糖酵解和肿瘤进展。这些发现表明，通过靶向细胞代谢，有望开发 HPV 相关恶性肿瘤的治疗策略。

【评述】 子宫颈癌是全球女性癌症死亡的第四大原因，在中国每年有近 150 000 例新诊断的病例。由于早期筛查不普遍，子宫颈癌在发展中国家尤其常见。科学家们发现，几乎所有的子宫颈癌都是人乳头瘤病毒（human papilloma virus，HPV）感染引起的。HPV 引起的子宫颈癌会发生 *LKB*1 突变失活。但还不清楚 *LKB*1 突变在子宫颈癌发生发展中所起的作用。该研究中，作者首先用小鼠胚胎成纤维细胞进行研究，发现 *LKB*1 缺失和 HPV16 E6/E7 有累加效应，会抑制细胞衰老，促进细胞增生，增加葡萄糖消耗、乳酸生产和 ATP 生成。敲低 *LKB*1 可以增强 HPV 转化细胞的糖酵解，促进细胞迁移和入侵。异位表达 *LKB*1 能降低 HPV 转化细胞的糖酵解，减弱细胞的迁移和入侵能力。在肿瘤发生和肺转移小鼠模型中，去除 *LKB*1 会使小鼠肺部的转移瘤显著增多。进一步的研究表明，HPV16 E6/E7 能提高 c-MYC 的水平，进而增强糖酵解通路中的 HK- Ⅱ表达。异位表达 *LKB*1 会减少 HK- Ⅱ和减弱糖酵解。研究人员也在子宫颈病变中观察到了 HK- Ⅱ与 *LKB*1 的这种关系。研究指出，*LKB*1 可以防范 HPV 引起的有氧糖酵解和肿瘤发展。这些发现有望帮助人们通过靶标细胞代谢治疗宫颈癌。HPV 是最常见的性传播病毒之一。HPV 引发的头颈癌亦逐年增加，该研究对头颈癌等其他 HPV 相关肿瘤的治疗策略制定亦具有重要意义。

（辛　颖　徐如君）

文选 98

【题目】 一项关于 DNA 修复基因中关键多态性位点与胶质瘤风险之间的遗传关联的综合荟萃

分 析（A comprehensive meta-analysis of genetic associations between key polymorphic loci in DNA repair genes and glioma risk）

【来源】 Mol Neurobiol，2017，54（2）：1314-1325

【文摘】 据报道，DNA 修复基因（*ERCC*1，*rs*3212986；*ERCC*2，*rs*13181；*ERCC*4，*rs*1800067；*ERCC*5，*rs*17655；*XRCC*1，*rs*1799782，*rs*25487，*rs*25489；*XRCC*3，*rs*861539）的遗传变异与胶质瘤发生发展间的联系呈矛盾性变化。为了明确 DNA 修复基因与胶质瘤两者之间的关系，考虑人群的异质性，故进行了一项 Meta 分析，即该研究。该研究分析了 21 篇文章中 6 个基因的 8 个单核苷酸的多态性（24 078 例病例和 30 926 例健康人）。在 5 个模型下评价了核苷酸切除、碱基切除、双链断裂修复基因与胶质瘤发生发展的关系。所有统计分析均采用 R 3.2.1 软件进行，DNA 修复基因与胶质瘤之间的关键多态性位点的关系通过合并优势比（OR）和 95% 可信区间（CI）进行量化。综合证据表明，*rs*13181 和 *rs*1799782 的单核苷酸多态性显著增加了胶质瘤的发生风险，而 *rs*1800067 的单核苷酸多态性显著降低了胶质瘤的发生风险。另外，8 个单核苷酸多态性的亚组分析表明，*rs*13181、*rs*1800067 突变是亚洲人胶质瘤的明显保护因素，*rs*13181 突变是高加索人胶质瘤的危险因素。此外，*rs*1799782 突变显著增加了亚洲人患神经胶质瘤的风险。该研究表明，*rs*13181**C* 和 *rs*1799782**A* 是胶质瘤的危险等位基因；*rs*1800067**A* 是降低胶质瘤易感性的有利等位基因。强烈建议今后对大样本和其他种族进行研究，以确认该研究的结果。

【评述】 DNA 修复基因突变与胶质瘤生长的相关性一直是近十年来业内关注的热点问题。该研究搜索了 PubMed、EMBASE 和 CENTRAL 数据库从 2015 年 1 月以来的文献，关键词为 DNA 修复基因或核苷酸切除修复或碱基切除修复或双链断裂修复，多态性或单核苷酸多态性或变异或突变，以及胶质瘤或胶质细胞瘤，并通过所附文章引用的参考文献手动检查了其他研究。此外，通过全基因组关联研究对所有与胶质瘤相关的基因进行评估，以确定它们是否是 DNA 修复途径的一部分。最后该研究表明，*ERCC*1 *rs*3212986、*ERCC*5 *rs*17655、*XRCC*1 *rs*25487、*XRCC*1 *rs*25489、*XRCC*3 *rs*861539 和胶质瘤的基因变异之间的相关性不显著。*ERCC*2 *rs*13181、*ERCC*4 *rs*1800067 和 *XRCC*1 *rs*1799782 可能与胶质瘤的发生风险增加有关；并最终给出建议，由于显著的异质性，有必要对 *ERCC*2 *rs*13181 和 *XRCC*1 *rs*1799782 进行深入研究。

（辛　颖　徐如君）

文选 99

【题目】 无表面活性剂制备具有光热性能和抗氧化活性的 Au@ 白藜芦醇中空纳米颗粒（Surfactant-free preparation of Au@resveratrol hollow nanoparticles with photothermal performance and antioxidant activity）

【来源】 ACS Appl Mater Interfaces，2017，9（4）：3376-3387

【文摘】 基于空心金纳米结构的纳米复合材料因其独特的等离子体结构和良好的物理化学性质而受到广泛关注。探索与生物活性分子相结合的多功能纳米复合材料的制备方法，是开发多功能治疗诊断平台的迫切需要。该研究采用具有抗氧化活性和癌化学预防特点的天然多酚白藜芦醇作为还原剂和包衣剂，制备无表面活性剂的 Au@resveratrol 中空纳米微粒（Au@Res HNPs）。制备的 Au@Res HNPs 在肿瘤治疗中表现出良好的光热性能和癌症治疗的化学抑制作用。体外实验表明，在 808nm 激光照射后，Au@Res HNPs 可以阻断细胞周期，抑制细胞分裂，导致细胞凋亡。由于没有引入有毒的表面活性剂，目前的方案避免了表面活性剂分离和表面修饰的烦琐过程，而这是大多数热学材料所必需的。

【评述】 有调查显示，吉林省口腔颌面部恶性肿瘤好发年龄为 51～70 岁，以男性发病为主，舌、牙龈和口底是常见的发病部位，病理类型以鳞状细胞癌为主。因此，对于在口腔黏膜，特别是舌、牙龈、口底等部位的溃疡或肿物应提高警惕，做到早发现、早诊断、早治疗。特别要加强老年人的口腔保健工作，戒烟限酒，合理饮食，定期进行口腔健康检查，预防口腔癌的发生。

（辛　颖　徐如君）

文选 100

【题目】 载 Cu^{2+} 的多多巴胺纳米颗粒用于磁共振成像引导的 pH 和近红外光刺激的热化疗（Cu^{2+}-loaded polydopamine nanoparticles for magnetic resonance imaging-guided pH- and near-infrared-light-stimulated thermochemotherapy）

【来源】 ACS Appl Mater Interfaces，2017，9（23）：19706-19716

【文摘】 多种药物联合治疗癌症可提高疗效，减少不良反应。在该研究中，作者展示了基于负载 Cu^{2+} 的聚多巴胺纳米颗粒（CuPDA NPs）的治疗诊断纳米设备，它能够提供磁共振成像（magnetic resonance imaging，MRI）引导的热化疗（TCT）。系统研究表明，经过 Cu^{2+} 离子加载后，PDA NPs 的摩尔消光系数提高了 4 倍，从而提高了其在光热治疗中的性能。虽然 Cu^{2+} 离子是有毒的，但是 Cu^{2+} 的释放主要是在酸性环境中被激发的。一旦 NPs 沉积于微酸性肿瘤微环境（pH ≈ 6.5～6.8），释放率升高约 30%，有效避免化疗过程中的系统毒性。与此同时，由于电子 - 质子偶极 - 偶极相互作用相关时间 τC 的增加，Cu^{2+} 加载可以缩短 PDA NPs 的自旋晶格弛豫时间（T_1），这提高了纵向弛豫（r_1）。因此，CuPDA NPs 可作为 T_1 加权 MRI 的造影剂。此外，由于天然存在于人体的 DA 具有潜行作用，CuPDA NPs 的肿瘤保留率高达 8.2%。进一步的体外和体内实验表明，CuPDA NPs 具有较长的血液循环时间、良好的光热和生理稳定性及生物相容性，是一种潜在的、MRI 引导的、不良反应最小的 TCT 纳米器件。

【评述】 癌症多模式疗法通过结合不同治疗方法对癌症进行综合治疗，可有效提高治疗效果，减少不良反应。该研究利用 PDA 和 Cu^{2+} 合成了 CuPDA 纳米粒子用于 MRI 指导的肿瘤热化学疗法。表明 Cu^{2+} 不仅可增强 PDA 的光热性能，同时在酸性微环境中可释放杀伤肿瘤细胞，并且 T_1 时间缩短，可作为 T_1 加权造影剂。同时，该纳米粒子生物安全性好，对全身无不良反应。在未来肿瘤治疗中具有良好应用前景。该研究体内动物模型采用的是裸鼠移植瘤模型，瘤体位于皮肤表面，该粒子对位于皮肤深部的肿瘤是否具有及疗效如何尚不明确。

（辛　颖　徐如君）

文选 101

【题目】萝卜硫素通过刺激 Akt/GSK-3 Akt/ Akt/ Fyn 通路激活 Nrf2 从而预防血管紧张素 II 诱导的心肌病（Sulforaphane prevents angiotensin Ⅱ -induced cardiomyopathy by activation of Nrf2 via stimulating the Akt/GSK-3ß/Fyn pathway）

【来源】Redox Biology，2018，15：405-417

【文摘】辛颖等探讨 Nrf2 激动剂萝卜硫素持续调动内源性抗氧化系统，预防血管紧张素Ⅱ引起心肌病的作用及其激活 Nrf2 的分子机制。采用隔日皮下注射低剂量血管紧张素Ⅱ（0.5 mg/kg）2 个月，建立慢性心肌损伤模型。治疗组以皮下注射方式给予萝卜硫素（0.5 mg/kg）3 个月，观察至 6 个月。结果发现，在不影响小鼠血压的情况下，长期低剂量血管紧张素Ⅱ刺激可以引起小鼠心肌炎症、氧化损伤、心肌纤维化、心肌肥大及心功能下降；而萝卜硫素能够预防上述血管紧张素Ⅱ引起的心肌损伤，并伴随心肌 Nrf2 功能上调。为进一步探究萝卜硫素的心肌保护作用是通过 Nrf2 发挥作用，以及 Nrf2 在抗心肌氧化损伤中的关键角色，利用心肌特异性过表达 Nrf2 小鼠（Nrf2-TG）和 Nrf2 基因敲除小鼠（Nrf2-KO）建立血管紧张素Ⅱ慢性心肌损伤模型，发现 Nrf2-KO 小鼠在血管紧张素Ⅱ的刺激下，表现出较野生型小鼠更为严重的心肌损伤和心功能低下，且萝卜硫素的心肌保护作用消失；而 Nrf2-TG 小鼠显示出对血管紧张素Ⅱ引起心肌损伤的抵抗作用。进一步分析萝卜硫素激活 Nrf2 的机制发现，心肌组织中 Nrf2 的上调和活化伴随着 AKT 的激活，糖原合成酶激酶（GSK）-3β 的抑制，以及促进 Nrf2 从胞核向胞质转运后降解的分子 Fyn 在细胞核内的积累。当体外心肌细胞暴露于 PI3K 抑制剂或 GSK-3β 特异性激活剂时，SFN 上调 Nrf2 的作用消失且伴随核内 Fyn 积累增加。这些结果阐明 Nrf2 在预防血管紧张素Ⅱ引起的心肌病中发挥重要作用，且萝卜硫素通过 AKT / GSK-3β/ Fyn 信号通路介导的 Nrf2 激活来预防血管紧张素Ⅱ引起的心肌病。

【评述】血管紧张素Ⅱ参与多种心肌病的发生发展，氧化应激是其致病的主要因素之一。而临床研究证实，非特异性清除 ROS 会引起器官损害，外源性给予单一的抗氧化剂也很难有效发挥心肌保护作用。该研究则是从调动机体自身内源性抗氧化防御机制的角度，探讨防治血管紧张素Ⅱ引起心肌损伤的可能性。其结果证明，体内氧化 - 还原平衡调控的关键转录因子 Nrf2 的激活，能够有效预防血管紧张素Ⅱ引起的心肌损伤，提出 Nrf2 是氧化应激损伤相关心肌病防治的有效靶点。萝卜硫素作为 Nrf2 激动剂，具有从天然蔬菜中提取、安全无不良反应、容易获得和被接受等优点。该研究亦阐明萝卜硫素通过 AKT / GSK-3β/ Fyn 信号通路激活心肌 Nrf2，具有预防血管紧张素Ⅱ引起心肌损伤的作用。该研究的结果为氧化损伤型心肌病的防治提供了新的靶点和方法，也为以 Nrf2 激动剂的新药研发奠定良好的理论和实验基础。

（辛　颖　李玉军）

文选 102

【题目】通过 Dkk2 对无毛和有毛皮肤进行区域对照（Regional control of hairless versus hairbearing skin by Dkk2)

【来源】 Cell Rep，2018，25（11）：2981-2991

【文摘】 毛发覆盖的皮肤是哺乳动物的决定性特征之一。然而，一些特殊的皮肤区域是光滑无毛的，如人类的手掌、脚掌和手腕，小鼠的足部等。经典 Wnt/β-catenin 信号通路在皮肤和毛囊的形态发生、周期性更新中起关键性调控作用，Dkk2 作为其抑制剂参与经典 Wnt 信号通路的调控，但有关 Dkk2 在调控毛囊发育、毛发周期性更新中的相互作用和分子机制仍未明确。该研究的作者使用了 *Dkk2* 基因敲除小鼠足底皮肤作为模型系统，通过毛乳头碱性磷酸酶染色和扫描电子显微镜检测发现 Dkk2-null 小鼠足底异位毛发生长的显型；通过 HE 染色和脱毛实验发现，足底皮肤保留了所有毛囊发育所需的构成要素，Dkk2 的遗传缺失能使 Dkk2-null 小鼠足底形成具备完整功能的足底毛囊，足部皮肤连续切片 HE 染色确定该异位毛发起源于胚胎 E 18.5 天，该异位毛囊能产生外部毛发，含有汗腺和毛囊干细胞组分，并具备再生能力；通过 RNA 原位杂交和荧光定量 PCR 检测 *Dkk2* 基因在小鼠足部的表达和定位，确定内源性分泌的 Dkk2 蛋白能够在正常小鼠胚胎发育过程中抑制足底皮肤中的毛囊发育并允许无毛皮肤的形成；通过对足底皮肤进行 Wnt/β-catenin 信号通路活化标志物 nuclear β-catenin、LEF1 免疫荧光染色及制备 TCF/LEF1 GFP Dkk2-null 鼠、Axin2LacZ Dkk2-null 鼠检测 Wnt/β-catenin 信号通路活化等实验，发现在 Dkk2 缺失的情况下，Wnt/β-catenin 信号通路的活性在胚胎期足底皮肤中广泛增高并逐渐模式化，如同正常毛发区域中的毛囊发育过程，说明异位毛发的形成是由 *Dkk2* 缺失引起的 Wnt/β-catenin 信号通路活化所导致的。综上所述，该研究首次报道了 *Dkk2* 基因敲除小鼠足底异位毛发生长的显型；揭示了 Dkk2 通过拮抗 Wnt/β-catenin 信号通路，在胚胎发育中有抑制足底毛囊形成、维持足底皮肤正常形态的作用。上述研究结果更好地展示了小鼠不同部位皮肤毛囊的发育模式，为研究人类毛囊发育模式提供了一定参考。

【评述】 该研究讨论了哺乳动物不同身体区域皮肤毛囊的发育模式和调控机制，首次提出了 Dkk2 在区域性调控毛囊发育中的作用和途径，极大填补了该领域的研究空白，立意新颖、创新性强；研究结果真实可信，为进一步研究人类毛囊的发育模式奠定了理论基础，也为靶向调控 Wnt 信号通路治疗毛囊缺失性疾病提供了一个潜在的治疗靶点，具备很强的科学性和实用性，是一项非常有意义的研究。该研究理论基础扎实，设计合理，数据翔实可靠，文章撰写良好。该研究已初步发现了 Dkk2 与 Sostdc1 的功能代偿作用，但是尚未深入研究其在皮肤毛囊发育中相互代偿的具体作用和机制，可作为下一步研究的方向。

（辛　颖　李玉军）

文选 103

【题目】 荜茇酰胺和 p53 激活剂 APR-246 通过靶向 GSTP1 选择性诱导 HNSCC 细胞死亡 (Piperlongumine and p53-reactivator APR-246 selectively induce cell death in HNSCC by targeting GSTP1)

【来源】 Oncogene，2018，37（25）：3384-3398

【文摘】 *TP*53 突变经常发生在无 HPV 感染的头颈部鳞状细胞癌（head and neck squamous cell carcinoma，HNSCC）患者中。这些患者的复发率明显偏高。研究者正致力于研究靶向 *TP*53 突变并恢复 HNSCC 中野生型（WT）TP53 活性的药物。有研究发现，p53- 再激活和诱导大量凋亡 -1 化合物（p53-reactivation and induction of massive apoptosis-1，PRIMA-1）及其甲基化类似物 PRIMA-1^{Met}（也称为 APR-246）能够重建 *p*53 突变体的 DNA 结合活性并恢复野生型 *p*53 的功能。该研究报道，荜茇酰胺（piperlongumine，PL）是一种从 Piper longum L. 分离出的生物碱，与 APR-246 有协同作用，选择性诱导 HNSCC 细胞凋亡和自噬性细胞死亡，而原代和永生化小鼠胚胎成纤维细胞和自发永生化的非致瘤性人类皮肤角质形成细胞（HaCat）免受上述化合物共处理的损害。PL 增强 HNSCC 细胞对 APR-246 的敏感性并非依赖于 *TP*53 突变。研究发现，谷胱甘肽 S- 转移酶 pi1（GSTP1），一种催化 GSH 与亲电子化合物结合以实现其解毒功能的 GST 家族成员，在 HNSCC 组织中高表达。应用 PL 和 APR-246 处理 HNSCC 细胞，显著抑制 GSTP1 活性，致 ROS 累积、GSH 消耗、GSSG 升高及 DNA 损伤。 GSTP1 过表达或抗氧化剂 N- 乙酰基 -L- 半胱氨酸（NAC）的预处理消除由 PL / APR-246 引起的 ROS 升高并减少 DNA 损伤，细胞凋亡和自噬性细胞死亡亦减少。此外，应用 PL 和 APR-246 阻碍了 SCID 小鼠中 UMSCC10A 异种移植肿瘤的生长。结果表明，HNSCC 细胞对 PL 和 APR-246 的联合处理选择性敏感。该作用是由于联合处理可抑制 GSTP1，诱导 ROS 引起的细胞毒作用所致。

【评述】 HNSCC 是全球第六大常见癌症。在非 HPV 感染的 HNSCC 患者中，*p*53 的突变率可高达 70%～85%。虽然 HNSCC 患者在治疗早期对手术、放疗和化疗敏感，但是对于 *p*53 基因突变的 HNSCC 患者，复发率仍较高。PRIMA-1 及其甲基化类似物 PRIMA-1^{Met}（也称为 APR-246）是奎宁环化合物，可恢复突变型 *p*53（mut-p53）与 DNA 结合，产生野生型 *p*53 的活性。最近的研究表明，PRIMA-1 和 APR-246 对 *p*53 突变的多种类型的肿瘤细胞有杀伤作用。在该研究中，作者研究了 PL 和 APR-246 联合应用在诱导 HNSCC 细胞死亡中的协同作用。结果发现，PL 和 APR-246 的联合应用可选择性诱导 HNSCC 细胞凋亡和自噬性细胞死亡，而原代和永生化小鼠胚胎成纤维细胞和自发永生化的非致瘤性人类皮肤角质形成细胞（HaCat）免受上述化合物共处理的损害。更为重要的是，PL 增强 HNSCC 细胞对 APR-246 的敏感性并非依赖于 *p*53 突变。PL 是一种从 Piper longum L. 分离出的生物碱。作者和其他研究小组之前曾报道 PL 治疗可增加细胞内的 ROS，从而诱导细胞死亡。亦有报道，APR-246 也能通过扰乱细胞氧化还原平衡诱导 ROS 产生。因此，应用 PL 和 APR- 246 可以协同地提高细胞内的 ROS，导致癌细胞产生严重的氧化应激，这为联合治疗对癌细胞的选择性提供了依据。癌细胞由于活跃的细胞代谢和缺氧具有高水平的 ROS。应用调节 ROS 的药物，使癌细胞的 ROS 产生进一步增加，或使用减少 ROS 清除的制剂，可以使肿瘤中的 ROS 水平急剧升高，超过其抗氧化能力的阈值，引发细胞死亡。

（辛　颖　李玉军）

文选 104

【题目】 RARγ 诱导的 E- 钙黏素下调可促进肝细胞癌的发生入侵和转移（RARγ-induced E-cadherin downregulation promotes hepatocellular carcinoma invasion and metastasis）

【来源】 Journal of Experimental & Clinical Cancer Research，2016，35（1）：164

【文摘】 RARγ 的异常表达与肿瘤的发生密切相关。早期研究发现，RARγ 可以促进肝细胞癌的生长，但其是如何促进肝细胞癌的侵袭和转移的机制尚不清楚。研究发现，在肝细胞癌组织中 RARγ 表达显著上调，而且其表达水平与肿瘤大小、远处转移和 TNM 分期呈显著正相关，与肝细胞癌患者的生存期呈负相关。无论在体内还是体外，敲低 RARγ 可以显著抑制肝细胞癌的侵袭和转移能力。研究发现，RARγ 通过 NF-κB 介导的 E-cadherin 的下调促进肝细胞癌的侵袭和转移。此外，在肝细胞癌细胞系和临床肝细胞癌样本中，RARγ 和 E-cadherin 的表达呈负相关。上述结果证实，RARγ 可以通过下调 E-cadherin 的表达促进肝细胞癌的侵袭和转移，预示可以把 RARγ/E-cadherin 作为治疗肝细胞癌的新靶点。

【评述】 肝细胞肝癌在世界范围内是一种常见的肿瘤，尤其在中国。大量的研究证实，肝癌的发生与 HBV、HCV 感染和一些信号通路及分子相关。但是，对于肝细胞癌转移机制的研究尚少。该研究主要针对肝细胞癌转移机制做了一些工作。前期研究发现，RARγ 作为癌基因，通过激活 PI3K/AKT 和 NF-κB 信号通路在肝细胞癌的发生中起着重要的作用。在体内和体外实验中，通过上调 RARγ 可以促进癌组织的侵袭和转移，这种机制主要是通过 NF-κB 介导的 E-cadherin 的表达下调实现的，在未来或许通过阻断 NF-κB 介导的上皮间质转化成为治疗肝细胞癌的靶点。

（郭凌川　李玉军）

文选 105

【题目】 人源无意义介导的 RNA 衰减通过靶向肺腺癌中 TGF- 介导的信号通路调控 EMT（Human nonsense-mediated RNA decay regulates EMT by targeting the TGF-ß signaling pathway in lung adenocarcinoma）

【来源】 Cancer Letters，2017，403：246-259

【文摘】 NMD 是一种高度保守的选择性降解异常 RNA 的途径。该研究证实，NMD 调节肺腺癌（ADC）的上皮 - 间质转化（EMT）。此外，与正常肺组织相比，NMD 核心因子 UPF1 在人 ADC 组织中的表达水平较低，从而增加了下调 NMD 以使 ADC 发生的可能性。人类 ADC 细胞系的试验表明，下调 NMD 可以促进 EMT；上调 NMD 可抑制 EMT 的发生。作者检测了 TGF-β 信号传导的作用，发现 NMD 通过靶向 TGF-β 信号传导途径来影响 EMT。该研究表明，NMD 具有潜在的肿瘤调节机制，并且可能是肺腺癌的潜在治疗靶标。

【评述】 肺癌是全球癌症死亡的主要原因。肺癌患者的 5 年生存率低于其他癌症。ADC 是最常见的原发性肺癌的组织学类型。转移是 ADC 治疗失败及与癌症相关死亡的主要原因。EMT 被认为有助于肿瘤的复发和转移。在该研究中，作者首先证明了高度保守的 RNA 降解途径 NMD 通过靶向 ADC 细胞中的 TGF-β 信号通路强烈影响 EMT；NMD 下调可以改变细胞形态，调节 EMT 相关蛋白的表达，并增强 ADC 细胞的增生、迁移、侵袭和茎样特征；上调 NMD 来抑制 EMT。进一步进行研究发现，NMD 的主要调节因子 UPF1 在 ADC 组织中明显下调。因此，得出结论：NMD 可以通过靶向 TGF-β 信号通路来调节 EMT。该研究立意新颖，研究方法先进，具有一定的科学性，对肺腺癌的

EMT 有了新的认识，从而为临床治疗提供了新的潜在靶标。

（张丹芳　李玉军）

文选 106

【题目】NUR77 通过负向调节 TRAF6/ TLR-IL-1R 信号轴，发挥对炎症性肠病的保护作用（NUR77 exerts a protective effect against inflammatory bowel disease by negatively regulating the TRAF6/TLR-IL-1R signal lingaxis）

【来源】Journal of Pathology，2016，238（3）：457-469

【文摘】*Nur*77 是一种早期反应基因，参与多种生物学功能。其在人类中的同源物为 NUR77，有多种命名，HGNC 标准基因名称为 *NR4A1*。然而，*Nur*77 在炎症性肠病（IBD）中的作用及其潜在机制仍然不清。在该研究中，作者根据国际炎症性肠病遗传学协会（IIBDGC）的最新数据，针对溃疡性结肠炎（UC）和克罗恩病（CD）进行了最新的全基因组关联研究（GWAS），发现 *Nur*77 基因的遗传变异与 UC 和 CD 风险增加密切相关。此外，*Nur*77 在 UC 或 CD 患者肠组织和 DSS 处理的小鼠的结肠组织中表达显著降低。*Nur*77 的缺失导致小鼠对 DSS 诱导的结肠炎的敏感性增加，并降低了肠道修复能力。细胞因子 B（Csn-B）作为 *Nur*77 的激动剂给予治疗，极大减轻了 DSS 诱导的结肠炎小鼠模型中的过度炎症反应。*Nur*77 通过与 TRAF6 相互作用在 TLR-IL-1R 信号传到中起到负调节作用。这种相互作用阻止了 TRAF6 的自身泛素化和寡聚化，抑制了 NF-κB 的激活和促炎性细胞因子的产生。综上所述，基于 GWAS 的分析及体外和体内研究表明，*Nur*77 是 TRAF6 / TLR-IL-1R 炎症信号通路的重要调节因子，*Nur*77 的缺失可能参与 IBD 的发生发展，提示 *Nur*77 可作为 IBD 预防和治疗的潜在靶点。

【评述】随着世界城镇化、人口老龄化进程的加快和生活方式的改变，炎症性疾病已成为影响全球人类健康的重要威胁，包括许多传染性疾病和脓毒血症、炎症性肠病、免疫性疾病、恶性肿瘤等都属于炎症性疾病范畴，这些疾病正在全球蔓延且越来越受到各国的高度重视。该类疾病在我国发病率约为 10%，患者人数高达 1 亿以上，其病情迁延，并发症及致残率高，为了有效地预防和早期诊断及治疗，深入揭示炎症的生物学、分子基础和调控机制对于阐明其致病机制、发展有效的干预手段具有重要意义。研究表明，Toll 样受体是一种重要的病原模式识别受体，在炎症性疾病的发生发展中起重要作用。作者发现，核受体 *Nur*77 与 UC 和 CD 的发生风险增加有关，且在 IBD 患者肠组织和 IBD 小鼠模型肠组织中表达降低，与其不良预后密切相关。进一步的研究显示，*Nur*77 通过与 TRAF6 相互作用在 TLR-IL-1R 信号传导中起到负调节作用，进而抑制了 NF-κB 的激活和促炎性细胞因子的产生，提示 *Nur*77 可作为 IBD 预防和治疗的潜在靶点。

（郭凌川　杨清绪）

文选 107

【题目】PD-L1 在浸润性乳腺癌中介导肿瘤浸润 CD19C B 淋巴细胞和 T 细胞的分化（PD-L1

mediated the differentiation of tumor-infiltrating CD19C B lymphocytes and T cells in Invasive breast cancer）

【来源】 Oncoimmunology，2016，5（2）：e1075112

【文摘】 一系列研究发现,B 细胞在自身免疫病、人类肿瘤及荷瘤小鼠中起抑制免疫应答的作用。据此，为明确 B 细胞在浸润性乳腺癌中的作用，该研究利用免疫组织化学方法检测发现乳腺癌组织中存在大量 $CD19^{+}$B 细胞，并随恶性程度增高而增多，同时与 PD-L1、IL-10 都存在共表达；进一步的研究则证实，乳腺癌患者外周血及肿瘤局部存在分泌 IL-10 的一类 $CD19^{+}CD24^{+}CD38^{+}$调节性 B 细胞（Bregs），同时该群 Bregs 细胞可通过诱导调节性 T 细胞的扩增而参与肿瘤的免疫抑制；而乳腺癌细胞所表达的 PD-L1 分子则是 Bregs 细胞扩增的关键分子。这些研究表明，针对 PD-L1 的免疫治疗或许可以改善乳腺癌的免疫抑制状态。

【评述】 乳腺癌为女性最常见的恶性肿瘤之一。虽然早期发现和内分泌治疗、靶向治疗极大地提高了患者的生存率，但复发与转移仍是导致患者死亡的最重要因素，尤其是三阴性乳腺癌治疗方案的欠缺。针对乳腺癌肿瘤免疫抑制的研究可以寻找改善肿瘤免疫微环境的切入点，为肿瘤免疫治疗提供理论依据。

（郭凌川　杨清绪）

文选 108

【题目】 **优化转化生长因子 -1 siRNA 负载壳聚糖 - 三聚磷酸酯纳米颗粒治疗小鼠结直肠癌肝转移（Optimization of transforming growth factor-1 siRNA loaded chitosan-tripolyphosphate nanoparticles for the treatment of colorectal cancer hepatic metastasis in a mouse model）**

【来源】 Journal of Biomedical Nanotechnology，2016，12：1489-1500

【文摘】 转移性肝癌是结直肠癌（CRC）最常见的并发症，并且发展以肝靶向性用于药物递送的纳米颗粒为一种有前途的治疗方法。但为了提高被动药物输送的功效，应最大限度地提高其在肝转移部位的释放率，同时最大限度地减少非靶向细胞的药物吸收。该研究报道了三聚磷酸（TPP）修饰的壳聚糖（CS）纳米粒子的开发和使用，该纳米粒子负载了针对转化生长因子 1（TGF-1）的小干扰 RNA（siRNA），可促进晚期 CRC 中的肿瘤发生。纳米颗粒在动物模型中有效抑制了 CRC 肝转移。300 nm 的颗粒和 20 mV 的 zeta 电位显示出更惊人的肝靶向作用。当 TGF-1 siRNA 在 pH 7.5 时浓度为 20 M 时，CS / TPP 的重量比为 8 ： 1，当暴露于 CRC 匀浆在 pH 6.5 时显示出良好的 pH 响应药物释放。在体内，CS-TPP / TGF-1 siRNA 纳米颗粒显著减少了 CRC 转移灶的数量。这伴随着肿瘤微环境中 TGF-1 表达的下调、肿瘤相关巨噬细胞形成的抑制和免疫微环境的改善。这些结果表明，可以通过优化加工参数来实现有效的被动肝靶向。带有针对过度表达的癌基因的 siRNA 的纳米颗粒的设计为开发有效的肝癌疗法提供了一个极好的平台。

【评述】 CRC 是全球与癌症相关死亡的第三大最常见原因，其死亡率主要归因于肝转移。 转化生长因子 1（TGF-1）是肿瘤中过表达的细胞因子，在全身性免疫抑制和宿主免疫监视抑制中发挥作用。 阻断 TGF-1 信号传导可改善肿瘤微环境中的免疫功能。 由于 CRC 肝转移是 CRC 细胞的免疫逃逸与肝免疫监视系统活性之间不平衡的结果，在作者假设针对抑制 TGF-1 的方法可以改善肝的免疫反应并预防 CRC 早期的肝转移。该研究证实了通过调控肝内免疫微环境抑制 CRC 转移的科学假设。

（郭凌川　杨清绪）

文选 109

【题目】 SALL4 通过激活 CD44 表达促进胃癌进展（SALL4 promotes gastric cancer progression through activating CD44 expression）

【来源】 Oncogenesis，2016，5（11）：e268

【文摘】 干细胞因子 SALL4 在肿瘤的发生发展中发挥重要作用，与肿瘤生长、转移和耐药息息相关。但是，SALL4 致肿瘤作用的具体机制目前尚不明确。在该研究中，作者发现以 shRNA 干扰 SALL4 的表达可以强烈抑制胃癌细胞的增生、迁移和侵袭，另外，tet 诱导的 SALL4 干扰系统也证实了此结果。进一步研究发现，干扰胃癌细胞 SALL4 的表达可以降低细胞 CD44 的表达水平。荧光素酶报告基因分析和染色质免疫共沉淀实验证实，SALL4 结合于 CD44 启动子区域，转录激活 CD44 表达。回补实验证实，CD44 过表达可以逆转 SALL4 干扰造成的胃癌细胞体外生长、迁移和侵袭受抑现象及胃癌细胞裸鼠体内成瘤抑制现象。因此证实，SALL4 通过直接活化 CD44 的表达，促进胃癌进展，揭示了 SALL4 促肿瘤作用的新机制，为胃癌的治疗提供了新思路。

【评述】 该研究首次证实 *CD44* 是 SALL4 的靶基因，SALL4 对 CD44 的转录激活是其促进肿瘤生长和转移的新机制。该研究不仅揭示了 SALL4 发挥促胃癌作用的新机制，同时也为深入理解 SALL4 在肿瘤中的作用提供了新的实验证据。将来的研究可围绕以下问题展开：① SALL4 对 CD44 的调控作用是否具有普遍性；② SALL4 是否通过表观遗传学机制调控 CD44；③ SALL4 对 CD44 不同异构体的调控作用；④ SALL4 调控 CD44 对肿瘤细胞其他生物学特性的影响。这些问题的解决将有助于全面认识 SALL4 在肿瘤中的作用，同时也有利于开发 SALL4 作为肿瘤诊断和治疗的分子靶标，具有重要的科学价值和临床意义。

（郭凌川　杨清绪）

文选 110

【题目】 不同的 miR-21-3p 亚型及其在结直肠癌中的不同特征（Different miR-21-3p isoforms and their different features in colorectal cancer）

【来源】 Int J Cancer，2017，141（10）：2103-2111

【文摘】 MiR-21 是唯一一种在任何类型的实体瘤中均过表达的 microRNA（miRNA），其主链 miR-21-5p 已在结直肠癌（CRC）中进行了大量研究。但很少有研究者专注于其副链 miR-21-3p。在该研究中，基于癌症基因组图谱（TCGA）的数据，可以发现在微卫星不稳定性（MSI）型 CRC 中存在更多种类和数量的 miR-21-3p 异构体。通过体外和体内研究进一步识别了 miR-21-3p 的作用。MiR-21-3p 可能是 CRC 中的致癌基因，并通过调控上皮 - 间质转化促进细胞迁移。但是不同的异构体，尤其是 miR-21-3p 可能是 CRC 有利的预后标志物，这可能是由于该异构体对 miR-21-5p 和（或）靶基因的互补作用增加导致。

【评述】 MiRNA 异构体是生物信息学研究人员提出的一个新兴概念，目前已经出现了许多工具来搜索和识别异构体。作者基于 TCGA 数据在 CRC 中发现了 miR-21-3p 异构体的一些特征。之前几项独立研究描述了与 MSI 相关的候选 miRNA，但只有部分候选彼此重叠。在这里，作者发现在 MSI 型 CRC 中出现了更多类型和数量的 miR-21-3p 异构体，这表明不仅 miRNA 本身，而且其异构体特征可以用作 MSI-CRC 的生物标志物。作者进一步分析了 miR-21 的序列特征，并且在 pre-miR-21 的上游有一个微卫星序列。然而，其分子机制尚需进一步研究。

（郭凌川　杨清绪）

文选 111

【题目】 miR-629 通过靶向 FOXO3 促进人类胰腺癌的进展（miR-629 promotes human pancreatic cancer progression by targeting FOXO3）

【来源】 Cell Death and Disease，2017，8：e3154

【文摘】据报道，FOXO 信号通路在人类癌症中具有重要作用。miR-629 的表达在胰腺癌中显著上调，与 FOXO3 呈负相关。因此，探索 miR-629 和 FOXO3 信号的调控机制可能为胰腺癌治疗提供有价值的临床靶标。在当前的研究中，作者发现与亲本细胞或用对照载体转染的细胞相比，miR-629 的过表达和抑制分别在体外和体内增强和减少了胰腺癌细胞的细胞增殖和转移。此外，我们发现 miR-629 负调控 FOXO3 蛋白表达，并降低了包含 FOXO3 3'- 非翻译区的荧光素酶报道基因构建体的活性。这些结果表明，miR-629 在转录后水平上调节 FOXO3，导致胰腺癌的细胞增生和侵袭增强。此外，作者发现，在胰腺癌细胞中过表达 miR-629 增强，而抑制 miR-629 降低，这是胰腺细胞的干细胞样表型。FOXO3 基因 3'-*UTR* 中 miR-629 结合位点的功能性多态性可降低胰腺癌进展的风险。此外，这些发现表明，miR-629 在促进胰腺癌的发展中具有至关重要的作用，并且可能代表了一种新的预后生物标志物和治疗靶标。

【评述】 FOXO3 是 FOXO 叉头转录因子亚家族的成员之一，可介导多种细胞病理生理过程，包括细胞凋亡、增生、细胞周期进程、DNA 损伤、肿瘤发生及细胞应激。FOXO3 通常通过基因突变或蛋白降解而失活，其活性降低与肿瘤的发生发展有关。此外，FOXO3 过表达可抑制癌细胞的增生、致瘤潜力和侵袭性，而 FOXO3 沉默导致其对肿瘤发生的保护作用显著减弱。FOXO3 已成为多种恶性肿瘤的诊断、预后和治疗的潜在生物标志物，其已成为化疗药物的潜在靶点。

（郭凌川　梅金红）

文选 112

【题目】 长链非编码 RNA LINC01133 通过与 SRSF6 相互作用抑制结直肠癌上皮 - 间质转化和转 移（Long non-coding RNA LINC01133 inhibits epithelial-mesenchymal transition and metastasis in colorectal cancer by interacting with SRSF6）

【来源】 Cancer Lett，2016，380（2）：476-484

【文摘】 作者对长链非编码 RNA LINC01133 在结直肠癌上皮间质转化与转移中的作用及机制进行了探讨。恶性肿瘤细胞发生上皮间质转化（EMT）是恶性肿瘤发生转移的重要机制。超过 80% 的转录组对应的 RNA 就是非编码 RNA。其中大部分是长度超过 200 个核苷酸的长链非编码 RNA。为了研究长链非编码 RNA 在结直肠癌转移中的作用，作者选用 TGF-β 刺激结直肠癌细胞来构建诱导 EMT 发生的模型，从中鉴定出了差异表达的长链非编码 RNA。结果显示，LINC01133 在 TGF-β 诱导 EMT 过程中表达显著下调，通过 q-RTPCR 实验对芯片结果做了验证。通过阻断 TGF-β 受体或通过沉默 TGF-β 通路下游的 smad2 的拯救实验完成验证。为了研究 LINC01133 在结直肠癌细胞发生 EMT 和转移中的作用，在结直肠癌细胞中将其干扰或过表达。当 LINC01133 被干扰后，结直肠癌细胞的迁移侵袭能力增强，上皮标志物 E-cadherin 表达水平下调，间质标志物 Fibronectin、Twist 表达上调；LINC01133 过表达后，结直肠癌细胞的迁移侵袭能力减弱，上皮标志物 E-cadherin 表达水平上调，间质标志物 Fibronectin 表达下调。小鼠尾静脉注射肺转移模型显示，LINC01133 干扰后结直肠癌细胞的转移能力增强。结直肠癌临床样本研究表明，LINC01133 在肿瘤组织中的表达明显下调，肿瘤组织中 LINC01133 表达水平高的患者远处转移率低，生存预后好，并且肿瘤组织中 LINC01133 的表达水平与 E-cadherin 呈正相关，与 Vimentin 呈负相关。以上结果表明，LINC01133 可以抑制结直肠癌发生 EMT 和转移。改良 ChIRP 实验结合质谱鉴定出 LINC01133 的结合蛋白 SRSF6。并通过 Western Blot 进行验证，以及 RIP 反向验证 SRSF6 蛋白对 LINC01133 的结合作用。在 LINC01133 表达水平不同细胞系中利用慢病毒介导的 shRNA 将 SRSF6 干扰。结果显示，SRSF6 干扰后，结直肠细胞的迁移侵袭能力减弱，上皮标志物 E-cadherin 表达水平上调，间质标志物 Fibronectin、Twist 表达下调。以上结果表明，SRSF6 可以不依赖于 LINC01133，单独地促进结直肠癌细胞 EMT 和转移。为了验证 LINC01133 对结直肠癌细胞 EMT 过程的调控作用是否依赖于 SRSF6，将 SRSF6 干扰，结果发现 LINC01133 对 EMT 相关的蛋白标志物的调控及对结直肠癌细胞迁移能力的调控作用都减弱了。该研究的结果提示，LINC01133 对结直肠癌发生 EMT 和转移的抑制作用依赖于其与 SRSF6 结合和对 SRSF6 促 EMT 功能的阻断。综合以上结果可以得出结论，长链非编码 RNA LINC01133 通过与 SRSF6 相互作用来抑制结直肠癌 EMT 和转移。

【评述】 该研究探索了长链非编码 RNA LINC01133 在结直肠癌转移中的功能和机制，LINC01133 可以抑制结直肠癌发生 EMT 和转移，并发现了 LINC01133 的相互作用蛋白 SRSF6，为结直肠癌的诊断治疗提供了新的潜在靶点。

（徐芳英　梅金红）

文选 113

【题目】 HIF-1α 在低氧肿瘤微环境中通过上调 LOXL2 促进肝癌血管生成拟态的形成（HIF-1α promoted vasculogenic mimicry formation in hepatocellular carcinoma through LOXL2 up-regulation in hypoxic tumor microenvironment）

【来源】 J Exp Clin Cancer Res，2017，36（1）：60

【文摘】 HIF-1α 是缺氧时关键的调控因子，促进肿瘤细胞更好地适应缺氧，增强自身的存活和肿瘤的发展。LOXL2 是铜依赖性单胺氧化酶，能够催化细胞外基质中弹性纤维和胶原纤维的交联。作者发现在人肝细胞肝癌标本中，HIF-1α 与 LOXL2 高表达并呈正相关，HIF-1α 与 LOXL2 的表达与肝癌血管拟态（VM）相关。HIF-1α 和 LOXL2 阳性患者预后更差。在人肝癌细胞系 Bel7402 和 HepG2 中模拟缺氧，发现 HIF-1α 可以调控 LOXL2 的表达，并且 HIF-1α 可以通过调控 LOXL2 表达影响肝癌细胞侵袭、迁移，EMT 发生及 VM 的形成。表达谱芯片分析表明，LOXL2 过表达和缺氧后，与肿瘤有关的一些生物学功能被激活。肿瘤相关基因 *HLTF*、*CENPF*、*ASPM*、*NIPBL*、*SLK*、*PIK3C2A*、*SMC2*、*TAF9B* 和 *ATAD2* 表达异常。总之，HIF-1α 在肝癌缺氧微环境中调控 LOXL2 表达并促进肝癌 VM 形成及肿瘤进展。

【评述】 近年来，肝癌的发生率和死亡率一直呈稳定增长的趋势。缺氧微环境是实体肿瘤的重要特征，并且能够影响肿瘤细胞的侵袭、转移、EMT 过程和血管形成。VM 是近年来发现的由肿瘤细胞构成的一种特殊的血液供应模式，不依赖内皮细胞，在管腔中可以观察到红细胞。研究已表明，有 VM 存在的肿瘤预后差，并且 VM 可以促进肿瘤的进展。在肿瘤中，LOXL2 表达能促进肿瘤的转移、影响血管的生成，是患者预后不良的影响因素。最近有研究表明，HIF-1α 能促进 LOXL2 的表达。该研究阐明了缺氧微环境中 LOXL2 及 HIF-1α 在肝癌侵袭、迁移，EMT 发生和 VM 形成中的作用，以及与 LOXL2 发挥功能有关的分子机制，从而为肝细胞肝癌的临床治疗提供新的思路和药物靶点。

（张丹芳　梅金红）

文选 114

【题目】 Ube2v1 介导的 Sirt1 泛素化和降解通过表观遗传学上抑制自噬促进结直肠癌的转移（Ube2v1 mediated ubiquitination and degradation of Sirt1 promotes metastasis of colorectal cancer by epigenetically suppressing autophagy）

【来源】 J Hematol Oncol，2018，11（1）：95

【文摘】 泛素化是细胞稳态的基本翻译后修饰，而缀合酶（E2）家族的成员是泛素 - 蛋白酶体系统的关键组成部分。但 E2 家族在自噬和结直肠癌（CRC）中的作用尚不清楚。该研究旨在探讨 Ube2v1（一种泛素结合 E2 酶变异蛋白（Ube2v）在 CRC 中的作用。作者发现，Ube2v1 抑制自噬程序。从机制上讲，Ube2v1 通过 Ubc13 促进 Sirt1 的泛素化和降解，减少组蛋白 H4 赖氨酸 16 的乙酰化，并表观遗传学上抑制 CRC 中的自噬基因表达。在功能上，Ube2v1 在体内和体外以自噬依赖性模式促进 CRC 细胞的 EMT 和转移。此外，雷帕霉素通过在正交各向异性的小鼠异种肺移植模型中诱导自噬途径来减弱增强的 Ube2v1 介导的肺转移。临床上，Ube2v1 在 CRC 样本中升高，其表达增加与 CRC 患者较差的生存率相关。该研究在功能上将蛋白 - 蛋白酶体系统中的 E2 成员 Ube2v1 与 CRC 的自噬程序和转移联系起来，从而为开发针对 CRC 患者的 Ube2v1 靶向疗法提供了启示。

【评述】 Ube2c 与 EMT 间的关系已在前列腺癌中得到证实，该研究所提及的 Ube2v1 在结直肠癌模型中的作用和机制尚不清楚，有一定的创新性。尤其是提出组蛋白修饰在该机制中的作用，更是创新的发现。前期作者发现，Ube2v1 参与结直肠癌细胞的转移，并且 Ube2v1 通过影响自噬通路调节 EMT 关键蛋白的表达。作者还通过蛋白定量分析结合质谱发现 Ube2v1 会影响组蛋白 H3。该研究在课题组前期创新性发现的基础上提出。研究最终阐明，Ube2v1 调控结直肠癌的机制，具有原创性。该研究将围绕自噬途径与 EMT 之间的关系、组蛋白 H3 修饰改变与自噬关键基因的转录调控，阐明 Ube2v1 调控结直肠癌转移的分子机制，并在结直肠癌的临床标本中进行验证。研究揭示 Ube2v1 在结直肠癌转移中的作用及相关机制。研究围绕核心重点突出。

（郭凌川　梅金红）

文选 115

【题目】 长基因间非编码 RNA 00707 通过调控 Cdc42 促进肺腺癌细胞的增殖和迁移（The long intergenic noncoding RNA 00707 promotes lung adenocarcinoma cell proliferation and migration by regulating Cdc42）

【来源】 Cell Physiol Biochem，2018，45（4）：1566-1580

【文摘】 肺癌是一种高发病率和高死亡率的严重疾病。长非编码 RNA（lncRNAs）参与包括癌症在内的各种人类疾病。该研究的对象是长非编码 RNA00707（LINC00707）。LINC00707 在肺腺癌（LAD）中的作用和分子机制尚不清楚。该研究发现，与相应的癌旁正常组织相比，LAD 组织中 LINC00707 的表达水平明显上调。它的过表达与较高的 TNM 分期、较大的肿瘤体积、淋巴结转移及预后不良有关。功能实验表明，敲低 LINC00707 的表达水平可抑制 LAD 细胞增生，该过程可能涉及诱导 G1 停滞和凋亡。此外，敲低 LINC00707 的表达水平可抑制细胞的迁移能力。芯片分析和拯救实验表明，*Cdc*42 是参与 LINC00707 致癌作用的重要靶基因。综上所述，*LINC*00707 是一种非编码癌基因，在 LAD 中起重要的调节作用，表明其具有作为 LAD 预后和治疗中的生物标志物的潜力。

【评述】 肺癌是癌症相关死亡的首要原因。研究其发病机制、鉴定可靠的生物标志物和治疗靶点是目前临床工作和科学研究中亟待解决的问题。lncRNAs 现已被证实在基因表达的多个水平（基因转录、转录后和表观调控等）发挥重要的调控作用。lncRNAs 的异常表达参与肿瘤的发生发展、复发和转移，并能够影响预后。该研究主要探讨了 LINC00707 在肺腺癌中异常高表达，抑制细胞凋亡，促进细胞周期进展，芯片分析发现其能够通过调节细胞周期分裂蛋白 42（Cdc42）的表达，在体内和体外实验中促进肺腺癌细胞的增生和转移，作为促癌因子发挥作用。该研究成果为肺腺癌的恶性生物学行为提供了新的研究方向和理论基础，为肺腺癌的精准治疗提供了潜在的分子靶点。以上研究成果发表在分子生物学权威期刊 *Cell Physiol Biochem* 上。

（郭凌川　梅金红）

文选 116

【题目】 纳米级细胞外囊泡来源 DNA 在早期非小细胞肺癌的突变检测中优于循环细胞游离

DNA（Nanoscale extracellular vesicle-derived DNA is superior to circulating cell free DNA for mutation detection in early-stage non-small cell lung cancer）

【来源】 Ann Oncol，2018，29（12）：2379-2383

【文摘】 该研究分析并比较外周血纳米级胞外囊泡 DNA（nanoscale extracellular vesicle derived DNA，nEV-DNA）与血浆游离 DNA（cfDNA）检测非小细胞肺癌（NSCLC）患者 *EGFR* 突变的敏感性和特异性。应用 ARMS-PCR 方法检测了 377 例已知 *EGFR* 突变状态的 NSCLC 病例和 69 对照组的 *EGFR E19del*、*T790M*、*L858R* 突变。结果显示，nEV-DNA 和 cfDNA 与肿瘤体积都没有相关性，nEV-DNA 和 cfDNA 含量之间也无相关性。在早期 NSCLC 中，利用 nEV-DNA 和 cfDNA 检测的敏感性分别为 25.7% 和 14.2%；特异性分别为 96.6% 和 91.7%。在晚期 NSCLC，nEV-DNA 和 cfDNA 均显示出约 80% 的敏感性和 95% 以上的特异性。可见对于早期 NSCLC，应用 ARMS-PCR 的方法检测 *EGFR* 突变，nEV-DNA 比 cfDNA 更有优势，但该优势在晚期 NSCLC 中不明显。

【评述】 NSCLC 是全球发病率和死亡率最高的恶性肿瘤，近年来以 *EGFR* 突变和 *ALK* 融合基因为靶点的个体化治疗成为这类突变型 NSCLC 最重要的一线治疗方式，多项临床试验表明，个体化靶向治疗能够显著提高晚期 NSCLC 的生存期，改善患者的生存质量。但对于 NSCLC 来讲，临床面临的一个重要问题是组织活检的成功率非常低，对于 EGFR 检测，液体活检已经成为组织活检的有效补充手段，利用 cfDNA 检测 EGFR 具有较高的特异性，但敏感性较低。与 cfDNA 相比，nEV-DNA 具有相对完整的基因组片段（约 15k bp），且受到脂质封闭不易被 DNA 酶降解，因而在检测 *EGFR*、*KRAS*、*BRAF* 突变方面可能更具有优势，是一个非常具有临床应用前景的液体活检技术。本研究的初步结果表明，应用 ARMS-PCR 的方法检测 *EGFR* 突变，nEV-DNA 比 cfDNA 更有优势，对于晚期 NSCLC 的 *EGFR* 突变，以及 *KRAS*、*BRAF* 等其他突变的检测敏感性还需要进一步研究。

（郭凌川　潘国庆）

文选 117

【题目】 长基因间非编码 RNA 00324 通过与 HuR 结合稳定 FAM83B 表达，促进胃癌细胞增殖（Long intergenic non-coding RNA 00324 promotes gastric cancer cell proliferation via binding with HuR and stabilizing FAM83B expression）

【来源】 Cell Death Dis，2018，9（7）：717

【文摘】 大量证据表明，长非编码 RNA（lncRNAs）参与了许多生物学进程，其表达水平的失调也参与了包括胃癌（GC）在内的肿瘤的发生发展。长非编码 RNA 00324（LINC00324），是长度为 2115bp 的非编码 RNA，定位于染色体 17p13.1。LINC00324 在 GC 中的生物学功能和分子机制尚不清楚。在该研究中，作者发现与相应的癌旁正常组织相比，GC 组织中 LINC00324 的表达水平显著上调。LINC00324 的过表达与较高的 TNM 分期、较大的肿瘤体积和淋巴结转移及不良预后有关。进一步的实验表明，敲低 LINC00324 可以抑制 GC 细胞的增生。RNA 转录组测序技术表明，FAM83B 可能是 LINC00324 的重要下游靶基因。LINC00324 可以与 RNA 结合蛋白（RBP）人类抗原 R（HuR）

结合，从而稳定 FAM83B 的表达。此外，拯救实验表明，敲低 FAM83B 的表达水平可部分逆转由于 LINC00324 过表达所诱导的 GC 细胞生长的促进作用。综上所述，LINC00324 在肿瘤的发生发展中起着癌基因的作用，表明它可能是 GC 诊断和预后的新兴标志物。

【评述】 lncRNAs 在肿瘤的发生发展中起重要作用，在 GC 中，lncRNAs 可从转录及转录后水平调控特定基因的表达，从而影响 GC 细胞的增生、凋亡、侵袭和迁移。该研究通过 qRT-PCR 实验分析了 lncRNA LINC00324 在 GC 组织和细胞中的表达水平，并通过细胞功能实验证明 LINC00324 能够促进 GC 细胞的增生、侵袭和迁移能力。在分子机制研究方面，该研究通过生物信息学分析、核质分离实验及 RNA 免疫沉淀分析（RIP）证明 LINC00324 主要分布于细胞质中，并可以通过与 HuR 结合增强其下游靶基因 mRNA 的稳定性，从而促进 GC 细胞的增生。RNA 转录组测序技术进一步筛选出癌基因 *FAM83B* 是 LINC00324 的关键下游靶基因，由此证明 LINC00324/HuR/FAM83B 轴在 GC 的增生和迁移中起关键作用。该研究成果首次揭示了 LINC00324 在 GC 中的功能及其作用机制，为 GC 患者的诊断和预后提供了新的可能的生物标志物，同时研究成果丰富了 lncRNAs 调控 GC 致癌作用的分子机制，并为 GC 的临床诊断和治疗提供了实验和理论依据。

（郭凌川　潘国庆）

文选 118

【题目】机械拉伸通过激活 AMPK-SIRT1 信号通路诱导人间充质干细胞的抗氧化反应和成骨分化（Mechanical stretch induces antioxidant response and osteogenic differentiation in human mesenchymal stem cells through activation of the AMPK-SIRT1 signaling pathway）

【来源】 Free Radical Biology and Medicine，2018，126：187-201

【文摘】 间充质干细胞（MSCs）是一种具有自我更新和多向分化潜能的细胞群体，是细胞移植治疗技术的理想种子细胞来源。该研究将明确不同强度的力学刺激对 MSCs 的氧化还原平衡及细胞内的抗氧化系统的影响，并探讨其相关的分子作用机制。作者建立了体外细胞拉伸应力加载装置，采用不同强度的拉伸应力（频率 0.5Hz，拉伸幅度为 2.5%、5.0% 和 10.0%）作用 MSCs。研究发现，合适强度的拉伸应力能促进干细胞增生，上调细胞外基质的形成和降低基质的分解，降低胞内活性氧 ROS；上调胞内抗氧化酶，尤其是 SOD1 表达水平。5% 拉伸幅度能明显促进干细胞的成骨分化，提高基质矿化程度和成骨分化相关基因表达。同时，拉伸应力能促进 SIRT1 的基因和蛋白表达及 AMPK 的磷酸化水平。但是抑制 SIRT1 或 AMPK 的表达后会削弱拉伸对干细胞抗氧化系统的调控作用。

【评述】 近年来，以干细胞为基础的组织工程与再生医学在组织修复领域具有广泛的应用前景，为修复和重建因衰老或病变引起的组织器官损伤带来新的希望。大量研究表明，力学刺激存在细胞微环境中，是调控 MSCs 增生、分化潜能的一种重要途径。应力对干细胞的抗氧化机制起调控作用，适当的拉应力刺激可以增强干细胞内的特定抗氧化功能，但是过度的力学刺激则会破坏其抗氧化机制。申请人在国际上首次证明 SIRT1 是一种应力敏感型蛋白，机械应力刺激可以通过 SIRT1 对干细胞抗氧化功能起调控作用。力学刺激增强 SIRT1 的表达进而上调特定抗氧化酶的水平，如 SOD1、GPX1，同时也能增强干细胞向成骨细胞分化。

（郭凌川　潘国庆）

文选 119

【题目】干细胞来源的细胞外基质通过调节细胞内活性氧抑制破骨细胞的形成（Inhibition of osteoclastogenesis by stem cell-derived extracellular matrix through modulating the intracellular reactive oxygen species）

【来源】Acta Biomaterialia，2018，71：118-131

【文摘】在活性氧调控骨吸收和骨形成的研究中，由于过度活性氧积累会促进单核细胞向破骨细胞分化，导致过度的骨吸收。该研究中，作者利用细胞分泌的细胞外基质模拟天然体内微环境（extracellular matrix，ECM），探讨 ECM 对单核细胞向破骨细胞分化过程的影响和机制。结果表明，干细胞来源 ECM 通过降低细胞内 ROS 水平、阻断 NF-κB 通路、较高的纤连蛋白含量等多方面的协同作用降低单核细胞中抗酒石酸酸性磷酸酶活性，减少细胞骨架纤维性肌动蛋白形成，抑制多核巨细胞融合，下调破骨细胞特异性基因 *TRAP*、*CTSK*、*OSCAR* 表达，抑制单核细胞的破骨分化。明确了活性氧是抑制骨形成并激活骨吸收的关键因素，揭示了干细胞早衰与骨形成减弱之间的因果关系。

【评述】骨重构包括骨吸收和骨形成 2 个状态，骨形成主要由骨髓间充质干细胞或成骨细胞主导，而骨吸收则主要是由破骨细胞完成。一旦骨形成和骨吸收之间的平衡被打破，即破骨细胞造成的骨吸收量大于成骨细胞形成的骨生成量，则容易导致骨组织修复失败。该研究利用细胞分泌的细胞外基质（ECM）模拟天然体内微环境的壁龛，两者具有相似的微观结构、基质成分和诱导因子。ECM 具有调控单核细胞分化的功能，当单核细胞在细胞外基质微环境上向破骨细胞分化时，细胞外基质微环境能有效降低由 RANKL 刺激上调的活性氧水平，并阻断由 RANKL 激活的 NF-κB 信号通路，进而抑制破骨分化以及骨再吸收功能。研究成果为今后骨组织的修复治疗提供了活性氧自由基的关键靶向位点，并且还为骨质疏松发病机制提供重要的理论补充，提高了在临床上干细胞治疗骨质疏松的效果。

（郭凌川　潘国庆）

文选 120

【题目】495 例早期贲门癌癌淋巴结转移的低风险：2101 例早期胃癌根治术的多中心临床病理研究（Low risk of lymph node metastasis in 495 early gastric cardiac carcinomas：a multicenter clinicopathologic study of 2101 radical gastrectomies for early gastric carcinoma）

【来源】Mod Pathol，2018，31（10）：1599-1607

【文摘】由于早期贲门癌的淋巴结转移风险不确定，内镜还是外科手术切除早期贲门癌的临床决策仍具有挑战性。该多中心研究旨在探讨早期贲门癌的淋巴结转移风险因素。根据 WHO 病理诊断标准，该研究分析了2101例胃癌根治性切除标本的淋巴结转移危险因素，包括肿瘤部位、大体类型、肿瘤大小、组织学分型、肿瘤分化、浸润深度、脉管及神经侵犯。结果发现，早期贲门癌淋巴结转移风险（6.7%，33/495）显著（$P<0.05$）低于早期非贲门癌（17.1%，275/1606）。早期贲门癌中，黏膜内癌（0/193）和少见类型癌（0/24）中，无论大体类型、大小、组织学类型、分化和浸润深度如何，均未发现淋巴结转移。溃疡、肿瘤直径>3cm、黏膜下浸润均不是淋巴结转移的独立危险因素。33例伴有淋巴结转移的早期贲门癌中，16（48.5%）例伴有脉管侵犯或肿瘤低分化，6例同时伴有两者。多因素分析显示早期贲门癌的独立危险因素包括脉管侵犯（OR=7.6，95%CI：2.8～20.2，$P<0.0001$）和肿瘤低分化（OR=6.0，95% CI：1.4～25.9，$P<0.05$）。综上所述，黏膜内早期贲门癌和少见类型贲门癌中未发现淋巴结转移。即使伴有黏膜下层浸润的早期贲门癌淋巴结转移率也显著降低，尤其是不伴有脉管侵犯和肿瘤低分化的病例。这些结果支持应用内镜治疗早期贲门癌。

【评述】 中国具有不同于欧美和日韩地区早期胃癌的特点，贲门癌比例高达20%左右。国内对于早期胃癌内镜治疗主要参照日本指南，而日本指南并未根据肿瘤位置有区别的诊疗措施。本研究发现了中国人群早期贲门癌的淋巴结转移特点：淋巴结转移率低，黏膜内贲门癌和早期少见类型贲门癌无转移。即使侵犯至黏膜下层，只要没有脉管侵犯和肿瘤低分化，转移率仍很低。为制定符合中国人群特点的早期贲门癌内镜下治疗和根治评估指征提供了研究基础和依据。

（郭凌川　潘国庆）

文选 121

【题目】 RAR下调通过解除Hippo-Yap通路参与结直肠肿瘤的发生和转移（RAR downregulation contributes to colorectal tumorigenesis and metastasis by derepressing the Hippo-Yap pathway）

【来源】 Cancer Research，2016，76（13）：3813-3825

【文摘】 Hippo-Yap信号通路在致瘤过程中起重要作用，但其在肿瘤的发生发展中的调控机制尚不清楚。该研究证实核受体RARγ作为Hippo-Yap信号通路的调控因子，在结直肠癌的发生发展与转移中起重要作用。研究发现，在人类的结直肠癌标本中，RARγ的表达下调与肿瘤的大小、TNM分期和远处转移相关。在体内和体外实验中，下调RARγ可以促进结直肠癌的生长、侵袭和转移。在分子机制上，RARγ通过调控Hippo-Yap信号通路抑制结直肠癌的发生发展，通过促进Yap的磷酸化，与Last1结合从而使Yap的靶基因失活而发挥作用。在临床样本中，RARγ与患者的总生存率和Hippo-Yap通路中的作用分子密切相关。该研究把RARγ作为结直肠癌的肿瘤抑制因子，通过抑制致癌Hippo-Yap信号通路发挥作用，有望为治疗结直肠癌提供有效的治疗途径。

【评述】 无论是体内实验还是体外实验，均发现RARγ作为新的肿瘤抑制因子在结直肠癌的发生发展中起重要作用，下调RARγ与肿瘤的大小、TNM分期和远处转移相关，在癌组织中，RARγ低表达与患者的短生存期相关。该研究发现，RARγ通过调控Hippo-Yap信号通路促进肿瘤的形成、发展和转移。这或许为治疗结直肠癌提供一个新的治疗策略。

（郭凌川　张廷国）

文选 122

【题目】 VIT-ALK，肺腺癌中一个新的阿立替尼敏感融合基因（VIT-ALK，a novel alectinib-sensitive fusion gene in lung adenocarcinoma）

【来源】 Journal of Thoracic Oncology，2018，13（5）：e72-e74

【文摘】 ALK 融合基因的产物是分子量为 80 kD 的融合肿瘤蛋白，其转化细胞的能力已得到公认。P80NPM-ALK 通过使大鼠成纤维细胞发生锚定非依赖性（anchorage independent）生长，增生率明显增高；此外，它还可使 Ba/F3 细胞转变为 IL 3 非依赖性。通过反转录病毒将 NPM-ALK 转染小鼠骨髓细胞，这些小鼠随之发生了 T 细胞和 B 细胞性大细胞淋巴瘤。尽管因 NPM 的独特功能 P80NPM-ALK 在细胞核内有集聚现象，但 NPM 对于 ALK 的转化作用并不是必需的，因为有研究发现其他基因与 *ALK* 基因发生融合，也可激活 ALK，虽然这些肿瘤蛋白未在核内集聚，仍可使细胞发生恶性转化。这一发现与临床上一些现象完全吻合：多种涉及 ALK 基因的染色体易位，均可引起 ALK 的结构性活化而引起 ALCL。故这一组疾病又被称为 ALK 阳性淋巴瘤或 ALKoma。鉴定非小细胞肺癌中的“驱动激酶”同时，另一组研究人员采用磷酸化蛋白质组学方法，确定了 191 个非小细胞肺癌细胞系，和肿瘤样本中磷酸化酪氨酸的特点，从而鉴定出 ALK 是非小细胞肺癌中的“驱动激酶”。VIT-ALK 是一个全新的未见报道的 ALK 新融合伴侣。

【评述】 ALK 最早是在间变性大细胞淋巴瘤（ALCL）的一个亚型中被发现的，故命名为间变性淋巴瘤激酶（anaplasticlymphoma kinase，ALK）。随后，在发现非小细胞肺癌中有 ALK 基因重排之前，在弥漫性大 B 细胞淋巴瘤和炎症性肌纤维母细胞瘤（IMT）中分别发现了有多种类型的 *ALK* 基因重排，至此证明 *ALK* 是强力致癌驱动基因。*ALK* 融合基因突变主要在肺腺癌里常见，一般肺鳞癌患者 *ALK* 融合基因突变概率很低，有报道说 1400 个肺鳞癌患者里 ALK 融合基因的发生率为 1.3%。考虑到 *ALK* 总体突变频率仅有 5%，所以鳞癌患者有必要行 ALK 检测。

（郭凌川　张廷国）

文选 123

【题目】 总 GIV（tGIV）和酪氨酸磷酸化 GIV 对乳腺癌预后的影响（Prognostic impact of total and tyrosine phosphorylated GIV/Girdin in breast cancers）

【来源】 FASEB J，2016，30（11）：3702-3713

【文摘】 Gα 相互作用囊泡相关蛋白（GIV，又称 Girdin）是三聚体蛋白 Gαi 的鸟嘌呤交换因子（GEF），是一种真正的转移相关基因，通过 G 蛋白中间产物扩增酪氨酸信号。在这里，作者提出了对 187 例乳腺癌患者进行的第 1 次探索性生物标志物研究，以评估总 GIV（tGIV）和酪氨酸磷酸化 GIV（pYGIV）在各种分子亚型中的预后作用。无复发生存率的 Kaplan-Meier 分析显示，tGIV（细胞质或核）的存在预后不良，但核 tGIV 预后影响较大（早期 $P=0.007$，晚期临床 $P=0.004\ 8$）。细胞质中活化的 pYGIV 在晚期临床阶段具有最大的预后影响（$P=0.006$）。此外，研究发现细胞质 pYGIV

和核 tGIV 的预后影响是相加的（HR=19.054 8，P=0.000 2）。令人惊讶的是，在人表皮生长因子受体 2 阳性肿瘤中观察到核 tGIV/ 细胞质 pYGIV 的这种累加效应（HR=16.918，P=0.0005），但在三阴性乳腺癌中未观察到。在三阴性乳腺癌中，tGIV 和细胞质 pYGIV 没有预后影响；然而，pYGIV 的膜结合预后不良（P=0.026）。tGIV 和 pYGIV 均与临床分期、肿瘤大小、病理类型、淋巴结转移无关。

【评述】 通过证明 tGIV 或 pYGIV 的预后意义表达水平和亚细胞定位在不同的分子亚型之间存在差异，该研究完成了 2 个目标。首先，该研究在医疗设备中引入了一套新的工具（tGIV 和 pYGIV 抗体），用于预测乳腺癌患者的 RFS。其次，该研究帮助提出了一种算法来分层不同分子亚型乳腺癌患者的复发风险。该研究还需要对更大的群体进行进一步分析，以确定这种算法在临床环境中预测预后和预测化学反应性方面是否有效和可靠。

（李庆昌　张廷国）

文选 124

【题目】 中度危险的前列腺癌的分子特征（Molecular signature to risk-stratify prostate cancer of intermediate risk）

【来源】 Clinical Cancer Research，2016，23（1）：6-8

【文摘】 现已经描述了一种新的 30 基因标记，其将 Gleason 得分≤6 分的前列腺癌与 Gleason 得分≥8 分的前列腺癌分开。它为中间风险因素的前列腺癌（Gleason 评分为 7 分）提供独立的预后信息，有可能将这些患者分为不同的风险组。

【评述】 由于前列腺癌的异质性和目前可用的参数无法准确预测许多患者的临床过程，特别是那些有中间风险因素的前列腺癌的患者，基于基因表达的生物标志物可能会为研究者提供更多的方法来进行更好的诊断。尽管前列腺癌患者的治疗管理随着对疾病更加深入的了解一直在提高，但不确定性仍然存在于许多个体患者身上。展望未来，风险评估和适当的治疗管理将很可能包括临床和病理参数的组合、基因标志、术前放射学评估如多参数 MRI 和改进的活检技术。

（李传应　张廷国）

文选 125

【题目】 SIRT4 通过 ERK-Drp1 通路介导的线粒体动力学抑制 NSCLCs 的恶性进展（SIRT4 inhibits malignancy progression of NSCLCs，through mitochondrial dynamics mediated by the ERK-Drp1 pathway）

【来源】 Oncogene，2017，36（19）：2724-2736

【文摘】 SIRT4 因其在能量代谢中的去乙酰化酶活性而著名，但对其在肿瘤发生中的作用却知之甚少。通过免疫组化染色，可以发现 133 例非小细胞肺癌（NSCLC）中有 70 例 SIRT4 低表达，并在共聚焦显微镜下定位于线粒体。SIRT4 低表达与肿瘤转移（TNM）分期、肿瘤组织学类型（腺癌）、淋巴结状态、Ki-67（增生指数）、总生存率较差有关。作者还通过转染 SIRT4 质粒或 SIRT4-siRNA 研究了 SIRT4 在肺癌细胞系中的生物学作用。SIRT4 抑制肺癌细胞增生，阻断细胞周期，抑制细胞侵袭和迁移。线粒体动力学与细胞的恶性特性有关，尤其转移是癌症包括肺癌患者死亡的主要原因。该研究首次确定 SIRT4 表达与线粒体分裂减少之间的关系，其过程是由 Drp1 驱动的。SIRT4 通过与 Fis-1 的相互作用抑制了 Drp1 磷酸化，减弱了 Drp1 向线粒体膜的募集。SIRT4 在淋巴结转移瘤标本中的表达低于相应的原发肿瘤，并且 SIRT4 低表达的病例往往具有高 p-Drp1 的标志。此外，MEK/ERK 活性似乎受到 SIRT4 表达的抑制，这可能与细胞的侵袭能力有关。综上所述，SIRT4 作为一种重要的抗肿瘤蛋白，在 NSCLC 中发挥着重要的抗肿瘤作用，在未来的抗癌策略方面还有待进一步研究。

【评述】 该研究的细胞实验表明，SIRT4 具有抑癌作用，可能通过 Drp1 介导的肺癌细胞线粒体形态的改变，抑制细胞的侵袭和迁移。通过对原发性 NSCLC 和淋巴结转移组织中的 SIRT4 和 p-Drp1 蛋白水平进行分析，发现在淋巴结转移标本中，SIRT4 的阴性表达比原发性肿瘤组织更常见。相比之下，与正常组织相比，p-Drp1 蛋白在原发肿瘤组织中仅轻度过表达，但在转移至淋巴结的组织中明显上调，SIRT4 和 p-Drp1 蛋白在淋巴结转移瘤和相应原发灶中的表达均呈较强的负相关。该研究还证明，SIRT4 抑制细胞主要通过 ERK-Drp1 通路获得侵袭能力，这是由于肺癌细胞线粒体动力学的破坏。该研究的结果表明，SIRT4 在非小细胞肺癌中起重要的抑癌作用，关注线粒体动力学在肿瘤进展中的作用可能是一种新的抗癌策略。

（李庆昌　张廷国）

文选 126

【题目】 W WC3 通过 Dishevelled 蛋白和大肿瘤抑制因子 1（LATS1）调控 Wnt 和 Hippo 通路抑制肺癌的侵袭和转移（W WC3 regulates the Wnt and Hippo pathways via Dishevelled proteins and large tumour suppressor 1，to suppress lung cancer invasion and metastasis）

【来源】 J Pathol，2017，242（4）：435-447

【文摘】 支架蛋白 WWC（WW 和 C2- 结构域）家族通过 Hippo 信号通路调控细胞增生和器官大小。然而，WWC3 在人类肿瘤中的表达水平及其在细胞信号转导中的作用机制尚未见报道。在此，作者探讨了 WWC3 在肺癌细胞中的潜在作用及其分子机制。该研究在肺癌细胞系和肺癌标本中均发现 WWC3 低表达，这与分化低、pTNM 分期晚、淋巴结转移、预后差有关。过表达 WWC3 抑制肺癌细胞的增生和侵袭。这些作用在体内和体外分别通过抑制和刺激 Wnt 和 Hippo 通路介导。具体来说，WWC3 与 Dishevelled（Dvl）蛋白相互作用，阻止酪蛋白激酶 1ε 磷酸化 Dvls，并且抑制 β-catenin 核易位来抑制 Wnt 通路。敲除 WWC3 的 WW 和 c 端连结 PDZ 结构域消除了这些影响。此外，WWC3 与 Dvls 的相互作用降低了 WWC3 与大肿瘤抑制因子 1（LATS1）的相互作用，并降低了 LATS1 磷酸化，从而增加了 YAP 的入核，削弱了 Hippo 通路。敲除 WWC3 的 WW 结构域消除了这种效应。这些结果显示了 WWC3、Dvls、LATS1 分子间的相互作用，并且揭示了 Wnt 和 Hippo 通路之间的相关性，这为肺癌的临床干预提供了一个潜在的靶点。

【评述】 支架蛋白 WWC3 是 Hippo 通路的上游调控因子。该研究表明，WWC3 蛋白在肺癌细胞系和肺癌标本中均低表达，其低表达与肿瘤分化低、pTNM 分期晚期、淋巴结转移、预后差有关。体外和体内实验表明，过表达 WWC3 蛋白可以抑制肺癌细胞的增生和侵袭能力。该机制可能是 WWC3 通过 DVLs 和 LATS1 调节 Wnt 和 Hippo 信号通路，从而抑制肺癌的侵袭和转移。因此，WWC3 构成了 Wnt 和 Hippo 通路的上游连接，为肺癌的临床干预治疗提供了一个潜在的靶点。

（李庆昌　张　巍）

文选 127

【题目】 KIAA0247 通过调节 Notch 通路抑制非小细胞肺癌的生长、迁移、侵袭（KIAA0247 inhibits growth，migration，invasion of non-small-cell lung cancer through regulating the Notch pathway）

【来源】 Cancer Sci，2018，109（4）：1055-1065

【文摘】 肺癌仍然是全球癌症相关死亡的主要原因。研究表明，*KIAA*0247 基因可能通过靶向肿瘤抑制因子 p53 抑制多种癌症的发展。然而，KIAA0247 在非小细胞肺癌（NSCLC）中的确切功能尚不清楚。该研究的目的是阐明 KIAA0247 在 NSCLC 中的作用。采用免疫组化和实时聚合酶链反应检测 197 例 NSCLC 患者肿瘤及周围正常肺组织中 KIAA0247 的表达，分析其与临床病理参数的相关性。结果表明，KIAA0247 水平与细胞分化（$P<0.001$）和患者生存率（$P<0.0001$）呈正相关，与淋巴结转移（$P<0.001$）和晚期 p-TNM 分期（$P<0.001$）呈负相关。在 NSCLC 细胞系中，KIAA0247 的过度表达抑制了细胞迁移、侵袭和增生，下调了 Jagged1、Notch1 胞内结构域（NICD）、Snail、cyclinD1、RhoA、RhoC 和 MMP9 的表达，同时上调了 E-cadherin 和 p21 的表达。而 Notch 抑制剂 -DAPT 可降低 *KIAA*0247 基因敲除的生物学效应，提示 KIAA0247 通过下调 Notch 信号来降低 NSCLC 细胞的致癌活性。结果表明，KIAA0247 通过下调 Notch 通路降低癌细胞的转移潜能来抑制 NSCLC 的进展，这可能是 KIAA0247 表达与 NSCLC 患者预后良好的临床病理特征相关的基础。这些发现提示，KIAA0247 是 NSCLC 的候选预后生物标志物和潜在的治疗靶点。

【评述】 多项研究表明，Notch 途径的失调参与了多种恶性肿瘤的发生发展。KIAA0247 的表达可能受抑癌基因 *p*53 的调控，故可能与肿瘤的发生有关。研究表明，与正常脑组织相比，KIAA0247 mRNA 在胶质瘤中下调，而 KIAA0247 过表达可抑制胶质瘤细胞系的增生和血管生成，促进细胞凋亡。然而，KIAA0247 在 NSCLC 中的功能尚不清楚。该研究通过免疫组化检测 197 例 NSCLC 患者肿瘤及周围正常肺组织中 KIAA0247 的表达，分析其与临床病理参数的相关性，发现 KIAA0247 蛋白在 NSCLC 肿瘤标本中的表达低于邻近的正常肺组织；KIAA0247 的高表达与非小细胞肺癌患者的癌细胞分化和生存率呈正相关，与淋巴结转移和 p-TNM 分期呈负相关，提示 KIAA0247 高表达可预测更好的预后。q-PCR 分析显示，KIAA0247 mRNA 在 NSCLC 组织中的表达低于癌旁组织。细胞免疫组化检测发现 KIAA0247 蛋白在 NSCLC 细胞株（A549、H292、H1299、H460、H661 和 SKMES-1 细胞）及正常支气管上皮 HBE 细胞中均有表达；利用 NSCLC 细胞株研究其潜在机制，KIAA0247 通过调节肿瘤细胞恶性行为相关功能蛋白（RhoA、RhoC、MMP9、cyclinD1、p21）的表达来减少癌细胞的迁移、侵袭和增生能力。该研究证实，KIAA0247 通过下调 RhoA、RhoC 和 MMP9 及上调 RhoB 来抑制细胞迁移和侵袭；KIAA0247 降低了 cyclinD1 的表达、增加了 p21 的表达，提示 KIAA0247 通过调控 p21-cyclinD1-CDK4 轴，在 G1/S 过渡点抑制细胞增生；此外，KIAA0247 还影响了几种与 EMT 相关的关键蛋白的表达：E-cadherin 和 claudin-1 的表达上调，N-cadherin、vimentin、Snail 和 Twist1 的表达下调。N-cadherin 的上调与 NSCLC 转移有关，而下调则表明降低了 NSCLC 的增生和侵袭。Snail 和 Twist1 是促进 EMT 和通过 Notch 信号调节细胞黏附和增生的关键转录因子。Notch 信号的激活是由配体（如 Jagged1）与 Notch 受体的结合，从而引发下游细胞内信号事件。该研究证实，KIAA0247 可抑制 Jagged1 的表达，提示 KIAA0247 通过调控 Notch 信号抑制癌细胞增生和转移潜能。综上所述，该研究首次证实了 KIAA0247 的表达与 NSCLC 的临床病理特征之间的相关性。结果表明，KIAA0247 抑制肺癌细胞的迁移和侵袭，KIAA0247 是 NSCLC 的一个候选预后生物标志物和可能的治疗靶点。

（李庆昌　张　巍）

文选 128

【题目】 MKRN2 通过负向调控 PI3K/Akt 通路抑制非小细胞肺癌的迁移和侵袭（MKRN2 inhibits migration and invasion of non-small-cell lung cancer by negatively regulating the PI3K/Akt pathway）

【来源】 J Exp Clin Cancer Res，2018，37（1）：189

【文摘】 MKRN 2 是一种针对 NF-κB p65 亚基的新型泛素 E3 连接酶，可负向调节炎症反应。然而，MKRN2 与肿瘤发生的关系尚不清楚。在该研究中，作者阐明了 MKRN2 在非小细胞肺癌（NSCLC）中的作用。通过收集中国医科大学附属第一医院病理档案室 2013—2017 年收治的 261 例非小细胞肺癌患者的肿瘤标本，评价 MKRN 2 的表达，探讨 MKRN 2 沉默和过表达对 NSCLC 细胞迁移和侵袭的影响。结果发现，MKRN2 的表达与淋巴结转移、pTNM 分期、癌细胞分化程度及预后有关。通过改变 MKRN2 在选定细胞系中的表达情况，发现 MKRN2 通过下调 PI3K/Akt 通路而抑制了细胞迁移和侵袭。MKRN 2 通过降低癌细胞的转移而抑制 NSCLC 的进展。作者发现，MKRN 2 高表达与非小细胞肺癌患者预后好相关，提示 MKRN 2 在抑制 NSCLC 的发生发展中起着重要作用。

【评述】 该研究通过免疫组化和 WB 技术证实了在 NSCLC 石蜡标本及肿瘤细胞系中 MKRN2 蛋白水平低于正常支气管上皮。经 Kaplan-Meier 分析表明，MKRN2 高表达与 NSCLC 患者生存率高相关。通过细胞功能实验，发现使用 siRNA 沉默 MKRN 2 后，WB 检测 NSCLC 细胞株（A549，H1299）侵袭、迁移相关因子 -RhoA、ROCK1 和 MMP9 的水平上调，即沉默 MKRN 2 后 NSCLC 细胞株的侵袭、转移能力增强，且加入 PI3K 抑制剂 -LY294002 后消除了上述效应；MKRN 2 过表达抑制 A549 和 H1299 细胞的迁移和侵袭。34 例 NSCLC 组织的免疫组织化学显示，在 MKRN2 高表达的细胞中，p-Akt（Ser473）的表达水平较低，而在 MKRN2 低表达的细胞中，p-AKT（Ser473）的表达水平较高，表明 MKRN2 的表达与 p-Akt 之间存在负相关关系。这些结果提示，PI3K/AKT 通路的激活参与了 MKRN2 介导的 NSCLC 细胞的迁移和侵袭，并证实 MKRN 2 过表达抑制了 Akt 磷酸化，MKRN 2 的表达与 p-Akt 呈负相关，MKRN 2 通过抑制 PI3K/Akt 信号调节 NSCLC 的发生发展。综上所述，该研究的结果表明，MKRN 2 通过特异性地抑制 PI3Kp85α 的泛素化和降解，抑制 NSCLC 癌细胞侵袭、迁移在 NSCLC 的进展过程中起着关键作用。提示 MKRN 2 可作为 NSCLC 的候选预后生物标志物和可能的治疗靶点。

（李庆昌　张　巍）

文选 129

【题目】 odd-skipped related 1（OSR1）基因通过抑制 SOX9 和 β-catenin 来减少 Wnt 信号，从而抑制肺癌的增殖和侵袭（Odd-skipped related 1 inhibits lung cancer proliferation and invasion by reducing Wnt signaling through the suppression of SOX9 and β-catenin）

【来源】 Cancer science，2018，109（6）：1799-1810

【文摘】 *OSR*1 基因编码锌指转录因子。OSR1 在人类肿瘤中的表达及其意义尚不清楚。研究发现，OSR1 在肺癌中下调，其表达与分化差相关。*OSR*1 基因转染 H1299 细胞（H1299-OSR1）过表达 OSR1 可抑制肺癌细胞的增生和侵袭。在 A549 细胞（A549-siOSR1）中，利用针对 OSR1 的小干扰 RNA（A549-siOSR1）抑制 OSR1，可促进肺癌细胞的增生和侵袭。蛋白质印迹分析显示，H1299-OSR1 细胞中 GSK3b 的表达水平明显升高，而 p-GSK3b、核 β-catenin、cyclinD1、c-Myc 和基质金属肽酶 7 的表达水平显著降低。与对照组相比，这种表达模式在 A549-siOSR1 中被逆转。此外，*SOX*9 基因转染上调了性别决定区域 Y-box9（SOX9），增加了 β-catenin 的表达，这一过程被 OSR1 所抑制。SOX9 和 β-catenin 的 mRNA 和蛋白表达水平在 H1299-OSR1 细胞中降低，而在 A549-siOSR1 细胞中升高。综上所述，OSR1 在肺癌组织中的表达明显低于正常肺组织，且与分化差相关。OSR1 通过抑制 SOX9 和 β-catenin 的表达下调 Wnt 信号通路的活性。

【评述】 以往有关 OSR1 的研究主要是在胚胎发育领域，其在肿瘤中的报道有限。因此，OSR1 与肿瘤的生物学关系尚未充分阐明。在该研究中，发现 OSR1 在肺癌组织中的表达明显低于正常肺组织，并且它与肺癌的分化低有关。通过体外实验进一步研究发现，OSR1 通过上调 GSK3β 的表达和抑制 SOX9 的表达来下调 β-catenin 的表达，从而抑制 Wnt 信号通路活性。到目前为止，这是有关 OSR1 在人类肺癌中的表达模式和临床意义的首次报道。综上所述，OSR1 基因是一种新的肿瘤抑制基因，是恶性肿瘤潜在的治疗靶点。

（李庆昌　张　巍）

文选 130

【题目】 miR-489 抑制 SPIN1 介导的 PI3K-Akt 通路可提高乳腺癌的化疗敏感性（Suppression of SPIN1-mediated PI3K-Akt pathway by miR-489 increases chemosensitivity in breast cancer）

【来源】 J Pathol，2016，239（4）：459-472

【文摘】 耐药性是改善乳腺癌患者预后的主要障碍之一。越来越多的证据表明，microRNAs（MiRNAs）的异常表达与肿瘤的发生发展及耐药性有关。尽管近年的研究有一定进展，但 miRNA 在乳腺癌化疗耐药性中的潜在作用和机制仍知之甚少。该研究运用 miRNA 微阵列芯片，与药物敏感组织相比，在耐药乳腺癌组织中发现了 16 个 miRNAs 显著下调，11 个 miRNAs 上调。经 miRNA 芯片筛选和实时定量 PCR 技术验证，miR-489 是耐药组织和细胞系中下调最显著的 miRNA 之一。miR-489 表达下调与化疗耐药及淋巴结转移、肿瘤体积增大、乳腺癌肿瘤分期较晚相关。功能分析显示，miR-489 可在体内外增加乳腺癌化疗敏感性、抑制细胞增生、迁移、浸润。此外，*SPIN*1、*VAV*3、*BCL*2 和 *AKT*3 为 miR-489 的直接靶基因。SPIN1 在耐药及转移性乳腺癌组织中的表达明显升高，并与 miR-489 呈负相关。SPIN1 高表达与病理分级较高、淋巴结转移、肿瘤分期较晚及孕激素受体（PR）阳性状态相关。SPIN1 高表达可增强细胞迁移浸润、抑制细胞凋亡，并可部分拮抗 miR-489 在乳腺癌中的作用。PI3K/AKT 信号通路中的 PIK3CA、AKT、CREB1 和 BCL2 被证明在耐药乳腺癌组织中高表达，被证实为 SPIN1 的下游效应因子。进一步发现，抑制 SPIN1 或过表达 miR-489 可抑制 PI3K/AKT 信号通路。综上，miR-489 可通过靶向 SPIN1 抑制 PI3K/AKT 通路逆转乳腺癌耐药性。

【评述】 化疗耐药是乳腺癌患者预后差的重要因素之一。目前，miRNA 微阵列分析被广泛用于检测肿瘤组织中差异表达的 miRNAs，但很少对耐药和敏感的癌症组织进行 miRNAs 微阵列分析，以筛选化疗相关的 miRNAs。miRNAs 通常通过与靶 mRNA 的 3’-UTR 相互作用，促进 mRNA 降解或抑制蛋白质翻译，从而抑制转录后基因的表达。该研究采用 miRNA 微阵列技术筛选人乳腺癌组织中 miRNAs 的表达。经 miRNA 芯片筛选和实时定量 PCR 技术验证，miR-489 在耐药组织和多柔比星耐药细胞系以及转移性乳腺癌组织中表达下调，并与肿瘤大小、患者生存相关。MTS 分析显示，与阴性对照组相比，转染 miR-489 的乳腺癌细胞对多柔比量敏感性增加，细胞存活率降低，提示 miR-489 在体外可增强乳腺癌细胞对多柔比星的敏感性。转染 miR-489 过表达的 MCF-7/ADM 乳腺癌细胞，与阴性对照相比，miR-489 过表达可显著抑制 MCF-7/ADM 的增生、诱导凋亡、降低细胞迁移及侵袭能力。用荧光显微镜结合转染 LV-miR-489 和 LV-NC 的 MCF-7/ADM 细胞注射到 Nu/Nu 小鼠的乳脂垫，发现注射多柔比星后，LV-miR-489 组移植瘤的化疗敏感性高于 LV-NC 组（对照组），提示 miR-489 增加了乳腺癌化疗的敏感性并抑制肿瘤的体内生长和侵袭能力。该研究进一步在文献综述的基础上对 miR-489 的靶基因进行预测，采用 TargetScan 预测的 9 个肿瘤相关基因（*AKT*3、*BCL*2、*HDAC*2、*MAP*3*K*2、*P*gp、*SPIN*1、*SRSF*1、*TLK*1 和 *VAV*3）作为研究对象。结果显示，miR-489 表达可显著抑制 SPIN1、BCL2、VAV3 和 AKT3 蛋白的表达，而 miR-489 抑制剂可逆转这一作用。采用荧光素酶实验发现 SPIN1 是最重要的目的基因，并在体内证实了 miR-489 对 SPIN1 蛋白水平的抑制作用。采用免疫组织化学检测发现耐药或转移性乳腺癌组织中 SPIN1 水平明显高于药物敏感或非转移性组织，并与 miR-489 表达呈负相关。体外实验证实，SPIN1 siRNA 抑制了 PI3KCA、AKT1/2/3、CREB1 和 BCL2 的 mRNA 表达。这些结果表明，miR-489 可能通过靶向 SPIN1 抑制 PIK3CA、AKT1/2/3、CREB1 和 BCL2 的表达来抑制 PI3K/AKT 信号转导。综上所述，该研究为通过新发现的 miR-489-SPIN1-PI3K/AKT 通路提高乳腺癌的化疗敏感性和减少转移提供了新的策略。

（高　鹏　张　巍）

文选 131

【题目】 新型癌基因 KIF26B 在胃癌中通过激活 VEGF 通路促进其增殖和转移（KIF26B，a novel oncogene, promotes proliferation and metastasis by activating the VEGF pathway in gastric cancer)

【来源】 Oncogene，2017，36（40）：5609-5619

【文摘】 胃癌是世界上高发的恶性肿瘤之一，发病率居全部肿瘤的第4位，死亡率居第6位。胃癌的浸润和转移是胃癌患者死亡的主要原因。恶性肿瘤转移是一个复杂的多因素、多步骤、多阶段连续发展的过程，其具体的分子调控机制尚不清楚。该研究深入发掘编码基因在胃癌发生发展中的功能和机制。KIF26B是驱动蛋白家族（kinesin superfamily proteins，KIFs）的一员。目前，共发现45个驱动蛋白。根据其结构特点分为kinesin 1到kinesin 14B共15个亚家族。通过基因芯片筛选技术发现，KIF26B在非肿瘤胃黏膜组织、转移性胃癌与非转移性胃癌中存在差异表达。大样本的免疫组化实验显示，KIF26B的表达水平在非肿瘤胃黏膜组织、未转移性胃癌组织、转移性胃癌组织及淋巴结转移灶中出现逐级升高的趋势。临床病理参数分析，KIF26B高表达与肿瘤直径、淋巴结转移、远处转移密切相关，且KIF26B高表达组患者的预后较差。KIF26B在体外细胞学水平及体内动物学水平促进胃癌细胞增生、迁移及浸润能力；对胃癌细胞的凋亡不存在调控作用。进一步实验证明，miR-372可以靶向KIF26B mRNA的3'UTR区域，降低KIF26B的表达。此外，敲减KIF26B在胃癌细胞SGC 7901的表达并进行基因芯片筛选。Pathway富集分析显示，激活的肿瘤相关基因*PIK3CA*、*BCL2*、*PXN*、*FAK*、*CREB1*、*Src*、*VEGFA*富集在VEGF信号通路。Real-time PCR及Western Blot实验进一步验证基因芯片的可靠性。在荷瘤裸鼠的皮下移植瘤中，KIF26B与VEGFA、PXN、FAK、PIK3CA、BCL2、CREB1的表达呈正相关的关系，在胃癌患者组织样本中KIF26B与VEGFA同样呈现一致性。该研究阐明编码基因*KIF26B*在胃癌的发生、发展过程中通过不同的调节机制发挥重要的作用。

【评述】 胃癌的发生及转移是一个多因素、多步骤的连续变化的复杂过程，涉及基因、信号通路及表观遗传学等各个层面的改变。基因的异常改变导致细胞正常生物学活性的改变，甚至带来细胞恶性化转变。因此，寻找胃癌中异常表达的基因是研究胃癌发生发展机制的一个重要思路。该研究发现，KIF家族的成员KIF26B在转移性胃癌组织与未转移性胃癌组织之间表达存在显著差异，具有促进胃癌细胞生长和浸润、转移的能力。大样本的数据显示，与非肿瘤性的胃黏膜组织相比，KIF26B在胃癌组织中表达量较高。而在转移性胃癌组织中的表达量较未转移性胃癌组织的表达量高，淋巴结转移灶中的表达量较原发胃肿瘤组织中高。根据随访资料，将KIF26B的表达水平与临床病理参数进行关联性分析。KIF26B高表达与肿瘤直径大小、淋巴结转移、远处器官转移密切相关。KIF26B表达水平高的患者预后比KIF26B表达水平低的患者差。体内外的功能学实验表明，KIF26B在胃癌中是重要的癌基因，调控肿瘤细胞的生物学行为。软件预测并结合实验验证发现，miR-372可以负向调控KIF26B mRNA的表达；KIF26B可以激活富集在VEGF信号通路的肿瘤相关基因*PIK3CA*、*BCL2*、*PXN*、*FAK*、*CREB1*、*VEGFA*。综上所述，编码基因*KIF26B*在胃癌的发生发展过程中通过不同的调节机制发挥重要的作用，提示KIF26B可作为胃癌的潜在预后指标和治疗靶点，具有较好的临床应用潜能。

（高　鹏　张智弘）

文选132

【题目】 EGR1介导的lncRNA-HNF1A-AS1转录促进胃癌细胞周期进展（EGR1-mediated

transcription of lncRNA-HNF1A-AS1 promotes cell cycle progression in gastric cancer）

【来源】Cancer res，2018，78（20）：5877-5890

【文摘】长链非编码RNA（long non - coding RNAs，lncRNAs）在人类各种肿瘤中都存在表达异常并控制着肿瘤的发生进展。然而，lncRNA差异表达的上游机制仍不清楚。山东大学基础医学院病理学系、山东大学齐鲁医院病理科高鹏教授团队发现*HNF1A-AS1*的表达在胃癌组织中显著上调，HNF1A-AS1过表达促进胃癌细胞增生，促进细胞周期进展，而*HNF1A-AS1*基因敲除具有相反的作用。通过双荧光素酶法、染色质免疫沉淀法、荧光定量PCR、免疫组化等方法，发现早期生长反应蛋白1（EGR1）直接与HNF1A-AS1启动子区结合并激活其转录。过表达EGR1可以促进细胞增生，促进细胞周期的进展，与HNF1A-AS1的功能类似。HNF1A-AS1与miR-661竞争性结合，上调细胞分裂周期34（CDC34）的表达，成为竞争性的内源性RNA（ceRNA），实验证实CDC34是miR-661的直接靶点。通过免疫印迹和泛素化实验证实了EGR1介导的HNF1A-AS1上调通过促进CDC34介导的p21泛素化和降解来抑制p21的表达，增强了细胞周期蛋白依赖性激酶2（CDK2）、CDK4和cyclin E1的表达。综上所述，这些发现表明EGR1激活的HNF1A-AS1具有促癌功能，通过促进cdc34介导的p21泛素化和降解从而上调CDK2、CDK4和cyclin E1的表达，最终促进胃癌的进展。

【评述】目前，国内外关于HNF1A-AS1与胃癌发生发展关系报道较少，关于HNF1A-AS1的上游调控机制是研究空白。该研究利用分子生物学和细胞生物学技术，通过细胞、动物实验和临床样本检测，在国际上首次报道EGR1激活的HNF1A-AS1通过促进CDC34介导的p21泛素化和降解，上调CDK2、CDK4和cyclin E1的表达，最终促进胃癌的进展。该研究发现，HNF1A-AS1在胃癌组织中表达增强，并通过ceRNA的作用机制正调控CDC34发挥促进肿瘤进展的机制。创新之处在于发现了HNF1A-AS1促进肿瘤进展的新机制。作者通过多种实验手段探究了HNF1A-AS1的上游调控机制，首次发现转录因子EGR1可激活HNF1A-AS1的表达。该研究发现了胃癌相关的促癌基因，EGR1激活的HNF1A-AS1调控多种促生长因子和抗生长因子从而促进胃癌的发生发展，可作为潜在治疗靶点。

（高　鹏　张智弘）

文选133

【题目】受miR-148/152负调控的SPIN1通过上调药物代谢酶和药物转运蛋白的表达增强乳腺癌对阿霉素的耐药性（SPIN1，negatively regulated by miR-148/152，enhances Adriamycin resistance via upregulating drug metabolizing enzymes and transporter in breast cancer）

【来源】J Exp Clin Cancer Res，2018，37（1）：100

【文摘】SPIN1是一种在多种人类肿瘤中高表达的蛋白，与肿瘤的发生发展有关。山东大学基础医学院病理学系、山东大学齐鲁医院病理科高鹏教授团队证实SPIN1受到miR-148/152调控，参与乳腺癌的耐药。药物代谢酶和药物转运蛋白的改变是肿瘤细胞化疗耐药的主要决定因素，它们是否在乳腺癌化疗耐药中受到SPIN1的调控尚不清楚。该研究通过实时定量PCR和免疫组化检测乳腺癌细胞和组织中的SPIN1表达，进行体外和体内耐药测定以确定SPIN1对乳腺癌多柔比星耐药的影响。通过基因芯片、实时定量PCR、Western确定SPIN1的下游效应子。荧光素酶实验和Western用于鉴定调节

SPIN1 的 miRNA。研究发现，与化疗敏感细胞、组织相比，SPIN1 在耐药乳腺癌细胞和组织中显著升高，SPIN1 在体外细胞中可增强乳腺癌对多柔比星的耐药性，miRNA 介导的 SPIN1 的下调可以在体内抑制多柔比星的耐药性。药物代谢酶和转运蛋白 CYP2C8、UGT2B4、UGT2B17 和 ABCB4 被证明是 SPIN1 的下游效应子。此外，SPIN1 被鉴定为 miR-148/152 家族（miR-148a-3p、miR-148b-3p 和 miR-152-3p）的直接靶标。miR-148a-3p、miR-148b-3p 或 miR-152-3p 可以在体外增强乳腺癌细胞对多柔比星的敏感性。SPIN1 的高表达或 miR-148/152 家族低表达的患者预后较差。综上所述，受 miR-148/152 家族负调控的 SPIN1 通过上调药物代谢酶和药物转运蛋白的表达，增强了乳腺癌对多柔比星的耐药性。

【评述】 该研究利用分子生物学和细胞生物学技术，通过临床样本检测、细胞和动物实验在国际上首次报道 SPIN1 可调节药物代谢酶和转运蛋白 CYP2C8、UGT2B4、UGT2B17 和 ABCB4，参与乳腺癌的耐药。药物代谢酶、转运蛋白与肿瘤耐药的关系研究较多，而其上游调节机制却鲜有报道，该研究揭示了乳腺癌中药物代谢酶、转运蛋白调控的新机制。该研究基于生物信息学分析，指出 SPIN1 与 CYP2C8、UGT2B4、UGT2B17 和 ABCB4 的表达均与乳腺癌患者预后相关，提示其可能作为预后标志物。此外，结合该团队既往的研究，多个 miRNA，如 miR-489、miR-148a-3p、miR-148b-3p 和 miR-152-3p 均可负向调控 SPIN1 的表达，从 miRNA 层面阐释了 SPIN1 在乳腺癌中异常表达的原因。鉴于 SPIN1 及 miRNA 在乳腺癌耐药中的重要作用，靶向 SPIN1 的 miRNA 或针对 SPIN1 的抑制剂可能为临床逆转耐药提供新的治疗策略，值得进一步研究和临床试验验证。

（高　鹏　张智弘）

文选 134

【题目】 IDH1R132H 通过调控 MicroRNAs：参与 IGF1R-AKT/STAT3 信号通路，促进良性前列腺上皮恶性转化（IDH1R132H promotes malignant transformation of benign prostatic epithelium by dysregulating microRNAs: involvement of IGF1R-AKT/STAT3 signaling pathway）

【来源】 Neoplasia，2018，20（2）：207-217

【文摘】 前列腺癌（prostate cancer，PCa）是欧美男性生殖系统常见的恶性肿瘤，其死亡率位居男性恶性肿瘤的第 2 位。基于分子分型基础上，对前列腺癌患者进行危险分级，从而进行精准治疗，对前列腺癌患者至关重要。有研究表明，IDH1 突变阳性前列腺癌患者代表一种独特的分子亚型（以 IDH1R132H 最常见），但其在前列腺癌发生发展中的作用尚不清楚。该研究通过免疫组化及 PCR 测序确定 IDH1R132H 在中国前列腺癌的发生率为 0.6%，临床病理特征分析结果显示具有 IDH1 突变的前列腺癌病例缺乏其他前列腺癌中常见的基因改变；应用慢病毒感染永生化的前列腺正常细胞及前列腺癌细胞，构建稳定细胞株，通过增生及迁移实验证实 IDH1R132H 促进良性前列腺上皮细胞 RWPE-1 迁移，以及细胞因子的非依赖性增生能力，但可以抑制前列腺癌细胞 LNCAP 的增生及迁移能力；通过 RT-PCR 及 ChIP 实验结果证明，在 RWPE-1 细胞中，IDH1R132H 可以通过改变 H3K4me3 及 H3K27me3 的富集，从而抑制 miR-223-3p、miR-141-3p、miR-7-5p 的表达。通过免疫印迹、免疫荧光、双荧光素酶及功能恢复实验，证实 IDH1R132H 上调 miR-223-3p、miR-141-3p、miR-7-5p 的共同靶基因 *IGF1R* 的表达，进而激活 AKT/STAT3 信号通路，促进良性前列腺上皮细胞恶性转化。综上所述，

IDH1R132H 突变在我国前列腺癌患者中的发生频度低，但可能是独立的分子事件，代表独特的分子亚型。IDH1R132H 通过改变组蛋白修饰，抑制 miR-141-3p、miR-223-3p、miR-7-5p 的表达，使 IGF1R 的表达水平增高，激活 AKT/STAT3 信号通路，从而促进良性前列腺上皮细胞恶性转化。

【评述】 IDH1 突变在前列腺癌中代表一种独立的分子亚型，目前国内外对于 IDH1 突变在前列腺癌中的研究非常少，该研究在此方面进行了大胆的尝试和研究，通过细胞系慢病毒的稳定感染、细胞增生迁移实验、免疫印迹、裸鼠皮下成瘤实验、ChIP、双荧光素酶等试验技术，发现 IDH1R132H 通过抑制 miR-141-3p，miR-223-3p，miR-7-5p 的表达，激活 IGF1R 及其下游 AKT/STAT3 信号通路，促进 RWPE-1 细胞恶性转化。该研究立意新颖，方法先进，目前对 IDH1R132H 在正常前列腺上皮细胞及前列腺癌细胞中功能相反的机制还需进一步的深入研究。

（高　鹏　张智弘）

文选 135

【题目】 CUL4B 通过上调 HER2 表达促进胃癌侵袭和转移（CUL4B promotes gastric cancer invasion and metastasis-involvement of upregulation of HER2）

【来源】 Oncogene，2018，37（8）：1075-1085

【文摘】 CUL4B 在多种实体肿瘤中高表达，并通过表观调控的分子机制促进肿瘤进展。目前，尚无 CUL4B 在胃癌中的作用及分子机制的研究。该研究以胃癌细胞系和胃癌组织标本为研究对象，从临床标本、细胞水平及动物水平 3 个层面进行功能和分子机制的研究，证实 CUL4B 在胃癌组织高表达，并与淋巴结转移及不良预后有关，应用 RNA 干扰及过表达技术、细胞增生相关实验及迁移侵袭实验证实，CUL4B 过表达可促进胃癌细胞体外增生、迁移和侵袭能力，并运用皮下移植瘤和尾静脉移植瘤模型证明 CUL4B 过表达促进裸鼠体内肿瘤细胞的生长和肺转移；运用基因表达谱芯片分析及 Gene Set Enrichment Analysis（GSEA）分析发现 *HER2* 是 CUL4B 下游调控基因。此外，免疫印迹及免疫荧光数据显示在蛋白水平上，CUL4B 和 HER2 表达正相关。miRNA-seq 数据分析、染色质免疫共沉淀（ChIP）和双荧光素酶实验证实 CUL4B 通过转录抑制 miR-125a 表达正向调控 HER2 表达。有趣的是，体内外实验数据表明，HER2 抑制剂可部分逆转 CUL4B 过表达诱导的 EMT 和转移。免疫印迹的结果提示，PI3K/ AKT 通路活化参与 CUL4B-miR-125a- HER2 轴的调控过程。综上所述，在胃癌中，CUL4B 通过转录抑制 miR-125a 表达正向调控 HER2 表达。HER2 特异性抑制剂可有效干扰 CUL4B-miR-125a-HER2-PI3K/AKT 轴，进而阻断 CUL4B 诱导的胃癌细胞侵袭转移及 EMT 的发生。

【评述】 目前，国内外关于 CUL4B 与胃癌侵袭转移的文献非常少见，该课题组运用细胞学和裸鼠成瘤模型研究表明，HER2 抑制剂可干扰 CUL4B-miR-125a-HER2-PI3K/AKT 调控轴，逆转 CUL4B 诱导的 EMT 发生，抑制胃癌浸润转移。该研究揭示了 CUL4B-HER2 轴介导胃癌浸润转移的新机制，为 HER2 抑制剂在 CUL4B 阳性中的胃癌患者的临床治疗提供新的思路。该研究立意新颖，方法先进，具有一定的科学性和实用性，不足之处在于 CUL4B 调控胃癌侵袭转移的分子机制尚不够详尽，还需要进一步的深入研究。

（高　鹏　张智弘）

文选 136

【题目】Ghrelin 通过调节 Akt 和 NF-κB 信号通路预防骨关节炎（Ghrelin protects against osteoarthritis through interplay with Akt and NF-κB signaling pathways）

【来源】FASEB J，2018，32（2）：1044-1058

【文摘】骨关节炎（OA）是一种常见的慢性神经退行性疾病，其特征是关节退行性病变，随后导致软骨和骨的破坏，但关于其分子机制还有待阐明。Ghrelin 是一种新近发现的具有抗炎作用的神经肽，但其是否参与骨关节炎尚不清楚。取 OA 患者的原代软骨细胞和软骨样本并检测 Ghrelin 的表达模式。在 IL-1β 和 TNFα 刺激的人软骨细胞和软骨组织中，外源性 Ghrelin 减轻了 IL-1β 和 TNFα 引起的分解及合成代谢紊乱。野生型小鼠分别构建内侧半月板失稳和前十字韧带横断模型并给予 Ghrelin 或 PBS 治疗，并通过检测各种炎症细胞因子和退变相关分子的水平来确定关节炎症和退变的严重程度。Ghrelin 可下调各种炎性细胞因子的产生、抑制软骨细胞凋亡、降低金属蛋白酶水平（包括 MMP13 和 ADAMTS-5），并维持关键基质成分如聚集蛋白和Ⅱ型胶原的表达。此外，在 OA 的发生过程中 Gherlin 抑制了 AKT 信号通路并激活软骨细胞 NF-κB 信号通路。上述均表明了 Gherlin 作为一种潜在的手段，对退化性软骨疾病（如 OA）有积极的治疗作用。

【评述】小分子多肽 Gherlin 于 OA 有渗透性好、吸收佳、不良反应小等一系列优点，对抑制 OA 的发生发展有明确的治疗效果和临床应用价值。小分子多肽因其分子量小，结构相对简单，为将来大批量的商业化生产提供了可能。

（高　鹏　石毓君）

文选 137

【题目】基因组分析显示 FAM84B 和 NOTCH 通路与食管鳞状细胞癌的进展相关（Genomic analyses reveal FAM84B and the NOTCH pathway are associated with the progression of esophageal squamous cell carcinoma）

【来源】Gigascience，2016，5：1

【文摘】食管鳞状细胞癌（ESCC）是世界第六大恶性肿瘤，也是我国第四大恶性肿瘤。不同发展阶段肿瘤的基因组特征很可能揭示新的致癌机制。尽管与 ESCC 发展相关的拷贝数改变和体细胞点突变已经被微阵列技术和全基因组的研究所证实，但对不同阶段 ESCC 的基因组特征未见相关报道。作者对 51 例Ⅰ期和 53 例Ⅲ期食管鳞癌患者进行了全基因组测序及全外显子组测序，以描述食管鳞癌不同临床阶段发生的基因组改变。结果显示，染色体 8q 区域重复出现的体细胞扩增在Ⅰ期肿瘤中显著富集，染色体 4p-q 和 5q 区域的缺失在Ⅲ期肿瘤中更常见。在癌前病变及 ESCC 癌组织中发现，*FAM84B* 基因的显著扩增及过表达。ESCC 细胞株中 *FAM84B* 基因的敲除显著降低体外细胞生长、迁移和侵袭。虽然肿瘤相关基因 *TP*53、*PIK3CA*、*CDKN2A* 及其相关通路在Ⅰ期和Ⅲ期肿瘤中并无显著差异，但作者发现并证实 NOTCH1 和 NOTCH 通路中的突变在癌前病变及早期癌中显著富集。结果提示，FAM84B 和 NOTCH 通路参与了 ESCC 的进展，可能是 ESCC 易感性的潜在诊断靶点。

【评述】 该研究对不同分期的食管鳞癌患者的癌组织及配对正常组织样本进行的组学测序研究，鉴定出了在Ⅰ期和Ⅲ期突变频率有显著差异的基因及信号通路，这些通路主要为与代谢密切相关的信号通路。这些基因及信号通路的异常可能是食管癌发生发展中的早期分子事件。研究结果较全面、系统地鉴定了影响食管鳞癌多阶段进程的遗传异常改变，为明确食管癌遗传易感基因、发病风险预测、早期诊断、高发人群的筛查和早期干预打下了基础。

（徐恩伟　石毓君）

文选 138

【题目】 弥漫性大 b 细胞淋巴瘤的间变性变异表现出复杂的基因改变和独特的生物学特征（Anaplastic variant of diffuse large B-cell lymphoma displays intricate genetic alterations and distinct biological features）

【来源】 Am J Surg Pathol，2017，41：1322-1332

【文摘】 收集并研究了 35 例间变型弥漫性大 B 细胞淋巴瘤患者的临床、病理和遗传学特点。患者的年龄范围为 23～89 岁（中位年龄为 62 岁），男女比例为 23 ∶ 12。22/26（85%）患者有 Ann Arbor Ⅲ期或Ⅳ期疾病，17/26（65%）患者有中高或高的国际预后指数（IPI）。对于接受过积极化疗方案治疗的 24 例患者，中位总生存期为 16 个月，2 年的总生存率为 36%。免疫表型方面，30/35（86%）病例具有非生发中心 B 细胞（non-GCB）免疫表型。CD30 表达于 18/35（51%）病例，28/35（80%）病例 p53 蛋白染色阳性。35 例中有 15 例（43%）呈 BCL2 和 MYC 双阳性表达。29/32（91%）病例检测为 RELA、RELB 或 c-Rel 细胞核阳性，表明 NF-κB 信号传导途径的激活。细胞遗传学方面，11/27（41%）病例同时发生 MYC 和 BCL2 和（或）BCL6 异常（基因断裂或扩增），包括 5 例“三打击”异常。在 17/30（57%）病例中发现 TP53 突变，MYD88 L265P、CD79B 和 CARD11 突变发现于 7/35、4/30 和 5/30。作者将间变型弥漫性大 B 细胞淋巴瘤患者与 50 例没有间变特征的弥漫性大 B 细胞淋巴瘤患者进行了比较，发现间变型弥漫性大 B 细胞淋巴瘤患者的总生存率明显差于没有间变特征的弥漫性大 B 细胞淋巴瘤患者（$P=0.004$）。间变型弥漫性大 B 细胞淋巴瘤的病例更常见高 IPI 评分和 non-GCB 免疫表型，更频繁表达 CD30 和 p53，更常见 TP53 突变和并发 MYC 和 BCL2 和（或）BCL6 异常（$P<0.05$）。总之，间变型弥漫性大 B 细胞淋巴瘤显示出区别于普通弥漫性大 B 细胞淋巴瘤的临床病理学特征。大多数患者遵循侵袭进展的临床过程，预后很差。间变型弥漫性大 B 细胞淋巴瘤的病例具有高频率的 TP53 突变和 MYC、BCL2 及 BCL6 的遗传异常。

【评述】 该研究首次阐明了间变型弥漫性大 B 细胞淋巴瘤的临床和病理特征，该类肿瘤较为罕见，以前的文献均为病例报道，该研究收集了 35 例病例，并系统性地研究了临床、病理及遗传学改变，具有较强的创新性，且对临床病理诊断及治疗具有一定的指导意义。该研究发现间变型弥漫性大 B 细胞淋巴瘤患者预后较差，中位总生存期为 16 个月，且 IPI 预后指数较高；免疫表型 non-GCB 占大多数，CD30、p53 阳性及 BCL2/MYC 双表达淋巴瘤较为常见；NF-κB 信号通路持续激活；MYC 和 *BCL2* 和（或）*BCL6* 基因异常较常见，且 TP53 突变率较高。该类特殊形态学肿瘤与普通弥漫大 B 细胞淋巴瘤存在着明显的临床病理特征的区别，提示临床要高度重视，且亟须研发针对性的治疗方法。

（宫惠琳 石毓君）

文选 139

【题目】 通过 CRISPR-Cas9 基因组编辑模拟 Wnt 信号再现人源性 Barrett 上皮类器官的瘤变（Modeling Wnt signaling by CRISPR-Cas9 genome editing recapitulates neoplasia in human Barrett epithelial organoids）

【来源】 Cancer Letters，2018，436：109-118

【文摘】 Barrett 食管（BE）是食管腺癌（EAC）的癌前病变。已有研究表明，Wnt/β-catenin 通路的失调在多种肿瘤包括肠癌和胃癌等的发生发展中发挥关键作用。但该通路在 BE 肿瘤性转化过程中的作用仍未完全明确。此外，目前肿瘤研究的主要模型是细胞系、组织块培养和动物模型，然而这些模型均不能有效地模拟体内生理状态。类器官是干细胞在体外培养生长形成的具有自组装能力的细胞团，具有三维结构和包含多种特定分化的细胞成分，在生长结构和遗传学上均类似于所来源体内器官。作为近年来兴起的一种临床前疾病研究的新模型，该研究将探寻人源性个体化 BE 模型构建方法，并在此基础上，探明 Wnt/β-catenin 通路在 BE 肿瘤性转化中的作用机制。通过类器官培养、CRISPR/Cas9 敲除 Wnt/β-catenin 通路上游 *APC* 基因、免疫荧光染色及活细胞显微摄像等方法，结果显示：①应用基质胶和类器官培养技术，可成功建立人源性 BE 类器官的体外长期培养和扩增系统。组织学及阿辛蓝染色、TFF3 和 MUC2 免疫组织化学染色阳性证实类器官的 BE 上皮特征。②应用 CRISPR/Cas9 敲除 *APC* 基因及培养基筛选，可建立具有 Wnt/β-catenin 通路激活特征的人 BE 类器官。表现为测序显示实验组 APC 的移码突变（Exon15 内 2/4-bp 的缺失），免疫印迹显示实验组 APC 蛋白表达缺失，qRT-PCR 显示 Wnt 靶基因 AXIN2，C-MYC 和 CYCLIN D1 的表达上调，免疫组织化学染色显示实验组 β-catenin 核内转移聚集。③对比野生型 BE 类器官，Wnt 激活组类器官组织结构复杂，细胞异型性明显；免疫组织化学染色显示 Ki-67、C-myc 和 cyclin D1 表达升高；实验组类器官的体外传代培养时间延长，从单细胞再组装为类器官的形成效率增高；凋亡关键因子 cleaved caspase-3 表达下降；实验组类器官表现为形态上具有更多和更尖锐的群体性迁移细胞团或条索，并突破基底膜，导致基底膜蛋白 collagen IV 和 laminin 332 的免疫荧光表达呈持续性的间断而不完整的着色。因此认为，通过 CRISPR/Cas9 建立 Wnt/β-catenin 通路激活的人 BE 类器官，证实该通路激活促进了 BE 的肿瘤性转化。

【评述】 该研究主要针对人类食管腺癌研究领域，利用新颖的类器官作为研究工具，通过 CRISPR/Cas9 技术，在体外模拟了 Wnt/β-catenin 通路激活促进 Barrett 食管上皮肿瘤性转化的过程。主要做了 3 个方面的研究：建立了人源性 BE 类器官的体外长期扩增模型；利用 CRISPR/Cas9 技术建立 Wnt/β-catenin 通路激活人 BE 类器官；利用这一类器官模型，证实 Wnt 信号通路的激活可促进 BE 类器官的肿瘤性转化。该研究立题新颖，创新性较强。研究者在体外探索建立的野生型及 Wnt 通路激活型 BE 类器官，可精确模拟体内条件，为肿瘤发生研究提供新型的个体化模型，将促进 EAC 早期预防及个体化靶向治疗药物等精准医学的发展。该研究策略在其他肿瘤的研究中也有借鉴意义，有助于深入解析某一特定的基因或信号通路失调在疾病发生中的作用，具有较好的转化价值和社会意义。

（宫惠琳　石毓君）

文选 140

【题目】 胸腺肥大相关性重症肌无力患者胸腺中细小病毒 B19 的检测（Detection of human parvovirus B19 infection in the thymus of patients with thymic hyperplasia-associated myasthenia gravis）

【来源】 Clinical Microbiology and Infection，2019，25：109

【文摘】 该研究主要论述了重症肌无力（MG）与人细小病毒 B19（B19V）感染直接的关联。该研究采用了巢式聚合酶链反应、免疫组化、激光捕获微解剖、双盲测序等实验方法，对 68 例胸腺增生（39 例 MG）、58 例胸腺肌瘤（23 例 MG）和 12 例正常胸腺组织，共计 138 例样品中人 B19V DNA 和蛋白的存在情况进行了检测。结果表明，B19V DNA 主要存在于胸腺增生的患者中，其阳性率（41.18%，28/68）明显高于胸腺瘤患者（3.45%，2/58）（$P<0.001$），但低于正常胸腺组织。同样地，MG 相关胸腺增生患者中 B19V DNA 的阳性率（30.77%，12/39）也明显高于与 MG 相关胸腺瘤患者（4.35%，1/23）（$P=0.021$）。然而，MG 不相关胸腺增生患者的 B19V DNA 阳性率（55.17%，16/29）高于 MG 相关胸腺增生患者（30.77%，12/39）（$P=0.043$）。胸腺增生患者中 B19V VP1/VP2 蛋白的阳性率为 63.24%（43/68），且主要见于异位生发中心和胸腺微粒上皮细胞，但 B19V VP1/VP2 蛋白在胸腺瘤中少见，阳性率仅为 1.72%（1/58）（$P<0.001$）。此外，MG 相关胸腺增生患者的 B19V VP1/VP2 蛋白的阳性率（74.36%，29/39）明显高于比 MG 不相关胸腺增生患者（48.28%，14/29）（$P=0.027$）。由此，该研究得出结论，人 B19V 感染与胸腺增生和胸腺增生相关 MG 密切相关，但与胸腺瘤或胸腺瘤相关 MG 无关。这一发现揭示了一种以前未被认识的胸腺增生相关 MG 的病因学机制，引发了许多需要进一步研究的问题。

【评述】 该文在国内外首次研究表明了人 B19V 感染与胸腺增生和胸腺增生相关 MG 之间的密切关系，在科研思路上具有前瞻性和先进性。在国内外其他文献中，还未有研究人员对胸腺增生及胸腺增生相关重症肌无力患者与人细小病毒 B19 感染之间的关系进行详细研究，故该论文的科研方向值得进一步的深入挖掘和探索，具有很高的科研价值。然而，该研究是回顾性研究，无法获得论文所涉及患者的血清标本，故无法检测血清标本中是否存在 B19V IgG 和 IgM 抗体，所以未能从血清蛋白的水平论证其关联性，这是其局限性所在。总体而言，该文对胸腺增生相关 MG 的病因学机制提供了很好的理论和研究基础。

（宫惠琳　石毓君）

文选 141

【题目】 受骨髓限制的 Shp2 消融通过增强肿瘤微环境中 CXCL9 和 IFN-γ 的相互促进而抑制

黑色素瘤的生长（Myeloid-restricted ablation of Shp2 restrains melanoma growth by amplifying the reciprocal promotion of CXCL9 and IFN-γ production in tumor microenvironment）

【来源】Oncogene，2018，37（37）：5088-5100

【文摘】免疫抑制性肿瘤微环境是导致抗肿瘤免疫应答失败的最主要因素，其显著特征之一为具有肿瘤杀伤效应的 $CD8^+$ T 细胞缺乏足够的趋化信号，从而无法有效浸润至肿瘤局部，然而磷酸酶在肿瘤微环境中的调控意义尚未明确。酪氨酸磷酸酶 *Shp2* 是经典原癌基因，在肺癌组织高表达，抑制 Shp2 活性成为近几年新一代肺癌靶向药物研发热点。然而，以往的研究局限于 Shp2 对肿瘤细胞本身的效应，其对于肿瘤免疫的影响仍缺乏认识。此外，作为塑造肿瘤微环境的重要参与者，肿瘤相关巨噬细胞介导了肿瘤的血管生成和免疫逃逸，提示在肿瘤免疫治疗中，除了可以靶向肿瘤细胞本身，TAM 也是重要靶点之一。作者首次发现 Shp2 在促进肿瘤免疫逃逸中的重要作用，肿瘤相关巨噬细胞中缺失 Shp2 能够明显抑制黑色素瘤的生长，且巨噬细胞 Shp2 敲除小鼠中黑色素瘤生长的减缓与肿瘤浸润性 $CD8^+$细胞毒性 T 细胞比例相关。机制研究表明，Shp2 的缺失增强了巨噬细胞对 IFN-γ 及肿瘤来源细胞因子的响应，导致趋化因子 CXCL9 的表达上调，从而促进 $CD8^+$ T 细胞和 Th1 细胞向肺肿瘤组织的迁移。肿瘤浸润 $CD8^+$ T 细胞和 Th1 细胞比例的上升进一步增加了肺部微环境中 CXCL9 诱导因子 IFN-γ 的水平，从而促进了“巨噬细胞 /CXCL9 - T 细胞 /IFN-γ”这一正反馈 loop 的建立，有利于抗肿瘤 Th1 型免疫微环境的塑造。CXCL9 和 IFN-γ 的正相关性通过分析数据库中肺癌等 11 种类型肿瘤的临床患者样本，得到了进一步证实。

【评述】该研究发现，巨噬细胞中 Shp2 的缺失促进了肿瘤内 CXCL9 和 IFN-γ 生成的相互促进，从而桥接了抗肿瘤应答中的固有免疫和适应性免疫。同时研究表明，Shp2 靶向治疗可能在缺乏 $CD8^+$ T 细胞浸润的肿瘤患者中起到更好的治疗效果，提示该研究可能为靶向 Shp2 的肿瘤干预从免疫微环境角度提出个体化治疗或优化治疗的策略。值得注意的是，该研究所选用的皮下 B16 黑色素瘤模型形成的肿瘤微环境更接近于已经形成的肿瘤或晚期肿瘤，并不适合用于研究炎症诱导的肿瘤发生，所以未来还需要明确 Shp2 对于 Th1 炎症驱动的肿瘤发生的影响。总之，该研究表明，靶向 Shp2 可以促进 TAM 的功能转变，利于形成 Th1 型肿瘤免疫微环境，并为靶向 TAM 或 Shp2 的肿瘤干预策略提供新的思路和理论依据。

（徐芳英　唐　峰）

文选 142

【题目】多组学综合分析揭示甲基化和羟甲基化的全局模式，筛选 HADHB 在结直肠癌中的抑癌作用（Integrated analyses of multi-omics reveal global patterns of methylation and hydroxymethylation and screen the tumor suppressive roles of HADHB in colorectal cancer）

【来源】Clin Epigenetics，2018，10：30

【文摘】DNA 甲基化是重要的表观遗传修饰方式，调控基因的表达。甲基化和 5- 羟甲基化是基因组 2 种表观遗传标志，维持表观重编程的平衡。基因组甲基化的失平衡与肿瘤的发生有关。为了阐明 DNA 甲基化和羟甲基化在结直肠癌发病中的作用，作者对 6 例结直肠癌患者的肿瘤组织和配对的正常组织，分别采用 RNA-seq 技术测定了全基因组转录组的表达水平，采用免疫沉淀技术和测序技术相结合的方法测定了全基因组的甲基化和羟基化的分布，比较肿瘤和正常组织之间的差别。结果发现，有差异表达的基因 948 个，差异甲基化区域 59 249 段，差异羟甲基化区域 187 172 段。综合 3 个组学的分布，发现 *HIGD1A*、*AHCYL2*、*IL11RA*、*CHL1*、*SEMA6D*、*BIRC3* 和 *HADHB* 基因与结直肠癌的发病有关。其中，*HADHB* 基因表达抑制肿瘤细胞的迁移和侵袭有关，提示 *HADHB* 起肿瘤抑制作用。研究结果表明，DNA 甲基化和羟甲基化在结直肠癌的发病中起重要作用。

【评述】 该研究采用了整合转录学、甲基化组学和羟甲基化组学等技术综合分析 DNA 甲基化、羟甲基化在结直肠癌发病中的作用，发现了结直肠癌肿瘤组织和正常组织差异的基因、甲基化和羟甲基化位点，阐明的 DNA 甲基化为标志的表观遗传在结直肠癌发病中的作用，为后续的研究提供重要基础。同时筛选结直肠癌相关的生物标志物，为进一步的诊断和干预评价提供依据。下一步需要对所筛选的差异标志的生物学功能做深入分析。

（徐芳英　唐　峰）

文选 143

【题目】 **循环血清长非编码 RNA 标志物能区分肾透明细胞癌患者和健康人群（A serum-circulating long noncoding RNA signature can discriminate between patients with clear cell renal cell carcinoma and healthy controls）**

【来源】 Oncogenesis，2016，5：e192

【文摘】 血清生物标志物尚未完全纳入临床用于肾细胞癌（RCC）诊断。最近，在多种癌症类型中报道的长非编码 RNA（lncRNA）的发现为肿瘤诊断提供了一种有希望的新型生物标志物。该研究的目的是评估循环 lncRNA 的水平是否可以用作肿瘤标志物来区分透明细胞 RCC（ccRCC）患者和健康人群。从 71 例 ccRCC 患者收集血清样品，包括 62 例年龄和性别匹配的健康对照和 8 例良性肾肿瘤患者。通过成对组织和血清中的反转录和定量聚合酶链反应评估了 82 个癌症相关的 lncRNA。作者发现了一个 5-lncRNA 模型，包括 lncRNA-LET、PVT1、PANDAR、PTENP1 和 LINC00963，在训练集和测试集中分别进行了建模和验证。对于 2 组血清样品，该血清 5-lncRNA 模型的受试者工作特征曲线下面积（AUROC）分别为 0.900 和 0.823。此外，在 5-lncRNA 模型中减去任何 1 个 lncRNA 特征所获得的 AUROC 均低于 5-lncRNA 模型。该血清 5-lncRNA 特征的风险模型也可帮助区分良性肾肿瘤和 ccRCC 样品区。作者的研究工作可能有助于检测 ccRCC，并作为进一步研究血清 lncRNAs 在维持监测和预测预后中的临床价值的基础。823 为 2 组血清样品。此外，5 个减去 1 个 lncRNA 特征证明，在任一组中，没有一个 lncRNA 在曲线下具有比其他区域更高的区域。血清 5-lncRNA 特征的风险模型也确定良性肾肿瘤可与 ccRCC 样品区分开。这项工作可能有助于检测 ccRCC，并作为进一步研究血清 lncRNAs 在患者维持监测和预后预测中的临床价值的基础。

【评述】 透明细胞肾细胞癌是肾脏肿瘤中最常见的亚型，探寻透明细胞肾细胞癌新的生物学标记物并有效应用于临床一直是肾细胞癌研究的重点。长非编码 RNA（lncRNA）指转录片段长度在 200nt～100kb 的不具有编码蛋白质功能的 RNA 分子，存在于细胞核、细胞质及细胞器中，具有调控基因的表观遗传学、转录及翻译等丰富的生物学功能。lncRNA 在肿瘤代谢调控中起着重要作用，课题组通过 TCGA 数据库筛选，以及组织、血清等大样本的建模及验证，评估了 82 个癌症相关的 lncRNA；构建了 5 个 lncRNA 的血清模型，包括 lncRNA-LET、PVT1、PANDAR、PTENP1 和 LINC00963。旨在预测评估透明细胞早期肾细胞癌，并探讨了血清及组织 lncRNA 水平与透明细胞肾细胞癌临床病理特征的关系，相关 lncRNA 风险模型的研究结果有助于区分良性肾肿瘤和透明细胞肾细胞癌，深入研究血清 lncRNA 水平及作用机制在透明细胞肾细胞癌诊断及患者预后评价等方面具有重要的临床价值。以上的研究成果发表在 *Oncogenesis*。

（卢韶华　唐　峰）

文选 144

【题目】 长非编码 RNA-PVT1 和 FOXM1 的正反馈回路促进胃癌的生长和侵袭（A positive feedback loop of lncRNA-PVT1 and FOXM1 facilitates gastric cancer Growth and Invasion）

【来源】 Clin Cancer Res，2017，23（8）：2071-2080

【文摘】 长非编码 RNA（lncRNA）PVT1 是一种重要的表观遗传调节因子，在人类肿瘤中具有重要作用。该研究旨在探讨 PVT1 在胃癌发生发展中的临床应用及潜在的分子机制。RT-qPCR 分析 190 对胃癌组织和邻近正常胃黏膜组织（ANT）中 PVT1 的表达水平。通过体外和体内功能实验评估 PVT1 的生物学功能。进行 RNA 蛋白质下拉测定和 LS / MS 质谱分析以检测和鉴定 PVT1 相互作用蛋白质 FOXM1。蛋白质 -RNA 免疫沉淀实验检测 FOXM1 和 PVT1 染色质免疫沉淀（ChIP）的相互作用，荧光素酶分析鉴定 FOXM1 在 PVT1 启动子上的结合位点。结果表明，lncRNA PVT1 在胃癌组织中显著上调。PVT1 的高表达预示胃癌患者预后不良。PVT1 在体外和体内促进胃癌细胞的增生和侵袭，PVT1 直接结合 FOXM1 蛋白并在翻译后水平稳定 FOXM1。此外，PVT1 也是一个 FOXM1 诱导的 lncRNA，FOXM1 直接结合 PVT1 启动子以激活其转录。最后，PVT1 以 FOXM1 介导的方式实现其致癌功能。因此认为，PVT1 通过与 FOXM1 相互作用促进肿瘤进展。PVT1 可能是胃癌中有价值的预后预测因子，PVT1-FOXM1 的正反馈环可能是药理学策略的治疗靶点。

【评述】 lncRNA 是一类长度超过 200 个核苷酸的 RNA 分子，因其缺乏开放阅读框而不能编码蛋白质，早期被认为是基因转录过程中产生的“垃圾序列”。尽管 lncRNA 不编码蛋白质，但其仍可在表观遗传、转录及转录后水平通过多种机制参与调控基因表达，在肿瘤的发生发展中承担重要角色，故其作用成为近年来的研究热点之一。作为一种致癌 lncRNA，PVT1 是重要的表观遗传调控因子，在人类肿瘤中起着至关重要的作用，在肿瘤中的功能多样且机制复杂，值得深入探索。在该研究中，作者首先利用 200 例临床样本检测分析 PVT1 在胃癌临床样本中的表达和预后预测价值，阐明 PVT1 表达可能是胃癌预后相关预测因子。进一步通过生物信息学分析和深入的机制探索明确了 PVT1 和 FOXM1 之间的相互联系：PVT1 结合 FOXM1 蛋白并增强其稳定性，PVT1 以 FOXM1 介导的方式履行其功能；而 FOXM1 可直接与 PVT1 启动子结合并组成性转录激活 PVT1。作者报道了一种新的正反馈调节机制，通过该机制，转录调控诱导的 lncRNA 通过转录后机制稳定编码蛋白以促进 mRNA 功能。该研究成果为今后胃癌恶性进程的调控机制和 lncRNA 的分子作用提供了很好的研究范例，并为胃癌的临床治疗提供了关键的靶向位点。

（卢韶华　唐　峰）

文选 145

【题目】 用于肾细胞癌分类的 44 基因表达标记的鉴定和验证（Identification and validation of a 44-gene expression signature for the classification of renal cell carcinomas）

【来源】 J Exp Clin Cancer Res，2017，36（1）：176

【文摘】 在所有成人恶性肿瘤中，肾癌占所有成人恶性肿瘤的 3% 以上，仅在中国每年造成的死亡人数超过 23 400 人。4 种最常见的肾肿瘤类型包括透明细胞瘤、乳头状细胞瘤、嫌色细胞瘤和良性嗜酸细胞瘤。这些组织学亚型的临床过程和预后各不相同，并且已经开发了不同的临床策略用于其管理。一些肾肿瘤基于形态学和免疫组织化学的病理学评估可能很难区分。对 6 个肾细胞癌微阵列数据集进行综合分析，包括 106 个透明细胞瘤、66 个乳头状细胞瘤、42 个嫌色细胞瘤、46 个嗜酸细胞瘤和 35 个相邻的正常组织样品。将这些数据组合并用作候选基因表达特征识别的训练集。此外，分析来自癌症基因组图谱数据库的 1020 个 RNA-Seq 样品和来自复旦大学上海癌症中心（FUSCC）的 129 个 qRT-PCR 样品的 2 个独立组群，以验证所选择的基因表达特征。结果显示，源自芯片分析的 44 基因表达特征与肾肿瘤的组织学分化密切相关，并且可用于肿瘤亚型分类。其分类性能在 1020 个 RNA-Seq 样品和 129 个 qRT-PCR 样品中也进一步得到验证，总体准确度分别为 93.4% 和 93.0%。在该研究中，鉴定了可以准确区分肾肿瘤亚型的 44 基因表达特征。该研究的结果可能促使该基因表达特征进一步发展成适合常规临床实践的分子模型。

【评述】 近年来，肾癌的治疗方案已经从细胞因子治疗发展到采用小分子激酶抑制剂和单克隆抗体进行治疗。根据 2016 年 WHO 肾肿瘤分类，最主要的 4 种肾癌分子亚型包括透明细胞癌、乳头状细胞癌、嫌色细胞癌和良性嗜酸细胞腺瘤，不同分子亚型具有各自的染色体异常和预后特征。目前，采用组织形态学用于鉴别肾细胞癌不同分子亚型的方法存在较大的局限性，主要依赖于病理医师个人的专业能力和经验，诊断结果易受到主观因素的影响。即使结合免疫组化标志，鉴别肾细胞癌的不同分子亚型也仍然面临诸多挑战，特别是在不常见的形态学和小组织检查中。因此，临床上迫切需要更加精准，更加可观的新型生物标志物，用于肾细胞癌分子亚型的鉴别和诊断。在该研究中，课题组对 295 例涵盖 4 种肾细胞癌分子亚型的临床样本的全基因组表达谱数据进行分析，开发出一组由 44 个特征基因组成的生物标志物用于鉴别 4 种分子亚型。在 2 组包含 1020 例肾细胞癌样本和 129 例石蜡包埋组织样本的队列中进行验证，诊断符合率均达到 93%，提示 44 基因标志物可以准确区分 4 种分子亚型，可进一步发展成为常规肾癌分型检测方法。随着药物研发和临床试验的快速进展，针对不同的分子亚型，在治疗上将会有更多、更有针对性的选择，如酪氨酸激酶抑制剂、索拉非尼、舒尼替尼、mTOR 抑制剂等。未来将转录水平的多基因分子标志物检测与现有形态学和免疫组化检测相结合，有助于病理医师对肾细胞癌的不同分子亚型进行精确诊断，进而帮助临床医师和患者实现精准治疗。

（卢韶华　唐　峰）

文选 146

【题目】大肠癌中肿瘤相关巨噬细胞重构 EMT 和预测生存（Tumor-associated macrophages remodeling EMT and predicting survival in colorectal carcinoma）

【来源】 Oncoimmunology，2018，7（2）：e1380765

【文摘】 免疫微环境是肿瘤微环境的重要组成部分，在肿瘤干细胞（CSC）形成和 EMT 中发挥重要作用，从而影响肿瘤的发生发展和患者预后。肿瘤相关巨噬细胞（TAM）在免疫微环境中十分丰富，但其在结直肠癌（CRC）CSC、EMT 及患者预后中的作用尚不明确。作者对 419 例结直肠癌样本进行免疫组织化学染色，检测 5 种免疫细胞类型（$CD68^+$巨噬细胞，$CD3^+$、$CD4^+$或 $CD8^+$ T 淋巴细胞及 $CD20^+$ B 淋巴细胞）、2 种 EMT 标志物（E-cadherin 和 Snail）及 CSC 标志物（CD44v6），并分别统计它们在肿瘤主体（TC）和肿瘤浸润前缘（TF）中的分布和表达情况。肿瘤芽被认为是肿瘤浸润前缘肿瘤细胞发生 EMT 的形态学特征，故同时统计肿瘤芽的个数。作者应用相关性分析，分析免疫细胞与 EMT、CSC 指标的相关性；同时结合临床病理参数及预后资料，分析免疫细胞在结直肠癌患者中的预后意义。作者发现在结直肠癌中 $CD68^+$巨噬细胞较其他 4 种类型免疫细胞分布更丰富。在肿瘤浸润前缘，$CD68^+$TF 巨噬细胞浸润越多，CD44v6 表达越强，snail 表达越弱，肿瘤芽个数越少。在肿瘤浸润前缘，$CD68^+$TF 巨噬细胞浸润越多，$CD3^+$TF T 淋巴细胞、$CD8^+$TF T 淋巴细胞和 $CD20^+$TF B 淋巴细胞也越丰富。$CD68^+$TF 巨噬细胞浸润较丰富时患者的总生存时间也越长，然而肿瘤芽个数越多患者生存时间越短。进一步将 $CD68^+$TF 巨噬细胞和肿瘤芽指标联合后分析发现，肿瘤芽较多且 $CD68^+$TF 巨噬细胞较丰富患者的生存时间与肿瘤芽较少患者的生存时间类似，说明 $CD68^+$TF 巨噬细胞浸润丰富可以改善肿瘤芽引起的不良预后。Cox 比例风险模型分析表明，$CD68^+$TF 和肿瘤芽联合是结直肠癌患者独立的预后因素。综上所述，作者得出一个假设，浸润前缘的肿瘤芽可以吸引 $CD68^+$巨噬细胞浸润，后者诱导免疫应答，主要募集 $CD8^+$ T 淋巴细胞和 $CD20^+$ B 淋巴细胞浸润，并改善肿瘤芽引起的不良预后。

【评述】 该研究应用免疫组织化学的方法，从形态学角度揭示了在结直肠癌中免疫微环境对肿瘤细胞的干性和上皮间质转化的影响。同时发现，肿瘤相关的巨噬细胞通过启动免疫应答抵抗肿瘤，从而改善患者预后。

（徐芳英　田素芳）

文选 147

【题目】长链非编码 RNA CYTOR 通过与 NCL 和 Sam68 的相互作用，促进结直肠癌的进展（The long non-coding RNA CYTOR drives colorectal cancer progression by interacting with NCL and Sam68）

【来源】 Mol Cancer，2018，17（1）：110

【文摘】 结直肠癌的发病机制复杂，其细胞学行为和表型受遗传学、表观遗传学及机体微环境共同调控；而非编码 RNA（non-coding RNA，ncRNA）是表观遗传学调控的重要机制之一。作者所在实验室前期通过测序分析发现，长链非编码 RNA CYTOR 在结直肠癌肿瘤组织中的表达明显升高，并且在激光捕获显微切割精确分离的肿瘤芽细胞中异常高表达。位于肿瘤浸润前缘的肿瘤芽是肿瘤恶性转化及侵袭的特征，作者推测 CYTOR 可能在结直肠癌的发生发展过程中发挥着重要作用。作者首先采用公共数据库与临床样本相结合的方式，证实了 CYTOR 可作为结直肠癌复发和预后的潜在标志物；并且沉默 CYTOR 的表达可抑制细胞的增生、迁移及侵袭能力，而过表达则呈现对应的生物学效应。然后通过 ChIRP- 质谱技术筛选确定核仁素（NCL）及 KH 结构域 RNA 结合信号转导相关 1 蛋白（sam68）是与 CYTOR 发生相互作用的靶标蛋白。NCL 与 CYTOR 结合的位置位于其 RNA 结合区域中的三 - 四结构域及 C 端功能区，该位置同样也是 NCL 与 sam68 发生相互作用的关键区域。sam68 与 CYTOR 的结合则必须依赖于 KH 功能区域的存在，N 端能够加强其结合；该位置同样也是与 NCL 发生相互作用的重要位点。CYTOR 与 NCL 及 sam68 相互作用的区域一致提示了三者可能以复合物的形式存在。CYTOR 二级结构保持相对稳定是维持复合物形成的关键，CYTOR 的第一外显子则是维持其 RNA 二级结构稳定的关键。采用 CRISPR/Cas9 敲除第一外显子后，NCL 与 sam68 蛋白 - 蛋白之间的相互作用减弱，而敲除其他外显子后对其无显著影响，表明 CYTOR 第一外显子提高了其与 NCL 及 sam68 结合的稳定性。CYTOR-NCL-sam68 三者存在共表达关系，且三者均高表达时结直肠癌患者的生存时间显著缩短。三基因联合分析能够提高预后评估效能并对复发的指示效果最佳。NF-κB 信号通路是影响肿瘤发展和转移的关键分子，并且与 EMT 过程相关。通过免疫印迹及荧光素酶报告基因检测确定了 CYTOR、NCL 和 sam68 均能激活 NF-κB 信号通路，并且改变 EMT 分子标志的表达从而最终促进结直肠癌的发生发展。

【评述】 该研究不仅阐明了长链非编码 RNA CYTOR 通过第一外显子上的特异性序列介导 NCL 与 sam68 的相互作用，并且能够通过活化 NF-κB 和 EMT 信号通路促进结直肠癌的转移和恶性转化。该研究为长链非编码 RNA 在肿瘤中的作用机制研究提供了全新的思路；该作用机制的进一步阐明可能对结直肠癌治疗干预提供新的靶点，具有重要的理论意义和实际价值。

（徐芳英　田素芳）

文选 148

【题目】 染色质重塑：Rbp2 通过与 Piasy 相互作用，使 I 型干扰素基因的 H3K4me3 去甲基化，导致转录衰减（Chromatin remodeling： demethylating H3K4me3 of type I IFNs gene by Rbp2 through interacting with Piasy for transcriptional attenuation）

【来源】 FASEB J，2018，32（2）：552-567

【文摘】 Ⅰ型干扰素，包括Ⅰ FNa（14 个亚型）和Ⅰ FNb（3 个亚型），是机体细胞应对病原微生物感染或各种生物诱生剂作用产生并分泌的一类具有多种生物活性的糖蛋白，具有抗病毒、抗肿瘤和免疫调节等作用；但Ⅰ型干扰素的过度分泌能带来细胞毒性、炎性损伤及自身免疫损伤等弊端。作者前期发现 Pias（活化的 STAT 蛋白抑制剂）家族成员 Piasy 能在小鼠胚胎成纤维细胞中抑制Ⅰ型干扰素转录。为了深入研究其抑制机制，作者采用蛋白质免疫共沉淀、染色质免疫共沉淀、荧光素酶报告实验、GST-Pull down 等方法，从转录因子水平和染色质层面开展研究。结果发现，在小鼠胚胎成纤维细胞受

poly（I ： C）刺激活化时，Piasy 可结合到Ⅰ *FNb* 基因的启动子区，降低Ⅰ *FNb* 基因活化的标志物之一——H3K4me3 水平。视网膜母细胞瘤结合蛋白 2（Rbp2）被证实是唯一已知的与 Piasy 相互作用的组蛋白去甲基化酶。Rbp2 而非其去甲基化酶活性缺失突变体 Rbp2H483G/E485Q 过表达，可以抑制Ⅰ型干扰素转录；siRNA 或 shRNA 介导的 Rbp2 表达降低会增强Ⅰ型干扰素的转录活性。最重要的是，Rbp2 和 Piasy 共表达对Ⅰ型干扰素转录活性的抑制强于 Rbp2 或 Piasy 过表达。Piasy 蛋白通过自身的 PINIT 结构域（101-218aa）与 Rbp2 的 Jmjc 结构域（451-503 aa）相互作用，与抑制Ⅰ型干扰素转录的结构域相同。总之，Piasy 可能通过 Rbp2 介导的Ⅰ型干扰素基因启动子区 H3K4me3 的去甲基化来抑制Ⅰ型干扰素转录。

【评述】 已往对 Piasy 抑制Ⅰ型Ⅰ FNs 转录调控机制的研究，主要集中在 Piasy 对 IRF7 转录活性的直接影响。该研究通过寻找与 Piasy 相互作用的功能蛋白，从分析 2 个蛋白的相互作用及影响，拓展到多个蛋白的相互作用网络，能比较真实地反映细胞信号调控过程。在组蛋白翻译后修饰及碱基甲基化层面上的研究将为Ⅰ型干扰素转录调控机理的研究开辟新方向。Piasy 抑制Ⅰ型干扰素转录的表观遗传学转录调控通路和重要蛋白的发现，可为通过免疫干预治疗提供理论基础。Piasy-Rbp2-H3K4me3 调控通路的阐明，有可能为新药研发提供潜在的作用靶点。

（徐芳英　田素芳）

文选 149

【题目】 通过消弱硫苷脂 -αVβ5 轴抑制 UGT8 来抑制基底样乳腺癌的进展（Inhibition of UGT8 suppresses basal-like breast cancer progression by attenuating sulfatide-αVβ5 axis）

【来源】 J Exp Med，2018，215（6）：1679-1692

【文摘】 该研究对全球 5000 余例乳腺癌患者的生物信息数据进行分析，发现尿二磷酸半乳糖神经酰胺半乳糖转移酶（UGT8）在基底样乳腺癌中的表达明显高于其他乳腺癌亚型。作者通过分子和细胞生物学、代谢学及动物模型等技术和方法发现转录因子 Sox10 能促进 UGT8 的表达，UGT8 产生硫苷脂（sulfatide），促进 αVβ5 的聚合，从而激活 TGF-β 和 NFκB 信号通路，促进基底样乳腺癌细胞的侵袭及其在小鼠体内的成瘤和转移。更重要的是，该研究证实一种治疗骨质疏松的上市药物——唑来膦酸是 UGT8 的直接抑制剂，可阻断硫苷脂生物合成途径。该研究对唑来膦酸对基底样乳腺癌的治疗潜力进行了研究：①相较于正常细胞和其他亚型乳腺癌，UGT8 在基底样乳腺癌中的表达程度非常高（4～8 倍），有利于作为基底样乳腺癌的靶向分子。②唑来膦酸是治疗骨质疏松的上市药物，但并非靶向药物。作者证实了唑来膦酸是 UGT8 的直接抑制剂，有潜力成为抑制基底样乳腺癌进展的靶向药物。③在细胞和动物模型中，唑来膦酸能有效地抑制基底样乳腺癌细胞的转移，显示出较好的疗效。④唑来膦酸与肿瘤的关系正被广泛研究，它能改善绝经期或激素分泌缺失的乳腺癌患者预后，有望成为这类患者的治疗方案。然而，没有专门针对基底样乳腺癌的临床试验。近期 2 个回顾性研究显示，唑来膦酸联合化疗相对于单纯化疗对基底样乳腺癌的治疗有明显改善倾向。

【评述】 代谢重组与肿瘤之间的分子调控机制研究是肿瘤学领域研究的前沿热点。该研究揭示 UGT8 表达与基底样乳腺癌之间的关系，并深入探讨 UGT8 介导的代谢重组对基底样乳腺癌发生及转移的作用与机制。更重要的是，该研究证实了骨质疏松药物 - 唑来膦酸是 UGT8 的直接抑制剂。值得注意的是，临床上所使用唑来膦酸的剂量对基底样乳腺癌细胞的迁移、侵袭和肺转移具有明显的抑制作用。所以，唑来膦酸作为 UGT8 的直接抑制剂具有很大的靶向药物转化潜力，为治疗基底样乳腺癌带来了希望。

（徐芳英　田素芳）

文选 150

【题目】 SLC18A1 基因缺失增加 CRC 的风险，而 SLC18A1 表达降低与 CRC 不良预后相关（Deletions at SLC18A1 increased the risk of CRC and lower SLC18A1 expression associated with poor CRC outcome）

【来源】 Carcinogenesis，2017，38（11）：1057-1062

【文摘】 拷贝数变异（CNV）是影响结直肠癌（CRC）发生发展的因素之一。作者使用 Illumina Human-OmniExpress-12v1.0 磁珠芯片对 694 例散发性 CRC 和 1641 例对照样本进行了罕见 CNV 研究。并且使用 TaqMan 探针在另外 934 例 CRC 病例和 2680 例对照样本中做了进一步分析。作者发现，影响 SLC18A1 最后 6 个外显子的胚系缺失与 CRC 显著相关，P 为 6.4×10^{-5}。利用显微切割技术精确捕获 3 例结直肠癌样本的肿瘤芽、原发肿瘤中心的癌细胞及正常肠上皮细胞，SLC18A1 在肿瘤芽、原发肿瘤中心的癌细胞及两者间质中的表达水平均要低于正常肠上皮细胞和间质细胞（差异倍数分别为 0.17～0.62、0.12～0.57 和 0.37～0.68）。作者对分别来自 TCGA 数据库和 GEO 数据库的 32 对及 17 对结直肠癌组织及配对正常组织表达数据进行分析，发现 SLC18A1 在结直肠癌组织中的表达水平要显著低于配对正常组织（P=0.009 和 P=0.004）。生存分析显示，*SLC18A1* 基因低表达的患者的总体生存率较差（log-rank P=0.043）。同时，SLC18A1 的表达水平随着结直肠癌病理分期的升高而逐渐降低，但是差异无统计学意义（P=0.116）。综上所述，涉及 *SLC18A1* 基因的胚系缺失可能促进 CRC 的发生发展，但 SLC18A1 的作用需要进一步探索。

【评述】 拷贝数变异在人类基因组中普遍存在，对罕见拷贝数变异的研究有助于发现与结直肠癌发生发展相关的新位点。该研究通过全基因组 SNP 芯片，识别基因组中频率较低的拷贝数变异，发现了涉及 SLC18A1 的缺失与结直肠癌相关，并进一步扩大样本验证得到了一致结果。作者通过显微切割技术捕获肿瘤芽、原发肿瘤中心的癌细胞和正常肠上皮细胞，并对其进行基因表达检测，发现 SLC18A1 在癌细胞中表达下降；并在 TCGA 和 GEO 数据分析中得到一致结果。该研究较系统地整合了开放数据，并结合实验室数据进行汇总分析，发现 SLC18A 与结直肠癌的发生发展相关。但该研究并没有阐明 SLC18A1 在结直肠癌发生发展中的具体作用。该研究为进一步寻找新的结直肠癌相关基因提供了线索。

（徐芳英　田素芳）

文选 151

【题目】 提高我国间皮瘤诊断的准确性（Improving the accuracy of mesothelioma diagnosis in

China）

【来源】 Journal of Thoracic Oncology，2017，12（4）：714-723

【文摘】 在西方国家，恶性间皮瘤（MM）好发于有职业接触石棉史的老年男性胸膜中。高速工业化的国家，如中国，恶性间皮瘤的相关信息却很少报道。故有人担心，中国恶性间皮瘤的诊断比例可能是不准确的，因为大多数医师没有诊断这种罕见疾病的经验。作者对我国恶性间皮瘤诊断的准确性进行了回顾性分析。病例来自中国东部浙江省的 2 家医院。作者做了大套组的免疫组化分析以提高诊断结果的可靠性。结果显示，34 例胸膜患者中 12 例确诊为恶性间皮瘤（35.3%），56 例腹膜肿瘤中 38 例为恶性间皮瘤（67.9%）和睾丸系膜 2 例患者中 2 例确诊为恶性间皮瘤（100%）。恶性间皮瘤的特征是肿瘤细胞显示 WT1 和 Calretinin 核阳性，细胞角蛋白 cam 5.2 的膜染色阳性；而上皮性标志物癌胚抗原（CEA）、甲状腺转录因子 -1（TTF1）、MOC31、BerEp4、p63、p40、PAX8、ER 和 PR 均为阴性。研究结果表明，恶性间皮瘤，尤其是胸膜恶性间皮瘤，在中国东部常被误诊。识别恶性间皮瘤病理诊断的陷阱和可能的解决方案将影响中国恶性间皮瘤的治疗和研究标准。

【评述】 据估计，仍在使用石棉的高速工业化国家将有越来越多的恶性间皮瘤患者发病，如中国和印度。但在这些国家，关于恶性间皮瘤的发病率和患病率的信息却很少。作者进行的流行病学研究揭示，与美国、欧洲国家和澳大利亚的数据相比，中国东部恶性间皮瘤的特征为：在中国东部，恶性间皮瘤明显更多出现在年轻人、女性和腹膜；恶性间皮瘤诊断的平均年龄为 50.6 岁，范围 21—71 岁，女性中恶性间皮瘤的平均年龄为 51.2 岁，男性平均年龄为 47.8 岁。石棉接触者的恶性间皮瘤平均年龄为 55.2 岁，在非石棉接触者中，平均诊断年龄为 47.3 岁。这些发现可能与恶性间皮瘤的遗传倾向有关［如 *BRCA*1 基因相关蛋白 1 基因（*BAP*1）突变］。而在西方国家，恶性间皮瘤主要发生在平均年龄 72 岁的石棉接触者。IHC 是正确诊断恶性间皮瘤的强大辅助工具。常规使用免疫标志，可以显著提高诊断的准确性。

（徐芳英　步　宏）

文选 152

【题目】 AKR1B1 通过正向反馈回路促进基底样乳腺癌进展，激活 EMT 过程（AKR1B1 promotes basal-like breast cancer progression by a positive feedback loop that activates the EMT program）

【来源】 J Exp Med，2017，214(4)：1065-1079

【文摘】 基底样乳腺癌具有明显的肿瘤干细胞和 EMT 特征。EMT 能够赋予肿瘤细胞干细胞特征，在肿瘤的发生发展过程中起重要作用。在肿瘤侵袭和转移过程中，肿瘤细胞的代谢也随之发生改变。作者发现醛 - 酮还原酶 1B1（aldo-keto reductase 1B1，AKR1B1）在基底样乳腺癌的进展过程中起重要作用。AKR1B1 是一种 NADPH 依赖的 PGF2α 合成酶。PGF2α 是 AKR1B1 催化的主要代谢产物。PGF2α 通过 PGF2α 受体调节肿瘤内皮细胞的信号通路，从而调控细胞的粘连、侵袭和转移。研究发现，在基底样乳腺癌中，AKR1B1 可以诱导 EMT 和增强肿瘤干细胞特性，在机制上，证实 Twist2 转录诱导 AKR1B1 的表达，从而激活 NF-κB 通路。NF-κB 通路又可以调节 Twist2 的表达。因此，

AKR1B1 通过正向反馈激活 EMT 过程和增强干细胞特性，使基底样乳腺癌具有更强的致瘤性和迁移性。更重要的是，AKR1B1 抑制剂依帕司他，是一种临床用于治疗糖尿病并发症的药物，可以明显抑制基底样乳腺癌的发生和转移。

【评述】 作者通过生物信息学分析筛选与乳腺癌代谢改变相关的基因，发现 AKR1B1 在基底样乳腺癌中高表达，围绕 EMT、肿瘤干细胞、代谢重组等热点，深入研究了 AKR1B1 在基底样乳腺癌中的作用和机制。通过临床样本、细胞实验、动物实验证实，在基底样乳腺癌中，AKR1B1 通过 Twist2 介导的正向反馈激活 EMT 过程和促进肿瘤细胞干性。更重要的是，该研究为依帕司他成为治疗基底样乳腺癌的潜在靶向药物提供理论依据。

（徐芳英　步　宏）

文选 153

【题目】 Wilms 瘤 1 关联蛋白在弥漫性大 B 细胞淋巴瘤中发挥侵袭作用，并通过 Hsp90 与 bcl6 形成复合物（Wilms'tumor 1-associating protein plays an aggressive role in diffuse large B-cell lymphoma and forms a complex withBCL6 via Hsp90）

【来源】 Cell Communication and Signaling，2018，16（1）：1-11

【文摘】 弥漫性大 B 细胞淋巴瘤（DLBCL）是一种高度异质性的非霍奇金淋巴瘤，DLBCL 的标准治疗方法是利妥昔单抗、环磷酰胺、多柔比星、长春新碱和泼尼松（R-CHOP）。使用该方案，30%～40% 的患者会复发，或一小部分患者对 R-CHOP 治疗存在耐受现象。作者应用免疫组化方法检测 DLBCL 组织和正常淋巴组织中 WTAP 的表达水平，发现 WTAP 蛋白水平在 DLBCL 组织中明显高表达。作者在 DLBCL 细胞系中过表达和敲除 WTAP，并进行了 mRNA 和蛋白质水平上的验证，用于流式细胞术分析 DLBCL 细胞系中的细胞增生和凋亡情况，发现 WTAP 不仅促进 DLBCL 细胞增生，而且提高了抗细胞凋亡的能力，同时还发现在敲低 WTAP 的 DLBCL 细胞系中用依托泊苷（一种抗肿瘤药物）处理后，细胞凋亡率显著提高。作者还运用免疫共沉淀、IP 和 GST-pull down 等实验方法，在体内和体外都证明 WTAP 通过热休克蛋白 90（HSP90）和 B 细胞淋巴瘤 6（BCL6）存在相互作用。

【评述】 该研究阐明了 WTAP 在 DLBCL 中高表达，促进 DLBCL 细胞系的生长和抗凋亡，证明 WTAP 是 Hsp90 的客户蛋白，可以在 DLBCL 中通过 Hsp90 与 BCL6 形成复合物，并进一步阐述了 WTAP-HSP90-BCL6 复合物可能在转录活性和其他生物学行为上的作用，但还需要进一步的研究来证明。WTAP 作用位点、方式和作用机制的阐明为 DLBCL 亚型分类、分子诊断提供了新的依据，也为 DLBCL 亚型的临床治疗靶点提供了可能的新成员。

（徐芳英　步　宏）

文选 154

【题目】 HDAC6 激活 MET 信号为利康司他和克唑替尼联合治疗弥漫性大 B 细胞淋巴瘤提供了

理论基础（Activation of MET signaling by HDAC6 offers a rationale for a novel ricolinostat and crizotinib combinatorial therapeutic strategy in diffuse large B-cell lymphoma）

【来源】 J Pathol，2018，246（2）：141-153

【文摘】 一些组蛋白脱乙酰酶（HDACs）促进肿瘤细胞生长，泛或选择性 HDAC 抑制剂在某些癌症中有活性；然而，关键的 HDAC 酶及其在人弥漫性大 B 细胞淋巴瘤（DLBCL）中的功能仍在很大程度上未知。使用 NanoString nCounter 测定，作者分析了 HDAC mRNA 表达，并鉴定了 HDAC6 作为 DLBCL 组织样品中上调的 HDAC 家族成员。然后，作者发现 HDAC6 在 DLBCL 中起着致癌作用，可通过其促进体外细胞增生和体内肿瘤异种移植物生长来证明。机制上，HDAC6 和 HR23B 之间的相互作用下调 HR23B 表达，从而降低 casitas B 系淋巴瘤（c-Cbl）的水平，这是一种用于肝细胞生长因子受体（MET）的 E3 泛素连接酶，从而抑制 MET 泛素化依赖性降解。此外，增强的 HDAC6 表达和降低的 HR23B 表达与 DLBCL 患者的总体存活率差相关。总之，这些结果建立了 HDAC6-HR23B-MET 轴，且表明 HDAC6 是 DLBCL 淋巴瘤形成的有效启动子。因此，基于 HDAC6 抑制剂与 MET 抑制剂的联合治疗策略有望用于弥漫性大 B 细胞淋巴瘤。

【评述】 HDACs 参与维系细胞内组蛋白和非组蛋白（包括部分重要转录因子等）乙酰化水平，因其在多种人恶性肿瘤中存在异常表达并可提示肿瘤恶性程度及预后，而成为靶向治疗的新靶点。目前，相较于 T 细胞淋巴瘤 HDACs 及其抑制剂在 DLBCL 研究尚不够充分。该课题组首先借助 NanoString nCounter 技术在 DLBCL 临床样本中筛选出 HDAC6 为异常高表达亚型，并经过一系列体内、外研究证实其在 DLBCL 的发生发展过程中可能扮演促癌作用。HDAC6 可与抑癌因子 HR23B 直接作用，从而降低 c-Cb1 的水平，使肝细胞生长因子受体（MET）泛素化依赖性降解途径被抑制，MET 信号途径被激活。此外，HDAC6 抑制剂与 MET 抑制剂联合可协同抑制 DLBCL 细胞生长。研究成果有助于进一步揭示 DLBCL 发病机制，同时拓展 HDAC 泛或选择性抑制剂的临床试验范围，为开发基于靶向抑制 HDAC 与 MET 在 DLBCL 的新型治疗策略提供新思路。

（卢韶华　步　宏）

文选 155

【题目】 原发性肺复合性小细胞癌伴腺癌 1 例，组织学上 KLC1-ALK 融合相同（A case of primary pulmonary combined small cell carcinoma with adenocarcinoma harboring the same KLC1-ALK fusion in both histologic components）

【来源】 J Thorac Oncol，2018，13（10）：e197-e199

【文摘】 该研究报道了一例原发性肺复合性小细胞癌伴腺癌，患者 68 岁，女性，体检发现左下肺有一枚直径约 5cm 的不规则实性肿物，穿刺病理呈低分化癌形态，后行肺癌根治性手术。组织病理学上，该例患者存在 2 种不同病理形态，中央区域呈小细胞癌形态伴坏死，周围呈经典肺腺癌形态。免疫组化显示，上述 2 个区域的肿瘤细胞均强阳性表达 CK7 和 TTF1，而 Syn、CgA 和 CD56 等神经内分泌标志仅在中央区域的肿瘤细胞内表达。结合形态与免疫组化结果，支持本例患者诊断为复合性小细胞肺癌伴腺癌。有趣的是，ALK（D5F3）在 2 个区域的肿瘤细胞内均呈强阳性表达；FISH

检测也显示 2 个区域均存在 *ALK* 基因易位，但在小细胞癌中显示为红绿分离信号，而腺癌中呈孤立红色信号；鉴于 2 个区域 FISH 检测 ALK 的阳性信号模式不同，作者应用显微切割技术，将 2 个区域分别行 NGS 进一步分析，结果在 2 个区域均发现 *KLC*1-*ALK* 融合基因，且融合方式完全一致。此外，NGS 结果显示仅在小细胞癌区域中检出 *RB*1 基因缺失，仅在腺癌区域中检出 *PTEN* 基因突变（c.987_990del，NM_000314.6）。

【评述】 复合性小细胞肺癌是一种罕见亚型，仅占所有肺癌的 2%～5%，最常见的组合形式是小细胞癌和鳞癌，其次为小细胞癌和腺癌。本例小细胞癌与腺癌 2 种成分中均检测出相同形式的 *KLC*1-*ALK* 融合基因，提示 2 种肿瘤细胞可能来源于同一祖细胞。也有其他类似的研究支持复合性小细胞癌中 2 种肿瘤成分为单克隆来源。此外，本例结果也提示在小细胞肺癌中可能同样存在 *ALK* 融合基因，为小细胞肺癌的治疗提供新策略。

（卢韶华　步　宏）

文选 156

【题目】 长链非编码 RNA NEAT1 激活 Wnt/ catenin 信号通路，并通过与 DDX5 相互作用促进结直肠癌进展（The lncRNA NEAT1 activates Wnt/β-catenin signaling and promotes colorectal cancer progression via interacting with DDX5）

【来源】 J Hematol Oncol，2018，11（1）：113

【文摘】 据报道，长链非编码 RNA NEAT1 在结肠直肠癌（CRC）中过表达。然而，其在 CRC 进展中的潜在机制尚未得到很好的研究。为了研究 NEAT1 的临床意义，作者在公开数据集和复旦大学上海癌症中心的 71 个 CRC 样本中分析了其表达水平。通过 CCK8、EdU、集落形成、划痕实验和 Transwell 进行功能测定，以确定 NEAT1 在人 CRC 进展中的致癌作用。此外，RNA pull-down、蛋白质谱、RNA 免疫沉淀和双荧光素酶报告分析用于确定 NEAT1 在 CRC 进展中的机制。动物实验用于确定 NEAT1 在体内 CRC 致瘤性和转移中的作用。结果显示，与其在正常组织中的表达相比，NEAT1 表达在 CRC 组织中显著上调。NEAT1 表达的改变导致体外和体内 CRC 细胞的增生、迁移和侵袭的显著变化。从机制，作者发现 NEAT1 直接与 DDX5 蛋白结合并调节其稳定性，并依次激活 Wnt/β-catenin 信号。研究表明，NEAT1 通过 DDX5 间接激活 Wnt /β-catenin 信号通路，并以 DDX5 介导的方式实现其致癌功能。临床上，NEAT1 和 DDX5 蛋白的表达水平与 CRC 患者的总体存活和无病存活率呈负相关。该研究的结果表明，NEAT1 激活 Wnt 信号通路促进结直肠癌的进展和转移；NEAT1 / DDX5 / Wnt /β-catenin 轴可能是潜在的临床治疗靶点。

【评述】 Wnt/β-catenin 信号通路的激活在结直肠癌的发生发展中发挥着重要的作用，超过 80% 的结直肠癌中存在 Wnt 信号通路的激活。β-catenin 在细胞核内的聚集在 Wnt 信号通路的激活中发挥重要作用，深入探讨其核聚集机制对于阐明结直肠癌的分子网络，寻找新的治疗靶标具有重要意义。长链非编码 RNA（lncRNA）近年来在结直肠癌中的作用逐渐凸显，为结直肠癌靶向治疗提供了诸多可能性。在该研究中，作者对 lncRNA NEAT1 在结直肠癌中的作用进行了一系列体内、外研究，发现 NEAT1 可以促进结直肠癌的恶性进展。机制上，DDX5 通过与

β-catenin 形成多聚体并对其进行转录激活，使 β-catenin 在细胞核内聚集，从而活化 Wnt 信号通路。NEAT1 通过与 DDX5 直接结合并维持其稳定性，间接激活 Wnt/β-catenin 信号通路，实现其致癌功能。研究成果为深入探索结直肠癌发生发展的机制提供了实验基础及理论依据，进一步丰富了 Wnt/β-catenin 信号网络，并提出 NEAT1 / DDX5 / Wnt /β-catenin 功能轴可作为肠癌潜在的治疗靶点，具有一定的临床转化价值。

（卢韶华　陶仪声）

文选 157

【题目】 HMGA2 通过促进 MDM2 介导的泛素化和 p53 降解，促进肠道肿瘤的发生（HMGA2 promotes intestinal tumorigenesis by facilitating MDM2-mediated ubiquitination and degradation of p53）

【来源】 J Pathol，2018，246（4）：508-518

【文摘】 HMGA2 作为一个构筑转录因子，通过调控一系列靶基因的转录，在结直肠癌的发生发展过程中发挥重要作用。众所周知，p53 蛋白功能的缺失在结直肠癌发生发展中具有十分关键的作用。在正常情况下，p53 蛋白半衰期较短，其稳定性的调控主要通过蛋白质翻译后修饰来实现，而泛素化修饰是调控 p53 蛋白稳定性的重要机制之一。泛素化修饰是指一个或多个泛素分子在一系列酶的作用下与底物蛋白相互结合，激活蛋白酶体复合物而导致其降解的过程。MDM2 作为 p53 最重要的调控抑制因子，在 p53 泛素化调节过程中发挥 E3 泛素连接酶的作用。在此过程中，MDM2 通过与 p53 蛋白直接结合，将泛素化的 p53 定位到蛋白酶体从而促进其降解。该研究通过 Co-IP 和 GST pulldown 等实验，发现 HMGA2 蛋白能够与 p53 及 MDM2 蛋白直接结合。另外，通过截短蛋白实验，明确了两者之间直接结合的氨基酸序列，发现 HMGA2 的 3 个 AT-hook 功能结构域（1-83 aa）与 p53 的四聚化功能结构域（294-393 aa）直接结合，HMGA2 的 2 个或 3 个 AT-hook 功能结构域（1-73 aa 或 1-83 aa）能够与 MDM2 的锌指功能结构域（111-360 aa）直接结合。同时，该研究通过 Western Blot、放线菌酮（CHX）处理实验、蛋白酶体抑制剂（MG132）处理实验和泛素化实验等，发现 HMGA2 能够通过 MDM2 依赖的途径促进 p53 蛋白的泛素化过程，并且降低 p53 的稳定性，参与调控结肠癌细胞周期和凋亡等重要生物学过程，从而促进结直肠的发生和发展。另外，作者首次构建并利用肠道特异性 Hmga2 KI 小鼠，利用 AOM x 6 和 AOM ＋ DSS 化学诱导剂肿瘤诱发模型，发现 Hmga2 的条件性敲入能够促进肠道上皮的成瘤过程。在 121 例结直肠癌组织标本和 90 例结直肠癌组织标本中，发现在 p53 阴性患者中，HMGA2 的表达与不良预后相关，而在 p53 阳性的患者中，HMGA2 的表达与患者的预后无显著相关性。

【评述】 该研究首次发现 HMGA2 能够与 p53、MDM2 直接结合，HMGA2 能够增强 MDM2-p53 相互作用并通过 MDM2 依赖的途径促进 p53 泛素化降解，该研究为今后结直肠癌发生发展机制的深入研究提供了新思路，并且为两者的结合位点设计结肠癌治疗新的靶向药物提供实验基础。但是，该研究对 HMGA2 蛋白在 p53 泛素化调控过程中的功能和分子机制方面的研究，大多基于体外实验所得，今后拟对肠道上皮特异性敲入 HMGA2 的条件性小鼠与肠道上皮特异性敲入 p53 及 MDM2 的小鼠进行杂交，进一步使用杂交小鼠模型对 HMGA2/MDM2/p53 通路进行功能和分子机制的研究。

（徐芳英　陶仪声）

文选 158

【题目】 HDAC6 调节 microRNA-27b，在弥漫性大 B 细胞淋巴瘤中抑制增殖、促进凋亡和靶向 MET（HDAC6 regulates microRNA-27b that suppresses proliferation，promotes apoptosis and target MET in diffuse large B-cell lymphoma）

【来源】 Leukemia，2018，32（3）：703-711

【文摘】 弥漫性大 B 细胞淋巴瘤（DLBCL）是最常见的非霍奇金淋巴瘤。组蛋白去乙酰化酶 6（HDAC6）经常在 DLBCL 中改变，并且沉默 HDAC6 在体外和体内具有有效的抗肿瘤作用。作者用 NanoString nCounter 试验分析了 HDAC6 敲低 DLBCL 细胞中改变的 miRNA，并鉴定出 microRNA-27b（miR-27b）是最显著增加的 miRNA。作者验证了 DLBCL 组织中 miR-27b 的表达降低，并且发现 miR-27b 的低表达与 DLBCL 患者的总体存活率差有关。此外，miR-27b 的强表达在体外抑制 DLBCL 细胞活力和增生，并抑制体内肿瘤生长。机制上，作者发现 Rel A / p65 负调节 miR-27b 表达，而由 HDAC6 抑制引起的乙酰化和核转位阻断显著提高了 miR-27b 的表达。此外，miR-27b 靶向 MET 并因此抑制 MET/PI3K/AKT 途径。这些发现强调了 miR-27b 在 DLBCL 发展中的重要作用，并揭示了 HDAC6-Rel A/p65-miR-27b-MET 信号传导途径。通过 HDAC6 抑制升高 miR-27b 将是有希望的 DLBCL 治疗策略。

【评述】 弥漫性大 B 细胞淋巴瘤是具有侵袭性强、生长迅速的特点，它是一组具有异质性的肿瘤，在基因异常、临床特征、对治疗反应及预后上有很大不同。尽管在治疗上取得了很大进步，仍有部分晚期 DLBCL 患者对治疗抵抗或治疗后发生复发。HDAC 抑制剂已在 T 细胞淋巴瘤中证实了其疗效，但目前对 HDAC 抑制剂的作用机制尚不清楚，对其作用机制的研究也远滞后于药物的开发以及临床应用。课题组利用高通量技术测定了 HDAC6 下调后一系列 microRNA 表达的改变，发现 microRNA-27b 显著上调，且其改变最显著，并进一步在 DLBCL 组织中观察 miR-27b 的表达及其与患者临床病理特征及预后的关系，继而对 miR-27b 在 DLBCL 中的生物学功能进行了研究。课题组进一步探究并分析了 HDAC6 对 miR-27b 调控的机制，并通过综合靶基因预测及前期研究的结果阐释了 miR-27b 在 DLBCL 中发挥其功能的途径。研究成果为治疗 DLBCL 提供了通过抑制 HDAC6 上调 miR-27b 水平的新思路及新靶向位点，为揭示 DLBCL 发病机制提供重要的理论补充，对于提高 DLBCL 治疗疗效及改善 DLBCL 患者预后具有十分重要的意义。

（卢韶华　陶仪声）

文选 159

【题目】 脯氨酰 4- 羟化酶 2 通过 Carabin 的羟化促进 B 细胞淋巴瘤进展（Prolyl 4-hydroxylase 2 promotes B-cell lymphoma progression via hydroxylation of Carabin）

【来源】 Blood，2018，131（12）：1325-1336

【文摘】 B 细胞淋巴瘤是一种异质性血液疾病，由于它们具有复发倾向并且变得难以治疗，目前的治疗方法有限。Carabin 是 B 细胞受体信号传导和增生的关键抑制因子，通过未知机制在 B 细胞淋巴瘤中失活。该研究鉴定脯氨酰 4- 羟化酶 2（P4HA2）作为 Carabin 的特定脯氨酸羟化酶。Carabin 羟基化导致其蛋白酶体降解，从而激活 Ras / 细胞外信号调节激酶途径并增加 B 细胞淋巴瘤增生。P4HA2 在正常 B 细胞中检测不到，但在 DLBCL 中上调，导致 Carabin 失活和淋巴瘤增生。

【评述】 非霍奇金淋巴瘤占全部淋巴瘤病例的 90% 左右，恶性程度高。其中，DLBCL 是最常见的侵袭性非霍奇金淋巴瘤，总体预后差，其中至少 1/3 的患者难以治愈或复发进展。寻找新的诊断、联合诊断及治疗的分子靶标，具有重要的临床价值。该研究发现，C-P4H 家族成员 P4HA2 在 B 细胞淋巴瘤组织样本中异常表达，而在反应性增生淋巴结组织中几乎沉默，并且 P4HA2 与 DLBCL 的恶性程度及预后密切相关。在恶性程度更高的 non-GCB 型 B 淋巴瘤中，高表达 P4HA2 的患者生存期较短。在使用标准临床治疗方案后，高表达 P4HA2 的 DLBCL 患者的生存期并未得到改善。阐明了 P4HA2 通过羟基化免疫负调节蛋白 Carabin 第 306 位脯氨酸并使其蛋白稳定性降低，来解除 Carabin 对 B 淋巴瘤细胞恶性增生的抑制，从而促 B 细胞淋巴瘤的恶性转化。该研究在翻译后修饰动态调控肿瘤进程的前沿研究领域取得了具有影响力的成果，为脯氨酸羟基化酶、底物及作用机制的深入研究开启了全新方向。另外，阐明羟基化酶 P4HA2 是肿瘤潜在诊断及预后的分子标志物及治疗靶标，为后续针对羟基化酶的药物研发和个性化治疗奠定了理论基础。

（卢韶华　陶仪声）

文选 160

【题目】 结直肠癌进展和转移中关键驱动基因的突变（Mutations of key driver genes in colorectal cancer progression and metastasis）

【来源】 Cancer Metastasis Rev，2018，37（1）：173-187

【文摘】 结直肠癌（CRC）关键驱动基因突变与结直肠癌转移的关系已被众多研究证实。然而，这些研究的结果是矛盾的。该研究对 TCGA 数据库中的关键驱动基因进行了全面分析，并验证了这些突变在 CRC 转移中的作用。通过生物信息学分析，该研究确定了 6 个关键驱动基因，即 *APC*、*KRAS*、*BRAF*、*PIK3CA*、*SMAD4* 和 *TP53*。系统检索截至 2017 年 11 月 30 日发表的 120 篇文章，均显示这些基因突变在 CRC 转移中的作用。一项荟萃分析显示，*KRAS* 突变（合并 *OR*＝1.18，95%*CI*：1.05～1.33）和 *TP53* 突变（合并 *OR*＝1.49，95%*CI*：1.23～1.80）与 CRC 转移（包括淋巴和远处转移）有关。此外，*KRAS* 突变（结合 *OR*＝1.29，95%*CI*：1.13～1.47）、*TP53* 突变（结合 OR＝1.35，95%*CI*：1.06～1.72）或 *SMAD4* 突变（结合 *OR*＝2.04，95%*CI*：1.41～2.95）的 CRC 患者有较高的远处转移风险。按民族人群分层的亚组分析显示，*BRAF* 突变与亚洲人群 CRC 转移（合并 *OR*＝1.42，95%*CI*：1.18～1.71）和远处转移（合并 *OR*＝1.51，95%*CI*：1.20～1.91）有关。*APC* 或 *PIK3CA* 突变与 CRC 转移无显著相关性。综上所述，*KRAS*、*TP53*、*SMAD4* 和 *BRAF* 的突变在 CRC 转移中发挥重要作用，可能是 CRC 转移的潜在生物标志物和治疗靶点。

【评述】 该研究首先利用基因突变的频数及文献报道数找到了在 CRC 进展和转移中发挥作用的若干关键驱动基因，并通过传统从 meta 分析的方法得出 *KRAS*、*TP53*、*SMAD4* 和 *BRAF* 是评估 CRC

患者预后（包括转移）的潜在标志物。还需要进一步的研究来证实其机制和作用，以更好地理解这些关键驱动基因的突变在 CRC 转移中的作用。

（徐芳英　陶仪声）

文选 161

【题目】 S100A8＋基质细胞在大肠癌中预测良好预后并抑制侵袭性（S100A8＋ stroma cells predict a good prognosis and inhibit aggressiveness in colorectal carcinoma）

【来源】 Oncoimmunology，2017，6（1）：e1260213

【文摘】 作者通过显微切割分离结直肠癌侵袭前缘肿瘤芽周围间质细胞和肿瘤主体间质细胞，并对其进行表达谱研究和生物信息学分析，发现 *S100A8* 基因在肿瘤芽周围间质异常高表达。为探索 *S100A8* 基因高表达的意义，作者在 419 例具有随访信息的结直肠癌样本中进行 S100A8 免疫组化染色，分别统计肿瘤主体和前缘的 S100A8＋间质细胞，同时评估肿瘤芽密度和 EMT 的标志物 E-cadherin、N-cadherin 和 snail 及凋亡标志物 Bcl2 的表达，并进行统计学分析。发现 S100A8＋间质细胞主要为单核细胞和中性粒细胞，且在侵袭前缘分布较丰富。结合临床参数分析提示，侵袭前缘的 S100A8＋细胞数越少，淋巴结转移和血管侵犯越多，组织学分级和 TNM 分期越高（$P<0.05$），患者的 5 年生存较差（$P=0.01$）。Kaplan-Meier 生存分析表示，S100A8＋细胞数越多，患者总生存越好（$P=0.029$）。已有报道肿瘤芽丰富者预后较差，该研究将 S100A8 和肿瘤芽联合，建立得到一个新的指数 SATB（S100A8 associated tumor budding），即按前缘 S100A8＋细胞数多组和少组分别打 1 分和 2 分，肿瘤芽密度按低中高组分别打 0 分、1 分、2 分，再将 2 个指标相加得到 1～4 分的分组。SATB 分数越高，淋巴结和远处转移越多，组织学分级越高，TNM 分期越高（$P<0.05$），患者的总生存越差（$P=0.01$），同时多因素比例风险模型分析得出 SATB 是独立于 TNM 分期的预后因素（$RR=2.728$，$P=0.020$）。另外，侵袭前缘 S100A8＋细胞个数与 snail 核阳性（$P=0.01$）和 Bcl2 浆阳性（$P=0.027$）呈负相关，而与 E-cadherin、N-cadherin 无关。研究者继而利用重组 S100A8 蛋白刺激结直肠癌细胞系 DLD1 和 SW480，发现细胞外高浓度的 S100A8 刺激使得 E-cadherin、snail 和 Bcl2 RNA 表达水平下降，而 N-cadherin RNA 表达水平不变；免疫印迹检测表明，细胞外高浓度的 S100A8 刺激使得 E-cadherin 蛋白表达上升，而 snail 蛋白核表达下降。与此同时，高浓度的 S100A8 抑制细胞的迁移和侵袭能力。综上所述，位于结直肠癌侵袭前缘的 S100A8＋间质细胞个数与淋巴结转移和血管侵犯、组织学分级和 TNM 分期相关；联合 S100A8＋间质细胞和肿瘤芽得到的 SATB 分数越高，患者预后越差，且 SATB 是独立的预后指标。细胞外高浓度的 S100A8 可能通过抑制 EMT，从而抑制细胞的迁移和侵袭能力，并改善预后。

【评述】 该研究首次关注了 S100A8＋细胞在结直肠癌患者中的预后价值。S100A8 主要表达于骨髓系来源的免疫细胞，包括粒细胞和单核细胞，故免疫微环境中的 S100A8＋细胞可作为结直肠癌患者预后判断的补充。将 S100A8 和肿瘤芽联合建立的 SATB 指标是对经典的肿瘤 TNM 分类的重要补充，对临床应用有一定的参考价值。

（徐芳英　吴焕文）

文选 162

【题目】 TGF β /Snail 与 TNF α /NF κ B 的整合通路可能促进 EMT 过程中肿瘤 - 间质相互作用和结直肠癌预后（The integrated pathway of TGFbeta/Snail with TNFalpha/NFkappaB may facilitate the tumor-stroma interaction in the EMT process and colorectal cancer prognosis）

【来源】 Sci Rep，2017，7（1）：4915

【文摘】 EMT 过程与结直肠癌的发生发展及预后密切相关。EMT 与癌症转移密切相关，是癌症转移的主要机制之一。EMT 的发生是肿瘤细胞及其微环境协同调控的结果。为了揭示肿瘤细胞及其微环境协同调控 EMT 过程的关键分子，课题组展开了一系列研究。肿瘤芽是肿瘤细胞发生 EMT 的形态学表现，是研究 EMT 的理想模型。研究者选取新鲜结直肠癌手术标本，经过病理切片初筛之后，利用激光捕获显微微切割技术精确分离结直肠癌浸润前缘单个肿瘤芽细胞及芽周间质成分，利用表达谱芯片筛选 EMT 差异表达基因；对获得的差异表达基因进行了系统的生物信息学分析，通过上述筛选及深入分析，研究者在肿瘤芽及其间质微环境中筛选到 106 个潜在 EMT 标志物；通过构建 106 个基因的 EMT 调控网络，分析了肿瘤细胞及其间质微环境对 EMT 的协同调控作用，筛选出潜在 EMT 调控分子，并构建了信号调控网络，对筛选出来的差异表达基因 BGN、MMP1、LGALS1、SERPINB5 和 TM4SF4 进行通路分析，发现它们均参与了 TGFβ/Snail 与 TNF-α/NF-κB 通路对 EMT 的协同调控；最后作者对 5 个差异基因进行了临床样本的验证，通过对候选基因定量分析发现 BGN、MMP1、LGALS1、SERPINB5 和 TM4SF4 高表达的结直肠癌患者预后差。其中，BGN 和 TM4SF4 为国际上首次报道。研究结果提示，TGFβ/Snail 联合 TNFα/NFκB 通路参与肿瘤及其微环境对 EMT 的协同调控过程。

【评述】 本研究利用新鲜组织肿瘤芽显微切割、表达谱芯片分析、生物信息学数据挖掘及 nCounter 技术等，在结直肠癌肿瘤芽及其间质微环境中筛选潜在的 EMT 标志物，所取得的大量数据为深入研究结直肠的 EMT 调控机制提供了基础；在国际上首次报道了 BGN 和 TM4SF4 基因和结直肠癌预后的关系；首次提出 TGFβ/Snail 联合 TNFα/NFκB 通路参与肿瘤及其微环境对 EMT 的协同调控过程，为进一步研究肿瘤与微环境协同调控 EMT 奠定基础。

（徐芳英　吴焕文）

文选 163

【题目】 SRSF6 调控的可变剪接促进肿瘤进展，为结直肠癌提供了治疗靶点（SRSF6-regulated alternative splicing that promotes tumour progression offers a therapy target for colorectal cancer）

【来源】 Gut，2019，68（1）：118-129

【文摘】 人类基因组计划发现，人体大概有 23 000 个基因，远远少于转录出来的蛋白质种类，其中 90% 以上的人类基因存在 RNA 可变剪切，从而丰富了蛋白质种类。通过精细调控基因的可变剪接，生物体能够对环境压力做出及时准确的应答，从而维持了生物学稳定性，甚至可以为进化提供物质基础。在肿瘤发展中，基因异常的可变剪切会减少抑癌转录本的表达，同时伴随着促癌转录本的增加。

基于前期工作基础，长非编码 RNA LINC01133 通过结合可变剪接因子 SRSF6，抑制结直肠癌 EMT 和转移，作者进一步探讨可变剪接因子 SRSF6 在结直肠癌发生及进程中的功能。为此，针对 311 例结直肠癌临床样本及 TCGA 和 GEO 数据库中剪切因子 SRSF6 表达水平进行了全面的分析，发现其具有促进肿瘤发展的作用。随后在体内外水平验证了 SRSF6 在结直肠癌能够促进结直肠癌的增生和转移。通过 RNA-seq 等手段进一步探讨 SRSF6 在肿瘤中的分子机制表明，SRSF6 可以调控 ZO-1 的选择性剪接。后续的体内实验发现，ZO-1 不同剪接体在结直肠癌中有不同的生物学功能，SRSF6 能够调控 ZO-1 可变剪接从而促进了癌症的发展。基于以上结果，该研究对 SRSF6 蛋白进行同源建模，并在已上市的 4855 种药物进行虚拟筛选得到了 SRSF6 的抑制剂——茚达特罗（临床应用于慢性梗阻性肺病治疗），并在细胞水平及动物模型上证实茚达特罗可以治疗结直肠癌。

【评述】 该研究揭示了 SRSF6 在结直肠癌进展中的重要作用，通过筛选已上市的药物发现了 β2 受体激动剂茚达特罗可以抑制 SRSF6，具有成为结直肠癌治疗药物的潜力。该研究为“老药新用”策略提供了新思路。

（徐芳英　吴焕文）

文选 164

【题目】 不平衡的 YAP-SOX9 回路驱动食管鳞状细胞癌干细胞特性并促进恶性进展（Unbalanced YAP-SOX9 circuit drives stemness and malignant progression in esophageal squamous cell carcinoma）

【来源】 Oncogene，2019，38（12）：2042-2055

【文摘】 食管癌是我国最常见的恶性肿瘤之一，中晚期患者的 5 年生存率为 10%～15%。石河子大学医学院李锋、王良海教授的研究团队通过无血清干细胞培养等技术发现转录辅激活因子 YAP（Yes associated protein）的活性与食管癌细胞获得自我更新、细胞运动及化疗抵抗等肿瘤干细胞特性相关。鉴于 YAP 主要通过在细胞核中与转录因子 TEAD1 结合发挥其转录激活功能，他们发现用 YAP-TEAD 抑制剂维替泊芬处理能够显著抑制肿瘤细胞在裸鼠体内的生长及肿瘤干细胞标志物 SOX9 和 CD44 的表达。通过生物信息学预测及染色质免疫共沉淀、双荧光素酶报告实验等方法证实，YAP 能通过启动子上的 TEAD1 结合位点促进干细胞特性相关基因 *SOX9* 的转录；研究人员还在 2 个独立的临床队列中观察到 YAP 活化和 SOX9 表达之间的正相关。有趣的是，SOX9 能够通过与启动子上的转录结合位点结合诱导包括 miR-506-3p 在内的靶向 YAP 的 3’非翻译区的 microRNA 的表达；miR-506-3p 作为 SOX9 的下游效应分子在转录后水平抑制 YAP 蛋白的表达，形成了一种负反馈机制。用 YAP 的小干扰 RNA/ 信号通路抑制药物辛伐他汀与 SOX9 的小干扰 RNA 的双重抑制表现出最强的肿瘤恶性表型抑制效果。通过分析癌症基因组图谱（TCGA）数据库中食管癌样本的 Hippo/YAP 信号通路，发现 44% 的患者存在 *YAP* 基因扩增等遗传突变；对 197 例中国人群的食管癌标本及其配对的非肿瘤组织进行检测证实了 YAP 在食管癌组织细胞核中存在显著高表达 / 异常激活。综上所述，食管癌中因基因突变导致的 YAP 信号通路的过度活化打破了 YAP-SOX9 反馈环路的平衡，YAP 正向调控 SOX9 的机制发挥主导作用进而增强了肿瘤干细胞样特性并促进了食管癌的恶性进展，提示 YAP-SOX9 环路是一个潜在的新型治疗靶点。

【评述】该研究方案合理，论据充分可靠，逐层阐述了 YAP-SOX9-miR-506-3p 反馈调节环路对食管癌干细胞特性及恶性进展的影响，为从食管肿瘤干细胞的角度探讨食管癌的个性化治疗提出了新的思路和标志物。未来可考虑收集 Hippo/YAP 信号通路异常激活患者的食管癌组织建立人体肿瘤组织小鼠移植模型（PDX），进一步探讨靶向 YAP-SOX9 环路进行食管癌治疗的可行性。

（崔文丽　吴焕文）

文选 165

【题目】骨骼肌细胞对葡萄糖的感应将营养信号传导与机体内稳态耦合（Glucose sensing by skeletal myocytes couples nutrient signaling to systemic homeostasis）

【来源】Mol Cell，2017，66（3）：332-344

【文摘】糖尿病是由胰岛素分泌不足或功能障碍引起的全身性代谢紊乱综合征。糖尿病已成为继肿瘤和心脑血管疾病之后严重危害人类健康的第三大慢性疾病。但迄今为止，糖尿病的发病机制仍不清楚，治疗效果仍不理想。

骨骼肌作为正常人体最大的器官之一，负责高达 80% 的餐后葡萄糖的摄取。骨骼肌葡萄糖摄取和利用障碍在 2 型糖尿病发生发展过程中起关键作用。传统观点认为，进食后血糖水平升高，胰岛 B 细胞首先感受血糖水平变化，分泌胰岛素，进而促进外周组织如骨骼肌摄取葡萄糖，使血糖维持在正常范围。但骨骼肌细胞是否能够直接感受血糖水平变化进而调控骨骼肌细胞本身对葡萄糖的利用和全身血糖稳态尚不清楚。作者首次发现骨骼肌细胞中存在一条以染色质重塑因子 BAF60c 及其下游靶分子 Deptor/AKT 为核心成员的葡萄糖感受信号通路。该通路能够直接感受餐后血糖浓度的变化，与传统的胰岛素信号通路协同作用，共同维持全身血糖稳态。该葡萄糖感受通路功能障碍是 2 型糖尿病高血糖发生的关键机制，也是目前临床上广泛使用的糖尿病治疗药物磺脲类药物的作用靶点。

【评述】该研究在细胞和分子水平证实，与胰岛 B 细胞类似，葡萄糖通过 ATP 敏感性钾通道及其下游钙离子信号激活骨骼肌细胞的葡萄糖感受通路。进一步的动物实验发现，骨骼肌特异性 BAF60c 转基因激活该葡萄糖感受通路能够显著改善小鼠餐后高血糖和高脂饮食引起的糖尿病。相反，骨骼肌特异性 BAF60c 敲除小鼠餐后高血糖和糖耐量受损，且更容易发生高脂饮食引起的糖尿病。该研究打破了传统观点，揭示骨骼肌细胞中存在葡萄糖感受通路，能够直接感受血糖水平的动态变化，在正常餐后血糖的维持和糖尿病高血糖发生发展过程中发挥重要作用。这一发现有助于进一步阐明 2 型糖尿病的发病机制，为糖尿病的治疗提供新的靶标。

（徐芳英　吴焕文）

文选 166

【题目】靶向二代测序比当前常规方法在临床肿瘤标本变异检测方面的高性能优势（High performance of targeted next generation sequencing on variance detection in clinical tumor specimens in comparison with current conventional methods）

【来源】 Journal of Experimental & Clinical Cancer Research，2017，36：121

【文摘】 NGS 在辅助肿瘤分子诊断方面应用越来越广泛，然而基于大量临床样本的 NGS 对 DNA 变异检测的准确性仍有待验证，尤其是 DNA 重排和拷贝数变异（CNV）。该研究主要目的是建立靶向 NGS 临床诊断的基本参数，了解靶向 NGS 与其他常规分子诊断平台相比的优势。作者用千人基因组计划 DNA 和肿瘤细胞系 DNA 建立靶向 NGS 基本参数，随后用临床样本验证。多种检测方法如扩增阻滞突变系统（ARMS）、荧光原位杂交（FISH）和免疫组化（IHC）用于评估靶向 NGS 检测结果的敏感性和特异性。结果表明，肿瘤细胞系 DNA 作为靶向 NGS 基本参数建立的参考优于标准 DNA，更接近于临床肿瘤真实样本。当测序达 500×，单核苷酸变异（SNVs）和小片段插入 / 缺失（Indels），检测的最大敏感性可分别为 99.0% 和 98.7%，当肿瘤细胞含量达 20%，CNV 检测可达最高值。对于临床样本中 SNV 和插入缺失检测，靶向 NGS 可以 100% 敏感性和特异性的识别所有热点突变。在 ALK 融合检测方面，对比 IHC 方法，NGS 检测的特异性为 100%，敏感性为 86%，并且发现了新的 ALK 融合形式 ZNF2-ALK，这是 IHC 检测方法所不具备的能力。在 HER2 扩增方面，靶向 NGS 鉴定的 14 例 HER2 扩增病例均经 FISH 验证，其中靶向 NGS 鉴定的 HER2 IHC（＋＋＋）病例约为 93.3%。通过对大量患者样本的常规检测方法的比较，证实了靶向 NGS 检测 DNA 变化的高准确率。虽然该研究明确了 NGS 靶向测序技术在临床肿瘤基因变异检测的一些优势，如高敏感性和特异性、一次检测多个基因变异等。不可回避地，它也有其局限性，如对检测样本有严格要求（肿瘤细胞含量等）、检测时间长于传统检测等，但 NGS 靶向测序能够为临床医师提供更多有价值的信息，来帮助其选择合适的治疗方案。

【评述】 随着精准医学发展，NGS 在临床分子诊断中有着举足轻重的地位，检测技术和方法推陈出新。在真实世界里，临床样本质量参差不齐，如何选择和评价 NGS 产品是临床经常面临的问题。技术验证是评价 NGS 质量体系最客观且必备的方法之一。该研究利用肿瘤细胞系建立了一系列对 SNV、Indel、CNV 和融合基因检出的参数，如变异类型、测序深度和变异丰度等。此外，该研究在大规模临床样本中，通过和传统分子检测方法头对头比对，证实多基因 NGS 靶向深度测序能高效地检测多种基因变异，敏感性高、特异性强。这种对新的临床诊断平台进行全面的技术验证是必要的，也是值得推荐的。

（徐芳英　步　宏）

文选 167

【题目】 Lipocalin2 通过衰减 NF -κB 通路依赖的 snail 激活和上皮间充质转变，抑制结直肠癌转移（Lipocalin2 suppresses metastasis of colorectal cancer by attenuating NF-κB-dependent activation of snail and epithelial mesenchymal transition）

【来源】 Molecular Cancer，2016，15：77

【文摘】 该研究探讨了脂质转运蛋白 2（lipocalin2,LCN2）在结直肠癌转移中的作用及相关机制。结直肠癌是全球高发肿瘤之一，转移是威胁患者生命的主要原因。EMT 是指上皮细胞通过特定程序转化为具有间质表型细胞的生物学过程，其主要的特征有上皮标志物（如 E-cadherin）表达减少、间质标志物（如 Vimentin）表达增强等。通过 EMT 细胞获得了较高的迁移与侵袭能力等。400 例结直肠癌组织样本中免疫组织化学检测 LCN2、Snail、E-cadherin、β-catenin 和 NF-κB 的表达，发现 LCN2 与膜 E-cadherin 表达呈正相关，与核 β-catenin 呈负相关。LCN2 阳性且核 NF-κB 阴性时核 Snail 阳性率较低，同时患者预后较好。运用 CCK8 细胞增试验、克隆形成能力试验、Transwell 迁移与侵袭试验、划痕试验等细胞学行为检测方法检测细胞的增生、迁移和侵袭能力。结果表明，敲降 LCN2 后细胞形态变梭、互相之间的黏附减少，过表达 LCN2 后则相反；LCN2 可以抑制细胞的增生、迁移和侵袭。免疫印迹检测蛋白表达水平，发现过表达 LCN2 后，上皮标志物 E-cadherin 表达上调，间质标志物 Vimentin 等表达下调，EMT 关键转录因子 Snail 下调；LCN2 敲降则结果相反。Real-time PCR 检测 mRNA 水平，结果与蛋白表达水平一致。利用 LCN2 过表达 SW620 细胞系和 LCN2 敲降 SW480 细胞系进行裸鼠皮下成瘤实验和尾静脉注射肺转移实验，结果表明，LCN2 过表达后细胞成瘤体积较小、肺转移灶少；而 LCN2 敲降则相反，进一步证明 LCN2 可以抑制结直肠癌细胞的增生、迁移和侵袭。另外发现，LCN2 抑制 NF-κB 和 Snail 入核，而过表达 NF-κB 或用 LMB 促进其入核和过表达 Snail 可以逆转 LCN2 的抑制 EMT 效应。荧光素酶报告基因证实，LCN2 可以抑制 NF-κB 的启动子活性。

【评述】 结直肠癌排在中国癌症发病率的第 3 位，严重威胁了我国人民的健康，转移是结直肠癌患者死亡的主要原因。EMT 是恶性肿瘤转移的重要机制，涉及 EMT 过程的重要转录因子包括 Snail、Slug、ZEB1、ZEB2 和 Twist 等。该研究主要探讨了脂质转运蛋白 2（又称中性粒细胞明胶酶相关脂质运载蛋白）在 EMT 过程中的作用，发现 LCN2 对 NF-κB/Snail 信号通路的抑制作用，并通过这一通路抑制 EMT 从而抑制结直肠癌转移。该研究为进一步阐明结直肠癌转移机制提供了新的视点。

（徐芳英　步　宏）

文选 168

【题目】 THBS2 是结直肠癌中潜在的预后生物标志物（THBS2 is a potential prognostic biomarker in colorectal cancer）

【来源】 Sci Rep，2016，16（6）：33366

【文摘】 作者对 THBS2 在结直肠癌中的作用和预后意义进行了研究。THBS2 属于多功能分泌蛋白，主要在基质纤维细胞、内皮细胞和免疫细胞中表达。THBS2 具有多样的生物学效应，如与血管生成、细胞活化、细胞凋亡相关，并能参与细胞的骨架形成并与细胞外基质（ECM）蛋白和细胞表面受体结合。通过激光捕获显微微切割技术分离正常黏膜、肿瘤中心细胞及肿瘤芽细胞进行测序分析，发现 THBS2 在肿瘤细胞和肿瘤芽中呈异常高表达的情况。肿瘤芽被认为与肿瘤转移和预后密切相关，提示 THBS2 可能与肿瘤转移和预后相关。随后在公共数据库及临床样本中证实了该假设。THBS2 可作为结直肠癌患者不利的预后指标。THBS2 属于复发相关差异表达基因，并且在基因调控网络中占据着重要位置，提示该基因可能具备着重要的生物学功能。THBS2 作为一个分泌蛋白，能够引起一系列细胞信号通路的改变。采用基因通路集富集分析软件 David 进行相关信号通路富集，发现 THBS2 主要是影响 TGF-beta 信号通路、黏附通路及 ECM 信号通路。这 3 个信号通路是影响肿瘤的关键通路，由此进一步证实了 THBS2 的改变对通路的重大影响。最后，作者检测了不同的结直肠癌细胞系 HT29、HCT8、HCT116、SW480 和 SW620 中 THBS2 的表达水平，在 HCT116 中采用

SiRNA 方式沉默 THBS2，采用 CCK-8、Transwell 小室和流式细胞技术验证 THBS2 对结直肠癌细胞生物学功能的影响，结果提示 THBS2 可以促进结直肠癌细胞的增生、迁移和侵袭能力。

【评述】 该研究综合了生物信息分析、数据库分析、Meta 分析及临床样本分析，最终证实了 THBS2 的表达与结直肠癌患者整体的生存率及生存时间相关，并且通过显著影响结直肠癌细胞的生物学功能在结直肠癌的发病和发展过程中发挥着关键作用。随着研究的深入，THBS2 可能成为预测结直肠癌患者预后潜在的新的生物标志物。该研究为 THBS2 在肿瘤中的作用研究提供了全新的思路；该作用的进一步阐明可能对结直肠癌治疗干预提供新的靶点，具有重要的理论意义和实际价值。

（徐芳英　步　宏）

文选 169

【题目】 构建充气斑马鱼鱼鳔作为急性肺损伤的中性粒细胞炎症模型（Manipulating the air-filled zebrafish swim bladder as a neutrophilic inflammation model for acute lung injury）

【来源】 Cell Death Dis，2016，7（11）：e2470

【文摘】 急性肺损伤（ALI）及其更严重的形式——急性呼吸窘迫综合征（ARDS）是危及生命的疾病，临床上由于治疗手段有限而导致了较高死亡率。前期研究发现，肺泡损伤后中性粒细胞在肺泡中募集并促进肺泡炎症和损伤，但具体机制仍未被完全阐明。这可部分归因于缺乏用于观察肺泡损伤后中性粒细胞募集动态过程的动物模型。斑马鱼由于易于转基因和显微注射、易于观察等优点，广泛应用于炎症研究。有研究发现，斑马鱼鱼鳔的形态结构，发育和转录模式与哺乳动物的肺泡很相似，提示斑马鱼鱼鳔可能可以用于 ALI 研究。作者首次尝试性将纳米硅、脂多糖及 Poly-IC 分别注射到斑马鱼鱼鳔，分别模拟了空气感染、细菌感染及病毒感染。结果发现，募集于鱼鳔中的中性粒细胞数目均显著增加，并且中性粒细胞数目与注射剂量正相关。同时对 LPS 刺激后的斑马鱼全身和鱼鳔进行 IL-1β、IL-6、TNF-α、TNF-β 4种炎性因子的检测，发现 4 种炎症因子的水平均明显升高。同时通过透射电镜观察到鱼鳔上皮线粒体内质网结构损伤，与人体肺泡的损伤情况相一致。利用鱼鳔模型，作者进一步通过抑制剂文库初步筛选，验证干扰磷酸化信号分子可显著缓解脂多糖诱导鱼鳔中性粒细胞浸润及炎性损伤。同时将 ALI 患者肺泡灌洗液显微注射到斑马鱼鱼鳔中，鱼鳔中出现中性粒细胞募集。该研究还深入比较斑马鱼与小鼠急性肺损伤模型病理特征，认为斑马鱼气囊化鱼鳔可作为一种在体、快速、便捷肺泡损伤模型，在环境污染与呼吸健康研究领域具有潜在方法应用前景。

【评述】 该研究主要探讨了斑马鱼鱼鳔作为急性肺损伤模型的合理性，并且在该模型基础上发现蛋白磷酸酶 shp2 参与了急性肺损伤后中性粒细胞在肺泡中的募集，shp2 抑制或敲除可以改善急性肺损伤小鼠的肺部炎症。该研究的先进性体现在首次运用斑马鱼鱼鳔作为急性肺损伤的在体动物模型。选用 LPS、poly IC 和 Nano-SIO2 模拟肺泡细菌感染、病毒感染及空气污染，这些造模方法在之前文献中也有报道，用这些方法可以使该研究有较高的说服力和科学性。肺泡位于哺乳动物呼吸道末端，给肺泡损伤机制研究带来困难。该研究发现，斑马鱼鱼鳔可以较好模拟肺泡损伤，意义在于以后研究中可直接使用该模型来研究肺泡损伤和药物筛选。该研究的不足有 2 点：①该研究想要探究 LPS、poly IC 和 Nano-SIO2 3 种物质诱导斑马鱼鱼鳔产生中性粒细胞募集，但在结果中只着重讨论了

LPS 诱导的鱼鳔模型，当然可能与文章版面有限有关。②作者没有将斑马鱼鱼鳔模型与先前已经应用的其他动物模型做对比，说明该模型相比于其他模型的优点。总而言之，该研究说明了斑马鱼鱼鳔可以较好模拟肺泡损伤，这对之后肺泡损伤相关机制的研究是一个重大进展。

（徐芳英　步　宏）

文选 170

【题目】 支架蛋白 Gab1 在过敏性哮喘中调节髓样树突状细胞迁移（Scaffolding protein Gab1 regulates myeloid dendritic cell migration in allergic asthma）

【来源】 Cell Res，2016，26（11）：1226-1241

【文摘】 哮喘的发病受环境和基因共同调控，目前针对哮喘的治疗仍然停留在以扩展支气管、消炎及平喘为主，但这些治疗只能缓解并不能根治哮喘，故寻找新的、更有效的治疗靶点具有非常重要的临床意义。近几十年来，研究者利用遗传学的手段筛选出了许多哮喘易感基因，并且这些基因在哮喘中的重要性都被探究并证实。2012 年科学家利用全基因组关联分析（GWAS）在日本群体中筛选出了包括 *GAB*1 在内的一系列新的哮喘易感基因，但关于 Gab1 如何参与过敏性哮喘的调控并无后续研究。作者首先发现支架蛋白 Gab1 在哮喘患者发作期时的外周血单核细胞中表达显著高于平缓期。在此基础上，作者进一步利用树突状细胞特异性缺失 Gab1 的小鼠进行研究，结果表明，在动物模型中，利用 LysMcreGab1flox/flox 和 Cd11ccreGab1flox/flox 小鼠研究 HDM 及 OVA 构建哮喘模型后，Gab1 在树突状细胞中的缺失同样缓解了 OVA 所诱导的过敏性哮喘，进一步的实验发现 Gab1 在树突状细胞中的缺失对树突状细胞的抗原吞噬、成熟及抗原递呈过程无影响，但阻断了 CCL19/CCR7/Rho 通路介导的树突状细胞的迁移，进而影响了树突状细胞的抗原递呈过程，最终缓解了过敏性哮喘。

【评述】 该研究首次将 Gab1 在过敏性哮喘中功能的遗传学证据与功能性探究联系在一起，发现 Gab1 通过介导 CCL19/CCR7 通路的激活调节了 DC 的迁移，进而参与过敏性哮喘的发生发展。进一步的研究将会聚焦于过敏性哮喘中的 *Gab*1 基因多态性的筛选，以深入理解 *Gab*1 基因遗传易感性与过敏性哮喘的关系，同时为精细探究 Gab1 各结构域在过敏性哮喘中的功能提供依据，为诠释过敏性哮喘病理机制及干预提供了理论依据。此外，最近有研究者基于结构的筛选方法，发现了一些化合物可以通过改变 Gab1 的构象抑制其功能，这或许能为过敏性哮喘的治疗提供了一个新的思路。

（徐芳英　步　宏）

文选 171

【题目】 Midostaurin 通过诱导细胞凋亡增强利妥昔单抗在 Burkitt 淋巴瘤中的抗肿瘤活性（Midostaurin potentiates rituximab antitumor activity in Burkitt's lymphoma by inducing apoptosis）

【来源】 Cell Death Dis，2018，10（1）：8

【文摘】 短期的强化化疗方案显著延长了伯基特淋巴瘤（BL）患者的总生存期，并且通过使用利妥昔单抗进一步改善疗效。然而，利妥昔单抗使用后产生的不可避免的耐药和化疗的不良反应仍是治疗的障碍。于是作者首先制备了 2 种耐受利妥昔单抗介导的 CDC 的耐药 BL 细胞系，使用磷酸化抗体芯片，发现 PI3K / AKT 通路含有最多的磷酸化蛋白质 / 位点，而 PKC 调控的凋亡途径在耐药细胞中显示出最大的倍数富集。PI3K / AKT 抑制剂 IPI-145 未能逆转耐药。相反，广谱 PKC 抑制剂 midostaurin 在单独或与利妥昔单抗组合使用时，在原始和耐药细胞中均显示出有效的抗肿瘤活性。值得注意的是，midostaurin 通过降低 PKC 的磷酸化，以及下游 Bad、Bcl-2 和 NF-κB 的磷酸化来促进细胞凋亡。因此，midostaurin 通过增强促细胞凋亡作用改善了利妥昔单抗的活性。在体内，与单独使用利妥昔单抗治疗相比，单独使用 midostaurin 明显延长了携带耐药 BL 细胞小鼠的存活时间。与单独使用利妥昔单抗相比，利妥昔单抗与 midostaurin 联合应用导致存活率显著提高。之后的研究期望进一步评估 midostaurin 单独或与利妥昔单抗联合治疗的疗效，特别是在耐药的 BL 中的疗效。

【评述】 利妥昔单抗（RTX）耐药是 B 细胞淋巴瘤治疗的棘手问题，其分子机制尚不明确。RTX 杀死 B 细胞恶性肿瘤的机制主要为补体依赖的细胞毒作用（CDC），抗体依赖的细胞介导的细胞毒作用（ADCC）和直接促进凋亡作用，其中凋亡作用介导的杀伤效应较弱。该研究利用转录组测序技术检测了原始与耐药伯基特淋巴瘤（BL）细胞株基因的差异表达情况，并通过磷酸化抗体芯片发现 PKC 调控的凋亡途径在耐药细胞中显示出最大的倍数富集。进一步发现广谱 PKC 抑制剂 midostaurin 增强了 RTX 诱导的耐药 BL 细胞的凋亡，在原始和耐药细胞中均显示出有效的抗肿瘤活性。该研究为未来联合使用 midostaurin 治疗短期复发 / 难治性 BL 患者提供了有价值的理论与实验依据，也为未来改善原有的 BL 治疗方案提供了新思路与新策略。

（卢韶华　王晋芬）

文选 172

【题目】 HMGA2 转录激活 FN1 和 IL11 促进结直肠癌的恶性进展（Transcriptional activation of FN1 and IL11 by HMGA2 promotes the malignant behavior of colorectal cancer）

【来源】 Carcinogenesis，2016，37（5）：511-521

【文摘】 结直肠癌是严重危害人类生命健康的最常见的恶性肿瘤之一，其发生发展是一个复杂的病理渐变过程，涉及多个原癌基因的激活和抑癌基因的丢失，而远处转移是结直肠癌患者最常见的死亡原因。HMGA2 作为高迁移率族蛋白 A 家族中的一员，它的 3 个 AT-hook 功能结构域能够与靶基因启动子 DNA 结构中富含 A 和 T 的序列结合，继而引起 DNA 结构的改变，从而调控（促进或者抑制）下游靶基因的转录。在该研究中，作者首先通过一系列体外（Transwell、Matrigel、平板克隆形成实验、软琼脂克隆形成实验）和体内小鼠实验（皮下成瘤、尾静脉远处转移模型）发现 HMGA2 能够促进结肠癌细胞的侵袭和远处转移。其次，通过免疫印迹等发现，HMGA2 能够促进结直肠癌细胞系中上皮来源标志物 E-cadherin 的表达，抑制间质来源标志物 N-cadherin 的表达，表明 HMGA2 能够促进结直肠癌细胞 EMT 过程的发生。再次，通过全长、截短、突变荧光素酶报告基因实验和染色质免疫共沉淀实验，发现 HMGA2 能够与 FN1（＋175/＋196）和 IL-11（−2147/−2132）的启动子区域直接结合，从而直接促进其转录。发现在 HMGA2 促进结直肠癌细胞的侵袭和转移过程中，其介导的 IL-11 信号通路是 pSTAT3 依赖的。同时，通过免疫组化染色，发现在 121 例人体结直肠癌组织标本中，IL-11 的表达与肿瘤的病理分级、肿瘤大小和淋巴结转移密切相关，病理分级越高、肿瘤体积越大；在淋巴结转移阳性的肿瘤组织中，IL-11 表达越高。另外，IL-11 的表达与患者的预后呈明显负相关，IL-11 表达越高，患者的预后越差。

【评述】 该研究揭示了 HMGA2 在结直肠癌发生发展过程中的关键分子机制，为 HMGA2 在临床上的功能和作用研究提供了证据支持，为 HMGA2 将来应用于临床预防、诊断和治疗提供了必要的基础，为结肠癌的发生发展机制提供新的视角。但该研究基于小鼠模型的体内证据仍稍显不足，下一步拟构建肠道上皮特异性敲入或敲除 HMGA2 的基因工程小鼠，对 HMGA2 的功能和分子进行深入研究。

（徐芳英　王晋芬）

文选 173

【题目】 在乳腺癌中 S1PR1 通过 VE-cadherin 磷酸化调节两种血管生成模式的转换（S1PR1 regulates the switch of two angiogenic modes by VE-cadherin phosphorylation in breast cancer）

【来源】 Cell Death Dis，2018，10（3）：200

【文摘】 肿瘤血管生成模式主要包括内皮依赖性血管（endothelium-dependent vessel，EDV）和肿瘤血管生成拟态（vasculogenic mimicry，VM）。鞘氨醇 -1- 磷酸受体 1（sphingosine-1-phosphate receptor 1，S1PR1）在多种肿瘤内皮依赖性血管生成过程中发挥重要作用，但在 VM 形成过程中的作用及分子机制尚不清楚。该研究探讨了 S1PR1 对乳腺癌 EVD 和 VM 形成的调控作用及相关分子机制。结果显示，S1PR1 磷酸化调控 S1PR1/VE-cadherin 功能，从而调控 EVD 和 VM 转换。抑制 S1PR1 表达导致 EDV 形成受阻，VM 形成分子通路激活，促进体内和体外肿瘤侵袭转移能力增强。阻断 RhoA 活化能够导致抑制 S1PR1/VE-cadherin 复合体功能。S1PR1 通过激活 RhoA 调控 VE-cadherin 表达和促进 EDV 形成。而且，S1PR1 低表达与人乳腺癌 VM 存在和预后不良相关。该研究提示 S1PR1 激活 RhoA，促进 VE-cadherin Y731 位点磷酸化，抑制 VM 形成，促进 EDV 形成，为抗肿瘤血管生成治疗提供了新的分子机制和靶点。

【评述】 EDV 和 VM 是恶性肿瘤中存在的 2 种重要血管生成模式。两者可同时共存，随着肿瘤微环境改变两者还能够相互转换，以适应肿瘤的血供和生长浸润侵袭的需要，但两者相互转换的分子调控机制尚不明确。该研究以乳腺癌血管供应模式为研究对象，通过体外实验、人乳腺癌标本和动物模型 3 个层面的分析发现，S1PR1 通过激活 RhoA 促进 VE-cadherin Y731 位点磷酸化，抑制 VM 管道化，并促进 EDV 形成。结果证实，S1PR1 是调控 VM 向 EDV 转化的关键节点分子，该发现丰富了肿瘤血管生成理论，为抗肿瘤血管生成治疗提供了新的理论基础。

（张丹芳　王晋芬）

文选 174

【题目】 miR-29s 通过靶向 TRAF4 在胶质瘤中发挥抑瘤作用，并预测患者预后（miR-29s

function as tumor suppressors in gliomas by targeting TRAF4 and predict patient prognosis）

【来源】 Cell Death Dis，2018，9（11）：1078

【文摘】 肿瘤细胞的增生和凋亡抑制是导致高级别胶质瘤患者死亡率高和预后差的原因。miR-29a/b/c 是多种人类肿瘤的重要抑制因子。但它们在胶质瘤发生中的确切作用及其与患者预后的关系尚不清楚。该研究以 187 例人脑胶质瘤标本和 20 例非肿瘤脑组织为研究对象，发现 miR-29a/b/c 的表达随胶质瘤分级和 Ki-67 指数的升高而逐渐降低。而 miR-29a/b/c 的功能靶点 TRAF4 的表达则呈相反的趋势，miR-29a/b/c 与 miR-29a/b/c 呈负相关。Kaplan-Meier 分析显示，miR-29a/b/c 和 TRAF4 水平与患者生存密切相关，即使在肿瘤分级相同、*IDH* 基因状态相同的患者中也是如此。功能研究证实，miR-29a/b/c 通过直接靶向 TRAF4 诱导胶质瘤细胞凋亡，抑制胶质瘤细胞增生。其机制研究表明，miR-29a/b/c 通过 TRAF4/AKT/MDM2 途径以 p53 依赖的方式促进细胞凋亡，而 miR-29a/b/c 通过阻断 AKT 和 GSK-3β 的磷酸化及细胞周期蛋白 D1 和 c-Myc 的表达，诱导 G1 期阻滞并抑制肿瘤细胞增生。此外，*TRAF*4 基因敲除完全模拟了 miR-29a/b/c 的抗胶质瘤作用，这些发现丰富了作者对胶质瘤发生机制的认识，突出了 miR-29a/b/c 和 TRAF4 的预后意义，并提示了它们在恶性胶质瘤中潜在的治疗作用发。

【评述】 胶质瘤是成人最常见的原发性脑肿瘤。恶性胶质瘤，尤其是胶质母细胞瘤，是一种侵袭性强和致死率高的肿瘤，其特征是生长迅速和持续浸润，根治性切除几乎不可能。深入研究胶质瘤的形成和恶性进展的分子机制，筛选有价值的诊断和预后标志物，是优化恶性胶质瘤治疗策略的前提。 miRNAs 是肿瘤发生过程中重要的表观遗传调控因子，是预测预后的生物标志物之一。最近对外源性 miR-29 家族成员的研究表明，miR-29a/b/c 可以作为肿瘤预后的生物标志物，可能是肿瘤治疗的候选指标。肿瘤坏死因子受体相关因子 -4（TRAF4）是一种胞质适配器，具有 E3 泛素连接酶的功能，在一些恶性肿瘤中过度表达，参与肿瘤发生过程。该研究证实，miR-29a/b/c 通过 TRAF4/AKT/MDM2 途径诱导胶质瘤，并证实 miR-29a/b/c 通过 TRAF4/AKT/MDM2 途径诱导胶质瘤细胞凋亡，通过直接靶向 TRAF4/AKT/GSK-3β 途径抑制胶质瘤细胞增生。研究结果也提示，miR-29a/b/c 和 TRAF4 对胶质瘤患者的预后和治疗的潜在价值。

（张丹芳　王晋芬）

文选 175

【题目】 AR-PDEF 通路通过促进 ER 阴性乳腺癌 MAD1 降解，促进肿瘤增殖，上调 MYC 介导的基因转录（AR-PDEF pathway promotes tumour proliferation and upregulates MYC-mediated gene transcription by promoting MAD1 degradation in ER-negative breast cancer）

【来源】 Molecular Cancer，2018，17：136

【文摘】 雄激素受体（AR）在 60%～70% 雌激素受体（ER）阴性乳腺癌中表达，并能促进该亚型乳腺癌生长。前列腺源性 Ets 因子（PDEF）是一种转录因子，仅在受激素调节的上皮细胞表达。MYC 及其负性调节因子 MAD1 在乳腺癌进展中起重要作用。作者发现 PDEF 表达与 AR 表达密切相关。但 AR 与 PDEF 的关系及 PDEF 在 ER 阴性乳腺癌增生中的作用尚不清楚。使用免疫组化或 Western 印迹法检测 ER 阴性乳腺癌组织和细胞系中 AR 和 PDEF 的表达。通过 Western 印迹、RT-qPCR 和免疫荧光染色分析蛋白表达水平和定位。利用免疫共沉淀和染色质免疫沉淀试验验证 AR-PDEF-MAD1-myc 轴的调节作用。此外，利用体内和体外实验分析了 AR 和 PDEF 对乳腺癌进展的影响。结果发现，PDEF 在 ER 阴性的乳腺癌组织和细胞系中高表达，并具有致癌作用。PDEF 的表达水平与 ER 阴性乳腺癌中 AR 的表达密切相关，PDEF 的转录受 AR 的正调控，PDEF 通过促进 ER 阴性乳腺癌中 MAD1 的降解而上调 MYC 介导的基因转录。最后，作者发现与单独抑制 AR 表达相比，同时抑制 AR 和 PDEF 的表达能进一步抑制了体内外肿瘤的增生。这些研究数据强调了 AR-PDEF-AD1-MYC 轴在乳腺癌进展中的作用，提示 PDEF 可能成为 ER 阴性乳腺癌的新的临床治疗靶点。

【评述】 以 ER 为靶点的乳腺癌内分泌治疗在 25%～35% 的 ER 阴性乳腺癌患者中无效。研究发现，60%～70% ER 阴性乳腺癌患者 AR 表达水平较高。AR 是促进 ER 阴性乳腺癌生长和恶性进展的关键，靶向 AR 是治疗 ER 阴性乳腺癌患者的潜在的治疗策略。尽管 AR 在 ER 阴性乳腺癌中的部分致癌作用机制已经被证实，但确定其他作用机制对于设计新的治疗 ER 阴性乳腺癌患者的疗法是重要的。该研究探讨了 PDEF 在 ER 阴性乳腺癌中的作用及其与 AR 的关系。结果表明，PDEF 在 ER 阴性乳腺癌中高表达，并作为癌基因发挥作用。PDEF 水平与 ER 阴性乳腺癌中 AR 的表达密切相关，AR 对 PDEF 的转录有正调控作用，PDEF 通过促进 ER 阴性乳腺癌中 MAD1 的降解而上调 MYC 介导的基因转录。该研究的结果提示，PDEF 是治疗 ER 阴性乳腺癌患者的一个新靶点，并强调了 AR 信号通路在 ER 阴性乳腺癌增生中的新机制。

（张丹芳　王晋芬）

文选 176

【题目】 单核/巨噬细胞中白细胞介素-6的缺失抑制小鼠肝细胞癌的发生（Deletion of interleukin-6 in monocytes/macrophages suppresses the initiation of hepatocellular carcinoma in mice）

【来源】 J Exp Clin Cancer Res，2016，35（1）：131

【文摘】 肝细胞癌（HCC）的发生与炎症相关，全球人口中约 30% 有当前或过去感染乙肝或丙肝病毒的血清学证据。肝内巨噬细胞，又称为 Kupffer 细胞（KCs），是 HCC 的特异性肿瘤相关巨噬细胞（TAMs），能产生多种细胞因子，其中最重要的是白细胞介素 6（IL-6），被认为具有明显的促 HCC 作用。然而，KCs 和 IL-6 在 HCC 发生发展中的作用尚不清楚。作者首先对 192 例 HCC 患者外周血白细胞相关数据进行分析。为建立单核 - 巨噬细胞特异性 IL-6 缺失模型，作者采用辐照方式清除小鼠骨髓，再对辐照小鼠输入全身性 IL-6 缺陷小鼠骨髓使其骨髓重建。在骨髓重建小鼠中，分别采用药物诱导和基因突变方式建立 HCC 模型，以阐明单核 - 巨噬细胞特异性 IL-6 缺失对小鼠 HCC 发生发展的影响。结果显示，肝癌患者外周单核细胞计数和血清 IL-6 水平明显高于非肝癌患者。此外，不同组织病理学分级的患者 IL-6 水平也有显著差异。在单核细胞 / 巨噬细胞选择性 IL-6 缺失的小鼠中，发现毒素诱导的肝损伤、炎症浸润和全身性炎症程度减轻。在自发形成 HCC 的 MDR2 缺陷小鼠中，单核细胞 / 巨噬细胞中 IL-6 的缺失导致血清 IL-6 水平降低，IL-6/ 信号转导子和转录激活子 3（IL-6/STAT3）信号明显被抑制，肿瘤发生延迟。研究结果表明，TAM 源性 IL-6 对的增加炎症反应有增强作用，从而促进了肝癌的发生发展。

【评述】自肿瘤相关巨噬细胞（TAM）的概念提出以来，人们就在探索 TAM 是如何促进肿瘤发生发展的。大量研究表明，IL-6 主要由巨噬细胞分泌产生，在炎症和肿瘤发生发展中具有重要意义。因为目前还没有办法将单核 - 巨噬细胞来源的 IL-6 特异性敲除，该研究巧妙地首先将受体小鼠辐照清髓，再用从全身性 *IL*-6 基因敲除小鼠中获得的骨髓，重建受体小鼠的骨髓造血系统。骨髓来源的细胞中，仅单核细胞能表达 IL-6，故事实上实现了在单核 - 巨噬细胞中特异性敲除 IL-6。该研究利用该模型，揭示了 TAM 源性 IL-6 在促进肝炎性损伤和肿瘤发生中具有重要作用。

（陈　铌　王立峰）

文选 177

【题目】长非编码 RNA ZEB1-AS1 在前列腺癌中表观遗传调控 ZEB1 及其下游分子的表达（Long noncoding RNA ZEB1-AS1 epigenetically regulates the expressions of ZEB1 and downstream molecules in prostate cancer）

【来源】Mol Cancer，2017，16（1）：142

【文摘】该研究显示，长非编码 RNA（lncRNA）在肿瘤发生与演进过程中发挥重要作用。目前，人们对 ZEB1 启动子产生的长非编码 RNA ZEB1-AS1 仍知之甚少。作者通过 RACE 鉴定了 ZEB1-AS1 的序列，采用 RNA 干扰下调其表达，构建腺病毒载体进行人工过表达，ChIP 和 RIP 等实验验证其调控 ZEB1 的表观遗传机制，CCK8、划痕及 transwell 实验检测其对前列腺癌细胞增生、迁移的影响。结果发现，RNAi 下调 ZEB1-AS1 表达能明显抑制 ZEB1 表达水平，人工过表达 ZEB1-AS1 则使 ZEB1 表达水平回升，表明 ZEB1-AS1 具有促进 ZEB1 表达的作用。ZEB1-AS1 通过募集组蛋白甲基转移酶 MLL1，促进 ZEB1 启动子区 H3K4me3 修饰，从而活化 ZEB1 转录。ZEB1-AS1 还能间接抑制 ZEB1 的靶分子 miR200c，上调 BMI1 表达。通过以上机制，ZEB1-AS1 促进前列腺癌细胞增生和迁移。因此认为，ZEB1-AS1 通过表观遗传调控机制促进 ZEB1 转录，进而调控 ZEB1 下游靶分子表达，在前列腺癌中发挥促癌基因的作用。

【评述】该研究聚焦于长非编码 RNA（lncRNA）领域，关注 ZEB1 这一热点分子的调控。发现位于 *ZEB*1 基因上游启动子区的反义 lncRNA 转录本 ZEB1-AS1 具有调控 ZEB1 表达的作用，ZEB1-AS1 可结合组蛋白甲基转移酶 MLL1，诱导组蛋白 H3K4 甲基化，进而促进 ZEB1 表达，这是 ZEB1 表观遗传调控新的分子机制，是重要的原创性发现。此外，还发现 ZEB1 下游分子 miR-200c 通过转录后沉默机制抑制 BMI1 表达，ZEB1-AS1/miR200c/BMI1 通路紊乱是前列腺癌发生发展的重要机制，人工干预该信号通路能提高肿瘤细胞的药物敏感性。

（陈　铌　王立峰）

文选 178

【题目】FRS2 和 MDM2 在低级别骨肉瘤中的一致扩增：22 例临床病理分析的遗传研究

（Consistent amplification of FRS2 and MDM2 in low-grade osteosarcoma：a genetic study of 22 cases with clinicopathologic analysis）

【来源】 Am J Surg Pathol，2018，42（9）：1143-1155

【文摘】 低级别骨肉瘤（low-grade osteosarcoma，LGOS）包括低级别中央型骨肉瘤（low-grade central osteosarcoma，LGCOS）与皮质旁骨肉瘤（parosteal osteosarcoma，POS）2种亚型。研究显示，2种LGOS具有相似的遗传学特征，主要表现为12q13-15区域的扩增。FRS2位于12q15，邻近MDM2及CDK4。该研究目的为探究LGOS中是否存在FRS2的稳定扩增及其与LGOS临床病理特征之间的关系。作者收集华西医院病理科2008年1月至2017年8月诊断的骨肿瘤病例，筛选出有未脱钙样本、DNA质量高且可用于基因检测的LGOS共22例，对其行FISH，检测FRS2及MDM2的扩增情况，分析其与LGOS临床病理特征的关系。85例对照组病例包括12例普通型骨肉瘤、4例骨膜骨肉瘤、5例非典型脂肪瘤性肿瘤/高分化脂肪肉瘤、5例去分化脂肪肉瘤及其他59例骨与软组织肿瘤/病变。结果显示，22例LGOS中，男性9例，女性13例；年龄19～72岁（中位34.5岁）。18例（82%）位于四肢骨，4例（18%）位于中轴骨。肿瘤大小为2.8～17.2cm（中位8.3cm）。最常见的症状为肿块或肿胀（73%），伴或不伴疼痛；部分患者（27%）以疼痛为首发症状；症状持续时间为1～156个月（中位38个月）。本组病例包括3例经典型LGCOS、14例经典型POS、5例去分化POS（去分化成分：3例为普通型骨肉瘤，2例为纤维肉瘤）。所有患者均接受手术治疗，4例行术后化疗。17例获得随访资料，随访时间为9～108个月（中位39个月），其中1例去分化POS在术后108个月出现复发及肺转移；1例去分化POS在术后3个月出现肺及脑转移，术后9个月死亡；其余患者均未发生复发或转移。FISH检测结果显示，95%（21/22）的LGOS出现FRS2扩增，22例（100%）LGOS出现MDM2扩增。1例去分化POS（去分化成分为普通型骨肉瘤）呈FRS2−/MDM2＋，此例患者与其他2例去分化为普通型骨肉瘤的患者相比预后较好。除10例非典型脂肪瘤性肿瘤/高分化脂肪肉瘤/去分化脂肪肉瘤外，普通型骨肉瘤及其余对照组病例均未检测到FRS2及MDM2的扩增。因此认为，LGOS中存在FRS2的稳定扩增。FRS2−/MDM2＋的肿瘤可能有独特的临床病理特征，还需进一步研究。应当慎重诊断“12q13-15扩增的普通型骨肉瘤”，该组病例中至少部分可能为被忽略的去分化LGOS。

【评述】 该研究选题新颖，并且能够结合临床病理实践，系统地研究了*FRS2*及*MDM2*基因在低级别骨肉瘤中的扩增情况及其与低级别骨肉瘤临床病理特征之间的关系，其结果具有重要的理论意义和应用价值。该研究显示，低级别骨肉瘤中存在*FRS2*及*MDM2*基因的稳定扩增，而普通型骨肉瘤中未检测到*FRS2*及*MDM2*基因的扩增，故*FRS2*及*MDM2*基因检测可用于低级别骨肉瘤的辅助诊断，尤其是用于诊断困难的活检小组织或临床病理特征不典型时。经过详细的临床病理及遗传学分析发现，*FRS2*−/*MDM2*＋的低级别骨肉瘤生物学行为似乎较惰性，但需要加大病例量进一步研究。此外，基于详细的文献复习与分析，综合该研究的结果，文章中提出了一个非常重要的观点，即所谓的“12q13-15扩增的普通型骨肉瘤”至少部分病例实际上是去分化低级别骨肉瘤，此观点对低级别骨肉瘤的进一步认识及其与普通型骨肉瘤的鉴别具有重要意义，提示临床病理工作者在遇到此类病例时应当广泛取材，仔细寻找有无低级别骨肉瘤成分，必要时需行基因检测协助分析。

（陈　铌　王立峰）

文选 179

【题目】 球形池生物人工肝改善非人灵长类动物毒物诱导急性肝功能衰竭模型的生存（Novel spheroid reservoir bioartificial liver improves survival of nonhuman primates in a toxin-induced model of acute liver failure）

【来源】 Theranostics，2018，8（20）：5562-5574

【文摘】 急性肝衰竭（ALF）由于肝细胞在短时间内大量死亡，死亡率极高，而目前临床治疗手段有限。生物人工肝装置作为肝衰竭的支持疗法已成为研究热点。基于前期猪肝原代细胞的大规模分离技术和成肝细胞聚球体培养技术，已建立了一种猪肝细胞聚球体生物人工肝治疗装置（BAL）。作者利用药物诱导恒河猴 ALF 模型对华西医院肝细胞聚球体 BAL 的治疗效果与安全性进行临床前评价。胶原酶灌注法分离原代猪肝细胞，通过体外高密度悬浮培养形成肝细胞聚球体。然后将包含 $2 \times 10\ e^{10}$ 个猪肝细胞的肝细胞聚球体置于 BAL 连续灌流型生物反应器中，发挥肝支持功能。30 只健康雄性恒河猴通过腹腔注射 α- 鹅膏蕈碱（α- AMA）和内毒素（LPS）诱导 ALF 模型。随后随机分为 5 组，每组 6 只恒河猴。第 1 组为 ALF 造模后不接受 BAL 治疗的空白对照组；第 2 组 BAL 反应器中不加入肝细胞的无细胞治疗组，在 ALF 造模药物注射 12 小时后，用无细胞 BAL 进行肝功能支持治疗 6 小时；第 3 组为 12 小时组，在 ALF 造模药物注射 12 小时后，在 BAL 反应器中加入 $2 \times 10\ e^{10}$ 个肝细胞（聚球体）的 BAL 进行肝功能支持治疗 6 小时；第 4 组为 24 小时组，在 ALF 造模药物注射 24 小时后，在 BAL 反应器中加入 $2 \times 10\ e^{10}$ 个肝细胞（聚球体）的 BAL 进行肝功能支持治疗 6 小时；第 5 组为 36 小时组，在 ALF 造模药物注射 36 小时后，在 BAL 反应器中加入 $2 \times 10\ e^{10}$ 个肝细胞（聚球体）的 BAL 进行肝功能支持治疗 6 小时。治疗结束后，对恒河猴生理生化包括免疫学指标的观察持续到造模后 336 小时。所有恒河猴 ALF 模型均造模成功。ALF 造模药物注射 12 小时后，恒河猴血液中几乎检测不到 α- AMA 含量，同时肝功能血清学指标开始上升，至 24 小时后血清学肝功能指标明显上升，36 小时时出现酶胆分离现象。BAL 无细胞和各有细胞组治疗均顺利完成，治疗中未出现任何不良反应。经过 BAL 治疗后，所有恒河猴血液中 PERV DNA 和反转录物检测都呈阴性。在 ALF 恒河猴模型对照组织中，所有恒河猴在造模（药物注射）68 小时内死亡。而无细胞治疗组 ALF 模型恒河猴全部在造模（药物注射）96 小时内死亡，中位生存时间（MST）=92 小时。相比之下，12 小时 BAL 治疗组，造模 336 小时后 6 只恒河猴全部存活，存活率 100%，MST=336 小时；24 小时 BAL 治疗组，造模 336 小时后 3 只恒河猴存活，存活率 50%，MST=336 小时；36 小时 BAL 治疗组，造模 336 小时后 1 只恒河猴存活，存活率 17%，MST=131.5 小时。所有经过 BAL 治疗的 ALF 恒河猴，血氨浓度与总胆红素水平都有所降低，白蛋白浓度提升。BAL 治疗后 12 小时，恒河猴血清中 IgM 会出现一过性增高，之后恢复正常水平，而 IgG 未出现明显升高。在该研究中，华西医院肝细胞聚球体 BAL 治疗可以明显延长恒河猴 ALF 模型的生存时间，提高生存率。而且在药物诱导 ALF 后，尽早开展治疗可以获得更好的治疗效果。同时猪肝细胞聚球体 BAL 治疗并未引起 ALF 猴的异种免疫反应。

【评述】 2010 年起项目团队与美国 Mayo Clinic 在 BAL 领域开展密切合作。通过对国际先进技术引进、消化和再创新，开发出了自主知识产权的HXBAL系统，获得发明专利——ZL201510349758.0。在临床前大动物模型研究中，HXBAL支持治疗鹅膏蕈碱诱导恒河猴暴发性肝衰竭模型，在治疗6小时后，与对照组相比，治疗组的恒河猴生存时间明显延长，有10/18的恒河猴存活并于2周后完全康复，同时在造模后越早接受BAL治疗的恒河猴存活率越高，而对照组恒河猴在造模后66小时内全部死亡。该研究证明了HXBAL肝功能支持治疗的有效性和安全性，为进一步临床转化提供了数据支撑。

（陈　锟　王立峰）

文选 180

【题目】 **组蛋白去乙酰酶3通过信号转导因子和转录激活因子3信号通路促进肝脏再生和肝癌细胞增殖（Histone deacetylase 3 promotes liver regeneration and liver cancer cells proliferation through signal transducer and activator of transcription 3 signaling pathway）**

【来源】 Cell Death & Disease，2018，9：398

【文摘】 组蛋白去乙酰酶3（HDAC3）在细胞周期调节中起着关键作用，在各种癌症，包括肝细胞肝癌中常异常表达。但对其在肝再生和肝癌细胞增生中的作用知之甚少。HDAC3缺失动物从出生就发生严重肝细胞DNA损伤和糖脂代谢紊乱，在小鼠成年后肝病变已较为严重，不适用于肝再生研究。因此，作者采用Alb-CreERT小鼠与Hdac3Loxp小鼠杂交，获得可诱导性肝细胞特异性*HDAC*3基因敲除小鼠（Alb-CreERT/Hdac3loxp/loxp）。经Tamoxifen注射诱导后，作者对小鼠实施了经典的70%部分肝切除术（partial hepatectomy，PH），观察肝细胞再生情况。结果显示，PH后，Alb-CreERT/Hdac3loxp/loxp小鼠肝再生被显著抑制，经Ki-67和BrdU染色、细胞周期蛋白免疫印迹检测，发现小鼠肝细胞被阻滞于G1期，并且发现信号转导因子和转录激活因子3（STAT3）不能被磷酸化从而进入细胞核启动增生相关基因的转录。意外的发现是乙酰化STAT3（ac-STAT3）在胞质中大量堆积。通常在胞质中的ac-STAT3需要被去乙酰化后才能被磷酸化，而HDAC3的敲除导致了ac-STAT3/p-STAT3的转换失败，STAT3信号中断。此外，在人肝癌组织芯片分析中，发现过度表达HDAC3的HCC细胞增生更为旺盛，常提示预后更差。该研究首次揭示了通常作为核蛋白并主要参与染色质结构调控的HDAC3还可以进入胞质，催化非组蛋白的去乙酰化。HDAC3是肝再生和HCC中STAT3依赖性细胞增生的重要调节因子。这些发现丰富了对HDAC3-STAT3信号途径的认识。

【评述】 HDAC3是功能极为重要的染色质重构和基因转录调控因子，其主要生理功能是在胞核中催化核心组蛋白（histone）赖氨酸残基的去乙酰化，使染色质变得更为紧密从而抑制转录因子结合于DNA。肝细胞特异性HDAC3敲除小鼠在出生后不久就出现严重的肝细胞变性、死亡，肝糖原合成减少而脂质堆积。在小鼠出生后10个月左右几乎都自发形成肝癌。其主要原因在于HDAC3在DNA损伤修复中具有重要作用，其敲除将导致DNA修复障碍，出现进行性加重的DNA损伤累积。该研究中，作者仅在成年小鼠中诱导性敲除*HDAC*3基因，肝本身没有明显的基础病变，为肝再生研究提供了条件。作者首次发现HDAC3在胞核外仍然具有酶活性，并且可以催化非组蛋白（如ac-STAT3）的去乙酰化，从而激活STAT3信号通路，促进肝再生。该信号通路同样具有促进肝癌细胞增生作用。

该研究完善了对 HDAC3 生理功能的认知，也提示 HDAC 家族其他成员的功能还值得深入探讨。

（陈　铌　王立峰）

文选 181

【题目】全外显子组和靶测序鉴定 MAP2K5 为家族性非髓样甲状腺癌的新易感基因（Whole exome and target sequencing identifies MAP2K5 as novel susceptibility gene for familial non-medullary thyroid carcinoma）

【来源】Int J Cancer，2019，144（6）：1321-1330

【文摘】根据 2019 年 1 月国家癌症中心发布的新发甲状腺癌数 15.1 万测算，我国每年可能新发高达 2.2 万 FNMTC 患者。阐明 NMTC 发病的遗传因素及其发病机制，有助于该类型患者潜在治疗靶点的发现，也是未来高危人群的基因筛查和精准防控的理论基础。对于散发性 NMTC 患者，肿瘤的起源主要是通过 MAPK 经典的信号通路 RET-RAS-BRAF-MEK1/2-ERK1/2 轴上关键基因变异导致。作者团队通过对来自 34 个家系的 77 例 FNMTC 的遗传分析发现，MAPK 经典的信号通路 RET-RAS-MEK1/2-ERK1/2 的旁路，即 RTK-RAS-MEK5-ERK5 在 FNMTC 中起了重要作用。*MEK5* 基因胚系变异在 FNMTC 人群中被作为易感基因被分离：c.1588G＞A（p.Ala321Thr）及 c.1727T＞C（p.Met367Thr）（后简称 A321T 和 M367T），合计频率 0.0644。其与中国自然人群数据库比对有显著差异且在 dbSNP、TCGA、Cosmic 数据库中均未见记录。前期的数据发现，MAP2K5（MEK5）胚系变异型 FNMTC 患者其胚系组织和肿瘤组织 MEK5-ERK5 信号通路处于异常活性状态。进而从细胞分子层面初步发现 MEK5 的变异导致下游转导因子 ERK5 的磷酸化，磷酸化的 ERK5 可以入核启动目的基因表达，整个 MEK5-ERK5 信号通路表现出异常激活的状态。该研究的数据初步发现并定义了一个 FNMTC 的亚型，即 MEK5 胚系变异型 FNMTC，其发病机制、临床病理特征、潜在治疗靶点和防控靶点都有待进一步研究。

【评述】过去 10 年，中国女性甲状腺癌发病率增长约 5 倍，成为女性增速最快的恶性肿瘤，在年龄小于 30 岁的女性中发病率占第一。中国国家癌症中心 2019 年最新发布的报告显示，甲状腺癌全国预期发病 15.1 万，女性发病率为 22.56/10 万，位列第四。甲状腺癌迅猛增长且日趋低龄化，对其遗传发病因素和机制的深入研究，有助于该病种发病的有效防控，从而逆转其发病急剧上升的趋势。该研究通过构建家族性（FNMTC）的临床队列，发现并定义了家族性 NMTC（FNMTC）的一个亚型——MEK5 胚系变异型 FNMTC，并初步揭示了该亚型的频率、发病机制等。该研究工作有助于该亚型肿瘤治疗靶点的发现和高危人群发病的防控。

（陈　铌　梁智勇）

文选 182

【题目】miR-27a-3p 通过下调 VE-cadherin 表达和抑制 EMT 抑制肿瘤转移和 VM：Twist-1 在 HCC 中的重要作用（miR-27a-3p suppresses tumor metastasis and VM by down-regulating VE-cadherin expression and inhibiting EMT：an essential role for Twist-1 in HCC）

【来源】 Sci Rep，2016，6：23091

【文摘】 Twist-1 和 microRNAs（miRNAs）均被报道与肿瘤转移、侵袭和血管生成有关，而 Twist-1 与 miRNAs 的关系及其在肝细胞肝癌（HCC）中的作用尚未报道。该研究的目的在于明确 Twist-1 相关 miRNA 表达谱并分析 Twist-1 在肝细胞肝癌（HCC）转移和血管生成拟态（VM）形成中的作用是否通过调控 miRNA 的表达来实现。该研究通过 miRNAs 表达谱芯片及 Chip-seq 技术，筛选出 Twist-1 相关 miRNAs，并通过 qRT-PCR 验证差异表达 miRNAs；检测人体 HCC 冷冻组织中 miR-27a-3p 和 Twist-1 的表达情况，并分析两者的关系及其与患者临床病理资料之间的关系；通过 wound healing 迁移、Transwell 侵袭、黏附、管道形成及明胶酶谱等功能实验分析 miR-27a-3p 在 HCC 中的作用；进一步通过体内和体外实验分析 Twist-1 和 miR-27a-3p 发挥作用的分子机制。结果显示，miR-27a-3p 与 Twist-1 在肝癌细胞系和肝癌冰冻组织中的表达均呈负相关。Gain- 和 loss- 功分析均证实了 miR-27a-3p 对肿瘤的抑制作用；miR-27a-3p 表达低与 HCC 早期转移相关；miR-27a-3p 可抑制 EMT 相关分子的表达，并抑制肿瘤侵袭和转移；双荧光素酶报告基因实验结果证实，miR-27a-3p 可直接作用于 VE-cadherin，并抑制 VM 形成。因此认为，18 miRNAs 在 Twist-1 上调的 HCC 细胞系中呈现有统计学意义的差异表达。其中 miR-27a-3p 可以抑制 VM 形成和肿瘤转移。miR-27a-3 下调 VE-cadherin 表达和抑制 EMT 的作用揭示了 Twist-1 在肿瘤中的作用的潜在分子机制。该研究为开展针对 Twist-1 及其相关分子生物学事件的肿瘤分子诊断、治疗和（或）预后策略奠定基础。

【评述】 肝细胞肝癌（HCC）是全球范围内影响人类健康的最常见恶性肿瘤之一，其发病率和死亡率均居恶性肿瘤的前列。miRNAs 是广泛存在于真核生物中的一组短小的、不编码蛋白质的小分子 RNA 家族，在肿瘤发生发展和血管生成中都扮演着关键角色，它不仅可以调节血管和肿瘤细胞特定基因的表达，而且可以直接作为癌基因或抑癌基因而起作用。该研究发现，miR-27a-3 下调 VE-cadherin 表达和抑制 EMT 的作用揭示了 Twist-1 在肿瘤中的作用的潜在分子机制。该研究为开展针对 Twist-1 及其相关分子生物学事件的肿瘤分子诊断、治疗和（或）预后判断奠定了基础。该研究立意新颖，方法先进，具有一定的科学性。miR-27a-3 调控 EMT 的信号分子机制尚不够详尽，还需要进一步地深入研究。

（张丹芳 梁智勇）

文选 183

【题目】 TRA2A 通过调控可变剪接促进三阴性乳腺癌紫杉醇耐药和肿瘤进展（TRA2A promoted Paclitaxel Resistance and Tumor Progression in Triple-Negative Breast Cancers via Regulating Alternative Splicing）

【来源】 Mol Cancer Ther，2017，16（7）：1377-1388

【文摘】 人选择性剪接因子 TRA2 有 2 个独立的同源基因，分别编码 TRA2A 和 TRA2B 蛋白。已有研究表明，TRA2B 与癌细胞存活和化疗敏感性相关。然而，TRA2A 在癌症进展中的作用尚未见报道。作者发现，TRA2A 促进了三阴性乳腺癌（TNBC）细胞的增生、存活、迁移和侵袭。此外，

TRA2A 通过特异性调控癌症相关选择性剪接促进 TNBC 的紫杉醇耐药。TRA2A 过表达可促进肿瘤相关基因 *CALU*、*RSRC2* 和 *PALM* 的选择性剪接事件。RSRC2 从短变异体 RSRC2s 向长变异体 RSRC2l 的转换导致了 RSRC2 蛋白表达的降低，并有助于 TNBC 的紫杉醇耐药。TRA2A 可以通过特异性结合 RSRC2 外显子 4 上游的内含子序列来调控 RSRC2 不同变异体的表达。TRA2A 在 TNBC 患者中表达显著增加，并与 RSRC2 表达下降密切相关；两者都与 TNBC 的低存活率有关。TRA2A 和 RSRC2 可以作为 TNBC 新的预后标志物及治疗靶标。

【评述】 三阴性乳腺癌（TNBC）的治疗一直具有挑战性，而紫杉醇耐药是 TNBC 治疗的主要障碍之一。选择性剪接异常可能导致肿瘤进展和化疗耐药。该研究发现，紫杉醇靶向 TNBC 的 TRA2A-RSRC2 的选择性剪接途径，TRA2A 调控 RSRC2 选择性剪切异常可能导致 TNBC 紫杉醇耐药。该研究除了提供一种新的癌症相关剪接失调的分子机制外，还提出了检测 TRA2A 与 RSRC2 联合表达可能为 TNBC 的临床治疗决策和患者预后提供有价值的分子标志物。该研究具有潜在的临床应用价值，一定的创新性和科学性。TRA2A 调控 RSRC2 的分子机制尚不够详尽，还需要进一步的深入研究。

（张丹芳　梁智勇）

文选 184

【题目】 弥漫大 B 细胞淋巴瘤的分子异质性及其在临床诊断和治疗中的意义（Molecular heterogeneity in diffuse large B-cell lymphoma and its implications in clinical diagnosis and treatment）

【来源】 Biochim Biophys Acta ReV Cancer，2018，1869（2）：85-96

【文摘】 目前，约 50% 的弥漫性大 B 细胞淋巴瘤（DLBCL）患者经 R-CHOP（利妥昔单抗、环磷酰胺、多柔比星、长春新碱和泼尼松）方案治疗后可治愈，但仍存在部分难治性或复发患者最终死于疾病进展。近 10 来，随着基因表达谱和深度测序的应用，信号转导通路在 DLBCL 发生发展取得较多突破性进展，促使学者对 DLBCL 分子机制的认识有了更深入的认识。这不仅促进了靶向治疗的发展，还为复发难治的患者寻找更有效的治疗方案奠定了坚实的基础。这篇综述中，作者对 DLBCL 的分子特征、发病机制及治疗方向的最新进展做了概述。

【评述】 DLBCL 是一种具有显著的异质性的疾病，也是临床最常见的淋巴瘤。随着下一代测序技术和基因表达谱相关研究的深入，对 DLBCL 的认识也更加深入。在表达谱层面 DLBCL 可以初步分为 3 种独特类型，即生发中心型（GCB-DLBCLs）、活化 B 细胞样型（ABC-DLBCLs）和原发纵隔大 B 细胞淋巴瘤（PMBL）。分子遗传学层面进一步可细分为 MCD 型（同时出现 MYD88L265P、CD79B 突变）、BN2 型（具有 BCL6 融合与 NOTCH2 突变）、N1 型（具有 NOTCH1 突变）、EZB 型（具有 EHZ2 突变及 BCL2 易位）。这 4 种亚型之间的遗传学标志不同，且对免疫治疗及化疗的反应也有所不同：BN2 型及 EZB 型疗效较好，而 MCD 型和 N1 型预后较差。该研究通过综述了近年 GCB-DLBCLs、活化 B 细胞样型和 PMBL 相关信号转导通路的研究成果表明，DLBCL 自身的异质性决定了治疗方案不能“一刀切”，基于下一代测序和基因表达谱分类下的分子分型是未来 DLBCL 精准治疗的发展方向。

（季天海　步　宏）

二、中文文摘精选

文选 185

【题目】 胃癌中人端粒酶保护蛋白 1 的表达及其与幽门螺杆菌感染的相关性研究

【来源】 肿瘤研究与临床，2016，28（3）：165-168

【文摘】 该研究检测胃癌组织中人端粒保护蛋白 1（hPOT1）mRNA 及蛋白的表达情况，探讨 hPOT1mRNA 及蛋白在胃癌病理特征中的关系，并分析其临床意义。收集 123 例外科手术切除的胃癌组织和 30 例正常胃黏膜对照组织，采用核酸原位杂交法检测其 hPOT1mRNA 的表达情况；应用免疫组织化学染色法检测 hPOT1 蛋白的表达情况。结果显示，胃癌组中 hPOT1mRNA 的阳性表达率为 70.73%（87/123），正常胃黏膜组 hPOT1mRNA 的阳性表达率为 6%（2/30），胃癌组中 hPOT1mRNA 的阳性表达率显著高于正常胃黏膜组，两者之间有统计学差异（$P<0.05$）；胃癌组中 hPOT1mRNA 的的阳性表达率与患者的癌组织病理变化进展程度显著相关（$P<0.05$），中晚期胃癌中 hPOT1mRNA 阳性表达率明显高于早期胃癌，但与患者的性别、年龄、发生部位、组织学类型、分化程度及有无淋巴结转移无显著相关性（$P>0.05$）；胃癌组中 hPOT1 蛋白的阳性表达率为 88.62%（109/123），且明显高于正常胃黏膜 27%（8/30），两者之间有统计学差异（$P<0.01$）；胃癌组织中 hPOT1 蛋白的阳性表达率与患者的胃癌组织学类型、分化程度及病理变化进展程度显著相关（$P<0.05$）；胃印戒细胞癌及黏液腺癌较胃乳头状及管状腺癌 hPOT1 蛋白的阳性表达率明显增高，胃低分化癌较胃高中分化癌 hPOT1 蛋白的阳性表达率明显增高，进展期胃癌较早期胃癌 hPOT1 蛋白的阳性表达率明显增高，但与患者的性别、年龄、发生部位及有无淋巴结转移无显著相关性（$P>0.05$）；胃癌组的 hPOT1mRNA 与蛋白共同的阳性表达率为 60.98%（75/123），统计学分析，两者在胃癌组织中的表达呈正相关（$r=0.437$，$P<0.01$）。hPOT1mRNA 及蛋白在胃癌组织中的表达水平随着肿瘤的恶性程度增加而增加，检测胃癌组织中 hPOT1mRNA 及蛋白的表达可考虑作为判断胃癌恶性程度及预后的标志物。

【评述】 该研究显示，胃癌组织中 hPOTl 的表达水平明显高于正常胃黏膜，表明 hPOT1 与胃癌的发生有着密切关系。胃癌中 hPOT1 蛋白的高表达与胃癌浸润深度、分化程度有关。结果显示，中晚期胃癌 hPOT1 蛋白的阳性表达率明显高于早期胃癌，低分化胃癌组织 hPOT1 蛋白的阳性表达率显著高于高中分化胃癌，乳头状及管状腺癌中 hPOT1 蛋白的阳性表达率较印戒细胞癌及黏液腺癌显著降低，说明了 hPOT1 过度表达与胃癌的发生发展及侵袭相关。日本学者 Kondo 等以定量反转录聚合酶链反应（RT-PCR）检测 51 例胃癌组织和相应正常胃黏膜的 hPOT1mRNA 表达，发现Ⅲ～Ⅳ期胃癌组织中 hPOT1 mRNA 的表达明显高于Ⅰ～Ⅱ期胃癌组织。

（姚小红　杨清绪）

文选 186

【题目】微滴数字 PCR 在检测乳腺癌 *HER*2 基因扩增中的作用

【来源】中华病理学杂志，2018，47（10）：790-792

【文摘】该研究比较数字 PCR（ddPCR）与免疫组织化学联合荧光原位杂交（IHC/FISH）在检测乳腺癌 *HER*2 基因扩增情况的一致性，并探讨 ddPCR 在乳腺癌个体化靶向治疗中的临床应用价值。自 2015 年 11 月至 2016 年 12 月收集 84 例浸润性乳腺癌患者的活检组织和血清标本，运用 ddPCR 检测乳腺癌石蜡组织样本（FFPE）及对应血浆样本中 *HER*2 基因的扩增情况，并与 *HER*2 基因检测金标准（IHC/FISH）的结果进行比对，以验证 ddPCR 检测的可行性。结果显示，84 例浸润性乳腺癌的 FFPE 标本中，IHC/FISH 和 ddPCR 检测结果的阳性一致率为 100%（32/32），阴性一致率为 94%（49/52），*Kappa* 为 0.93；使用 ddPCR 检测组织和血液样本的阳性一致率为 46%（16/35），阴性一致率为 100%（49/49），*Kappa* 为 0.50；ddPCR 检测的血液样本与 IHC / FISH 检测的组织样本结果对比，其阳性一致率为 41%（13/32），阴性一致率为 94%（49/52），*Kappa* 为 0.39。因此认为，ddPCR 在检测乳腺癌患者 *HER*2 基因的扩增方面较 IHC/FISH 具有更高的敏感性，在临床上具有更广的应用价值。

【评述】该研究通过 ddPCR 对 84 例乳腺癌 FFPE 样本中的 *HER*2 基因进行检测，其结果与临床上使用的金标准（IHC / FISH）的结果进行对比，2 种方法结果的 Kappa 为 0.93，显示这 2 种方法的结果符合率高，一致性很好。说明 ddPCR 在评价乳腺癌患者 *HER*2 基因状态方面较传统方法具有较高的准确性和敏感性，尽管该技术仍缺乏临床有效性的严格证据，还需多中心、大规模临床研究和验证，但在 IHC / FISH 检测出现不确定的检测结果，如 17 号染色体多体或由于肿瘤细胞的异质性等原因导致的 IHC 与 FISH 检测结果的不一致，无法对 *HER*2 基因状态做出明确判断时，可以使用 ddPCR 对样本中的 *HER*2 基因状态加以验证。

（姚小红　杨清绪）

文选 187

【题目】FNAB 联合 BRAF 基因突变检测在术前甲状腺结节诊断中的应用

【来源】临床与实验病理学杂志，2016，32（11）：1248-1251

【文摘】该研究选取 88 例甲状腺结节患者，经超声检查 TI-RADS 分级为Ⅳ～Ⅴ级，均行 FNAB 联合 BRAF V600E 突变检测，并分析其在术前诊断中的应用价值。结果显示，随着 TI-RADS 分级的增高，BRAF 突变阳性率显著增高，在恶性病变中 BRAF V600E 突变率较高（80.4%），FNAB 检测与术后病理符合率为 71.6%，联合 BRAF V600E 突变检测与术后病理符合率为 86.4%，联合检测明显优于单独 FNAB 检测（X^2=5.783，P=0.016）。

【评述】术前行 FNAB 联合 BRAF V600E 突变检测能够精确 FNAB 的诊断，提高术前诊断率。

（刘凤磊　杨清绪）

文选 188

【题目】 **胃癌中 CLIC4 蛋白表达及白花蛇舌草总黄酮对其表达的影响**

【来源】 临床与实验病理学杂志，2016，32（6）：681-684

【文摘】 该研究探讨胃癌组织中 CLIC4 蛋白表达及白花蛇舌草总黄酮对其表达的影响。采用乙醇回流法提取白花蛇舌草总黄酮，标准曲线法测定其含量，AB-8 大孔吸附树脂进行纯化，然后作用于胃癌细胞株 BGC-823，免疫印迹法检测 CLIC4 蛋白表达，同时应用免疫组织化学检测 95 例胃癌组织中的 CLIC4 蛋白表达。结果显示，95 例胃癌组织中，CLIC4 在肿瘤间质阳性 69 例，阳性率为 72.6%，肿瘤实质阳性 49 例，阳性率为 51.6%，同时阳性者 23 例，阳性率为 24.2%；肿瘤间质 CLIC4 阳性率明显高于肿瘤实质阳性率（X^2=8.945，P=0.003），肿瘤间质阳性病例主要为低分化及黏液腺癌，肿瘤实质阳性病例主要为中、高分化腺癌；随着肿瘤分化程度的降低，CLIC4 间质阳性率增加；对照组胃癌细胞株 BGC-823 CLIC4 蛋白的相对含量为（0.282±0.047），实验组 9.375μg/ml 白花蛇舌草总黄酮作用于胃癌 BGC-823 细胞 24 小时及 48 小时，CLIC4 蛋白的相对含量分别为（0.205±0.022）和（0.164±0.032），均明显低于对照组（P=0.001，P=0.000）；实验组 24 小时 CLIC4 蛋白的相对含量明显高于 48 小时（P=0.000）。因此认为，CLIC4 可能与恶性肿瘤间质的形成有关，促进胃癌的演进；白花蛇舌草总黄酮可能通过抑制 CLIC4 的表达，减少恶性肿瘤间质的形成，阻止肿瘤的浸润与转移。

【评述】 CLIC4 可能与恶性肿瘤间质的形成有关，促进胃癌的演进；白花蛇舌草总黄酮可能通过抑制 CLIC4 的表达，减少恶性肿瘤间质的形成，阻止肿瘤的浸润与转移。

（刘凤磊　梁智勇）

文选 189

【题目】 **分化型甲状腺癌中 BRAF V600E 突变分析**

【来源】 临床与实验病理学杂志，2016，32（12）：1368-1370

【文摘】 该研究探讨分化型甲状腺癌中 BRAF V600E 突变与临床病理特征的关系。收集甲状腺乳头状癌（papillary thyroid carcinoma，PTC）80 例（经典型 67 例、滤泡亚型 8 例、嗜酸细胞亚型 3 例、高细胞亚型 2 例）、滤泡癌 5 例，其中 30 例 PTC 取相应癌旁组织，全部送基因检测室检测 BRAF V600E 突变情况。结果显示，80 例 PTC 中 BRAF V600E 突变率为 65.0%，5 例滤泡癌及 30 例癌旁组织中未发现 BRAF V600E 突变；BRAF V600E 突变与患者年龄、肿瘤包膜侵犯、淋巴结转移及 TNM 分期有关；PTC 亚型中，经典型和高细胞亚型的 BRAF V600E 突变率较高（70.1%、100.0%），滤泡亚型的突变率较低（33.3%）。因此认为，PTC 中 BRAF V600E 突变可能与患者年龄有一定相关性，还与包膜侵犯、淋巴结转移及 TNM 分期有关；经典型和高细胞亚型的 BRAF V600E 突变率较高，明显高于滤泡亚型。

【评述】 在 PTC 中，BRAF V600E 突变可能与患者年龄有一定相关性，还与包膜侵犯、淋巴结转移及 TNM 分期有关；经典型和高细胞亚型的 BRAF V600E 突变率较高，明显高于滤泡亚型。

（刘凤磊　梁智勇）

文选 190

【题目】 **免疫组织化学和荧光原位杂交检测肺腺癌 ROS1 表达的对比**

【来源】 临床与实验病理学杂志，2016，32（8）：882-886

【文摘】 该研究比较免疫组织化学（IHC）和荧光原位杂交（FISH）在检测肺腺癌中 ROS1 蛋白表达和融合基因的差异性和一致性，评估 IHC 在临床上的应用价值。应用 IHC 和 FISH 对 332 例肺腺癌患者的 ROS1 蛋白表达和融合基因进行检测，比较两者的检测结果和相关性，并探讨 *ROS*1 融合基因与临床病理特征之间的关系。结果显示，332 例肺腺癌中 FISH 阳性者 13 例，阴性者 319 例，*ROS*1 融合基因阳性率为 3.9%；ROS1 蛋白表达结果为 0 者 312 例，1＋者 2 例，2＋者 5 例，3＋者 13 例，ROS1 蛋白过表达率为 6.0%；经 FISH 检测 312 例 ROS1 蛋白表达为 0 的标本无 *ROS*1 融合基因，2 例 1＋的标本中也无 *ROS*1 融合基因；5 例 2＋的标本中有 2 例 *ROS*1 融合基因，13 例 3＋的标本中 11 例有 *ROS*1 融合基因；IHC 检测 0 和 1＋、2＋、3＋标本 FISH 检测阳性符合率分别为 0（0/314）、40%（2/5）和 84.6%（11/13）；IHC 检测 ROS1 蛋白为 2＋～3＋的标本中 72.2%（13/18）显示 *ROS*1 融合基因，0～1＋患者中无 1 例有 *ROS*1 融合基因（*Kappa*＝0.831，$P<0.01$）；IHC 检测 ROS1 蛋白表达的敏感性和特异性分别 100% 和 98.4%。因此认为，IHC 检测 ROS1 蛋白表达和 FISH 检测 *ROS*1 融合基因，这 2 种方法有较高的符合率，一致性较好，IHC 有较高的敏感性和特异性，可作为临床检测肺腺癌 *ROS*1 融合基因简单而有效的方法。

【评述】 IHC 检测 ROS1 蛋白表达和 FISH 检测 *ROS*1 融合基因，这 2 种方法有较高的符合率，一致性较好，IHC 有较高的敏感性和特异性，可作为临床检测肺腺癌 *ROS*1 融合基因的简单而有效的方法。

（刘凤磊　梁智勇）

文选 191

【题目】 **IGFBP-2、-3、-5 表达变化与非小细胞肺癌患者化疗敏感性的关系**

【来源】 临床与实验病理学杂志，2016，32（6）：656-659

【文摘】 该研究探讨胰岛素样生长因子结合蛋白（insulin-like growth factor-binding protein，IGFBP）家族成员表达与非小细胞肺癌（non-small cell lung cancer，NSCLC）患者化疗效果的关系。收集 40 例 NSCLC，所有患者均接受含铂类药物的一线化疗方案，根据化疗疗效将患者分为化疗敏感组和不敏感组。采用酶联免疫法和免疫组织化学法检测 2 组患者血清和癌组织中的 IGFBP-2、IGFBP-3 和 IGFBP-5 的表达；分析 IGFBP-3 表达水平与 NSCLC 临床病理特征的关系；利用单因素分析和 Logic 多因素回归分析 IGFBP-3 低表达和 NSCLC 患者化疗不敏感的关系。结果显示，化疗敏感组患者的血清和癌组织中 IGFBP-2 和 IGFBP-5 水平略高于化疗不敏感组，但两者差异无统计学意义（$P>0.05$）；化疗敏感组患者的血清和癌组织中的 IGFBP-3 显著高于化疗不敏感组，两者差异有统计学意义（$P<0.05$）。NSCLC 中发生淋巴转移和肿瘤直径较大的患者，其 IGFBP-3 低表达。单因素分析显

示，IGFBP-3 低表达与化疗不敏感密切相关（*OR*＝6.333，95%*CI*：1.543～26.003，*P*＜0.05）。Logistic 回归多因素显示，IGFBP-3 低表达是患者发生化疗不敏感的独立危险因素（*OR*＝4.093，95%*CI*：1.532～8.191，*P*＜0.05）。因此认为，IGFBP-3 低表达可能引起 NSCLC 患者化疗耐受，其可作为判断 NSCLC 患者化疗效果和预后的临床指标。

【评述】 IGFBP 与 NSCLC 患者的化疗效果相关，低表达可能引起患者的化疗耐受，化疗前检测很有必要。

（刘凤磊　梁智勇）

文选 192

【题目】 食管癌早期基因 *CHMP4A* 及 *TSPYL*-2 在食管癌变过程中的表达及其意义

【来源】 临床与实验病理学杂志，2017，33（12）：1324-1327

【文摘】 该研究探讨染色质重塑蛋白 4A（*CHMP4A*）及睾丸特定蛋白 -2（*TSPYL*-2）基因在食管癌早期癌变中的作用。采用 RT-PCR、免疫组织化学法从 RNA 及蛋白水平检测 CHMP4 A 及 TSPYL-2 在食管鳞状细胞癌组织、癌化区域组织及正常食管黏膜组织中的表达。结果显示，*CHMP4A* 及 *TSPYL*-2 基因在食管鳞状细胞癌组织和正常食管黏膜组织中的表达差异有统计学意义（*P*＜0.05），在癌化区域组织和正常食管黏膜组织中的表达差异有统计学意义（*P*＜0.05），且 *CHMP4 A* 在正常食管黏膜、癌化区域组织、食管鳞状细胞癌组织中的表达依次增高，*TSPYL*-2 基因在正常食管黏膜、癌化区域组织、食管鳞状细胞癌组织中的表达依次降低，CHMP4A 及 TSPYL-2 蛋白表达的变化趋势与 *CHMP4A* 及 *TSPYL*-2 基因一致。因此认为，差异表达基因 *CHMP4A* 及 *TSPYL*-2 可作为食管鳞状细胞癌早期基因备选基因进行后续研究。

【评述】 差异表达基因 *CHMP4A* 及 *TSPYL*-2 可作为食管鳞状细胞癌早期基因备选基因进行后续研究。

（刘凤磊　梁智勇）

文选 193

【题目】 甲状腺细针穿刺细胞学漏诊与误诊 15 例分析

【来源】 临床与实验病理学杂志，2017，33（8）：922-924

【文摘】 该研究探讨甲状腺细针穿刺细胞学（fine needle aspiration cytology，FNAC）诊断甲状腺良、恶性病变的漏诊率和误诊率。收集 980 例甲状腺患者，在超声引导下行 FNAC 检查，并分析 15 例甲状腺 FNAC 检查漏诊与误诊的原因，以及 195 例穿刺后行手术患者的 FNAC 诊断结果与术后病理诊断的一致性。结果显示，FNAC 的恶性检出率为 11.4%（112/980），穿刺后行手术的患者 195 例，术后病理诊断良性 128 例，FNAC 诊断符合率为 91.40%（117/128）。术后病理诊断，乳头状癌 60 例，FNAC 诊断符合率为 92.22%（56/60）；FNAC 检查误诊 11 例，漏诊 4 例。因此认为，超声引导下甲状腺 FNAC 检查对甲状腺术前良、恶性病变的诊断，尤其对乳头状癌的诊断有一定的漏诊率和误诊率，存在一定的局限性。随着细胞学研究的不断深入，联合基因学及免疫组织化学协助诊断提高了甲状腺 FNAC 的诊断水平。

【评述】 超声引导下甲状腺 FNAC 检查对甲状腺术前良、恶性病变的诊断有很重要的价值，具有微创、恢复快等优点。它的应用存在一定局限性，在乳头状癌的诊断中有一定的漏诊率和误诊率。随着细胞学研究的不断深入，在 FNAC 材料中开展分子病理和免疫组织化学染色检查可以克服检查的局限性，提高该项检查的价值。

（刘凤磊　杨文秀）

文选 194

【题目】 原发性肝细胞癌组织中 Snail 和 NF-κB 的表达及临床意义

【来源】 临床与实验病理学杂志，2018，34（4）：374-378

【文摘】 该研究探讨慢性肝炎后原发性肝细胞癌（hepatocellular carcinoma，HCC）组织中 Snail 和核转录因子 -κB（nuclear factor-κB，NF-κB）的表达及临床意义。收集并筛选具有肝炎病史的 HCC 患者 83 例、18 例正常肝组织标本制成 48 点共 5 块组织芯片，应用免疫组织化学染色观察 Snail 和 NF-κB 的表达并比较其与 HCC 临床病理特征的相关性。结果显示，Snail 和 NF-κB 在正常肝组织中几乎不表达，而在 HCC 中高表达，阳性率分别为 80.7%（67/83）和 85.52%（71/83），组间差异有统计学意义（X^2=32.506，X^2=47.502，P 均<0.01）。Snail 和 NF-κB 的表达与患者性别、年龄、部位等无明显关系（P>0.05），而与肿瘤大小、分化程度、远处转移（包括门静脉癌栓及淋巴结转移）和 AJCC 分期有关（P<0.05）。经 Spearman 等级相关分析显示，Snail 和 NF-κB 在 HCC 中的表达呈正相关（r=0.730，P<0.01）。因此认为，在慢性肝炎向 HCC 转化的过程中，Snail 和 NF-κB 的高表达与 HCC 的发生、转移关系密切，可能参与 HCC 的 EMT 过程。

【评述】 组织芯片具有体积小、容纳的信息量丰富等特点，在系统回顾性分析中具有操作简便及实验条件恒定的优势。锌指转录因子 Snail 和核转录因子 NF-κB 对肝癌等多种瘤细胞的 EMT 有明显的影响。该研究运用组织芯片技术比较正常肝及慢性肝炎后 HCC 组织中这 2 个核转录因子的表达情况，并分析两者与 HCC 患者相关临床资料的相关性。这一研究可以补充和完善 HCC 浸润和转移机制的研究。

（刘凤磊　杨文秀）

文选 195

【题目】 姜黄素对不同分化程度胃腺癌细胞迁移侵袭能力的影响

【来源】 临床与实验病理学杂志，2018，34（4）：424-429

【文摘】 该研究探讨姜黄素对正常胃上皮细胞 GES-1、高分化胃腺癌细胞 MKN28、中分化胃腺癌细胞 SGC-7901、低分化胃腺癌细胞 MKN45 生长增生、迁移及侵袭能力的影响。采用 MTT 法测定姜黄素对 4 种细胞的增生抑制率，Hoechst 33342 染色观察姜黄素对 4 种细胞的胞核影响，Transwell

小室实验测定姜黄素对 4 种细胞迁移及侵袭能力的影响。结果显示，姜黄素对 4 种细胞的抑制率随时间的延长及剂量的增长而增加（$P<0.05$），呈时间及剂量依赖性；Hoechst 33342 提示，随着剂量的增加，凋亡细胞数增加；Transwell 小室迁移及侵袭实验提示 GES-1 细胞在姜黄素浓度为 20、40μmol/L 时，可促进 GES-1 细胞的迁移及侵袭能力（$P<0.05$）；姜黄素浓度为 80μmol/L 时呈明显抑制作用（$P<0.05$），姜黄素对于高、中、低分化胃腺癌细胞，经 Transwell 小室实验证明随姜黄素浓度增加，明显抑制细胞迁移及侵袭能力（$P<0.05$）。因此认为，姜黄素在较低浓度（20、40μmol/L）时可促进胃正常上皮 GES-1 细胞迁移及侵袭能力，姜黄素在高浓度（80μmol/L）时可抑制细胞迁移及侵袭能力；其对胃正常上皮细胞及不同分化程度胃腺癌细胞的增生抑制、诱导凋亡及迁移侵袭能力均呈剂量及时间依赖性。

【评述】 姜黄素是植物提取成分，具有抗炎及抗氧化作用。该研究通过观察姜黄素对正常胃上皮细胞及不同分化程度胃腺癌细胞的迁移和侵袭能力、抑制增生和诱导凋亡的能力，及其表现出的剂量和时间依赖性，发现姜黄素具有一定的抗肿瘤增生、侵袭及转移的作用，为其在临床抗肿瘤治疗中的辅助运用奠定了一定的理论研究基础。

（刘凤磊 杨文秀）

文选 196

【题目】 免疫组化标志物在鉴别浆膜腔积液恶性肿瘤细胞中的应用价值

【来源】 临床与实验病理学杂志，2018，34（2）：201-204

【文摘】 该研究探讨免疫组化标志物鉴别浆膜腔积液中恶性肿瘤来源及分类的临床价值。细胞学筛选恶性浆膜腔积液 105 例，分别采用常规细胞学涂片、薄层液基细胞技术制片、薄层液基细胞技术制片＋常规细胞学涂片及细胞蜡块切片结合免疫组化检测分析。结果显示，对 105 例浆膜腔积液恶性肿瘤细胞来源及类型进行鉴别，发现胸腔积液 60 例中腺癌 58 例，分别来源于肺 42 例、乳腺 10 例、卵巢 4 例及胃肠道 2 例；鳞癌 1 例；恶性间皮瘤 1 例。心包积液 9 例，均为腺癌，分别来源于肺 6 例、乳腺 3 例。腹水 36 例，其中腺癌 35 例，分别来源于卵巢 22 例，胃肠道 12 例、肺 1 例，弥漫大 B 细胞淋巴瘤 1 例。薄层液基细胞技术制片、薄层液基细胞技术制片＋常规细胞学涂片及细胞蜡块切片联合免疫组化检出率明显优于常规细胞学涂片（$P<0.05$）。细胞蜡块切片联合免疫组化检测能准确鉴别浆膜腔积液中恶性肿瘤的来源及分类。因此认为，常规细胞学涂片、薄层液基细胞技术制片、薄层液基细胞技术制片＋常规细胞学涂片及细胞蜡块切片结合免疫组化检测分析，在疑难恶性浆膜腔积液鉴别诊断及分类中具有重要的价值，值得临床推广应用。

【评述】 该研究回顾性的分析并评估了传统细胞学涂片、膜式细胞制片、膜式细胞技术制片＋常规细胞学涂片及细胞蜡块切片联合免疫组化染色在细胞病理诊断工作的应用情况，并主张在疑难恶性浆膜腔积液鉴别诊断及分类中推广多种细胞学技术的联合应用。肯定了新技术在提高细胞病理学的诊断水平中的应用价值。

（刘凤磊 杨文秀）

文选 197

【题目】 项型纤维瘤 7 例临床病理分析

【来源】 临床与实验病理学杂志，2018，34（12）：1372-1374

【文摘】 该研究探讨项型纤维瘤（nuchal type fibroma，NTF）的临床病理学特征、免疫表型及诊断与鉴别诊断。回顾性分析 7 例 NTF 的病理组织学特征、免疫表型，并复习相关文献。结果显示，7 例 NTF 中男性 6 例，女性 1 例，患者年龄在 12～49 岁。临床表现主要为项部、背部、枕部、颊部、大腿、耳后出现单个或多个无痛性肿物，肿物逐渐增大，直径为 1. 5～6. 0 cm。组织病理学表现：细胞成分稀少，含有排列紊乱的粗大胶原纤维束，包围附属器和皮下脂肪及外周神经纤维。免疫表型：7 例 CD34、CD99 均阳性；6 例 β-catenin 核阳性，1 例阴性；5 例 Cyclin D1 阳性，1 例局部阳性，1 例阴性；SMA 均阴性。因此认为，NTF 是一种少见的良性玻璃样变成纤维细胞增生性疾病，通常发生于成人颈后等部位。易误诊为纤维瘤、纤维脂肪瘤、颈部纤维软骨性假瘤、弹力纤维瘤及创伤性神经瘤等。部分 NTF 与 Gardner 综合征相关。

【评述】 项型纤维瘤是一种少见的良性玻璃样变成纤维细胞增生性疾病。该研究回顾性分析了 7 例不同部位 NTF 的形态学及免疫组织化学标志特点，以帮助病理医师加深对该病的认识和印象，提高临床病理诊断水平，并提出免疫组织化学染色 CD34、CD99 有助于明确诊断。

（刘凤磊　杨文秀）

文选 198

【题目】 结直肠腺癌中 Fascin-1 mRNA 和蛋白的表达及意义

【来源】 临床与实验病理学杂志，2018，34（4）：383-387，393

【文摘】 该研究检测 Fascin-1 mRNA 和蛋白在结直肠腺癌中的表达及预后意义。应用 RT-PCR、组织芯片及免疫组化 EnVision 两步法检测结直肠腺癌组织中 Fascin-1 mRNA 和蛋白的表达，分析其与结直肠腺癌临床病理特征及预后的关系。结果显示，Fascin-1 mRNA 在结直肠腺癌组织中的相对表达量（1.309 6±0.947 1）明显高于癌旁正常组织（0.364 1±0.405 3），2 组比较差异有统计学意义（t=5.805，P<0.05）；Fascin-1 蛋白在结直肠腺癌组织中的高表达率为 29.2%（38/130），显著高于癌旁正常组织（2.3%，3/130，P<0.01）。Fascin-1 mRNA 的显著上调和 Fascin-1 蛋白的高表达与结直肠腺癌淋巴结转移、TNM 分期相关（P 均<0.05）。Fascin-1 蛋白的高表达与肿瘤位置相关（P<0.05）。Kaplan-Meier 生存曲线显示，Ⅲ＋Ⅳ期结直肠腺癌中 Fascin-1 蛋白高表达组患者较 Fascin-1 蛋白低表达组患者总生存率低（P<0.05）。因此认为，Fascin-1 mRNA 和蛋白的表达与结直肠腺癌的侵袭转移和患者不良预后密切相关，可作为晚期结直肠腺癌不良预后的有效评估指标，并有望成为结直肠腺癌侵袭转移早期识别的新型靶点。

【评述】 Fascin-1 作为细胞骨架蛋白价值成员，其改变在细胞黏附、迁移及侵袭转移中具有作用，该研究通过对人体结直肠腺癌 Fascin-1 mRNA 和蛋白的表达检测，显示其 mRNA 和蛋白表达改变与结直肠腺癌的侵袭转移和患者不良预后密切相关，对晚期结直肠腺癌预后评估可能具有意义，并有望成为结直肠腺癌侵袭转移早期识别的标志物之一，但具体机制尚有待进一步研究。

（刘凤磊　阎晓初）

文选 199

【题目】 **叶酸 - 壳聚糖 - 碳纳米管 - 顺铂复合物对卵巢癌细胞的体外抑瘤效应**

【来源】 临床与实验病理学杂志，2016，32（6）：669-673

【文摘】 该研究探讨叶酸 - 壳聚糖 - 碳纳米管 - 顺铂（cisplatin-carbon nanotube-chitosan-folic acid，DDP-SWCNT-CHI-FA）复合物对人卵巢癌细胞的影响。制备 DDP-SWCNT-CHI-FA 复合物，测定复合物中顺铂的药载浓度；采用 MTT 法检测药物对卵巢癌细胞的作用；应用免疫印迹法检测 SKOV3/DDP 细胞中铜转运蛋白 -1（human copper transporter-1，hCTR-1）的表达。结果显示，SWCNT-CHI-FA 和 FA-CHI 携载顺铂的载药率分别为 125.7% 和 46.08%；顺铂和 DDP-SWCNT-CHI-FA 对卵巢癌细胞株 SKOV3 的 IC50 分别为（8.27±0.39）μg/μl 和（5.18±0.83）μg/μl，对其耐药株 SKOV3/DDP 的 IC50 分别为（37.43±1.24）μg/μl 和（28.23±1.17）μg/μl；SKOV3/DDP 细胞中 DDP-SWCNT-CHI-FA 组的 hCTR-1 蛋白表达水平较顺铂组低。因此认为，制备的 DDP-SWCNT-CHI-FA 复合物具有高载药率，可以增强顺铂对卵巢癌顺铂耐药细胞的抑制作用。

【评述】 近年来，癌症研究者关注药物治疗的靶向治疗，寻找肿瘤的靶向基因耗费高，且局限于单种肿瘤；顺铂是治疗肿瘤的经典药物，寻找高效且靶向的药物载体，能用相对低浓度的顺铂提高肿瘤的治愈率，且降低顺铂高浓度对机体的一系列不良反应。碳纳米管生物结构特殊，应用广泛，是很好的生物载体。该研究立足当前肿瘤学研究热点，制备载药率高且靶向叶酸受体的复合物，在细胞层面证实了该复合物相对于单药对卵巢癌有更好的体外抑制作用，且用药浓度降低，具有较好的临床应用潜能。该药物的体内抑制作用及其不良反应，有待进一步动物模型研究。

（陈　罡　阎晓初）

文选 200

【题目】 **碳纳米管携载多柔比星对人卵巢癌耐药细胞体外抑制研究**

【来源】 中华肿瘤防治研究，2016，23（14）：924-929

【文摘】 因多柔比星长期应用的药物耐受性及不良反应，单壁碳纳米管载体的高载药率，本研究探讨携载多柔比星单壁碳纳米管复合物作用于人卵巢癌多柔比星耐药细胞株，增加多柔比星对细胞杀伤作用。制备 ADM/PEG/SWCNTs 复合物，傅里叶变换红外光谱（FT-IR spectromete，FTIR）表征检测 PEG/SWCNTs 表面官能团的变化；紫外可见光光度仪测定载药量；WST-1 法检测 ADM/PEG/SWCNTs 对 SKOV3/ADM 的增生抑制作用；流式细胞术和 Hoechst33258 荧光染色观察 ADM/PEG/SWCNTs 对细胞凋亡的影响；PCR 及蛋白质印迹法检测 ADM/PEG/SWCNTs 对 MDR-1mRNA 及 P-gp 糖蛋白的表达影响。结果显示，成功制备 ADM/PEG/SWCNTs 复合药物，其中 ADM 在

PEG/SWCNTs 的载药率为（79.5%±10.6%），包封率为（32.0%±4.2%）。WST-1 实验显示，ADM/PEG/SWCNTs 及 ADM 作用细胞平均 IC50 为（18.0±1.2）μg/ml 和（37.5±1.9）μg/ml。ADM/PEG/SWCNTs 对 SKOV3/ADM 细胞 24 小时、48 小时、72 小时细胞增生抑制率分别为（43.27%±3.60%）、（53.40%±8.12%）、（68.00%±4.26%），组间比较，$F=62.371$，$P<0.001$，差异有统计学意义。流式细胞术检测 ADM/PEG/SWCNTs 组及 ADM 原药组 SKOV3/ADM 细胞凋亡率为（14.83%±1.86%）和（5.28%±0.45%），$F=137.292$，$P=0.001$。Hoechst33258 染色 ADM/PEG/SWCNTs 组细胞呈明显凋亡形态改变。ADM/PEG/SWCNTs 可下调 MDR-1mRNA 及 P-gp 蛋白的表达，经灰度扫描分析，组间比较，$F=18.634$，$P=0.003$，差异具有统计学意义。因此认为，体外制备的 ADM/PEG/SWCNTs 纳米复合物具有高载药率，可抑制人卵巢癌细胞多柔比星耐药细胞增生，促进人卵巢癌多柔比星耐药细胞凋亡，可下调 MDR-1mRNA 及 P-gp 蛋白的表达。

【评述】 该研究主要探讨载药碳管对 SKOV3/ADM 细胞体外抑制作用，评价荷载多柔比星的聚乙二醇化单壁碳纳米管的性能及对人卵巢癌耐药细胞株的体外杀伤效应及对耐药影响。本研究成功构建了 ADM/PEG/SWCNTs 复合药物，发现其对卵巢癌细胞有明显增生抑制的效果，并诱导癌细胞凋亡；ADM/PEG/SWCNTs 能下调 MDR-1mRNA 和 P-gp 的表达，下调耐药基因 *MDR-1mRNA* 及 P-gp 蛋白的表达逆转耐药。该研究具备一定的科学性和理论指导意义，对寻求一种能提高化疗药生物利用度及降低不良反应的新制剂对肿瘤的治疗开辟了新思路，也为后续体内试验奠定基础，但纳米药物在体内代谢情况、杀瘤 / 抑瘤能力及对正常机体影响需后续研究进一步证实。

（陈　罡　阎晓初）

文选 201

【题目】 **高血糖与胆囊癌浸润转移的关系**

【来源】 中华肿瘤防治杂志，2016，23（14）：913-917

【文摘】 流行病学调查显示，糖尿病患者中胆囊癌的发病率显著增高。本研究通过对胆囊癌高血糖组和胆囊癌血糖正常组临床病理特征的分析和血清学指标的检测，探讨高血糖与胆囊癌浸润转移的关系。选取住院胆囊癌患者 233 例，按照空腹血糖分为血糖正常组 128 例（3.9mmol/L≤血糖<6.1mmol/L）和高血糖组 105 例（≥6.1mmol/L）。分别比较 2 组患者的肿瘤相关血清学指标（AFP、CEA、CA125、CA19-9 及 CA15-3）和各项临床病理特征（肿瘤分化程度、淋巴结转移、静脉癌栓、远处脏器转移及 Nevein 分期）。结果显示，胆囊癌高血糖组与胆囊癌血糖正常组相比，高血糖组低分化或未分化癌发生的比率，以及淋巴结转移、静脉癌栓和远处脏器转移发生的比率均高于血糖正常组，差异有统计学意义，X^2 分别为 11.288、9.117、14.224 和 11.797，P 均<0.05；高血糖组高分化癌发生的比率低于血糖正常组，差异有统计学意义，$X^2=25.010$，$P<0.05$；高血糖组和血糖正常组在中分化癌发生的比率及 Nevein 分期Ⅰ或Ⅱ期（即早期）所占比率差异无统计学意义，$X^2=0.023$，$P>0.05$；高血糖组和血糖正常组血清中 AFP、CEA、CA125、CA19-9、CA15-3 的浓度均差异无统计学意义，Z 分别为 −0.379、−1.125、−1.360、−1.391 和 −1.701，P 均>0.05。对胆囊癌血糖正常 / 异常的相关因素进行 Logistic 回归分析，纳入方程的自变量有高分化、中分化、低分化和淋巴结转移。其中，低分化和淋巴结转移是危险因素，与胆囊癌伴高血糖正相关，但由于 *OR* 较小，是低度相关危险因素。因此认为，高血糖能促进胆囊癌的浸润和转移，尽早将血糖控制在正常范围，将改善合并高血糖的胆囊癌患者的预后。

【评述】 该研究从对胆囊癌高血糖组和胆囊癌血糖正常组临床病理特征的分析和血清学指标的检测入手，探讨高血糖与胆囊癌浸润转移的关系。该研究证实，高血糖与胆囊癌的分化程度、淋巴结转移、静脉癌栓的形成和远处脏器转移密切相关，从而在一定程度上证实了高血糖可能促进胆囊癌的浸润和转移，这与其他高血糖与胆囊癌关系的临床研究在方法学上有所不同，而在结论上没有差异。这一研究提示，对于胆囊癌合并血糖升高的患者，要尽早将血糖控制在正常范围，以提高患者的疗效和改善预后。如果对高血糖患者患胆囊癌空腹血糖值、餐后血糖值等进行细分析可能更有意义；此外，后续还应从分子机制方面深入研究。

（陈 罡 阎晓初）

文选 202

【题目】 卵巢恶性 Wolffian 肿瘤的临床病理观察

【来源】 临床与实验病理学杂志，2017，33（3）：323-324

【文摘】 该研究探讨卵巢恶性 Wolffian 肿瘤的临床病理学特征、诊断及鉴别诊断。对 1 例卵巢恶性 Wolffian 肿瘤进行 HE 及免疫组化 Max Vision 法染色，并进行临床病理观察。结果显示，患者临床表现为绝经后阴道流血，术中可见左侧卵巢囊实性肿瘤，镜下肿瘤细胞呈立方形或短梭形，形态温和，呈管状、腺泡状、裂隙状或束状排列，核分裂象易见（35/10 HPF）。免疫组化示肿瘤细胞 CK、vimentin、CD10、Pax-8 均呈阳性，EMA、CD117 均呈灶阳性，Calretinin、α-inhibin、CD99、ER、PR、CK7、CK20、CD56、Napsin A 均呈阴性，p53 阳性率约 3%，Ki-67 增生指数约为 30%。因此认为，卵巢恶性 Wolffian 肿瘤临床罕见，核分裂活跃及高增生指数可能是诊断恶性 Wolffian 肿瘤的重要指标。

【评述】 Wolffian 肿瘤属于一种来源于附件区域 Wolffian 残余的罕见妇科肿瘤，目前国内外相关文献较少，在已报道的文献中多数为良性，仅少数为恶性表现为恶性生物学行为。目前，对恶性 Wolffian 肿瘤诊断标准存在争议。一般倾向恶性的形态学特征包括肿瘤细胞异型性，核分裂活性增加及卵巢外侵犯等，该研究提出当 Wolffian 肿瘤出现核分裂活跃和高增生指数时，提示临床可能呈现恶性生物学行为。但也有报道细胞异型性较小，核分裂较低的肿瘤呈现恶性表现。Wolffian 肿瘤的生物学行为尚需积累更多的临床病理资料及分子改变研究。

（陈 罡 阎晓初）

文选 203

【题目】 胆管细胞癌中 CtBP1、Zeb1、Zeb2 与 E-cadherin 蛋白的表达及临床意义

【来源】 临床实验与病理学杂志，2017，33（4）：365-369

【文摘】 该研究探讨转录抑制因子 Zeb1、Zeb2、CtBP1 及其靶基因 *E-cadherin* 在胆管细胞癌中的表达及 CtBP1、E-cadherin 的临床意义。采用免疫组化法检测胆管细胞癌及癌旁组织芯片中 CtBP1、Zeb1、Zeb2 和 E-cadherin 的表达。结果显示，CtBP1 在胆管细胞癌及癌旁组织中的阳性率分别为 44.44% 和 17.86%，Zeb2 分别为 34.92% 和 10.71%，E-cadherin 分别为 50.79% 和 100%，组间差异均有统计学意义（P 均<0.05）。Zeb1 在胆管细胞癌仅 1 例表达，而在癌旁组织中不表达。CtBP1 与胆管细胞癌的分化程度相关（P<0.05），E-cadherin 与胆管细胞癌的分化程度及远处转移有关（P 均<0.05）。E-cadherin 和 CtBP1 及 Zeb2 表达呈负相关（r=−0.034、−0.029，P 均<0.001），CtBP1 和 Zeb2 表达呈正相关（r=0.228，P=0.005）。因此认为，胆管细胞癌中 CtBP1、Zeb2 与 E-cadherin 均表达异常，CtBP1、Zeb2 可能共同参与 E-cadherin 表达调控。联合检测 CtBP1 和 E-cadherin 有望成为评估胆管细胞癌恶性生物学行为的参考指标。

【评述】 上皮型钙黏蛋白（E-cadherin）普遍存在于各类上皮细胞，参与细胞的黏附并在不同组织的结构重建和形态维持中起关键作用。大量研究发现，E-cadherin 具有抑制肿瘤浸润转移的作用，其表达缺失能增强肿瘤的侵袭能力。E-cadherin 的编码基因 *CDH*1 的表达受多个转录抑制因子的调控，包括 Snail、Zeb 等，Zeb 蛋白家族成员 Zeb1 及 Zeb2 都含有螺旋 - 环 - 螺旋基序，可以特异性地结合到 *E-cadherin* 基因启动子区域内的 E-box 上，从而参与调控 E-cadherin 的表达，而 CtBP1 是 E-cadherin 转录抑制因子包括 Zeb、Snail 等的辅助因子。该研究通过免疫组化法检测 CtBP1、Zeb1、Zeb2 及 E-cadherin 蛋白在胆管细胞癌中的表达情况，并通过综合数据分析其调控关系，推测它们共同促进胆管细胞癌浸润转移的机制，提示联合检测 CtBP1 和 E-cadherin 可作为评估胆管细胞癌恶性生物学行为的参考指标，具有较好的临床应用潜能。

（陈　罡　杨向红）

文选 204

【题目】 **黏液在羊水栓塞病理诊断中的价值**

【来源】 临床与实验病理学杂志，2018，34（10）：1114-1118

【文摘】 该研究探讨黏液在羊水栓塞（amniotic fluid embolism，AFE）病理诊断指标中的价值。从 12 例 AFE 中提取 15 份标本（6 例尸体解剖，其中 3 例尸体解剖同时取腔静脉血、6 例腔静脉血）采用 HE 染色、黏液（pH2.5）染色及免疫组化 En Vision 法标记 CKpan、CD34、CR，显微镜下观察、计数羊水有形成分。另收集 15 例作为对照组进行对比分析。结果显示，在 6 例 AFE 尸体解剖病例的肺小血管中及 9 例腔静脉血标本中检出不同比例的羊水有形成分，其中上皮占 23. 56%，黏液占 65.60%，脂肪占 1.27%，胎粪占 8.91%，毳毛占 0.63%。5 种有形成分的检出率总体比较，黏液（P<0.001）、上皮（P <0.001）、脂肪（P <0.001）阳性检出物显著高于对照组，2 组差异有统计学意义；胎粪（P=0.430）及毳毛（P=0.183）的差异无统计学意义。因此认为，AFE 的黏液检出率显著高于对照组，而在检出的羊水有形成分中黏液检出率较高，其在 AFE 病理诊断中有较高的应用价值。

【评述】 羊水栓塞是极其凶险的产科疾病之一，其临床诊断标准及其发病机制尚缺乏确切共识。临床诊断 AFE 主要依靠在产程中突发的呼吸循环等症状，若能及早诊断对临床处理、改善预后将有非常大的帮助。该研究通过对羊水栓塞中各羊水有形成分与羊水栓塞的相关性分析，证实黏液成分在羊水栓塞诊断中的价值，而组织化学 AB-PAS 法使黏液显而易见，更为快速诊断羊水栓塞提供依据。该研究可为提高羊水栓塞的抢救成功率提供可行的检测方法，具有一定的临床实用价值。然而，单纯依靠临床症状或临床症状和在肺小血管或中心静脉血中找到羊水有形成分来诊断 AFE，显然还是不够的。迄今为止，还没有实验室或临床研究结果可用于明确诊断或排除羊水栓塞，也没有一些常规的诊断规范用于羊水栓塞的诊断。如何在病理平台建立 AFE 的诊断标准，相信是作者以后努力研究的方向。

（陈　罡　杨向红）

文选 205

【题目】 乳腺非特殊型浸润性癌淋巴管瘤栓分级与预后的关系

【来源】 中华肿瘤杂志，2017，39（10）：754-758

【文摘】 该研究探讨乳腺非特殊型浸润性癌（ICNST）患者的淋巴管瘤栓分级与预后的关系。回顾性分析确诊的 466 例 ICNST 患者的临床病理资料。采用免疫组化法检测 D2-40、雌激素受体（ER）、孕激素受体（PR）和人表皮生长因子受体 2（HER2）的表达，按照每高倍视野瘤栓核分裂及凋亡细胞数进行分级，分析淋巴管瘤栓分级与患者预后的关系。采用 Kaplan-Meier 法和 Log rank 检验进行单因素生存分析，采用 Cox 比例风险模型进行多因素生存分析。结果显示，466 例 ICNST 患者中，淋巴管瘤栓 0 级 280 例（60.1%），1 级 112 例（24.0%），2 级 58 例（12.5%），3 级 16 例（3.4%）。淋巴管瘤栓分级与淋巴结转移数目呈正相关（$r=0.365$，$P<0.001$）。单因素分析显示，组织学分级、淋巴管瘤栓分级、淋巴结转移数目、ER 和 PR 表达、HER2 扩增和分子分型与 ICNST 患者的预后均有关（P 均<0.05）。Cox 多因素分析显示，淋巴管瘤栓分级和淋巴结转移数目与 ICNST 患者的预后均有关（P 均<0.05）。因此认为，ICNST 患者淋巴管瘤栓分级可预测 ICNST 患者的预后。

【评述】 在该研究中，根据淋巴管瘤栓内核分裂及凋亡数进行分级预测患者的预后。有研究表明，淋巴管瘤栓分级越高，其瘤栓中肿瘤细胞的代谢周期越快，而高代谢率的脉管瘤栓与低代谢率的细胞比较，其扩散癌巢的能力也越大。该研究显示，淋巴管瘤栓分级与淋巴结转移数目呈正相关（$r=0.365$，$P<0.001$）。单因素和多因素分析均显示，淋巴管瘤栓分级与 ICNST 患者的预后均有关（P 均<0.05），说明淋巴管瘤栓分级对于预测患者的预后具有重要意义，与 Hasebe 等研究的结果一致。然而，Hasebe 等研究显示，淋巴管瘤栓分级 0 级与 1 级患者的预后无明显差别。而本研究显示，淋巴管瘤栓分级 0 级与 1 级患者的预后不同。分析可能为淋巴管瘤栓分级 0 级与 1 级的区别在于是否存在脉管瘤栓，而脉管瘤栓对患者的预后有重要影响，更确认了淋巴管瘤栓分级对于患者预后的重要性。

（刘月平　杨向红）

文选 206

【题目】 非特殊型浸润性乳腺癌中大范围癌周间隙的出现对预后的影响

【来源】 中华病理学杂志，2018，47（3）：196-200

【文摘】 该研究探讨非特殊型浸润性乳腺癌（invasive breast carcinoma of no specific type，IBC-

NST）中大范围癌周间隙（>20% 的肿瘤区域内出现癌周间隙）的出现对患者预后的影响，以便更好地评估患者预后。收集经病理确诊的 2184 例 IBC-NST 患者的病理资料，按照 2012 版 WHO 乳腺肿瘤病理学和遗传学分类标准复核诊断，剔除因组织固定问题导致的固缩，筛选出具有癌周间隙特征的病例 483 例，对其大范围癌周间隙、淋巴管侵犯、淋巴结转移、组织学分级及预后等临床病理资料进行回顾性分析。结果显示，483 例患者中肿瘤长径最大者 4.8 cm，最小者 0.8 cm，平均为 2.0 cm。组织学分级 1 级 97 例（20.10%），2 级 232 例（48.03%），3 级 154 例（31.88%）；Ⅰ～Ⅱ期 382 例（79.09%）；177 例（36.65%）出现了淋巴管侵犯，202 例（41.82%）出现了淋巴结转移；237 例（49.1%）出现了大范围癌周间隙。407 例患者有完整的随访资料，359 例存活，生存时间 37～103 个月。多因素分析结果显示，肿瘤大小、组织学分级、淋巴结转移是 IBC-NST 患者生存的危险因素（$P<0.05$）；淋巴管侵犯、淋巴结转移是 IBC-NST 患者出现大范围癌周间隙的危险因素（$P<0.05$）。出现大范围癌周间隙而没有淋巴管侵犯，出现淋巴结转移的概率很高，差异具有统计学意义（$P<0.05$）。因此认为，淋巴管侵犯、淋巴结转移均是 IBC-NST 患者出现大范围癌周间隙的危险因素，出现大范围癌周间隙与 IBC-NST 患者预后差相关，且具有淋巴结转移的 IBC-NST 患者更常见大范围癌周间隙。

【评述】 近年来，随着对乳腺癌预后的不断深入研究，形态学特征“癌周间隙”被部分学者认为是与预后相关的因素。癌周间隙是肿瘤细胞与间质之间的空隙，明确地将肿瘤成分与间质成分分开，是肿瘤细胞 - 间质细胞相互作用的形态学表现。在常规甲醛固定石蜡包埋组织的切片观察中较常见，同淋巴管侵袭、淋巴结转移等预后因素密切相关。该研究的结果表明，IBC-NST 中大范围癌周间隙与患者预后差相关。同时，大范围癌周间隙的出现预示了肿瘤的侵袭能力（如肿瘤更容易出现淋巴管侵犯和转移）更强。癌周间隙只是肿瘤生物学行为在病理形态学上的表现之一，对评估患者预后有很好的辅助作用。但乳腺癌中导致大范围癌周间隙的潜在分子水平的变化，以及其与淋巴管侵犯之间的关系，目前还不清楚，还需要深入地去研究。

（刘月平　杨向红）

文选 207

【题目】 **基质金属蛋白酶 -26 在人脑胶质瘤血管新生中的作用**

【来源】 临床与实验病理学杂志，2017，33（6）：623-627

【文摘】 该研究探讨 MMP-26 在人脑胶质瘤血管新生中的作用及可能的作用机制。用 MMP-26 质粒和 pc-DNA3.1 空质粒稳定转染人胶质瘤细胞株 U251，构建裸鼠异种移植瘤模型，进而构建体外基于人肿瘤组织块的三维血管生成模型，观察 MMP-26 转染组（U251-MMP-26）、空载组（U251-pc DNA3.1）和未转染组（U251）的新生血管，统计有血管生成孔所占的百分比（I%），以及根据新生血管的长度和密度用半定量法对新生血管进行评分（血管生成分数 AI，0～16 分）；采用 RT-PCR 法和免疫组化法测定 U251-MMP-26、U251-pc DNA3.1 和 U251 中 MMP-26 和 VEGF mRNA 和蛋白的表达；免疫组化法测定 CD31 在纤维蛋白 - 凝血酶胶基质血管内皮细胞中的定位。结果显示，免疫组化检测内皮细胞标志物 CD31 为阳性，证明侵入纤维蛋白原 - 凝血酶胶基质中的成分为内皮细胞来源；

U251-MMP-26 组血管长、密度大，所占面积大，而 U251-pc DNA3.1 组和 U251 组血管短，密度小，所占面积小；U251-MMP-26 组在第 14 天的 I% 和 AI 高于 U251-pc DNA3.1 组和 U251 组（$P<0.05$）；U251-MMP-26 组在 14 天中 I% 和 AI 的发展趋势较 U251-pc DNA3.1 组和 U251 组明显；MMP-26 的 mRNA 和蛋白在 U251-MMP-26 中高表达，VEGF 的 mRNA 和蛋白在 U251-MMP-26 中的表达水平明显强于 U251-pc DNA3.1 组和 U251 组（$P<0.01$）。因此认为，MMP-26 可能通过增强 VEGF 的表达促进人脑胶质瘤的血管新生，可作为抗肿瘤治疗的靶点。

【评述】 该研究发现，MMPs 家族的新成员 MMP-26 能够诱导人脑胶质瘤血管新生，并且可能是通过增强 VEGF 的表达水平实现的。恶性肿瘤的生长和转移依赖血管生成，而 MMPs 家族能通过介导细胞外基质的降解参与血管新生。该研究为临床上通过作用于 MMP-26 抗肿瘤血管生成进而抑制恶性肿瘤转移提供了理论依据。另外，该研究为更直观地观察肿瘤微环境中肿瘤细胞与血管之间的空间关系，取裸鼠移植瘤组织块，构建了三维血管生成模型，为研究肿瘤微环境中血管生成提供了一个很好的实验模型。进一步提出模型应用中合适的营养培养基的配方等，将更有利于该模型的推广应用。

（辛　颖　杨向红）

文选 208

【题目】 **气腔内播散与肺腺癌患者临床病理学特征及预后之间的相关性分析**

【来源】 中华病理学杂志，2017，46（5）：303-308

【文摘】 该研究探讨肿瘤细胞气腔内播散（spread through air spaces，STAS）与肺腺癌患者临床病理学特征、分子学特征及患者预后之间的关系。收集确诊的肺腺癌患者手术切除标本，选择具有完整临床病理学资料及随访资料的肺腺癌 288 例，将病例分为 STAS 阳性组（178 例）和 STAS 阴性组（110 例）。表皮生长因子受体（EGFR）、*KRAS* 基因突变采用突变扩增阻滞系统（ARMS）方法进行检测，间变性淋巴瘤激酶（ALK）及 *ROS*1 基因融合采用荧光原位杂交（FISH）方法进行检测。分析 STAS 与患者临床病理学特征、分子学特征及生存之间的关系。结果显示，STAS 存在于 61.8%（178/288）的肺腺癌病例中，STAS 在直径>3 cm 的肿瘤中阳性率明显高于肿瘤直径≤3 cm 的肿瘤（$P=0.009$）。并且存在肿瘤胸膜浸润（$P<0.01$）、血管浸润（$P<0.01$）、淋巴管浸润（$P<0.01$）、神经周围浸润（$P=0.029$）肿瘤中阳性率明显高于无浸润组。另外，具有肿瘤性坏死的肿瘤中 STAS 阳性率高于肿瘤坏死阴性组（$P<0.01$）。STAS 还与肿瘤复发（$P<0.01$）及更晚的病理学 TNM 分期（$P=0.002$）具有明显相关性，而与患者性别、年龄及有无吸烟史无关。组织学类型分析结果显示，STAS 在腺泡型、乳头型、附壁型、实性型及微乳头型腺癌中的阳性率分别为 58.0%（91/157）、67.6%（50/74）、33.3%（2/6）、64.3%（27/42）及 88.9%（8/9）。另外在存在微乳头成分与不存在微乳头成分（>5%）腺癌中的阳性率分别为 80.9%（55/68）和 55.9%（123/220，$P<0.01$）。分析不同基因亚型肺腺癌中 STAS 的存在情况，STAS 在 EGFR 突变阴性组患者中阳性率明显高于阳性组（$P=0.034$），在 *ALK* 基因重排阳性患者中阳性率明显高于基因重排阴性患者（$P=0.003$），在 *ROS*1 基因重排阳性患者中阳性率也明显高于 ROS1 阴性患者（$P=0.012$），而与 *KRAS* 基因突变无明显相关性。单因素生存分析结果显示，STAS 阳性患者具有更短的无进展生存期（$P<0.01$）及总生存期（$P=0.013$）。多因素分析证实

了 STAS 可以作为一个独立的预后因素预测患者的无进展生存（*HR*=2.749，95%*CI*：1.550～4.876，*P*=0.001）。因此认为，肺腺癌中存在 STAS 提示肿瘤具有高度侵袭和复发行为，并且是影响预后的重要因素。另外，STAS 与 *EGFR* 突变、*ALK* 及 *ROS*1 基因重排具有相关性。

【评述】 STAS 为新版 WHO 新增加的一种浸润方式，本研究探讨了肿瘤细胞 STAS 与肺腺癌患者临床病理学特征、分子学特征及患者预后之间的关系。发现肺腺癌中存在 STAS 提示肿瘤具有高度侵袭和复发行为，并且是影响预后的重要因素。另外，STAS 与 *EGFR* 突变、*ALK* 及 *ROS*1 基因重排具有相关性。

（辛　颖　张　波）

文选 209

【题目】 **HBXIP 过表达在胃癌预后评估中的作用及意义**

【来源】 中华病理学杂志，2017，46（2）：88-92

【文摘】 该研究探讨乙型肝炎病毒 X 蛋白结合蛋白（HBXIP）在胃癌细胞株 AGS 中的定位及其过表达与胃癌患者临床病理参数及预后的关系。采用免疫荧光技术检测 HBXIP 在胃癌细胞株 AGS 的定位，采用免疫组织化学 EnVision 法检测 HBXIP 在 97 例胃癌组织、41 例癌旁非瘤组织和 13 例正常胃黏膜上皮组织中的表达，并分析 HBXIP 过表达与胃癌患者病理参数及预后评估之间的关系。免疫荧光、免疫组织化学结果显示，HBXIP 主要定位于胃癌细胞的细胞质。免疫组织化学结果显示，HBXIP 蛋白在胃癌组织中表达阳性率和强阳性率分别为 68.0%（66/97）和 49.5%（48/97），显著高于癌旁非瘤组织（48.8%，20/41；36.6%，15/41）和正常胃黏膜上皮组织（2/13，1/13；*P* 均<0.05）。卡方检验结果显示，HBXIP 表达水平与胃癌患者分化程度、有无淋巴结转移密切相关（*P* 分别为 0.007 和 0.041）。Kaplan-Meier 生存分析表明，HBXIP 高表达胃癌患者总生存期显著低于 HBXIP 低表达的患者（*P*=0.015）。因此认为，HBXIP 表达主要定位于细胞质，表达水平与胃癌的发生发展及预后密切相关。HBXIP 表达水平可成为预测胃癌患者预后的重要指标。

【评述】 该研究通过分析乙型肝炎病毒 X 蛋白结合蛋白 HBXIP 在胃癌细胞株 AGS 中的定位及其过表达与胃癌患者临床病理参数及预后的关系，发现 HBXIP 为胃癌的早期诊断及预后评估的有效检测指标及分子靶点，将其应用于临床可为患者临床诊断及预后判定提供重要指导。且其与胃癌之间的相关研究现今国内外尚少见文献报道，具有一定的创新性。目前，本研究仅初步研究了 HBXIP 在胃癌中的表达情况，但作为新发现的癌基因、癌蛋白，其功能与作用机制并未明确阐明，需要进一步深入探讨和分析。

（辛　颖　张　波）

文选 210

【题目】 **甲状腺乳头状癌中 BRAF 基因突变与相关蛋白表达的相关性**

【来源】 诊断病理学杂志，2017，24（4）：270-273

【文摘】 该研究分析甲状腺乳头状癌（PTC）中 *BRAF* 基因突变和 D2-40、CK19、cyclinD 1 蛋白表达的临床意义。应用扩增阻碍突变系统（ARMS 法）检测 63 例 PTC 和 34 例甲状腺乳头状增生组织中 *BRAF* 基因突变的情况；应用免疫组化 SP 法检测上述组织中 D2-40、CK19、cyclinD 1 蛋白的表达水平，分析其相关性。结果显示，*BRAF* 基因突变率和 D2-40、CK19 和 cyclinD 1 蛋白阳性率在甲状腺乳头状癌组中显著高于乳头状增生组（$P<0.05$）；在甲状腺乳头状癌组中，*BRAF* 基因突变率和 D2-40、cyclinD 1 蛋白阳性率在淋巴结转移组高于无淋巴结转移组（$P<0.05$）；CK19 蛋白阳性率在甲状腺乳头状癌中有、无淋巴结转移组之间差异不显著（$P>0.05$）。因此认为，*BRAF* 基因突变和 D2-40、CK19、cyclinD 1 蛋白表达的联合检测有助于甲状腺乳头状癌与甲状腺乳头状增生的诊断与鉴别诊断，同时可作为预测甲状腺乳头状癌预后的重要指标。

【评述】 该研究应用扩增阻碍突变系统（ARMS 法）及免疫组化 SP 法检测甲状腺乳头状癌和乳头状增生中 *BRAF* 基因和 D2-40、CK19、CyclinD1 蛋白表达情况，方法科学有效，国内外甲状腺乳头状癌 *BRAF* 基因相关报道较多，在甲状腺良性及恶性乳头状病变的鉴别诊断中，应用以上 3 种抗体及 *BRAF* 基因的联合分析可增加诊断的准确性，并有助于认识甲状腺乳头状癌的发生发展机制，该研究实用性强，较为先进，可作为病理科常规的检测项目，为临床医师更好的评价患者的预后及疾病治疗提供新的线索、途径。

（辛　颖　张　波）

文选 211

【题目】 免疫细胞化学对浆膜腔积液中胃腺癌细胞、间皮细胞及恶性上皮型间皮瘤细胞鉴别诊断的应用价值

【来源】 中华病理学杂志，2018，47（3）：180-185

【文摘】 该研究探讨细胞蜡块切片免疫细胞化学染色检测几种标志物，对胃癌患者腹水中腺癌细胞及浆膜腔积液中恶性上皮型间皮瘤细胞诊断与鉴别诊断的临床应用价值。收集住院患者 182 例，于接受任何治疗前采集的腹水。其中，胃癌腹水 98 例，良性疾病腹水 74 例，恶性上皮型间皮瘤浆膜腔积液 10 例。应用免疫细胞化学 SP 法检测葡萄糖转运蛋白 1（GLUT1）、尾型同源框基因 2（CDX2）、绒毛蛋白（Vilin）、神经特异性钙结合蛋白（calretinin，CR）及 Wilms 抑癌基因 1（WT1）在 98 例胃癌患者腹水中的腺癌细胞和 74 例良性疾病腹水中的反应性间皮细胞的表达，以及 GLUT1、CR 和 WT1 在 10 例恶性上皮型间皮瘤浆膜腔积液中瘤细胞的表达。结果显示，GLUT1、CDX2 和 Villin 检测腺癌细胞的敏感性分别为 91.8%（90/98）、68.4%（67/98）和 88.8%（87/98），特异性分别为 95.9%（71/74）、100.0%（74/74）和 100.0%（74/74）；CR 和 WT1 检测间皮细胞的敏感性分别为 93.2%（69/74）和 79.7%（59/74），特异性分别为 96.9%（95/98）和 100.0%（98/98）；GLUT1、CR 和 WT1 在浆膜腔积液中检测恶性上皮型间皮瘤细胞的敏感性分别为 9/10、9/10 和 7/10；GLUT1、CDX2、Villin、CR 及 WT1 在胃腺癌细胞和反应性间皮细胞之间的阳性率差异具有统计学意义（$P<0.01$），GLUT1 在浆膜腔积液中恶性上皮型间皮瘤细胞和反应性间皮细胞的阳性率差异具有统计学意义（$P<0.01$）。因此认为，GLUT1、CDX2、Villin、CR 和 WT1 组合鉴别胃癌患者腹水中腺癌细胞和反应性间皮细胞的效果较好，GLUT1、CR 和 WT1 组合鉴别

反应性间皮细胞和恶性上皮型间皮瘤细胞的效果较好。

【评述】 该研究试图通过日常工作中最常用的免疫细胞化学方法检测积液包埋蜡块切片中GLUT1、CDX2、Villin、CR和WT1的表达，以找出最佳组合达到对积液中的胃腺癌细胞、反应性间皮细胞及上皮型间皮瘤细胞鉴别诊断的目的，方法简单，结论可靠，利于日常工作推广，这实际上是一项很有意义的工作。同时，GLUT1作为一种糖摄取相关蛋白在恶性肿瘤的增生过程中起着重要作用，可在多种恶性肿瘤中（包括间皮瘤）检测到其表达，所以其可作为一种恶性肿瘤标志物辅助临床细胞病理/病理诊断，目前国外相关研究已有报道。建议作者收集足够标本深入相关研究工作。

（辛　颖　张　波）

文选 212

【题目】 3382例口腔颌面部恶性肿瘤的临床病理分析

【来源】 中华口腔医学杂志，2018，53（7）：480-483

【文摘】 选取2000年1月至2017年12月在吉林大学口腔医学院经病理确诊的3382例口腔颌面部恶性肿瘤患者的病例资料，统计分析各类肿瘤的发病年龄、性别、部位、病理类型等构成特点，探讨口腔颌面部恶性肿瘤的发病情况及各种肿瘤病理的构成特点。结果显示，口腔颌面部恶性肿瘤患者的中位发病年龄为57岁，51～70岁为高发年龄段，男女比例1.9 ∶ 1.0。原发部位主要为舌、牙龈和口底。肿瘤组织主要来源为上皮、淋巴造血系统、骨及软组织。病理类型以鳞状细胞癌最多见（2203/3382，65.1%），其次为黏液表皮样癌，腺样囊性癌。综上所述，口腔颌面部恶性肿瘤在老年男性中发病率较高，舌部发病者最多，上皮来源肿瘤和鳞状细胞癌分别为组织来源与病理类型的首位。

【评述】 吉林省口腔颌面部恶性肿瘤好发年龄段为51～70岁，以男性发病为主，舌、牙龈和口底是常见的发病部位，病理类型以鳞状细胞癌为主。因此，对于在口腔黏膜，特别是舌、牙龈、口底等部位的溃疡或肿物应提高警惕，做到早发现、早诊断、早治疗。特别要加强老年人的口腔保健工作，戒烟限酒，合理饮食，定期进行口腔健康检查，预防口腔癌的发生。同时，根据最新美国NCCN的指南口腔鳞癌，以及头颈部非角化性鳞癌应该进行P16免疫组化，如≥70可以考虑为HPV相关鳞癌，必要时可以进行HPV检测。头颈部HPV相关鳞癌预后较好。

（辛　颖　张　波）

文选 213

【题目】 儿童急性B淋巴细胞白血病AML1基因检测及其临床意义

【来源】 中华病理学杂志，2016，2：111-112

【文摘】 该研究探讨儿童急性B淋巴细胞白血病（B-ALL）*AML*1基因异常的临床意义。收集患儿骨髓或外周血标本337份及其临床资料和实验室检查结果，应用荧光原位杂交方法检测*TEL*/*AML*1、*c-myc*和*MLL*等基因，观察*AML*1等基因信号模式与临床相关参数的关系。荧光定量PCR法检测*TEL*/*AML*1、*BCR*/*ABL*和*E2A-PBX*1基因。结果显示，337例B-ALL中*TEL*/*AML*1基因阳性者53

例（15.7%），其中 11 例为典型信号；*TEL*/*AML*1 基因阴性 284 例，其中 139 例为典型信号。不典型阳性和阴性信号模式表现为 *TEL*/*AML*1 融合基因阳性伴融合信号增多、*AML*1 基因扩增伴 *TEL* 基因丢失、*AML*1 基因扩增伴 *TEL* 基因拷贝数增多等。337 例 B-ALL 中 *c-myc* 基因 3～4 拷贝 78 例，*BCR*/*ABL* 基因阳性 27 例；*MLL* 基因阳性 21 例；*E2A-PBX*1 基因阳性 15 例；*TEL*/*AML*1、*BCR*/*ABL*、*MLL* 和 *E2A-PBX*1 基因均阴性 221 例（其中 *AML*1 基因扩增 9 例）。9 例 *AML*1 基因扩增 B-ALL 的 *AML*1 基因拷贝数为 5～14，其中 1 例伴有 *TEL* 基因丢失，1 例伴有 *TEL* 基因拷贝数增多。9 例 *AML*1 基因扩增患儿男性 5 例、女性 4 例；年龄为 3～13 岁（平均年龄 7.8 岁，中位年龄 7.5 岁）；主诉为关节疼痛 5 例、发热 3 例、腹胀乏力 1 例；免疫表型为前 B-ALL（5 例）或普通 B-ALL（4 例）；白细胞计数为（1.2～38.5）$\times 10^9$/ L；血小板计数为（7～205）$\times 10^9$/ L，6 例<100 $\times 10^9$/ L。染色体核型：例 1、例 7 和例 8 无核分裂象；例 2 为 48，XXY，+8；例 3、例 4 和例 6 为超二倍体；例 5 和例 9 为正常核型。除例 8 外，其他均存在 *c-myc* 基因 3 拷贝。随访结果，337 例患儿随访了 285 例（其中，*TEL*/*AML*1 基因阳性 49 例、*BCR*/*ABL* 基因阳性 16 例、*MLL* 基因阳性 7 例、*E2A-PBX*1 基因阳性 11 例、*c-myc* 基因 3～4 拷贝 67 例），其中持续完全缓解 226 例（79.3%，其中 *TEL*/*AML*1、*BCR*/*ABL*、*MLL* 和 *E2A-PBX*1 基因均阴性 157 例）、未持续完全缓解 59 例［第 33 天未完全缓解 15 例、治疗中出现肺部或中枢神经系统感染致死亡 5 例（死亡时间为化疗后 0.5～8.0 个月）、完全缓解后复发 39 例（复发时间为缓解后 4～42 个月）］。在随访到的 6 例 *AML*1 基因扩增患者中，复发比例为 2/6，较 *TEL*/*AML*1 融合基因阳性（1/49，2.0%）高，差异具有统计学意义（P =0.029）。*TEL*/*AML*1、*BCR*/*ABL*、*MLL* 和 *E2A-PBX*1 基因均阴性 B-ALL 中 *AML*1 因扩增患者持续缓解比例（4/6）较无 *AML*1 基因扩增患者（153/196，78.1%）略低，差异无统计学意义（P =0.617）。因此认为，*AML*1 基因扩增患者具有独特的临床特点，预后较差，但需要扩大样本量进一步研究。

【评述】 急性 B 淋巴细胞白血病（B-ALL）是一组异质性强的白血病，其预后与多因素有关。基因检测成为危险度分层的指标之一。通过基因的信号模式可以预测 B-ALL 的预后并指导治疗。*AML*1 基因扩增 B-ALL 在已有的报道和该研究的随访结果证实，其预后相对较差，需要更强的化疗方案或骨髓移植来提高患者总体生存率。同时该研究发现 *AML*1 基因扩增 B-ALL 存在与既往文献报道不一致的地方，如未发现染色体结构异常等。这些不同之处是否代表中国 *AML*1 基因扩增 B-ALL 具有独特的临床病理特征有待进一步研究。

（徐 姗 张冠军）

文选 214

【题目】 **儿童肾母细胞瘤病理诊断共识**

【来源】 中华病理学杂志，2017，46：149-154

【文摘】 肾母细胞瘤（WT）是儿童最常见的恶性实体瘤之一，占 15 岁以下儿童恶性肿瘤的 4%～7%，儿童肾肿瘤约 90% 是 WT。目前，国际上多采用以手术切除为主、辅以化疗或放疗等综合性的治疗方法，使得 WT 的生存率提高到 90%。由于病理诊断与分型是 WT 治疗的基础与关键，但全国统尚未形成统一的方案，目前国内越来越多的儿童医院采用 COG 的治疗方案，也有少数单位采用 SIOP 的治疗方案，故有必要规范 WT 的病理诊断。作者综合多家儿童医院的临床及病理专家共同参加专题研讨会、结合各自临床病理诊断实践及研究成果，并参考了国内外有关文献，主要就 WT 的术前诊断、手术切除标本规范化取材、病理组织形态学诊断、免疫组化表达及分子遗传等达成共识，更好地应用于临床，有助于提高病理诊断水平。

【评述】 儿童 WT 是儿童最常见的肾恶性肿瘤，目前采用以手术切除为主、辅以化疗或放疗等综合性的治疗方法，使得 WT 的生存率提高到 90%。病理诊断是 WT 治疗的基础与关键，作者综合多家儿童医院的临床及病理专家共同参加专题研讨会、结合各自临床病理诊断实践及研究成果，主要就 WT 的术前诊断、手术切除标本和穿刺标本规范化取材、病理组织形态学诊断分型、免疫组化表达及分子遗传等达成共识，有助于提高病理诊断水平，达到精准诊疗的目的。该研究目的明确，诊断标准明确，数据真实可靠，操作性强，具有一定的科学性，不足之处在于图片较少，有些罕见分型叙述不完整，还需要进一步积累资料补充完善。

（徐　姗　张冠军）

文选 215

【题目】 **钙视网膜蛋白和乙酰胆碱酯酶在新生儿先天性巨结肠症直肠黏膜活检病理诊断中的应用**

【来源】 中华小儿外科杂志，2018，39：688-692

【文摘】 该研究探讨钙视网膜蛋白（calretinin，CR）和乙酰胆碱酯酶（acetylcholinesterase，AchE）在新生儿先天性巨结肠症（Hirschsprung's disease，HSCR）直肠黏膜活检病理诊断中的应用价值。收集 2015 年 1 月至 2016 年 1 月新生儿直肠黏膜活检标本 62 例。62 例患儿均有出生后反复出现腹胀、便秘、胎便延迟和（或）呕吐等症状，临床诊断或疑诊 HSCR。其中，男 47 例，女 15 例；年龄为 3～28 天，平均 17 天。在显微镜下观察黏膜下神经节细胞和神经纤维直径，免疫组织化学标记 CR 和酶组织化学染色 AchE。根据直肠黏膜活检标本黏膜下 HE 染色有、无神经节细胞将患儿分为非 HSCR 组和 HSCR 组，比较 2 组 CR 和 AchE 的表达。结果显示，HSCR 组（49 例）无髓鞘神经纤维直径在 30～70μm，平均 49.6μm；其中直径≥40μm 42 例（85.7%），＜40μm 7 例（14.3%，30～38μm）；CR 无阳性表达患儿；AchE 阳性 45 例（91.8%），阴性 4 例（8.2%）。非 HSCR 组（13 例）无髓鞘神经纤维直径＜25μm 12 例（92.3%）；神经纤维直径 35μm 1 例（7.7%）；CR 阳性 13 例（100%）；AchE 阳性 1 例（7.7%），阴性 12 例（92.3%）。CR 表达在 HSCR 诊断中的敏感性和特异性为 100%（12/12）、98.0%（49/50）；阳性预测值为 92.3%（12/13），阴性预测值为 100%（49/49）。AchE 在 HSCR 诊断中的敏感性和特异性分别为 93.9%（46/49）和 100%（12/12），阳性预测值 100% 为（46/46），阴性预测值为 75.0%（12/16）。因此认为，直肠黏膜活检 HE 染色结合 CR 和 AchE 的病理诊断，有助于提高新生儿 HSCR 病理诊断准确率，具有较好的应用价值。

【评述】 HSCR 是儿童常见的消化系统先天性畸形，临床主要表现为新生儿排便延迟或婴幼儿及儿童严重便秘等。由于新生儿的临床症状常不典型，可导致临床诊断延迟或漏诊。目前，直肠黏膜活检仍是 HSCR 术前病理诊断的可靠方法。但新生儿常伴有结肠炎及肠神经元发育未成熟，或活检组织标本取材太小，给常规病理诊断带来困难。这时结合免疫组织化学检测 CR 及酶组织化学检测 AchE，发现 CR 表达在 HSCR 诊断中的敏感性和特异性为 100%，AchE 在 HSCR 诊断中的敏感性和特异性分别为 93.9% 和 100%，故对 HSCR 的诊断有重要的价值，可提高新生儿 HSCR 病理诊断准确率，具有较好的临床应用价值。该研究立意新颖，方法先进，具有一定的科学性，不足之处在于 CR、AchE 在 HSCR 作用机制尚不明确，缺少相关的研究，还需要进一步积累相关的资料进行深入研究。

（徐　姗　张冠军）

文选 216

【题目】 RT-qPCR 法定量检测乳腺癌 FFPE 样本 ER、PR、HER2、Ki-67 表达的初步分析

【来源】 临床与实验病理学杂志，2018，34（9）：968-971

【文摘】 该研究初步探索实时荧光定量 PCR（RT-qPCR）法与免疫组织化学（IHC）法检测乳腺癌福尔马林固定石蜡包埋（formalin fixed and paraffin embedded，FFPE）样本 ER、PR、HER2、Ki-67 的一致性及评估 RT-qPCR 法的应用前景。纳入术前穿刺诊断为乳腺浸润性导管癌、临床病理资料完整、肿瘤成分＞20% 的 FFPE 样本 73 例。RT-qPCR 采用人乳腺癌分子分型定量检测试剂盒（MammaTyper）检测。结果显示，RT-qPCR 法与 IHC 法的一致率 ER、PR、HER2、Ki-67 分别为 90.41%、87. 67%、84. 93%、94. 52%；一致性分析 *Kappa* 分别为 0. 777 5、0. 752 2、0. 701 2、0. 800 8。因此认为，RT-qPCR 法与 IHC 法检测 ER、PR、HER2、Ki-67 具有较高的一致性；但在检测 ER、PR 和 HER2 时应注意导管原位癌和残存乳腺组织的可能影响，并进一步扩大检测样本量，不断优化 RT-qPCR 的截断值。与 ER、PR 和 HER2 相比，RT-qPCR 法检测 Ki-67 可能具有更好的应用前景。

【评述】 乳腺癌免疫组化方法的近似分子分型在业内广泛应用，但 IHC 技术本身的半定量性质和阅片医师的主观性影响了 IHC 近似分子分型的精准决策。课题组利用 RT-qPCR 方法技术成熟、有更好的重复性，探索 RT-qPCR 技术检测乳腺癌 FFPE 样本 *ESR1*、*PgR*、*HER2*、*MKI67* 表达的应用前景，尤其是对 Ki-67 等免疫组化难以精确判读的指标上。研究成果为 2 种方法具有较高的一致性；在检测 ER、PR 和 HER2 时应注意导管原位癌和残存乳腺组织的可能影响，并进一步扩大检测样本量，不断优化 RT-qPCR 的截断值；RT-qPCR 法检测 Ki-67 可能具有更好的应用前景。

（陈　铌　张冠军）

文选 217

【题目】 原发性阑尾黏液性肿瘤 46 例临床病理分析

【来源】 中华病理学杂志，2016，45（7）：478-479

【文摘】 阑尾黏液性肿瘤分为低级别黏液性阑尾肿瘤（LAMN）和黏液腺癌，腹膜假黏液瘤（PMP）分为高级别（PMP-H）和低级别（PMP-L）。局限性 PMP 发生在阑尾周围并通常位于右髂窝内。该研究对 46 例阑尾黏液性肿瘤及其伴发的 PMP 病例进行临床病理特征分析。

【评述】 原发性阑尾黏液性肿瘤是少见的富于细胞外黏液的阑尾上皮源性肿瘤，具有以胶质黏蛋白的形式扩散到腹膜及腹腔脏器而导致腹膜假黏液瘤的潜能，之前的命名和分类比较混乱。2010

年第4版WHO消化系统肿瘤分类将阑尾黏液性肿瘤分为低级别阑尾黏液性肿瘤（LAMN）和黏液腺癌，同时将腹膜假黏液瘤分为高、低级别。目前，LAMN的诊断名称已被广泛接受，而2019年第5版WHO消化系统肿瘤分类也进一步分为LAMN、高级别黏液性肿瘤和黏液腺癌（含印戒细胞癌）。LAMN组织学特点为低级别黏液上皮呈绒毛状、管状、锯齿状、波浪状或平坦状排列，其黏膜下层及黏膜肌层通常萎缩，显示肿瘤位于纤维组织上，同时不应见到显著的促纤维增生反应。高级别黏液性肿瘤和黏液腺癌都是高级别的黏液上皮肿瘤，区别在于是否出现间质浸润。主要的鉴别诊断包括大肠型经典腺瘤、锯齿状病变、阑尾憩室及子宫内膜异位等。腹膜假黏液瘤是一个描述性术语，用以形容腹腔内的黏液性腹水或黏蛋白沉积，WHO分类分为高、低级别。腹膜假黏液瘤不是一个独立的肿瘤实体，阑尾黏液性肿瘤是其产生的主要原因，但也不是所有阑尾黏液性肿瘤都会产生腹膜假黏液瘤。LAMN所致腹膜假黏液瘤可发生于腹腔的任何位置，但常局限于阑尾周围，组织学上可以是无细胞性的，也可表现为低级别上皮。而通常高级别黏液性肿瘤和黏液腺癌所致为高级别腹膜假黏液瘤。该研究总结了46例病例的临床病理特征，希望指出在日常工作中对阑尾黏液性肿瘤和腹膜假黏液瘤进行准确的组织学分级是非常重要的。临床以腹膜假黏液瘤为首发表现时，应注意重点检查阑尾病变情况，病理对假黏液瘤也应充分取材切片检查其上皮成分；因为高级别病变意味着较差的预后，局限性及无细胞性假黏液瘤患者预后通常较好。高级别肿瘤、黏液腺癌和高级别假黏液瘤假患者也可能从化疗中获益。

（陈　锟　张冠军）

文选 218

【题目】 **异常表达CD56的弥漫性大B细胞淋巴瘤临床病理观察**

【来源】 中华病理学杂志，2016，2：78-82

【文摘】 该研究探讨异常表达CD56的弥漫性大B细胞淋巴瘤（DLBCL）的临床病理学特点及意义。对10例异常表达CD56的DLBCL患者的临床病理资料进行分析，并行免疫组织化学染色、EBER原位杂交及*IgH*和*Igκ*基因重排检测。结果显示，10例$CD56^+$DLBCL，男性6例，女性4例，中位年龄46岁，均为结外病变，且消化道受累多见（5/10）。浸润的细胞以中心母细胞样细胞（7/10）为主，呈弥漫浸润性生长，可见凋亡（10/10）及肿瘤性坏死（4/10）。肿瘤细胞表达B细胞分化抗原CD20、CD79α，同时表达CD56，Hans分型5例为生发中心B细胞型，5例为非生发中心B细胞型，9/10表达Bcl-6，Ki-67阳性指数高（60%～100%）。肿瘤细胞均不表达CD3ε、CD138和颗粒酶B。7例行EBER 1/2原位杂交均为阴性。6例行基因重排检测，检出*IgH*及*Igκ*基因单克隆性重排条带分别为4例及3例。8例获随访结果，2例确诊后5～13个月死于疾病进展，6例经治疗后存活8～60个月。因此认为，DLBCL异常表达CD56少见，多累及结外部位，常伴Bcl-6表达及较高的增生活性，患者对化疗反应敏感。CD56在DLBCL异常表达的机制及预后意义尚不清楚，需积累病例进行研究与评价。

【评述】 在造血干细胞分化成熟的过程中，分化抗原有序、稳定的表达提示造血细胞的分化方向及所处的分化阶段。在淋巴造血组织肿瘤中，瘤细胞常失去正常细胞的免疫表型，出现抗原丢失与异常表达。B 细胞淋巴瘤中可出现 CD2、CD3、CD5 等 T 细胞分化抗原异常表达，但异常表达 NK 细胞标志 CD56 却鲜有报道。课题组回顾性总结了 10 例异常表达 CD56 的弥漫性大 B 细胞淋巴瘤的临床病理学特点和免疫表型，发现其可能是一类具有较高增生活性的侵袭性 B 细胞淋巴瘤，多数病例累及结外部位，常伴 Bcl-6 表达，对化疗反应较敏感。在日常实践工作中，B 细胞淋巴瘤异常表达 CD56 需首先考虑浆母细胞淋巴瘤、浆细胞骨髓瘤等；弥漫性大 B 细胞淋巴瘤异常表达 CD56 少见，其具体机制及意义尚需积累更多的病例予以研究及评估。

（陈　锟　高　鹏）

文选 219

【题目】 琥珀酸脱氢酶缺陷型胃肠道间质瘤的临床病理特征观察

【来源】 中华病理学杂志，2016，45（3）：153-158

【文摘】 该研究探讨琥珀酸脱氢酶缺陷型胃肠道间质瘤（GIST）的临床病理特征。应用免疫组织化学 EnVision 法检测琥珀酸脱氢酶亚单位 B（SDHB）在 192 例 GIST 患者肿瘤组织中的表达情况，对其中 SDHB 缺陷型 GIST 的临床病理特征进行分析，并进行 CKIT 基因第 9、11、13、17 号外显子和血小板源性生长因子受体 α（*PDGFRA*）基因第 12 和 18 号外显子的基因检测及随访。结果显示，192 例 GIST 中 7 例 SDHB 蛋白缺陷（阴性），占 3.6%（7/192）。这 7 例患者中男性 4 例，女性 3 例；年龄 35～84 岁（中位年龄 56 岁，平均年龄 60 岁）；其中 6 例发生于胃，1 例发生于肠系膜。组织学特征：混合细胞型 4 例，上皮样细胞型 3 例；发生于胃壁的肿瘤在肌层内呈多结节状或丛状生长，瘤细胞丰富，胞质弱嗜碱性，胞质中可见空泡。5 例发生淋巴结转移，其中 1 例还发生肝及胰腺转移，其余 2 例无转移。7 例 SDHB 蛋白缺陷型 GIST 均未发现 *CKIT* 和 *PDGFRA* 基因突变。3 例获访，随访时间 24～127 个月，其中 2 例无肿瘤复发，1 例于术后 24 个月死亡（原因不明）。因此认为，SDHB 蛋白缺陷型 GIST 具有独特的临床病理特征，均为野生型病例，且预后较好。

【评述】 胃肠道间质瘤（GIST）是胃肠道最常见的间叶源性肿瘤，其中绝大部分存在 *CKIT* 或 *PDGFRA* 基因突变，并对分子靶向药物酪氨酸激酶抑制剂 - 甲磺酸伊马替尼敏感，但约 85% 的儿童病例和 15% 的成人病例未发现 *CKIT* 或 *PDGFRA* 基因突变（称为野生型 GIST），野生型 GIST 主要包括：① Carney-Stratakis 综合征；② Carney 三联征；③神经纤维瘤病 1 型相关的 GIST；④儿童型 GIST；⑤小部分散发性成人型 GIST。野生型 GIST 对甲磺酸伊马替尼（格列卫）的治疗反应不佳，因此，总结野生型 GIST 病例的临床病理特征，寻找便于病理诊断的免疫组织化学标志物，必将对该疾病的准确、及时诊断，以及指导临床对其更具针对性地治疗打下坚实基础。Carney-Stratakis 综合征包括副神经节瘤和 GIST，其特征有：患者中男女比例相当，平均发病年龄 23 岁，GIST 多发生于胃部，发病机制与 *SDHB*、*SDHC* 和 *SDHD* 基因突变有关，但无 *CKIT* 或 *PDGFRA* 基因突变，琥珀酸脱氢酶亚单位 B（SDHB）免疫组织化学染色阴性，对甲磺酸伊马替尼治疗无效。Carney 三联征是一种多发性内分泌肿瘤综合征，包括肺软骨瘤、副神经节瘤及 GIST；其中大部分（88%）患者是女性，平均年龄 22 岁，GIST 原发于胃部，多是上皮样细胞型；与 *CKIT* 基因或 *PDGFRA* 基因突变无关；这些病例 SDHB 免疫组织化学染色阴性，甲磺酸伊马替尼治疗无效。本研究作者在 192 例散发性 GIST

中通过免疫组化染色方法发现了 SDHB 蛋白缺陷型病例 7 例，发生率为 3.6%（7/192），发生于胃壁的肿瘤在肌层内呈多结节状或丛状生长，其中 5 例发生淋巴结转移。7 例 SDHB 蛋白缺陷型 GIST 均未发现 *CKIT* 和 *PDGFRA* 基因突变，得出结论认为 SDHB 蛋白缺陷型 GIST 具有独特的临床病理特征，均为野生型病例且预后较好。因此，临床病理诊断过程中，准确识别出 SDHB 缺陷型 GIST 病例至关重要，能更好地指导临床治疗。

（陈　锟　高　鹏）

文选 220

【题目】 全片数字化图像在诊断细胞病理学中的应用

【来源】 中华病理学杂志，2017，46（8）：581-585

【文摘】 远程病理学应用于临床初始诊断肇始于远程细胞病理学。1973 年，一艘停泊在巴西的轮船通过卫星远距离向华盛顿传送了一例 17 岁男孩的骨髓及外周血涂片的黑白图像及相关临床资料，并获得了及时的诊断及治疗。1986 年，Weinstein 在 *Human Pathology* 发表评论文章，首次提出了远程病理会诊的设想，同时其在芝加哥的研究团队研发了远程病理学软件及实时动态远程病理学工作站，并成功利用卫星传输图像。

【评述】 细胞病理学诊断是病理学中最早使用数字化技术的领域，随着全数字切片扫描（whole slide image，WSI）技术的出现，进一步推动了细胞病理学的数字化进程。根据细胞学诊断的特点，本研究首先总结了全数字切片制作在细胞学制片与扫描的技术要求，同时重点综述了 WSI 在细胞学图像的保存，初始诊断，专家远程会诊、远程教育、标本质量评估、质量控制、能力测试、资料保存等方面的应用。以及完成 WSI 后，人工智能技术在液基细胞学辅助诊断中的率先应用，用于完成临床宫颈细胞学筛查，从而报道了第一个人工智能在病理学诊断中使用的成功案例。细胞学的 WSI 获取较组织学更富挑战性，这也是数字病理学中细胞学较组织学发展滞后的原因。但可以预见，在突破细胞学 WSI 制作瓶颈后，结合前期液基细胞学计算机辅助诊断系统中的技术基础和临床应用基础，将使细胞学的计算机图像分析和辅助诊断的发展及推广方面领先于组织学数字病理。

（陈　锟　高　鹏）

文选 221

【题目】 先天性中胚层肾瘤临床病理和分子遗传学分析

【来源】 临床与实验病理学杂志，2017，33（4）：645-648

【文摘】 该研究探讨先天性中胚层肾瘤（congenital mesoblastic nephroma，CMN）的临床病理特征和分子遗传学改变。回顾性分析 9 例 CMN，总结其组织病理形态、免疫组织化学标志及 *ETV6* 基因易位 FISH 检测结果。结果显示，9 例 CMN 均为 2 岁以内的患儿，其中 8 例小于 1 岁。肿瘤平均直径为 9.5 cm（3.2～15.0 cm）。经典型 3 例，细胞型 5 例，混合型 1 例；其中 5 例可见囊性变，2 例可见软骨岛。与经典型相比，细胞型 CMN 的肿瘤直径常更大，易出现出血、坏死，核分裂象更多见。免疫表型：肿瘤细胞表达 vimentin，余未见特异性阳性标志，且均不表达 WT-1。其中 5 例（4 例细胞型和 1 例混合型）行 *ETV6* 基因易位 FISH 检测，3 例细胞型 CMN 检出 *ETV6* 基因易位，1 例细胞型和 1 例混合型 CMN 未检出 *ETV6* 基因易位。2 例失访，7 例随访 5～46 个月，均未见复发。因此认为，CMN 为少见的婴幼儿肾肿瘤，具有独特的临床病理学特征，细胞型 CMN 有特异的 *ETV6* 基因易位。CMN 多预后良好，需与其他儿童肾恶性肿瘤鉴别。

【评述】 先天性中胚层肾瘤是主要见于婴幼儿的少见肾肿瘤，约占儿童肾肿瘤 3%，男性发病率略高于女性。90% 以上 CMN 在 1 岁以内确诊，仅少数病例可见于年长儿。因此，对于婴儿肾肿瘤，需要对 CMN 有足够的重视，并进行鉴别诊断。如对其认识不足，易误诊为其他肿瘤，尤其是肾母细胞瘤。课题组分析了 9 例 CMN 的临床病理学特征、免疫表型和 *ETV6* 基因检测结果，并结合随访资料和文献探讨其发病机制、临床病理学特征、诊断及鉴别诊断。CMN 以无痛腹部包块为主要临床表现。影像学检查提示，肾区低密度或密度不均性占位，部分病例有囊性变或钙化。根据其病理形态，CMN 可分为经典型、细胞型和混合型。与经典型相比，细胞型 CMN 的肿瘤体积多更大，易出血、坏死，核分裂象更多见。肿瘤细胞常表达 vimentin，但不表达 WT-1。细胞遗传学研究显示，细胞型 CMN 常有 12 号和 15 号染色体转位，导致位于 12pl3 的 *ETV6* 基因与位于 l5q25 上的 *NTRK3* 基因融合，可通过 FISH 法检测 *ETV6* 基因易位或 RT-PCR 法检测 ETV6-NTRK3 融合基因。儿童肾肿瘤中需与 CMN 鉴别的主要有肾母细胞瘤、肾透明细胞肉瘤和横纹肌样瘤等恶性程度较高的肿瘤。目前，CMN 的主要治疗手段是患肾完整切除，对于是否需要辅助化疗尚存争议。研究成果表明，CMN 具有独特的临床病理学特征，细胞型 CMN 有特异的 *ETV6* 基因易位。CMN 多预后良好，需与其他儿童肾恶性肿瘤相鉴别。

（陈　铌　高　鹏）

文选 222

【题目】 非小细胞肺癌中磷酸化 FRK 蛋白的表达及预后分析

【来源】 临床与实验病理学杂志，2017，33（5），525-529

【文摘】 该研究探讨非小细胞肺癌（NSCLC）中磷酸化 FRK（p-FRK）蛋白的表达及其预后分析。应用免疫组化 En Vision 两步法检测 162 例 NSCLC 组织及其远端对照组织中 p-FRK 蛋白的表达水平，并分析 p-FRK 蛋白表达与 NSCLC 患者临床病理特征的相关性，评价 p-FRK 在 NSCLC 患者预后中的价值。结果显示，p-FRK 蛋白在 NSCLC 中的阳性率明显高于远端对照组织（51.9% *vs.* 11.7%，$P=0.001$）。p-FRK 蛋白阳性水平与 NSCLC 病理组织类型、淋巴结转移、pTNM 分期均显著相关（$P<0.05$）。Kaplan-Meier 生存分析显示，p-FRK 表达水平与患者术后总生存率呈负相关（$X^2=17.849$，$P<0.001$）。多因素生存分析显示，p-FRK 蛋白是 NSCLC 患者术后不良预后的独立预测因素（$HR=0.496$，95% CI：0.295～0.836，$P<0.05$）。因此认为，p-FRK 阳性患者预后较差，有望成为 NSCLC 患者预后判断的新型标志物。

【评述】 肺癌是我国发病率及病死率均居第一位的恶性肿瘤。非小细胞肺癌是肺癌中最为常见的类型，约占肺癌总数的85%，肺癌的5年生存率为18%。多项研究表明Src激酶家族在众多信号转导通路中有关键性的作用，参与肿瘤细胞的增生、分化、迁移、黏附和凋亡，与肿瘤的发生发展、转移及预后密切相关。FRK是Src激酶家族成员之一，在不同的肿瘤中扮演不同角色，在肝癌和胰腺癌研究中FRK高表达可促进癌细胞侵袭，而在脑胶质瘤中FRK抑制肿瘤的生长。课题组研究发现，FRK的磷酸化蛋白p-FRK在远端对照组织中的表达水平远低于其在NSCLC组织中表达水平，p-FRK在腺癌中阳性表达率高于鳞癌。伴淋巴结转移的肿瘤组织中p-FRK蛋白表达水平明显高于无淋巴结转移的肿瘤组织，NSCLC肿瘤组织中p-FRK阳性表达水平与患者p-TNM分期呈显著正相关，淋巴结转移、p-TNM分期、p-FRK表达水平均纳入Cox回归模型进行多因素统计分析，课题组发现p-FRK表达（$P<0.01$）是NSCLC患者预后的独立影响因素，从而提示p-FRK可能成为判断NSCLC患者不良预后的标志物之一。

（陈　铌　高　鹏）

文选223

【题目】 **一种用于病理切片封固剂快速干燥的方法**

【来源】 临床与实验病理学杂志，2017，33（10）：1165-1166

【文摘】 封固也叫封片，是制作常规组织切片标准步骤的最后一道工序，封片的过程是将染色好的切片用封固剂封固起来，即把盖玻片与载玻片用封固剂黏合在一起。切片完全干燥的衡量标准是在用2根手指较用力搓时，盖玻片与载玻片间不应有滑动。此后可将切片竖立，前后叠放，相互不会粘连。

【评述】 封片是制作常规组织切片标准步骤的最后一道工序，目前主要是使用中性快干胶将盖玻片与载玻片黏合在一起，目前在使用中最大的缺点就是凝固和干燥时间长，国内病理实验室多采用常温自然干燥法，需将切片单层平放7～14天，费时，且会占用许多空间。虽然现在已经有胶带式自动封片机，但因为费用昂贵，并未在国内病理实验室得到推广使用。使用新的方法和设备缩短病理切片制作过程中中性快干胶的干燥时间，对于病理切片的制作来说有着重要的意义。而在目前国内大多数文献中，有关封片步骤的研究报道极少，更极少有报道研究加快中性快干胶干燥的方法或设备。针对中性快干胶干燥的过程主要是溶剂的蒸发及胶体的凝固，在该研究中，研究团队自主研发了供病理切片干燥专用紫外真空加热干燥箱，一方面，真空＋加热能够使得胶体内的水分受热后迅速向周围的准真空环境渗透蒸发；另一方面，由于紫外光是一种电磁波，在其穿透溶剂时会带动分子震动和转动，从而产生热量加速水分的蒸发，由于是直接作用到分子级内部，所以该方法比单纯的加热干燥效果更好、更省时间。而封固剂凝固本是一个放热的过程，胶体水分基本蒸发后，放到冷台上冷却，能够加速凝固过程。在多因素共同作用下，中性快干胶干燥总花费时间控制在1小时左右，大大地加快了切片干燥的速度，使病理切片可以尽快地用于全片数字化切片扫描，也更便于储存、提高了效率、降低了人工成本及改善室内环境。

（陈　铌　周建华）

文选 224

【题目】 **三种过碘酸-银-乌洛托品染色法在肾脏穿刺活检中的应用体会**

【来源】 中华病理学杂志，2017，46（6）：419-420

【文摘】 过碘酸-银-乌洛托品（periodic acid-silver-methenamine，PASM）染色法是一种常用于肾穿刺活检特殊染色方法，对于观察肾小球基底膜、系膜的各种形态改变具有极重要的诊断价值，特别是观察膜性肾病基底膜的“钉突”形成、淀粉样变性肾病基底膜的双轨和多轨改变等是其他特殊染色所不可替代的。新月体形成中的基底膜断裂、血管动脉炎中的动脉内膜和弹力纤维的变化也应用PASM染色。由于临床对病理报告及时性的要求不断提高等因素，导致组织固定时间短，固定不充分，加之取材台抽风系统风力大，取材后未及时固定，组织有不同程度的收缩。此时，再用传统染色方法染色则时间长易掉片，组织上色效果差。针对以上问题，该研究通过实验改变了六胺银工作液的配制顺序并提高硝酸银浓度，取得较好染色效果，现将应用体会介绍如下。

【评述】 PASM染色是肾穿刺活检常规染色，用于观察肾小球基底膜、系膜的各种形态改变。穿刺组织前期固定不及时、不充分等原因导致组织不同程度的收缩，收缩后组织结构空隙窄、渗透性低，相应的醛基暴露不完全，六氨银不能完全还原成黑色金属银，肾小球基底膜着色时间长且效果差。该研究针对以上情况通过改变试剂配制顺序，这样银离子极易被游离的醛基还原而在毛细血管基底膜上产生棕黑色的沉淀；提高硝酸银浓度，银离子与醛基的作用更充分，组织在短时间内可以快速上色，无过多的背景着色组织通透性高，则银离子着色更符合组织本身病变情况。

（陈　铌　周建华）

文选 225

【题目】 **Ki-67对浸润性乳腺癌患者新辅助化疗疗效的预测作用分析**

【来源】 中华病理学杂志，2017，46（12）：817-821

【文摘】 该研究探讨浸润性乳腺癌纳入与不纳入Ki-67的2种分子分型[雌激素受体（ER）+孕激素受体（PR）+HER2+Ki-67与ER+PR+HER2]对患者接受新辅助化疗疗效预测作用的差异，以及肿瘤组织中的Ki-67、ER、PR和HER2的表达与新辅助化疗疗效的相关性。收集2007年1月至2009年12月就诊于四川大学华西医院且经活检确诊并接受新辅助化疗的127例浸润性乳腺癌，分析2种分子分型与临床及病理疗效评估的相关性，以及新辅助化疗前后肿瘤标志、组织学级别与临床及病理疗效的相关性。结果显示，依据2种分子分型方法，各亚型组的临床疗效评价差异均具有统计学意义（纳入Ki-67的分型：$X^2=22.40$，$P<0.01$；未纳入Ki-67的分型：$X^2=9.202$，$P=0.027$），病理疗效评价差异均不具有统计学意义（$P>0.05$）。临床病理指标和临床疗效评价的多因素分析中，Ki-67是预测临床完全缓解（$P=0.041$）和临床总体有效（$P<0.01$）的独立因子。临床病理指标和病理疗效的多因素分析中，只有Ki-67是独立的预测因子（$P=0.041$）。因此认为，纳入Ki-67的分子分型法能更好地区分出对新辅助化疗缺乏敏感性的乳腺癌。

【评述】乳腺癌分子分型中的 Luminal A 和 Luminal B 亚型的区别在于增生活性的不同，以 14% 的 Ki-67 LI 截断值与 ER、PR、HER2 组成了四联标志的新分子分型方案。到目前为止，该分子分型与 NAC 疗效关系的研究尚不充分，比较纳入 Ki-67 的分子分型（ER、PR、HER2、Ki-67）与未纳入 Ki-67 的分子分型（ER、PR、HER2）在预测 NAC 疗效差异方面的研究结论尚有争议。课题组旨在探讨 2 种分子分型对新辅助化疗临床及病理疗效的预测作用的差异，研究成果为纳入 Ki-67 的分子分型能较好的预测 NAC 的疗效，区分出更多的 Luminal 型中化疗敏感个体（pCR）。同时，Ki-67 是独立的临床疗效预测指标，在预测 NAC 的疗效方面有一定价值。

（陈　铌　周建华）

文选 226

【题目】**淋巴结空芯针穿刺活检对淋巴组织增生性疾病的诊断意义**

【来源】中华病理学杂志，2018，47（1）：19-24

【文摘】该研究探讨淋巴结空芯针穿刺活检（CNB）对淋巴组织增生性疾病的诊断意义。收集并分析 2009 年 1 月 1 日至 2015 年 12 月 31 日四川大学华西医院病理科 1013 例淋巴结 CNB 诊断淋巴组织增生性疾病病例的年度分布、疾病构成、患者的临床信息、样本大体检查、组织学特征、辅助检测应用情况及多次活检结果。结果显示：①淋巴结 CNB 样本占同期总活检样本病例的比例由 0.2%（2009 年）递增至 0.8%（2015 年）。②包括淋巴瘤 471 例、不典型淋巴增生（ALH）12 例、疑似淋巴瘤 136 例、良性病变 372 例、描述性诊断 22 例。③淋巴造血组织肿瘤患者以＜20 岁的青少年儿童和＞60 岁的老人居多；53.1%（538/1013）样本组织条数≥4 条，40.5%（410/1013）样本总长度＞2 cm。④ 104 例既往手术切除活检后行淋巴结 CNB，包括 45 例癌的引流区淋巴结 CNB 均未见癌转移；32 例淋巴瘤以 CNB 为疗效观察；4 例疑似淋巴瘤、1 例 ALH、22 例良性病变行 CNB 后分别有 1 例、1 例和 3 例为淋巴瘤。⑤ 217 例淋巴结 CNB 后再行 CNB（70 例）或手术切除活检（147 例）诊断淋巴瘤，包括 78.5%（73/93）疑似淋巴瘤、5/7 ALH 和 32.3%（20/62）良性病变。因此认为，淋巴结 CNB 有一定的临床应用指征，对淋巴增生性疾病诊断的应用价值相对局限。CNB 诊断为疑似淋巴瘤和 ALH 需再次活检，良性病变者不排除再次活检。

【评述】淋巴结肿大是淋巴组织增生性疾病患者常见的首发体征，随着临床采用空芯针穿刺活检诊断淋巴结肿大病例的不断增多，其对于淋巴组织增生性疾病的意义需要大宗病例的依据来参考。该研究总结了 2009—2015 年华西医院诊断的肿大淋巴结 CNB 样本，从中筛选出淋巴组织增生性疾病病例进行临床病理分析，并从淋巴结 CNB 的临床应用现状、淋巴结 CNB 的临床适应证、淋巴结 CNB 取样要求、淋巴结 CNB 的组织学与辅助检测联合应用情况、部分淋巴结 CNB 病例的多次后续活检情况等进行分析讨论。最后总结并认为，淋巴结 CNB 的临床应用指征包括：＜20 岁的青少年儿童和＞60 岁的老年人、临床初诊为转移性肿瘤和结核等特殊感染、已确诊的淋巴瘤进行疗效评估等。不推荐其作为癌转移评估的首要选择。临床初诊考虑淋巴瘤则需要慎重选择 CNB。对于淋巴结 CNB 病例应采用至少 18G 穿刺切割针，样本组织条数≥4 条，样本总长度＞2 cm。淋巴结 CNB 淋巴增生性疾病病例中组织学表现为大细胞性弥漫型、小细胞性弥漫型及滤泡型的诊断率高，加做进一步辅助检测有助于疾病的诊断。CNB 诊断的淋巴瘤最常见于浅表的颈部和深部的胸腔，以弥漫性大 B 细胞淋巴瘤和 T 淋巴母细胞淋巴瘤最为多见。CNB 诊断为疑似淋巴瘤和不典型淋巴增生的比例须进行后续的再次活检，良性病变者，应结合临床综合分析，不排除再次活检。该研究的结果为今后的临床淋巴结 CNB 病例诊断工作提供了重要的参考依据，也阐述的其临床应用价值和注意事项，强调了淋巴结 CNB 作为类似疾病初筛具有重要作用，但诊断淋巴瘤宜选择淋巴结切除活检，具有重要的临床意义。

（陈 锟 周建华）

文选 227

【题目】 间期荧光原位杂交技术在 604 例 B 细胞淋巴瘤中的诊断价值分析

【来源】 中华病理学杂志，2018，47（12）：920-925

【文摘】 该研究探讨间期荧光原位杂交（FISH）技术对 B 细胞淋巴瘤诊断、鉴别诊断、预后评估及治疗指导的应用价值。收集 FISH 检测的 B 细胞淋巴瘤 604 例，对其分子遗传学特征，包括 *MYC*、*Bcl*-2、*Bcl*-6、*IRF*4、*MYC*/*IgH*、*Bcl*-2/*IgH*、*CCND*1/*IgH*、*IgH*、*API*2/*MALT*1、*p*53/*ATM*、*D*13*S*319/*CEP*12 基因的状态分析。结果显示，604 例患者男性 61.6%（372/604），女性 38.4%（232/604），平均年龄 47.7 岁（2～90 岁），包括大 B 细胞淋巴瘤 463 例和小 B 细胞淋巴瘤 141 例。间期 FISH 检测总体阳性率为 59.8%（361/604）。463 例大 B 细胞淋巴瘤中检出 12. 5%（58/463）*MYC* 易位；9. 5%（44/463）Bcl-6 易位；2. 2%（10/463）Bcl-2 易位。①弥漫性大 B 细胞淋巴瘤 363 例，Hans 分型包括生发中心 B 细胞（GCB）型 38. 6%（140/363）、非 GCB 型 61.4%（223/363）。GCB 型和非 GCB 型分别检出 45.7%（64/140）和 21.5%（48/223）基因异常，差异具有统计学意义（P=0.001）。*MYC*、*Bcl*-2 易位更易见于 GCB 型。② 11 例（2.4%，11/463）伴有 *MYC* 和 *Bcl*-2 或 *Bcl*-6 重排高级别 B 细胞淋巴瘤（双重打击淋巴瘤）；1 例（0.2%，1/463）伴有 *MYC*、*Bcl*-2 和 *Bcl*-6 重排高级别 B 细胞淋巴瘤（三打击淋巴瘤）；2 例（0.4%，2/463）*Bcl*-6 和 *Bcl*-2 易位。③ Burkitt 淋巴瘤 86 例，94.2%（81/86）检出 *MYC* 易位，83.7%（72/86）检出 *MYC*/*IgH* 融合。④ 2 例 *IRF*4+大 B 细胞淋巴瘤检出 *IRF*4 基因分离。141 例小 B 细胞淋巴瘤中包括滤泡淋巴瘤 19 例、套细胞淋巴瘤 29 例、黏膜相关淋巴组织结外边缘区淋巴瘤 39 例、慢性淋巴细胞白血病 / 小淋巴细胞淋巴瘤 54 例，其相应的遗传学改变检出比例分别为 47.3%（9/19）、100%（29/29）、30.8%（12/39）和 68.5%（37/54）。因此认为，间期 FISH 技术能快速准确检测 B 细胞淋巴瘤的基因状态。检测出的不同遗传学改变对 B 细胞淋巴瘤不同亚型的诊断、鉴别诊断、预后评估及治疗指导方面具有特异性检测意义。

【评述】 课题组回顾性总结了 604 例 B 细胞淋巴瘤的遗传学情况，包括弥漫性大 B 细胞淋巴瘤、Burkitt 样淋巴瘤、滤泡细胞淋巴瘤等，其检测基因覆盖了淋巴瘤日常诊断中的大部分常用探针，总体阳性率为 59.8%。除此之外，还报道了一些检测中的少见病例。充分说明间期 FISH 检测对于具有特异性遗传学改变的 B 细胞淋巴瘤亚型及新病种的诊断和鉴别诊断具有不可替代的价值，且在不同 B 细胞淋巴瘤亚型的预后评估及指导治疗方面具有较大的临床应用价值。

（陈 锟 周建华）

文选 228

【题目】 **非小细胞肺癌 PD-L1 表达检测及应用现状**

【来源】 中华病理学杂志，2018，47（11）：887-890

【文摘】 程序性细胞死亡分子 1（programmed death-1，PD-1）/ 程序性细胞死亡分子配体 1（programmed death-ligand 1，PD-L1）通路激活可导致免疫抑制性肿瘤微环境生成，从而使肿瘤细胞逃脱免疫监控和攻击，而拮抗这一通路则可破坏肿瘤的免疫抑制微环境，增强 T 细胞介导的抗肿瘤免疫效应。目前，PD-1/PD-L1 抑制剂已成为非小细胞肺癌的重要治疗手段之一。随着 PD-L1 表达与 PD-1/PD-L1 抑制剂临床疗效相关性的日益明朗，PD-L1 的表达状态作为预测生物标志物的应用也逐渐进入临床实践。该研究将对 PD-L1 与肿瘤免疫的理论机制、PD-L1 表达与 PD-1/PD-L1 抑制剂疗效的临床相关性及 PD-L1 检测的现状和面临的挑战做一回顾，以便为病理及临床医师提供有用信息。

【评述】 以抗 PD-1/PD-L1 为主的肿瘤免疫治疗已成为晚期非小细胞肺癌的重要治疗手段。然而，如何通过检测理想的生物标志物来预测疗效成为临床免疫治疗关注的重点。多项Ⅲ期临床研究结果显示，PD-L1 在肿瘤细胞中的表达水平与免疫治疗疗效呈正相关。PD-L1 表达已成为多个抗 PD-1/PD-L1 药物治疗晚期非小细胞肺癌的伴随诊断的重要参考。然而，检测 PD-L1 表达并应用于临床存在前所未有的挑战。该研究通过对抗 PD-1/L1 免疫治疗的理论机制、PD-L1 表达与 PD-1/PD-L1 抑制剂疗效的临床相关性及 PD-L1 检测的现状和面临的挑战做了系统的梳理，对病理医师及临床医师提供了较为全面及时的信息和思考。

（周炜洵　高　鹏）

文选 229

【题目】 **晚期肺腺癌活检标本 PD-L1 免疫组织化学多平台检测一致性研究**

【来源】 中华病理学杂志，2018，47（11）：840-844

【文摘】 该研究探究晚期肺腺癌患者程序性死亡分子配体 1（PD-L1）的表达情况及 4 种不同克隆号 PD-L1 抗体免疫组织化学检测平台的一致性，以期为有效筛选晚期肺腺癌患者程序性死亡分子 1（PD-1）/PD-L1 抑制剂免疫治疗潜在获益人群提供临床试验依据。采用多中心回顾性研究，收集 4 个中心于 2017 年 8—12 月诊断为晚期肺腺癌的活检标本共 57 例，患者平均年龄 59 岁（34～81 岁）；男性 29 例，女性 28 例。对蜡块进行连续切片并同时进行 4 种不同克隆号 PD-L1 抗体免疫组织化学染色，分别为 22C3（Dako 公司）、28-8（Abcam 公司）、SP263（Ventana 公司）和 SP142（Ventana 公司），其中 22C3 配套 Dako 公司二抗体系及全自动染色仪，其余二抗体系为 Ventana Ultraview 检测体系及自动染色仪。免疫组织化学染色切片由 2 位经过培训的高年资病理医师进行双盲独立阅片，对 PD-L1 阳性的肿瘤细胞按百分比进行判读。判读结果按<1%、1%～24%、25%～49% 及≥50% 4 个级别进行统计比对。结果显示，以 Dako 公司 22C3 和二抗体系检测作为标准，PD-L1≥50% 的病例共计 8 例，占 14.0%（8/57）；22C3、28-8 及 SP263 对肿瘤细胞染色一致性较高（P=0.729～0.809）；2 位医

师对 PD-L1 阳性的肿瘤细胞判读一致性较高（P=0.707～0.896），22C3 及 SP263 结果尤为明显。因此认为，22C3、28-8 及 SP263 在肿瘤细胞染色上具有较高的一致性。该研究可在一定程度为筛选免疫治疗潜在获益人群提供有效的临床试验。

【评述】 PD-L1 表达检测对筛选及评估晚期非小细胞肺癌是否接受抗 PD-1/PD-L1 免疫治疗至关重要。然而，PD-L1 表达检测同时存在客观（存在多抗体与多平台）及主观因素（判读主观性强）的影响。通过多中心研究，可最大限度地分析和降低客观误差和主观误差。该研究的结果显示，22C3、28-8 及 SP263 对肿瘤细胞的染色结果具有较高的一致性。该研究可在一定程度上为筛选免疫治疗潜在获益人群提供有效的临床试验。另外，尽管该研究收集的研究病例量有待扩大，但实现了多中心合作研究，为国内更多、更大的多中心研究提供了有益的探索。

（周炜洵　高　鹏）

文选 230

【题目】 **中国人 40842 例胃腺癌 HER2 多中心检测结果分析**

【来源】 中华病理学杂志，2018，47（11）：822-826

【文摘】 该研究分析中国人胃腺癌 HER2 检测阳性率、其影响因素及意义。采用多中心回顾性研究，共收集 23 家单位 2013—2016 年胃腺癌手术及活检样本的 HER2 检测结果，统计实际检测的胃腺癌 HER2 阳性率，比较 HER2 表达与临床病理特征之间的关系，同时分析影响实际 HER2 阳性率的因素。结果显示，共收集胃腺癌 HER2 检测结果 40 842 例，中位年龄 62 岁，男女比例为 2.6 ∶ 1.0。实际 HER2 阳性率为 8.8%（3577/40 842）；HER2 阳性与标本类型、肿瘤部位、Lauren 分型和分化程度相关（P 分别为 0.009、0.001、<0.01、<0.01）；同一患者 2 次检测结果比较，发现 HER2 表达不一致占 7.6%（48/635）；各单位不同年份间 HER2 阳性率变化幅度在 2%～10%；HER2 免疫组织化学染色＋＋病例再进行原位杂交检测比例（10%，810/8156）不高，不同单位的原位杂交检测比例差别大（0～100%）。因此认为，中国人胃腺癌 HER2 表达与临床病理特征相关，2 次检测和原位杂交检测比例是影响实际 HER2 阳性率的重要因素。该研究数据和结果可以基本反映中国人胃腺癌 HER2 检测的真实状态。

【评述】 胃癌是中国最常见的恶性肿瘤之一，晚期患者预后差，即使采用围手术期化疗或辅助化疗，患者生存期仍然较短。曲妥珠单抗联合化疗用于 HER2 阳性转移性胃癌的治疗可以有效延长患者总生存，规范的 HER2 检测和准确的结果判读是筛选抗 HER2 靶向治疗获益的胃癌患者的关键。中国病理学研究者对于胃癌 HER2 的检测已达成共识，但尚缺乏中国胃癌 HER2 检测充足有效的数据。该研究回顾性分析了 23 家医院 4 年间累计 40 824 例胃癌手术和活检样本的 HER2 检测结果，调研了中国胃癌 HER2 检测的实际情况，并比对分析了其他国家数据和国内既往临床研究结果。分析发现，原位杂交检出率低是胃癌 HER2 阳性检出率低的主要原因。此外，该研究纵向对比了不同年度之间的 HER2 检测稳定性，横向比较了国内不同单位之间的检测差异，分析结果表明国内胃癌 HER2 检测的结果存在不稳定性。该研究不仅为胃癌靶向治疗的临床运用提供了充足有效的数据，也揭示了目前国内胃癌 HER2 检测存在的不足，为后续质量改进、提高检测准确性指明了方向。

（卢韶华　高　鹏）

文选 231

【题目】 Metafer4 数字成像系统在荧光原位杂交计数中的应用

【来源】 中华病理学杂志，2018，47（10）：792-794

【文摘】 近年来，荧光原位杂交（FISH）技术广泛应用于靶向治疗、肿瘤的诊断和鉴别诊断及预后评估方面。FISH 技术通过荧光素标记的核酸探针与细胞内的靶序列杂交，其标本来源丰富，包括各种石蜡包埋组织、新鲜的血液、尿脱落细胞及羊水标本等。FISH 实验包括标本预处理、变性、杂交、清洗等步骤，可人工也可上机操作。实验操作可批量进行，而阅片需在暗室中使用荧光显微镜观察并分析标本细胞内杂交信号情况。由于 FISH 复染剂 4′，6- 二脒基 -2- 苯基吲哚（DAPI）只染细胞核，高倍下难以区分肿瘤与非肿瘤区域、原位癌与浸润癌区域，且全片扫描杂交切片耗时耗力。基于以上因素，作者在原有 Metafer4 核型分析系统的基础上增设荧光模块（Metafer4 荧光数字成像系统；MS）用于 FISH 计数。MS 由 Zeiss Imager.Z2 荧光显微镜及 Metafer4 图像分析软件组成，可同时扫描 80 张切片。此系统可设置多个分类器，用于新鲜和石蜡组织的扫片、图像采集、细胞信号计数及结果统计等。为了验证 MS 在 FISH 计数中的实用性，作者选取了乳腺癌石蜡包埋组织标本 50 例、肺癌石蜡标本 50 例、尿脱落细胞标本 20 例、血液标本 20 例，进行全自动 FISH 染色，然后分别进行人工和 MS 阅片，比较人工和 MS 计数结果。

【评述】 近年来，人工智能介入到医疗行业多个医学影像 / 图像较为集中的科室，包括放射科、病理科、超声科和内镜等相关科室。病理科依赖于医疗图像诊断疾病，特别是对于肿瘤的诊断。传统的病理学图像载体是玻璃切片，有别于放射科影像、超声科影像和内镜的电子图像，使得人工智能介入病理科诊疗有别于以上科室。荧光原位杂交技术广泛应用于肿瘤的诊断、鉴别诊断及患者的预后评估等方面。由于使用高倍荧光显微镜，需在暗室的环境中人工阅片，阅片较辛苦。该研究介绍了 Metafer4 荧光数字成像系统，探讨其在荧光原位杂交计数中的应用，并其计数结果与人工计数结果进行对比，结果显示，此系统在荧光原位杂交计数方面具有一定的优势，一定程度上体现了人工智能的特点，可在一定程度上辅助计数。

（陈　铌　高　鹏）

文选 232

【题目】 弥漫浸润性胶质肿瘤中 TERT 和 IDH 突变联合分析的预后价值

【来源】 中华病理学杂志，2018，47（9）：658-663

【文摘】 该研究探讨弥漫浸润性胶质肿瘤中端粒酶反转录酶（TERT）及异柠檬酸脱氢酶（IDH）基因热点突变情况及两者结合的预后价值。采用 Sanger 测序法检测手术的 236 例胶质瘤标本（WHO Ⅰ～Ⅳ级肿瘤分别为 16、89、72 和 59 例）中 *TERT* 基因启动子区（228 位点和 250 位点）、*IDH*1（132 密码子）和 *IDH*2（172 密码子）突变情况，分析这些突变与患者预后的关系。结果显示，WHO Ⅰ级 16 例毛细胞型星形细胞瘤中均未检出 *IDH* 和 *TERT* 基因突变。WHO Ⅱ～Ⅳ级的

220 例弥漫浸润性胶质肿瘤中，年龄≥40 岁患者 *TERT* 突变比例（60.8%，93/153）明显高于<40 岁患者（32.8%，22/67，*P*<0.01），少突胶质瘤中 *TER*T 突变率（87.5%，56/64）明显高于星形细胞瘤（37.8%，59/156，*P*<0.01）。年龄<40 岁、*IDH*1 突变和少突胶质瘤为弥漫浸润性胶质肿瘤预后好的因素。TERT 突变不能单独提示胶质瘤预后。TERT 和 IDH1 突变联合检测可将弥漫浸润性胶质瘤分为 4 个分子亚组：*IDH*（+）/*TERT*（+）组、*IDH*（+）/*TERT*（−）组、*IDH*（−）/*TERT*（−）组和 *IDH*（−）/*TERT*（+）组，4 组间具有明显预后差异，*IDH*（+）/*TERT*（+）组患者预后最好，*IDH*（−）/*TERT*（+）组患者预后最差。因此认为，*IDH* 和 *TERT* 基因突变状态可细化胶质瘤患者预后分组，特别是可将 IDH1 野生型的病例进一步进行预后亚组划分，具有较好的临床应用价值。

【评述】 2016 版 WHO 中枢神经系统肿瘤分类已将分子检测作为胶质细胞瘤整合诊断的基本依据。异柠檬酸脱氢酶（*IDH*）1/2 突变是弥漫性星形细胞肿瘤和少突胶质肿瘤发生的早期分子改变，且胶质细胞瘤中 *TERT* 基因启动子突变也较常见。对于中国人胶质肿瘤，尚缺乏在大宗病例中研究 *TERT* 基因启动子突变情况，并缺乏联合分析 *TERT* 与 *IDH* 突变对于预后的价值。课题组对 236 例不同级别的胶质细胞瘤进行了 *TERT* 启动子突变（包括 228 位点和 250 位点）和 *IDH* 突变（包括 *IDH*1 R132 位密码子和 *IDH*2 R172 位密码子）检测，并评估这 2 个基因联合检测对弥漫浸润性胶质肿瘤的预后价值。研究发现 *IDH*（+）/ *TERT*（+）的病例主要为少突胶质细胞瘤；*IDH*（−）/ *TERT*（+）的病例多见于老年人，且常见于胶质母细胞瘤。结合 *IDH* 突变状态进行亚组分析，可将 *IDH* 突变型患者分为 *TERT* 突变（平均生存期 56.5 个月）和 *TERT* 野生型（平均生存期 48.3 个月）；*IDH* 野生型患者分为 *TERT* 野生型（平均生存期 23.9 个月）和 *TERT* 突变型（平均生存期 9.1 个月）。联合检测 *TERT* 和 *IDH* 突变状态可将胶质细胞瘤病例进一步分层，为胶质细胞瘤的预后提供更多信息，具有临床应用价值。

（陈　锟　高　鹏）

文选 233

【题目】 甲醛固定石蜡包埋标本不同二代测序平台性能比较

【来源】 中华病理学杂志，2018，47（8）：591-596

【文摘】 该研究应用甲醛固定石蜡包埋（FFPE）标本，以相同的建库方法，比较二代测序（NGS）技术 Illumina 公司的 Miseq 和 Thermo 公司的 Ion Torrent PGM 2 个平台的性能和一致性，探讨临床应用价值。收集 2013 年 1 月至 2016 年 12 月的 204 例肿瘤 FFPE 标本，包括 100 例非小细胞肺癌（浙江大学医学院附属第一医院）和 104 例结直肠癌（四川大学华西医院）。采用相同的病例，一次提取 DNA 后，相同 DNA 的量采用相同试剂盒建库，质控合格后分别在 Miseq 和 Ion Torrent PGM 平台测序。使用扩增阻滞突变系统（ARMS）PCR 法及 Sanger 测序对双平台检测不一致的突变进行验证。结果显示，共纳入 204 个 FFPE 标本，2 个平台共同分析了 197 个标本。发现 Miseq 平台测序标本产出的 reads 数目高于 PGM 平台（中位数 391 634 *vs.* 298 030，*P*<0.01）。与人类参照基因组进行比对，发现 Miseq 平台测序标本的比对率高于 PGM 平台（中位数 100.0% *vs.* 99.7%，*P*<0.01）。Miseq 平台测序标本的中位测序深度高于 PGM 平台（中位数 853×*vs.* 698×，*P*<0.01）。2 个平台共检测到 236 个突变，其中 221 个突变被两者同时检出（一致率 93.6%）。Miseq 平台比 PGM 多检出 11 个突

变，而 PGM 平台比 Miseq 多检出 4 个突变。经 ARMS PCR 方法及 Sanger 测序验证，Miseq 平台对于低频突变的检测结果更为可靠，两者不一致的主要原因是部分假阴性是由变异频率低于试剂盒报告范围（5%）及石蜡标本保存时间较长导致。因此认为，与 PGM 平台相比，Miseq 平台测序在标本产生的 reads 数目、比对结果及覆盖深度方面均表现出了更高的测序质量，且检测结果更为可靠。在临床实践中，应根据标本量和实际的通量需求来选择合适的平台辅助肿瘤分子检测。

【评述】 目前，肿瘤的精准治疗主要依赖于基因组信息的检测。二代测序（NGS）技术具有高通量并行测序能力，为基因组信息的检测提供了可行的技术方案。目前，应用较广的 NGS 平台为 Life 的 Ion Torrent PGM 测序仪及 Illumia 的 Miseq 测序仪。因测序原理不同，各有优缺点。Miseq 通量高、错误率低，但运行时间较长，每次运行所需的样本量多。PGM 成本低、运行快，单次运行所需标本量少，但其识别均聚物区域的插入 / 缺失突变时准确率欠佳。该研究应用相同的肿瘤石蜡标本、靶向 Panel 及建库方法，来比较这 2 个平台的性能。总体来说，2 个平台均有比较高的比对率（100% *vs.* 99.7%），相比之下，Miseq 平台的测序质量更高，检测结果更为可靠。该研究为实际应用 NGS 平台的选择提供了数据支撑，为肿瘤患者选择技术平台提供了可参考的资料。

（陈 铌　张建中）

文选 234

【题目】 靶向二代测序检测结直肠癌肠镜活检标本的可行性分析

【来源】 中华病理学杂志，2018，47（7）：499-504

【文摘】 该研究评估结直肠癌患者肠镜活检标本中的 DNA 是否足以进行基于扩增法建库的二代测序（NGS）检测以得到合格、准确的基因分析结果并对甲醛固定石蜡包埋（FFPE）小组织行 NGS 检测提出质控建议。依据标本纳入标准收集 2012 年 1 月至 2016 年 6 月四川大学华西医院和北京大学第三医院组织病理学确诊的结直肠癌 109 例患者的肠镜活检 FFPE 标本 109 份，提取 DNA，采用 OncoAimTMGene Panel 在 Miseq 平台进行基于扩增法建库的靶向 NGS 检测，分析 DNA 及文库产量、测序数据质量、检测成功率。利用常规检测方法验证 NGS 的检测结果。最后，比较其中 12 个内镜活检标本与其相应手术根治石蜡标本的 NGS 检出突变结果以评估检测结果的一致性。结果显示，97.2%（106/109）的肠镜活检 FFPE 标本可得到足量用于 NGS 的 DNA 并产生合格的测序文库，测序深度中位数为 848×，均一度中位数为 95.7%，测序数据合格率为 95.4%（104/109）。NGS 和临床常规检测的一致性为 100.0%。12 对内镜活检与手术根治配对标本的结果显示，临床可行性突变（KRAS、BRAF）的检测结果全部一致，而一致突变的变异频率均有明显差异。因此认为，合理质控的条件下，肠镜活检 FFPE 标本可用于靶向 NGS 检测，得到合格、准确的突变检测结果以指导靶向治疗。

【评述】 NGS 技术在临床肿瘤诊疗中的应用，把单一基因数个位点的检测直接提升到数百万个位点，为临床诊疗和肿瘤研究带来了新的利器。在临床工作中，经过病理学评估的样本是比较可靠、可信的数据。但是，在实际工作中病理组织有两大问题需要解决：一是病理组织为福尔马林固定石蜡包埋（FFPE）样本；二是病理小活检组织是否满足要求。该研究针对第 2 个问题，收集了 2 家医院 109 例患者的肠镜活检 FFPE 标本，采用 OncoAimTMGene Panel 在 Miseq 平台进行基于扩增法建库的靶向 NGS 检测，分析 DNA 及文库产量、测序数据质量、检测成功率。结果证明，97.2% 的肠镜活检 FFPE 标本可用于 NGS 检测，测序数据合格率为 95.4%，NGS 和临床常规检测的一致性为 100%，内镜活检与手术根治配对标本 KRAS、BRAF 突变结果全部一致。该研究采用有效的数据，证明了肠镜活检标本中的 DNA 基本能够满足 NGS 检测的需要，为充分利用肠镜活检标本进行 NGS 检测，以得到合格、准确的基因分析结果提供了实验依据。同时，也为甲醛固定石蜡包埋（FFPE）小组织行 NGS 检测的质控提供了依据和参考标准。

（陈　锟　张建中）

文选 235

【题目】 **10% 随机阴性复核在子宫颈细胞学诊断中的意义**

【来源】 中华病理学杂志，2018，47（5）：391-392

【文摘】 子宫颈细胞学检查能够有效地对宫颈癌进行筛查，做到早发现、早诊断、早治疗，大幅度降低了子宫颈癌的发病率和病死率，是子宫颈癌筛查的首选方法。但目前子宫颈癌仍是严重威胁女性健康的恶性肿瘤，在全世界女性恶性肿瘤发病率中占第 2 位，其中约 85% 发生在发展中国家。由于长期以来我国细胞学没有得到足够的重视，对细胞学医师和技术人员的培训不足，制片质量与诊断水平参差不齐，漏诊、误诊现象较为严重，所以必须通过加强对细胞学工作人员的培训和对细胞学的质控来提高我们细胞学的制片质量和诊断水平。四川大学华西医院病理科于 2013 年通过了美国病理医师学会（College of American Pathologists，CAP）的认可，是中国大陆公立综合性医院唯一通过 CAP 认可的病理科。四川大学华西医院病理科参照 CAP 的条例，制定了一套较为完整的关于细胞学技术与诊断的质量控制措施，对标本送检、取材、制片和诊断的各个环节都做了详细规定。其中关于子宫颈细胞学诊断的室内质控措施包括：严格控制阅片时间和阅片量；严格控制不典型鳞状细胞 / 鳞状上皮内病变（ASC/SIL）比值；追踪每例高级别鳞状上皮内病变（HSIL）、鳞状细胞癌或其他恶性病变的子宫颈组织活检结果，查询该患者 5 年以内所有的子宫颈细胞学报告，并复查其 5 年内存档的子宫颈细胞学阴性片；随机抽取 10% 低年资医师初诊为阴性的病例进行复核等。这一系列的措施都是为了尽可能地降低假阴性率、假阳性率及减少模棱两可的诊断，提升子宫颈细胞学的诊断质量。该研究主要探讨 10% 随机阴性复核对降低子宫颈细胞学诊断假阴性率的意义。

【评述】 10% 随机阴性复核是参照 CAP 的条例，制定的关于子宫颈细胞学诊断的质量控制措施。低年资医师在每次阅片时，随机抽取 10% 的阴性的病例提交给上级医生进行复核，诊断报告在复核后再签发。相较于 100% 快速复核方法，10% 随机阴性抽样复核耗时较少，可有效地降低漏诊率。不仅可以发现漏诊的低级别或高级别鳞状上皮病变，还可以发现漏诊的腺上皮病变和感染性病变，具有较高的准确性和可行性。同时，低年资医师再次阅片，促使他们学习并总结诊断经验，提升个人及整个实验室的诊断质量，因此 10% 阴性病例的随机抽样复核也兼具教学作用，可作为细胞病理实验室的一项质控措施。

（陈　锟　张建中）

文选 236

【题目】子宫颈神经内分泌癌 82 例临床病理学分析

【来源】中华病理学杂志，2018，47（5）：328-333

【文摘】该研究探讨子宫颈神经内分泌癌（neuroendocrine carcinoma of the cervix，NEC）的临床病理特征及预后影响因素。回顾性分析 2008—2016 年就诊于四川大学华西第二医院的 82 例 NEC 患者临床资料，采用 HE 染色、免疫组织化学染色及 HPV-DNA 分型检测，随访资料采用 Kaplan-Meier 法和 Cox 比例风险回归模型进行生存分析。结果显示，纳入患者的年龄为 16～75 岁，平均年龄 43 岁。国际妇产科联盟（FIGO）分期：Ⅰ期 52 例，Ⅱ期 10 例，Ⅲ期 14 例，Ⅳ期 6 例。肿瘤直径为 0.5～6.5 cm，平均 3.6 cm。组织学分类：小细胞 NEC 74 例，大细胞 NEC 7 例，不典型类癌仅 1 例。肿瘤浸润宫颈间质深层 52 例（63.4%），癌栓 73 例（89.0%），盆腔和（或）腹主动脉旁淋巴结转移 28 例（34.2%）。免疫组织化学染色显示，癌细胞表达神经内分泌标志物突触素、CD56、神经元特异性烯醇化酶、S-100 蛋白及嗜铬素粒 A，阳性率分别为 93.9%、84.2%、74.4%、64.6% 和 51.2%。72 例 HPV-DNA 检测结果阳性，其中高危型 70 例，49 例为 HPV18 阳性。患者中位随访时间 37 个月（6～101 个月），29 例患者出现肿瘤复发及转移，其中死亡 23 例。单因素生存分析表明，肿瘤大小、浸润深度、是否局限于宫体、是否有淋巴结转移及 FIGO 分期是患者预后的影响因素（P 均＜0.05），Cox 比例风险回归分析结果显示淋巴结转移及 FIGO 分期是影响患者预后的独立因素（P 均＜0.05）。因此认为，NEC 是一组与 HPV 感染尤其是高危型 HPV 相关的高恶性肿瘤，其组织学类型以小细胞癌最常见，明确诊断有赖于形态学及免疫组织化学染色。子宫颈 NEC 预后不良，淋巴结转移及 FIGO 分期是影响预后的独立因素。

【评述】相对于胃肠道和肺部，NEC 较为少见，但在女性生殖系统中，子宫颈却为神经内分泌癌最常见的发生部位。NEC 分为低级别和高级别 2 类，低级别肿瘤包括典型类癌和非典型类癌，高级别肿瘤包括小细胞和大细胞神经内分泌癌，其中以小细胞癌最常见，组织学形态类似于肺的小细胞神经内分泌癌，其次为大细胞癌，而典型类癌及非典型类癌均罕见。NEC 缺少大宗病例报道，该研究对 82 例原发性 NEC 患者的临床病理资料进行回顾性分析，探讨了 NEC 的临床表现、病理学特征和诊断思路，分析其预后影响因素，总结了目前的诊疗方法及分子标志，增强了对该类疾病的临床病理及生物学特征的认识。

（陈 铌 张建中）

文选 237

【题目】琥珀酸脱氢酶缺陷型胃肠道间质瘤中琥珀酸脱氢酶各亚单位蛋白的表达情况

【来源】中华病理学杂志，2018，47（4）：252-257

【文摘】该研究探讨琥珀酸脱氢酶（SDH）缺陷型胃肠道间质瘤（GIST）中琥珀酸脱氢酶复合体各亚单位蛋白的表达情况。收集贵州医科大学附属医院及四川大学华西医院病理科 2003 年 1 月至 2017 年 1 月期间经外科切除并经病理学检查证实的 GIST 标本 352 例，应用免疫组织化学 EnVision 二

步法检测352例GIST肿瘤组织中琥珀酸脱氢酶各亚单位蛋白的表达情况，对阴性病例进行临床病理特征分析及随访，同时对阴性病例的CKIT基因第9、11、13及17号外显子及血小板源性生长因子受体α（*PDGFRA*）基因第12和18号外显子进行扩增并检测。结果显示，352例GIST中SDHB蛋白表达缺陷（阴性）15例，占4.3%（15/352），其中男性6例，女性9例；首诊年龄15～84岁（中位年龄53岁，平均年龄47岁）；肿瘤发生于胃14例、肠系膜1例；肿瘤直径为0.5～15.0 cm（平均6.9 cm）；上皮样细胞型和混合细胞型各6例，梭形细胞型3例；其中8例在胃壁内呈多结节状生长。4例发生淋巴结转移，1例发生腹腔种植转移，1例发生肝、胰腺及淋巴结转移，1例发生脉管内浸润。在SDHB缺陷型GIST中，发现SDHA蛋白表达缺陷（阴性）2例（0.6%，2/352）；未发现SDHC及SDHD蛋白表达缺陷（阴性）病例。共5例获得随访，随访时间为7～151个月（平均56个月），其中1例于术后8个月死亡（死因不明）；4例无肿瘤转移和复发，患者本人及家族中均未发现副神经节瘤及肺软骨瘤等病史。15例SDH缺陷型GIST均未检测出*CKIT*及*PDGFRA*基因突变。因此认为，SDH缺陷型GIST有独特的临床病理特征且预后较好，其中少数为SDHA缺陷。

【评述】 胃肠道间质瘤（GIST）是胃肠道最常见的间叶源性肿瘤，其中绝大部分存在*CKIT*或*PDGFRA*基因突变，并对分子靶向药物酪氨酸激酶抑制剂甲磺酸伊马替尼敏感，但约85%的儿童病例和15%的成人病例未发现*CKIT*或*PDGFRA*基因突变（称为野生型GIST），野生型GIST又被分为琥珀酸脱氢酶（SDH）缺陷型和非SDH缺陷型2个亚型。SDH由SDHA、SDHB、SDHC和SDHD 4个亚单位构成，SDH复合物中任何一个亚单位蛋白的缺陷，特别是亚单位B（SDHB）的缺陷将导致SDH复合物不稳定，从而影响SDH复合物的功能。该研究作者应用免疫组织化学方法检测了352例GIST肿瘤组织中琥珀酸脱氢酶各亚单位蛋白的表达情况，对阴性病例进行了临床病理特征分析及随访，同时对阴性病例的*CKIT*基因第9、11、13及17号外显子及*PDGFRA*基因第12和18号外显子进行了扩增并检测。结果显示，15例SDH缺陷型GIST均未检测出*CKIT*及*PDGFRA*基因突变。该研究从比较大的GIST病例群（352例）中发现了15例琥珀酸脱氢酶（SDH）缺陷型，该类型GIST具有较好的预后。为临床进一步认识GIST及其亚型提供了证据。

（刘艳洁　张建中）

文选238

【题目】 **二代测序技术检测伴神经内分泌分化乳腺癌的基因突变**

【来源】 临床与实验病理学杂志，2018，34（4）：388-393

【文摘】 该研究探讨高通量测序技术在伴神经内分泌分化乳腺癌（breast carcinomas with neuroendocrine differentiation，BCND）分子遗传学中的应用，提高对该肿瘤生物学特性的认识水平。使用二代测序（NGS）技术对20例BCND的石蜡包埋组织进行基因突变检测。使用Sanger测序对NGS检测的阳性结果进行验证，并通过qPCR检测对肿瘤中*KRAS*、*PIK3CA*、*EGFR*、*BRAF*和*NRAS*基因突变进行对比分析。结果显示，NGS和qPCR检测发现2例BCND分别存在*PIK3CA*、*H*1047*R*和*E*542*K*突变，其中*H*1047*R*突变也通过Sanger测序证实。2例*PIK3CA*突变肿瘤HER2均阳性。因此认为，高通量NGS技术可用于BCND石蜡标本的基因突变检测，BCND具有不同于非特殊型浸润性乳腺癌的基因突变谱，其 *PIK3CA* 突变可能与 HER2 阳性相关。

【评述】 BCND 是一种少见乳腺癌类型，相比于非特异性浸润性乳腺癌，其更易远处转移和局部复发，总体生存更差。基于 LIFE-Ion Torrent 平台的二代测序（NGS）技术目前较成熟且常用的检测肿瘤基因突变的方法，该研究使用涵盖 17 个常见肿瘤基因的 44 个外显子的 NGS 试剂盒套餐检测 20 例 BCND 的基因突变位点，并用 Sanger 测序和 qPCR 检验。发现 2 例肿瘤分别存在 *PIK3CA* 20 号外显子 *H*1047*R* 和 9 号外显子 *E*542*K* 突变，这表明 BCND 原发灶的 *PIK3CA* 突变率约 10%，并与 HER2 阳性具有一定的相关性。*PIK3CA* 基因所属 PI3K/AKT/mTOR 信号通路在肿瘤细胞增生、血管生成、肿瘤侵袭转移和治疗抵抗中具有重要作用，目前已有针对该通路研发的靶向药物依维莫司（Everolimus，属 mTOR 抑制剂），预示着部分 BCND 患者可通过该靶向药物治疗获益。同时，高通量 NGS 技术可用于 BCND 石蜡标本的基因突变检测。本研究支持 BCND 是一种具有独特分子遗传学特征的乳腺癌亚型，加深了临床医师对 BCND 分子遗传学特征的认识，并对患者的治疗具有一定的临床指导价值。

（陈　铌　周　韧）

文选 239

【题目】 **介绍一种新型高效的油红 O 染色法**

【来源】 临床与实验病理学杂志，2018，34（7）：808-809

【文摘】 该研究比较油红 O 染色中传统异丙醇分色法和使用针式滤膜过滤器法的时间及效果。选取高脂小鼠的肝组织做冷冻切片后，分别对油红 O 染色进行传统异丙醇漂洗和针式滤膜过滤器滴染，计时并于显微镜下观察结果。结果显示，镜下观察切片，2 种染色的肝细胞脂滴颜色鲜红、轮廓清晰，但针式滤膜过滤器滴染法较传统染色法颜色效果更饱和且缩短了 3 倍时间。因此认为，针式滤膜过滤器的使用优于传统染色方法，可降低时间成本，提高染色效率。

【评述】 油红 O 染色法是脂类特殊染色最常用的染色方法，利用脂类物质不溶于水、易溶于有机试剂的特性，所以组织处理过程要避免用有机试剂固定或处理，通常采用新鲜组织冷冻切片，4% 甲醛固定。该研究利用 0.22μm 的针式滤膜过滤器过滤油红 O 染液，提高油红 O 染液的纯度，避免后续步骤使用异丙醇溶液洗脱，该改进方法操作便捷、易控制，提高了工作效率及染色质量。异丙醇具有强挥发性，对人体眼及呼吸道黏膜有明显刺激作用，能损伤视网膜及视神经。针式滤膜过滤器过滤油红 O 染色法不但避免异丙醇对人体的吸入危害，还保证操作者的生物安全，有效减少废弃有机试剂的排放和处理，环保经济。该研究介绍的新型高效油红 O 染色方法值得推荐。

（陈　铌　周　韧）

文选 240

【题目】 **甲状腺弥漫性滤泡型乳头状癌 2 例临床病理分析**

【来源】 临床与实验病理学杂志，2018，34（8）：907-908，911

【文摘】 该研究探讨甲状腺弥漫性滤泡型乳头状癌（diffuse follicular variant of papillary thyroid carcinoma，DFVPTC）的临床病理特征。回顾性分析 2 例 DFVPTC 患者的临床病理特点、免疫表型及分子检测结果，并复习相关文献。结果显示，2 例患者为青少年女性，彩超、大体及镜下检查均显示甲状腺内多结节性弥漫受累，肿瘤细胞呈小至中等滤泡状排列，小灶呈实体状，具有经典型乳头状癌细胞核特征；均显示甲状腺周围组织明显侵犯及颈部淋巴结广泛转移。免疫表型：TTF-1、Galectin-3、CK19、HBME-1 均阳性，Ki-67 增生指数<5%。BRAF V600E 基因检测均阴性。因此认为，DFVPTC 属于罕见的具有高侵袭性的乳头状癌亚型，确诊需结合形态学特征。

【评述】 甲状腺乳头状癌是甲状腺恶性肿瘤中最常见的类型，其中经典型乳头状癌是最常见的亚型，其次是滤泡型乳头状癌亚型。DFVPTC 是滤泡型乳头状癌的罕见亚类。甲状腺乳头状癌患者大多发生在成人，女性多见，预后较好，而 DFVPTC 发生年龄多为青少年，发现肿瘤时常发生淋巴结转移及远处转移。该研究收集 DFVPTC 病例 2 例，回顾性分析临床病理特点、免疫表型及分子检测结果，并复习相关文献。分析结果显示，DFVPTC 属于罕见的具有高侵袭性的乳头状癌亚型，确诊需结合形态学特征。该研究为今后甲状腺弥漫性滤泡型乳头状癌的诊断提供更多的诊断思路及参考价值。

（陈　铌　周　韧）

文选 241

【题目】 中枢神经系统非典型畸胎样 / 横纹肌样瘤 19 例临床病理分析

【来源】 诊断病理学杂志，2018，25（9）：615-619

【文摘】 该研究探讨中枢神经系统非典型畸胎样 / 横纹肌样瘤（AT/RT）的临床病理特点、免疫表型及鉴别诊断。回顾性分析四川大学华西医院 2006—2016 年确诊的 19 例 AT/RT，总结其临床特点、影像学表现及病理特征。结果显示，患者年龄 5～180 个月，中位年龄 18 个月。男女比为 2.8 ∶ 1。发生于幕上者 8 例，幕下者 11 例。肿瘤平均直径为 4.6 cm（2.0～9.1 cm）。患者临床症状和肿瘤部位与年龄相关。影像学显示，肿瘤呈实性或囊实性，T_1 增强扫描可见不均匀强化。镜下，除表现为典型的横纹肌样瘤形态，还呈现多向分化，其中 13 例可见原始神经外胚层分化，9 例可见上皮样分化，6 例可见间叶分化，5 例可见钙化。免疫组化显示，本组病例 INI1 蛋白均表达缺失，未检出 BRG1 蛋白表达缺失，肿瘤细胞不同程度 GFAP、EMA、PCK、S-100 和 SMA（＋）。17 例获得随访资料，2 例失访，中位生存时间 6 个月，其中<3 岁者中位生存时间 3.5 个月，>6 岁者中位生存时间 24 个月。因此认为，AT/RT 是一种少见的儿童中枢神经系统恶性肿瘤，预后较差。其组织学形态多样，具有特征性的分子遗传学改变，需与其他儿童中枢神经系统肿瘤鉴别。

【评述】 AT/RT 是一种少见的主要发生于儿童特别是婴幼儿的恶性肿瘤，占儿童脑肿瘤的 1%～2%。其恶性程度高，临床进展迅速，组织形态多样，易误诊为其他类型肿瘤。该研究总结了 19 例 AT/RT 的临床及影像学特点、病理特征及随访资料，并进行文献复习，以加深对 AT/RT 的认识。大部分 AT/RT 发生于<3 岁儿童，>6 岁者罕见。AT/RT 的发病部位幕上多于幕下，患儿临床表现和肿瘤部位与患儿年龄相关，发生于脑室者常引起呕吐，发生于小脑者常引起步态不稳，发生于大脑半球者多表现为头痛，颅后窝的肿瘤则可能引起头颅倾斜或脑神经麻痹；<3 岁的患儿常表现为非特异

症状，包括呕吐或嗜睡，>3 岁者多表现为头痛或癫痫。AT/RT 的影像学无特异性，表现为实性或囊实性，实性区呈不均匀密度或不均质增强。镜下观察到横纹肌样细胞可提示 AT/RT 的诊断，但该肿瘤常表现为多向分化，包括原始神经外胚叶分化、间叶分化或上皮分化等。AT/RT 存在特征性的遗传学改变，位于染色体 22q11.2 的 *SMARCB*1（又称 *hSNF*5/*INI*1）基因或位于染色体 19p13.2 的 *SMARCA*4（又称 *BRG*1）基因发生突变或丢失。需要与 AT/RT 鉴别的颅内肿瘤较多，行免疫组化 INI1 和 BRG1 蛋白表达缺失有助于鉴别。目前认为，AT/RT 的治疗以手术最大限度切除为主，辅以放疗及化疗，但效果均不佳。该研究证实，AT/RT 是一种快速进展、预后较差的中枢神经系统恶性肿瘤，组织学形态多样，具有特征性的分子遗传学改变。

（陈　铌　周　韧）

文选 242

【题目】 **原发中枢神经系统弥漫大 B 细胞淋巴瘤临床病理、分子遗传学改变及与预后相关性研究**

【来源】 中华病理学杂志，2016，45（11）：24-29

【文摘】 该研究探讨原发中枢神经系统弥漫大 B 细胞淋巴瘤（PCNS-DLBCL）的临床病理、免疫表型、与 EB 病毒的相关性及分子遗传学改变，并分析相关预后因素。回顾性分析 30 例 PCNS-DLBCL 患者的临床资料；采用 HE 染色及免疫组织化学染色 En Vision 法观察肿瘤组织病理学特点和免疫表型特征；原位杂交技术检测肿瘤 EB 病毒编码 mRNA 表达情况；荧光原位杂交技术检测肿瘤组织中 *Bcl*-2、*Bcl*-6 和 *C-myc* 基因重排，并对所有患者进行随访。结果显示，30 例患者，男性 18 例（60%），女性 12 例（40%），男女比例为 1.5 ∶ 1。中位年龄 53（24～76）岁。患者以局灶性神经功能缺损为主要临床表现。形态学以中心母细胞型为主，可见凝固性坏死及血管中心性 - 血管破坏性生长，有较多核分裂和凋亡小体，常见血管周淋巴细胞套。免疫表型：GCB 型 6 例，non-GCB 型 24 例，*Bcl*-2、*Bcl*-6、*C-myc* 蛋白表达率分别为 53.3%（16/30）、80%（24/30）、20%（6/30）。FISH 检测 *Bcl*-2、*Bcl*-6、*C-myc* 基因重排阳性率分别为 3.3%（1/30）、16.7%（5/30）、6.7%（2/30）。仅 1 例检测出 EBER 阳性。IPI 评分：0～1 期共 19 例（占 63.3%），2～3 期共 11 例（占 36.7%）。患者性别、民族、初次就诊时存在症状、发病部位、血清乳酸脱氢酶（LDH）、血沉、β_2- 微球蛋白含量、Bcl-2 蛋白表达、Bcl-6 蛋白表达、Ki-67 指数及分子遗传学改变与预后均无统计学意义；发病年龄≤60 岁组、PS 评分 0～1 分组及 IPI 评分 0～1 分组患者预后较好（$P<0.05$）；免疫分型 GCB 组预后优于 ABC 组（$P=0.013$）；术后加用大剂量氨甲蝶呤或阿糖胞苷化疗组的预后优于其他治疗方式组（$P=0.006$），术后电话随访，平均随访时间 13.6 个月，中位生存时间 10 个月，其中 16 例在 1 年内死亡，1 年生存率为 46.7%。因此认为，年龄，临床 PS 评分、IPI 评分、免疫分型及治疗方式与预后相关，PCNS-DLBCL 患者病程进展迅速，1 年内为死亡的高发时间，手术切除加用大剂量氨甲蝶呤或阿糖胞苷化疗是目前最佳的治疗方式。

【评述】 弥漫性大 B 细胞淋巴瘤（DLBCL）是最常见的 B 细胞淋巴瘤，具有中 - 高度侵袭性、生长迅速并在临床表现、形态学特点、免疫表型和遗传学特征等方面存在很大异质性。国内淋巴瘤协作组统计，DLBCL 的发病率高达 40%～50%，高于国际 25%～30% 的发病率。2008 年，WHO 造血与淋巴肿瘤分类中的 DLBCL 新增了 4 个亚型，PCNS-DLBCL 为其中一个独立亚型，具有独特的临床病理特征及生物学行为。目前，大多数研究认为这种独特性主要是由分子水平和细胞遗传学水平的异质性引起。这种异质性是肿瘤具有高度侵袭性、易复发转移、产生耐药性的基础。应用 FISH 技术分析 PCNS-DLBCL 患者的 *Bcl-2*、*Bcl-6* 及 *C-myc* 基因状态及其与患者一般情况、免疫学表型、预后的关系，可以对 PCNS-DLBCL 进行更好的分层研究，从而更加有针对性的选择治疗方案，提高患者生存期及生活质量。因此，该研究回顾性分析弥漫性大 B 细胞淋巴瘤共计 386 例，挑选其中 30 例具有完整临床资料的 PCNS-DLBCL 探讨其临床病理特征、免疫表型及分子遗传学改变与预后的相关性。结果表明，在 PCNS-DLBCL 中，发病年龄≤60 岁，PS 评分 0～1 分，IPI 评分 0～1 分、免疫分型为 GCB 的患者预后较好，可作为 PCNS-DLBCL 患者的预后指标。PCNS-DLBCL 患者病程进展迅速，1 年内为死亡的高发时间，手术切除加用大剂量甲氨蝶呤或阿糖胞苷化疗是目前最佳的治疗方式。*Bcl-6* 基因重排与患者年龄和 ECOG 评分相关，*C-myc* 基因重排与患者年龄和 β_2 微球蛋白相关。目前对其大样本研究仍较少，还需进一步地深入研究。

（崔文丽　周　韧）

文选 243

【题目】 **新疆地区非小细胞肺癌中 *EGFR* 基因突变与临床病理特征的关系**

【来源】 中华病理学杂志，2017，46（5）：309-313

【文摘】 该研究探讨新疆地区非小细胞肺癌（NSCLC）表皮生长因子受体（EGFR）基因点突变与临床病理特征之间的关系。收集 2013 年 1 月至 2015 年 12 月新疆医科大学第一附属医院病理科存档的 582 例 NSCLC 患者石蜡组织，经 QIAGEN 试剂盒提取 DNA，TaqMan 探针荧光定量 qRT-PCR 技术检测 *EGFR* 基因 18、19、20、21 外显子共 45 个位点突变情况，分析其与临床病理特征的相关性。结果显示，582 例 NSCLC 患者 *EGFR* 基因点突变 173 例，突变率为 29.7%（173/582）。患者女性（50.52%、98/194）、无吸烟史（47.29%、96/203）、高分化（66.67%、6/9）、腺鳞癌（54.55%、6/11）、周围型（34.92%、88/252）、手术标本（38.25%、83/217）*EGFR* 基因突变率高，差异有统计学意义（$P<0.05$）。Logistic 多因素回归分析显示，性别、分化程度、病理类型与 *EGFR* 基因型有关。因此认为，NSCLC 女性、不吸烟、高分化、腺癌患者中 *EGFR* 基因突变率较高，其中性别、分化程度及病理类型与 *EGFR* 基因突变情况相关。

【评述】 非小细胞肺癌患者性别、分化程度、病理类型是影响 *EGFR* 基因突变的因素。该研究应用 qRT-PCR 技术检测新疆地区非小细胞肺癌 *EGFR* 基因的突变情况，发现非小细胞癌患者的性别、肿瘤分化程度及病理类型与 *EGFR* 基因型相关，所得结果有助于指导少数民族 NSCLC 患者临床治疗方案的选择及预后评判。

（崔文丽　张　声）

文选 244

【题目】 **肺腺癌活检组织、胸腔积液及血液中 *EGFR* 基因突变情况的分析比较**

【来源】 中华病理学杂志，2018，47（10）：775-779

【文摘】 该研究探讨肺腺癌活检标本、胸腔积液标本和血液标本中 *EGFR* 基因检测结果的差异性及与临床表征间的相关性。qPCR 法（荧光法）分别检测肺腺癌活检标本、血液标本和胸腔积液标本的 *EGFR* 基因突变情况。结果显示，活检标本与血液样本间 *EGFR* 检出率无差异；胸腔积液标本与血液样本间检出率也无差异。但活检样本与血液样本间有 8 对样本 *EGFR* 基因检出突变类型相反。胸腔积液样本与血液样本也存在 4 对样本相反的 *EGFR* 基因检出突变类型。Ⅳ期患者检出阳性率高于ⅢB 期。结果发现，*EGFR* 基因突变频率与患者性别、吸烟史及临床分期相关。因此认为，血液标本检测具有取样方便、减轻患者痛苦等优势，可作为 *EGFR* 基因检测的补充。

【评述】 该研究比较了不同样本间 *EGFR* 基因突变检出率的差异，活检标本是 *EGFR* 基因检测的金标准。血液标本是无条件进行活检病例的补充，具有采样简单、便捷、减轻患者痛苦等优点。

（崔文丽　张　声）

文选 245

【题目】 **咖啡因对体外培养 U251 人胶质瘤细胞的影响**

【来源】 临床与实验病理学杂志，2016，32（5）：544-547

【文摘】 该研究探讨咖啡因对体外培养 U251 人胶质瘤细胞的影响。采用 MTT 和 Annexin V/PI 流式细胞术观察咖啡因不同浓度和作用时间对 U251 神经胶质瘤细胞生长的影响。结果显示，咖啡因浓度＞10mmol/L 后出现大量细胞坏死；72 小时后一定浓度范围内的咖啡因（1～10mmol/L）呈浓度依赖性瘤细胞早期凋亡增加，当浓度大于 10 mmol/L 时出现大量坏死。体外实验显示，咖啡因能抑制 U251 人胶质瘤细胞的增生，呈浓度依赖性和时间依赖性模式。在咖啡因低浓度时出现瘤细胞早期凋亡现象；高浓度时呈现大量坏死。

【评述】 咖啡因对多种癌细胞具有一定的抗癌效果，可作为临床化疗的辅助用药。该研究通过体外实验探讨咖啡因对人脑胶质瘤 U251 细胞增生的影响，发现咖啡因对胶质瘤细胞的生长呈浓度和时间依赖性模式，实验结果为咖啡因辅助治疗胶质瘤提供有一定价值的实验数据。

（王　丽　张　声）

文选 246

【题目】 **胃肠道间质瘤中 Ki-67 表达及其与临床病理特征、危险度分级的相关性**

【来源】 临床与实验病理学杂志，2017，33：1022-1025

【文摘】 该研究探讨胃肠道间质瘤 Ki-67 表达与临床病理特征及危险度分级的相关性。免疫组化 SP 法检测 77 例手术切除的原发性 GISTs Ki-67 的表达，分析其与临床病理特征及危险度分级的相关性。结果显示，不同解剖部位、核分裂象及危险度分级的 GISTs 间 Ki-67 表达存在统计学差异（$P<0.05$），Ki-67 增生指数与肿瘤部位、核分裂象、单发或多发及危险度分级具有相关性（$P<0.05$）。因此认为，Ki-67 增生指数可作为辅助判断 GISTs 危险度分级及预后预测的参考因素。

【评述】 胃肠道间质瘤是胃肠道最常见的间叶源性肿瘤，目前采用危险度分级来评估其生物学行为。Ki-67 是细胞增生相关的核抗原，与部分恶性肿瘤的生物学行为相关。该研究分析胃肠道间质瘤 Ki-67 表达与临床病理特征及危险度分级的相关性，发现 Ki-67 增生指数与核分裂象及危险度分级呈正相关性，所得结果为应用 Ki-67 增生指数辅助胃肠道间质瘤生物学行为的判断提供实验数据。

（王　丽　张　声）

文选 247

【题目】 **膀胱尿路上皮癌中 IDO 和 Bin1 的表达及其临床意义**

【来源】 临床与实验病理学杂志，2018，34：1149-1152

【文摘】 该研究探讨吲哚胺 2，3- 二氧化酶（IDO）和桥接整合因子 -1（Bin1）在膀胱尿路上皮癌中的表达及其与临床病理特征的关系。Real-time qPCR 技术检测 21 例膀胱尿路上皮癌和癌旁组织 IDO 和 Bin1 的 mRNA 表达。结果显示，膀胱尿路上皮癌 IDO mRNA 表达明显高于癌旁组织（$P<0.001$），Bin1 mRNA 表达低于癌旁组织（$P<0.001$）。IDO 表达与 Bin1 表达呈负相关（$r=-0.588$，$P<0.05$），两者的表达与组织学分类、分级及 TNM 分期均有相关性（$P<0.05$）。因此认为，IDO 和 Bin1 表达或缺失参与膀胱尿路上皮癌的发生发展。

【评述】 膀胱癌易局部复发，影响患者的生活质量。该研究检测了膀胱尿路上皮癌中 IDO mRNA 和 Bin1mRNA 的表达水平，发现膀胱尿路上皮癌组织中 IDO 表达增高，而 Bin1 表达降低，提示 IDO 与 Bin1 可能参与膀胱尿路上皮癌的发生发展，为研究膀胱尿路上皮癌生物学行为提供有一定价值的实验数据。

（王　丽　张　声）

文选 248

【题目】 **脑胶质瘤 MGMT 表达与血清和脑脊液 *MGMT* 基因启动子甲基化的相关性**

【来源】 临床与实验病理学杂志，2018，34（12）：1344-1347

【文摘】 该研究探讨了胶质瘤患者血清、脑脊液中 O-6- 甲基鸟嘌呤 -DNA 甲基转移酶（O-6-methylguananine-DNA methyltransferase，*MGMT*）基因启动子甲基化状态与肿瘤组织 MGMT 蛋白表达水平的相关性。研究着眼于游离 DNA，它是一种无细胞状态的胞外 DNA，可存在于血液、脑脊液、胸腹水等体液中。健康人外周血游离 DNA 大多来源于血细胞，而对于恶性肿瘤，目前研究结果显示肿瘤细胞由于细胞坏死、凋亡等原因释放游离 DNA 进入血液循环并成为外周血中游离 DNA 的主要组成部分，游离 DNA 检测有助于恶性肿瘤早期诊断及预后判断。该研究选择了 76 例胶质瘤患者，分别采用免疫组化和甲基化特异性聚合酶链式反应（PCR）法分别检测肿瘤组织中 MGMT 蛋白表达水平及血清、脑脊液中 *MGMT* 基因启动子的甲基化状态。分析血清、脑脊液中 *MGMT* 基因启动子甲基化与肿瘤组织 MGMT 蛋白表达水平及肿瘤临床病理特征的关系。结果显示，脑胶质瘤患者血清、脑脊液分别有 49（64.5%）和 56（73.7%）份检出 MGMT 启动子甲基化（$P=0.219$）。同一患者血清、脑脊液 MGMT 启动子甲基化检测结果一致性较差（$Kappa=0.299$，$P=0.008$）。血清、脑脊液中 MGMT 启动子甲基化阳性检出率与胶质瘤患者性别、年龄、病理分级和分型均无关。研究还显示，脑脊液 *MGMT* 基因启动子甲基化状态与肿瘤组织中 MGMT 蛋白表达水平呈显著负相关（$P<0.001$）。该研究中，脑脊液与血清检测结果的一致性较差，其中的原因可能与血脑屏障相关。已有研究结果证实，大分子物质不易通过血脑屏障，胶质瘤肿瘤细胞所释放的游离 DNA 由于血脑屏障的存在难以进入血液循环；另外，胶质瘤患者脑脊液中游离 DNA 的含量及 DNA 完整性均优于血清。该研究最终认为，胶质瘤患者脑脊液 *MGMT* 基因启动子甲基化状态与肿瘤组织 MGMT 蛋白表达密切相关，有望成为判断脑胶质瘤患者预后和预测肿瘤化疗耐药性的标志分子。

【评述】 在临床实践中，经常会遇到有些胶质瘤患者无法手术或不愿意接受手术，使得这部分患者治疗起来很棘手并带有一定盲目性。随着微量检测的实现和“液体活检”的兴起，通过微创的方式检测体液中（血清、脑脊液）胶质瘤循环 DNA 的 *MGMT* 基因启动子甲基化，这的确将有利于指导这些患者的个体化化疗及预后。该研究采用免疫组化和甲基化特异性 PCR 法分别检测肿瘤组织中 MGMT 蛋白表达水平及血清、脑脊液中 *MGMT* 基因启动子的甲基化状态，分析了血清、脑脊液中 *MGMT* 基因启动子甲基化与肿瘤组织 MGMT 蛋白表达水平及肿瘤临床病理特征的关系，得出了指导临床的实用性结论。该研究逻辑性较强，论据充分，科学地阐明结论并为解决临床实际问题奠定理论基础。但该研究如果能够跟上国际形势，增加基因测序的手段来从不同侧面印证同一个结论，会更加增强说服力。希望能够继续深入研究，提高检测的准确率和特异性，最终应用于临床中。

（王　丽　张廷国）

附录

2016—2018 年，我国病理学者共发表了 2328 篇 Pubmed 收录论文、94 篇国内核心期刊论文，由于本书版面所限，请扫描以下二维码进行阅读。此外，附录还包括了《中国病理学教学工作共识》。

臂（3p）缺失，从而造成该基因的 2 条等位基因失活。3 号染色体短臂的其他抑癌基因如 *KDM6A*、*KDM5C*、*SETD2* 及 SWI/SNF 染色质重塑复合物基因 *PBRM1* 均与透明细胞性肾细胞癌有关。也有一部分存在 *BAP1* 突变，并提示其预后不良。乳头状肾细胞癌形态学上异质性较大，其亚型不止 2016 年 WHO 中所涉及的Ⅰ型、Ⅱ型及新近报道的嗜酸细胞型 3 种亚型。CDH17 是后肾腺瘤敏感而特异性的免疫标志物。90% 的后肾性腺瘤中存在 *BRAF*（V600E）突变，针对该基因的抗体也是该肿瘤的有效鉴别诊断指标。MiT 家族易位性肾癌包括 Xp11.2 易位 /*TFE3* 基因融合相关性肾细胞癌和新增的 t（6；11）（p21.2；q13）/*MALAT1-TFEB* 基因融合相关性肾癌。Xp11.2 易位 /*TFE3* 基因融合相关性肾癌常见于儿童和年轻人，女性较为常见。除了 ASPL、PRCC、SFPQ 和 NONO 这些相对常见的融合伴侣外，还有一些极其少见的融合伴侣，包括 CLTC、LUC7L3、KHSRP、PARP14、DVL2、RBM10、MATR3、FUBP1、MED15。其中多种基因易位形式为国内病理学者首先在国际上报道。TFEB 易位性肾癌除 MALAT1-TFEB 易位模式之外，中国学者还报道了 TFEB-KHDBRS2、TFEB-CADM2 和 COL21A1-TFEB 等模式，很可能将改变新一版的 WHO 中 t（6；11）相关性肾癌的命名。中国学者在国际上首次报道了 MITF 易位性肾癌，填补了 MiT 家族肾细胞癌中 MiTF 易位类型的空白。目前 MITF 易位性肾癌包括 PRCC-MITF 和 CLTC-MITF 两种基因易位模式。

浸润性尿路上皮癌有多种组织学亚型，其中巢状尿路上皮癌（包括大巢状）是浸润性尿路上皮癌的一种细胞形态温和的变异型。浆细胞样尿路上皮癌总体预后差，具有较高的复发率和病死率。对肌层浸润性癌的分子分型也有所关注。PDL1 免疫治疗是目前治疗尿路上皮癌的一个研究热点。非浸润性尿路上皮病变中恶性潜能未定的尿路上皮增生定义为尿路上皮明显增厚，但无或轻度细胞学不典型，无真性乳头形成。有研究认为该病变为一种克隆性病变，可能是低级别乳头状尿路上皮肿瘤的非常早期表现，发展为尿路上皮肿瘤的 5 年实际风险率近 40%，建议密切随访。膀胱透明细胞癌开始认为是一种侵袭性肿瘤，但因该肿瘤常分期较早（T1～T2），特别是伴有外生性生长时，如果经过激进性治疗后预后可能较好。

近 10 年来，前列腺肿瘤研究的新进展主要包括前列腺腺癌 Gleason 评分系统的更新、新的分级分组概念的提出、前列腺神经内分泌肿瘤新分类等。分级分组已广泛应用于国内病理实践。

绝大多数睾丸肿瘤是生殖细胞起源，而近年来睾丸生殖细胞肿瘤（GCT）的分类变动也比较大，主要包括睾丸 GCT 前驱病变的概念演变及相应的 GCT 分类与命名的变化。GCT 依据原位生殖细胞肿瘤（GCNIS）与肿瘤起源的关系分为 GCNIS 起源与 GCNIS 无关两大类。青春期后型畸胎瘤是一种恶性 GCT，由一层以上胚层的组织构成。青春期前型畸胎瘤不伴有 GCNIS、发育不良的实质变化、瘢痕或染色体 12p 的扩增。

阴茎肿瘤研究较少，人乳头状瘤病毒（HPV）感染明确作为阴茎鳞状细胞癌的重要病因。阴茎上皮内瘤变（PeIN）是明确的癌前病变，因此无须再分级。根据与 HPV 感染是否相关，PeZW 分为 HPV 相关性 PeIN 和非 HPV 相关性 PeIN。阴茎鳞状细胞癌现分为非 HPV 相关性和 HPV 相关性鳞状细胞癌。分级采用国际泌尿病理协会（ISUP）/WHO 分级系统，主要依据细胞核多形性而非角化程度，分为高分化、中分化、低分化 3 级。

（九）女性生殖系统临床病理进展

女性生殖系统病理学进展主要针对几种常见肿瘤，如宫颈癌、卵巢癌、子宫内膜癌等。其中宫颈癌是威胁全球妇女健康及生命的主要恶性肿瘤之一，近年来，随着社会经济和医疗事业的发展，宫颈癌在发达国家的发病率已大幅度下降，但是在发展中国家宫颈癌的发病率和死亡率仍居高不下。发病因素仍然首要为 HPV 感染，其次不当的生殖和性行为、机体免疫功能下降、吸烟与被动吸烟及家族遗传性等也是导致宫颈癌的重要危险因素。目前，关于宫颈癌免疫组织化学研究主要针对 P16 展开，国内多项研究证实 P16/Ki-67 与 HPV 检测相比敏感性相仿，特异性明显提高，与病理学活检有较高的符合率，提高了宫颈癌筛查的准确率，有望成为 HPV 筛查的有效辅助方法。

子宫内膜癌近年来呈现发病率增高和发病年轻化的趋势，目前，子宫内膜癌的二元分型已不能适应现代医学肿瘤诊治的需要，不能进行针对患者的个体化治疗。在基因和靶向医疗时代，为探索子宫内膜癌的发生发展、探究更精准的治疗方案，迫切需要我们对子宫内膜癌肿瘤分子生物学行为有更深入的认识。除了微卫星状态的评估，一些关键分子如 E-cadherin、PAR-1、Pax-2 等在子宫内膜癌病理诊断中的价值逐渐被研究。总之，准确的分型对于子宫内膜癌的诊断是至关重要的，临床医师将依据病理组织学类型来制定恰当的治疗方案，并判断患者的预后。

卵巢癌作为死亡率首位的女性生殖系统恶性肿瘤，严重威胁女性健康。以生发上皮来源肿瘤为例，高级别浆液性癌的诊断和鉴别诊断在卵巢肿瘤的诊疗具有重要意义。除了一些经典的分子标志物，如 TAG-72 在卵巢癌的肿瘤标记与早期诊断、胰岛素生长因子受体 -2（IGF-2R）表达与卵巢浆液性腺癌的高临床分期、pVHL 作为一种敏感性高的卵巢透明细胞癌标志物等相关研究将有助于病理医师对卵巢肿瘤临床特点的认识。相信通过国内外专家学者不懈的探索和创新研究，卵巢癌发病机制逐渐浮出水面，也将为卵巢癌的临床诊疗带来新的契机。

（十）头颈部临床病理进展

头颈部病理的研究主要集中在甲状腺癌和涎腺肿瘤 2 个方面。

桥本甲状腺炎（HT）常合并甲状腺乳头状癌（PTC）和淋巴瘤。HT 合并 PTC 多见于女性，发病年龄较早，可伴有甲状腺弥漫性肿大及血清自身免疫抗体的升高，早期即可出现淋巴结转移。提示对 HT 患者应定期复查，以利其早期病变的诊疗。甲状腺原发性淋巴瘤少见，与 HT 的发生密切相关，弥漫性大 B 细胞淋巴瘤是最常见的类型。甲状腺微小乳头状癌 *Braf* 基因突变率（43.7%）低于 PTC（70.8%），*Braf* 基因突变与甲状腺腺外侵犯、中央区淋巴结转移以及较高的肿瘤分期有关。

腺样囊性癌（ACC）的研究是涎腺肿瘤研究最活跃的领域。免疫组织化学 MYB 核阳性率 100%，而荧光原位杂交阳性率 82.4%，可以为 ACC 的诊断提供辅助。FOXF1 可能是 ACC 预后较好的预测指标。PGAM1 在实体型 ACC 的表达明显高于筛孔型和腺管型。涎腺 ACC 组织中未检测出 HPV 感染。p16 不能作为涎腺 ACC 患者 HPV 感染状态的替代指标。EGFR 及 Cdc2 阳性表达是涎腺 ACC 患者预后的独立危险因素，临床对 EGFR 及 Cdc2 蛋白表达患者应密切随访。涎腺乳腺样分泌性癌是一种少见的涎腺肿瘤类型，镜下无包膜，肿瘤由纤细的间质分隔呈结节状。肿瘤细胞呈实性、腺泡状、管囊状及乳头状排列，可见丰富的黏液沉积。常见胞质内空泡，核较温和，核分裂象罕见。免疫组织化学染色弥漫强表达 S100 和 CK7，局灶表达 GCDFP15，不表达 CK20、DOG1、SMA、P63 和 calponin。Ki-67 增殖指数低。对于黏液表皮样癌（MEC），淋巴结转移是影响大涎腺 MEC 无病生存的独立预后因素，病理分级是患者无病生存和总生存的独立预后因素。对于腮腺的 MEC，腮腺深浅叶全切除是独立于病理分级的重要预后因子。

其他少见的肿瘤也有不少基于形态的分析报道。如鼻咽乳头状腺癌是好发于鼻咽部的一种低级别恶性肿瘤，也可发生于鼻中隔尤其是鼻中隔后端。常见乳头和腺体结构，以及梭形细胞成分。免疫组织化学染色 TTF-1（+）是诊断鼻咽乳头状腺癌的重要线索，但并非必要条件。

现对于非肿瘤的研究较少。鼻腔鼻窦 Rosai-Dorfman 病与鼻硬结病需要鉴别，前者是系统性疾病，后者多局限于上呼吸道，组织形态学、免疫组织化学（S-100、CD68）及特染（WS）有助于鉴别诊断。纤维化明显时二者需与 IgG4 相关性疾病鉴别。

（十一）骨和软组织临床病理进展

虽然骨和软组织疾病发病率低，但分类复杂，形态学重叠明显，而且病理诊断结果与临床治疗密切相关，因此骨和软组织病理诊断是外科病理学中公认的难点之一。2013 年 WHO 出版的《WHO 骨与软组织肿瘤分类》中增加了一些新病种和新亚型，仍有一些新的肿瘤类型因各种原因尚未被收入此版分类中。3 年来，国内病理医师对该系统的新病种和新亚型做了大量的报道和回顾性分析，对于这些少见病例的形态学特点、免疫表型及临床生物学特征等进行了系统分析，有助于我们对于相关疾病的进一步认识。

骨和软组织肿瘤仅依靠临床特点和形态特征常难以做出明确的病理诊断，尤其是大部分软组织肿瘤需要加做免疫组织化学标记，协助判断具体类型。当然这些免疫组织化学检测必须是以病理组织形态为基础，选择抗体时应有针对性，合理配伍，否则很容易掉进诊断的陷阱。国内学者在应用免疫组织化学标志物进行骨和软组织肿瘤病理诊断方面做出积极的探索和实践，如 SOX11、STAT6、MDM2、TLE1、NKX2.2 等在不同软组织肿瘤中的诊断及鉴别诊断价值。国内期刊《临床与实验病理学杂志》和《诊断病理学杂志》会及时地向广大病理工作者介绍免疫组织化学新标志物在相关肿瘤中的应用进展，提高了国内对相关疾病的认识和相关标志物的临床应用水平。

骨和软组织肿瘤的分子病理学发展也十分迅速，在诊断和鉴别诊断方面发挥着越来越重要的作用，肿瘤分类正在从单纯的形态学分类转变为形态学结合分子分类。随着分子病理学技术在临床的广泛开展和应用，如 *EWSR1*、*FOXO1*、*PDGFB*、*ALK* 等基因检测在临床中的应用，使一些难以鉴别诊断的疾病得以确诊，一些新的肿瘤特征得以发现。骨与软组织领域内分子病理学的发展，不但有助于软组织和骨肿瘤的精准分类分型和发现新的肿瘤类型，更有助于为部分肿瘤的靶向治疗提供有价值的依据。

（高　鹏　朱虹光　张祥宏）

第二节　病理学教学工作实践与研究进展

当前，中国病理学科的建设和发展面临着较大的困难，但挑战和机遇并存，尤其是临床病理，近年来越来越引起全社会的关注，加上病理从业者的不懈努力，目前发展比较迅速。然后，作为医学教学中重要环节的病理学教学，目前存在的问题较多，应该成为病理学科发展的重要内容。

据不完全统计，2016 年全国本科医学教育招生总人数为 64 万人，全国医学本科院校病理学系或教研室约 160 所，承担病理学本科教学任务的教师约 2000 名；以 2018 年为例，全国当年近 200 场病理学术会议或培训中，没有一场主题涉及病理教学。由此可见，中国病理学教学任务艰巨、教师匮乏、培训和交流明显不足，整体形势十分严峻。

当前科技信息技术高速发展，在此背景下，多元化的教学手段、数字平台和网络的应用不断挑战着传统的教学模式。PBL、CBL、翻转课堂等新的教学方法逐步融入传统的病理教学中，促进学生学习的自主性，增加学生的参与感。近些年来，数字切片库、慕课、SPOC 课、雨课堂、精品课程在线等网络教学工具共同形成了强大的多媒体病理教学资源库，弥补了传统病理教学资源的不足，提高了教学和学习效率，更能促进学生自主学习、激发学生的创造力，让病理教学不断实现新的突破。顺应时代发展的多元化教学活动对提高病理学教学质量、推动病理学教学改革和信息化过程具有重要意义。

中国病理学教学下一步如何发展，这是值得所有病理同道认真思考的问题。这不仅涉及病理学科的发展，更涉及医学教育中人才培养的质量。

中华医学会病理学会对教学工作一直极为重视，中华医学会病理学第十二届常委会于 2017 年 8 月召开了专题会议，聚焦中国病理学教学工作，决定成立“病理学教学工作委员会”，并提出了撰写《中国病理学教学工作共识》（可扫描书末二维码进行阅读）的要求。

病理学教工工作委员会成立后，于当年 10 月启动了《中国病理学教学工作共识》（简称《共识》）撰写及其有关研讨和调研工作。历时一年，组织了全国病理专家对中国病理学教学工作进行了深入调研和充分讨论，全国范围内大规模征求意见 3 次，《共识》初稿形成后经历 7 次大型改版，其间共收集到意见或建议 560 余条，共修改 1880 余处，最后报中华医学会病理学分会第十二届常委会审核，形成了中国病理学教学史上第一本《中国病理学教学工作共识》。在 2018 年中国病理年会上进行了解读和分析，受到全国病理同行一致好评，《共识》全文于 2019 年全文刊发在《中华病理学杂志》上，希望能从专业的角度进一步规范和指导全国病理学教学的内涵和外延，提高病理学教学质量，开创中国病理学教学工作新局面！

（王国平　步　宏）

第三节　分子病理学研究和应用进展

2016—2018 年可以说是分子病理学在国际学术舞台上大放光彩和各系统遍地开花的 3 年。基础方面高通量二代测序（next generation sequencing，NGS）技术已经全面成熟，多家服务商已经取得了 NMPA 认证，这意味着该技术已经是一个常规的分子病理诊断手段和平台，可以大规模的、批量的复制和推广。也是这个原因，本节回顾的大量素材均是基于该项技术的临床学术价值发现。免疫治疗方面随着更多免疫治疗药物的研发和面市（尤其是中国 PD1 和 PDL1 的药物研发上，已经开始和国际

“并跑”），对应的分子诊断也在稳步摸索和推广，包括 PD1、PDL1 的 IHC 标准判读等。在技术前沿方面，随着 10X Genomics 的全面推广，单细胞测序技术在分子病理基础研究中尤其在恶性肿瘤中已经全面推开。尤其在我国科研高度热情的学术环境下，该先进技术基本覆盖了恶性肿瘤分型、演进、疗效、耐药等我们能想到的各个方面。空间转录组技术也在过去的一年开始崭露头角，这个集成空间分布 - 原位成像 - 基因表达的技术，已经开始在胚胎发育、恶性肿瘤及其他具有病理形态改变的重大疾病中作为基础科研项目，并逐步推开，预计今年会有更多的基础研究成果得以公布。另外，质谱成像技术因为其能集合组织形态、原位质谱分析等分子和形态图像重要信息，也因技术的成熟而逐步进入医学研究当中。

随着对肿瘤生物学行为、肿瘤分子通路和肿瘤免疫的深入研究和不断认识，基于分子靶点的肿瘤靶向治疗 / 免疫治疗的个体化治疗在中晚期肿瘤的临床治疗中越来越体现出重要价值。近年来，随着肿瘤精准诊治需求的不断提高，我国分子病理诊断和基础研究工作也获得了长足发展。本节就呼吸系统肿瘤、消化系统肿瘤、乳腺癌、脑胶质瘤和头颈部肿瘤分子病理诊断和基础研究，遗传性肿瘤筛查，分子病理新技术等方面对我国学者的最新研究成果做简要综述。

一、呼吸系统肿瘤分子病理进展

（一）指南制定

中国临床肿瘤学会（CSCO）于 2016 年首次发布了《原发性肺癌诊疗指南》简称《指南》，2018 年完成了该指南的第二次更新。《指南》推荐在早期术后 N1/N2 的非鳞非小细胞肺癌（NSCLC）患者中，行 *EGFR* 突变检测。非小细胞肺癌（NSCLC）推荐检测必检基因 *EGFR*、*ALK*、*ROS1* 和扩展基因 *BRAF*、*MET*、*HER2*、*KRAS*、*RET*。对肿瘤免疫治疗的患者可通过 PD-L1 免疫组织化学表达和肿瘤突变负荷（TMB）进行筛选。《指南》推荐对 EGFR-TKIs 耐药患者进行 EGFR T790M 突变检测，组织学检测作为金标准仍为首选，血液检测可作为补充检测。

中国临床肿瘤学会肿瘤生物标志物专家委员会《中国非小细胞肺癌患者 *EGFR T790M* 基因突变检测专家共识》制定专家组于 2018 年发布了《中国非小细胞肺癌患者 *EGFR T790M* 基因突变检测专家共识》，对 EGFR T790M 突变的临床检测进行了规范。

（二）靶点驱动基因的研究

Ke EE 等发现 EGFR-TKIs 治疗后出现的继发 T790M 突变更多见于 EGFR exon 19del 的 NSCLC 患者，这可能是 EGFR exon 19del 的患者常比 EGFR L858R 突变的患者获得更久的生存期的一个重要原因。Li 等发现原发 T790M 在中国人群的突变率约 0.5%（46/8723），并且常与 EGFR L858R 突变共存。通过高通量二代测序（NGS）分析发现，原发 T790M 的突变丰度与伴随的敏感 EGFR 突变具有较高的一致性。随着针对该靶点的三代 EGFR-TKIs 抑制剂奥希替尼在我国获批用于临床治疗，NSCLC 患者接受奥希替尼治疗后继发耐药的原因也被多篇文章研究报道，最常见的为 EGFR C797S 突变。另外，T790M 突变丢失及 L792、L718/G719、G796 位点的突变均见于报道，一些患者可能会重新从一代 EGFR-TKIs 治疗中获益。

Zhao 等通过免疫组织化学（IHC）分析了 9889 例中国 NSCLC 患者的 ALK 状态发现，ALK 阳性患者约占 4.9%。Li 等对 ALK IHC 阳性 FISH 阴性的病例进行 NGS 检测，NGS 结果显示，这部分患者存在 ALK 融合，且使用克唑替尼治疗有效。Xu 等发现 RT-PCR 阴性但 IHC 阳性的患者可以从克唑替尼治疗中获益，体现了 ALK IHC 检测的优势。Li 等发现 NGS 检测到 ALK 不同融合亚型的患者使用克唑替尼治疗的临床获益存在明显差异，提示 ALK 融合亚型的确定对靶向治疗疗效有一定的预测作用。另外，Song 等发现，ALK 融合伴 TP53 突变的患者接受克唑替尼的治疗一般疗效较差。但是，对 ROS1 亚型的分析显示，不同的 ROS1 亚型的患者使用克唑替尼治疗，其无病生存期与总生存期各个亚型之间没有明显的差异。

Li 等分别使用基于 RNA 和 DNA 的 NGS 测序，比较了肉瘤样癌中 MET 第 14 号外显子剪接突变的变异检出一致性，发现基于 RNA 的 NGS 测序能够更加准确全面的检出 MET 剪接突变。Qiu 等发现不同类型的 MET 第 14 号外显子剪接突变的 c-MET 免疫组织化学表达蛋白位置存在差异。Xu 比较了 NSCLC 原发灶与淋巴结转移灶之间 MET 扩增的差异，发现 MET 扩增更易出现在淋巴结转移中，提示最好使用转移灶进行 MET 扩增检测。另外，Li 等发现 MET 扩增的患者使用 MET 靶向抑制剂治疗，可能会产生新的 MET 点突变（Y1248H 和 D1246N）导致耐药。

Ding 等报道 BRAF 突变在中国 NSCLC 人群中的突变频率与临床病理特点，Bu 等报道 HER2 第 20 号外显子插入突变在中国 NSCLC 人群中的突变频率与临床病理特点，Zhang 等总结 RET 融合在中国 NSCLC 人群中的突变频率与临床病理特点。

KRAS 突变型肺腺癌对 TKI 治疗耐药，且与预后差密切相关。Chen 等发现 KRAS 突变型肺腺癌与 PD-L1 的表达呈正相关。Dong 等进一步研究发现，KRAS 突变、尤其是 KRAS 与 TP53 共突变的患者更能从 PD-1 抑制剂中获益，提示对 KRAS 突变的患者可以考虑进行免疫治疗。

（三）免疫治疗相关标志物的研究

Liu 等发现 PD-L1 在 EGFR/ALK 阳性的 NSCLC 患者中呈现低表达，提示这可能是 EGFR/ALK 阳性患者免疫治疗效果差的一个主要因素。Su 等发现 EGFR 突变与 PD-L1 高表达共存的 NSCLC 常对 EGFR-TKIs 治疗出现原发耐药。Chan 等比较了目前市面上常见的 4 种检测试剂盒对 PD-L1 表达检测的一致性，结果显示 22C3，28-8 和 SP263 3 种试剂之间具有较高的一致性。Li 比较肺癌手术样本和以组织芯片模拟的活检样本之间 PD-L1 的表达一致性发现，两者之间存在较大差异，提示使用活检样本检测 PD-L1 会面临异质性的问题。Liu 等比较了同一肺腺鳞癌患者 PD-L1 表达的肿瘤内异质性及原发灶和转移灶异质性，发现同一肺腺鳞癌不同组织学成分 PD-L1 表达存在差异，但是原发灶和转移灶之间 PD-L1 的表达没有明显的差异。Guo 等比较了化疗对 PD-L1 表达的影响，发现同一患者化疗后样本与化疗前相比，PD-L1 表达常会升高。

TMB 也是免疫治疗的一个重要预测因子，Zhuang 等通过与全外显子测序（WES）数据比较，分析了用一个由 381 个肿瘤相关基因组合检测 TMB 的准确性。Fang 等通过与 WES 数据比较及免疫治疗相关性分析，验证了一个由 422 个肿瘤相关基因组合检测 TMB 以指导免疫治疗的可行性。Wang 等通过计算机模拟验证、与组织样本 WES 数据比对，以及与免疫治疗临床疗效相关性分析等，探索了使用血液 ctDNA 检测 TMB 指导临床免疫治疗的可行性。

二、消化系统肿瘤分子病理进展

（一）结直肠癌分子病理进展

近年来，随着结直肠癌研究的深入，人类对结直肠癌的致癌机制和治疗上取得了很大进步。晚期或转移性结直肠癌患者治疗前行 *RAS* 及 *BRAF* 基因检测，对于治疗方案的选择及预后的判断非常有必要。

Guo 等回顾性分析 1834 例Ⅰ～Ⅳ期结直肠癌的临床病理特点及预后。检测 *KRAS*、*NRAS*、*BRAF* 基因突变和 DNA 错配修复状态。*KRAS*、*NRAS* 和 *BRAF* 的突变率分别为 46.4%、3.2% 和 3.5%，错配修复基因缺失（dMMR）率为 5.6%。在多变量分析中，女性、高龄、肿瘤组织学类型、黏液癌和肿瘤沉积阳性与高 KRAS 突变率相关。BRAF 突变率高与女性、分化差、淋巴血管侵犯和肿瘤沉积阳性有关。与高错配修复基因缺失率相关的因素包括年龄低、肿瘤体积大、分化差、Ⅰ～Ⅲ期。肿瘤部位与 KRAS 突变、BRAF 突变和 dMMR 独立相关。KRAS 和 BRAF 突变是导致Ⅳ期肿瘤总生存期（OS）缩短的独立危险因素。NRAS 突变是Ⅰ～Ⅱ期肿瘤较短 OS 的独立危险因素。dMMR 与Ⅲ期肿瘤中较长的 OS 独立相关。Li W 采用二代测序技术对 747 个结直肠癌样本检测了 22 个癌症相关基因突变，并探讨与肿瘤生物学相关的一些关键挑战。RAS 突变（KRAS 或 NRAS 突变）、RAS/BRAF/PIK3CA 突变（KRAS，NRAS，BRAF 或 PIK3CA 突变）分别为 53.0%（396/747）、57.1%（431/747）。活检标本中肿瘤细胞数≥20% 比肿瘤细胞数＜20% 的有更高的突变频率，但在手术切除标本中没有这些差异。原发性和转移性肿瘤的突变频率无明显差异。此外，化疗后的样本与未化疗的样本相比，突变频率较低。总之，研究结果表明，肿瘤细胞比例低、肿瘤异质性和辅助治疗可能会影响结直肠癌的分子诊断，检测时应进行前瞻性质量评估。

（二）胃肠道间质瘤分子病理进展

胃肠道间质瘤（GIST）作为分子靶向治疗实体肿瘤的典范，近年来胃肠道间质瘤的分子机制及靶向治疗都取得了重要的进展。Chen 等检测了中国 GIST 患者 19 个相关基因的 238 个突变。38 例样本中共检测到 14 个基因 43 个突变，突变频率为 95%。在这些突变样本中，有 26 例是 KIT 或 PDGFRA 突变，12 例是 KIT/PDGFRA 野生型。约 50% 的 GIST 样本有多重突变。最常见的突变发生在 KIT（62.5%）、CDK4（17.5%）、NRAS（15%）和 EGFR（12.5%）。其他突变包括 PIK3CA 和 AKT1（10%），BRAF 和 ABL1（7.5%），PDGFRA、ERBB2 和 HRAS（5%） 及 AKT2、FLT3 和 KRAS（2.5%）。在中国 GIST 患者中发现了新的突变基因（*CDK4*、*AKT2*、*FLT3*、*ERBB2*、*ABL1* 和 *AKT1*），较高的 BRAF 突变频率（7.5%）和新的 BRAF 突变位点（G464E）。研究发现了中国 GIST 患者中一小部分有意义的突变，但针对这些潜在的预测标记物的靶向治疗，特别是在东方人群中需要深入研究。

（三）胰腺导管腺癌分子病理进展

胰腺导管腺癌（pancreatic ductal adenocarcinoma，PDAC），由于胰腺位置的特殊性及早期没有明显的症状，诊断时多数已是晚期。胰腺导管腺癌常见的突变包括 TP53，KRAS，CDKN2A 和 SMAD4 等，其中以 KRAS 突变最为常见。Li 等发现在许多 PDAC 中，ERBB2 和 KRAS 的突变同时发生。ERBB2 激活突变促进 KRAS 驱动的致癌特性。ERBB2 和 KRAS 抑制剂协同抑制体外 PDAC 细胞生长，促进裸鼠肿瘤消退，为抗 ERBB2 药物联合 KRAS 抑制剂治疗 ERBB2 突变的 PDAC 患者提供了理论依据。

三、乳腺癌分子病理进展

乳腺癌是女性最常见的恶性肿瘤之一，其发病率在全球范围内呈明显上升趋势。随着分子生物学的发展，乳腺癌的分子分型逐渐明确。分子分型在乳腺癌的诊断、治疗及预后等方面均具有重要意义，尤其是某些驱动基因或蛋白的检测对靶向药物疗效的预测具有重要作用，从而实现了对乳腺癌患者的个体化治疗，极大地改善了患者的预后。

（一）HER2

HER2 基因又名 HER2，neu、c-erbB-2，HER2 蛋白是具有酪氨酸蛋白激酶活性的跨膜蛋白，是表皮生长因子受体家族成员之一，15%～20% 的乳腺癌患者为 HER2 阳性，HER2 阳性的定义为使用已验证的检测方法得到的 IHC 3＋或 FISH＋结果，对 HER2 阳性的患者使用抗 HER2 药物可以得到较大的获益。HER2 的正确检测结果是针对 HER2 行靶向治疗的重要依据，并且对内分泌治疗、化疗方案的选择及预后评估有一定的指导作用。这几年针对 HER2 的诊断标准也在不断更新，以更好地指导临床治疗，之前的 2013 版《指南》在应用中有些问题越来越多地引起诊断者们的质疑。2018 年，美国临床肿瘤学会 / 美国病理医师学院（American Society of Clinical Oncology / College of American Pathologists，ASCO/CAP）专家组对乳腺癌 HER2 检测指南进行了更新。2019 年，我国病理专家结合中国乳腺癌的病理特点也发布了《乳腺癌 HER2 检测指南（2019 版）》。

新版《乳腺癌 HER2 检测指南（2019 版）》中对双探针 FISH 的判读标准分为 5 种情况，其中对占绝大多数的第 1 组明确阳性的病例（即 HER2/CEP17 比值≥2.0 且 HER2 平均拷贝数 / 细胞≥4.0）及第 5 组明确阴性病例（即 HER2/CEP17 比值＜2.0 且平均 HER2 拷贝数 / 细胞＜4.0）的诊断没有改变，而对于第 2～4 组这部分少见病例的诊断有了相应调整。第 2 组，HER2/CEP17 比值≥2.0 且 HER2 平均拷贝数 / 细胞＜4.0 的判读由原来的 FISH 阳性改为阴性；第 3 组，HER2/CEP17 比值＜2.0 且 HER2 平均拷贝数 / 细胞≥6.0 仍然判读为 FISH 阳性。第 4 组，HER2/CEP17 比值＜2.0 且 HER2 平均拷贝数 / 细胞≥4.0 且＜6.0 的 FISH 结果，需结合 HER2 免疫组织化学（IHC）结果综合判断。若 IHC 结果为（＋＋＋），HER2 状态判为阳性；若 IHC 结果为 0、（＋）或（＋＋），HER2 状态则判为阴性。

Liu 等根据《乳腺癌 HER2 检测指南（2019 版）》对 2233 例乳腺癌 HER2 FISH 结果进行了重

新判读，结果显示，与 2013 版《乳腺癌 HER2 检测指南》指南比较，182 例结果发生了改变。其中，175 例不确定病例中 173 例改为阴性，2 例改为阳性。另外有 8 例从原来的阳性改为阴性，这 8 例均属于 2019 版指南中第 2 组病例。Xu 等也根据新旧两版指南对 HER2 FISH 结果进行了比较，与上述结果相似，《乳腺癌 IIER2 检测指南（2019 版）》HER2 阴性结果明显增加，由原来的 62.5% 增加到 75.8%，增加的阴性病例均为 2013 版《乳腺癌 HER2 检测指南》的不确定病例。

（二）PD-1 和 PD-L1

PD-1（programmed death-1，程序性死亡因子 -1）是一种免疫抑制受体，主要表达在活化的 T 细胞，B 细胞，单核细胞和调节性 T 细胞中。PD-1 通过与肿瘤细胞、基质细胞表达的相应配体 PD-L1 和（或）PD-L2 结合，抑制 T 细胞活化，诱导 T 细胞凋亡，在肿瘤免疫逃逸中起着重要的作用，其中 PD-L1 为最重要的配体。近年来，免疫治疗，尤其是以 PD-1 和 PD-L1 为靶点的单克隆抗体抑制药，成为恶性肿瘤治疗的热点领域，目前，该抗体已经获得美国食品药品监督管理局（FDA）的批准用于治疗恶性黑色素瘤和非小细胞肺癌，并取得较好的临床效果，因此 PD-L1 在乳腺癌中的研究也逐渐成为一个热点，以期为治疗乳腺癌寻找新的靶点。

PD-L1 的高表达与乳腺癌的分子分型相关，黄述斌等研究显示乳腺肿瘤细胞中 PD-L1 总阳性率为 35.3%，尤其在三阴型乳腺癌肿瘤细胞中的阳性率最高，在管腔型、HER-2 过表达型及三阴型乳腺癌肿瘤细胞中的阳性率分别为 16.1%、37.5%、61.9%。PD-L1 在 sTIL 中的总阳性率为 51.5%，且在三阴型乳腺癌中最高，阳性率为 81.0%。此外，PD-L1 在乳腺癌中的表达与高组织学级别、淋巴结转移、Ki-67 的高表达、间质肿瘤浸润淋巴细胞 PD-L1 阳性相关。

（三）BRCA1/2

乳腺癌分为散发性乳腺癌和遗传性乳腺癌，研究表明，5%～10% 的乳腺癌患者具有明确的遗传基因突变，称之为遗传性乳腺癌（hereditary breast cancer，HBC），其中 *BRCA1/2* 基因突变占 15%，其他主要易感基因有 *TP53*、*CDH1*、*LKB1*、*PTEN*、*CHEK2*、*ATM* 和 *PALB2* 等。携带同源重组修复基因 *BRCA1/2* 突变的患者往往表现为遗传性乳腺癌卵巢癌综合征（hereditary breast and/or ovarian cancer syndrome，HBOCS），它是最常见的且较严重的一种乳腺癌和卵巢癌易感综合征，以常染色体显性遗传方式在家族中遗传，患者表现为早发及多发性乳腺癌和（或）卵巢癌，可明显增加家族成员患乳腺癌和（或）卵巢癌的风险。2018 年 1 月美国 FDA 批准奥拉帕利（Lynparza，Olaparib）用于治疗具有 *BRCA* 基因胚系突变 HER2 阴性的转移性乳腺癌患者。

Zhang 等在对 5931 例中国散发性与遗传性乳腺癌进行研究后提出，我国散发性乳腺癌患者中携带 BRCA1/2 致病突变概率约为 2.0%（86/4355），而家族性乳腺癌患者中突变率约为 16.9%（92/543）。此外，有研究认为，临床上 *BRCA* 基因突变与患者年龄有关。Yao 等发现 *BRCA1* 基因突变携带者在 70 岁之前发展为乳腺癌的风险约为 37.9%，而 *BRCA2* 基因突变携带者为 36.5%，均高于中国正常人群的风险（3.6%）。此外，王毅等研究还显示 *BRCA1/2* 基因突变与乳腺癌的分子分型密切相关，三阴性乳腺癌患者 *BRCA1* 突变率为 14.29%，显著高于非三阴性乳腺癌患者的 5.50% 突变率，两者之间差异具有统计学意义（$P=0.049$）。

四、脑胶质瘤、头颈部肿瘤分子病理进展

（一）脑胶质瘤分子病理进展

WHO 于 2016 年 5 月 9 日在 *Acta Neuropathol* 杂志发表了“2016 WHO 中枢神经系统肿瘤新分类 / 分子诊断新标准”（简称 2016CNSWHO 肿瘤分类）。首次在常规组织学特征基础上增加分子分型来对中枢神经系统（CNS）肿瘤进行定义，从而提出了在分子病理时代对 CNS 肿瘤进行分类、诊断的新概念。2016 年 CNSWHO 肿瘤分类使用组织学和分子学特征进行重命名，包括 IDH 野生型 /IDH 突变型胶质母细胞瘤、H3K27M 突变型弥漫性中线胶质瘤等。

Li 等发现长链非编码 RNA LINC00319 通过调节 HMGA2 来调控胶质瘤的发生，并进一步阐述了 LINC00319 在胶质瘤中的作用及其机制，为分子靶向治疗胶质瘤提供了新的思路。

Wang 等发现 *TRIB2* 是与胶质瘤的病理分级、放射治疗敏感性和替莫唑胺耐药最相关的基因之一。此外，丝裂原活化蛋白激酶激酶 1（MAP3K1）的表达与 TRIB2 具有较强的相关性。在胶质瘤中观察到 TRIB2 和 MAP3K1 的联合升高，提示胶质瘤患者预后较差。TRIB2 和 MAP3K1 联合升高可作为判断 GBM 恶性程度和远期疗效的新的预后生物标志物和潜在治疗靶点。

Chen 等发现 HCG11 在胶质瘤组织中表达较低。FOXP1 可与 HCG11 结合，并与 HCG11 发生转录失活。HCG11 过表达可有效抑制细胞增殖，诱导细胞周期阻滞，促进细胞凋亡。HCG11 主要富集于胶质瘤细胞的细胞质中，其作为一种相互竞争的内源性 RNA（ceRNAs）。CEPB3 和 miR-496 参与 HCG11 介导的胶质瘤进展，HCG11 通过调控 miR-496/CPEB3 抑制胶质瘤的进展。

Qian 等发现 PLEKHG5 表达水平升高与胶质瘤分级升高相关（$P<0.05$）。此外，与低级别胶质瘤相比，多形性胶质瘤的 PLEKHG5 表达率更高，表达强度更强。在所有胶质瘤患者中，PLEKHG5 高表达均提示患者预后较差，生存时间较短（$P<0.001$）。GO 分析、KEGG 通路分析和 GSEA 分析表明，PLEKHG5 参与胶质瘤的迁移、侵袭和上皮 - 间质转化。PLEKHG5 可作为神经胶质瘤患者新的预后生物标志物和抗肿瘤靶点。

Sang 等研究显示 *Ras* 基因突变下调组蛋白 H1.5T10ph，同时激活 AKT 信号通路。当 H1.5T10ph 过表达时，RAS 驱动的 A172 细胞生长和迁移受到抑制。此外，H1.5T10ph 能够调控 Ras 下游基因的转录，包括 *CYR61*、*IGFBP3*、*WNT16B*、*NT5E*、*GDF15* 和 *CARD16*。进一步实验表明，Ras-AKT 信号通路通过降解 GSK3 抑制 H1.5T10ph 表达，且降解依赖于 MDM2 介导。Ras-AKT 信号通路可能通过抑制组蛋白 H1.5 在苏氨酸 10 位点的磷酸化而促进胶质瘤细胞的生长和迁移。Ras-AKT 活化通过 MDM2 依赖的 GSK3 降解抑制 H1.5T10ph。这些发现为进一步了解 Ras 的致癌功能提供了更好的理解，这进一步表明 Ras 是神经胶质瘤的治疗靶点。

Chen 等通过对 TCGA 数据库及本院的 132 例患者的研究发现，在 TCGA 和实验组中，FOXL1 的高表达与胶质瘤患者 OS 较差有关。特别是 FOXL1 过表达与 WHO 高分级亚组的预后较差有关。FOXL1 的表达是神经胶质瘤患者临床预后的一个候选预测因子，可能在临床实践中作为神经胶质瘤患者免疫治疗策略的一个有效分子标志物。

Zhang 等结果表明，*GATAD1* 基因扩增和 *GATAD1* 基因表达是新的独立诊断标志物，提示胶质

瘤患者预后不良。*GATAD1* 基因敲除能显著抑制 GBM 细胞的体外和体内增殖。GATAD1 通过诱导 CCND1 启动子上的染色质结构相互作用，促进 *CCND1* 基因的转录。GATAD1 通过调控 CCND1，依次促进 GBM 细胞周期的转变和增殖。在功能上，GATAD1 是一种表观遗传染色质拓扑调节剂，通过靶向 CCND1 促进胶质瘤的增殖。

（二）头颈部肿瘤分子病理进展

头颈部肿瘤指颅底至锁骨上、颈椎前这一解剖范围内的所有肿瘤，是世界第五大肿瘤，在欧美占全部恶性肿瘤的 10% 以上，在我国更为多见。近年来，靶向治疗的引入及发展为头颈部肿瘤的治疗带来了新的活力。

Jin 等从基因表达综合数据库（GEO）中下载 3 个独立数据集的原始数据，使用 R 语言筛选出差异表达基因（DEGs）。最后从 3 个数据集中重叠的 DEGs 中选择 PYGM 和 TNNC2 进行进一步分析。通过 Oncomine、GEPIA、cBioportal、UALCAN 等多个在线数据库检测 PYGM 和 TNNC2 相关的转录和存活数据。采用实时定量聚合酶链反应（qPCR）检测头颈部鳞状细胞癌（HNSCC）组织和细胞系中 PYGM 和 TNNC2mRNA 水平。绘制生存曲线，评估这 2 个基因与 HNSCC 预后的关系。HNSCC 中 PYGM 和 TNNC2 表达显著下调，且 PYGM 和 TNNC2 的异常表达与 HNSCC 的预后相关，提示其可能成为 HNSCC 治疗的靶点或诊断预后的潜在生物标志物。

Li 等探讨了同源框转录反义 RNA（HOTAIR）在 HNSCC 中通过海绵细胞 microRNA-206（miR-206）调控 stanniocalcin-2（STC2）的作用。HOTAIR 特异性结合 miR-206 和 miR-206 靶向 STC2。下调 HOTAIR 或上调 miR-206 可抑制 HNSCC 细胞的增殖、侵袭和迁移。miR-206 通过下调 STC2 抑制 PI3K/AKT 信号通路。此外，沉默 HOTAIR 或过表达 miR-206 可抑制 HNSCC 裸鼠肿瘤生长。HOTAIR 通过 STC2 与 miR-206 结合，调控 HNSCC 细胞的生物学功能。

Pan 等研究了 HNSCC 中特异性甲基化驱动基因的预后。HNSCC 患者的生存时间数据、RNA 测序数据和甲基化数据从癌症基因组图谱中下载。建立基于多变量 Cox 分析的生存预测评分模型，筛选 HNSCC 预后相关基因，构建 6 个基因（*INA*、*LINC01354*、*TSPYL4*、*MAGEB2*、*EPHX3*、*ZNF134*）甲基化状态的线性风险模型。通过生存分析、甲基化和基因表达分析，进一步独立探讨 6 个基因的预后价值。结果显示，所有 6 个基因都可以作为独立的预后标志物，因此可能是潜在的药物靶点，为研究 HNSCC 的分子机制和预后提供了新的思路。

异常的 DNA 甲基化模式在 HNSCC 的发生发展过程中起着不可替代的作用。淋巴结转移与 HNSCC 预后不良密切相关。Liu 探讨 HNSCC 淋巴结转移的甲基化事件对提高 HNSCC 的临床疗效具有重要意义。ZNF569 在 HNSCC 组织中高度甲基化，尤其是在淋巴结转移的组织中。ZNF569 的过表达抑制了 HNSCC 细胞的增殖、迁移和侵袭。低 ZNF569 表达的 HNSCC 患者的总生存期明显短于高 ZNF569 表达的 HNSCC 患者。研究发现许多新的差异甲基化基因，它们可能对 HNSCC 的淋巴结转移有重要作用。此外，ZNF569 可能在 HNSCC 的癌变过程中发挥抑癌作用。

甲状腺癌是内分泌系统常见恶性肿瘤之一。目前甲状腺癌的治疗方法主要为手术、放射碘消融及促甲状腺激素抑制治疗，但对晚期及复发甲状腺癌治疗效果不佳。靶向治疗的发展改变了甲状腺癌的治疗理念。

Huang 等探讨甲状腺乳头状癌（PTC）中 *BRAF V600E*、*TERT*、*NRAS* 基因的单突变或联合突变与临床病理关系。分析结果显示我国西北地区 BRAF V600E 突变的患病率高于其他地区。年龄、多发病变、病理是 BRAF V600E/TERT 或 BRAF V600E/NRAS 双重突变的独立因素。BRAF V600E 与 TERT 启动子突变共存与不良预后显著相关。Wang 等研究表明 KRT19 在甲状腺癌组织中的表达高于正常甲状腺组织，与淋巴结转移、肿瘤分期及肿瘤结节转移分期有关。KRT19 的下调抑制了甲状腺癌细胞的增殖和迁移。此外，只有在 *BRAF* 原癌基因、丝氨酸 / 苏氨酸激酶 BRAF V600E 突变及 BRAF V600E 过表达诱导 KRT19 表达的肿瘤中，才发现 KRT19 表达增加。KRT19 通过促进上皮 - 间质转化（EMT）发挥其表型。综上所述，本研究结果提示 BRAF V600E 诱导的 KRT19 表达可能通过 EMT 促进甲状腺癌转移。

五、遗传性肿瘤分子病理进展

遗传性肿瘤是由某一基因的异常使个体某一器官或多个器官发生肿瘤，并且在家族中由于异常基因的传递一代代遗传下去。这种基因的异常改变最初一定是发生在生殖细胞或受精卵发育的早期阶段（所谓 germline mutation，胚系突变），携带者的全身每个细胞都有这个基因的异常，也包括他（她）的生殖细胞。因此就构成了疾病向下一代遗传的基础。遗传性肿瘤又称遗传性肿瘤综合征，其与散发肿瘤的区别如下：①明显的家族聚集现象；②发病年龄早；③常有多个原发癌。

2015 年中国肿瘤登记中心数据揭示随着肿瘤发生率和死亡率的增加，自 2010 年起恶性肿瘤已经成为中国人死亡的首位原因和重大公共医疗问题。至今病因尚未明确，其影响因素包括生活方式、遗传因素和环境因素等，其中遗传性肿瘤在结直肠癌、胃癌、乳腺癌、卵巢癌中占 5%～15%，这部分存在家族遗传倾向的肿瘤患者具有明显的家族史，随着基因高通量测序技术的快速发展和普及，对该部分患者及其亲属通过基因测序进行筛查致病基因，对突变致病基因携带者进行肿瘤的预防、早期诊断和治疗具有重要意义。以下是近 3 年我国在常见遗传性肿瘤方面研究取得的进展汇总。

（一）遗传性乳腺癌和卵巢癌综合征

Cao 研究报道在 218 例家族性乳腺癌和（或）卵巢癌患者中，发现 20.1%（44 例）携带 BRCA1/2 致病突变。另外，采用 MLPA 方法检测到 5 位患者携带 *BRCA1/2* 基因大片段重排，这一研究提示了 *BRCA1/2* 基因大片段重排的检测在中国人乳腺癌卵巢遗传基因检测中是必不可少的。乳腺癌易感基因在中国人中的基因突变谱研究中相对较少，Li 研究报道采用 *40* 基因 panel 检测，共计在 937 名来自 26 家中心的具有高遗传风险的乳腺癌患者中，发现 223 例（23.8%）携带胚系致病突变，包括 *BRCA1/2*、*TP53*、*PALB2*、*CHEK2*、*ATM* 和 *BARD1* 肿瘤易感基因。其中非 *BRCA1/2* 基因突变占 6.8%，因此临床筛查中采用多基因肿瘤易感基因检测可以更全面检测乳腺癌肿瘤易感风险。谢云涛课题组在家族性乳腺癌遗传易感基因研究方面取得一系列研究成果，主要工作以其课题组建立的家族性乳腺癌队列，分别发现 *TP53*、*ATM*、*CHEK2*、*RECQL4* 等易感基因与乳腺癌发生风险密切相关。Lang 对 2991 例乳腺癌患者和 1043 例健康人群进行 *BRCA1/2* 基因检测，发现散发性患者和健康对照中分别有 3.5% 和 0.38% 携带 BRCA1/2 胚系致病突变。另外，研究发现 BRCA 突变与家族史、淋巴结转移状态、高肿瘤级别密切相关，期待未来研究中能更加全面评估分析 BRCA1/2 突变的临床病理特征。

Wu 开展的卵巢癌全国多中心研究表明 28.5% 患者存在胚系 BRCA1/2 突变，其中 BRCA1 占 20.8%，BRCA2 占 7.6%，这些突变人群多见于高级别浆液性卵巢癌（73.0%）、发现时处于肿瘤晚期（Ⅲ和Ⅳ期占 85.5%）、发病年龄相对年轻（52 岁）。本研究是国内开展较早且全面分析 BRCA1/2 胚系遗传的工作，为中国后期开展一系列 PARP 抑制药治疗临床研究提供了坚实的依据。

（二）遗传性非息肉性结直肠癌

遗传性非息肉性结直肠癌（hereditary nonpolyposis coloretal cancer，HNPCC），是一种常染色体显性遗传病，占所有结直肠癌的 5%～15%，HNPCC 是由错配修复（mismatch repair，MMR）基因突变引起的对结直肠癌及某些其他癌症（如子宫内膜癌、胃癌、卵巢癌、肝胆管癌、肾盂及膀胱移行细胞癌）的遗传易感性，*MMR* 基因突变携带者一生中患结直肠癌的概率约为 80%。Zhu 对 510 例患者结直肠息肉样本进行错配修复蛋白免疫组织化学分析，发现 1.18% 的存在蛋白缺失，其中 2 例具有错配修复基因胚系致病突变和 1 例具有疑似致病突变，因此，对于年龄小于 50 岁或具有肿瘤家族史的结直肠息肉，尤其是具有高风险特征（尺寸大、绒毛状、高级别和其他恶性成分），建议进行错配修复蛋白组化筛查。Wu 对 3250 例结直肠癌病例，根据 MMR 免疫组织化学情况进行 HNPCC 筛查，发现 10.2%（330 例）患者存在 MMR 蛋白缺失，2.9%（93 例）患者最终确诊为 HNPCC。同时，本研究提示 BRAF V600E 突变在中国人结直肠癌比例较低（仅有 9.7%），与西方人群差别显著。Tian 对 198 例中国人子宫内膜癌样本进行 MMR 分析，其中 50 岁以下亚组中 *MMR* 基因突变率为 26%（18/69）。关联统计分析表明在临床实践中个人史、家族史结合 MMR 免疫组织化学分析是最有效的筛查标准。另外一例患者存在 *PALB2* 基因致病突变，考虑肿瘤易感性的多样性，因此多基因检测是临床遗传肿瘤易感基因筛查的值得考虑的模式之一。

六、分子病理新技术进展

（一）高通量测序

高通量测序（next-generation sequencing，NGS）在过去 3 年中被广泛地应用于肿瘤临床分子病理检测中，包括 FFPE 组织样本和 ctDNA 液体活检等。如何选择一个合适的结直肠癌 / 肺癌样本进行 NGS 检测，包括对样本中肿瘤细胞含量进行准确评估。原发性和转移性肿瘤的突变状态存在高度一致性，当转移肿瘤无法获得时，可用原发肿瘤替代检测。肿瘤细胞存在分子遗传学（突变）异质性，与 RAS 突变相比，肿瘤内异质性更易发生在 PIK3CA 突变的肿瘤中。化学治疗可能会影响 CRC 的突变状态，多灶肺癌最好对所有的肿瘤进行检测。比较奥希替尼对非小细胞肺癌（NSCLC）原发性和获得性 EGFR-T790M 突变患者的疗效。使用扩增阻滞突变系统（ARMS）检测方法，0.5%（46/8723）TKI 初治患者中检出原发性 T790M 突变，而 TKI 治疗复发患者中 49.7%（71/143）检出获得性 T790M 突变。NGS 显示，T790M 伴随 EGFR 敏感突变和原发性 *T790M* 等位基因频率（MAFs）高度一致，但是获得性 T790M 突变等位基因频率远低于 EGFR 敏感突变等位基因频率（MAFs）。16 例获得性 T790M 突变患者接受奥希替尼治疗，中位无进展生存期（PFS）为 8.1 个月。4 例原发性 T790M 突变患者接受奥希替尼治疗，中位生存期为 8 个月。本研究表明，原发性和获得性 T790M 突变患者在某些临床和分子特征上表现出明显的差异，但可能对奥希替尼治疗都有反应；基于 Amplicon 的靶向 NGS 测序，OncoAim™，对 648 例结直肠癌患者进行检测，当 MAF≥5% 且平均测序深度≥500 时，NGS 检测特异度为 100%，灵敏度为 95%～100%。63.3% 的结直肠癌存在基因变异，具体为 TP53（52.82%），KRAS（46.68%），APC（24.09%），PIK3CA（18.94%），SMAD4（9.47%），BRAF（6.15%），FBXW7（5.32%），NRAS（4.15%），提示 NGS 能够为临床检测提供支持。利用 NGS 在肺癌患者全程管理中进行测序，在多处转移的肺癌患者中，发现 EGFR T790M 突变是对于吉非替尼耐药的首个变异，之后利用奥希替尼进行治疗，耐药后在 2 处转移性病变处分别活检。发现一处转移灶存在 EGFR L718V 和 L858R 共突变，另一处转移灶存在 EGFR C797S 和 L858R/T790M 突变，体内、体外实验证实，EGFR-L858R/L718V 变异对于奥希替尼耐药但对阿法替尼敏感。

（二）数字 PCR

在数字 PCR（digital PCR）应用方面，Feng 等利用 QuantStudio ™ 3D 数字 PCR 检测了 NSCLC 患者 EGFR T790M 突变，并与 ARMS-PCR 检测方法进行比较。结果发现，在 119 例患者中，应用 QuantStudio ™ 3D 数字 PCR 发现 69 例患者 EGFR T790M 阳性，中位突变频率（median mutant allele frequency）为 1.09%。利用 ARMS-PCR 对 17 例数字 PCR 检测阳性结果和 8 例 T790M 阴性结果进行验证，仅有 3 例结果显示阳性，其突变频率分别为 P6（AF＝1.09%），P7（AF＝2.09%），P8（AF＝2.21%）。此外，利用 NGS 对 4 例数字 PCR 检测阳性的样本进行验证，发现均为阳性。因此，此试验证实 3D 数字 PCR 对于血液 EGFR T790M 检测具有较高的敏感性和特异性。Zhu 等利用 ddPCR 对 EGFR L858R、19del 和 T790M 进行检测，并且与肿瘤组织检测结果进行比较。在 51 例 NSCLC 患者中，48 例为初治患者。对于 L858R 突变患者，ddPCR 的敏感度和特异度分别为 76.19%（16/21）*vs*. 96.55%（28/29）；对于 ex19del 患者，ddPCR 的敏感度和特异度分别为 88.89%（8/9）和 100%（41/41）。T790M 突变在组织和血液中都没有检测到。此外，基线 EGFR 突变丰度与肿瘤负荷密切相关（Spearman's r＝0.7000，P＝0.0358），其中 ex19del 与肿瘤负荷密切相关（Spearman's r＝1.0000，P＜0.0001），L858R 突变与肿瘤负荷无明显相关性（Spearman's r＝0.700 0，P＝0.188 1）。

综上所述，尽管我国在肿瘤分子病理临床诊断和基础研究中取得了一定的进展，但总体研究水平仍值得进一步提高，尤其是中国特色的研究报道较少，期待未来有更多的研究能从顶层设计出发，针对中国高发肿瘤和分子生物学通路，进行肿瘤分子病理的原创性研究，在国际舞台上发出更多国人声音。

参考文献

[1] Chinese Medical A, Oncology Society of Chinese Medical A, Chinese Medical Association Publishing H. Chinese Medical Association guidelines for clinical diagnosis and treatment of lung cancer(Edition 2018). Zhonghua Zhong Liu Za Zhi, 2018, 40: 935-964.

[2] 中国临床肿瘤学会肿瘤生物标志物专家委员会，《T790M 基因突变检测专家共识》制定专家组. 中国非小细胞肺癌患者 *EGFR T790M* 基因突变检测专家共识. 中华医学杂志，2018，98：2544-2551.

[3] Ke EE, Zhou Q, Zhang QY, et al. A higher proportion of the EGFR T790M mutation may contribute to the better survival of patients with exon 19 deletions compared with those with L858R. J Thorac Oncol, 2017, 12: 1368-1375.

[4] Li W, Qiu T, Guo L, et al. Primary and acquired EGFR T790M-mutant NSCLC patients identified by routine mutation testing show different characteristics but may both respond to osimertinib treatment. Cancer Lett, 2018, 423: 9-15.

[5] Yang Z, Yang N, Ou Q, et al. Investigating novel resistance mechanisms to Third-generation EGFR tyrosine kinase inhibitor osimertinib in non-small cell lung cancer patients. Clin Cancer Res, 2018, 24: 3097-3107.

[6] Zhao S, Li X, Zhao C, et al. Loss of T790M mutation is associated with early progression to osimertinib in Chinese patients with advanced NSCLC who are harboring EGFR T790M. Lung Cancer, 2019, 128: 33-39.

[7] Zhang Q, Zhang XC, Yang JJ, et al. EGFR L792H and G796R: two novel mutations mediating resistance to the third-generation EGFR tyrosine kinase inhibitor osimertinib. J Thorac Oncol, 2018, 13: 1415-1421.

[8] Liu Y, Li Y, Ou Q, et al. Acquired EGFR L718V mutation mediates resistance to osimertinib in non-small cell lung cancer but retains sensitivity to afatinib. Lung Cancer, 2018, 118: 1-5.

[9] Zhao R, Zhang J, Han Y, et al. Clinicopathological features of ALK expression in 9889 cases of non-small-Cell lung cancer and genomic rearrangements identified by capture-based next-generation sequencing: a Chinese retrospective analysis. Mol Diagn Ther, 2019, 23: 395-405.

[10] Li W, Zhang J, Guo L, et al. Combinational analysis of FISH and immunohistochemistry reveals rare genomic events in ALK fusion patterns in NSCLC that responds to crizotinib treatment. J Thorac Oncol, 2017, 12: 94-101.

[11] Xu CW, Wang WX, Chen YP, et al. Simultaneous VENTANA IHC and RT-PCR testing of ALK status in Chinese non-small cell lung cancer patients and response to crizotinib. J Transl Med, 2018, 16: 93.

[12] Li Y, Zhang T, Zhang J, et al. Response to crizotinib in advanced ALK-rearranged non-small cell lung cancers with different ALK-fusion variants. Lung Cancer, 2018, 118: 128-133.

[13] Song P, Zhang F, Li Y, et al. Concomitant TP53 mutations with response to crizotinib treatment in patients with ALK-rearranged non-small-cell lung cancer. Cancer Med, 2019, 8: 1551-1557.

[14] He Y, Sheng W, Hu W, et al. Different types of ROS1 fusion partners yield comparable efficacy to crizotinib. Oncol Res, 2019, 27(8): 901-910.

[15] Li Z, Shen L, Ding D, et al. Efficacy of crizotinib among different types of ROS1 fusion partners in patients with ROS1-rearranged non-small cell lung cancer. J Thorac Oncol, 2018, 13: 987-995.

[16] Li Y, Gao L, Ma D, et al. Identification of MET exon14 skipping by targeted DNA- and RNA-based next-generation sequencing in pulmonary sarcomatoid carcinomas. Lung Cancer, 2018, 122: 113-119.

[17] Qiu T, Li W, Zhang T, et al. Distinct MET protein localization associated with MET Exon 14 mutation types in patients with non-small-cell lung cancer. Clin Lung Cancer, 2018, 19: e391-e398.

[18] Xu CW, Wang WX, Wu MJ, et al. Comparison of the c-MET gene amplification between primary tumor and metastatic lymph nodes in non-small cell lung cancer. Thorac Cancer, 2017, 8: 417-422.

[19] Li A, Yang JJ, Zhang XC, et al. Acquired MET Y1248H and D1246N mutations mediate resistance to MET inhibitors in

non-small cell lung cancer. Clin Cancer Res, 2017, 23: 4929-4937.
[20] Ding X, Zhang Z, Jiang T, et al. Clinicopathologic characteristics and outcomes of Chinese patients with non-small-cell lung cancer and BRAF mutation[J]. Cancer Med, 2017, 6: 555-562.
[21] Bu S, Wang R, Pan Y, et al. Clinicopathologic characteristics of patients with HER2 insertions in non-small cell lung cancer. Ann Surg Oncol, 2017, 24: 291-297.
[22] Zhang K, Chen H, Wang Y, et al. Clinical characteristics and molecular patterns of RET-Rearranged lung cancer in Chinese patients. Oncol Res, 2019, 27: 575-582.
[23] Yang S, Yu X, Fan Y, et al. Clinicopathologic characteristics and survival outcome in patients with advanced lung adenocarcinoma and KRAS mutation. J Cancer, 2018, 9: 2930-2937.
[24] Chen N, Fang W, Lin Z, et al. KRAS mutation-induced upregulation of PD-L1 mediates immune escape in human lung adenocarcinoma. Cancer Immunol Immunother, 2017, 66: 1175-1187.
[25] Dong ZY, Zhong WZ, Zhang XC, et al. Potential predictive value of TP53 and KRAS mutation status for response to PD-1 blockade immunotherapy in lung adenocarcinoma. Clin Cancer Res, 2017, 23: 3012-3024.
[26] Liu SY, Dong ZY, Wu SP, et al. Clinical relevance of PD-L1 expression and $CD8^+$T cells infiltration in patients with EGFR-mutated and ALK-rearranged lung cancer. Lung Cancer, 2018, 125: 86-92.
[27] Su S, Dong ZY, Xie Z, et al. Strong programmed death ligand 1 expression predicts poor response and de novo resistance to EGFR tyrosine kinase inhibitors among NSCLC patients with EGFR mutation. J Thorac Oncol, 2018, 13: 1668-1675.
[28] Chan AWH, Tong JHM, Kwan JSH, et al. Assessment of programmed cell death ligand-1 expression by 4 diagnostic assays and its clinicopathological correlation in a large cohort of surgical resected non-small cell lung carcinoma. Mod Pathol, 2018, 31: 1381-1390.
[29] Li C, Huang C, Mok TS, et al. Comparison of 22C3 PD-L1 expression between surgically resected specimens and paired tissue microarrays in non-small cell lung cancer. J Thorac Oncol, 2017, 12: 1536-1543.
[30] Liu Y, Dong Z, Jiang T, et al. Heterogeneity of PD-L1 expression among the different histological components and metastatic lymph nodes in patients with resected lung adenosquamous carcinoma. Clin Lung Cancer, 2018, 19: e421-e430.
[31] Guo L, Song P, Xue X, et al. Variation of programmed death ligand 1 expression after platinum-based neoadjuvant chemotherapy in lung cancer. J Immunother, 2019, 42: 215-220.
[32] Zhuang W, Ma J, Chen X, et al. The tumor mutational burden of Chinese advanced cancer patients estimated by a 381-cancer-gene panel. J Cancer, 2018, 9: 2302-2307.
[33] Fang W, Ma Y, Yin JC, et al. Comprehensive genomic profiling identifies novel genetic predictors of response to anti-PD-(L)1 therapies in non-small cell lung cancer. Clin Cancer Res, 2019.
[34] Wang Z, Duan J, Cai S, et al. Assessment of blood tumor mutational burden as a potential biomarker for immunotherapy in patients with non-small cell lung cancer with use of a next-generation sequencing cancer gene panel. JAMA Oncol, 2019.
[35] Guo TA, Wu YC, Tan C, et al. Clinicopathologic features and prognostic value of KRAS, NRAS and BRAF mutations and DNA mismatch repair status: A single-center retrospective study of 1834 Chinese patients with Stage Ⅰ-Ⅳ

colorectal cancer. Int J Cancer, 2019, 145(6): 1625-1634.

[36] Li W, Qiu T, Guo L, et al. Major challenges related to tumor biological characteristics in accurate mutation detection of colorectal cancer by next-generation sequencing. Cancer Lett, 2017, 410: 92-99.

[37] Chen Q, Li R, Zhang ZG, et al. Oncogene mutational analysis in Chinese gastrointestinal stromal tumor patients. Onco Targets Ther, 2018, 11: 2279-2286.

[38] Li Z, Shao C, Liu X, et al. Oncogenic ERBB2 aberrations and KRAS Mutations cooperate to promote pancreatic ductal adenocarcinoma progression. Carcinogenesis, 2019.

[39] 乳腺癌 HER2 检测指南（2019 版）编写组. 乳腺癌 HER2 检测指南（2019 版）. 中华病理学杂志，2019，48（3）：169-175.

[40] Liu ZH, Wang K, Lin DY, et al.Impact of the updated 2018 ASCO/CAP guidelines on HER2 FISH testing in invasive breast cancer: a retrospective study of HER2 fish results of 2233 cases. Breast Cancer Res Treat, 2019, 175(1): 51-57.

[41] Xu B, Shen J, Guo W, et al.Impact of the 2018 ASCO/CAP HER2 guidelines update for HER2 testing by FISH in breast cancer. Pathol Res Pract, 2019, 215(2): 251-255.

[42] 黄述斌，侯永微，李松梅，等. 乳腺癌组织及间质浸润淋巴细胞中 PD-L1 的表达及其意义. 临床与实验病理学杂志，2017，33（1）：63-67.

[43] 张伟，徐国祥，李佳嘉，等. PD-1/PD-L1 在三阴性乳腺癌中的表达及其意义. 中华病理学杂志，2017，46（1）：20-24.

[44] 潘贝晶，徐程，平国强，等. PD-L1 在三阴性乳腺癌中的表达及其与预后的相关性. 中华病理学杂志，2017，46（12）：822-826.

[45] Qin T, zeng YD, Qin G, et al. High PD-L1 expression was associated with poor prognosis in 870 Chinese patients with breast cancer. 0ncotarget, 2015, 6(32): 33972-33981.

[46] Li Z, Dong P, Ren M, et al. PD-L1 Expression is associated with tumor FOXP3(＋)Regulatory T-cell infiltration of breast cancer and poor prognosis of patient. J Cancer, 2016, 7(7): 784-793.

[47] Zhang J, Sun J, Chen J, et al. Comprehensive analysis of *BRCA1* and *BRCA2* germline mutations in a large cohort of 5931 Chinese women with breast cancer. Breast Cancer Res Treat, 2016, 158(3): 455-462.

[48] Yao L, Sun J, Zhang J, et al. Breast cancer risk in Chinese women with BRCA1 or BRCA2 mutations. Breast Cancer Res Treat, 2016, 156(3): 441-445.

[49] 王毅，王鹏，卜烨，等. *BRCA1* 基因突变与乳腺癌易感性及其乳腺癌分型特征的关联分析. 实用癌症杂志，2019，34（1）：22-25.

[50] David N. Louis, Arie Perry, Guido Reifenberger, et al. The 2016 World Health Organization classification of tumors of the central nervous system: a summary. Acta Neuropathol, 2016, 131(6): 803-820.

[51] Li Q, Wu Q, Li Z, et al. LncRNA LINC00319 is associated with tumorigenesis and poor prognosis in glioma. Eur J Pharmacol, 2019, 172556.

[52] Wang J, Zuo J, Wahafu A, et al. Combined elevation of TRIB2 and MAP3K1 indicates poor prognosis and chemoresistance to temozolomide in glioblastoma. CNS Neurosci Ther, 2019, 26(3): 297-308.

[53] Chen Y, Bao C, Zhang X, et al. Long non-coding RNA HCG11 modulates glioma progression through cooperating with miR-496/CPEB3 axis. Cell Prolif, 2019: e12615.

[54] Qian, M, Chen Z, Wang S, et al. PLEKHG5 is a novel prognostic biomarker in glioma patients. Int J Clin Oncol, 2019, 24(11): 1350-1358.

[55] Sang, B, Sun J, Yang D, et al. Ras-AKT signaling represses the phosphorylation of histone H1. 5 at threonine 10 via GSK3 to promote the progression of glioma. Artif Cells Nanomed Biotechnol, 2019, 47(1): 2882-2890.

[56] Chen A, L Zhong, J Lv. FOXL1 overexpression is associated with poor outcome in patients with glioma. Oncol Lett, 2019, 18(1): 751-757.

[57] Zhang S, M Gao, L Yu. GATAD1 gene amplification promotes glioma malignancy by directly regulating CCND1 transcription. Cancer Med, 2019, 8(11): 5242-5253.

[58] Jin Y, Y Yang. Bioinformatics-based discovery of PYGM and TNNC2 as potential biomarkers of head and neck squamous cell carcinoma. Biosci Rep, 2019.

[59] Li T, Qin Y, Zhen Z, et al. Long non-coding RNA HOTAIR/microRNA-206 sponge regulates STC2 and further influences cell biological functions in head and neck squamous cell carcinoma. Cell Prolif, 2019: e12651.

[60] Pan Y, Song Y, Cheng L, et al. Analysis of methylation-driven genes for predicting the prognosis of patients with head and neck squamous cell carcinoma. J Cell Biochem, 2019, 120(12): 19482-19495.

[61] Liu X, X Zhao, C Gou. Identification of novel methylated DNA marker ZNF569 for head and neck squamous cell carcinoma. J Cancer, 2019, 10(10): 2250-2260.

[62] Huang M, Yan C, Xiao J, et al. Relevance and clinicopathologic relationship of BRAF V600E, TERT and NRAS mutations for papillary thyroid carcinoma patients in Northwest China. Diagn Pathol, 2019, 14(1): 74.

[63] Wang X, Xu X, Peng C, et al. BRAF(V600E)-induced KRT19 expression in thyroid cancer promotes lymph node metastasis via EMT. Oncol Lett, 2019, 18(1): 927-935.

[64] Chen W, Zheng R, Baade PD, et al. Cancer statistics in China, 2015. CA Cancer J Clin, 2016 (66): 115-132.

[65] Cao WM, Zheng YB, Gao Y, et al. Comprehensive mutation detection of BRCA1/2 genes reveals large genomic rearrangements contribute to hereditary breast and ovarian cancer in Chinese women. BMC Cancer, 2019 (19): 551.

[66] Li JY, Jing R, Wei H, et al. Germline mutations in 40 cancer susceptibility genes among Chinese patients with high hereditary risk breast cancer. Int J Cancer, 2019 (144): 281-289.

[67] Sun J, Meng H, Yao L, et al. Germline Mutations in Cancer Susceptibility Genes in a Large Series of Unselected Breast Cancer Patients. Clin Cancer Res, 2017 (23): 6113-6119.

[68] Fan Z, Ouyang T, Li J, et al. Identification and analysis of CHEK2 germline mutations in Chinese BRCA1/2-negative breast cancer patients. Breast Cancer Res Treat, 2018 (169): 59-67.

[69] Yang Z, Ouyang T, Li J, et al. Prevalence and characterization of ATM germline mutations in Chinese BRCA1/2-negative breast cancer patients. Breast Cancer Res Treat, 2019 (174): 639-647.

[70] Sheng S, Xu Y, Guo Y, et al. Prevalence and clinical impact of TP53 germline mutations in Chinese women with breast cancer. Int J Cancer, 2020, 146(2): 487-495.

[71] Lang GT, Shi JX, Hu X, et al. The spectrum of BRCA mutations and characteristics of BRCA-associated breast cancers

in China: Screening of 2 991 patients and 1 043 controls by next-generation sequencing. Int J Cancer, 2017 (141): 129-142.

[72] Wu X, Wu L, Kong B, et al. The First Nationwide Multicenter Prevalence Study of Germline BRCA1 and BRCA2 Mutations in Chinese Ovarian Cancer Patients. Int J Gynecol Cancer, 2017 (27): 1650-1657.

[73] Zhu F, Pan D, Zhang H, et al. Single-center study of Lynch syndrome screening in colorectal polyps. Hered Cancer Clin Pract, 2019 (17): 9.

[74] Jiang W, Cai MY, Li SY, et al. Universal screening for Lynch syndrome in a large consecutive cohort of Chinese colorectal cancer patients: High prevalence and unique molecular features. Int J Cancer, 2019, 144(9): 2161-2168.

[75] Tian W, Bi R, Ren Y, et al. Screening for hereditary cancers in patients with endometrial cancer reveals a high frequency of germline mutations in cancer predisposition genes. Int J Cancer, 2019 (145): 1290-1298.

[76] Weihua L, Tian Q, Yun L, et al. Subjecting appropriate lung adenocarcinoma samples to next-generation sequencing-basedmolecular testing: challenges and possible solutions. Mol Oncol, 2018, 12(5): 677-689.

[77] Li W, Qiu T, Guo L, et al. Primary and acquired EGFR T790M-mutant NSCLC patients identified by routine mutation testingshow different characteristics but may both respond to osimertinib treatment. Cancer Lett, 2018, 423: 9-15.

[78] Wang Y, Liu H, Hou Y, et al. Performance validation of an amplicon-based targeted next-generation sequencing assay and mutation profiling of 648 Chinese colorectal cancer patients. Virchows Arch, 2018, 472(6): 959-968.

[79] Liu Y, Li Y, Ou Q, et al. Acquired EGFR L718V mutation mediates resistance to osimertinib in non-small cell lung cancerbut retains sensitivity to afatinib. Lung ancer, 2018, 118: 1-5.

[80] Feng Q, Gai F, Sang Y, et al. A comparison of QuantStudio ™ 3D Digital PCR and ARMS-PCR for measuring plasma EGFR T790M mutations of NSCLC patients. Cancer Manag Res, 2018, 10: 115-121.

[81] Zhu YJ, Zhang HB, Liu YH, et al. Association of mutant EGFR L858R and exon 19 concentration in circulating cell-free DNA using droplet digital PCR with response to EGFR-TKIs in NSCLC. Oncol Lett, 2017, 14(2): 2573-2579.

（应建明　方伟岗　王　哲　梁智勇　叶　丰）

第四节　数字病理与人工智能研究和应用进展

大力发展数字病理是本届中华医学会病理学分会的工作重点之一。在加快数字病理网络平台建设和应用的同时，学会还组织了讨论数字病理发展共识，推动人工智能在数字病理中的应用价值，重视其在辅助、优化病理诊断中所扮演的重要角色。

数字病理的发展可以分为三个阶段。第一阶段：基于全玻片数字扫描技术，将传统玻片上的全部图像信息进行数字化，形成数字化切片，可以通过计算机显示器进行阅片，完成对传统显微镜阅片形式的替代。结合计算机存储及网络传输技术，抵消切片信息传递中物理空间与时间的限制，可以开展基于互联网的病理远程会诊和冷冻切片远程诊断等。第二阶段：基于高通量与快速 WSI 技术，病理科将所有常规切片全部制作成数字切片整合进入日常工作流，实现数字切片首诊，数字化报告和数字切片存档，从而实现病理过程全流程的数字化质控和管理的全数字化病理科。结合互联网技术，建立区域性网络病理诊断平台，形成打破地域限制的“大病理科”或“云病理科”；第三阶段：在全数字病理科的基础上，存档的数字切片形成了丰富的大数据，当这些大数据与人工智能（AI）等新兴的计算机算法和计算机强大的运算能力相结合后，将会产生大量用于数字切片的辅助诊断软件，计算机能够自动检测数字切片中的病变区域并定量评估各项指标，帮助病理医生做出快速、准确、重复性高的病理诊断。在这个阶段计算机辅助诊断软件将逐渐成为病理医生日常诊断中不可缺少的工具。

一、数字病理系统

（一）数字病理切片

在数字病理切片（digital slide of pathology）中，将切片数字化是最基础、最关键的一步。全视野的数字化切片 / 全切片数字化图像（whole slide image，WSI）通过全自动显微镜或光学放大系统扫描采集得到高分辨数字图像，再应用计算机对得到的图像自动进行高精度多视野无缝隙拼接，获得优质的可视化数据以应用于病理学的各个领域。

数字病理切片系统主要由数字切片扫描装置和数据处理软件构成。首先，利用数字显微镜或放大系统在物镜下对玻璃切片进行逐幅扫描采集成像，显微扫描平台自动按照切片 XY 轴方向扫描移动，并在 Z 轴方向自动聚焦。然后，由扫描控制软件在光学放大装置有效放大的基础上利用程控扫描方式采集高分辨数字图像，图像压缩与存储软件将图像自动进行无缝拼接处理，制作生成数字化切片。再将这些数据存储在一定介质中建立起数字病理切片库。随后利用相应的数字病理切片浏览软件，对一系列可视化数据进行任意比例放大或缩小及任意方向移动的浏览和分析处理，就像在操作一台真实的光学显微镜一样。目前，FDA 已经批准病理学家可通过阅读飞利浦公司的全视野数字化切片，来进行临床病理诊断。这就标志着，数字病理时代的到来，通过数字化病理切片和配套的智能处理软件，病理学家通过读取数字化组织切片信息做出诊断，从而取代了直接在传统的光学显微镜下查看载有组织样本的玻片。

这些数字病理切片还可以传输到医院的局域网上供多方浏览，将诊断依据全景图像化、数字化和共享化。使病理医师在特殊需要下，不用通过显微镜就能完全模拟显微镜下的操作环境看到仿真的病理图像，这对于异地专家阅片和携带数字切片教学会诊提供了方便。这种优质的可视化数据已应用于病理学的各个领域，其诞生将传统的病理切片应用提高到了现代化的水平。

（二）数字病理切片系统的优势

与传统的病理切片相比，数字病理切片系统具备 6 个不可比拟的优势：①易于保存与管理：利用其建立超大容量的数字病理切片库，保存珍贵的病理切片资料，解决了玻璃切片不易储存保管、易褪色、易损坏、易丢片掉片和切片检索困难等问题，并且实现了同一张切片可在不同地点同时被很多人浏览。②方便浏览与传输：应用者可随时随地对显微切片任何区域进行不同放大倍率的浏览（通常放大倍率可达到 200～400 倍，甚至达到 1000 倍），资料传输不必受到时间和空间的约束。浏览时为光学放大而非数码放大，因此不存在图像信息失真和细节不清的问题，这与普通计算机浏览图片缩放只改变图像大小而无法改变分辨率有本质的区别。③为教学与远程会诊提供便利：该系统能在鼠标操纵下选择切片任意位置完成无极变倍连续缩放浏览，并提供切片全景导航，使高倍镜下的图像与低倍镜下的位置形成良好对应。还能够实现切片的定量分析和标注等后期处理。④高速高效高通量：采用先进技术的数字切片系统可达到高通量切片扫描，目前全球最大的扫描仪可一次性全自动扫描 1000 张切片，大大提高工作效率。⑤进一步提升分辨率和清晰度：在 20× 和 40× 物镜模式下每像素均可达到 0.2μm 的水平，并具备了图像高保真的特点。⑥实现了荧光切片的扫描：只需要外加相应的荧光光源和更换滤光镜就能扫描荧光切片，克服了玻璃荧光切片易褪色不宜长久保存的缺点。

（三）数字病理资源整合

计算机与互连网技术的发展，为整合各类病理信息资源提供了可能。这种资源的整合对病理学科的发展具有极大的推动作用。近年来，随着医疗事业的发展，院内病理科信息系统已经陆续建立，这对保证病理资料的质量有非常重要的作用。尽管不同地区，同一地区的不同等级医院病理科之间院内管理系统的完善程度有差异，但是总体上在不断完善，为整合各种资源提供了可能。在建立完善院内信息管理系统的基础上，整合中国的数字病理资源已十分必要。而病理切片数字化存储与共享作为整个数字病理中的核心部分，在我国各地区已经逐渐被接受。

今年以来国家卫生部门在医院数字化和远程会诊等建设上，给予了非常大的支持，①中共中央办公厅、国务院办公厅关于转发《国家信息化领导小组关于我国电子政务建设指导意见》的通知（中办发〔2002〕17 号）。②中共中央办公厅、国务院办公厅《关于加强信息资源开发利用工作的若干意见》（中办发〔2004〕34 号）。③中华人民共和国卫生部《全国卫生信息化发展规划纲要（2003—2010 年）》。④中华人民共和国卫生部办公厅《关于开展肿瘤病理远程会诊及质控网络体系建设试点工作》的通知（卫办医管发〔2010〕160 号）指出："通过开展病理远程会诊试点工作，探索建立国家级、省级病理远程诊断、会诊中心和质控评价系统，为肿瘤规范化治疗提供技术支撑；提高省、县级医院常见肿瘤诊疗的质量和效率，缓解基层病理诊断薄弱问题，有效减轻患者医药费用负担。"⑤中华人民共和国卫生部制定的《2010 年远程会诊系统建设项目管理方案》（卫办综函〔2010〕1046 号）指出"建立远程医学中心，部署先进的病历资料采集、视音频实时传输、会诊资料管理等软硬件设备，开展高质量的远程医学工作。完成远程会诊、远程诊断、远程手术指导、医学影像实时传输和交互式操作、虚拟化病理切片等高端远程医疗业务"和"重点加强远程病理诊断、病理诊断与病理技术质量管理和远程监护信息系统建设，发挥其作用"。

（四）数字病理系统的主要应用领域

由于数字病理切片系统使病理资源数字化，网络化，实现可视化数据的永久储存和不受时空限制的同步浏览处理，它在病理的各个领域得到广泛应用。主要可用在病理学等形态学相关学科的教学与考试、病理学科读片交流会议、医院病理科信息管理、临床上重大病例诊断中的远程会诊与咨询、科研成果的分析与交流、病理专科医师的培训、建立常规和疑难病例的可视化资源数据库及图像的标准化分析和统计分析等诸多工作中。

目前已有多所高校、医院及其他科研机构都建立起数字病理切片系统的可视化数据库。利用数字病理切片系统进行经典教学切片和疑难病例切片的扫描，建立起统一的形态学数字切片网络教学平台；国内许多大型医院的病理科和中心实验室也已经建成数字切片库，用于远程病理会诊，并尝试性的开展联合诊断。今后数字病理切片系统在各个领域将会有更多更广泛的应用。

二、数字病理与远程病理诊断

（一）远程病理传输方式

数字病理远程诊断是将病理玻片全视野高分辨率数字化，通过计算机和网络进行病理诊断、教学和科研等，结合信息化管理和网络平台，整合病理专家资源，实现远程专家会诊、远程教学等。国内外远程病理诊断模式分为静态图像模式（计算机获得切片部分图像信息，远程传输）、动态机器人模式（远程控制显微镜）和动态图像模式（数字化切片远程传输）。

1. 静态图像模式 通过使用点对点的传输软件，可在 30～60s 传输一幅不失真的压缩图像。该图像的远端接收人员不能主动观察切片的全貌和特征性诊断图像，接受的图像是从分散不连续的视野中采集，观察不到组织结构间的相互关系；造成远端观察图像的片面性，影响诊断的准确率。

2. 动态机器人模式 远端观察者可通过软件操作客户端的显微镜，全面观察切片的细胞形态、排列和病变结构间的相互关系，通过图像处理技术调整图像的质量，接近传统的光镜诊断模式，但受到实时网络通讯的限制。

3. 动态图像模式 指获取图像后，通过无缝拼接、处理及后续压缩等过程获得高质量和高分辨率的数字化全切片图像，即“虚拟切片”，可用于保存和远程传递。这种模式既保持了切片图像的完整性、真实性，也能够在一定范围内无级放大，能在不同放大倍数下清晰地观察远程显微切片中任意感兴趣的部位和细节。此外，这种高质量的数字切片方便建立数据库以随时调用和复查，对于科研、远程教育平台的建立都有重要的价值。

（二）远程病理诊断的应用

目前，数字病理远程诊断主要应用于“疑难病理会诊”、“冰冻快速会诊”和“细胞学会诊”。疑难会诊一般要求出报告时间为半天至 3 天，冷冻快速会诊要求出报告时间为 30min，所以针对不同的会诊类别，有不同的数据传输方式。“疑难会诊”需要通过网络将数字切片传输到中心端服务器，专家通过访问中心端的会诊平台进行远程会诊。冷冻快速会诊由于时间限制，扫描完成之后并不是立即上传，而是利用扫描仪自带的 PC 机存储切片，专家通过网络访问申请端本地切片，实现扫描完成后马上会诊，在设备空闲时再将数字切片自动上传至中心端服务器存储。

国内已有很多研发机构建立了基于虚拟切片系统的数字病理远程会诊与数字切片交流平台。用户可将病理切片通过数字切片扫描系统，把整张病理切片快速扫描并将图像存储在电脑里，然后通过网络将数字切片与相关病史上传到会诊平台，专家根据需要选择合适的时间和地点登录此平台，随时随地进行会诊。总之，这种数字病理远程会诊方式不仅打破了时空的限制，而且方便对切片随时调用、反复观察。

三、数字病理与人工智能

（一）医学人工智能简介

人工智能是研发用于模拟、延伸和扩展人类智慧的理论、方法、技术及应用体系的新计算机学科分支，近年来在图像识别、数字化处理和评价方面发展迅速。在计算机视觉领域，2015 年微软提出的残差网（ResNet）对 1000 类常规图像的识别准确率达到 96.43%，超过人类肉眼识别能力（人类准确率为 94.9%）。2016 年谷歌公司在 JAMA 杂志上报道了基于深度神经网络的糖尿病患者视网膜病变的人工智能图像识别和诊断系统，该方法到达眼科专家诊断水平。以上进展证实，人工智能应用到以图像识别为基础的医学诊断领域具有广阔前景。病理学作为疾病诊断的金标准，临床诊疗对于病理诊断的标准化和精准化的要求越来越高。机器深度学习对大数据样本进行分析并结合定量分析算法，实现提取病理图片特征并据此进行分类，从而判断肿瘤的性质、分级和预后等目标。人工智能能够提升病理诊断的客观性和准确率，降低个人主观判断造成不可避免的误诊和漏诊率，同时可以促进不同病理医师间诊断水平的标准化。2017 年国务院印发《新一代人工智能发展规划》指出，“推广应用人工智能诊疗新模式新手段，实现智能影像识别、病理分型和智能多学科会诊”，表明我国政府已经把医学人工智能的发展提高到国家战略高度。

（二）人工智能辅助数字病理诊断

人工智能辅助病理图像的分析需要重点关注图像中的细胞和组织学结构，为了反映这些结构，传统的做法是病理学家用专业的术语描述目标的特征，数学家根据病理专家的描述设计特征提取算法，以达到自动检测的目的。目前病理图像的特征提取工作主要集中于物体层面多尺度的空间域特征和频率域特征 2 个方面。基于深度学习的人工智能算法能够以端到端的方式训练模型，自动更新特征提取模块的参数，以达到对医学图像进行自动提取特征的目的。模型收敛后即可对图像中的可疑区域进行勾画、渲染，并以结构化的语言提出建议。

既往研究发现，采用人工智能卷积神经网络深度学习模型，制定标准化的乳腺疾病诊断方案，定量评估乳腺穿刺活检组织中肿瘤细胞形态特征，能准确评估乳腺活检病变的良恶性，诊断准确率为 96%。采用人工智能读取非小细胞肺癌 HE 图像，并基于卷积神经网络构建标准化的诊断流程，能定量评价肺腺癌和鳞状细胞癌的组织结构、细胞密度、排列方式、细胞分裂等特征的差异，对区分肺腺癌和鳞状细胞癌的准确率高达 97.0%；在识别肺癌组织和正常组织时准确率可达到 99%。该系统通过不断学习和数据分析，能够从切片图像中识别肺癌常见的 STK11、EGFR、FAT1、SETBP1、KRAS、TP53 基因突变，准确率能达到 73%～86%。近期，纪念斯隆 · 凯特琳癌症研究中心（MSKCC）研究者构建了基于大样本肿瘤病理特征的数字化病理切片的新 AI 系统，基于多实例学习（MIL）和递归神经网络（RNN），以弱监督学习的方式在不同大小的数据集中进行了训练，对前列腺癌、基底细胞癌和腋窝淋巴结转移乳腺癌进行人工智能病理判读。该系统在训练过程中使用的数据均来自常规病理报告，不需病理专家对切片手动标注。结果显示，该系统判定准确度（测试曲线下面积 AUC）高达 0.98，提示优化的计算模型和大样本的数据集是提高人工智能诊断准确度的关键。

目前数字病理在中国蓬勃发展，对于病理人工智能的研究越来越多。整体而言，WSI 技术，逐渐普及，病理人对人工智能的期待越来越高，研究逐步展开。近 3 年来，关于数字病理与人工智能有 20 余篇中文核心期刊文章发表，其中有 4 篇文章介绍 WSI 和网络平台进行病理教学、实验和考试中的应用，关于病理人工智能的文章有 21 篇，其中 20 篇是专家观点和综述，1 篇是介绍利用人工智能胃癌转移淋巴结病理学诊断中的临床应用。发表的 SCI 论文有 6 篇，介绍国际远程会诊经验 1 篇，开发手机型的 WSI 设备 1 篇，人工智能的方法学研究 4 篇，包括利用深度卷积神经网络（CNN）对组织病理学图片进行分类、分割和可视化；利用人工智能自动检测病理切片中的结核分枝杆菌；利用 CNN 预测 H&E 切片中的微血管特征；在肾脏病理活检中评估肾脏纤维化情况。在人工智能辅助尿路上皮肿瘤诊断方面，国内研究学者采用 102 例非侵入性低级别乳头状尿路上皮癌以及 811 例非侵入性或侵入性高级别乳头状尿路上皮癌患者的尿路上皮癌切片数据，构建了包含扫描器网络（s-net），诊断器网络（d-net）和聚合器网络（a-net）三个模块的神经网络系统。该系统三个模块分别在系统之中起到分析图像、文字表达、信息整合输出的作用，共同发挥了肿瘤检测与细胞表征提取的作用。此外，该项目还由 21 名有经验泌尿生殖病理诊断医生基于注释程序对数据进行标注，以评估神经网络系统的效果，取得了较好的人工智能辅助诊断效果。在眼部的恶性黑色素瘤中也发现，通过深度学习，可实现人工智能诊断。目前中国学者对病理人工智能的研究正处于起步阶段，相关方法学文章主要发表在英文期刊上，相信随着 WSI 技术和多学科合作在中国的广泛开展，会有更多的病理人加入到数字病理和人工智能的研究中。

四、问题与展望

（一）数字病理前景

尽管数字病理切片系统在国内各个领域方兴未艾，但是要建立起更加科学完善的数字病理切片系统的可视化数据库，使其更加广泛并迅速的发展起来，以达到国际先进水平，还需要对系统的应用进行更深一步的挖掘和思考。

1. 实现广义上的共享 利用其建立超大容量的数字病理切片库，保存珍贵的病理切片资料，解决了玻璃切片不易储存保管、易褪色、易损坏、易丢片掉片和切片检索困难等问题，并且实现了同一张切片可在不同地点同时被多人浏览。转化成可视化数据库的切片资料可实现病理资源的共享，但仅限于同一种数字病理切片系统内部的资源共享即狭义的共享。使数字病理切片系统由单机向联网转化，使不同供应方的数据统一化、网络化、用户化，图片格式标准化，提供多供应方共享交互服务，以网络为桥梁，跨越供应方与用户方在时间和空间上的距离将可视化数据延伸到网络所覆盖的任何一个场所，使全球的用户都能通过网络浏览并分析处理来自不同系统的可视化数据库，从而实现广义共享。

2. 打破地域、设备限制 与传统的病理切片相比，数字病理切片系统具备许多不可比拟的优势。电脑、平板、手机三位一体通用功能，不受地域、设备限制，充分利用碎片时间，随时随地便捷浏览各类切片。

3. 省时、省力、快速检索 包含有大量信息的病理资源可视化数据库在应用和浏览时必须具备良好的检索功能，数据可以按日期、特征、疾病、症状、解剖部位、图像类型等进行检索，以帮助使用者从繁杂的数据中快速方便地找到目标资源。

4. 大数据扩展　随着病理远程诊断量的不断提升，可基于这些数据，形成更细致的病理诊断、质控、教学流程，同时对于病理辅助分析的发展提供宝贵的资源。病理是基于医生长期积累的经验来进行诊断，而大数据能够为这个过程提供更多的信息支持。

（二）人工智能的未来

以人工智能为代表的数字病理技术的进步推动了下一代病理学的发展。尽管人工智能辅助病理诊断在技术研发层面近年来取得突飞猛进的发展，但人工智能病理技术应用层面仍存在诸多挑战，人工智能对具有复杂病理形态、高度异质性间质特征的疾病尚未建立有效分析模型。此外，人工智能的标准制定、伦理与司法问题尚有待完善，以人工诊断作为人工智能判读结果准确性的概率仅限于研发层面，如将其用于临床诊断，人工智能病理图像判读的算法和模型尚缺乏合理依据。人工智能病理在技术层面的最大争议在于难以解释深度学习的算法与结论之间的联系，存在诊断的“黑匣子”。多个课题组正致力于拆分人工智能算法步骤并给予其合理的解释的工作，使人工智能算法易于理解和接受，为其将来实践中产生的临床、司法、伦理等问题提供合理依据。在人工智能病理的产业化和经济效益方面，由于国内病理医师的短缺、工作负担重，而人工智能具有快速、高效、客观定量、不受时间和场地限制的特点，未来人工智能病理辅助诊断的应用市场巨大，其不同国家与地区间相关行业规范、知识产权、科研机构和医院的合作，企业间产品竞争等问题也会应运而生。

发展策略上，未来人工智能病理的应用能为病理医师“减负”，或者在组织切片初筛、复验等环节减少病理医师的工作量并提供线索；但由于病理对疾病诊断是复合性的判定，业内专家多认为人工智能并不能替代病理医师的地位。因此，将数字病理、人工智能与人工病理诊断整合将有效推动该领域发展，方便基础科研人员、病理医师、临床医师快速读取图片信息并方便交流，并提供更多有效辅助信息用于疾病的精准诊断，指导个体化医疗策略制定。

参 考 文 献

[1]　包骥．第一届中国数字病理峰会简介．中华病理学杂志，2016（45）：3.

[2]　包骥，步宏．中国数字病理发展展望．实用医院临床杂志，2017，14：1-2.

[3]　叶美华，盛弘强，王怡栋．数字病理切片系统可视化数据应用简介．中华病理学杂志，2012，1：66-68.

[4]　张金波，周秀芳．数字切片扫描与数码显微互动系统在病理学实验教学的应用．中国卫生产业，2012，15：186.

[5]　金仁顺，刘铭，李珍玲．浅谈数字病理在研究生培养中的应用．教育教学论坛，2017，6：200-201.

[6]　邓学田，李忠武，周立新．数字化病理技术在病理学实验室中的应用．河北医科大学学报，2014，3：370-372.

[7]　郑众喜．拥抱数字病理时代．实用医院临床杂志，2017，14：6-9.

[8] Feng Y, Zhang L, Yi Z. Breast cancer cell nuclei classification in histopathology images using deep neural networks. Int J Comput Assist Radiol Surg, 2018, 13: 179-191.

[9] 吴海波，杜军．实时病理远程会诊系统与 PBL 和 CBL 结合在临床病理教学中的应用．科教文汇，2019，458：112-114.

[10] 宁静静，冯嵩．远程病理会诊平台建设及应用．临床医药文献电子杂志，2019，28：24-26.

[11] 徐钢，肖雪，陈鎏美．远程病理会诊的建立及应用．实用医院临床杂志，2017，5：13-15.

[12] Huang Y, Lei Y, Wang Q, et al. Telepathology consultation for frozen section diagnosis in China. Diagn Pathol, 2018, 13: 29.

[13] 朱晨雁，施华强．远程病理诊断的现状与发展趋势．诊断病理学杂志，2010，17：49.

[14] Zheng Y, Lin Y, Cui Y. Teledermatology in China：History, Current Status, and the Next Step. J Investig Dermatol Symp Proc, 2018, 19：S71-S73.

[15] 胡忠良．数字切片在病理学教学中的应用．山西医科大学学报基础医学教育版，2010，8：834-835.

[16] 刘锐，梁莉，钱忠义．数字切片在病理学实验教学中的应用．基础医学教育，2016，5：391-393.

[17] 陈杰．关注人工智能迎接新的挑战．中华病理学杂志，2019，48：1-2.

[18] 张世豪，冼丽英，陈志晓．基于深度学习的人工智能在病理诊断的应用进展与展望．中国医学创新，2018，25：130-133.

[19] 陈颖，魏培莲，于观贞．数字化全玻片助力人工智能病理图像决策．第二军医大学学报，2018，8：840-845.

[20] 郑闪，孙丰龙，张慧娟，等．人工智能在肿瘤组织病理学的研究现状．中华肿瘤杂志，2018，12：885-889.

[21] Campanella G, Hanna MG, Geneslaw L, et al. Clinical-grade computational pathology using weakly supervised deep learning on whole slide images. Nat Med, 2019, 25(8): 1301-1309.

[22] 叶菁，袁媛，赵元琳，等．病理形态学数字化教学的利弊探讨．中华神经外科疾病研究杂志，2016，v.15（1）：71-73.

[23] 解娜，黄幼生，张艺馨，等．数字病理教学平台在病理实验教学中的应用．海南医学，2016，027（20）：3417-3419.

[24] 孙丽梅，邱雪杉，李庆昌，等．人体形态学虚拟仿真实验教学平台和考试平台在病理学教学中的应用．中华医学教育杂志，2019，39（11）：872-875.

[25] 张丽红，石英爱，何旭，等．数字化大体标本在病理学实验考试中的应用．中国实验诊断学，2018；022（8）：1488-1489.

[26] 赵可扬，杨沐月，朱静妤，等．机器学习辅助肿瘤诊断．肿瘤，2018，038（010）：987-991.

[27] 孙苗苗，张智弘．人工智能在病理诊断中的应用．中华病理学杂志，2019，48（4）：338-340.

[28] 于观贞，魏培莲，陈颖，等．人工智能在肿瘤病理诊断和评估中的应用与思考．第二军医大学学报，2017（11）：6-11.

[29] 许燕，汤烨，闫雯，等．病理人工智能的现状和展望．中华病理学杂志，2017，046（9）：593-595.

[30] 闫雯，李楠楠，张益肇，等．人工智能时代的病理组学．临床与实验病理学杂志，2018，34（6）：75-78.

[31] 陈琢，周欣，张健滔，等．人工智能领域基底细胞癌的诊治研究进展．第二军医大学学报，2019，40（5）：471-477.

[32] 卞修武，平轶芳. 我国病理学科发展面临的挑战和机遇. 第三军医大学学报，2019，41（19）：1815-1817.

[33] 高云姝，周洁，潘军，等. 人工智能技术在肺部肿瘤中的研究现状和应用前景. 第二军医大学学报，2018.

[34] 于观贞，刘西洋，张彦春，等. 人工智能在临床医学中的应用与思考. 第二军医大学学报，2018，39（4）：358-365.［DOI：10.16781/j.0258-879x.2018.04.0358］

[35] 刘文迪，周华邦，胡和平. 人工智能在癌症诊疗应用中的进展. 中华肝脏病杂志，2018，26（8）：633-636.［DOI：10.3760/cma.j.issn.1007-3418.2018.08.016］

[36] 丁光宇，高强. 人工智能技术在肝脏肿瘤中的应用与展望. 第二军医大学学报，2018，039（8）：865-868.

[37] 来茂德. 当前病理值得关注的几个问题. 中华病理学杂志，2017，046（11）：745-747.

[38] 于观贞，陈颖，褚君浩，等. 实体瘤病理数据集建设和数据标注质量控制专家意见（2019）. 第二军医大学学报，2019（5）：465-470.

[39] 袁紫旭，徐挺洋，姚建华，等. 人工智能在恶性肿瘤诊治中的应用. 中华实验外科杂志，2019，36（2）：203-207.

[40] 王顺正，王继刚，卢云，等. 卷积神经网络在胃癌转移淋巴结病理学诊断中的临床应用. 中华外科杂志 2019，57（12）：934-938.

[41] Caron JE, Ying Y, Ye Q, et al. International telecytology: Current applications and future potential. Diagn Cytopathol. 2019，47(1): 28-34.

[42] Huang YN, Peng XC. Development of Whole Slide Imaging on Smartphones and Evaluation With ThinPrep Cytology Test Samples: Follow-Up Study. JMIR Mhealth Uhealth, 2018，6(4): e82.

[43] Xu Y, Jia Z, Wang LB, Ai Y, et al. Large scale tissue histopathology image classification, segmentation, and visualization via deep convolutional activation features. BMC bioinformatics, 2017, 18(1): 281.

[44] Xiong Y, Ba X, Hou A, et al. Automatic detection of mycobacterium tuberculosis using artificial intelligence. Journal of thoracic disease, 2018，10(3): 1936-1940.

[45] Yi F, Yang L, Wang S, Guo L, et al. Microvessel prediction in H&E Stained Pathology Images using fully convolutional neural networks. BMC Bioinformatics, 2018，19(1): 64.

[46] Chen PS, Li YP, Ni HF. Morphology and Evaluation of Renal Fibrosis. Advances in experimental medicine and biology. 2019, 1165: 17-36.

[47] Zhang ZZ, Chen PJ, McGough M, et al. Pathologist-level interpretable whole-slide cancer diagnosis with deep learning. Nature Machine Intelligence, 2019, 1: 236-245.

[48] Wang L, Ding L, Liu Z, et al. Automated identification of malignancy in whole-slide pathological images: identification of eyelid malignant melanoma in gigapixel pathological slides using deep learning. Br J Ophthalmol, 2019, 104(3): 318-323.

[49] Yu H, Gao F, Jiang L, et al. Development of a whole slide imaging system on smartphones and evaluation with frozen section samples. JMIR Mhealth Uhealth, 2017, 5: e132.

[50] Huang YN, Peng XC, Ma S, et al. Development of whole slide imaging on smartphones and evaluation with ThinPrep cytology test samples: follow-up study. JMIR Mhealth Uhealth, 2018, 6: e82.

[51] 孙苗苗，张智弘. 人工智能在病理诊断中的应用. 中华病理学杂志，2019，48：338-340.

[52] Jiang S, Bian Z, Huang X, et al. Rapid and robust whole slide imaging based on LED-array illumination and color-multiplexed single-shot autofocusing. Quant Imaging Med Surg, 2019, 9: 823-831.

（姚小红　包　骥　王　哲　周晓军　步　宏）

第五节　病理学技术研究和进展

病理学学科和病理学技术在我国已有近百年历史。在最近几十年以来，随着科学技术的发展与进步，大部分医院病理科已经从“一台显微镜，一台切片机”的状态发展为具有常规病理学、细胞病理学、免疫病理学、分子病理学等多方面、多层次的现代化综合病理科，而病理学技术也由原来单纯的“苏木精 - 伊红（hematoxylin and eosin，HE）染色”发展到现在以 HE 染色为基础，特殊染色、组织化学染色、免疫组织化学染色、显色原位杂交 / 荧光原位杂交染色、PCR 技术、基因测序技术、基因重排技术、超微病理技术、人工智能数字病理系统等多种辅助手段并存的模式。病理科设备亦由最初的光学显微镜发展为具有冷冻切片机、全自动生物组织脱水机、石蜡切片机、全自动 HE 染色机与封片一体机、免疫组织化学和原位杂交自动染色机、全自动核酸提取仪、荧光定量 PCR 仪、基因测序仪、荧光显微镜、电子显微镜、全自动细胞制片与染色仪、数字病理扫描系统等多种现代化的仪器设备。伴随着病理新技术、新产品、新设备的不断推陈出新，推动着病理学科的进步，并使之向着自动化、信息化、智能化、规范化、标准化的方向发展。病理科技术室的现代化设计与建设的重要性与基础性日渐凸显，需要各级病理科认真筹划与实施。下面我们对 3 年来表现突出的病理学技术研究进展进行回顾。

一、组织前处理

（一）固定

组织固定是病理技术工作中的至关重要的一环，它是利用物理学方法和某些化学试剂（如甲醛）的化学特性，使组织细胞内的蛋白质、脂肪和核酸等分子发生分子间的交联，从而使组织与细胞成分转变成不溶性物质。固定的目的是保证待检组织的有效成分保留在组织细胞原位，并能够通过后续的技术手段得以显示与检测，通过破坏细胞内的溶酶体酶并杀死外来细菌，以防止组织、细胞自溶与腐败，凝固、沉淀细胞内原有物质，保持组织与细胞的空间结构与关系，同时尽可能保存组织细胞内的生物成分、抗原性和核酸，为后续的化学、免疫与分子生物学分析奠定基础。组织固定不良会直接影响之后的各个病理技术环节，是病理技术的基础，是病理技术质量控制环节的关键。

固定的试剂成分及 pH、剂量、时间和温度等均可直接影响固定的效果，进而影响后续各种染色及检测的结果。朱小兰等发现 10% 中性缓冲甲醛固定液固定的肾标本，其后续的特殊染色效果相比 10% 酸性甲醛或 10% 碱性甲醛好。提示在日常工作中应强调固定液的规范使用，并使用三证（营业执照、生产许可证、卫生许可证）齐全的厂家生产的试剂，定期检查所使用试剂的有效期、pH 等。乳腺浸润性导管癌标本方面，陈志强等比较了 86 例乳腺浸润性导管癌组织在不同固定剂和不同的烤片时间下进行 HER-2、P16 蛋白免疫组织化学染色，结果发现用 10% 中性缓冲甲醛固定乳腺浸润性导管癌标本 15h，75℃烤箱中烤片 30min，HER-2、P16 的免疫组织化学阳性率最高，效果最好。

10% 中性缓冲甲醛固定液已经成为临床病理工作的标准化固定液。固定液的配方、配制工艺及与之相关的 pH、离子强度、有效浓度等因素显著影响组织固定的效果。商品化固定液的品质与质量控制需要业内与临床病理工作者的共同关注。如何正确使用 10% 中性缓冲甲醛固定液将是今后病理科与临床科室、病理科内部流程重点优化与标准化的方向，“及时、切开、足量、充分”是临床组织样本固定的技术核心。“及时”是指大标本离体 30～60min，小标本离体后即刻进行固定；“切开”指大标本每隔 1cm 切开，并使用滤纸等材料保持切口开放，方便固定液渗透与交换；“足量”需要初始固定液量为组织样本体积的 5～10 倍以上，这一条在临床工作中较难执行与实现，需要后续流程的优化与改进；“充分”保证甲醛的固定反应时间，大标本 6～48h，小标本 4～24h，过短或过长的固定时间均会对后续的技术分析结果造成显著而不可逆的影响。

（二）超声处理

为保证临床医师对患者疾病进行诊断及治疗方案制定的时效性，适应临床提升周转率的需要，迫切需要病理科开展新技术、新方法在短时间内做出明确的诊断。传统的加热快速石蜡切片技术或冷冻切片技术均具有自身的局限性而不能充分满足临床的要求。为此，快速超声组织处理技术初步在临床得以应用，其主要是针对小活检组织，对大的手术样本处理效果有待提高。快速超声组织处理技术主要是通过发出超声波及其高频振荡结合水浴加温，加强有机溶剂对组织的渗透作用，从而更好地将组织内的水分置换出来，从而加快脱水、透明和浸蜡的过程，极大地缩短标本处理时间。快速超声组织处理技术对免疫组织化学、FISH 和分子检测的影响还需要更多的研究与验证。马健波等及殷正进等均使用快速超声组织处理仪分别处理子宫颈锥切组织及肺腺癌、肝癌、乳腺癌组织，并与传统脱水机对比，结果发现超声处理仪处理组织的时间比传统脱水机短，但将两种一起处理出来的组织进行切片后 HE 染色、免疫组织化学染色及 FISH 检测发现，二者间的差异无统计学意义。此外，其使用的试剂绿色环保，避免使用甲醛、二甲苯等有毒有害物质，有效保障病理技师的生物安全及实验室空气清洁安全，值得推广。

（三）动物标本

自 1995 年国家提出了实施科教兴国的战略以来，全国各大高校及研究机构如火如荼地开展各项科研项目，并取得了令世界瞩目的成绩。其中包含许多的动物实验。在处理不同动物脏器组织的程序上，众说纷纭，百家争鸣。随着全自动生物组织脱水机、新型固定与脱水试剂的应用，各个研究机构需要结合自身的实验室条件与流程建立良好的动物标本病理处理流程，如动物标本的采集、分配、储存、固定与处理等，以保证流式细胞检测、冷冻与石蜡切片的制片与染色、蛋白分析、RNA 分析和 DNA 分析等试验技术的开展。同时需要注意动物标本处理过程中有毒、有害、传染性样本的操作、防护、无害化处理与环境保护等事宜。为此，郑伟等收集 15 例小白鼠的肺、心、肝、肾、脾、脑组织，经 10% 中性甲醛及时固定后，编制 2 种组织脱水程序——“常规送检标本通用脱水程序”（A 程序）和改良的“小标本脱水程序”（B 程序）进行脱水，而后常规包埋切片及 HE 染色。结果发现经 2

种脱水程序处理的组织切片均完整、染色清新、核质分明、免疫组织化学阳性定位清晰，差异无统计学意义。提示科研中的动物标本可以适应外检（人体标本）的组织处理程序，2 项工作可以同时开展。但人工切片过程中应用力均匀一致轻柔、适当薄切方可切出完好的薄切片。但对于大鼠组织，敖炬钢等发现，若按照常规脱水时间和流程制备大鼠的组织蜡块，则组织切片碎裂，染色易脱片，后续检测工作难以进行。为此，敖炬钢等用多聚甲醛溶液固定大鼠各个器官的组织 24～48h 后再根据各器官组织的特点采取不同的脱水步骤及时间，使各种组织均可充分且适度脱水，并设定浸蜡温度为 61℃。这样处理的大鼠组织蜡块切出来的蜡片平整光润，HE 染色后观察可见胞质透彻、饱和清晰，组织结构完整。

（四）穿刺活检组织

随着精准医疗的发展，越来越多的晚期癌症患者只需提供少量的穿刺活检标本即可进行靶向基因检测，进而指导其精准靶向治疗，从而延长生存期及提高生活质量。但因穿刺活检标本体积小、细长、形状不规则，其组织处理需特别的小心细致。穿刺小标本在临床工作中的处理流程亟待优化，如 HE 制片与诊断、IHC 制片、分子病理分析的合理安排与配合，是保证临床微量样本最大化利用的前提，是今后病理科工作流程优化的重要方向。穿刺标本的常规处理流程也需要及时的总结与讨论，吴昊等根据实际工作总结出穿刺标本的标准化处理流程：从取材、固定、脱水、包埋、切片到染色均有专人专机负责——根据组织生理特性及临床诊断需求的不同对标本进行分类后用眼科小弯头镊子双镊头以适中力度夹取穿刺组织，用伊红对组织进行染色便于包埋，脱水、透明、浸蜡由专人使用专机及专用程序进行，包埋、切片、染色亦由专人负责。尤其在包埋时用预热的 3 号钢钉头轻压组织使其均在同一水平面上，以利于切片时得到的组织完整、无破碎、无皱褶的标本。

（五）脱钙

因骨质由钙盐组成，质地坚硬，切片时，既切不成完整的切片，又损伤切片刀的刀锋，因此，在取材时若遇到骨质或钙化灶时应进行脱钙处理。脱钙是应用化学或物理的方法将骨组织中的钙盐与胶原纤维分离，去除其中较硬的钙盐成分，保留完整的胶原纤维。常用的脱钙方法有酸类脱钙、电解脱钙、螯合剂脱钙及离子交换树脂脱钙法。各种脱钙方法均具有其优点与缺点，如何优化脱钙流程，在有限的时间内尽快脱尽钙质并最大化保留组织细胞中有效成分将是病理同行长期的研究目标。酸类脱钙法其脱钙时间快，操作简易，是临床检查中常用的一种脱钙方法。李锐等报道配制 4 种不同成分的含酸类脱钙液对人舌骨和股骨头组织进行脱钙后发现，经 4 种脱钙液中的 D 液，即醋酸盐酸甲醛液（30ml 盐酸＋70ml 的 10% 中性甲醛＋2ml 乙酸）脱钙的股骨组织切片较平整，细胞核蓝染，核质对比明显，核仁清晰，免疫组织化学染色相对较稳定。而在分子病理检测方面，涂贵兰等用 10% 硝酸对临床考虑为结核的骨组织进行脱钙，在骨组织制成蜡块后按照石蜡组织 DNA 提取试剂盒说明书提取骨组织及结核分枝杆菌的 DNA，而后进行结核分枝杆菌 PCR 荧光检测。结果发现脱钙 4h 的骨组织中的 DNA 质量较好，且结核 PCR 阳性率更高，提示在遇到欲行分子病理检测的骨组织标本时需注意脱钙时间的把握。动物标本的脱钙亦是近些年令大多数科研工作者头痛的问题。Liu 等对比 4 种不同的脱钙液（包括 10% 重型缓冲 EDTA、3% 硝酸、5% 硝酸和 8% 盐酸 / 甲酸）经振荡和低温处理大鼠股骨后进行 HE 及 IHC 染色，用于评估骨组织形态和抗原表达情况，结果发现在 4 种脱钙液中，3% 硝酸是 HE 染色的最佳脱钙剂，10% 中性缓冲 EDTA 和 5% 硝酸是 IHC 染色的最优脱钙剂。

二、包埋

病理蜡块是病理科各项技术的原材料，通常是由石蜡作为包埋剂制成。组织蜡块制备的优良直接关系到后续的 HE 染色、特殊染色、免疫组织化学及分子病理检测等的结果。新型组织包埋框与辅助材料的研发促进自动化包埋设备距离实现越来越近。优质的包埋石蜡与使用方法逐步在临床得以应用。刘毓玲等结合近 10 年的工作实践总结出石蜡的熔点、添加物、浸蜡时间及温度设置等条件对切片质量的影响——夏季使用熔点为 60～62℃的石蜡，春秋冬季使用熔点为 58～60℃的石蜡；当季节交替时，适当添加硬脂酸、蜂蜡以调整石蜡硬度；保证浸蜡时间为 3～5h；控制浸蜡及包埋温度比熔点高 2℃，保证蜡块质量，进而制得高质量切片。

三、冷冻切片

冷冻切片是采用冷冻的方法使组织在较短时间变硬切成薄片，其原理是利用物理降温的方法，使组织达到一定的硬度而进行切片，在冷冻切片中冷冻后组织中的水分起着包埋剂的支撑作用，冷冻切片常用于临床手术科室快速组织病理诊断，鉴别手术当中取出的病变组织的良恶性诊断，并为临床医师下一步的手术方案及治疗提供指导；可用于显示组织中的脂质，可用于检查脑组织中的脂肪栓塞，冷冻切片也可进行脂肪染色和神经组织髓鞘的染色；此外还能显示酶的活性及用于免疫荧光的研究。目前有很多病理科技术员对良好冷冻切片的制作做出了探索。余鑫鑫等在对比用 4 种固定液——95% 乙醇、冷丙酮、AA 液及改良 AFA 固定液对甲状腺冷冻切片进行固定并染色之后发现改良 AFA 液是一种较为理想的冷冻切片固定液，经其固定后的甲状腺组织冷冻切片染色效果最好，组织及细胞结构清晰，颜色鲜艳且对比鲜明，尤其是甲状腺乳头状癌的胞核核沟及核内假包涵体等结构清晰，滤泡胶质几乎全部着色，镜下最接近石蜡切片 HE 染色。董芸蓉、傅世祥及周建云等均对冷冻切片的质量控制提出相应的探索，他们均提到制片前的准备，即速动台的开启至 −40℃及箱体及冻头降至 −15℃是保证良好冷冻切片的前提，并随着组织的种类调节不同温度。此外及时送检及取材也是保证良好冷冻切片的要点。及时包埋及速冻、良好的切片、选择合适的固定液、及时染色及封片也是流程中的要点。林兴滔探索冷冻切片干燥处理对 HE 染色的影响，显示面对富含纤维组织、坏死或软骨组织可以选择冷风干燥处理，减少脱片的现象，但不推荐热风干燥。朱小兰对脑组织冷冻切片的冷冻时间进行了探索。在制作冷冻切片的过程中，固定是其中最重要的步骤，良好的冷冻固定剂也是技术员们探索的方向，目前常用的固定液包括丙酮、95% 乙醇及 AFA 固定液，薛晓伟等使用环保型冷冻固定剂来制作冷冻切片，并取得良好的 HE 染色效果，效果与丙酮类似并高于 95% 乙醇。随着科学技术的发展，常峰介绍病理组织漂烘仪在冷冻切片中 HE 染色的使用，并提示具有维持染色环境稳定、缩短染色时间、并保证组织脱水防止出现封片后切片透明不良的现象。另一方面，贾双双等介绍全自动冷冻切片染色机的使用，全自动染色机具有保证不同技术员间染色质量保持一致的作用，可实现标准化，并保证了染色质量的稳定性及可靠性，同时避免了因忙乱造成的误差，此外还具有一定高通量的作用。但需严苛的控制分化的时间条件，此外染液的更换也需要及时。

四、HE 染色

组织标本包埋切片后，需要进行染色，任何组织的切片，如果不进行染色，就无法看到组织的细微结构和细胞核，更无法分辨出肿瘤的良、恶性，从而无法向临床医师提供诊断依据，为患者的治疗方案提供信息。目前 HE 染色仍然是病理科最常用、最经典的染色方法，苏木精经氧化变成碱性染料苏木红，在这种情况下与细胞中带负电荷的脱氧核糖核酸等物质成份结合完成染色，可以完好地显示细胞核、嗜碱性黏液等成分。伊红则是一种酸性胞质染料，在水中分解成带负电荷的阴离子与蛋白质的氨基正电荷结合而使细胞胞质、红细胞、肌肉细胞、嗜伊红颗粒、结缔组织等被染成不同程度红色或粉红色，可与蓝色的细胞核形成鲜明的对比，两者结合提供了细胞组织形态的完整结构。但是，对于整个肿瘤组织，常规 HE 染色难以了解实体瘤中细胞的三维分布，因此，Li 等发明的 iHE 方法应用脱脂和超声波来增强组织渗透性并加速染料扩散以获得整个组织的均匀染色，经结合微光学切片断层扫描（MOST）而得到实体瘤中细胞的三维分布，从而能够将整个肿瘤组织 3D 成像，在空间上评估整个肿瘤组织的肿瘤内异质性，可以帮助准确诊断肿瘤的侵袭阶段并指导临床治疗。另外，在全自动组织切片染色未发明之前，HE 染色方法一直采用纯手工操作来完成，这就导致手工操作方法需要对不同的组织给予不同程度的染色时间，特别是对细胞核多的淋巴结组织及腺体等组织染色后，分化时间要比正常组织长，且整个过程依靠经验和责任心。这不仅耗时耗力，更难以保证各批次染色的一致性。随着科学的不断发展，微电子技术和计算机技术的不断进步，全自动组织切片染色机逐步运用到病理科常规工作中，有效解决了部分手工染色的不足。何燕等比较了 Sakura Tissue-Tek DRS™ 全自动组织切片染色机 DakoCoverStainer 全自动染色封片一体机、Roche Symphony 全自动滴染式 HE 染色封片一体机的使用。薛晓伟等则使用并评价了①传统浸染法使用染色仪器为 Autostainer XL 自动染色机；②改良浸染法使用 Coverstainer 全自动 HE 染色封片机；③滴染法使用 Symphony 全自动高清晰单独滴染式 HE 染色平台。3 种不同全自动染色方式及染色机的染色效果。得出结论，全自动组织切片染色机制作的 HE 切片具有染色鲜艳、均匀，细胞质与细胞核红蓝对比鲜明，组织结构和细胞形态清晰，并且整张切片透明无污染，各批次染色之间均一性较好的优点。李金龙等还探索在 Leica Autostainer XL CA5030 全自动染色机下最佳的核染时间，并提供相应的方法及提出问题及解决方案。全自动组织切片染色机分为浸染式和滴染式 2 种，叶恩如等及高鸽等均对浸染平台及滴染平台进行使用的对比和评价，浸染平台具有可大批量染色的特点，且各批次内染色染片较一致的优点，此外还具有试剂便宜成本较低的优点；但是缺点也很明显，虽然各批次内染色染片较一致，但是各批次间存在着差别（包括红蓝的深浅，杂质的污染等），此外，由于浸染存在上下晃动染架的现象，因此掉片率也高于滴染，由于浸染批次间染液新旧的差异及在未更换试剂的情况下杂质会逐渐增多，因此优质染片率也低于滴染平台，此外由于浸染平台需要人为更换试剂，对技术员的危险性也大于滴染平台；滴染平台的优点不言而喻，但成本昂贵。HE 染色是病理科的基本操作工作，如何做好 HE 染色也需要我们所有病理科技术员的努力，跟上新技术的发展。深入学习新设备、新试剂，构建新系统，需要广大技术员仔细观察、认真思考、积极交流。

五、特殊染色和组织化学染色

特殊染色和组织化学染色是HE染色的基础，是临床病理诊断中的重要辅助技术之一。当组织细胞形态发生改变时，特殊染色可以显示组织成分的变异，能对HE染色中看到的组织或细胞内某些相似物质或结构（如色素、胞质空泡等）进行鉴别及区别病灶中的病原体等。组织化学染色是把组织学、细胞学和生物化学结合起来的一门染色技术，应用某些试剂或染料与组织细胞内的化学成分进行特异性反应或染料分子结构的某些基团与组织内的相应基团特异性结合而显色，既能确定组织细胞的某些特殊成分，又能显示出这些特殊成分在组织细胞中的分布和含量及在病变时所发生变化。蛋白质、糖类、核酸、色素、某些金属物质和脂肪等染色及各种酶类的呈色反应技术都归属于组织化学染色技术。

（一）商品化试剂逐渐替代自配试剂

商品化试剂的优点是简化操作步骤，缩短染色时间，且得到的染色结果清晰而稳定、染色均一、背景着色无或很少，既能保证染色质量，利于质量控制，又能很大程度上节省时间，节约劳动力。赵杰等以50例可疑结核病患者为研究对象，使用BASO抗酸染液与自配苯酚碱性品红法进行抗酸染色，结果发现自配染液染出来的结果背景为红色，且着色深，与菌体对比不清晰，低倍镜不易观察到菌体，只有在物镜为100×时才能看清楚菌体。而使用商品化染液BASO抗酸染液染出的片子，在物镜为50×时即可清楚看到菌体，菌体立体感强，背景为蓝色，与菌体对比明显。陈菲等发现油红O染液对脂肪变性、脂质沉积的组织进行染色时，其针式滤膜滤过器油红O染色法操作步骤简单，易于控制，相比传统油红O染色方法缩短了3倍的时间，而且省去了传统染色异丙醇清洗分色步骤，避免了强挥发性的异丙醇对人眼、呼吸道黏膜的刺激、损害视网膜及神经，保证病理技术人员的生物安全，同时有效减少有机试剂的排放和处理。使用商品化染液染出来的片子脂滴呈鲜红色，细胞核呈蓝色，对比鲜明，清晰易于判读，避免了传统染色方法易出现的染色过浅、脂滴溶解及结构不清晰的问题。商品化组织化学染色试剂的运输、保存与使用还有很多细节的问题需要在日常工作中观察、总结与反馈，优质的商品化染色液是现代病理技术顺利发展的保证。

（二）染色过程自动化

近年来，对病理质控要求愈加严格，加快病理技术操作的自动化、规范化。而全自动染色机以其卓越的性能及稳定良好的染色结果，逐渐被各大医院及相关研究机构所使用，进而推动全自动化仪器在病理科的覆盖及使用——全自动组织脱水机、全自动HE染色机及全自动免疫组织化学染色机都是在病理科很常见的自动化机械设备。因为日常诊断需求量少、收费低、染色操作烦琐等原因，目前大多数病理科均采用手工操作进行特殊染色，而专门用于特殊染色的仪器设备在国内尚属稀有。陈永钦等用美国Ventana Medical Systems.Inc的全自动特殊染色机（型号BenchMarkSpecial Stains）对病理诊断均已明确为真菌感染的存档肺组织进行 PAS 染色、黏液卡红染色及六次甲基四胺银染色。全自动染色机的染色效果与手工操作的相比背景色无或较少、染色均一、边缘效应无或较少，结果清晰易判读。

（三）与免疫组织化学检测结合共同探索组织细胞形态改变的进程

在没有可识别的急性心肌梗死证据的前提下来确定由于旧的心肌梗死（OMI）导致的死亡原因一直是令法医头痛的问题。Yu 等发现生长相关蛋白 -43（GAP-43）和酪氨酸羟化酶（TH）的 IHC 染色结合 Masson-trichrome 染色可以帮助法医确定由旧的心肌梗死导致的死亡。

六、免疫组织化学染色

免疫组织化学（immunohistochemistry）仍然是目前病理科最常用的确诊疾病和诊断疑难病例的辅助检测手段之一，也是肿瘤个性化治疗、预后判断和药物选择相关指标的检测手段。免疫组织化学由于其过程烦琐，且易受到多种因素的影响而导致结果不理想，因此，保证一张优质的免疫组织化学片是病理科技术员所关注的问题重点。近年来免疫组织化学的研究集中于以下 4 方面。

（一）组织切片的防脱处理

在整个免疫组织化学染色的过程中，组织需要长时间在液体中孵育，并在经受高温、高压及抗原修复液的处理，此外还有反复洗涤的过程，在这些步骤中，组织脱落的现象时有发生，特别是一些组织极其微小且数量有限，当组织脱落时将可能造成无法补救的后果，并对病理诊断造成极大的影响，防止组织脱落的发生是重点。张睿等报道免疫组织化学染色过程中组织防脱的体会，文献表明：①选择良好的多聚赖氨酸防脱片；②良好的组织前处理；③无刀痕、皱褶、气泡、厚薄不均等问题的切片；④充分的烤片；⑤选择适宜的抗原修复方式；⑥避免粗暴的操作，这 6 点是防止组织脱落的保证。付先利等介绍了 4 种多聚赖氨酸黏附载玻片制作的方法，并进行使用对比，这 4 种方法包括棉签涂胶法、浸泡法、橡胶手套涂胶法及推片法，在进行染色对比后得出经典的浸泡法效果最佳的结论。

（二）抗原修复方式的选择

免疫组织化学的抗原修复方式有酶修复、高温高压修复、微波修复、加热修复或几者组合的修复方式，选择合适的抗原修复方式对于制作一张优质的免疫组织化学片来说是至关重要的。刘智等报道了目前 4 种不同修复方式差异，以 ER、PR、HER-2、E-Cad 4 项指标为例，结果显示，微波修复法与高温高压修复法简便易行且获得较高的阳性率，而两者之间在阳性程度、显色强度及背景清晰度方面高温高压的修复方式高于微波修复。针对修复方式及修复液选择，病理技术员们进行了很多相应的探索。朱国良报道使用柠檬酸修复液及高温高压修复方式（煮沸约 100℃放入，电磁炉 1200W，5min 升温至吹气，2min 修复，并以 120 滴 /min 快速滴水降压至 37℃）进行 HER-2 的抗原修复可达到与全自动染色机差不多一致的染色效果。而曾芸珠则报道在 HER-2 抗原修复中，使用 EDTA 修复液比使用柠檬酸修复液具有更强的热修复特异性及较少的假阴性现象，并经过 FISH 检测的验证。黄建平等探索柠檬酸抗原热修复时间对免疫组织化学的影响，并得出结论，对大部分抗体只需要达到一定的修复时间和温度即可有良好的染色效果，在此基础上，延长柠檬酸高压修复时间并不会对染色结果产生实质性的影响，修复时间过长也不会造成抗原的破坏及造成背景的加深；王璐介绍不同方式的 EDTA 抗原热修复法对免疫组织化学结果的影响，结果提示直接水煮抗原修复法的修复效果最好。王冰比较柠檬酸及 EDTA 修复液对于 CD5 及 Cyclin-D1 的染色影响，结果显示 EDTA 可提高 CD5 及 Cyclin-D1 阳性率。黄建平对比 HBcAg 的柠檬酸高温高压修复、EDTA 热修复、胰酶修复、不修复 4 种方式对染色的影响，证实 HBcAg 未修复染色结果最好，煮沸加热及酶修复次之，而高温高压效果最差。高丽丽报道修复方式对 PHH3 蛋白的染色影响，其中以使用 Ventana 的 CC1 修复液（pH＝8.0）经 95～100℃修复 30min 染色效果最佳。骆新兰探讨 ALK 的免疫组织化学染色条件，得出结论，Ventana OptiView DAB 检测试剂盒并使用所摸索条件一（抗原修复使用 Ventana CC1 92min、D5F3 孵育 16min/5A4 孵育 32min/SP8 孵育 32min、HQ Universal Linker 12min、OpiView HRP Multimer 12min、OpiView Amplifer＋H_2O_2 8min、OpiView Amplification Multimer 8min、DAB 8min）或条件二（抗原修复使用 Ventana CC1 92min、D5F3 孵育 16min/5A4 孵育 60min/SP8 孵育 60min、HQ Universal Linker 12min、OpiView HRP Multimer 12min、OpiView Amplifer＋H_2O_2 12min、OpiView Amplification Multimer 12min、DAB 8min）获得效果最佳。何姣等探索 CD117、CD34、DOG-1 的最佳修复方式，得出结论，以 CD117 在微波碱法处理染色效果最佳，而 CD34、DOG-1 以高压锅柠檬酸处理效果最好。董军华介绍一种高温蒸汽热修复法在免疫细胞化学中的应用。Gu 等将样品在（800W，2450 MHz）800W 微波下加热 3min，开始沸腾，然后在 400W 微波下继续加热 7min，继续沸腾；切片在室温（25℃）下冷却 30min；更换新的缓冲液（25℃），800W 加热 10min。这种二次微波法来解决常规抗原修复仍未能得到满意 IHC 染色效果的样品。以上的系列研究表明：不同的抗原需要不同的修复方式，并且抗原修复的条件要结合科室标本的前期处理条件，不能单一而论。因此，探索适合自己病理科的免疫组织化学抗原修复方式是从事免疫组织化学的技术员的职责所在。建立标准化、规范化的修复方法与条件是今后相当长时间内免疫组织化学工作研究的方向。

（三）全自动免疫组织化学染色机的推广及使用

近年来，在临床病理诊断和鉴别诊断中应用的抗体呈逐步增长的趋势。随着对肿瘤相关蛋白研究的深入，应用于病理学诊断和鉴别诊断的抗体进一步增长，因此，免疫组织化学检测的数量和种类也将随之增长。同时，以肿瘤靶向治疗为核心的肿瘤个性化治疗发展如火如荼，对免疫组织化学实验技术提出了更高的质量要求，即检测技术的规范化和实验结果评估标准化。推动全自动免疫组织化学染色系统的发展及使用，自动化具有一些人工所不具备的优点，如何使用标准化的系列试剂、最大限度地减少人工操作造成的技术误差、以标准化的技术流程完成大量的标本检测、实验结果重复性好等。这些都表明免疫组织化学的标准化检测系统是病理科发展的方向。目前推广应用最多的自动免疫组织化学染色机有 Leica Bond System、PT Link、Dako AS Link 48、Roche Ventana XT/Ultra。张洪兰等进行 5 种恶性肿瘤中 HER-2 蛋白的全自动染色和手工染色的对比，仪器选择为 Roche Bench-mark XT，结果提示全自动 IHC 具有更高的阳性率，以乳腺癌、胃腺癌、结直肠癌、肺腺癌明显，可提供更多更准确的治疗信息。王玉环等提示使用全自动免疫组织化学染色机在甲状腺细针穿刺细胞块中具有更强的特异性及低背景现象。陈莹介绍 PT Link 和 AutoStainer Link48 的使用体会。黄小征等介绍

Ventana XT 的使用体会及存在的问题及解决方案。而陈杰伟等系统阐述 Leica、Dako、Roche 的自动染色平台使用体会。三者均提到全自动染色平台所具有的优点：①敏感性高，定位准确；②干净、清晰的染色背景；③掉片率低；④可批量操作，减少人工操作效率低、人为误差问题；⑤可减少对组织的损伤。但同时也存在着一系列的问题如假阳性的存在、对黏附载玻片要求质量高、一抗的浓度特异性、水质 pH 值的影响等。如何快速深入认识各个影响因素对全自动免疫组织化学系统的影响是病理技术员的主要工作、重要责任与历史使命。

（四）诊断免疫组织化学阳性对照设置

免疫组织化学是临床病理诊断工作中一项必不可少的辅助诊断技术，其检测结果的准确与否是病理医师做出准确的病理诊断的重要依据。但是，即使在检测体系自动化、检测试剂盒商品化的条件下，免疫组织化学结果仍然受许多因素影响。因此，在免疫组织化学染色过程中合理设置对照是进行免疫组织化学染色质量控制的重要措施之一。对照包括阳性对照和阴性对照，通过合理的对照设置，可以准确把控组织前处理是否规范、免疫组织化学操作流程是否正确、检测试剂等是否合格等。刘勇等根据 2015 年国际特设专家委员会对免疫组织化学阳性对照标准化问题的探讨共识进行整理，分阳性对照设置的目的及原则、分类及优缺点和对照的选择及应用三方面进行阐述，并列举了病理科、常用病理诊断抗体对照组织供业内同道参考。高丽丽等利用羊膜组织将收集到的阑尾、扁桃体、肝脏、胰腺、输卵管、皮肤、前列腺、肾脏组织这 9 种组织卷成羊膜卷，用来做免疫组织化学染色阳性对照应用于临检免疫组织化学染色，具有组织易得、操作简便、染色结果可靠、节省试剂及切片空间等优点。而 Ding 等将甲醛固定石蜡包埋组织切片后制成组织碎片悬浮液（PETFS），存于 4℃冰箱中，用移液器滴加与测试载玻片的两头作为常规 IHC 染色的质量控制。操作虽相对烦琐，但是一次制作可多次使用，且用量极少，质量可靠而稳定。

免疫组织化学染色的重要性是不言而喻的，寻求更好的免疫组织化学染色质量更是我们病理技术员的追求，质量优良的黏附载玻片、不同抗体的适宜修复方式、全自动免疫组织化学染色仪的发展及使用，如何在这些日常工作中发现问题并分析解决从而推动整个免疫组织化学质量的提高是我们努力的方向。

整个病理学技术由于技术的发展及其他技术的应用，已经由原始纯手工操作过渡到手工＋机器的模式，向着自动化、系统化、信息化的方向发展，环保试剂的应用也在改变着病理科工作环境，光学技术应用如多光子成像技术也将应用于病理学技术中，术中多光子成像或能冲击到术中冷冻技术的地位，而术中冷冻快速免疫组织化学方法是否能推广也考验着我们每一个病理技术员。商品化的 HE 染液、抗酸染液等的发展推广及自动染色机的广泛使用是保证各医院病理科之间规范化流程、质量控制的手段之一，病理技术的每一个革新进步都与病理科技术员所付出的努力息息相关。

需要强调的是，很多病理技术研究都是根据自己实验室的条件进行的，技术员在借鉴相关内容时需要批判性的鉴别，绝对不能盲目照抄，照搬。只有与自己实验室的具体条件与流程相结合，方能事半功倍。

参考文献

[1] 朱小兰，骆新兰，张科平，等. 不同 pH 值甲醛固定液对肾脏标本特殊染色的影响. 临床与实验病理学杂志，2017，33（4）：458-460.

[2] 陈志强，王莹，米贤军，等. 不同固定时间和烤片时间对乳腺浸润性导管癌 HER-2、P16 免疫组织化学染色的影响. 临床与实验病理学杂志，2017，33（8）：927-928.

[3] 马健波，李岚，张睿，等. 新型超声组织处理仪在子宫颈锥切组织中的应用. 临床与实验病理学杂志，2018，34（2）：226-228.

[4] 殷正进，沈丽华，李桂梅. 快速超声组织处理技术在病理制片中的应用. 诊断病理学杂志，2017，24（3）：236-237.

[5] 郑伟，刘亚军，陈倩倩. 两种改良脱水程序在小白鼠不同组织处理中的应用比较. 临床与实验病理学杂志，2016，32（8）：940-942.

[6] 敖焗钢，韩爱玲，钱琦琪，等. 大鼠不同器官组织的脱水方法改进. 临床与实验病理学杂志，2017，33（3）：342-343.

[7] 吴昊，阎红琳，成红豆，等. 穿刺活检组织标准化处理方法. 临床与实验病理学杂志，2016，32（7）：827-829.

[8] 李锐，金玉兰，韩一丁，等. 四种脱钙液对骨组织 HE 和免疫组织化学染色的影响. 临床与实验病理学杂志，2017，33（5）：579-581.

[9] 涂贵兰，褚明亮，易韦，等. 病理骨组织脱钙时间对结核 PCR 的影响. 临床与实验病理学杂志，2018，34（7）：805-806.

[10] Liu Hx, Zhu Ry, Liu Cy et al. Evaluation of Decalcification Techniques for Rat Femurs Using HE and Immunohistochemical Staining. Biomed Res Int, 2017, 2017: 9050754.

[11] 刘毓玲，周林，许爱萍. 石蜡对病理组织切片的影响. 临床与实验病理学杂志，2017，33（4）：462-463.

[12] 余鑫鑫，袁静萍，阎红琳，等. 4 种固定液对甲状腺冷冻切片固定效果的比较. 诊断病理学杂志，2016，23（8）：630-631.

[13] 董芸蓉. 高质量冷冻切片的制作技术探讨. 临床与实验病理学杂志，2016，32（3）：349-350.

[14] 傅世祥，刘亮，王志玲，等. 灵动切片制作的质量控制. 诊断病理学杂志，2018，25（9）：666-668.

[15] 周建云，何松，陶玉，等. 冷冻切片制片质量控制浅析. 诊断病理学杂志，2018，25（11）：785-786.

[16] 林兴滔，葛岩，王慧玲，等. 冷冻切片干燥处理对 HE 染色效果的影响. 临床与实验病理学杂志，2017，33（4）：463-464.

[17] 朱小兰，骆新兰，许洁，等. 冷冻时间对脑组织切片质量的影响. 诊断病理学杂志，2018，23（8）：629-631.

[18] 薛晓伟，王德田，李星奇. 环保型冷冻固定液对冷冻切片 HE 染色质量的影响. 诊断病理学杂志，2018，25（1）：71-72.

[19] 常峰．病理组织漂烘仪在快速冷冻切片染色中的应用．临床与实验病理学杂志，2016，32（4）：468-469.
[20] 贾双双，邢莉，张勇．全自动冷冻切片染色机在病理科的应用．诊断病理学杂志，2018，25（8）：591-592.
[21] Li Yw，Li N，Yu X，et al. Hematoxylin and eosin staining of intact tissues via delipidation and ultrasound. Sci Rep，2018，8：12259.
[22] 何燕，章如松，余波，等．三种染色机在常规染色中的应用比较．诊断病理学杂志，2017，24（3）：232-235.
[23] 薛晓伟，李星奇，周亮锐，等．常规 HE 染色不同染色系统的评分分析．中华病理学杂志，2016，45（4）：262-263.
[24] 李金龙，陈婷婷，王高飞，等．基于常规 HE 染色的组织最佳核染时间探索．临床与实验病理学杂志，2018，34（6）：697-699.
[25] 叶恩如，吴丽娜．滴染平台与浸染平台用于 HE 染色的对比与探讨．临床与实验病理学杂志，2018，34（8）：931-932.
[26] 高鸽，王连有，张丽荣，等．浸染式与滴染式 HE 染色工作站的应用对比．诊断病理学杂志，2017，24（5）：392-393.
[27] 赵杰，刘影，郑细闰，等．商品化抗酸染液在石蜡病理切片中的应用．诊断病理学杂志，2018，25（8）：589-590.
[28] 陈菲，李丽，牛钰清，等．介绍一种新型高效的油红 O 染色法．临床与实验病理学杂志，2018，34（7）：808-809.
[29] 陈永钦，邱小文，郑宇辉，等．全自动特殊染色机在常规病理技术中的应用．临床与实验病理学杂志，2018，34（1）：109-110.
[30] Yu TS, Wang X, Zhang HD, et al. Evaluation of specific neural marker GAP-43 and TH combined with Masson-trichrome staining for forensic autopsy cases with old myocardial infarction[J]. Int. J. Legal Med, 2018, 132：187-195.
[31] 张睿，马健波．免疫组织化学染色防止脱片的几点体会．诊断病理学杂志，2016，23（5）：397-398.
[32] 付先利，支月莹，郑芳，等．四种制作多聚赖氨酸免疫组织化学黏附载玻片方法的比较．临床与实验病理学杂志，2016，32（3）：347-348.
[33] 刘智，杨娜，夏勤，等．论述免疫组织化学染色中抗原修复方式及对比分析．临床医学实践，2017，26（3）：217-218.
[34] 朱国良，石麒麟．乳腺癌 HER-2 免疫组织化学柠檬酸高温高压抗原修复手工操作的最佳条件．临床与实验病理学杂志，2017，33（2）：219-220.
[35] 曾芸珠，魏晓龙，李纯，等．探讨 EDTA 热修复法在 IHC 检测乳腺癌 Her-2 中的应用价值．诊断病理学杂志，2016，23（8）：633-634.
[36] 黄建平，吴雪晶，郑宇辉，等．柠檬酸抗原热修复时间对免疫组织化学结果的影响．临床与实验病理学杂志，2018，34（7）：806-807.
[37] 王璐．不同方式进行的 EDTA 抗原热修复对免疫组织化学结果的影响．诊断病理学杂志，2017，24（2）：143-144.

[38] 王冰，李川．EDTA 修复液提高套细胞淋巴瘤 CD5 和细胞周期蛋白 D1（cyclin D1）的免疫组织化学染色效果．细胞与分子免疫学杂志，2017，33（2）：239-241.

[39] 黄建平，杨映红，吴雪晶．不同抗原修复法对免疫组织化学 HBcAg 染色结果的影响．临床与实验病理学杂志，2017，33（5）：577-578.

[40] 高丽丽，朱长乐．不同免疫组织化学法检测 PHH3 蛋白染色的比较．临床与实验病理学杂志，2017，33（3）：344-345.

[41] 骆新兰，刘雪峰，何娇，等．间变性淋巴瘤激酶免疫组织化学染色条件与染色结果的相关性探讨．中华病理学杂志，2016，45（5）：337-340.

[42] 何姣，罗启翅，刘汝艺，等．胃肠道间质瘤 CD117、CD34 和 DOG1 免疫组织化学染色的最适修复方法．临床与实验病理学杂志，2018，34（8）：925-927.

[43] 董军华．高温蒸汽热修复法在免疫细胞化学中的应用．诊断病理学杂志，2017，24（9）：646-647.

[44] Gu Ling, Cong Jing, Zhang Jie, et al. A microwave antigen retrieval method using two heating steps for enhanced immunostaining on aldehyde-fixed paraffin-embedded tissue sections. Histochem. Cell Biol, 2016, 145: 675-680.

[45] 张洪兰，张昶，陈昊．全自动与手工免疫组织化学法在检测 5 种恶性肿瘤 Her-2 表达中的应用．诊断病理学杂志，2016，23（10）：796-797.

[46] 王玉环，方庆全．全自动免疫组织化学仪在甲状腺细针穿刺细胞块诊断中的应用．诊断病理学杂志，2017，24（6）：468-469.

[47] 陈莹．全自动免疫组织化学染色仪的应用体会．诊断病理学杂志，2016，23（7）：556.

[48] 黄小征，周立新，李向红．Ventana XT 全自动免疫组织化学染色机使用中存在的问题与解决办法．中华病理学杂志，2017，46（2）：116-117.

[49] 陈杰伟，刘君，卢佳斌，等．Leica、Dako 和 Roche 的免疫组织化学自动化染色平台应用体会．临床与实验病理学杂志，2017，33（4）：465-467.

[50] 刘勇，杨海玉．国际特设专家委员会建议：诊断免疫组织化学阳性对照标准化．临床与实验病理学杂志，2016，32（01）：1-3.

[51] 高丽丽，刘春样，朱长乐，等．多组织羊膜卷蜡块在免疫组织化学染色阳性对照中的应用．临床与实验病理学杂志，2018，34（09）：1048-1049.

[52] Ding Wei, Huang Ke, Lü Bingjian, et al. Paraffin-embedded Tissue Fragment Suspension(PETFS): A Novel Method for Quality Control Preparation in Immunohistochemistry. Appl. Immunohistochem Mol Morphol, 2017, 25: 746-753.

（陈　罡　郑建明　王国平　王文勇）

第六节　细胞病理学研究和进展

细胞病理学可以追溯到 19 世纪，著名的希腊病理学教授 George Papanicolaou 首先致力于细胞病理学的诊断工作。但细胞病理学这一亚专科的标准化直到 20 世纪 50 年代后才逐步建立完善。自 20 世纪 50 年代，杨大望教授率先在我国中国医学科学院肿瘤医院建立了第一家临床细胞学室，开展了包括浆膜腔积液、尿液、宫颈刮片细胞学等脱落细胞学检查。并为全国各省级医院培养了大批细胞病理学医生，从此开始了我国的细胞病理学的征程。20世纪60年代至70年代中国医学科学院肿瘤医院舒仪经、刘树范教授及郑州大学沈琼教授等，在食管拉网细胞学早期食管癌诊断方面做了大量工作，得到了国际细胞学界的高度关注。20世纪70年代至80年代针吸细胞学迅速发展，针吸细胞学的开展在我国南北遍地开花，北方以中国医学科学院肿瘤医院刘树范教授带领的临床细胞学室和北京市肿瘤防治研究所阚秀教授的科室为代表，复旦大学附属肿瘤医院王龙富教授和湖北省彭孝敬、邢寿富教授的团队为代表，在乳腺、淋巴结等体表肿物及肺、纵隔、肝等深部脏器的细针吸取方面做了大量探索性工作，为当今细针吸取细胞学的临床开展奠定了良好的基础。20世纪80年代末至90年代初，国内许多细胞学室对免疫细胞化学、流式细胞术、DNA定量分析及电脑辅助阅片诊断等新技术积极了进行探讨，为后续临床的应用积累了经验。20世纪90年代初宫颈细胞学TBS诊断系统由中国医学科学院肿瘤医院刘树范教授引入中国，并且1996年在徐州召开第一次“宫颈细胞学TBS改良版”研讨会，标志着TBS在中国的应用开始了新纪元。20世纪90年代末归国华侨中国医学科学院肿瘤医院孙耘田教授与细胞室潘秦镜教授一起，率先开展应用液基薄层制片从宫颈细胞学制片到其他脱落细胞学标本，再到细针吸取细胞学的液基薄层制片，逐渐完善了液基制片的质量规范。并且以中国医学科学院肿瘤医院为基地举办了多期液基制片及诊断的培训班，推动了液基制片在我国临床细胞学广泛应用。回顾自20世纪50年代开始至今70年的发展历程，我们清楚地看到我国细胞学的发展一直以来是与国际同步进行，从宫颈细胞学到非妇科细胞学、全身各个脏器的针吸细胞学，从单一的细胞学涂片到多种技术在细胞学中应用的发展过程，为我国细胞学的未来发展奠定了良好的基础。

在前辈创造的优良基础之上，新一辈的细胞病理学工作者继续奋力前行，使中国的细胞病理学同其他病理专业学科一样，取得了令人瞩目的发展和进步。

一、细胞病理专业学组工作

20世纪80年代中期是中国临床细胞学史上的重点转折时段，1985年8月中国抗癌协会临床细胞学专业委员会正式成立，先后主办了8次全国细胞学学术会议。1994年中华医学会病理学分会正式成立细胞病理学专业学组，在历届学组组长马正中、孙耘田、刘东戈及金木兰教授的领导下，一直致力于推动了中国细胞病理学的发展。每年举办全国细胞学专题学术会议，参会的人数从最初100人左右增加到目前500人以上，反映从事细胞学工作的人才队伍不断壮大。会议内容丰富，既有体现国内外最新进展的大会专题报告，也有典型病例读片讨论，受到与会代表的普遍欢迎。会议的演讲嘉宾有来自国内外的著名专家，但主要是来自国内的中青年细胞学医师，这也反映出随着细胞病理学的学科发展，更多优秀的病理医生被吸引到细胞学这个专科领域。目前具有良好的医学教育背景及经过系统病理学专业培训的中青年医师已成为国内细胞病理学诊断和研究工作的主力军。细胞学组同时也注重国内不同地区间的发展平衡，分别于2016年宁夏回族自治区银川市及2017年青海省西宁市召开了第十四届及第十五届全国细胞病理学会议，促进了我国西部细胞病理学的发展及当地细胞病理学医师的培养。2018年湖南省长沙市的第十六届全国细胞病理学会议，在金木兰教授的倡导和主持下，开设了中日细胞学分会场，进一步增进了中日细胞病理学医师的深入交流。

学科的发展不仅仅是“请进来”，同时也实现了“走出去”。在学组领导下，组织开展并参与多种形式的国际交流活动。2013年在法国巴黎举办的第十八届国际细胞学年会上，首次开设了中国细胞学专场会议，这是中国细胞学与世界细胞学组织接轨的重要一步，从此中国细胞病理学走向了国际。2016年日本大阪第十九届国际细胞学会举办了中国细胞学会专场会议，此次参会代表增至65人，11人次发言，壁报展示25人。会议期间，北京医院病理科的陈岚医生入选国际细胞学会执行委员会委员，从此在国际细胞病理学组织内，有了中国细胞病理学医师的声音。2017年5月中华医学会病理学分会细胞病理学组选派4位代表参加第58届日本临床细胞学会总会，这是全球最具规模、最具影响力的细胞病理学会议之一。此次会议中，参会的陈颖、刘志艳两位医师获得大会最佳壁报奖。2015年及2018年，在刘东戈教授的主持下，临床细胞病理学组与国际细胞学会联合在北京举办了两届临床细胞学巡讲学习班。邀请到国际细胞学会中资深的教授，就不同亚专科的发展热点，各系统分类等进行细致精准的讲解，同时国内的中青年医师就不同领域分享各自的经验。在两届细胞学巡讲学习班中，中国先后有5位医师通过了国际细胞学会的考试，成为国际细胞学协会（FIAC）的正式会员。亚洲甲状腺细胞工作组于2017年3月在韩国釜山、第12届亚太甲状腺大会召开，亚洲地区各个国家25位成员参加了会议，中国代表刘志艳医师参加会议并作专题讲座“中国甲状腺细针穿刺细胞学现状”。其后每年定期举办学术讨论会，并进行甲状腺相关国际项目合作。目前有4名中国细胞学医生成为工作组成员。通过参与各项国际交流活动，不但展示了我国细胞病理学蓬勃发展的现状，同时增进了国际交流与协作，也有助于促进我国细胞病理学事业的进一步发展。

除了学术交流之外，抓好质量控制是学组工作的另一个重心。质量控制是做好细胞学工作的前提和条件。2007年，中华医学会病理学分会细胞病理专业学组组织部分细胞学专家编写了我国“细胞学操作规程与质量控制标准”，提出应学习和借鉴国外的经验，尽快建立适合我国情况的细胞学医师和技术人员的培训、考核制度，强调应加强对细胞学技术和诊断的质量控制，为保证细胞学制片的质量，应建立完整的细胞学技术操作规范和质量控制条例，对涉及细胞学技术的各个环节均应详细规定和实施质量控制，并进行定期检查、记录，发现问题及时改进。2009年，出版了国内第一部有关细胞病理质控的专著。2010年，国家病理质量控制中心细胞病理质量控制专家组成立，负责组织全国细胞学质量控制工作，进行相关的学习和交流，以及人员的培训。全国多数省、市也先后成立了细胞病理专业学组，负责本地的细胞学学术交流、质量控制及人员培训。

二、学术成果及进展

（一）妇科细胞学

1. 子宫颈脱落细胞学　子宫颈细胞学检查在子宫颈癌早期发现与治疗中发挥了重要作用，是目前癌前筛查最成功的范例，通过子宫颈细胞学筛查可明显减少子宫颈癌的发病率。随着两癌筛查项目在我国的开展，子宫颈癌的筛查及诊治越来越受到重视，已经普及到各个基层单位。沈丹华教授在《重视子宫颈癌筛查及诊治中病理医师的作用》中指出，子宫颈癌的早期筛查及诊治水平现阶段有了很大提高，但仍有很多方面需要提升。

子宫颈癌筛查起始于1941年，希腊病理学家Papanicolaou发明从阴道获取子宫颈脱落细胞并经巴氏染色后用于子宫颈癌的筛查方法。中国医学科学院杨大望教授在1951年将子宫颈细胞学技术引入了中国，中国宫颈癌筛查与防治工作逐渐开展，自此细胞学在中国子宫颈癌的防治中发挥了重要的作用。

随着细胞制片技术的发展，1995年ThinPrep液基细胞学技术开始应用于临床，越来越多的学者发现液基细胞学比传统涂片技术具有更大的优势。大量研究显示液基制片较传统涂片具有更好的制片质量和更高的阳性检出率。1970年，德国的Hausen教授发现，大部分子宫颈癌与HPV感染密切相关，HPV的检测逐渐被应用于子宫颈癌筛查中。

有研究就单独HPV筛查、单独细胞学筛查及2种方法联合筛查进行了比较及探讨，结果显示，单独HPV筛查、细胞学检查均有不同程度的漏诊，联合筛查可以明显降低子宫颈癌及癌前病变的漏诊率。

2017年国内一项关于2011—2015年低级别病变的宫颈组织学的一项回顾性研究显示，细胞学检测对宫颈上皮内病变的阳性预测值为85.1%。该数据是中国现今最大的数据，可了解中国子宫颈癌筛查状况。随后一项涉及全国24个省市自治区及港澳地区宫颈细胞学现状的调查显示：总的TBS报告率在美国CAP报告范围之内，但LSIL、AGC和不满意率相对较低；液基细胞学为现阶段我国主要的宫颈癌筛查方法；染色方法以巴氏染色法占比最高；HPV检测亦普遍开展。

一项针对CIN2/3妇女群体HPV分型的研究发现，患者以HPV16型最多，其次为33、58型，HPV18型占据第6位。而对阴道镜检查阴性、子宫颈癌筛查阳性的患者进行研究发现：对于在细胞学基础设施良好的地区，细胞学筛查阳性但阴道镜检查阴性的妇女，有必要对细胞学asc-us/lsil和HR-hpv、agc、asc-h或hsil＋的妇女进行随机活检加子宫颈内刮除术，以防止阳性病例的漏诊。

为了推动中国宫颈癌的防治工作，2015年成立了由妇科、妇科肿瘤、病理学（包括细胞病理学）、妇幼保健、流行病、基础研究等多学科组成的中国优生科学协会阴道镜和宫颈病理学分会（Chinese society for colposcopy and cervical pathology of China healthy birth science association，CSCCP）。

中国子宫颈癌筛查策略一直以来都是一个是值得探讨的话题。2017年CSCCP专家委员会参考国外宫颈癌筛查指南，结合我国现状，形成了CSCCP中国子宫颈癌筛查及异常管理相关问题专家共识。

2016年CSCCP联合国家卫生健康委员会病理质控中心及中华医学会病理学分会细胞病理学组在全国多地开展短期子宫颈细胞学培训班，共计开展50多期，培训细胞学医生3000多名。这种理论联系实际的培训方式受到热烈的欢迎，提高了细胞病理医生的诊疗水平。自2017年以来，来自国外的数十位华裔细胞学专家以志愿者身份回到祖国参与中国的子宫颈细胞学培训工作，他们的加入增强了培训力量，提高了基层细胞学医生的诊断水平及细胞学诊断的规范化。

此外，一些新技术及方法的应用也有助于提高宫颈细胞学筛查的敏感性。如p16/细胞增殖相关核抗原（Ki-67）双染色、E6/E7 mRNA检测技术以及E6/E7蛋白检测等均可提高子宫颈细胞学筛查的敏感性。部分技术还可以用于ASCUS人群的进一步分流，具有很好的应用前景。一项分析p16/Ki-67双染色细胞学宫颈上皮内病变患者的组织学及临床表现的研究发现：p16/Ki-67双染细胞学检测子宫颈癌前病变具有较高的敏感性和中等程度的特异性，可作为我国一种有效的子宫颈癌筛查工具。2018年，国内学者就HPV16 E6和E7mRNA对于宫颈细胞学的诊断价值进行探讨，证实实时定量聚合酶链式反应（qRT-PCR）对于子宫颈刷检细胞的 E6 mRNA 检测，不仅作为一种工具，而且还可区分 HPV 短时和长期感染。同时还对子宫颈细胞中应用 p16 免疫组织化学，在区分癌症和高级别病变与低级别病变和良性病变的诊断作用进行研究，通过数据比较发现：在宫颈刷检细胞中应用 p16 的免疫染色不仅可以作为一种细胞学诊断的辅助工具，还可以帮助区分 HSIL 和 LSIL 及对于一过性感染进行分流。

近年来，人工智能的开发成为新的热点。计算机辅助的细胞学检测设备的主要作用是帮助标注及筛选出一些有问题的区域，这会减轻细胞学病理医师的工作负担，提高工作效率，最后的诊断仍需细胞学病理医师确认。人工智能需要有规范的制片、染色，从而获得合格的细胞学片，需要高清、多层次的扫描及可深度学习的核心算法，这样才能研发出真正的人工智能。目前，人工智能真正用于细胞学筛查及诊断还有很长的路要走。

2. 子宫内膜细胞学　2017 年一项对 1987 名女性刮宫相关的子宫内膜细胞学与组织学比较进行研究，证实子宫内膜液基细胞学的可行性，细胞学准确的阴性结果，可以作为排除癌前病变和子宫内膜癌的依据。子宫内膜液基细胞学可以作为筛查子宫内膜癌的有效手段。针对子宫内膜细胞学刷检，国内学者研究出一种新的子宫内膜细胞保存溶液，新型子宫内膜细胞保存液优于宫颈细胞液基细胞保存液，背景清晰，诊断细胞，成本低。

（二）细针穿刺细胞学

1. 甲状腺细针穿刺细胞学　甲状腺细针穿刺在我国起步于 20 世纪 70—80 年代，仅在少数单位开展。随第一版甲状腺细胞病理学 Bethesda 系统（TBSRTC）的出版及推广，我国临床各界对甲状腺细针穿刺（FNA）的真正价值获得了新的认知，我国 2008 年版《甲状腺结节和分化型甲状腺癌诊治指南》认为“FNA 是鉴别甲状腺结节良恶性最可靠且最有价值的诊断方法”，2012 年版已更新为“术前甲状腺 FNA 检查有助于减少不必要的甲状腺结节手术，并帮助确定恰当的手术方案”。甲状腺 FNA 开展工作量大幅上升，除病理科外，影像学及外科医生亦常为 FNA 操作者，且超声引导下甲状腺 FNA 比例远超过触诊引导下 FNA。与 TBSRTC 和美国甲状腺协会指南相比较，我国甲状腺 FNA 的开展和研究有自身特点。第一，FNA 指征差异导致 TBSRTC 各类别恶性风险与国外文献存在不同，由于我国 FNA 患者往往都经过超声等影像学筛选，选择有恶性征象者予以 FNA 及大量小结节穿刺，可能导致恶性风险评价偏倚。尤其可疑恶性类别，我国发表文献恶性风险高于 90% 并不少见，临床工作中应予以关注。第二，由于历史原因，我国甲状腺 FNA 尚未大规模替代术中冷冻检测，因此有机会在目前比较术中冷冻和术前 FNA 的价值。我国学者 2017 年曾报道，甲状腺 FNA 报“可疑恶性肿瘤”而术中冷冻报为“良性”者，最终 50% 仍为恶性，因此术前 FNA 报告“可疑恶性肿瘤”的患者进行术中冷冻的价值值得再行审视，并对该类患者的冷冻结果慎加对待。第三，鉴于我国桥本甲状腺炎伴乳头状癌发病率较高，且获取标本难度较大的＜1cm 的甲状腺结节 FNA 开展较为广泛，我国学者比较了有或无桥本甲状腺炎患者＜1cm 甲状腺结节 FNA 的准确性，发现存在统计学差异，有桥本者准确性更低，给临床提供了有意义的参考。在辅助检查方面，BRAF V600E 突变分析是我国目前最常用的 FNA 标本分子检测方法，另外，在检测淋巴结穿刺洗脱液甲状腺球蛋白水平以辅助甲状腺癌转移的诊断中，我国研究显示甲状腺球蛋白的阈值受到有无甲状腺的影响。

2. 乳腺细胞病理学 乳腺细针穿刺细胞学具有安全、简单、并发症小、费用少等优势，但局限性在于难以识别组织结构，对于浸润性病变、交界性病变，不典型性病变的诊断存在一定的争议。我国学者2017年针对乳腺FNA分类的非典型（不确定）（C3）类别所包含的细胞形态学特征能否预测恶性风险作了报道，发现出现筛孔状结构、细胞内黏液和坏死，以及减少的纤维黏液间质片段及双极裸核细胞等形态特征均为恶性风险的独立预测因子。除乳腺FNA外，由于近年来乳腺癌保乳手术在我国的推广，术中对前哨淋巴结（sentinel lymph node，SLN）进行印片细胞学检查成为常用的乳腺癌术中SLN病理诊断方法，其具有特异性高的优点，然而灵敏度主要受转移灶大小影响而波动下降，此外少数乳腺癌特殊类型亦为影响灵敏度的重要因素。2017年我国文献表明浸润性小叶癌SLN印片灵敏度低于浸润性导管癌，小细胞形态、SLN脂肪化和位于被膜下的较小转移灶均可能导致假阴性诊断。

3. 淋巴细胞增生性病变细胞病理学 在淋巴细胞增生性病变的病理诊断中，组织结构是金标准组织学诊断的重要线索，但细胞病理学标本却难以对此予以辨别，该类疾病的细胞学形态学诊断是众所周知的难点。建立形态-免疫表型-分子-临床的综合诊断平台是提高该类疾病细胞学诊断的重要手段，这种模式近年来已在我国起步应用。2016年横滨国际细胞学会议及2018年欧洲细胞学会议我国学者分别以“Value of multiparameter flow cytometry immunophenotyping in the screening and diagnosis of T- and NK-cell neoplasms on cytopathology specimens：experience in a Chinese cancer center”和“FNA for plasma cell variant of castlemans disease. diagnosis，potentials and pitfalls”为标题进行了分会场演讲。TNK细胞淋巴瘤发病率高是我国淋巴瘤发病的特点，诊断难度备受关注，流式细胞免疫表型分析技术是提高这些肿瘤细胞学诊断的极为重要的工具，因此横滨会议演讲内容经总结成文，近期获得线上发表。

（三）浆膜腔积液细胞病理学

浆膜腔（胸腹腔、心包腔）积液细胞病理学检查是临床病理学诊断的重要手段之一，尤其对于浆膜腔积液为唯一临床表现的患者。浆膜腔积液病因较为复杂，细胞成分多，诊断比较困难。而快速准确地判断浆膜腔积液的性质对疾病的诊断非常重要，是指导临床诊治、判断预后及转归的重要方法。因此，如何提高浆膜腔积液细胞病理学的诊断准确性尤为重要。近年来，随着细胞块，液基细胞制片技术，免疫细胞化学及分子病理技术在细胞病理学诊断中的应用，我国浆膜腔积液细胞病理学诊断准确性有了明显的提高。

2017年国内学者总结了免疫细胞化学在胸腔积液腹水中的应用，利用胸腔积液腹水的脱落细胞确定肿瘤的良、恶性，明确组织起源并制定化疗方案，已成为诊断的重要辅助方法之一。2018年一篇文献也提到可以通过免疫细胞学化学方法鉴别浆膜腔积液中恶性肿瘤细胞的种类。除免疫细胞化学检测外，原位杂交，FISH，基因重排和流式细胞分析等技术也可用于浆膜腔积液细胞学诊断，有利于提高对浆膜腔积液中淋巴瘤（白血病）和软组织肿瘤诊断的准确性。2018年发表于*Cytopatholgy*杂志的一篇文章总结浆膜腔积液中49例淋巴母细胞淋巴瘤（白血病）的细胞病理特点和诊断方法，其中用到的辅助诊断方法就包括免疫细胞化学、基因重排和流式细胞分析等。我国学者2018年在*Diagnostic Cytopathology*杂志报道了3个骨髓瘤累及胸腔积液的病例，亦为形态学结合细胞块免疫细胞化学技术的典范。

对于一些较少见的病例，浆膜腔积液细胞病理学也可为诊断提供有力证据。如腹腔假黏液瘤在浆膜腔积液中的脱落细胞学特点和细胞病理学诊断方法，以及利用腹水细胞学检查方法诊断卵巢成人型颗粒细胞瘤等。一项对于伴有胸腔积液的朗格汉斯细胞增多症的胸腔积液涂片进行分析的研究中，作者认为对于这种少见病例，可以通过细胞涂片、细胞蜡块结合免疫细胞化学检测，得到确切病理诊断，为临床提供有力诊疗依据。

（四）呼吸道细胞病理学

一项纤维支气管镜液基细胞学的分析研究中提出：纤维支气管镜刷检液基细胞学几乎可以做到对小细胞癌零误诊率的特异性诊断；鳞癌的诊断率优于腺癌，特别是角化型鳞癌检出率较高；低分化癌的诊断率最低。在支气管镜活检联合 TCT 和传统涂片中也得到类似结论。支气管肺泡灌洗液在一定工作中也能够起到检测肺癌的作用，对支气管肺泡灌洗液进行肿瘤标志物的检测，可以提高其诊断的敏感性及特异性，尤其是 miRNA 的应用，对于肺癌的检出起到重要作用。痰涂片作为肺癌患者的一种检查方法具有一定的便捷性，因此较为广泛应用，与传统涂片方法比较，液基制片的痰涂片的阳性率高，特异性强，可重复性强。

随着细胞学工作中的实践，部分学者建议支气管肺泡灌洗术、纤维支气管镜刷片及痰脱落细胞学联合检测，可以提高肺癌的检出率。单独应用痰液细胞学涂片检查的阳性率还与标本采集的次数及合格率相关联，标本处理不当会出现假阴性。虽然单独应用支气管肺泡灌洗术可以取到较纤维支气管镜更深入的组织细胞，但阳性细胞检出率低于支气管镜刷片及液基细胞学的检测，二者的阳性率经统计均高于单独痰涂片的方法。3 种方法联合应用可以提高阳性细胞检出率。

2017 年国内学者根据液基细胞学研究中发现，液基细胞学可以作为肺曲菌病患者曲霉菌鉴定的一种新方法，从而提出在呼吸系统标本中，液基细胞学可以提高支气管刷片及痰细胞学中曲霉菌的检出率。而另一项研究也提出液基细胞学可以提高支气管刷检标本中肺毛霉菌病的检出率，其敏感性优于传统涂片。

（五）尿细胞学病理学

尿涂片是检出高级别尿路上皮癌的极为有效的无创性病理检查方法，然而由于难以识别组织结构，对细胞形态与良性病变重叠极大的低级别尿路上皮癌诊断极为困难，灵敏度低，这已在国际细胞病理学界获得广泛认知，是尿细胞学巴黎报告系统提出的重要概念之一。国内学者已经开始对该系统予以关注及解读。另一方面，如对高级别和低级别病变不加区分，尿细胞学的诊断灵敏度总体显著降低，成为影响尿细胞学诊断价值的重要原因。故旨在提高尿液标本诊断尿路上皮癌准确性，尤其低级别尿路上皮病变的研究层出不穷。回顾 2016—2018 年我国学者发表的此类研究成果，其中之一为通过 FISH 方法检测与尿路上皮癌的发生及复发显著相关的 3 和 17 号染色体的多体性、7 号染色体的三体性及 *9p21* 基因的杂合性缺失等染色体畸变和染色体数目异常现象，已成为有助于提高尿液标本诊断尿路上皮肿瘤及评估复发的重要方法，代表性检测之一为 UroVysion 荧光原位杂交技术，在我国的开展已有一定规模，近年仍有相关总结性文章发表，分析检测中的常见问题。此外，有些国内学者报道了细胞 DNA 定量分析技术在在尿脱落细胞学鉴别诊断中的应用，采用液基细胞学制片及全自动细胞图像分析系统，然而未对高级别和低级别尿路上皮癌予以分类评价。同样的评价方法缺陷亦存在于此阶段国内其他尿液标记物的研究中，应予以重视。在细胞病理形态学诊断方面，我国学者对尿细胞学标本诊断少见罕见肿瘤的病例报道亦为广大细胞病理诊断医师提供重要的诊断与鉴别诊断经验分享，如 2017 年对儿童胚胎型横纹肌肉瘤的尿液细胞学诊断报道。

（六）细胞病理学辅助检查

随着科技的发展，各项细胞病理学新技术的不断涌现，细胞块的免疫组织化学染色、HPV 检测，电脑辅助阅片及各项分子检测也已经广泛应用于日常的细胞病理学诊断。尤其是细胞块及免疫组织化学技术，为进一步提高细胞学诊断特异性、敏感性和准确性提供可能。细胞学标本的分子检测技术为疾病的分子诊断、分型和个性化治疗提供依据，也为细胞学的未来提供了更大的发展空间。

总体来说，我国 2016—2018 年细胞病理学发展较快，成果颇丰，以子宫颈癌筛查相关细胞学的研究最多，浆膜腔积液、甲状腺细针穿刺细胞学、支气管及肺泡细胞学的研究次之，并出现很多应用新技术的研究方法，为细胞病理学的发展及临床疾病的诊断和治疗提供更多的途径和方法。

参 考 文 献

[1] 刘冬戈. 我国细胞病理学十年的进展与展望. 中华病理学杂志，2015，12（44）：852-855.

[2] 倪型灏，孙文勇. 细胞病理学工作规范. 杭州. 浙江大学出版社，2009.

[3] 沈丹华. 重视子宫颈癌筛查及诊治中病理医师的作用. 中华妇产科杂志，2019，54（1）.

[4] Papanicolaou GN, Traut HF. The diagnostic value of vaginal smears in carcinoma of the uterus. 1941. Archives of pathology & laboratory edicine, 1997, 121(3): 211-224.

[5] 许良中. 临床肿瘤细胞学研究的历史回顾与展望. 癌症，2004，23（12）：1717-1720.

[6] Sherman ME, Schiffman MH, Lorincz AT, et al. Cervical specimens collected in liquid buffer are suitable for both cytologic screening and ancillary human papilloma virus testing. Cancer Cytopathol, 1997, 81: 89-97.

[7] 谭景浪，陈琼，乔莎莎，等. 细胞 DNA 定量分析联合液基细胞学在宫颈癌筛查中的临床应用研究. 河北医学，2016，22（2）：261-264.

[8] 郝云涛，郑小影，张玉娟，等. 薄层细胞学联合人乳头瘤病毒检测在宫颈癌筛查中的效果评价. 中国妇幼保健，2017，32（15）：3507-3510.

[9] 张玲，龚平，刘静，等. 液基薄层细胞学检查在宫颈癌患者放化疗疗效评估中的应用. 山东医药，2016，1：45-46.

[10] 潘昌波，王芹，张言敏，等，不同细胞学检查方法在宫颈癌筛查中的诊断价值分析. 系统医学，2018，3（9）：13-15.

[11] 王玉兰. HPV 检测在宫颈癌筛查和治疗中的临床意义. 中国实用医刊，2016，43（12）：4-6.

[12] 左玲，李顺英，邓亭月. TCT 联合高危型 HPV 检测在社区宫颈癌筛查中的应用价值. 海南医学，2016，27（10）：1628-1630.

[13] 张姝. 不同细胞学检查方法在宫颈癌筛查中的作用分析. 临床医药文献电子杂志，2017，4（27）：5272-5273.

[14] 尤小燕，王雅莉，刘文枝，等. 高危型 HPV 联合细胞学检测在宫颈癌及癌前病变筛查中临床意义. 实用预防医学，2017，24（8）：986-988.

[15] Baowen Z, Huaitao Y, Zaibo L, et al. HPV test results and histological follow-up results of patients with LSIL Cervical Cytology from the Largest CAP-certified laboratory in China. Journal of Cancer, 2017, 8(13): 2436-2441.

[16] Zhilian W, Jintao W, Jinrong F, et al. Risk factors for cervical intraepithelial neoplasia and cervical cancer in Chinese women：large study in Jiexiu, Shanxi Province, China. Journal of Cancer, 2017, 8(6): 924-932.

[17] ShangYing H, WenHua Z, ShuMin L, et al. Pooled analysis on the necessity of random 4-quadrant cervical biopsies and endocervical curettage in women with positive screening but negative colposcopy. Medicine, 2017, 96: 17(e6689).

[18] 中国优生科学协会阴道镜和宫颈病理学分会专家委员会. 中国子宫颈癌筛查及异常管理相关问题专家共识（一）. 中国妇产科临床杂志，2017，18（2）：190-192.

[19] 中国优生科学协会阴道镜和宫颈病理学分会专家委员会. 中国子宫颈癌筛查及异常管理相关问题专家共识（二）. 中国妇产科临床杂志，2017，18（3）：286-288.

[20] 陈飞，任琛琛，杨立，等. HPV E6 /E7 mRNA、p16/Ki-67 检测在 ASCUS 中的诊断价值. 现代妇产科进展，2019，28（1）：54-57.

[21] 金蓉蓉，马红伟，陈天羽，等. P16/Ki-67 双染检测在意义不明确的不典型鳞状细胞分流诊断中的应用. 中华病理学杂志，2017，46（7）：481-484.

[22] 黎法文，邱文山，崔彬，等. P16/Ki67 双染检测在分流宫颈低度 / 高度鳞状上皮内病变及预测低度鳞状上皮内病变转归中的临床研究. 检验医学与临床，2019，16（3）：316-319.

[23] 张博，张颖，牛力春，等. 液基细胞学联合 HPVmRNA 检测对宫颈癌的诊断价值. 现代肿瘤医学，2016，24（1）：118-122.

[24] 田巧先，夏淑华，吴亚华. P16 /Ki67 双染对 HPV16 18 阳性且 TCT 阴性患者宫颈病变的预警作用. 河北医学，2019，1（25）：42-45.

[25] LuLu Y, Wen C, XiaoQin L, et al. Evaluation of p16/Ki-67 dual staining in detection of cervical precancer and cancers: a multicenter study in China. Oncotarget, 2016, 7(16): 21181-21189.

[26] MingZhe W, WeiNan L, Na C, et al. Diagnostic Utility of HPV16 E6 mRNA or E7 mRNA Quantitative Expression for Cervical Cells of Patients with Dysplasia and Carcinoma. Cell Transplantation, 2018, 27(9): 1401-1406.

[27] MingZhe W, Shiyu W, Min Z, et al. The Diagnostic Utility of p16 Immunostaining in Differentiating Cancer and HSIL from LSIL and Benign in Cervical Cells. Cell Transplantation, 2019, 28(2): 195-200.

[28] Xi Y, Ke M, Rui C, et al. Liquid-based endometrial cytology associated with curettage in the investigation of endometrial carcinoma in a population of 1987 women. Arch Gynecol Obstet, 2017, 296: 99-105.

[29] Lv S, Wang R, Wang Q, et al. A novel solution configuration on liquid-based endometrial cytology. PLoS ONE, 2018, 13(2): e0190851.

[30] Gao L, et al. The impact of presence of Hashimoto's thyroiditis on diagnostic accuracy of ultrasound-guided fine-needle aspiration biopsy in subcentimeter thyroid nodules: A retrospective study from FUSCC. Cancer Med, 2017, 6(5): 1014-1022.

[31] Ye Q. Fine-Needle Aspiration Versus Frozen Section in the Evaluation of Malignant Thyroid Nodules in Patients With the Diagnosis of Suspicious for Malignancy or Malignancy by Fine-Needle Aspiration. Arch Pathol Lab Med, 2017. 141(5): 684-689.

[32] Liu Z, et al. History and Practice of Thyroid Fine-Needle Aspiration in China, Based on Retrospective Study of the Practice in Shandong University Qilu Hospital. J Pathol Transl Med, 2017, 51(6): 528-532.

[33] Zhao H, et al. Influence of presence/absence of thyroid gland on the cutoff value for thyroglobulin in lymph-node aspiration to detect metastatic papillary thyroid carcinoma. BMC Cancer, 2017, 17(1): 296.

[34] Yu S N, et al. Atypical aspirates of the breast: a dilemma in current cytology practice. J Clin Pathol, 2017, 70(12): 1024-1032.

[35] 王彦丽，等. 不同临床病理特征的乳腺浸润性小叶癌 108 例腋窝前哨淋巴结术中印片诊断效率分析. 中华病理学杂志，2016，45（7）：472-473.

[36] 魏雪，王璇，何燕，等. 免疫细胞化学在胸腹水肿瘤细胞学诊断中的应用. 诊断病理学杂志，2017，24（7）：554-555.

[37] 刘芳，何欣，李晓琴. 免疫组织化学标志物在鉴别浆膜腔积液恶性肿瘤细胞中的应用价值. 临床与实验病理学杂志，2018，34（2）：201-203.

[38] Li J, Zhang W, Wang W, et al. Forty-nine cases of acute lymphoblastic leukaemia/lymphoma in pleural and pericardial effusions：A cytological-histological correlation. Cytopathology, 2018, 29(2): 172-178.

[39] Chen H, et al. Cytology and clinical features of myelomatous pleural effusion：Three case reports and a review of the literature. Diagn Cytopathol, 2018, 46(7): 604-609.

[40] 卢一艳，齐长海，李方，等. 腹膜假黏液瘤浆膜腔积液细胞学诊断价值. 诊断病理学杂志，2017，24（9）：689-692.

[41] 孙亮，沈扬眉，吴秀丽. 卵巢成人型粒层细胞瘤 1 例在腹水中的细胞学特征并文献复习. 中华病理学杂志，2018，47（5）：378-379.

[42] 夏菁，赵年，周晓燕，等. 伴有胸腔积液的朗格汉斯细胞组织细胞增生症一例. 中国呼吸与危重监护杂志，2018，17（4）：418-420.

[43] 王学敏，施琳，李时荣，等. 纤维支气管镜刷检液基细胞学检查在肺癌诊断中的价值分析. 重庆医学，2018，47（8）：1040-1043.

[44] 冷永杰，李再清. 支气管镜活检联合液基细胞学对右中叶肺癌的诊断价值. 中国实用医药，2018，13（36）：24-26.

[45] 刘国田，王瑞芹，崔蓉，等. 检测支气管肺泡灌洗液中肿瘤标记物水平对原发性肺癌诊断的意义. 临床和实验医学杂志，2017，16（18）：1807-1809.

[46] 李芳琼，刘波，刘丹，等. 联合检测非小细胞肺癌患者支气管肺泡灌洗液中 miR-205 和 miR-21 对肺癌诊断价值. 中国卫生检验杂志，2018，28（12）：1419-1425.

[47] 刘汉忠，王岚，何惠华，等. 液基薄层细胞学检查在肺癌诊断中的应用研究. 临床与病理杂志，2014，34（6）：688-692.

[48] 左元元. 痰脱落细胞学检测在肺癌诊断中的应用价值. 世界最新医学信息文摘，2016，16（50）：125.

[49] 张琦炜. 介绍一种痰液基薄层细胞学制片技术及初步应用体会. 航空航天医学杂志，2018，29（08）：971-972.

[50] 李海燕，任美英. 支气管肺泡灌洗术、纤支镜刷片及痰脱落细胞学联合检测在肺癌诊断中的应用价值. 中国实用医药，2016，11（34）：67-68.

[51] Yongchun S, Xiaorong Z, Wenyi L, et al. Liquid-based cytopathology test as a novel method to identify Aspergillus in patients with pulmonary aspergillosis. Scientific RepoRts, 2017, 7: 7528.

[52] Xiaolin J, Tian Y, Qiyuan L, et al. Liquid-Based Cytopathology Test: A Novel Method for Diagnosing Pulmonary Mucormycosis in Bronchial Brushing Samples. Front. Microbiol, 2018, 9: 2923.

[53] 何淑蓉. 尿液细胞学诊断的最新分类及在膀胱癌诊断中的应用，吉林省第十届临床细胞学学术会议 2017：吉林延吉，85-100.

[54] 林兴滔，等. UroVysion 荧光原位杂交技术在尿路上皮癌细胞学检测中常见问题分析. 临床与实验病理学杂志，2017，33（8）：933-935.

[55] 魏世蓉，等. 细胞 DNA 定量分析在尿脱落细胞学鉴别诊断中的应用. 诊断病理学杂志，2018，25（4）：285-288.

[56] 苏杰，等，细胞 DNA 定量分析技术在尿路上皮癌诊断中的应用价值. 实用医学杂志，2016，32（5）：750-753.

[57] 温机灵，等，尿沉渣 RUNX3 基因甲基化检测联合 B 超检查在膀胱癌随访中的作用. 同济大学学报（医学版），2017，38（5）：41-45.

[58] 赵振威，等. 微小染色体维持蛋白在膀胱肿瘤组织和尿脱落细胞中的表达及对膀胱肿瘤复发检测预后价值. 临床和实验医学杂志，2017，16（19）：1928-1931.

[59] 王美仙，苏学英. 胚胎型横纹肌肉瘤的尿液细胞学诊断一例. 中华病理学杂志，2018，47（11）：874-875.

（何淑蓉　张智慧　平　波　苏学英　梅　平　吴　鹤　刘冬戈　方伟岗　金木兰）

第七节　乳腺肿瘤病理诊断和研究进展

一、乳腺癌的基础研究

近年来，对乳腺癌的发生、转移机制和治疗相关新靶点的研究是主要热点，国内外这方面文献也比较多，仅简要选取部分内容分类总结如下。

（一）乳腺癌免疫治疗标志物相关的研究

程序性死亡因子 1（PD-1）是一种细胞膜蛋白受体，已经有研究发现其通过与肿瘤细胞、基质细胞表达的 PD-L1 和 PD-L2 相结合来介导免疫抑制，协助肿瘤细胞免疫逃逸，来促进肿瘤生长。目前 PD-1 抗体已经获得 FDA 的批准用于治疗恶性黑色素瘤和非小细胞肺癌，并取得较好的临床效果，乳腺癌靶向治疗也在美国获批进入临床使用，与此相关的 PD-L1 检测也成为病理诊断的一项重要工作。

韩银丽等研究发现，高侵袭性人乳腺癌细胞系 MDA-MB-231 中 PD-1 蛋白的表达明显高于低侵袭性人乳腺癌细胞系 MCF-7 中，PD-1 在乳腺癌实质中的阳性率为 61.2%（44/71），乳腺癌间质中浸润淋巴细胞（STIL）PD-1 阳性率为 71.3%（51/71），两者表达有相关性。PD-1 表达与乳腺癌组织学分级、肿瘤大小、淋巴结转移呈正相关，与患者术后 5 年生存率呈负相关，与乳腺癌患者年龄、ER、PR、人类表皮生长因子受体 2（HER2）及 Ki-67 水平均无明显相关。

张伟等和黄述斌等研究表明，PD-L1 在三阴性乳腺癌（triple negativebreast cancer，TNBC）的表达高于非三阴性乳腺癌，并且 PD-L1 的表达与高组织学级别、淋巴结转移、间质肿瘤浸润淋巴细胞 PD-1 阳性呈正相关。

耿卫朴等研究显示，正常人乳腺腺上皮不表达 PD-L1 和 PD-L2，乳腺浸润性导管癌中 PD-L1 和 PD-L2 的阳性率显著高于在乳腺导管内癌的表达，在 TNBC 中表达最高，PD-L1 和 PD-L2 表达与乳腺癌淋巴结转移密切正相关。

程敏等发现 p53 在 HER2 过表达型中乳腺癌的阳性率最高，p53 与 PD-1、PD-L1 的表达无相关性。PD-1 与 PD-L1 的表达呈正相关，且均在 TNBC 中表达最高。提示阻断 PD-1/PD-L1 信号通路有望成为治疗 TNBC 的研究方向。

Li M 等采用免疫组织化学方法检测 101 例 TNBC 患者及配对 LNMs 中 PD-L1 的表达。发现 PD-L1 在原发肿瘤（PT）和腋窝淋巴结转移（LNMs）中的表达具有空间异质性，LNMS 的淋巴细胞和肿瘤细胞中 PD-L1 的表达水平明显高于 PTS，PD-L1 的表达与肿瘤组织学高级别和更多的间质肿瘤浸润淋巴细胞（TIL）呈正相关。PT 阴性 /LNM 阳性和 PT 阳性 /LNM 阳性患者的无病生存期和总生存率相似，两者的无病生存率（DFS）均低于 PT 阴性 /LNM 阴性患者。PD-L1 在 PTS 和 LNMs 中的表达差异提示，LNMs PD-L1 状态可用于判断 PD-1/PD-L1 靶向治疗是否适合于淋巴结阳性的 TNBC 患者。

潘贝晶等研究发现，TNBC 中 PD-L1 表达与 Ki-67、STIL 百分比呈正相关，间质 $CD8^+$/$FOXP3^+$ 及 STIL 百分比均与预后呈正相关。它们将是 TNBC 重要的潜在生物学指标，对免疫治疗有重要的临床指导价值

Li Z 等用免疫组织化学方法检测 501 例乳腺癌组织中 PD-L1 和 FOXP3 的表达。发现 PD-L1 表达与肿瘤组织中 FOXP3（＋）Treg 浸润呈高度正相关。PD-L1 高表达和 FOXP3（＋）Treg 浸润均与组织学分级高、ER、PR 阴性和固有的侵袭性肿瘤亚型（尤其是基底细胞样亚型）有关，2 种标志物同时高表达的肿瘤预后最差。这 2 个指标都是患者总体生存率下降的独立预测因子，尤其是在基底型亚型中。研究结果表明 PD-L1 和 FOXP3（＋）Tregs 可能具有协同作用，其上调表达促进了乳腺癌的免疫逃逸。针对阻断 PD-L1 和消耗 Tregs 的联合免疫治疗方法可提高乳腺癌特别是基底细胞样癌患者的治疗效果。

Ren X 等研究发现 PD1 蛋白表达与 PDL1 表达、TIL 丰度、Ki-67 指数、基底细胞样亚型及远处转移显著相关。它与较长的无病生存期和总生存率显著相关。PD1mRNA 的表达与临床病理特征无明显相关性。PD1/PDL1mRNA 和蛋白表达不一致。TIL 中 PD1 蛋白的表达是 TNBC 预后的有利因素，而肿瘤细胞中 PDL1 的表达不是影响 TNBC 预后的重要因素。

（二）乳腺癌雄激素受体方面研究

近年来，雄激素受体（androgen receptor，AR）与乳腺癌的关系被越来越多的临床和基础研究所证实，有可能成为乳腺癌治疗的一个靶点。

孙向洁等和任新瑜等用免疫组织化学方法研究 AR 在浸润性乳腺癌中的表达情况，结果表明 AR 在浸润性乳腺癌中具有较高的阳性率，且主要与 ER 阳性乳腺癌相关，在 TNBC 中 AR 阳性率为最低。任新瑜等进一步发现 AR 阳性易出现在组织学分级较低、Ki-67 增殖指数较低、年龄＞50 岁的患者。AR 与肿瘤大小、p53 阳性与否、组织学类型、基底样标记、淋巴结转移、远处转移等指标无显著相关性，AR 对无病生存期及总生存期均无显著性影响。

Li C 等用免疫组织化学方法研究组蛋白去乙酰化酶 6（HDAC6）和 AR 在乳腺癌中的预后预测价值。结果发现 HDAC6 和 AR 在乳腺癌中的表达水平呈正相关，AR 和 HDAC6 高表达，HDAC6/AR 共表达，临床预后较差，HDAC6 和 AR 对预测 ER 阴性乳腺癌患者的总生存率（OS）有一定的预测价值。

AR 在乳腺癌中的作用机制方面，牛昀教授团队，做了大量研究。Liu X 等研究发现在分子大汗腺型乳腺癌 MDA-MB-453 细胞中，双氢睾酮（DHT）促进细胞增殖，促进 AR 和热休克蛋白 27（HSP27）从胞质向胞核移位，而对非乳腺大汗腺癌 MCF7 细胞生长有抑制作用，Hsp27 磷酸化是 AR 易位进入细胞核的前提条件，尤其是丝氨酸 82 的磷酸化。DHT 还能刺激 MDA-MB-453 细胞的成瘤性和转移性，而 HSP27 的敲除可降低肿瘤的形成率和诱导细胞凋亡。HSP27 有助于 AR 调节 MABC 的恶性行为，这些结果可能有助于分子大汗腺型乳腺癌的治疗。

Zhang W 等研究发现 DHT 诱导 AR 激活是通过上调肿瘤抑制因子 LET-7a 的转录，LET-7 对乳腺肿瘤干细胞有抑制作用，从而抑制 ER＋乳腺癌细胞的增殖、迁移、侵袭和自我更新能力。AR 还能抑制 ER＋乳腺癌细胞在连续异种移植动物模型中的成瘤和转移。提示 AR/LET-7a 信号通路可抑制 ER＋AR＋乳腺癌中肿瘤干细胞的生物学行为，有望成为新的治疗靶点。

Cao L 等研究发现在 ER 阴性乳腺癌中，前列腺源性 Ets 因子（PDEF）高表达，是其预后不良的独立预测因子，PDEF 与 AR 的表达呈正相关，体外实验证明 PDEF 的转录受 AR 的正调控，*PPDEF* 可能是 AR 的下游靶基因。进一步研究发现 PDEF 通过促进 ER 阴性乳腺癌中 MAD1 的降解而上调 MYC 介导的基因转录，发挥癌基因的作用。与单独抑制 AR 表达相比，同时抑制 AR 和 PDEF 表达抑制肿瘤在体内外的增殖。提示 PDEF 可作为治疗 ER 阴性的乳腺癌的新的临床治疗靶点。

Liu X 等研究发现在分子大汗腺型乳腺癌中，EGFR 的表达与 AR 的表达呈正相关，也与晚期肿瘤和高 Ki-67 的表达呈正相关，是预后差的预测因子。EGFR 和 HER2 的共同表达预示着分子大汗腺型乳腺癌的预后差。

以上结果显示 AR 可能成为乳腺癌临床治疗的新靶点。

（三）乳腺癌微 RNA 方面研究

越来越多的证据表明，微 RNA（miRNA）的失调在恶性转化和肿瘤进展中起着关键作用，在乳腺癌中 miRNA 通过抑制原癌基因，抑制凋亡、EMT 等多种机制。

Zhang 等研究发现乳腺癌组织中 miR-138 的表达明显低于非肿瘤组织。低水平 miR-138 与淋巴结转移和浸润有关。miR-138 过表达抑制乳腺癌细胞的转移。miR-138 过表达可下调波形蛋白的表达，上调 E-cadherin 的表达，提示 miR-138 可抑制 EMT。研究结果支持 miR-138 通过靶向降低波形蛋白来抑制乳腺癌细胞的上皮间质变分化和转移。

Yan 等研究发现 PIK3R1 是 miR-21 的直接靶点，它受到 miR-21 的负调控。抑制 miR-21 后，可通过靶向提高 PIK3R1 的表达，从而抑制 PI3K/AKT 信号通路的激活，逆转乳腺癌的 EMT，达到抑制乳腺癌细胞增殖、迁移和侵袭的作用。同时发现抗 miR-21 后，诱导乳腺癌细胞增加 P85α 的表达水平，降低 p-Akt 水平。而 P85α 表达降低的乳腺癌亚组，具有更短的 5 年无病生存期和总生存期，以上研究表明 miR-21 是乳腺癌预后差的一个指标。

Guan B 等发现与正常对照组乳腺癌相比，基底样乳腺癌（BLBC）中的 miR-205 表达下调，miR-205 是 BLBC 特有的一种小分子，通过直接靶向和负性调控原癌基因 Krüppel 样因子 12（KLF12）发挥肿瘤抑制基因的作用。miR-205 失调与侵袭和凋亡有关。miR-205 和 KLF12 为 BLBC 提供了一种潜在的诊断生物标志物和治疗方法。

郑书贤等发现 miR-31 可通过结合 Dock180 抑制乳腺癌细胞的侵袭。任志敏等发现 miR-3619-5p 通过激活乳腺癌细胞中抑癌基因 *p21* 的表达，显著抑制乳腺癌细胞的增殖能力，促进细胞凋亡。陈婷婷等发现 miR-125a-5p 可通过抑制 STAT3 的表达来抑制乳腺癌细胞的侵袭。王照岩等研究发现 miR-504 靶向染色质解旋酶 DNA 结合蛋白（chromodomain helicase/ATPase DNA binding protein 1-like gene，CHD1L），通过 PI3K/Akt/MMP 信号通路抑制乳腺癌细胞的侵袭。

高鹏教授团队对于 miRNA 在乳腺癌中的作用机制做了大量研究，Chen 等鉴定出与乳腺癌淋巴结转移密切相关的 4 个 miRNA，并对其功能进行验证，发现 miR-191-5p 促进乳腺癌细胞的侵袭能力，而 miR-214-3p、miR-451a 和 miR-489 抑制细胞增殖、迁移和侵袭能力。4-miRNA 标记可能是预测乳腺癌患者转移和生存的可靠工具。Chen 等还研究发现 miR-489 可以通过 PI3K/AKT 途径以 SPIN1 为靶点逆转乳腺癌的化疗耐药，而 Wang 等研究发现 miR-489 通过靶向抑制抗凋亡蛋白 XIAP 的表达，增加乳腺癌干细胞（BCSCs）对 5- 氟尿嘧啶化疗的敏感性。Chen 等还研究在 miR-148/152 家族的负调控下，SPIN1 通过上调药物代谢酶和药物转运蛋白的表达而增强乳腺癌对多柔比星的耐药性。

Liu Y 等研究发现一个新的 cRNA hsa-circ-0008039 在乳腺癌组织中表达上调。hSA-CIRC-0008039 是 miR-432-5p 的一种竞争内源核糖核酸。随后，E2F3 被鉴定为 miR-4325p 的功能靶点，hsa-circ-0008039 的过度表达提高了 E2F3 在乳腺癌中的表达，通过功能性实验发现 hsa-circ-（0008039）的缺失显著抑制了乳腺癌细胞的增殖，抑制了细胞周期的进展，减少了细胞的迁移。研究提示 hsa-circ-0008039 在乳腺癌中具有致癌作用，hsa-circ-0008039/miR-432P/E2F3 轴可能是一个潜在的治疗靶点。

Zhu WJ 等研究发现 miR-1268b 通过靶向 ERBB2 调节 PI3K/AKT 通路，至少部分通过调节 PI3K/AKT 通路而增加化疗敏感性。MIR-1268b 可作为乳腺癌治疗的潜在靶点。

Yan H 等研究发现催乳素（PRL）通过 miR-339-5p 依赖的途径抑制 BCL6 的表达促进乳腺癌的进展。

转移相关肺腺癌转录 1（MALAT1）是一种长的非编码 RNA，Huang 等研究表明 MALAT1 可能通过抑制 miR-145 的表达，从而促进了乳腺癌的血管生成和转移。

（四）乳腺癌分子方面研究

1. 与信号传导相关的分子研究　人 Thump 结构域蛋白 1（THUMPD1）是一种通过与 Nat10 相互作用调控 tRNA 乙酰化的特异性衔接蛋白。Zhang 等发现乳腺癌组织中 THUMPD1 的表达高于正常乳腺组织，乳腺癌中 THUMPD1 的表达与肿瘤晚期、淋巴结转移和患者预后不良相关，THUMPD1 与 YAP 相互作用并共同定位，但不影响 Hippo 路径活性。THUMPD1 的过度表达可能通过激活 AKT、GSK3β 和 Snail，以及抑制 E- 钙黏蛋白，增强乳腺癌细胞在体内和体外的侵袭和迁移。用 AKT 抑制剂 LY294002 治疗可降低乳腺癌细胞 THUMPD1 过度表达的影响。这些结果表明，THUMPD1 通过 Akt-GSK3β-Snail 途径促进乳腺癌细胞的侵袭和迁移。

HSPC159 是一种新的人类半乳糖凝集素相关蛋白，已经证明与肿瘤的发生有关。Zheng 等研究表明 HSPC159 在乳腺癌细胞系和肿瘤组织中均有异常表达，其表达与乳腺癌患者的不良预后有关。利用获得和丧失功能的方法，发现 HSPC159 在体内和体外都能促进乳腺癌细胞的增殖和转移。HSPC159 可诱导乳腺癌细胞发生上皮 - 间质转化（EMT）和肌动蛋白（F-actin）聚合过程。HSPC159 通过激活 PI3K/AKT 信号通路促进乳腺癌的增殖、迁移和侵袭。综上所述，我们的研究结果表明，HSPC159 通过 PI3K/Akt 通路参与乳腺癌的进展，可能成为乳腺癌治疗的潜在靶点。

TMEM17 是新近发现的一种跨膜蛋白，Zhao 等研究发现 Tmem17 在乳腺癌组织中表达上调，并通过激活 Akt-GSK3β 信号通路促进乳腺癌细胞的恶性进展，并通过激活 Akt-GSK3β 信号通路促进乳腺癌细胞的恶性进展。

Yu 等用免疫组织化学研究发现：从乳腺正常导管增生，不典型增生，导管原位癌到浸润癌肿，叉头框转录蛋白 1（FOXP1）的表达从细胞核转移到细胞质，Calpain Ⅱ可能在 Foxp1 的核胞质转运中起重要作用，AKT 信号通路可能参与这一过程。胞质 FOXP1 的表达与 ER 的表达呈负相关，可能是乳腺癌患者不良 OS 的预测因子。

Wu 等结果提示膜孕激素受体 α（MPR-α）是乳腺癌预后的一个重要指标，它通过 PI3K/AKT 通路促进基质金属蛋白酶 -9（MMP-9）在乳腺癌中表达，从而促进淋巴结转移。本研究提供了一种新的治疗策略，通过抑制 MPR-α 信号通路来抑制乳腺癌的生长。

IQ 结构域 GTPase 激活蛋白 1 是一种具有多结构域的支架蛋白，在典型 Wnt 通路中参与调节 DvL 核转位。Zhao 等研究发现 IQ 区域 GTPase 激活蛋白 1 在浸润性导管癌中的表达升高，并与肿瘤分级、淋巴结转移和不良预后呈正相关。IQ 结构域 GTPase 激活蛋白 1 通过与胞质中的 DVL 相互作用，促进 DVL 核移位，从而上调 c-myc 和 cyclinD1 的表达，从而促进浸润性导管癌细胞的增殖和侵袭。IQdomainGTPase 激活蛋白 1 可能通过典型的 Wnt 信号途径促进浸润性导管癌的恶性表型，并可作为乳腺癌患者预后的潜在生物标志物。

2. 与乳腺癌干细胞相关的分子研究　乳腺癌干细胞（BCSCs）在肿瘤转移中起着至关重要的作用，并导致显著的负性临床结局。近年来，乙醛脱氢酶（ALDH）和 CD44 阳性（$ALDH^+/CD44^+$）被鉴定为 BCSCs 的体内外标志物。Qiu Y 等用免疫组织化学方法研究 144 例乳腺癌组织中 ALDH1A3＋/$CD44^+$ 细胞的分布情况，发现 39 例（27.1%）患者存在 $ALDH1A3^+/CD44^+$ 细胞。$ALDH1A3^+/CD44^+$ 细胞检出率与肿瘤大小、淋巴结转移状态、临床分期存在，远处转移、无病生存期（DFS）和总生存率（OS）均呈显著负相关，是乳腺癌中的不良预后因素。

蛋白酪氨酸磷酸酶受体δ（PTPRD）在人类癌症中经常失活。Yu等在体外，利用siRNA沉默*PTPRD*或*PTPRD*基因敲除均可以增加了$CD44^{+}/CD24^{-}$乳腺癌干细胞（BCSC）的数量和干细胞标记物ALDH1和OCT4的表达。它还促进乳腺癌细胞成瘤能力、EMT、迁移和侵袭，以及信号转导子和转录激活子3（STAT3）的激活。这些数据表明，旨在恢复或增强PTPRD表达的疗法可能有效地控制乳腺癌的进展和转移。

3. 促进乳腺癌进展的相关分子研究 Yu等研究发现FOXP1蛋白染色主要集中在UDH的细胞核内，FOXP1核分布从ADH、DCIS到IDC逐渐减少，细胞质染色增多，因此，FOXP1的细胞质错位可能在乳腺癌进展中起到重要作用。Calpain Ⅱ可能在FOXP1的核胞质转运中起重要作用，AKT通路可能参与这一过程。C-FOXP1的表达与ER的表达呈负相关，可能是IDC患者不良预后的预测因子。

运用免疫组织化学方法，Yan等发现PROCR高表达的乳腺癌患者显示出更高的WHO组织学分级，更容易远处转移。Feng等研究发现，CD49f阳性的乳腺癌初次手术后疾病复发风险增加，无病生存率（DFS）显著降低，可在诊断的早期阶段识别高危转移患者，这将有助于个性化治疗并提高乳腺癌幸存者的生活质量。Ren等发现c-Met和ERβ过表达、肿瘤直径小、导管型和组织学级别高显著正相关，是基底样乳腺癌（BLBC）的显著特征。c-Met乳腺癌中高表达与预后无直接关系。胡丹等发现Apelin和Snail在乳腺癌中高表达，两者表达及与淋巴结转移和TNM分期均呈正相关关系。

Liu等运用体内外实验研究染色质重塑和间隔因子-1（RSF-1）对乳腺癌细胞增殖和凋亡的影响。发现Rsf-1 siRNA显著降低了MCF-7和SKBR-3细胞的增殖能力和克隆形成能力，显著提高了MCF-7和SKBR-3细胞的凋亡率，显著降低了p-p65、Bcl-2和XIAP蛋白的表达水平。基因干扰RSF-1的表达，能有效抑制MCF-7和SKBR-3细胞的增殖，促进其凋亡。研究结果表明，RSF-1可作为乳腺癌治疗的新靶点。

组蛋白去乙酰化酶5（HDAC5）是一种重要的神经和心脏疾病蛋白，Li等研究结果表明HDAC5在人乳腺癌组织中广泛表达，HDAC5高表达与预后不良有关。*HDAC5*敲除抑制细胞的增殖、迁移、侵袭和增强了细胞的凋亡。HDAC5抑制剂LMK-235抑制细胞生长并诱导细胞凋亡，而硼替佐米的加入协同增强了LMK-235的作用。HDAC5是一种很有前途的乳腺癌预后标志物和药物靶点，LMK-235联合硼替佐米为治疗乳腺癌提供了一种新的治疗策略。

高迁移率族AT-HOOK 2（HMGA2）参与多种生物学过程，在多种肿瘤中表达上调。Wu等用免疫组织化学染色检测HMGA2在乳腺癌中的表达。发现HMGA2的表达与肿瘤分级、生存期、肿瘤分化程度呈正相关，基因集富集分析（GSEA）显示HMGA2水平与化生表型和间充质表型的基因表达特征呈显著正相关。同时还观察到HMGA2的异位表达促进了乳腺癌细胞的迁移和侵袭。

跨膜蛋白酶丝氨酸4（TMPRSS4）是一种新型的Ⅱ型跨膜丝氨酸蛋白酶，Li等研究发现TMPRSS4在BC组织中呈高表达，其表达水平与肿瘤大小、组织学分级、淋巴结转移、临床分期及不良生存密切相关可作为BC患者的独立预后因素。TMPRSS4的过表达促进了BC细胞的增殖、迁移和侵袭。*TMPRSS4*基因敲除后，E-cadherin和claudin-1的表达明显增强，波形蛋白和Slug的表达受到抑制，提示 TMPRSS4 对 EMT 的抑制作用。提示 MPRSS4 过表达可能通过诱导 EMT 而促进 BC 细胞的增殖、侵袭和迁移。

Nodal 在胚胎发生过程中起着重要的作用，Gong 等研究 Nodal 在乳腺癌组织中高表达，与预后不良呈正相关。在乳腺癌细胞株和异种乳腺癌移植瘤中发现 Nodal 通过激活 Smad2/3 通路上调 ALDH1、CD44、CD133、Sox2、Oct4 和 Nanog 的表达，从而增强乳腺癌细胞的成瘤性和成球能力。

EZH2 是一种组蛋白 3 甲基转移酶，与多种肿瘤的侵袭行为有关。Guo 等研究发现三阴性乳腺癌中 EZH2 的过度表达最高。EZH2 的过度表达与乳腺癌的高核级、高增殖指数和 HER2 的阳性表达有关。

双肾上腺样激酶 1（doublecortin-like kinase 1，DCLK1）是一种微管相关激酶，被认为是胃肠道干细胞的一种标志物，与预后不良有关，Liu 等研究发现在乳腺癌中，DCLK1 的表达与神经内分泌分化密切相关，同时与预后良好的临床病理特征呈正相关，是乳腺癌预后好的预测因子，提示 DCLK1 在不同类型癌症中的不同功能作用。

4. 抑制乳腺癌发生的相关分子研究　Li 等研究发现，在乳腺癌患者中，PlncRNA-1 的表达水平显著低于健康对照组的乳腺组织和血清中。PlncRNA-1 的上调促进了 TGF-β 的表达，但抑制了 PHGDH 的表达。LncRNA 和 PlncRNA-1 的过度表达降低了乳腺癌细胞的增殖率，增加乳腺癌细胞的凋亡率，而用 TGF-β 抑制剂治疗则降低了 PlncRNA-1 过度表达的影响。结果显示 lncRNA PlncRNA-1 过表达通过上调转化生长因子 -β-1 和下调 PHGDH 抑制乳腺癌的生长。

通过免疫组织化学方法，Cao L 等发现乳腺癌组织中转录共激活因子 YES 相关蛋白（YAP）表达与 PR 状态和管腔 A 亚型呈正相关，与 HER2 和 Ki-67 的表达及淋巴结转移呈负相关。Wang 等发现乳腺原位癌和浸润癌组织中 FAT1 和 β-catenin 蛋白的表达呈正相关，FAT1 和 β- 连环蛋白的缺失与乳腺癌的进展、侵袭性行为和不良预后有关。

Lv 等检测 S 期激酶相关蛋白 2（Skp2）和 p27KIP1 在乳腺导管原位癌（DCIS）和不典型导管增生（ADH）中的表达情况，与 UDH 相比，DCIS 和 ADH 中 Skp2 的蛋白和 mRNA 水平均明显升高。相反，p27KIP1 蛋白和 mRNA 水平降低。提示 Skp2 和 p27KIP1 的异常表达可能参与了 ADH 和 DCIS 的发病机制。

5. 与乳腺癌血管拟态生成有关的分子研究　肿瘤细胞血管生成拟态（VM）是肿瘤血供的一种新模式，它标志着侵袭性癌细胞形成血管网络的功能可塑性。VM 和癌干细胞（CSCs）与肿瘤生长、局部浸润和远处转移有关，运用细胞学实验和异种移植小鼠模型，Liu 等证实 AURKA 蛋白激酶参与乳腺癌细胞的 VM 形成，可能成为抑制 VM 和乳腺癌转移的新的治疗靶点。Gong 等研究发现通过 Smad2/3 途径的 Nodal 信号上调的 Slug，Snail 和 c-Myc 诱导 EMT，从而促进 VM 的形成。该研究表明，在乳腺癌患者中，淋巴结信号通路可作为抑制血管生成和改善预后的治疗靶点。

（五）三阴性乳腺癌的研究

三阴性乳腺癌（TNBC）是一组 ER、PR、HER2 均阴性的乳腺癌亚型，TNBC 因缺乏受体的表达不能采用靶向治疗，而且常规的化疗效果也不佳，因此相较于其他类型的乳腺癌，TNBC 的临床预后最差，寻找 TNBC 的治疗靶点成为乳腺癌中的研究热点。

1. 在三阴性乳腺癌的临床特征方面研究 Liu 等研究发现，在 TNBC 和管型 A 乳腺癌中淋巴结阴性的发生率显著高于 HER2 阳性和管型 B 乳腺癌，其中 TNBC 的淋巴结阴性率最高。Hao 等研究发现，在≤50 岁的 TNBC 患者中，较低的 Ki-67 与预后相关性较差，而>50 岁患者则无此影响。Zhou 等研究发现，在 TNBC 中梭形细胞癌（SpCC）和产生基质的乳腺癌与非特殊类型浸润性癌相比，Slug 和 Twist 的核表达明显升高，E-cadherin 的阳性率显著降低。Vimentin 的细胞质定位与 Slug 和 Twist 的核表达呈正相关，与 E-cadherin 的膜染色呈负相关。肿瘤大小、TNM 分期和 E-cadherin 的表达是 TNBC 的独立预后因素。

2. 在三阴性乳腺癌的肿瘤微环境方面研究 Tian 等根据 2014 年国际肿瘤浸润淋巴细胞（TILs）工作组推荐的方法评分标准，研究三阴性乳腺癌中肿瘤内 TILs（iTILs）和间质 TILs（sTILs）与预后关系。发现 iTILs 与预后无关，sTILs 与预后密切相关，>20% 的 TNBCs 预后明显好于<20% 的 TNBCs。sTILs 可作为 TNBCs 独立的预后生物标志物，增加 sTILs 可预测 TNBCs 较好的预后。潘贝晶等研究病理资料完整的女性 TNBC 标本 160 例，发现 TNBC 中间质 TIL 百分比、$CD8^+$CTL 浸润密度可能与乳腺癌的增殖相关，$FOXP3^+$调节性 T 细胞浸润密度可能与乳腺癌不良预后相关，间质 TIL 与 $CD8^+$CTL 浸润密度呈正相关。间质 TIL 可能成为 TNBC 临床病理诊断、辅助治疗的新靶点。Yang 等应用 M2 巨噬细胞标志物 CD163 和泛巨噬细胞标志物 CD68 对 200 例 BLBC 进行免疫组织化学检测，发现 $CD163^+$和 $CD68^+$巨噬细胞在 BLBC 肿瘤间质中的浸润具有临床意义，而在肿瘤巢中的浸润与肿瘤间质中 $CD163^+$和 $CD68^+$巨噬细胞的浸润无关。$CD68^+$或 $CD163^+$巨噬细胞间质浸润增加与肿瘤大小、组织学分级、5 年复发和 5 年乳腺癌死亡率相关。$CD163^+$巨噬细胞是 RFS 和 OS 的独立预测因子，可作为以巨噬细胞为中心的治疗策略的指标或潜在靶点。

3. 在 TNBC 的预后预测因子方面研究 张帆等用免疫组织化学方法发现 TNBC 肿瘤细胞 CD47 的表达均显著高于 NTNBC，CD47 表达与 TNBC 的临床分期、淋巴结转移 / 远处转移和脉管侵犯呈正相关。孙洁等发现醌氧化还原酶［NAD（P）H：quinone oxidoreductase-1，NQO1］在 TNBC 中过表达，显著高于 DCIS 组织和癌旁非瘤乳腺上皮组织。NQO1 蛋白表达水平与 TNBC 患者的临床分期和淋巴结转移情况密切相关，有望成为 TNBC 治疗的新分子靶标。

4. 在 TNBC 的分子机制方面 焦娟等研究发现，TNBC 细胞系 MDA-MB-231 中存在 CXCL12/CXCR4/MMP-2 信号通路的激活，抑制 CXCR4 表达可以抑制肿瘤细胞的增殖和迁移等恶性生物学行为。一些散发性 TNBCs 与 BRCA1/2- 突变型乳腺癌具有相似的临床病理和分子特征，即“BRCAness”表型。Tian T 等研究 151 例原发性侵袭性 TNBCs 联合检测 *BRCA1* 基因启动子甲基化和 *BRCA1* 样基因组谱可鉴别 TNBCs 中更多的 BRCA1 样病例。*BRCA1* 基因启动子甲基化可能排除了 TNBCs 中 *BRCA1* 基因的突变。BRCAness 与侵袭性临床病理特征有关。

二、乳腺癌临床研究

（一）乳腺癌形态学与预后相关研究

Yu BH 等研究 206 例伴有硬化性腺病的乳腺浸润性癌，发现其有如下临床病理特点：对侧乳腺发生乳腺癌比率高，伴随高级别导管原位癌比率高，腔面 A 型免疫表型比率高。